U0466332

结直肠癌免疫治疗学

临床诊疗思维全览

主编 丁培荣 张晓实 袁 瑛 邱 萌

中国科学技术出版社
·北京·

图书在版编目（CIP）数据

结直肠癌免疫治疗学：临床诊疗思维全览 / 丁培荣等主编 . — 北京：中国科学技术出版社，2024.6
ISBN 978-7-5236-0630-8

Ⅰ . ①结… Ⅱ . ①丁… Ⅲ . ①结肠癌—免疫疗法②直肠癌—免疫疗法 Ⅳ . ① R735.3

中国国家版本馆 CIP 数据核字（2024）第 070654 号

策划编辑	郭仕薪　孙　超
责任编辑	孙　超
文字编辑	陈　雪
装帧设计	佳木水轩
责任印制	徐　飞

出　　版	中国科学技术出版社
发　　行	中国科学技术出版社有限公司
地　　址	北京市海淀区中关村南大街 16 号
邮　　编	100081
发行电话	010-62173865
传　　真	010-62179148
网　　址	http://www.cspbooks.com.cn

开　　本	889mm×1194mm 1/16
字　　数	581 千字
印　　张	25
版　　次	2024 年 6 月第 1 版
印　　次	2024 年 6 月第 1 次印刷
印　　刷	北京顶佳世纪印刷有限公司
书　　号	ISBN 978-7-5236-0630-8/R·3213
定　　价	198.00 元

（凡购买本社图书，如有缺页、倒页、脱页者，本社销售中心负责调换）

编著者名单

主　　编　丁培荣　张晓实　袁　瑛　邱　萌
副 主 编　肖　健　陈晓锋　陈　誉　张　睿　李丹丹　姜　武
学术秘书　张陈智
编　　者（以姓氏笔画为序）

丁培荣	中山大学肿瘤防治中心	张晓实	中山大学肿瘤防治中心
马　冬	广东省人民医院	陈　誉	福建省肿瘤医院
马守成	兰州大学第一医院	陈晓锋	江苏省人民医院
王　刚	中国科学技术大学附属第一医院	范朝刚	中国人民解放军东部战区总医院
王晰程	北京大学肿瘤医院	金永东	四川省肿瘤医院
方维佳	浙江大学医学院附属第一医院	周启明	华中科技大学协和深圳医院
仲小敏	淮安市第一人民医院	赵丽瑛	南方医科大学南方医院
刘振洋	湖南省肿瘤医院	胡文蔚	常州市第一人民医院
孙　鑫	安徽医科大学第一附属医院	姜　武	中山大学肿瘤防治中心
李　伟	苏州大学附属第一医院	袁　瑛	浙江大学医学院附属第二医院
李大鹏	苏州大学附属第一医院	袁　媛	徐州市中心医院
李云峰	云南省肿瘤医院	顾艳宏	江苏省人民医院
李丹丹	中山大学肿瘤防治中心	钱晓萍	南京鼓楼医院
肖　健	中山大学附属第六医院	徐慧婷	湖北省肿瘤医院
邱　萌	四川大学华西医院	黄　凌	广东省人民医院
何　婉	深圳市人民医院	黄维鑫	红河州第三人民医院
张　涛	重庆医科大学附属第一医院	韩　璐	中国人民解放军总医院
张　旋	云南省肿瘤医院	蒙　燕	海南省肿瘤医院
张　睿	辽宁省肿瘤医院	蔡国响	复旦大学附属肿瘤医院
张玉松	苏州大学附属第二医院	薛俊丽	上海市东方医院
张陈智	中山大学肿瘤防治中心		

内容提要

本书由多位从事结直肠癌诊疗的资深专家共同编写而成，从理论和实战两个方面展示了结直肠癌免疫治疗的现状。编者立足于临床经典案例，充分考虑病例的代表性和特殊性，既选取了免疫治疗优势人群 MSI-H/dMMR 患者，也覆盖了相对不敏感的 MSS/pMMR 患者；治疗方式包括单药 PD-1 抗体，以及联合化疗、靶向治疗、CTLA-4 抗体、溶瘤病毒、肿瘤疫苗等。书中不仅分享了治疗成功的经验，同时也分析了疗效欠佳的原因，对免疫治疗不良反应的处理也进行了详细的指导。针对不同病例个体化和精细化的诊治，显示出临床多学科合作的重要性和积极意义。本书内容翔实，要点突出，在肿瘤治疗迅速发展的时代背景下，可以为从事结直肠癌诊治的一线临床医生提供专业参考，作为广大医务工作者的实用案头参考书。

主编简介

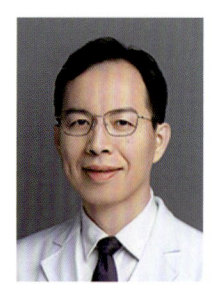

丁培荣

教授、主任医师，博士研究生导师，中山大学肿瘤防治中心结直肠科副主任。中国抗癌协会家族遗传性肿瘤专业委员会副主任委员，中国临床肿瘤学会（CSCO）青年专家委员会副主任委员，广东省抗癌协会肿瘤遗传学专业委员会主任委员，广东省临床医学学会胃肠外科专业委员会副主任委员，中国医师协会结直肠遗传专业委员会副主任委员。擅长复杂性结直肠癌、胃肠道间质瘤和消化道神经内分泌肿瘤的综合治疗，主要研究方向包括遗传性结直肠癌和年轻结直肠癌发病机制及免疫治疗耐药机制，直肠癌新辅助治疗敏感性预测及策略优化。广东省首批杰出青年医学人才，中山大学临床医学科学家，美国外科学院 Fellow（FACS），美国纪念斯隆·凯特琳癌症中心访问学者。主持国家自然科学基金、广东省自然科学基金、广州市科技计划项目、中山大学 5010 项目等多项课题。获江苏省科技进步一等奖。第一届美中抗癌协会–美国国家癌症研究基金会杰出青年学者奖（USCACA-NFCR Scholar Excellence Award）获得者，中华消化外科杂志主办的第二届腹腔镜结直肠手术大赛全国总决赛冠军获得者（2015），第七届医学家年会"推动行业前行的力量十大医学新锐"奖获得者（2022）。以第一作者或通讯作者身份在国际学术期刊发表论文 50 余篇。

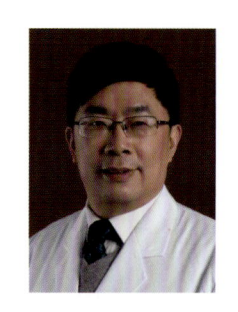

张晓实

医学博士，教授、主任医师，博士研究生导师。中山大学肿瘤防治中心生物治疗中心副主任，中山大学肿瘤防治中心黑色素瘤单病种首席专家。中国临床肿瘤学会（CSCO）黑色素瘤专业委员会副主任委员，国家癌症中心肿瘤质控中心黑色素瘤质控专家委员会副主任委员，广东省抗癌协会黑色素瘤专业委员会名誉主任委员，广东省临床医学学会肿瘤免疫治疗专业委员会主任委员，广东省医院协会肿瘤防治管理分会副主任委员和肿瘤免疫治疗专业委员会主任委员，广东省健康管理学会肿瘤防治专业委员会副主任委员，广东省中西医结合学会生物治疗专业委员会副主任委员，广州抗癌协会肿瘤生物治疗专业委员会副主任委员。擅长黑色素瘤综合治疗和实体瘤的免疫治疗。主持国家自然科学基金 3 项，省级科研课题 5 项。主编出版专著《肿瘤生物治疗学》《黑色素瘤基础与临床》《黑色素瘤》《肿瘤药物治疗方案及综合评价》，SCI 期刊收载论文 50 余篇。

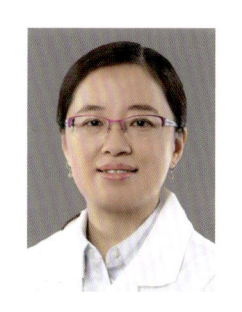

袁 瑛

教授、主任医师，博士研究生导师，浙江大学医学院附属第二医院肿瘤内科主任，教育部恶性肿瘤预警与干预重点实验室副主任。中国抗癌协会家族遗传性肿瘤专业委员会副主任委员，中国抗癌协会肿瘤临床化疗专业委员会常务委员，中国抗癌协会大肠癌专业委员会常务委员及遗传学组组长，中国临床肿瘤学会（CSCO）理事，CSCO结直肠癌专家委员会副主任委员，CSCO胃癌专家委员会常务委员，中国医师协会结直肠遗传专业委员会主任委员，浙江省医学会肿瘤分会副主任委员，浙江省医学会精准医学分会副主任委员，浙江省抗癌协会肿瘤内科专业委员会副主任委员，《实用肿瘤杂志》常务副主编兼编辑部主任。主要从事结直肠癌个体化药物治疗研究和遗传性结直肠癌发病机制研究，包括临床研究、转化研究和基础研究，并致力于结直肠癌多学科综合治疗的全国推广。先后承担国家"十二五"科技支撑计划项目，"十三五"国家重点研发计划项目子课题，国家自然科学基金项目，浙江省杰出青年基金项目。获美国南加州结直肠外科医生协会奖，浙江省科技进步一等奖，国家科技进步二等奖，浙江省青年科技奖，云南省科技进步一等奖，中国抗癌协会科技奖三等奖，第三届国之名医·优秀风范奖。浙江省卫生高层次人才·创新人才，杭州市钱江特聘专家，第一届中国肿瘤青年科学家，韩国首尔国立大学医学院访问学者，德国学术交流中心，项目博士后。以第一作者或通讯作者身份发表并被SCI期刊收载论文70余篇。

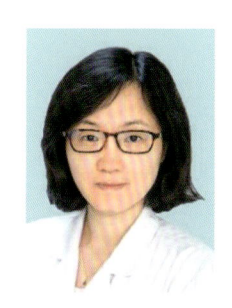

邱 萌

教授、主任医师，硕士研究生导师，四川大学华西医院结直肠肿瘤中心副主任，四川省学术技术带头人，四川省卫健委学术技术带头人。中国临床肿瘤学会（CSCO）理事，中国医师协会结直肠肿瘤专业委员会青年委员会副主任委员，中国抗癌协会肿瘤支持治疗专业委员会常务委员，中华医学会肿瘤分会结直肠肿瘤学组委员，北京癌症防治学会消化道肿瘤防治工作委员会副主任委员，四川省抗癌协会肿瘤支持治疗及全程管理专业委员会候任主任委员，四川省抗癌协会大肠癌专业委员会副主任委员。主要研究方向包括消化道肿瘤综合治疗及化疗、靶向、免疫耐药机制等。先后负责国家自然科学基金，科技部国家精准医学项目子课题，四川省科技计划项目、四川大学华西医院"1·3·5"工程重大项目等课题。参编国内多个专家共识，以第一作者或通讯作者身份在国际学术期刊发表并被SCI期刊收载论文40余篇。

序 一

尽管我们对恶性肿瘤演进的分子机制有了深入的了解，并在诊疗技术方面取得了长足的进步，但恶性肿瘤的发病率和死亡率仍然高居不下，已成为人类健康最重大的挑战之一。根据最新的统计数据，结直肠癌已成为我国发病率上升最快的恶性肿瘤之一，是国民健康的主要杀手，亟须探索和开发更多新的诊疗手段。

以免疫治疗为代表的新型治疗手段在恶性肿瘤治疗取得的突破性进展，正是从机制研究到临床应用的重要体现。免疫治疗作为一种革命性的治疗手段，已在多项恶性肿瘤治疗中取得突破性进展，尤其是在高度微卫星不稳定（MSI-H）的结直肠癌治疗中展现出前所未有的疗效。然而，在临床应用中，免疫治疗面临的新问题，如耐药性，也相应显现出来，解决这些问题已成为当前研究的重点。

《结直肠癌免疫治疗学：临床诊疗思维全览》一书正是在这一重要时刻问世。本书不仅深入探讨了免疫治疗的理论基础，更重要的是，它汇集了全国各大医院在结直肠癌免疫治疗方面的丰富经验。书中的每一个病例都是由资深临床专家精心选取并深入剖析的，不仅展示了治疗的成功案例，也真实地记录了在临床实践中遇到的挑战和困难，为医疗工作者提供了宝贵的经验和深刻的启示。同时，这些病例对研究免疫治疗的耐药机制提供了极佳的素材，有助于推动该领域的未来发展。

感谢各位编者的辛勤付出和真知灼见。他们凭借专业精神和对医学的热情，不仅为结直肠癌免疫治疗的发展做出了重要贡献，也对广大患者及其家庭产生了深远影响。本书将成为帮助医务工作者、研究人员和学生深入理解结直肠癌免疫治疗的重要资源。

最后，愿本书能激励更多医疗工作者和研究者，为实现我们攻克肿瘤的共同目标不懈奋斗。

中国工程院院士　林东昕
中国抗癌协会常务理事
中国病理生理学会肿瘤专业委员会主任委员

序 二

结直肠癌（CRC）是全球最常见的消化道恶性肿瘤之一。据统计，全球每年新发 CRC 高达 193 万余例，每年死亡病例达 93 万余例，发病率和死亡率在所有恶性肿瘤中分别居第 3 位和第 2 位，严重威胁人类健康。CRC 也是我国发病率增长最快的恶性肿瘤之一，其发病率和死亡率在我国恶性肿瘤中分别位列第 2 位和第 4 位，已成为国民健康的主要杀手之一。

近年来，以 PD-1 抗体为代表的肿瘤免疫治疗取得了举世瞩目的成果，成为继手术、放疗、化疗、靶向治疗之后又一新型治疗手段。免疫治疗已在多种肿瘤，特别是在具有高度微卫星不稳定（MSI-H）分子特征的多种肿瘤中表现出显著效果。以 MSI-H 结直肠癌为例，免疫治疗不仅显著改善了晚期患者的生存情况，而且在局部晚期 CRC 患者也表现出显著效果，甚至为患者获得器官保全的机会。免疫治疗争取获得完全缓解并接受观察等待疗法以保全器官已成为 MSI-H 结直肠癌患者新的治疗策略。

尽管如此，CRC 免疫治疗仍面临诸多挑战，如原发性耐药、继发性耐药、新辅助免疫治疗的获益人群、新辅助免疫治疗的疗效判断、辅助免疫治疗的价值、免疫治疗相关毒性、如何提高微卫星稳定性 CRC 的疗效等。这些问题亟须临床医生和研究者去探索解决。

本书各位编者长期奋战在 CRC 防治一线，对 CRC 的免疫治疗有丰富的经验。这些真实病例都是各位专家在纷繁复杂的疾病状态下应用新治疗手段抗击肿瘤的经验汇总。书中收录的近百例典型免疫治疗临床实战病例不仅真实生动地重现了治疗决策过程，还包含了作者面对病例的深刻总结思考。在肿瘤免疫治疗迅速发展的时代背景下，有这样一部集理论概述与实战病例为一体的优秀著作为从事 CRC 诊治的医疗工作者和基础研究人员提供专业指导，实属幸事。

我想在此对本书的所有编者表示感谢。他们的才华、专业和执着精神是结直肠癌治疗领域进展的动力。

中国抗癌协会大肠癌专业委员会名誉主任委员　郑　树
原浙江医科大学校长

序 三

自我成为一名肿瘤外科医生，转眼近一甲子。一方面，我欣喜地目睹了我国结直肠癌诊治取得的巨大成就，不仅疗效不断提高，患者生存质量也获得大幅改善。另一方面，我也为我国结直肠癌发病率快速攀升而忧心忡忡。巨大的疾病负担给我国带来沉重的社会和经济压力，对从事结直肠癌治疗的医务工作者而言亦任重道远，应有所担当，尽"匹夫之责"。

近年来，肿瘤免疫治疗快速发展，已成为继手术、放疗、化疗、靶向治疗之后的一种新型癌症治疗利器。在临床工作中，许多结直肠癌晚期患者在接受免疫治疗后获得了显著的治疗反应并长期生存，这样的突破性进展令人欢欣鼓舞。丁培荣、张晓实、袁瑛、邱萌四位教授认为，应该对这些治疗经验进行系统性总结并予以广泛推广，所以组织国内同行广泛收集了结直肠癌免疫治疗的真实病例，汇编成这部《结直肠癌免疫治疗学：临床诊疗思维全览》。同时，书中还介绍了主诊医生在制订免疫治疗策略过程中的经验和教训，既可帮助更多临床医生从中获得思考和启发，又有助于更多结直肠癌患者了解免疫治疗的现状。

本书的编者均为深耕于结直肠癌诊治领域的临床专家，他们发挥工匠精神，如切如磋，如琢如磨，对临床诊治中的典型病例几经筛选，充分讨论，并总结诊治心得，力求将完整信息展现给读者。

我相信本专著将成为广大从事结直肠癌防治的医务工作者的案头参考书，并推动我国结直肠癌免疫治疗规范化，助力"健康中国"目标顺利达成！乐为序。

中国抗癌协会大肠癌专业委员会名誉主任委员　万德森
中山大学肿瘤防治中心结直肠癌资深首席专家

前　言

据国家癌症中心2024年发布的"2022年中国癌症发病率和死亡率"显示，近年来结直肠癌发病率一直呈上升趋势，发病率已跃居第4位，世界人口标准化发病率达20.1/10万。与此同时，由于早期结直肠癌症状不明显，加之大部分民众早筛意识不足，致使临床确诊的结直肠癌患者多为中晚期，预后欠佳。

在2015年美国临床肿瘤学会的年会上，美国学者D. T. Le首次报道了免疫检查点抑制药治疗转移性结直肠癌的突破性进展，由此开启了结直肠癌免疫治疗的新征程。近年来，随着以细胞程序性死亡受体–1（programmed death-1，PD-1）抗体为代表的新药物不断被批准上市，免疫治疗这种新的治疗手段一路攻城拔寨，显示了惊人且持久的疗效。作为一种新兴的治疗手段，亟须一部参考书系统介绍免疫治疗临床应用的各个方面。

全书分上、下两篇。上篇为理论概述，涵盖了肿瘤免疫治疗概述、免疫治疗分子标志物、MSI-H肠癌免疫治疗进展、MSS肠癌免疫治疗进展和免疫治疗不良反应管理等内容。下篇为实战病例，收集了国内大量结直肠癌免疫治疗的典型病例，重点针对诊疗经过、治疗方案的选择、治疗效果及预后情况进行了详细阐述，并对病例进行了多维度剖析和诊治心得总结，力求将完整信息展现给读者，指导日常临床实践。

本书在编写和出版过程中，有幸得到了林东昕院士、郑树教授、万德森教授的指导和鼓励，三位学术泰斗为本书作序，荣幸之至。参与编写的各位专家，在繁忙工作中抽出宝贵时间，查阅文献，总结经验。正是大家的辛勤付出，本书才得以顺利出版面世。在此深表感谢！

诚然，我们已经尽了最大的努力，但医学发展日新月异，书中所述可能存在欠妥之处，恳请各位学界前辈、同道和读者批评指正，不吝赐教。

丁培荣　张晓实　袁　瑛　邱　萌

目 录

上篇 理论概述

第 1 章　肿瘤免疫治疗概述 ······ 002
第 2 章　微卫星高度不稳定型结直肠癌免疫治疗进展 ······ 006
第 3 章　微卫星稳定型结直肠癌免疫治疗进展 ······ 014
第 4 章　免疫治疗停药与再引入 ······ 021
第 5 章　肿瘤免疫治疗疗效预测标志物 ······ 026
第 6 章　免疫相关不良反应管理 ······ 034

下篇 实战病例

病例 1　MSI-H 低位直肠癌新辅助免疫治疗后完全缓解观察等待 ······ 046
病例 2　MSI-H 低位直肠癌伴多发转移免疫治疗 ······ 048
病例 3　MSI-H 晚期肠癌肝转移免疫治疗后缓解 ······ 052
病例 4　MSI-H 结肠癌术后吻合口复发免疫治疗后完全缓解 ······ 056
病例 5　dMMR 晚期结肠癌 PD-L1 抗体治疗后缓解 ······ 060
病例 6　MSI-H 局部晚期肠癌新辅助免疫治疗后病理完全缓解 ······ 062
病例 7　MSI-H 局部晚期直肠、结肠癌免疫治疗后 R0 切除 ······ 068
病例 8　MSS 结肠癌肺转移靶向免疫联合治疗完全缓解 ······ 073
病例 9　MSI-H 伴 *BRAF V600E* 突变直肠癌三药加放化疗失败后免疫治疗后完全缓解 ······ 075
病例 10　中低位直肠癌新辅助免疫治疗获临床完全缓解后观察等待 ······ 080
病例 11　MSI-H 肠癌腹膜后淋巴结转移免疫治疗获完全缓解并长期生存 ······ 085
病例 12　MSI-H 晚期肠癌 PD-1 抗体联合呋喹替尼治疗获持续缓解 ······ 088
病例 13　局部进展期 dMMR 结肠癌新辅助免疫治疗后病理完全缓解 ······ 091
病例 14　MSI-H 直肠癌术后肝转移转化成功实现无疾病状态 ······ 093
病例 15　dMMR 乙状结肠癌术后肝转移免疫治疗后完全缓解 ······ 099
病例 16　巨大 MSI-H 肠癌伴腹膜后及盆腔转移，免疫治疗联合外科手术实现长期无疾病状态 ······ 102
病例 17　Lynch 综合征低位直肠癌免疫治疗后临床完全缓解长期观察等待 ······ 106

病例 18	MSI-H 结肠癌术后复发三线免疫治疗后获临床完全缓解	110
病例 19	MSI-H 直肠癌局部复发免疫治疗后病理完全缓解	114
病例 20	结肠癌复发 T_{4b}，免疫治疗后病理完全缓解	118
病例 21	局部进展期 MSI-H 右半结肠癌免疫治疗后病理完全缓解	125
病例 22	局部晚期肠癌侵犯腹壁形成窦道，免疫治疗后 R0 切除	128
病例 23	pMMR/MSI-H，多途径明确分子分型，最终从免疫治疗中获益	132
病例 24	高龄 dMMR 结肠癌伴腹膜种植，新辅助免疫治疗后 R0 切除	139
病例 25	PMS2 表达缺失的局部晚期结肠癌免疫新辅助治疗	142
病例 26	术后复发的巨大 T_{4b} 盲肠腺癌免疫治疗转化成功	144
病例 27	局部晚期 dMMR 结肠癌免疫治疗疗效欠佳，外科介入实现无疾病状态	147
病例 28	巨大 MSI-H 乙状结肠癌伴肠外瘘，免疫治疗 + 外科手术实现长期治愈	150
病例 29	双原发肿瘤 Lynch 综合征患者免疫治疗获得完全缓解	153
病例 30	Lynch 综合征结肠癌新辅助免疫治疗后完全缓解观察等待	156
病例 31	多脏器原发肿瘤 Lynch 综合征患者免疫治疗	161
病例 32	Lynch 综合征直肠癌肝转移免疫治疗后完全缓解并观察等待	166
病例 33	*PMS2* 双等位基因胚系变异（CMMRD）免疫治疗	170
病例 34	Turcot 综合征（胶质母细胞瘤）免疫治疗效果欠佳	174
病例 35	Lynch 综合征相关食管胃结合部腺癌免疫治疗后临床完全缓解	177
病例 36	采用多重连接探针扩增技术检测确诊 NGS 漏诊的 Lynch 综合征	180
病例 37	MSS 晚期肠癌，安罗替尼 +PD-1 抗体获得缓解	185
病例 38	MSS 肠癌晚期一线三药 + 靶向 + 免疫治疗	190
病例 39	MSS 晚期结肠癌三线免疫联合靶向治疗	193
病例 40	MSS 直肠癌三线 PD-1 联合瑞戈非尼部分缓解	198
病例 41	多线进展 MSS 晚期肠癌 TAS-102 联合免疫治疗临床获益	201
病例 42	*ARID1A* 突变 MSS 结肠癌免疫治疗	206
病例 43	多线治疗后，呋喹替尼联合信迪利单抗肺部病灶持续完全缓解	212
病例 44	TMB-H MSS 型转移性结肠癌免疫治疗后完全缓解	217
病例 45	PS 状态差伴恶病质 MSS 型结肠癌免疫治疗获得持续缓解	222
病例 46	高龄 MSS 结肠癌多发转移免疫治疗	225
病例 47	*POLE* 基因变异晚期结肠癌免疫治疗后获完全缓解	229
病例 48	靶免治疗联合放疗作为 MSS 型转移性肠癌后线治疗且获得长时间控制	232
病例 49	MSS 型 *POLE* 突变晚期结肠癌免疫治疗	237
病例 50	*POLE* 突变晚期肠癌患者免疫治疗	243
病例 51	MSI-H 结肠癌免疫治疗原发耐药及继发耐药	249
病例 52	dMMR 晚期结直肠癌 PD-1 抗体原发耐药	253

病例 53	MSI-H 肠癌免疫治疗超进展	255
病例 54	分子分型为 pMMR/MSS 的 Lynch 综合征 PD-1 抗体疗效欠佳	258
病例 55	分子分型为 dMMR/MSS 的 Lynch 综合征患者免疫治疗进展	261
病例 56	MSI-H 结肠癌免疫治疗后甲状腺毒症	265
病例 57	免疫检查点抑制药相关严重不良反应致治疗中止最终患者死亡	271
病例 58	pMMR 转移性直肠癌免疫治疗后并发免疫性肺炎、免疫性心肌炎	274
病例 59	PD-L1 联合溶瘤病毒治疗引起免疫性肺炎	277
病例 60	晚期肠癌靶向免疫联合治疗相关的急性心肌炎	283
病例 61	化疗联合免疫治疗一线治疗 MSI-H 患者	287
病例 62	PD-1 抗体联合呋喹替尼后免疫治疗相关性肺炎诊治	293
病例 63	MSS 型直肠癌靶免联合治疗后大疱性皮炎诊治	297
病例 64	晚期结肠癌抗血管联合免疫治疗后继发垂体功能不全诊治	301
病例 65	晚期恶性肿瘤免疫治疗进展合并免疫性肝炎的诊治	303
病例 66	免疫检查点抑制药相关性心肌炎、肺炎、肝炎并重症肌无力的诊治	305
病例 67	Lynch 综合征相关性子宫内膜癌免疫治疗后多系统免疫不良反应	308
病例 68	新辅助免疫治疗后严重中枢神经毒性的诊治及免疫治疗再挑战	311
病例 69	dMMR 局晚结肠癌免疫治疗后瘢痕缩窄导致不全梗阻	315
病例 70	*HER2* 扩增伴 TMB-H 转移性结肠癌免疫治疗	318
病例 71	dMMR/MSI-H 晚期肠癌免疫治疗假进展	320
病例 72	MSS 型结肠癌肝转移免疫治疗后假性进展	324
病例 73	晚期结肠癌免疫治疗疗效分离合并肺结核	328
病例 74	MSI-H 肠癌免疫治疗疗效分离：原发灶消退，淋巴结阳性	332
病例 75	多原发肠癌免疫治疗后差异缓解：一处病理完全缓解，一处有残留	334
病例 76	免疫治疗出现疗效分离，外科干预局限性耐药病灶	338
病例 77	MSI-H 型结肠癌术后免疫辅助治疗	343
病例 78	MSS 结肠癌术后无疾病状态行免疫联合化疗 ctDNA 转阴	346
病例 79	MSI-H 多原发肠癌术后免疫治疗	350
病例 80	晚期 MSI-H 型右半结肠癌免疫治疗联合放疗	354
病例 81	MSS 型晚期右半结肠癌新抗原疫苗免疫治疗新尝试	359
病例 82	HIV 阳性双原发肿瘤患者的免疫治疗	364
病例 83	MSI-H 乙状结肠癌免疫治疗后 PET/CT 评估的解读	368
病例 84	替莫唑胺联合免疫检查点抑制药用于经治 pMMR、MGMT 沉默型转移性结直肠癌	372
病例 85	MSI-H 晚期肠癌免疫治疗后实现无疾病状态，随访期间 CEA 升高	375
病例 86	TMB-H MSS 型转移性结肠癌免疫治疗后完全缓解	379
病例 87	晚期右半结肠癌后线免疫治疗	385

上 篇
理论概述

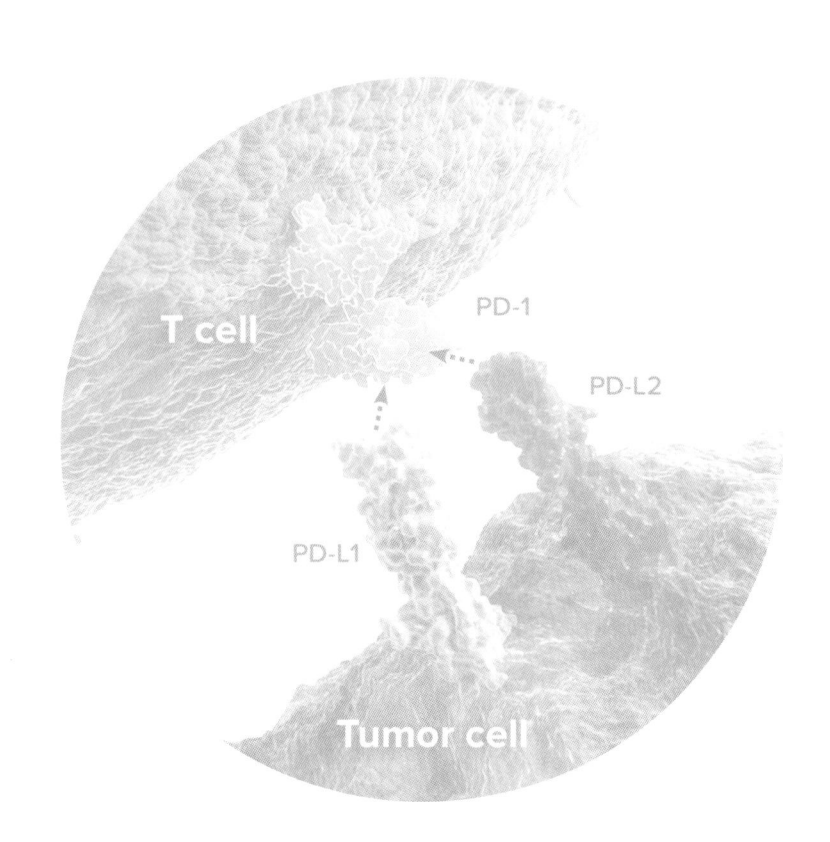

第1章 肿瘤免疫治疗概述

一、肿瘤免疫治疗的概念

肿瘤免疫治疗是调动或模拟机体抗肿瘤免疫应答机制来控制肿瘤的治疗药物和技术的总称。1893年美国外科医师 William Coley 用灭活细菌（Coley's Toxins）治疗实体瘤患者，成为肿瘤免疫治疗的鼻祖。现代肿瘤免疫治疗起点为 2011 年美国食品药品管理局（Food and Drug Administration，FDA）批准细胞毒性 T 淋巴细胞相关抗原（cytotoxic T lymphocyte-associated antigen-4，CTLA-4）抗体伊匹木单抗（Ipilimumab）治疗晚期皮肤黑色素瘤。

与化疗和小分子靶向药物相比，免疫治疗最大特点是"拖尾效应"。"拖尾效应"指肿瘤患者从治疗后某个时间点开始，生存曲线进入平台期，患者长期生存。例如，程序死亡受体 1（programmed death-1，PD-1）抗体联合 CTLA-4 抗体治疗 *BRAF V600* 突变型晚期皮肤黑色素瘤的 5 年生存率为 60%，而 *BRAF V600* 野生型晚期皮肤黑色素瘤 5 年生存率为 48%，随访到 6.5 年时患者存活率维持不变。接受 PD-1 抗体联合 CTLA-4 抗体治疗患者的生存曲线从第 3 年开始进入平台期，PD-1 抗体单药组从第 4 年开始进入平台期。

截至 2023 年 4 月，已经上市的免疫治疗药物和技术包括：①免疫检查点抑制药，如 PD-1 抗体、程序性死亡受体配体 1（programmed death-ligand 1，PD-L1）抗体、CTLA-4 抗体和淋巴细胞活化基因 3（lymphocyte activation gene-3，LAG-3）抗体等；② CAR-T 细胞，如靶向 CD19 和 BCMA 的抗原嵌合受体再定向的 T 细胞（chimeric antigen receptor redirected T cell，CAR-T cell）；③治疗性肿瘤疫苗，如治疗转移性前列腺癌的疫苗 Provenge，辅助治疗浅表型膀胱癌的 intravesical BCG live；④治疗晚期皮肤黑色素瘤的溶瘤病毒 T-vec；⑤双（三）特异性抗体，如治疗恶性腹水的 Catumaxomab、治疗 CD19 阳性血液肿瘤的 Blinatumomab；⑥ TCR 药物，如治疗 gp-100 阳性脉络膜黑色素瘤药物 Tebentafusp；⑦细胞因子，如白细胞介素 –2（interleukin-2，IL-2）、干扰素等。另外，多种新型免疫制剂展现出良好的临床应用前景，获批美国 FDA "突破性疗法"。例如，靶向 NY-ESO-1 的 TCR-T（T cell receptor redirected T cell）和治疗黑色素瘤、宫颈癌的肿瘤浸润淋巴细胞等。

二、T 细胞免疫应答的关键环节

T 细胞、B 细胞、自然杀伤（natural killer，NK）细胞、巨噬细胞、树突细胞、中性粒细胞等血细胞均报道有肿瘤细胞毒性。一般而言，T细胞（尤其是CD8⁺T细胞）是主要的抗瘤成分。

肿瘤免疫应答是一个多因素、多环节、多步骤的闭环过程，Chen等将其归简化和纳为七步骤的"肿瘤——免疫应答环"，便于理解和记忆。

第一步：抗原释放。一般而言，肿瘤抗原分为肿瘤新抗原、病毒抗原、癌-睾丸抗原、肿瘤分化抗原/过度表达抗原和自身抗原5类。目前尚不知道哪些抗原是抗肿瘤免疫应答必需的抗原，肿瘤抗原需要从肿瘤细胞释放才能被抗原递呈细胞摄取。

第二步：抗原呈递。树突细胞、巨噬细胞、B细胞和肿瘤基质细胞等均可呈递抗原，以树突细胞呈递效率最高。由于人类白细胞抗原（human leucocyte antigen，HLA）Ⅰ类分子呈递的抗原才能致敏T细胞，肿瘤抗原需要被树突细胞摄取，在细胞内加工后抗原肽与HLAⅠ类分子形成复合物，呈递在树突细胞表面。此外，树突细胞可以通过抗原交叉呈递机制使细胞外抗原致敏T细胞。目前不清楚诱导抗原递呈细胞摄取和呈递肿瘤抗原的必要条件（危险信号）。

第三步：致敏T细胞。树突细胞在外周组织或回流到淋巴结后，树突细胞与原初T细胞接触，致敏原初T细胞，原初T细胞增殖、分化成抗原特异性细胞毒性T细胞（cytotoxic T lymphocyte，CTL）。T细胞致敏过程受CTLA-4、PD-1等免疫检查点分子调节。

第四步：T细胞游走到肿瘤组织。CTL随血液循环到达肿瘤抗原所在位置，CTL定向过程是否有特别的信息因子指引尚有争议。

第五步：T细胞浸润肿瘤组织。多种细胞因子、黏附分子参与调节免疫细胞浸润肿瘤组织。目前研究较多的分子有血管内皮生长因子（vascular endothelial growth factor，VEGF）、IL-10、前列腺素E_2、Fas配体（Fas ligand，FasL）、CXCL13等。

第六步：T细胞识别靶细胞。CTL通过T细胞受体识别肿瘤细胞或肿瘤基质细胞表面的抗原肽：HLAⅠ类分子复合物。如果肿瘤细胞或基质细胞抗原递呈相关分子发生变异，导致CTL不能识别靶细胞。有观点认为，免疫治疗的长效性来源于CTL同时杀灭肿瘤细胞和肿瘤基质细胞。

第七步：T细胞杀伤靶细胞。CTL通过3种途径杀灭靶细胞，即Fas/FasL途径、穿孔素/颗粒酶途径和细胞因子途径。CTL的靶细胞毒性功能受共刺激分子和免疫交检查点分子的信号调节。靶向PD-1/PD-L1/CTLA-4/LAG3等分子的免疫检查点抑制药阻断负性调节信号，增强CTL靶细胞毒性。清除靶细胞后大部分CTL细胞凋亡，小部分CTL分化成记忆性细胞，为机体提供长期保护。

基于上述T细胞免疫应答步骤，目前的免疫治疗策略主要集中在3个方面：① 阻断免疫检查点信号，提高抗原递呈效率和增强CTL靶细胞毒性；② 应用肿瘤抗原制备体外肿瘤疫苗或原位肿瘤疫苗；③ 模拟CTL靶细胞毒性，如TCR-T、CAR-T和双特异性抗体等。

转化医学研究深化了肿瘤免疫应答机制研究。伴随分析PD-1抗体作用机制，更新和补充了T细胞分化过程、T细胞浸润肿瘤组织调节机制、CTL靶细胞毒性机制、组织驻留免疫细胞、肿瘤组织中的三级淋巴样结构等概念，由此可能发展新型免疫治疗策略。

三、影响PD-1抗体临床应答的病理生理因素

PD-1抗体有效率受多环节多因素影响。PD-1抗体通过活化淋巴细胞发挥作用，因此，生理屏障、PD-1抗体的生物学效价、T细胞浸润肿瘤组织的能力、肿瘤微环境的免疫抑制因素和T细胞免疫识别

靶细胞效率成为制约 PD-1 抗体疗效的关键因素。

如果以有效率 50% 为界，对 PD-1 抗体高度敏感肿瘤包括淋巴瘤、错配修复缺陷（deficiency mismatch repair，dMMR）肿瘤、促纤维增生型黑色素瘤和 Merkel 细胞癌等，而常见实体瘤基本上属于中等敏感肿瘤（有效率 10%～50%），如黑色素瘤、非小细胞肺癌、肝细胞癌和头颈部鳞癌等。PD-1 抗体治疗脑胶质瘤、胰腺癌、前列腺癌、脉络膜黑色素瘤和大部分骨和软组织肉瘤的有效率低于 10%。

治疗中等敏感度肿瘤时 PD-1 抗体有效率受病灶所在器官或肿瘤大小制约，称为"PD-1 抗体治疗的肿瘤器官/大小特异性应答"。以皮肤黑色素瘤为例，PD-1 抗体治疗肺转移灶有效率为 56%，淋巴结转移灶为 38%，而肝转移灶仅 8%。目前观察到肝、骨、肾上腺和腹膜转移明显降低 PD-1 抗体治疗有效率。如果黑色素瘤病灶直径<5cm，PD-1 抗体有效率为 28%～67%，如果病灶>10cm，有效率为 18%～29%。转化医学研究发现，"PD-1 抗体治疗的肿瘤器官/大小特异性应答"源于转移灶导致特殊的免疫微环境。肿瘤组织缺氧、酸中毒、高钾等因素阻碍抗原递呈、减少 T 细胞浸润、促进调节性 T 细胞（regulatory T cell，Treg）细胞和 M2 型巨噬细胞浸润，诱导 CTL 凋亡或抑制 CTL 细胞分化和抑制细胞毒性功能等。

肿瘤发展与免疫应答处于自发免疫应答、免疫浸润障碍和免疫忽略三种状态的动态平衡中，单一标志物难以实时描述肿瘤与免疫应答的关系。虽然 FDA 批准错配修复缺陷（dMMR）、高肿瘤突变负荷（TMB≤10mut/Mb）和 PD-L1 高表达作为泛瘤种或某些特定瘤种的使用 PD-1 抗体或 PD-L1 抗体的标志物，但上述标志物的灵敏度和特异度波动在 60%～80%，其临床定位相当于"肿瘤相关抗原"。

驱动基因突变对肿瘤免疫原性的影响因突变的基因而异。以非小细胞肺癌为例，IMMUNOTARGET 研究观察到 PD-1 抗体治疗 *EGFR* 突变或 *ALK* 重排患者的 12 个月无进展生存期（progression free survival，PFS）分别为 6.4% 和 5.9%，而 *KRAS* 突变和 *BRAF* 突变患者分别为 25.6% 和 18.0%。

抗肿瘤免疫应答也是免疫筛选过程。免疫识别机制异常是肿瘤免疫逃逸的主要机制之一。T 细胞受体识别肿瘤抗原和 HLA Ⅰ类分子的复合物，抗原递呈机制缺陷阻碍肿瘤抗原和 HLA Ⅰ类分子的复合物形成。分析 23 种肿瘤 7766 个标本，27%～50% 肿瘤存在免疫识别相关基因变异，如 *HLA A/B/C*、*β₂-M*、*TAP1/2*、*TAPBP*，以及干扰素信号通路相关基因变异等。对 PD-1 抗体高度敏感型肿瘤而言，抗原递呈机制缺陷是否影响疗效有待进一步验证。有报道称，*β₂-M* 突变不影响 PD-1 抗体治疗 dMMR 肠癌的有效率。

超进展是 PD-1 抗体治疗需要关注的风险。一般认为，初次 PD-1 抗体治疗 2 个月内肿瘤体积增大>50% 者为超进展。超进展分子机制有待研究，其发生率存在较大差异。在回顾性研究中，超进展发生率为 4%～29%。联合 PD-1 抗体治疗的超进展发生率明显降低。需要注意的是，化疗和靶向治疗也存在超进展风险，其发生率约为 5%。

四、发展肿瘤免疫治疗策略需要研究的核心问题

PD-1/PD-L1 抗体单药治疗后，仅不到 20% 的晚期实体瘤患者能长期生存。为深入认识肿瘤免疫应答的内在规律，发展和优化肿瘤免疫治疗策略，需要关注下列 10 个问题：① 发展准确反映人肿瘤免疫特性的动物肿瘤模型；② 明确决定肿瘤免疫原性的关键因素；③ 明确器官特异性免疫应答特点；④ 研究原发性和继发性免疫逃逸的分子机制和细胞机制；⑤ 内源性和合成性免疫治疗的优缺点；⑥ 在联合

免疫治疗的早期临床研究中如何判断免疫治疗的价值；⑦ 糖皮质激素和免疫抑制药如何影响肿瘤免疫治疗和免疫相关不良反应；⑧ 如何实现多指标使个体化免疫治疗价值最大化；⑨ 发展和优化肿瘤免疫疗效和毒性评价标准；⑩ 研究联合治疗使患者长期生存的策略。

转化医学时代的肿瘤免疫治疗研究策略正在发生演变。首先，从模式生物研究转向收集海量人体免疫应答数据。其次，计算生物学挖掘其内在演变规律，并在动物模型或类器官模型验证。上述研究过程反复循环，相互印证，最终发展新型治疗策略、新型药物和治疗技术，形成转化研究和临床医学的无缝链接。

（张晓实）

参考文献

[1] Chen DS, Mellman I. Oncology meets immunology: the cancer-immunity cycle [J]. Immunity, 2013, 39(1): 1-10.
[2] Hegde PS, Chen DS. Top 10 Challenges in Cancer Immunotherapy [J]. Immunity, 2020, 52(1):17-35.
[3] Hegde PS, Karanikas V, Evers S. The Where, the When, and the How of Immune Monitoring for Cancer Immunotherapies in the Era of Checkpoint Inhibition [J]. Clin Cancer Res, 2016, 22(8): 1865-1874.
[4] Pulendran B, Davis MM. The science and medicine of human immunology [J]. Science, 2020, 369(6511): eaay4014.
[5] Sharma P, Goswami S, Raychaudhuri D, et al. Immune checkpoint therapy-current perspectives and future directions[J].Cell, 2023,186(8):1652-1669.

第 2 章 微卫星高度不稳定型结直肠癌免疫治疗进展

自 2014 年以 PD-1 抗体为代表的免疫治疗被批准上市以来，这种新的治疗手段一路攻城拔寨，显著改变了多数恶性肿瘤的治疗格局。在 2015 年美国临床肿瘤学会（American Society of Clinical Oncology，ASCO）年会上，美国学者 D. T. Le 首次报道了免疫检查点抑制药治疗转移性结直肠癌（metastatic colorectal cancer，mCRC）的突破性进展，由此开启了结直肠癌免疫治疗的新征程。但遗憾的是，在结直肠癌患者中能从免疫治疗获益的人群仍非常有限。尽管有为数不多的小样本研究提示，联合治疗策略有望突破目前的瓶颈，但是这些数据仍然有限，需要更多的研究确认。

一、疗效预测标志物

（一）错配修复蛋白或微卫星不稳定状态

与多数实体肿瘤不同的是，PD-L1 表达水平并不能有效筛选结直肠癌免疫治疗获益人群。迄今为止，错配修复蛋白（mismatch repair，MMR）或微卫星不稳定（microsatellite instability，MSI）状态仍然是预测结直肠癌免疫治疗疗效最重要的分子标志。Keynote-028 研究探索 PD-L1 表达水平在接受 PD-1 抗体治疗的 mCRC 的疗效预测价值。研究入组了 23 例标准治疗失败的 mCRC 患者，最后仅有 1 例患者获得肿瘤应答，进一步的分子特征分析确认这例患者分子分型是微卫星高度不稳定（microsatellite instability-high，MSI-H）。在 Keynote-016 研究中，标准治疗失败的 mCRC 中，dMMR/MSI-H 患者使用 PD-1 抗体（帕博利珠单抗）客观缓解率（objective response rate，ORR）高达 62%，而错配修复完整（proficient mismatch repair，pMMR）患者没有一例有效。随后 CheckMate-142 研究同样也证实了 dMMR/MSI-H 人群是 PD-1 抗体免疫治疗获益的优势人群。由此可见，只有 MSI-H 或 dMMR 患者才可能从抗 PD-1 治疗中获益。遗憾的是，结直肠癌中 MSI-H 人群仅占 10%～15%，而在晚期患者中，MSI-H 人群仅占 5%。因此，大多数 mCRC 患者并不能从 PD-1 抗体治疗中获益。

值得注意的是，2%～10% 的患者存在 MMR 与 MSI 状态不一致，即分子表型表现为 dMMR/MSS 或 MSI-H/pMMR。研究显示 6，MMR 与 MSI 状态不一致时，PD-1 抗体有效率显著降低（ORR 为 21%）。本团队的研究也显示，当 MMR 与 MSI 状态不一致时，即使高肿瘤突变负荷，患者对 PD-1 抗体的疗效仍然欠佳。因此，开始 PD-1 抗体治疗前最好能够同时明确 MMR 与 MSI 状态。当两者状态不一致时，要高度关注原发耐药的可能。

（二）其他的疗效预测标志

肿瘤突变负荷（tumor mutation burden，TMB）是一个与肿瘤免疫治疗疗效密切相关的分子标志。在27种不同肿瘤类型中，抗PD-1/PD-L1治疗的客观反应率与TMB呈高度的相关性。虽然TMB与MSI-H具有高度的一致性，但是仍有一部分患者表现为微卫星稳定（microsatellite stabe，MSS）但高TMB。某些特殊类型的突变能够表现为超高的TMB但MSS。聚合酶ε（polymerase ε，POLE）是一种参与DNA复制和修复的DNA聚合酶。*POLE*突变导致DNA复制和修复功能障碍，从而产生大量的突变。已有研究报道，*POLE*突变的MSS型患者能够从PD-1抗体治疗中获益。但是，该类型的突变只占结直肠癌患者的1%。值得注意的是，并非所有*POLE*突变都会导致高TMB，*POLE*突变不伴有高TMB的患者很可能不能从免疫治疗中获益。另外，还有一部分高TMB的MSS型患者并非*POLE*突变所致。这类患者能否从PD-1抗体治疗中获益仍需进一步研究。

尽管dMMR/MSI-H患者是PD-1抗体治疗的优势人群，但是多数研究显示PD-1抗体单药治疗的有效率为30%~50%。研究显示，部分dMMR患者PD-1治疗疗效欠佳可能与MMR状态的误判有关。另外，MSI和MMR状态的一致性也与疗效密切相关，当MSI与MMR状态不一致时，客观缓解率（ORR）显著降低。

有研究发现，当*B2M*、*JAK1/2*发生缺失突变时，很可能会导致患者对抗PD-1治疗耐药。目前存在少数几项研究，观察存在*B2M*、*JAK1/JAK2*突变的患者是否对抗PD-1治疗耐药。这些研究纳入的病例数量有限，并且结论不统一。本团队的一项研究显示，存在*B2M*或*JAK1/JAK2*突变与基因野生型的患者相比，对抗PD-1治疗的疗效没有显著差异。因此，不能因为*B2M*或*JAK1/JAK2*突变而排除患者接受PD-1抗体治疗。

胚系突变状态与疗效的关系尚不确定，在CheckMate-142研究中，PD-1抗体单药组胚系突变者ORR显著低于散发性MSI-H患者。但是对于PD-1抗体联合CTLA-4抗体组，ORR显著优于散发性MSI-H患者。RAS和BRAF状态与疗效的关系也尚不确定。2021年ASCO的一项Meta分析显示，使用PD-1抗体的*BRAF*突变者与野生型患者ORR相似。

值得注意的是，TMB亦可作为接受PD-1抗体治疗的MSI-H患者的疗效预测标志。在一项纳入22例（其中19例为帕博利珠单抗）接受PD-1/PD-L1治疗的mCRC研究中，13例高TMB者全部获得可观缓解，而在9例低TMB患者中，6例出现肿瘤进展；中位随访时间>18个月，高TMB者中位PFS仍未达到，而低TMB者中位PFS为2个月。研究者在18 140例mCRC分子分型数据库中分析认为，理想的区分MSI-H mCRC的TMB的界点在35分位数（37.4mut/Mb）。这项研究的意义在于，使用TMB标志可以进一步富集能够从PD-1抗体治疗中获益的MSI-H患者。对于MSI-H但低TMB者，需要考虑联合治疗或其他治疗策略。

二、治疗布局

（一）后线治疗

免疫治疗的疗效与患者自身的免疫状态密切相关。在经过多线治疗后，患者体能状态和免疫状态均受到不同程度的破坏，因此理论上更早使用免疫治疗可能获得更好的疗效。

在标准治疗失败的mCRC中，PD-1抗体的ORR约在30%，而在CheckMate-142研究中，PD-1抗体联合 CTLA-4 单抗用于标准治疗失败的 mCRC 的 ORR 为 55%；PD-1 抗体联合小剂量 CTLA-4 单抗用于一线治疗时，ORR 达到 60%。值得关注的是 NICHE 研究发现，早中期 MSI-H 患者使用 PD-1 抗体联合小剂量 CTLA-4 单抗新辅助治疗 6 周后，所有 dMMR 患者（107 例）95% 都得到肿瘤的主要病理缓解（major pathologic response，MPR），67% 获得病理完全缓解（pathologic complete response，pCR）。这些研究都提示，免疫治疗早期介入疗效更佳。

（二）一线治疗

Keynote-177 研究在 2020 年 6 月的 ASCO 年会上报道并同步在新英格兰杂志发表。研究显示一线帕博利珠单抗相较于标准化疗显著延长 MSI-H/dMMR 转移性结直肠癌患者的无进展生存期（PFS）。Keynote-177 研究给晚期结直肠癌一线治疗的格局带来革命性的改变，首次中期分析结果公布后即火速获 FDA 批准。

Keynote-177 是一项多中心、随机对照、开放性Ⅲ期临床研究，评估了帕博利珠单抗单药对比标准疗法一线治疗分子分型为 MSI-H/dMMR 的转移性结直肠癌（mCRC）的疗效和安全性。该研究入组 307 例年龄≥18 岁、ECOG 评分为 0 分或 1 分的 MSI-H/dMMR 转移性结直肠癌患者。按 1∶1 的比例将患者随机分配至帕博利珠单抗组（200mg，静脉注射，每 3 周一次）和标准治疗组（包括 mFOLFOX6 方案、mFOLFOX6 联合贝伐珠单抗或联合西妥昔单抗；FOLFIRI 方案、FOLFIRI 联合贝伐珠单抗或联合西妥昔单抗）。持续治疗直至疾病进展，或者出现不可耐受的毒性，或者由患者/研究者决定退出治疗或完成 35 个疗程（仅帕博利珠单抗组）的治疗；但受一线接化疗的患者在确认疾病进展后可交叉至帕博利珠单抗组。主要研究终点是总生存期（overall survival，OS）和 PFS（RECIST1.1，中心评估）；次要研究终点为 ORR、缓解持续时间（duration of relief，DOR）（RECIST1.1，中心评估）和安全性。

研究显示，经过中位时间为 32.4 个月（24.0～48.3 个月）的随访后，帕博利珠单抗组的中位 PFS 为 16.5 个月（95%CI 5.4～32.4），化疗组为 8.2 个月（95%CI 6.1～10.2），研究组较化疗组延长一倍（HR=0.60；95%CI 0.45～0.80；P=0.0002）。帕博利珠单抗组 12 个月和 24 个月的 PFS 率分别为 55.3% 和 48.3%，化疗组为 37.3% 和 18.6%。帕博利珠单抗组患者的总缓解率为 45.1%，化疗组为 33.1%。值得注意的是，帕博利珠单抗组 2 年持续缓解率高达 83%，而化疗组仅为 35%。

安全性方面，帕博利珠单抗组治疗相关的不良事件（adverse event，AE）发生率（79.7% vs. 98.6%）、≥3 级的治疗相关 AE 发生率（21.6% vs. 66.4%）均明显低于化疗组。

最终 OS 的风险比分析显示，帕博利珠单抗单药治疗对比化疗未达统计学意义（HR=0.74，P=0.0359；中位 OS 为未达到 36.7 个月），即使如此，这一结果仍具有非常重要的临床意义。这是因为接近 60% 的化疗组交叉接受了 PD-1/PD-L1 免疫治疗，这势必会影响到最终的 OS。在这样的情况下，P 值与预设的单侧 α 值＜0.0246 非常接近，帕博利珠单抗治疗仍显示了降低死亡风险的趋势，这说明 MSI-H 的患者在后线仍然可能对抗 PD-1 治疗有效，而如果一开始使用相对于后线使用，对 OS 应该还是有改善作用；同时，这也提示，对于 MSI-H/dMMR 结直肠癌患者，PD-1 抑制药或许应该更早应用。此外，在本研究中，随访近 4 年的时间，研究组的中位 OS 仍未达到，这些患者应该有相当一部分可能是被完全治愈的；整体的缓解持续时间也还未达到。因此，Keynote-177 研究进一步确认了 PD-1 抑制药在 MSI-H 肠癌中的一线治疗地位。Keynote-177 的研究结果和既往 MSI-H 肠癌免疫治疗的结果提示，免疫治疗不仅能够显著改善患者的预后，而且能够治愈部分患者。尽早使用PD-1抗体的重要性不仅在于可能提高治愈的人群比例，而且在于能够使部分患者避免接受化疗。无化疗生存不仅显著减低治疗毒性、改善生存质量，而且显著降低医疗资源的耗费。因此对于免疫治疗的优势人群，我们应该追求治愈和无化疗生存。

总而言之，Keynote-177研究显示，帕博利珠单抗比常规化疗有更优的PFS，治疗相关的AE发生率更低，而且有降低死亡风险的趋势，PD-1抑制药一线治疗给MSI-H/dMMR结直肠癌患者带来了肯定的获益。

Keynote-177无疑是结直肠癌研究史上里程碑式的研究，将结直肠癌一线治疗带入了精准免疫治疗时代。Keynote-177研究自2020年6月在ASCO上公布PFS首次中期分析后不到一个月，FDA就于6月29日批准帕博利珠单抗临床应用于MSI-H/dMMR转移性结直肠癌的一线治疗。这一治疗方案被纳入2021年NCCN结直肠癌指南更新的版本。

Keynote-177研究同样给中国结直肠癌指南和临床实践带来了改变。《CSCO结直肠癌诊疗指南（2021）》，随即在不可切除结肠癌的治疗中做出更新"基于Keynote-177研究结果，MSI-H/dMMR的患者，在转化治疗或姑息性治疗中可考虑使用PD-1抑制药进行免疫治疗"；对于初始不可切除的转移性结肠癌治疗，在姑息一线治疗方案的表格中，将MSI-H/dMMR患者单列，并把帕博利珠单抗作为Ⅰ级推荐（1A类）；在姑息二线和三线治疗方案的表格中，将MSI-H/dMMR患者单列，并将PD-1抑制药作为Ⅱ级推荐（2A类）。

三、耐药及策略

（一）原发性耐药

原发性耐药是MSI-H转移性结直肠癌免疫治疗疗效的主要影响因素。Keynote-177研究显示，29%的MSI-H转移性结直肠癌患者接受帕博利珠单抗后出现原发性耐药。因此，准确识别原发性耐药人群是提高疗效的关键。既往研究显示分子检测的准确性，以及MSI和MMR状态的一致性对疗程产生显著的影响。Keynote-177研究仅要求患者满足MSI-H或dMMR，入组患者的MMR免疫组化也无中心评估的要求，因此可能纳入部分MSI和MMR状态不一致的患者，导致疗效不佳，表现为原发性耐药。

同时该研究的治疗评价采用传统的RECIST标准，众所周知，假性进展是免疫治疗中一个相对常见的现象，RECIST标准可能会将部分假性进展判断为进展，从而导致误判为原发性耐药。

既往研究也显示，同样为MSI-H人群，不同TMB水平患者对PD-1抗体治疗的疗效也有差异。其他导致疗效差异的因素还包括特殊类型的分子分析，如*B2M*失活性突变。此外，*JAK1/JAK2*突变等也可能导致患者产生耐药。

其他潜在的影响因素还包括肿瘤的负荷，免疫治疗总体起效时间较晚，当肿瘤负荷极大时，免疫治疗可能未来得及发挥作用即出现肿瘤进展。

针对上述影响因素，治疗前准确的分子分型对最大限度提高治疗反应具有重要的意义。治疗前充分评估MSI及MMR状态能够提高获益的可能。对两者检测不一致的患者，特别是dMMR但MSS的患者，建议请病理科复核MMR免疫组化的结果。总之，对两者检测不一致的患者，需要谨慎使用

PD-1抗体单药治疗。

（二）原发性耐药的治疗策略

如何克服原发性耐药目前尚无确切的证据。目前有多种尝试，如双免疫治疗，免疫治疗联合常规化疗或免疫治疗联合抗血管生成治疗等。CheckMate-142研究显示PD-1抗体联合CTLA-4抗体后线治疗ORR显著高于PD-1抗体单药治疗（51% vs. 31%）；而一线治疗双免疫治疗ORR高达69%，完全缓解（complete response, CR）率为13%，显著高于其他PD-1抗体单药治疗的研究。因此，推测双免疫治疗可能对部分原发性耐药的患者有效。

化疗联合免疫治疗是另外一种临床常见的尝试，对部分肿瘤负荷非常大的患者，免疫治疗单药起效前存在肿瘤进展的风险，因此联合化疗有可能帮助或降低早期肿瘤进展的风险，为免疫治疗起效争取宝贵的时间。值得注意的是，目前并没有一项临床研究证实化疗联合PD-1抗体较单药治疗能显著提高疗效。因此，联合治疗不应该广泛应用于所有MSI-H患者。

（三）继发性耐药

克服继发性耐药是提高MSI-H转移性结直肠癌疗效的一个关键。常见的耐药机制包括肿瘤免疫原性的降低或消失，肿瘤微环境改变（Teff数量下降，Treg数量增加，肿瘤相关巨噬细胞增多及血管内皮生长因子上调等），免疫识别和结合过程的异常改变（*B2M*失活性突变、IFN-γ-JAK/STAT通路的功能缺失，以及PD-1、CTLA-4、TIM-、LAG-3和BTLA等异质性受体的过表达导致T细胞耗竭），以及信号通路的异常激活或缺失（丝分裂源激活的蛋白激酶、Wnt/β-catenin等信号通络异常激活，*PTEN*基因的失活）。

（四）继发性耐药的治疗策略

常用的克服继发性耐药的方法包括更换化疗方案、联合其他免疫疗法、联合抗血管生成，以及局部治疗（手术、放疗、介入）等。其中局部治疗的及时应用有可能有效消除局灶性耐药病灶，为获得无疾病状态（no evidence of disease, NED）提供机会。因此，进行免疫治疗时应该密切监测疗效，当病灶未能继续缩小时或出现局限性的进展时，应该评估是否有局部治疗的可能。尽早行局部治疗能有效消除继发性耐药病灶的可能。

四、早中期MSI-H结直肠癌免疫治疗进展

免疫治疗的疗效与患者自身的免疫状态密切相关。理论上更早使用免疫治疗可能获得更好的疗效。NICHE研究发现，早中期dMMR患者使用PD-1抗体联合小剂量CTLA-4单抗新辅助治疗6周后，107例患者中有95%得到肿瘤的主要病理缓解（MPR，残余肿瘤≤10%），67%获得pCR，疗效显著优于晚期一线、二线治疗。本团队的一项小样本研究也显示，8例局部晚期或转移性结直肠癌患者，在接受PD-1抗体新辅助治疗后，所有患者都取得部分缓解（partial response, PR），7例接受手术，5例获得pCR，1例取得临床完全缓解接受观察等待疗法。近期发表的PICC研究发现，34例dMMR/MSI-H的局部进展期结直肠癌患者，特瑞普利单抗联合塞来昔布组患者的pCR率高达88%，特瑞普利单抗单药治疗组的pCR率为65%。这些研究虽然样本量不大，但是总体结果非常一致，显示出新辅助免疫治疗在MSI-H人群中的惊人效果。

尽管新辅助免疫治疗疗效显著，但是值得注意的是，这类患者通过手术治疗也可取得非常好的疗

效，免疫治疗存在一定的终身毒性，甚至是致死性毒性，因此，新辅助免疫治疗的适应证应该严格把握。新辅助免疫治疗对于肿瘤巨大、手术难度高、预计难以达到满意切缘、需要联合脏器切除或需要牺牲重要脏器（如肛门）的患者具有显著意义。对普通 T_3、T_{4a} 患者，如中等难度手术、预计能获得满意手术切缘，进行新辅助免疫治疗应该仔细权衡利弊。

五、免疫治疗作为治愈性治疗手段

新辅助免疫治疗在 MSI-H 结直肠癌的显著疗效，为其进一步应用拓展提供了坚实的基础。

传统的观察等待策略指局部进展期直肠癌新辅助放化疗后获得临床完全缓解（complete clinical response，cCR）的患者不接受传统的根治性手术，而接受密切的观察随访，当肿瘤出现再生长时再行补救性手术。经过十多年的发展，直肠癌放化疗后 cCR 患者接受观察等待疗法已经被广泛接受。尽管目前新辅助免疫治疗后 cCR 患者接受观察等待非手术疗法仅有少数的报道，但从新辅助免疫治疗获得的极高 pCR 率，以及免疫治疗一旦有效获益的特点看，新辅助免疫治疗获得 cCR 的患者是理想的观察等待人群。值得关注的是新辅助免疫治疗对患者括约肌功能、生育、性功能及膀胱功能等方面的影响显著低于传统放化疗。因此，对于优势人群，新辅助免疫治疗是非常值得期待的策略。

2022 年 ASCO 大会上，Cercek 教授报道了 PD-1 单抗 Dostarlimab 治疗 dMMR 局部进展期直肠癌患者的前瞻性 II 期研究结果。患者每 3 周接受一次 Dostarlimab 治疗，共 8 个疗程，如达到 cCR 则不再进行放化疗和手术治疗。本次报道前 12 例完成治疗的患者情况，所有患者均达到 cCR，MRI、PET/CT、内镜评价、直肠指检及活检均未发现肿瘤证据。中位随访时间 6.8 个月，无一例出现肿瘤再生长或转移。

本团队近期也报道了一项 PD-1 抗体作为局部进展期直肠癌治愈性治疗策略的多中心真实世界研究。研究纳入了来自国内 6 家中心 19 例采用免疫治疗作为根治性治疗的 dMMR/MSI-H 直肠癌患者。所有患者接受 PD-1 抗体免疫治疗获得 cCR 后未接受手术、放疗或化疗，仅进行每 3 个月一次的密切随访。经过中位 17.1 个月的随访，无一例患者出现局部复发或远处转移。该队列 2 年无复发生存率、总生存率均为 100%。该研究则以更大的样本量和更长的随访时间（17.1 个月 vs. 6.8 个月）进一步支持 dMMR/MSI-H 直肠癌根治性免疫治疗的安全性和相对长期的有效性。近期本中心徐瑞华教授牵头的一项研究采用信迪利单抗治疗局部进展期 MSI-H 直肠癌，17 例患者中 9 例达到 cCR 接受观察，中位观察时间 17.2 个月，无一例复发。

因此，对于 dMMR/MSI-H 直肠癌，特别是涉及器官功能保全的患者，治疗前应该常规检测 MMR/MSI 状态。分子分型为 dMMR/MSI-H 的患者，免疫治疗应该成为其首选治疗策略。免疫治疗后达到 cCR 的 dMMR/MSI-H 直肠癌，可考虑免除放化疗及手术治疗，实现器官功能保全，甚至长期治愈的目的。

除了直肠癌之外，在临床实践中还有一些情况可以将免疫治疗后观察等待疗法作为重要的治疗选择。①创伤大、并发症发生率高的手术，如 T_{4b} 患者需要联合脏器切除（胰十二指肠切除等）；②高龄或有伴发病难以耐受手术的患者。

另外，多数研究显示，MSI-H 患者不仅对氟尿嘧啶不敏感，而且对结直肠癌最经典的辅助和新辅助方案奥沙利铂联合氟尿嘧啶类药物的有效率也较低。FOXTROT 研究结果也证实，MSI-H 患者对奥沙利铂和氟尿嘧啶方案的新辅助化疗反应不良，MSI-H 患者肿瘤无退缩（TRG0）比例高达 73.6%，而 MSS 患者只有 26.6%。因此，对 MSI-H 患者应该避免用奥沙利铂联合氟尿嘧啶类药物进行的新辅助化疗。由此可见，对需要新辅助治疗的患者在治疗之前明确患者的 MSI 状态非常重要。临床中我们有一些线索可以初步筛选 MSI-H 可能性高的患者进行检测，如有典型的结直肠癌或子宫内膜癌家族史、年轻患者（＜40 岁）、肿瘤巨大等特点提示 MSI-H 可能性高。本团队的一项研究显示 $T_{4b}M_0$ 的近端结肠癌（升结肠、横结肠和降结肠）MSI-H 的可能性高达 45%。因此，临床上见到巨大肿瘤（T_{4b}）时应该高度怀疑为 MSI-H 肿瘤并做分子检测。

综上所述，对 MSI-H 优势人群行新辅助免疫治疗可显示出非常显著的效果，特别是 pCR 和 cCR 率高。对有强烈保肛意愿的 MSI-H 患者，新辅助免疫治疗后严格评价为临床完全缓解者，观察等待策略为一部分中低位直肠癌患者提供了一个保全括约肌功能及改善长期生存质量的机会。

值得期待的临床研究

结直肠癌领域辅助免疫治疗的研究也正在如火如荼地开展，POLEM 研究旨在研究术后标准化疗对比术后标准化疗联合 PD-1 抗体在Ⅲ期 dMMR/MSI-H 结肠癌患者或 POLE 突变患者中的疗效，目前还在招募中。ATOMIC 研究同样是比较 FOLFOX 方案 ± 阿替利珠单抗在Ⅲ期 dMMR/MSI-H 结肠癌辅助治疗中的作用。这两项研究设计的不足之处在于：①研究设计时间较早，研究者不了解 PD-1 抗体单药的疗效就完胜传统的化疗联合靶向；②两个研究的试验组均采用了化疗联合靶向的方案，但是化疗联合靶向在 MSI-H 结直肠癌中并无确切的疗效证据。本团队牵头的一项研究针对上述两项研究的不足，结合 Keynote-177 最新的研究成果，正在开展一项 PD-1 抗体单药对比传统化疗Ⅲ期 dMMR/MSI-H 结肠癌的研究（NCT05236972）。这些研究都非常值得期待。

（丁培荣）

参考文献

[1] Le DT, Uram JN, Wang H, et al.PD-1 Blockade in Tumors with Mismatch-Repair Deficiency [J]. N Engl J Med, 2015, 372(26)：2509-2520.

[2] O'Neil BH, Wallmark JM, Lorente D, et al.Safety and antitumor activity of the anti-PD-1 antibody pembrolizumab in patients with advanced colorectal carcinoma [J]. PLoS One, 2017, 12(12)：e0189848.

[3] Le DT, Uram JN, Wang H, et al.Programmed death-1 blockade in mismatch repair deficient colorectal cancer [J]. Journal of Clinical Oncology, 2016, 34：103.

[4] Overman MJ, Lonardi S, Wong KYM, et al.Durable Clinical Benefit With Nivolumab Plus Ipilimumab in DNA Mismatch Repair-Deficient/Microsatellite Instability-High Metastatic Colorectal Cancer [J]. J Clin Oncol, 2018, 36(8)：773-779.

[5] Bartley AN, Mills AM, Konnick E, et al. Mismatch Repair and Microsatellite Instability Testing for Immune Checkpoint Inhibitor Therapy: Guideline From the College of American Pathologists in Collaboration With the Association for Molecular Pathology and Fight Colorectal Cancer[J]. Arch Pathol Lab Med,2022, 146:1194-1210.

[6] Overman MJ, McDermott R, Leach JL, et al. Nivolumab in patients with metastatic DNA mismatch repair-deficient or microsatellite instability-high colorectal cancer (CheckMate 142)：an open-label, multicentre, phase 2 study [J]. Lancet Oncol, 2017, 18(9)：1182-1191.

[7] Zhang C, Li D, Xiao B, et al.B2M and JAK1/2-mutated MSI-H Colorectal Carcinomas Can Benefit From Anti-PD-1 Therapy [J]. J Immunother, 2022,45(4)：187-193.

[8] Yarchoan M, Hopkins A, Jaffee EM.Tumor Mutational Burden and Response Rate to PD-1 Inhibition [J]. N Engl J Med, 2017, 377(25)：2500-2501.

[9] Domingo E, Freeman-Mills L, Rayner E, et al.Somatic POLE proofreading domain mutation, immune response, and prognosis in colorectal cancer：a retrospective, pooled biomarker study [J]. Lancet Gastroenterol Hepatol, 2016, 1 (3)：207-216.

[10] Andre T, Shiu KK, Kim TW, et al. Pembrolizumab in Microsatellite-Instability-High Advanced Colorectal Cancer[J]. N Engl J Med, 2020, 383(23) : 2207-2218.

[11] Cohen R, Hain E, Buhard O, et al.Association of Primary Resistance to Immune Checkpoint Inhibitors in Metastatic Colorectal Cancer With Misdiagnosis of Microsatellite Instability or Mismatch Repair Deficiency Status [J]. JAMA Oncol, 2019, 5(4) : 551-555.

[12] Sade-Feldman M, Jiao YJ, Chen JH, et al. Resistance to checkpoint blockade therapy through inactivation of antigen presentation [J]. Nat Commun, 2017, 8(1) : 1136.

[13] Snahnicanova Z, Kasubova I, Kalman M, et al. Genetic and epigenetic analysis of the beta-2-microglobulin gene in microsatellite instable colorectal cancer [J]. Clin Exp Med, 2020, 20(1) : 87-95.

[14] Benci JL, Johnson LR, Choa R, et al. Opposing Functions of Interferon Coordinate Adaptive and Innate Immune Responses to Cancer Immune Checkpoint Blockade [J]. Cell, 2019, 178(4) : 933-948, e14.

[15] Benci JL, Xu B, Qiu Y, et al.Tumor Interferon Signaling Regulates a Multigenic Resistance Program to Immune Checkpoint Blockade [J]. Cell, 2016, 167(6) : 1540-1554, e12.

[16] Middha S, Yaeger R, Shia J, et al.Majority of B2M-Mutant and-Deficient Colorectal Carcinomas Achieve Clinical Benefit From Immune Checkpoint Inhibitor Therapy and Are Microsatellite Instability-High [J]. JCO Precis Oncol, 2019, 3 : PO.18.00321.

[17] Rizvi H, Sanchez-Vega F, La K, et al.Molecular Determinants of Response to Anti-Programmed Cell Death (PD)-1 and Anti-Programmed Death-Ligand 1 (PD-L1) Blockade in Patients With Non-Small-Cell Lung Cancer Profiled With Targeted Next-Generation Sequencing [J]. J Clin Oncol, 2018, 36(7) : 633-641.

[18] Zaretsky JM, Garcia-Diaz A, Shin DS, et al. Mutations Associated with Acquired Resistance to PD-1 Blockade in Melanoma [J]. N Engl J Med, 2016, 375(9) : 819-829.

[19] Park R, Silva LLd, Lee S, et al.Impact of BRAF mutations on prognosis and immunotherapy response in microsatellite instability/mismatch repair deficient metastatic colorectal cancer : A systematic review and meta-analysis [J]. Journal of Clinical Oncology, 2021, 39 : 3557.

[20] Schrock AB, Ouyang C, Sandhu J, et al.Tumor mutational burden is predictive of response to immune checkpoint inhibitors in MSI-high metastatic colorectal cancer [J]. Ann Oncol, 2019, 30(7) : 1096-1103.

[21] Chalabi M, Fanchi LF, Dijkstra KK, et al.Neoadjuvant immunotherapy leads to pathological responses in MMR-proficient and MMR-deficient early-stage colon cancers [J]. Nat Med, 2020, 26(4) : 566-576.

[22] Lenz H-J, Lonardi S, Zagonel V, et al. Nivolumab plus low-dose ipilimumab as first-line therapy in microsatellite instability-high/DNA mismatch repair deficient metastatic colorectal cancer : Clinical update [J]. Journal of Clinical Oncology, 2020, 38 (4_suppl) : 11.

[23] Liu DX, Li DD, He W, et al.PD-1 blockade in neoadjuvant setting of DNA mismatch repair-deficient/microsatellite instability-high colorectal cancer [J]. Oncoimmunology, 2020, 9 : 1711650.

[24] Hu H, Kang L, Zhang J, et al.Neoadjuvant PD-1 blockade with toripalimab, with or without celecoxib, in mismatch repair-deficient or microsatellite instability-high, locally advanced, colorectal cancer (PICC) : a single-centre, parallel-group, non-comparative, randomised, phase 2 trial [J]. Lancet Gastroenterol Hepatol, 2022, 7(1) : 38-48.

[25] Cercek A, Lumish M, Sinopoli J, et al. PD-1 Blockade in Mismatch Repair-Deficient, Locally Advanced Rectal Cancer[J]. N Engl J Med,2022, 386(25):2363-2376.

[26] Wang QX, Xiao BY, Cheng Y, et al. Anti-PD-1-based immunotherapy as curative-intent treatment in dMMR/MSI-H rectal cancer: A multicentre cohort study[J]. Eur J Cancer, 2022, 174 : 176-184.

[27] Chen G, Jin Y, Guan WL, et al. Neoadjuvant PD-1 blockade with sintilimab in mismatch-repair deficient, locally advanced rectal cancer: an open-label, single-centre phase 2 study[J]. Lancet Gastroenterol Hepatol,2023, 8(5) : 422-431.

[28] Seligmann JF.Group FC : FOxTROT : neoadjuvant FOLFOX chemotherapy with or without panitumumab (Pan) for patients (pts) with locally advanced colon cancer (CC) [J]. Journal of Clinical Oncology, 2020, 38(15) : 4013.

[29] Han K, Tang JH, Liao LE, et al. Neoadjuvant Immune Checkpoint Inhibition Improves Organ Preservation in T4bm0 Colorectal Cancer With Mismatch Repair Deficiency: A Retrospective Observational Study[J]. Dis Colon Rectum, 2022.

[30] Lau D, Kalaitzaki E, Church DN, et al.Rationale and design of the POLEM trial : avelumab plus fluoropyrimidine-based chemotherapy as adjuvant treatment for stage Ⅲ mismatch repair deficient or POLE exonuclease domain mutant colon cancer : a phase Ⅲ randomised study [J]. ESMO Open, 2020, 5(1) : e000638.

[31] Sinicrope FA, Ou F-S, Zemla T, et al. Randomized trial of standard chemotherapy alone or combined with atezolizumab as adjuvant therapy for patients with stage Ⅲ colon cancer and deficient mismatch repair (ATOMIC, Alliance A021502) [J]. Journal of Clinical Oncology 2019, 37 : e15169.

第3章 微卫星稳定型结直肠癌免疫治疗进展

微卫星稳定（MSS）型结直肠癌约占全部结直肠癌的85%和转移性结直肠癌的95%，其免疫微环境特征以免疫豁免型和免疫荒漠型为主，肿瘤淋巴细胞浸润水平和肿瘤突变负荷较低，也被认为是典型"冷肿瘤"，Keynote-016研究已表明MSS型转移性结直肠癌对单一免疫检查点抑制药基本无效。如何突破MSS型结直肠癌患者免疫治疗耐药瓶颈，目前临床上主要采用两种策略：一是希望通过免疫治疗与放化疗、靶向等联合治疗手段将"冷肿瘤"转变为"热肿瘤"，二是寻找有效分子标志物以筛选出MSS型结直肠癌中免疫治疗可能获益人群（见第5章）。

一、晚期MSS型结直肠癌免疫治疗进展

（一）免疫联合靶向治疗

1. 免疫检查点抑制药联合抗血管生成靶向药物 基础研究表明VEGF/血管内皮生长因子受体（vascular endothelial growth factor receptor，VEGFR）抑制药可使肿瘤血管生成减少及血管正常化，增加氧气、抗肿瘤药物输送及效应免疫T细胞的浸润，增加T细胞应答的高效启动和活化，同时减少免疫抑制细胞的浸润如肿瘤相关性巨噬细胞（TAM-M2型）、调节性T细胞（Treg）等，从而与免疫治疗具有协同作用。

以抑制VEGFR为主的多靶点酪氨酸激酶抑制药（tyrosine kinase inhibitor，TKI）联合PD-1单抗是最早显示出有前景的联合方案。日本REGONIVO研究是第一个采用纳武利尤单抗联合瑞戈非尼治疗难治性MSS型结直肠癌和胃癌的探索性Ⅰb期研究，在MSS型转移性结直肠癌（mCRC）中ORR高达33.3%，1年PFS率为41.8%，1年OS率为68.0%，但在采用相同治疗方案的北美REGNIVO Ⅱ期研究中ORR为7%，PFS为1.8个月，OS为11.9个月。陆续又有多个采用不同TKI或PD-1/PD-L1单抗联合方案作为mCRC后线治疗的单臂研究报道，包括REGOMUNE研究（瑞戈非尼联合阿维鲁单抗）、REGOTORI研究（瑞戈非尼联合特瑞普利单抗）、呋喹替尼联合信迪利单抗研究，以及LEAP-005研究（仑伐替尼联合帕博利珠单抗）等，这些研究报道的ORR为0%~33%，疾病控制率（disease control rate，DCR）为39%~80%，OS为7.5~15.5个月，与既往三线治疗的随机对照试验（randomized controlled trial，RCT）研究相比，ORR和OS在数值上有提高，但缺乏与标准三线治疗的前瞻性对照的高级别证据支持这一联合策略作为标准治疗推荐进入临床诊治指南。为进一步提高抗血管靶向治疗联合免疫的疗效，三联强化模式已开展研究探索，包括在靶免基础上联合大分割放疗及靶向联合双免

治疗。华中科技大学同济医学院附属同济医院袁响林教授报道了一项Ⅱ期研究，呋喹替尼联合替雷利珠和SBRT放疗作为晚期MSS型肠癌三线治疗的ORR为26%，PFS达8.5个月。"REGNIVO加强版"的Ⅰ期RIN研究初步探索了低剂量瑞戈非尼联合纳武利尤单抗、伊匹木单抗的安全和有效性，ORR为27.6%，PFS和OS分别达到4个月和20个月，在小样本中显示了惊人疗效。从获益人群临床特征方面，转移器官及既往放疗史可能是疗效预测因素，北美REGNIVO及REGOTORI、RIN等多个研究均提示伴肝转移者对这种联合方案的疗效明显差于非肝转移者；REGOMUNE研究中显示瑞戈非尼联合阿维鲁单抗可诱导肿瘤微环境的改变，在60%的患者中，$CD8^+T$细胞浸润显著增加，第2个疗程较基线$CD8^+T$细胞浸润增加的患者的PFS和OS显著更优，PD-L1表达则与PFS或OS不具有相关性。

然而，抗肿瘤血管生成靶向药物的大分子单抗类-贝伐珠单抗联合免疫治疗研究却屡屡受挫。2019年ESMO报道的BACCI研究比较了卡培他滨和贝伐珠单抗联合阿特珠单抗或安慰剂作为三线治疗晚期CRC患者的疗效，结果显示阿特珠单抗组较安慰剂组的ORR稍提高（8.54% vs. 4.35%），但中位PFS（4.4个月 vs. 3.3个月）和OS（10.5个月 vs. 10.6个月）无改善。MODUL研究维持队列是针对接受一线治疗后疾病稳定的mCRC患者分别采用5-氟尿嘧啶+贝伐珠单抗或联合阿特珠单抗作为维持治疗的Ⅲ期研究，结果同样显示在化疗联合贝伐珠单抗基础上增加免疫治疗并不改善PFS及OS。目前还有一些RCT研究仍在探索标准一线化疗与贝伐珠单抗基础上联合免疫治疗是否有效。

不同机制抗血管生成靶向药物与免疫治疗联合时出现疗效差异的原因，可能与TKI类药物均为多靶点，除了抑制VEGF/VEGFR通路，还可能通过抑制与免疫调控相关的靶点，如PDGFR、TIE2、CSF-1R等来产生更强的抗血管与免疫治疗协同作用，此外，TKI类药物缺乏前瞻性对照研究也是缺点之一。

2. 免疫检查点抑制药联合抗表皮生长因子受体靶向治疗 在机制上，抗表皮生长因子受体（epidermal growth factor receptor，EGFR）单抗本身有直接杀伤肿瘤的作用，如西妥昔单抗作为IgG1单克隆抗体还具有抗体依赖细胞介导的细胞毒作用（antibody-dependent cell-mediated cytotoxicity，ADCC）效应，可招募anti-EGFR T细胞及$CD8^+/CD3^+T$细胞，同时西妥昔单抗可增加肿瘤细胞的PD-L1表达，诱导免疫抑制，因此抗EGFR单抗与PD-1单抗可能存在协同效应，这种联合模式初步显现疗效。

在一线治疗方面，德国AVETUX研究是一项单臂、Ⅱ期研究，评估了化疗（FOLFOX）与西妥昔单抗联合PD-L1单抗（阿维鲁单抗）用于*RAS/BRAF*野生型mCRC一线治疗的疗效与安全性，结果显示1年PFS率为40%，中位PFS为11.1个月，早期缩瘤率为81%，ctDNA清除可能与肿瘤缓解相关。

在后线治疗方面，CAVE单臂研究评估后线应用西妥昔单抗联合阿维鲁单抗在至少两线标准治疗失败的*RAS*野生型mCRC患者中的疗效，其中MSS患者的中位OS为11.6个月，中位PFS为3.6个月，ORR为8.5%。AVETUXIRI研究观察了阿维鲁单抗联合西妥昔单抗和伊立替康疗效。初期研究结果显示*RAS*野生型组ORR为30%，PFS和OS分别为4.2个月和14.0个月。此外，一项观察伊匹木单抗和纳武利尤单抗双免联合帕尼单抗治疗*KRAS/BRAF*野生型MSS型晚期结直肠癌的研究显示ORR高达41%，中位PFS为5.7个月，中位OS为27个月。

3. 免疫检查点抑制药联合MEK、BRAF抑制药治疗 MEK抑制药Cobimetinib在临床前研究中显示，可以上调癌细胞的MHC-Ⅰ类抗原，从而诱导肿瘤内T细胞的浸润，增强PD-L1单抗阿替利珠单抗的抗瘤活性。先前的Ⅰb期研究显示，其能部分逆转MSS型肠癌对阿替利珠单抗的耐药，23 例 MSS 型 mCRC 患者（其中 22 例为 *KRAS* 突变）接受 Cobimetinib 联合阿替利珠单抗治疗 ORR 为 17%。然而，后续开展的Ⅲ期研究 IMblaze 370 却以失败告终。363 例 MSS 型经标准治疗失败后的晚期 CRC 患者随机分配到 Cobimetinib + 阿替利珠单抗、阿替利珠单抗单药和瑞戈非尼组，主要终点为 OS。最终三组中位 OS 无显著差异，分别为 8.9 个月、7.1 个月和 8.5 个月。

针对特殊基因型——*BRAF V600E* 突变/MSS 型结直肠癌，目前标准二线及后线治疗为 BRAF 抑制药联合抗 EGFR 单抗 ± MEK 抑制药，在多靶治疗基础上联合免疫治疗是否能进一步提高疗效，以及不同靶面医疗和组合方案的疗效是否有差异等尚不清楚。目前有小样本研究已显示在这一特殊基因型患者双靶治疗联合免疫治疗的潜在有效性。2020 年 ESMO 报道了一项丹娜法伯中心研究，采用 BRAF 抑制药（达拉非尼）、MEK 抑制药（曲美替尼）及 PD-1 单抗（PDR001）三联治疗作为 *BRAF V600E* 突变 mCRC 患者二线及后续治疗，结果显示 21 例患者的 ORR 为 35%，DCR 为 75%；其中 12 例未接受过 BRAF 抑制药治疗的 MSS 患者的 ORR 达 45%。此外，MD 安德森癌症中心报道了一项 BRAF 抑制药康奈非尼联合西妥昔单抗和纳武利尤单抗的Ⅰ期研究，26 例患者的有效率高达 50%，PFS 长达 7.5 个月，振奋人心的结果推动了Ⅱ期 RCT 研究（SWOG 2017）开展，拟比较康奈非尼和西妥昔单抗加或不加纳武利尤单抗的疗效和安全性，值得期待。

（二）不同机制免疫联合治疗

1.**双免疫检查点抑制药联合治疗** CCTG CO.26 研究是目前唯一一项对照比较 CTL-A4 单抗（Tremelimumab）联合 PD-L1 单抗（度伐利尤单抗）与最佳支持治疗（best supportive care，BSC）作为 mCRC 后线治疗的 RCT 研究。结果显示，双免疫组较 BSC 组 OS 延长 2 个月（6.6 个月 vs. 4.1 个月，P=0.03），但 PFS 和 ORR 未改善，ORR 仅为 1%。后续分析显示，该研究入组患者的中位 TMB 高达 20.4mut/Mb，TMB＞28mut/Mb 的患者更从双免治疗中获益。

2.**免疫检查点抑制药联合其他机制免疫治疗** 2021 年 ASCO 报道了抗 LAG-3 抗体 MK4280（Favezelimab）联合帕博利珠单抗在经治的晚期 MSS 结直肠癌中首个人体Ⅰ期研究初步结果，与单一疗法相比，联合疗法具有很好的抗肿瘤活性，尤其是 PD-L1 CPS≥1 分的患者。2021 年 ASCO 报道的一项 Vactosertib（一种高选择性和有效的 TGF-β_1 型受体拮抗药）和帕博利珠单抗联合治疗经治的 MSS 型转移性结直肠癌研究，其中 64% 的患者经三线以上既往治疗，30% 的患者接受了瑞戈非尼治疗，整体 ORR 为 16%，mPFS（RECIST）1.3 个月，中位 OS 为 15.8 个月。

（三）免疫检查点抑制药联合一线化疗

多数研究表明化疗药物如烷化剂、铂类、FU 类、紫杉类等可诱发免疫原性细胞死亡，增强肿瘤微环境免疫反应。此外，化疗还可通过增加 MHC-Ⅰ类分子表达和肿瘤细胞新生抗原释放，清除或极化免疫抑制细胞，增加肿瘤细胞 PD-L1 表达等途径改善免疫微环境，但化疗剂量、用法、序贯方式等可能产生截然不同的免疫调控作用。

Keynote-651 研究是一项评估帕博利珠单抗联合一线 mFOLFOX7 或二线 FOLFIRI 治疗 mCRC 的疗效与毒性。结果显示，安全性可靠，帕博利珠单抗联合 mFOLFOX7 组 ORR 为 58%，帕博利珠单抗联合 FOLFIRI 组 ORR 为 16%。该研究未选择目前优选的晚期肠癌一线化疗联合靶向方案且疗效与既往一线或二线化疗联合靶向治疗Ⅲ期研究比较，在 ORR 及生存方面似未看到明显优势。NIVACOR、AtezoTRIBE 研究则进一步比较了标准一线化疗联合贝伐珠单抗加或不加免疫的疗效，但研究结论有差异。AtezoTRIBE研究显示在FOLFOXIRI+贝伐珠单抗基础上联合阿替利珠单抗可提高一线治疗PFS为（13.1个月 vs. 11.5个月），dMMR、高TMB或高免疫评分者更获益。而CheckMate 9X8研究比较了FOLFOX联合贝伐珠单抗加或不加纳武利尤单抗的疗效，结果显示增加免疫治疗虽提高了ORR但并不改善PFS，探索分析提示CMS1、CMS3型及CD8≥2%的患者可能从联合免疫治疗中获益。基于既往基础研究提示 RAS 突变型肠癌可能是免疫获益人群，袁瑛教授开展了一项BBCAP II期研究观察信迪利单抗联合CapOx和贝伐珠单抗作为一线方案治疗 RAS 突变型MSS型mCRC的疗效，ORR达到84%，24%患者获得转化治疗成功，目前正在开展BBCAP III期研究，结果令人期待。

化疗可能诱导肿瘤高突变状态，起到增敏免疫治疗的作用。代表性药物替莫唑胺在耐药后常伴有高突变及 MMR 基因二次突变，O^6-甲基鸟嘌呤-DNA甲基转移酶（MGMT）启动子过甲基化是替莫唑胺疗效预测标志物，也是其诱导肿瘤高突变的原因，因此理论上存在肿瘤MGMT甲基化的患者接受替莫唑胺治疗后可能对免疫治疗更敏感。MAYA研究验证了这个机制假说，该研究旨在在MSS并MGMT沉默的mCRC后线治疗中评估替莫唑胺诱导化疗后接受低剂量伊匹木单抗和纳武利尤单抗治疗中的安全性和有效性，结果显示24%患者在替莫唑胺诱导治疗后未进展并接受双免治疗，有效率达到45%，PFS为7.0个月，OS更是长达18.4个月。

（四）免疫检查点抑制药联合局部治疗（放疗、消融）

在理论上，放疗和免疫治疗具有"相互增敏"的作用，放疗可释放肿瘤抗原、促进肿瘤浸润T细胞的聚集、诱导肿瘤组织PD-L1表达上调、增强T细胞源性抗肿瘤细胞因子的分泌等。同时，免疫治疗有利于解除T细胞抑制，增强放疗对局部肿瘤的杀灭作用，放疗联合免疫治疗可引起"远隔效应"，消融治疗也有类似机制。美国麻省总医院的II期研究采用了纳武利尤单抗与伊匹木单抗联合部分病灶放疗治疗40例MSS型转移性结直肠癌，主要终点为非放疗病灶的ORR。结果显示ORR为10%，DCR率为25%，取得DCR者，中位OS达到15.8个月。与前面提及的靶向联合免疫疗效相比，优势尚不明显，期待未来扩大样本的研究和获益人群的筛选。

二、MSS型局部晚期结直肠癌免疫新辅助治疗

（一）局部晚期结肠癌的免疫新辅助治疗

NICHE研究探索了6周双免治疗（纳武利尤单抗联合低剂量伊匹木单抗）在I～III期结肠癌作为新辅助治疗的疗效和安全性，患者在免疫治疗结束6周内接受手术。结果显示，围术期免疫治疗的安全性可接受，20例dMMR肿瘤患者100%获得病理缓解，60%达病理完全缓解（pCR）；让人意外的是，在15例可评估病理的pMMR患者中，4例（27%）表现出病理缓解，其中3例达MPR（主要病理缓解，残留肿瘤<10%），2例达到pCR，1例1%残留肿瘤，后续免疫微环境分析显示T细胞CD8+ PD-1+共表达可能是pMMR结肠癌免疫应答的预测因素。NICOLE研究是单免纳武利尤单抗治疗未经选择MMR状态的cT3/T4可切除结肠癌的新辅助治疗研究。试验队列接受2次纳武利尤单抗单药治疗后手术，对照队列为直接手术，两组MSS患者占比为86%、77%。结果表明，试验队列22例患者均进行根治性切除术，未发生延迟或手术并发症；仅1例患者在手术后3周发生3级腹泻，在2例pMMR/MSS（包括1例CR）和1例pMMR/MSI-H肿瘤患者中观察到MPR，在4例确认的MSS肿瘤患者中观察到≥30%肿瘤退缩，与对照队列相比，NICOLE队列肿瘤的CD8和CD8非抑制T细胞水平显著

更高。两项研究表明，MSS 型早期结肠癌与晚期结肠癌对免疫治疗的敏感性存在差异，可能与结肠癌发展不同阶段肿瘤和机体免疫状态差异及免疫逃逸存在动态改变相关。

（二）MSS 型局部晚期直肠癌免疫新辅助放化疗

新辅助放化疗是局部晚期直肠癌的标准治疗模式，包括长程同步放化疗和短程放疗。在标准模式基础上增加免疫治疗是探索的主要方向，期望放疗联合免疫治疗能获得更好的术前肿瘤退缩、病理缓解，目前研究结果基本为近期疗效及安全性。

1. 长程放化疗联合免疫治疗　日本 VOLTAGE-A 研究及意大利 ANAVA 研究均采取了标准同步放化疗结束后序贯免疫治疗（纳武利尤单抗或阿维鲁单抗），pCR 分别为 30% 和 23%，数值上稍高于历史新辅助放化疗 pCR 率（15%～18%）。后续一些研究更多采用在全程新辅助治疗（total neoadjuvant therapy，TNT）的基础上联合免疫治疗，但研究结果并不一致。北京大学肿瘤医院武爱文教授针对高危局晚中低位直肠癌采用 CAPOX 联合卡瑞利珠单抗 3 个疗程后同步放化疗，pCR 率为 33.3%，cCR 率为 14.3%，而 NRG-GI002 研究采用 8 个疗程 FOLFOX 化疗序贯同步放化疗，试验组是卡培他滨联合帕博利珠单抗与放疗同步，对照组是卡培他滨与放疗同步，结果显示，对照组和帕博利珠单抗组的 pCR 率分别为 29.4%、31.9%，免疫治疗的加入未能进一步提高 TNT 模式的肿瘤退缩。此外这些研究大多选择短期疗效指标如病理缓解率，能否转化为生存改善更不得而知。

2. 短程放疗联合免疫治疗　采用大分割方式的短程放疗在免疫协同方面可能具有以下优势：对外周血淋巴细胞数目影响较小；抑制骨髓来源的抑制性细胞（myeloid-derived suppressor cell，MDSC）向肿瘤的募集；大分割放疗联合免疫治疗可诱导更多的远隔效应。武汉协和医院张涛教授团队开展的一项 Ⅱ 期研究采用先接受短程放疗序贯 XELOX 联合卡瑞利珠单抗治疗 2 个疗程作为新辅助治疗，主要终点为 pCR 率，入组 30 例，27 例接受手术治疗，保肛率为 88.9%，MSS 型患者 pCR 率达 46.2%，未观察到严重不良反应，研究者已计划开展 Ⅲ 期多中心随机对照研究。上述研究均为小样本 Ⅱ 期研究，新辅助放化疗和免疫治疗不同联合方式显现出不同的近期疗效，总体报道病理或临床缓解率较高，利于保肛或保器官策略，而何种组合或序贯模式最佳值得进一步探索和优化。

上述研究均为小样本 Ⅱ 期研究，新辅助放化疗和免疫治疗不同联合方式显现出不同的近期疗效，该治疗模式值得进一步探索和优化。复旦大学附属肿瘤医院章真教授课题组正在开展一项在短程放疗的基础上采取 TNT 免疫化疗联合治疗模式，并分为诱导化疗免疫和巩固化疗免疫两个治疗组，对不同治疗组合模式进行比较，我们期待它的结果。

三、总结和展望

MSS 型结直肠癌作为对免疫检查点抑制药不敏感的肿瘤，其免疫治疗之路启程艰难，虽然为数不多的 RCT 研究基本显示阴性结果，但是仍有众多小样本研究初步尝试和探索了多种免疫联合治疗策略，在晚期结直肠癌多线治疗及局晚结直肠癌围术期治疗中都有值得深探的"亮点"方向，如在晚期结直肠癌后线治疗中有望成为标准治疗的免疫联合抗血管靶向药物，基于基因分型如 *RAS/BRAF* 野生型、*BARF* 突变结直肠癌的免疫靶向联合治疗，直肠癌免疫新辅助治疗等。未来 MSS 型结直肠癌免疫治疗的突破，需要依赖基础与临床研究者共同努力，阐明 MSS 型结直肠癌免疫逃逸和免疫耐受的关键机制和靶点，引导开发出更有效的免疫治疗方法或药物。目前仍需要继续扩大样本开展随机对照研究，夯实免疫联合治疗策略的有效性，同时进一步寻找生物标志物指导筛选免疫获益人群，重视特殊有效的个体患者，以指导下一阶段更加精准的研究和治疗模式探寻。MSS型结直肠癌免疫之路，未来仍可期。

（周裕文　邱　萌）

参考文献

[1] Ganesh K, Stadler ZK, Cercek A, et al. Immunotherapy in colorectal cancer : rationale, challenges and potential [J]. Nat Rev Gastroenterol Hepatol, 2019, 16(6) : 361-375.

[2] Mlecnik B, Bindea G, Angell HK, et al. Integrative Analyses of Colorectal Cancer Show Immunoscore Is a Stronger Predictor of Patient Survival Than Microsatellite Instability [J]. Immunity, 2016, 44(3) : 698-711.

[3] Le DT, Uram JN, Wang H, et al. PD-1 Blockade in Tumors with Mismatch-Repair Deficiency [J]. N Engl J Med, 2015, 372(26) : 2509-2520.

[4] Fukumura D, Kloepper J, Amoozgar Z, et al. Enhancing cancer immunotherapy using antiangiogenics : opportunities and challenges [J]. Nat Rev Clin Oncol. 2018, 15(5) : 325-340.

[5] Arai H, Battaglin F, Wang J, et al. Molecular insight of regorafenib treatment for colorectal cancer [J]. Cancer Treat Rev, 2019, 81 : 101912.

[6] Fukuoka S, Hara H, Takahashi N, et al. Regorafenib Plus Nivolumab in Patients With Advanced Gastric or Colorectal Cancer : An Open-Label, Dose-Escalation, and Dose-Expansion Phase Ib Trial (REGONIVO, EPOC1603) [J]. J Clin Oncol, 2020, 38(18) : 2053-2061.

[7] Fakih M, Raghav KPS, Chang DZ, et al. Single-arm, phase II study of regorafenib plus nivolumab in patients with mismatch repair-proficient (pMMR)/microsatellite stable (MSS) colorectal cancer (CRC) [J]. J Clin Oncol, 2021, 39 (15_suppl) : 3560.

[8] Sophie Cousin CAB, Jean Philippe Guégan CAG, Jean-Philippe Metges AA, et al. REGOMUNE : A phase II study of regorafenib plus avelumab in solid tumors—Results of the non-MSI-H metastatic colorectal cancer (mCRC) cohort [J]. Journal of Clinical Oncology, 2020, 38 (15_suppl) : 4019.

[9] Feng W, Ming-ming H, Yichen Yao, et al. Regorafenib plus toripalimab in patients withmetastatic colorectal cancer : a phase Ib/II clinical trial and gut microbiome analysis [J]. Cell reports medicine, 2021, 2 (9) : 100383.

[10] Gou MM, Yan H, Liu Tie E, et al. Fruquintinib combination with sintilimab in refractory metastatic colorectal cancer patients in China [J]. J Clin Oncol, 2020, 38 (15_suppl) : 4028.

[11] Guo Y, Zhang WJ, Ying JE, et al. Preliminary results of a phase 1b study of fruquintinib plus sintilimab in advanced colorectal cancer [J]. J Clin Oncol, 2021, 39 (15_suppl) : 2514.

[12] Gomez-Roca CA, Yanez E, Im SA, et al. LEAP-005 : A phase 2 multicohort study of lenvatinib plus pembrolizumab in patients with previously treated selected solid tumors-Results from the colorectal cancer cohort [J]. J Clin Oncol, 2021, 39(15_suppl) : 3564.

[13] Mettu NB, Twohy E, Ou FS, et al. BACCI : a phase II randomized, double-blind, multicenter, placebo-controlled study of capecitabine (C) bevacizumab (B) plus atezolizumab (A) or placebo (P) in refractory metastatic colorectal cancer (mCRC) : an ACCRU network study [J]. Ann Oncol, 2019, 30 : v203.

[14] Grothey A, Tabernero J, Arnold D, et al. Fluoropyrimidine (FP)+bevacizumab (BEV)+atezolizumab vs FP/BEV in BRAFwt metastatic colorectal cancer (mCRC) : Findings from Cohort 2 of MODUL-a multicentre, randomized trial of biomarker-driven maintenance treatment following first-line induction therapy [J]. Ann Oncol, 2018, 29 : LBA19.

[15] Woolston A, Khan K, Spain G, et al. Genomic and Transcriptomic Determinants of Therapy Resistance and Immune Landscape Evolution during Anti-EGFR Treatment in Colorectal Cancer [J]. Cancer Cell, 2019, 36(1) : 35-50.

[16] Ferris RL, Lenz HJ, Trotta AM, et al. Rationale for combination of therapeutic antibodies targeting tumor cells and immune checkpoint receptors : Harnessing innate and adaptive immunity through IgG1 isotype immune effector stimulation [J]. Cancer Treat Rev. 2018, 63 : 48-60.

[17] Stein A, Binder M, Goekkurt E, et al. Avelumab and cetuximab in combination with FOLFOX in patients with previously untreated metastatic colorectal cancer (MCRC) : final results of the phase II AVETUX trial (AIOKRK-0216) [J]. J Clin Oncol, 2020, 38(4_suppl) : 96.

[18] Martinelli E, Martini G, Troiani T, et al. 397O Avelumab plus cetuximab in pre-treated RAS wild type metastatic colorectal cancer patients as a rechallenge strategy : the phase II CAVE (cetuximab-avelumab) mCRC study [J]. Ann Oncol, 2020, 31 : S409-S410.

[19] van den Eynde M, Huyghe N, de Cuyper A, et al. Interim analysis of the AVETUXIRI trial : Avelumab combined with cetuximab and irinotecan for treatment of refractory microsatellite stable (MSS) metastatic colorectal cancer (mCRC)-A proof of concept, open-label, nonrandomized phase II a study [J]. J Clin Oncol, 2021, 39(3_suppl) : 80.

[20] Lee MS, Loehrer PJ, Imanirad I, et al. Phase II study of ipilimumab, nivolumab, and panitumumab in patients with KRAS/NRAS/BRAF wild-type (WT) microsatellite stable (MSS) metastatic colorectal cancer (mCRC) [J]. J Clin Oncol, 2021, 39(3_suppl) : 7.

[21] Ebert PJR, Cheung J, Yang YG, et al. MAP kinase inhibition promotes T cell and anti-tumor activity in combination with PD-L1 checkpoint blockade [J]. Immunity, 2016, 44(3) : 609-621.
[22] Bendell JC, Kim TW, Goh BC, et al. Clinical activity and safety of cobimetinib (cobi) and atezolizumab in colorectal cancer (CRC) [J]. J Clin Oncol, 2016, 34(15_suppl) : 3502.
[23] Eng C, Kim TW, Bendell J, et al. Atezolizumab with or without cobimetinib versus regorafenib in previously treated metastatic colorectal cancer (IMblaze370) : a multicentre, open-label, phase 3, randomised, controlled trial [J]. Lancet Oncol, 2019, 20(6) : 849-861.
[24] R. Corcoran, M. Giannakis, J. Allen, et al. Clinical efficacy of combined BRAF, MEK, and PD-1 inhibition in BRAF V600E colorectal cancer patients [J]. Annals of Oncology , 2020, 31 : S226-227.
[25] Chen E, Jonker D, Kennecke H, et al. CCTG CO. 26 trial: A phase Ⅱ randomized study of durvalumab (D) plus tremelimumab (T) and best supportive care (BSC) versus BSC alone in patients (pts) with advanced refractory colorectal carcinoma (rCRC) [J]. Journal of Clinical Oncology 2019, 37 (4_suppl) : 481.
[26] Chen E, Jonker D, Kennecke H, et al. CCTG CO. 26: Updated analysis and impact of plasma-detected microsatellite stability (MSS) and tumor mutation burden (TMB) in a phase Ⅱ trial of durvaluma b (D) plus tremelimumab (T) and best supportive care (BSC) versus BSC alone in patients (pts) with refractory metastatic colorectal carcinoma (rmCRC) [J]. J Clin Oncol, 2019, 37(15_suppl) : 3512.
[27] Garralda E, Sukari A, Lakhani NJ, et al. A phase 1 firstin-human study of the anti-LAG-3 antibody MK4280(favezelimab) plus pembrolizumab in previously treated, advanced microsatellite stable colorectal cancer [J]. J Clin Oncol, 2021, 39(15_suppl) : 3584.
[28] Kim TW, Lee KW, Ahn JB, et al. Efficacy and safety of vactosertib and pembrolizumab combination in patients with previously treated microsatellite stable metastatic colorectal cancer [J]. J Clin Oncol, 2021, 39(15_suppl) : 3573.
[29] Salas-Benito D, Pérez-Gracia JL, Ponz-Sarvisé M, et al. Paradigms on Immunotherapy Combinations with Chemotherapy [J]. Cancer Discov, 2021, 11(6) : 1353-1367.
[30] R. Kim, J. Chaves, P. Kavan, et al. Pembrolizumab (pembro) plus mFOLFOX7 or FOLFIRI in patients (pts) with metastatic colorectal cancer (mCRC) : Updated results from KEYNOTE-651 cohorts B and D [J]. Annals of Oncology , 2020, 31 (3_suppl) : S450.
[31] Ree AH, Hamre H, Kersten C, et al. Repeat sequential oxaliplatin-based chemotherapy (FLOX) and nivolumab versus FLOX alone as first-line treatment of microsatellite-stable (MSS) metastatic colorectal cancer (mCRC) : Initial results from the randomized METIMMOX study [J]. J Clin Oncol, 2021, 39(15_suppl) : 3556.
[32] Ghiringhelli F, Chibaudel B, Taieb J, et al. Durvalumab and tremelimumab in combination with FOLFOX in patients with RAS-mutated, microsatellite-stable, previously untreated metastatic colorectal cancer (MCRC) : Results of the first intermediate analysis of the phase Ⅰb/Ⅱ MEDETREME trial [J]. J Clin Oncol, 2020, 38(15_suppl) : 3006.
[33] Wang Y, Liu ZG, Yuan H, et al. The Reciprocity between Radiotherapy and Cancer Immunotherapy [J]. Clin Cancer Res, 2019, 25(6) : 1709-1717.
[34] Qian L, Shen Y, Xie J, et al. Immunomodulatory effects of ablation therapy on tumors : Potentials for combination with immunotherapy [J]. Biochim Biophys Acta Rev Cancer, 2020, 1874(1) : 188385.
[35] Parikh AJ, Clark JW, Wo JY, et al. A phase Ⅱ study of ipilimumab and nivolumab with radiation in microsatellite stable (MSS) metastatic colorectal adenocarcinoma (mCRC) [J]. J Clin Oncol, 2019, 37(15_suppl) : 3514.
[36] Chalabi M, Fanchi LF, Dijkstra KK, et al. Neoadjuvant immunotherapy leads to pathological responses in MMR-proficient and MMR-deficient early-stage colon cancers [J]. Nat Med. 2020, 26(4) : 566-576.
[37] Avallone A, Delrio P, Nasti G, et al. Preoperative nivolumab in patients (pts) with locally advanced colon cancer (T3 or T4) : a window-of-opportunity study (NICOLE) [J]. Ann Oncol, 2018, 29 : viii203.
[38] Yuki S, Bando H, Tsukada Y, et al. Short-term results of VOLTAGE-A : nivolumab monotherapy and subsequent radical surgery following preoperative chemoradiotherapy in patients with microsatellite stable andmicrosatellite instability-high locally advanced rectal cancer (EPOC 1504) [J]. J Clin Oncol, 2020, 38(15_suppl) : 4100.
[39] Salvatore L, Bensi M, Corallo S, et al. Phase Ⅱ study of preoperative (PREOP) chemoradiotherapy (CTRT) plus avelumab (AVE) in patients (PTS) with locally advanced rectal cancer (LARC) : the AVANA study [J]. J Clin Oncol, 2021, 39(15_suppl) : 3511.
[40] George TJ, Yothers G, Theodore S, et al. NRG-GI002 : A phase Ⅱ clinical trial platform using total neoadjuvant therapy (TNT) in locally advanced rectal cancer (LARC)-First experimental arm (EA) initial results [J]. J Clin Oncol, 2019, 37(15_suppl) : 3505.
[41] Dutt S, Ahmed MM, Loo BW Jr, et al. Novel Radiation Therapy Paradigms and Immunomodulation : Heresies and Hope [J]. Semin Radiat Oncol, 2020, 30(2) : 194-200.
[42] Lin Z, Cai M, Zhang P, et al. Phase Ⅱ, single-arm trial of preoperative short-course radiotherapy followed by chemotherapy and camrelizumab in locally advanced rectal cancer [J]. J Immunother Cancer, 2021, 9(11) : e003554.
[43] Akin Telli T, Bregni G, Vanhooren M, et al. Regorafenib in combination with immune checkpoint inhibitors for mismatch repair proficient (pMMR)/microsatellite stable (MSS) colorectal cancer[J]. Cancer Treat Rev, 2022.
[44] Fakih M, Sandhu J, Lim D, et al. Regorafenib, Ipilimumab, and Nivolumab for Patients With Microsatellite Stable Colorectal Cancer and Disease Progression With Prior Chemotherapy: A Phase 1 Nonrandomized Clinical Trial[J]. JAMA Oncol, 2023, 9(5):627-634.

第 4 章 免疫治疗停药与再引入

免疫检查点抑制药（immune-checkpoint inhibitor，ICI）的出现改变了转移性错配修复缺陷/微卫星高度不稳定（metastatic mismatch repair deficient/microsatellite instability-high，dMMR/MSI-H）结直肠癌（colorectal cancer，CRC）的治疗格局。帕博利珠单抗成为首个经美国食品药品管理局（Food and Drug Administration，FDA）批准用于 dMMR/MSI-H 实体瘤的 ICI。纳武利尤单抗紧随其后被批准用于标准化疗后进展的 CRC 患者。随着 Keynote-177 试验结果揭晓，帕博利珠单抗获得 FDA 批准作为不可切除或转移性 dMMR/MSI-H 的 CRC 患者的一线治疗。最近，多项研究将 ICI 前移至 dMMR/MSI-H CRC 患者的围手术期新辅助治疗中，获得了显著的临床获益。尽管 ICI 在 dMMR/MSI-H 的 CRC 患者治疗中有显著疗效，但临床实践过程中仍有许多患者，由于各种原因中断 ICI 的治疗，包括疾病进展（progressive disease，PD）、免疫相关不良反应（immune-related adverse events，irAE）、临床试验中完成设计既定的疗程和临床决定等。通常中止 ICI 后患者将接受常规化疗，但越来越多的研究者认为再次接受 ICI 治疗也是一种潜在的选择。ICI 再引入指既往使用 ICI 治疗并因任何原因终止治疗后，重新接受 ICI 治疗的用药模式。目前 ICI 进入 CRC 临床治疗的时间尚短，再引入案例也有限，大部分关于 ICI 再引入的前瞻性和回顾性数据来自非小细胞肺癌（non-small-cell lung cancer，NSCLC）、恶性黑色素瘤和肾细胞癌患者。因此本章将讨论以 CRC 为主的实体瘤中 ICI 再引入的疗效及安全性。

一、既定疗程结束后的 ICI 再引入

已有多项研究表明，由于各种原因停止 ICI 治疗的患者再引入 ICI 后，可能重新产生应答。一项评估度伐利尤单抗治疗晚期实体瘤的 I/II 期研究（NCT01693562）显示，70 例患者接受度伐利尤单抗治疗 1 年结束后出现 PD 并再引入度伐利尤单抗，疾病控制率（disease control rate，DCR）达到 61.4%，其中 MSI-H 肿瘤亚组（n=12）的 DCR 高达 91.7%，58.3% 的患者无进展生存期（progression-free survival，PFS）超过 24 周，而 NSCLC 亚组（n=21）的 DCR 为 52.4%，最长 PFS 超过 25.1 个月。另外，8 例接受程序性死亡受体 1（programmed death 1，PD-1）抗体或程序性死亡受体配体 –1（programmed death-ligand 1，PD-L1）抗体治疗后达到疾病控制，并按照既定试验方案停药的实体瘤患者，在 PD 后接受了再引入治疗，25% 的患者最佳反应为部分缓解（partial response，PR），75% 为疾病稳定（stable disease，SD），中位 PFS 为 12.9 个月，其中 2 例 dMMR/MSI-H 的 CRC 患者均为 SD。在 CheckMate-153 研究中，34 例经纳武利尤单抗治疗 1 年的晚期 NSCLC 患者在疗程结束后发生 PD 并再

引入纳武利尤单抗，靶病灶和新发病灶的DCR分别达到65%和59%，即约2/3的患者可继续从中获益。在Keynote-010研究中，完成2年帕博利珠单抗治疗的晚期NSCLC患者，有14例发生PD并再引入帕博利珠单抗，DCR达到79%。以上几项研究再引入ICI的对象均是在既定疗程中反应良好并在疗程结束后才出现PD的患者，接受再引入ICI治疗后表现出高比例的疾病控制状态和较为持久的临床获益，可能与免疫拯救及免疫记忆恢复有关。

二、免疫相关不良反应恢复后的ICI再引入

irAE是由于ICI改变了机体的免疫状态、自身免疫系统活性增强而产生的毒性，涉及全身各个器官系统。多数指南建议，3级irAE需接受大剂量静脉类固醇治疗，暂时中断或永久停止使用ICI；若发生≥4级irAE，患者将永久停止使用ICI。有3%~12%的患者由于irAE停止PD-1/PD-L1单抗治疗，16%停止细胞毒性T淋巴细胞相关抗原4（cytotoxic T lymphocyte antigen 4，CTLA-4）单抗治疗。研究者们认为irAE的发生一定程度上说明患者对ICI产生了较强反应，因此irAE恢复后可考虑再引入ICI。Simonaggio等研究纳入93例接受ICI治疗并出现≥2级irAE的患者，其中40例接受再引入（包括6例CRC患者），再引入组和停药组在中位PFS方面差异无统计学意义（19.1个月 vs. 23.6个月，$P=0.58$），且中位OS均未达到（$P=0.85$）。Santini等开展的回顾性研究中，68例接受PD-1/PD-L1抗体治疗的晚期NSCLC患者因irAE中断治疗，其中38例接受再引入，结果表明，初始irAE发生前未达到客观缓解的患者，再治疗后PFS（HR=0.56；95%CI 0.3~1.03，$P=0.064$）和总生存期（overall survival，OS）（HR=0.45；95%CI 0.21~1.0，$P=0.049$）较停药组延长；相反，对于初始irAE发生前已达到客观缓解的患者，再治疗组的PFS和OS与停药组相似。以上结果似乎表明对于因irAE中断ICI治疗的患者而言，重新接受ICI治疗并不会带来比停药更多的生存获益，该结果可能与免疫治疗的特性有关，即使停药后患者仍可产生持续的应答或持久控制疾病。

对于因irAE停药的患者，再引入ICI治疗的风险评估是临床医生必须重视的问题。再挑战后irAE的复发/新发率普遍较高，达25%~55%，其中≥3级占5%~40%。多数复发/新发irAE是轻度的，并且能够通过停药或使用免疫抑制药治疗后缓解，同时未呈现出比初始irAE更严重的趋势。尽管如此，仍然可能出现致命的irAE。Pollack等报道了1例晚期黑色素瘤患者因皮疹2级中断ICI治疗，再引入时皮疹复发并发展为3级，后进一步恶化为致命的Steven-Johnson综合征。Santini等报道了2例在再引入过程中分别因结肠炎合并肝功能衰竭和肺炎死亡的事件。研究者们分析了与再引入过程中irAE事件的相关因素，发现初始irAE的严重程度较高、症状持续时间较长、需接受糖皮质激素治疗或免疫抑制治疗，以及类型为结肠炎、肝炎或肺炎时，再引入中irAE的复发/新发率趋于更高。但也有研究显示，初始irAE的类型和严重程度与再引入irAE无关。在这种情况下，根据初始irAE的严重程度判断患者能否再次接受ICI治疗是不合理的。总之，识别再引入过程中irAE复发/新发相关的危险因素，筛选irAE发生及严重程度的预测性生物标志物，是未来开展ICI再引入治疗需要深入的研究方向。

三、疾病进展后的ICI再引入

虽然ICI在dMMR/MSI-H晚期CRC患者治疗中取得了显著成果，但仍有相当比例的患者，面临始终未能产生反应或在反应后进展的问题。如在Keynote-177试验中，29.4%的dMMR/MSI-H晚期CRC

患者对帕博利珠单抗的最佳反应为 PD。一般来说，ICI 治疗进展后患者可能会接受化疗、放疗或靶向治疗。最近 ICI 再引入也成为一种备受期待的选择，研究者们最先在晚期黑色素瘤中进行尝试，结果发现再引入可以重建疾病控制。随后，在 NSCLC 中也进行了多项临床试验，结果显示虽然与首次 ICI 治疗的疗效比较，再挑战患者的客观缓解率（objective response rate，ORR）大幅下降，但仍有接近 50% 的患者可以重新控制疾病，且中位 PFS 在 1.6~4.4 个月，中位 OS 在 6.5~31.0 个月，同晚期 NSCLC 三线标准化疗以及 ICI 治疗进展后单药化疗的生存数据有可比性。Scheiner 等纳入了 58 例接受 ICI 再引入的肝细胞癌患者，其中 90% 的患者因 PD 停用了首次 ICI 治疗，再引入 ORR 为 26%，同样证明一部分患者在首次 ICI 治疗进展后可从再引入中临床获益。

目前 CRC 中仅有个案报道 PD 后再引入的数据，1 例 dMMR/MSI-H 的晚期 CRC 患者在帕博利珠单抗治疗 9 个月后 PD，转为阿替利珠单抗治疗 8 个月后 PD，此后患者经历了 4 个疗程的纳武利尤单抗联合伊匹木单抗双免疫治疗和纳武利尤单抗单药维持，PFS 长达 7 个月。另 1 例 dMMR/MSI-H 的晚期 CRC 患者经过 4 个疗程的纳武利尤单抗联合伊匹木单抗双免疫治疗及纳武利尤单抗单药维持实现了 22 个月的 PFS，PD 后患者再引入伊匹木单抗治疗并恢复了免疫介导的疾病控制状态。与之相似的，Kasi 等报道了 3 例 dMMR/MSI-H 晚期 CRC 患者帕博利珠意单抗治疗 PD 后接受纳武利尤单抗联合伊匹木单抗双免疫治疗，并获得了良好、持久的反应。以上结果表明在 ICI 治疗进展的人群中仍有一定比例可以对再引入治疗产生有效反应，尤其是在初始接受 PD-1/PD-L1 治疗的 dMMR/MSI-H 晚期 CRC 患者，再引入时选择 CTLA-4 或 CTLA-4 与 PD-1 的联合治疗或许能够实现"免疫拯救"，但由于这些研究的样本量非常有限，未来需要更大规模的前瞻性研究，以进一步研究进展后再引入的疗效是否具有意义，以及再引入的 ICI 药物选择和其他各种因素对患者临床获益的影响。

四、再引入的总结与未来展望

免疫治疗再引入的概念目前主要多见于晚期 NSCLC 和黑色素瘤患者，且多为小样本的回顾性研究，在 dMMR/MSI-H 晚期 CRC 患者更是仅为个案报道，未来还需要更多大型前瞻性研究对再挑战的可行性和安全性进行探索。基于已有数据，一定比例的患者可从 ICI 再引入治疗中获益，但如何精准识别 ICI 再引入的潜在获益人群特征，探索再引入治疗方案的优化，提高其治疗效率，平衡总体风险和收益是未来研究需要努力的方向。此外，再引入时发生的 irAE 大多为轻度且易控制，但考虑到严重事件发生率虽低却可致命，再引入的安全性管理必须贯穿始终，建立多学科、长期持续、及时完备和密切联系的监护模式也至关重要。

（袁 瑛）

参考文献

[1] Jordan F, Trepel M, Claus R. Restoring Immune Mediated Disease Control by Ipilimumab Re-exposition in a Heavily pretreated Patient With MSI-H mCRC [J]. Clin Colorectal Cancer, 2022, 21(3) : e148-e151.
[2] Overman M J, Mcdermott R, Leach J L, et al. Nivolumab in patients with metastatic DNA mismatch repair-deficient or microsatellite instability-high colorectal cancer (CheckMate 142) : an open-label, multicentre, phase 2 study [J]. Lancet Oncol, 2017, 18 (9) : 1182-1191.
[3] Andre T, Shiu K K, Kim T W, et al. Pembrolizumab in Microsatellite-Instability-High Advanced Colorectal Cancer [J]. N Engl J Med,

[4] Simonaggio A, Michot J M, Voisin A L, et al. Evaluation of Readministration of Immune Checkpoint Inhibitors After Immune-Related Adverse Events in Patients With Cancer [J]. JAMA Oncol, 2019, 5 (9): 1310-1317.
[5] Sheth S, Gao C, Mueller N, et al. Durvalumab activity in previously treated patients who stopped durvalumab without disease progression [J]. J Immunother Cancer, 2020, 8 (2): e000650.
[6] Gobbini E, Toffart A C, Perol M, et al. Immune Checkpoint Inhibitor (ICPi) Re-Challenge: Outcomes Analysis in a French National Cohort of Non-Small-Cell Lung Cancer (NSCLC) Patients [J]. Journal of Thoracic Oncology, 2019, 14 (10): S274.
[7] Watanabe H, Kubo T, Ninomiya K, et al. The effect and safety of immune checkpoint inhibitor rechallenge in non-small cell lung cancer [J]. Jpn J Clin Oncol, 2019, 49 (8): 762-765.
[8] Sheth S, Gao C, Mueller N, et al. Durvalumab activity in previously treated patients who stopped durvalumab without disease progression [J]. Ann Oncol, 2019, 30(5): 475-476.
[9] Bernard-Tessier A, Baldini C, Martin P, et al. Outcomes of long-term responders to anti-programmed death 1 and anti-programmed death ligand 1 when being rechallenged with the same anti-programmed death 1 and anti-programmed death ligand 1 at progression [J]. European Journal of Cancer, 2018, 101: 160-164.
[10] Spigel DR, Mcleod M, Hussein MA, et al. Randomized results of fixed-duration (1-yr) vs continuous nivolumab in patients (pts) with advanced non-small cell lung cancer (NSCLC) [J]. Ann Oncol, 2017, 28(5): 461.
[11] Herbst R S, Garon E B, Kim D W, et al. Long-Term Outcomes and Retreatment Among Patients With Previously Treated, Programmed Death-Ligand 1Positive, Advanced NonSmall-Cell Lung Cancer in the KEYNOTE-010 Study [J]. J Clin Oncol, 2020, 38 (14): 1580-1590.
[12] Weber J S, Yang J C, Atkins M B, et al. Toxicities of Immunotherapy for the Practitioner [J]. Journal of Clinical Oncology, 2015, 33 (18): 2092-2099.
[13] Champiat S, Lambotte O, Barreau E, et al. Management of immune checkpoint blockade dysimmune toxicities: a collaborative position paper [J]. Annals of Oncology, 2016, 27 (4): 559-574.
[14] Haanen J, Carbonnel F, Robert C, et al. Management of toxicities from immunotherapy: ESMO Clinical Practice Guidelines for diagnosis, treatment and follow-up [J]. Ann Oncol, 2018, 29 (4_Suppl): iv264-iv266.
[15] Khoja L, Day D, Wei-Wu Chen T, et al. Tumour- and class-specific patterns of immune-related adverse events of immune checkpoint inhibitors: a systematic review [J]. Ann Oncol, 2017, 28 (10): 2377-2385.
[16] Wolchok J D, Chiarion-Sileni V, Gonzalez R, et al. Overall Survival with Combined Nivolumab and Ipilimumab in Advanced Melanoma [J]. New England Journal of Medicine, 2017, 377 (14): 1345-1356.
[17] Simonaggio A, Michot J M, Voisin A L, et al. Evaluation of Readministration of Immune Checkpoint Inhibitors After Immune-Related Adverse Events in Patients With Cancer [J]. Jama Oncology, 2019, 5 (9): 1310-1317.
[18] Santini F C, Rizvi H, Plodkowski A J, et al. Safety and Efficacy of Re-treating with Immunotherapy after Immune-Related Adverse Events in Patients with NSCLC [J]. Cancer Immunology Research, 2018, 6 (9): 1093-1099.
[19] Pollack M H, Betof A, Dearden H, et al. Safety of resuming anti-PD-1 in patients with immune-related adverse events (irAEs) during combined anti-CTLA-4 and anti-PD1 in metastatic melanoma [J]. Annals of Oncology, 2018, 29 (1): 250-255.
[20] Dolladille C, Ederhy S, Sassier M, et al. Immune Checkpoint Inhibitor Rechallenge After Immune-Related Adverse Events in Patients With Cancer [J]. JAMA Oncol, 2020, 6(6): 865-871.
[21] Abu-Sbeih H, Ali F S, Naqash A R, et al. Resumption of Immune Checkpoint Inhibitor Therapy After Immune-Mediated Colitis [J]. J Clin Oncol, 2019, 37 (30): 2738-2745.
[22] Molinier O, Audigier-Valette C, Cadranel J, et al. IFCT-1502 CLINIVO: Real-Life Experience with Nivolumab in 600 Patients (Pts) with Advanced Non-Small Cell Lung Cancer (NSCLC) [J]. Journal of Thoracic Oncology, 2017, 12 (11): S1793-S1793.
[23] Bowyer S, Prithviraj P, Lorigan P, et al. Efficacy and toxicity of treatment with the anti-CTLA-4 antibody ipilimumab in patients with metastatic melanoma after prior anti-PD-1 therapy [J]. British Journal of Cancer, 2016, 114 (10): 1084-1089.
[24] Nomura M, Otsuka A, Kondo T, et al. Efficacy and safety of retreatment with nivolumab in metastatic melanoma patients previously treated with nivolumab [J]. Cancer Chemotherapy and Pharmacology, 2017, 80 (5): 999-1004.
[25] Costantini A, Corny J, Fallet V, et al. Efficacy of next treatment received after nivolumab progression in patients with advanced nonsmall cell lung cancer [J]. Erj Open Research, 2018, 4(2): 00120-2017.
[26] Betof Warner A, Palmer J S, Shoushtari A N, et al. Long-Term Outcomes and Responses to Retreatment in Patients With Melanoma Treated With PD-1 Blockade [J]. J Clin Oncol, 2020, 38 (15): 1655-1663.
[27] Winer A, Ghatalia P, Bubes N, et al. Dual Checkpoint Inhibition with Ipilimumab plus Nivolumab After Progression on Sequential PD-1/PDL-1 Inhibitors Pembrolizumab and Atezolizumab in a Patient with Lynch Syndrome, Metastatic Colon, and Localized Urothelial Cancer [J]. Oncologist, 2019, 24 (11): 1416-1419.
[28] Kasi P M, Budde G, Krainock M, et al. Circulating tumor DNA (ctDNA) serial analysis during progression on PD-1 blockade and later CTLA-4 rescue in patients with mismatch repair deficient metastatic colorectal cancer [J]. Journal for Immunotherapy of Cancer, 2022, 10 (1): e003312.
[29] Cercek A, Lumish M, Sinopoli J, et al. PD-1 Blockade in Mismatch Repair-Deficient, Locally Advanced Rectal Cancer [J]. N Engl J

Med, 2022, 386(25): 2363-2376.
[30] Chen G, Jin Y, Guan W L, et al. Neoadjuvant PD-1 blockade with sintilimab in mismatch-repair deficient, locally advanced rectal cancer: an open-label, single-centre phase 2 study [J]. Lancet Gastroenterol Hepatol, 2023, 8(5): 422-431.
[31] Chalabi M, Verschoor Y L, Berg J V D, et al. LBA7 Neoadjuvant immune checkpoint inhibition in locally advanced MMR-deficient colon cancer: The NICHE-2 study [J]. 2022 ESMO Congress, 2022.
[32] Hountondji L, Ferreira De Matos C, Lebosse F, et al. Clinical pattern of checkpoint inhibitor-induced liver injury in a multicentre cohort [J]. JHEP Rep, 2023, 5(6): 100719.
[33] Scheiner B, Roessler D, Phen S, et al. Efficacy and safety of immune checkpoint inhibitor rechallenge in individuals with hepatocellular carcinoma [J]. JHEP Rep, 2023, 5(1): 100620.

第5章　肿瘤免疫治疗疗效预测标志物

近年来，肿瘤免疫治疗，特别是免疫检查点抑制药在临床试验中取得了突破性进展，研究领域覆盖了转移性黑色素瘤、肺癌、肾癌、结直肠癌等多种类型肿瘤，已成为肿瘤治疗的重要策略。然而，并非所有患者都能从中获益，部分接受免疫治疗的患者会表现出无反应或严重的免疫相关不良反应，因此，如何进一步筛选优势人群，以及针对特定人群如何优化免疫联合策略，是在精准医学时代背景下亟须回答的问题，也是现阶段免疫治疗研究的两大主题。

生物标志物，一般是指可以客观监测和评估正常生理、病理进程或对某种治疗干预药物应答情况的指标或标志，主要包括预测标志物和预后标志物。预测标志物又称为"疗效预测"，通常用于预测特定人群对某种特定治疗的疗效。例如，非小细胞肺癌患者存在 *EGFR*、*ALK* 等驱动基因敏感性突变，可给予相应的靶向药物治疗。预后标志物又称为"预后判断"，可用于判断复发风险和生存时间，与患者接受何种治疗方案无关。

目前，肿瘤免疫治疗的生物标志物以预测标志物为主，预后标志物较少且有待验证。当前预测性生物标志物分为正性和负性预测因子，主要有肿瘤组织 PD-L1 的表达、肿瘤突变负荷（tumor mutation burden，TMB）、微卫星不稳定（microsatellite instability，MSI）、错配修复缺陷（deficiency mismatch repair，dMMR）等，更多反映免疫疗效的生物标志物还在不断的研究与试验中。

一、正性疗效预测生物标志物

（一）PD-1/PD-L1 抑制药靶标优选

精准医学时代离不开现代病理学的快速发展，组织学聚合酶链反应（polymerase chain reaction，PCR）技术、荧光原位杂交（fluorescence in situ hybridization，FISH）技术以及新兴的二代测序（next-generation sequencing，NGS）技术，快速推进了精准靶向治疗时代的到来。然而随着免疫治疗时代到来，对现代病理检测提出了更高的要求。从临床-病理视角，我们可以发现，在现阶段精准免疫治疗的焦点集中在两个大方面：① PD-1/PD-L1 抑制药是否需要优选人群，应如何优选？②采用组织检测或是液态检测？

目前 FDA 已经获批的 PD-1/PD-L1 抑制药靶标有两个，一个是 PD-L1 蛋白的免疫组化检测，获批在非小细胞肺癌和胃癌，伴随检测抗体是 22C3；另一个是错配修复蛋白及微卫星不稳定，获批在 MSI-H/dMMR 泛癌种中。

1. **PD-L1 蛋白的检测** PD-L1 蛋白的检测一开始应用就伴随着很多的争议，如不同公司采用不同的检测伴随抗体，帕博利珠单抗伴随检测抗体是 22C3，纳武利尤单抗伴随检测抗体是 288，阿替利珠单抗伴随检测抗体是 SP142，度伐利尤单抗伴随检测抗体是 SP263；同时，在不同瘤种中的 PD-L1 检测结果对 PD-1/PD-L1 抑制药疗效预测不尽相同，即使在同一瘤种中，显示的数据仍然有很大的差别。所以，在临床及病理解读过程中，需注意几个核心要点：① FDA 对各个抗体所采用平台均有推荐，如 22C3 和 288 推荐采用 DAKO 平台，SP263、SP142 推荐采用 VENTANA 平台。但中国的现状是多数医院病理科对 PD-1/PD-L1 抑制药疗效与 PD-L1 表达之间的相关性有一定了解，并已具备检测 PD-L1 表达的平台，但由于目前 PD-L1 检测抗体未在中国获批，因此并没有广泛常规检测。同时，因为平台对一抗是开放的，所以一抗跨平台使用广泛存在，而且操作方法不一致、报告内容不一致。②报告判读关注阳性细胞比例，细胞染色强度不计入评分。③重点关注肿瘤细胞（tumor cell，TC）表达比例，兼顾浸润性免疫细胞（immunocyte，IC）的表达，因为 IC 评判在病理学家重复非常困难。④不同抗体之间的敏感性不同，根据现有研究表明，SP142 相对于其他三个抗体，敏感性较低，其他三个抗体结果可以互换。⑤ PD-L1 作为免疫治疗的一个靶标，与既往靶向治疗"有"或"无"的关系不同，其 PD-L1 表达越高可能越好，但阴性患者也可能有效。其核心原因在于 PD-L1 属于诱导性表达膜蛋白，依赖于如 γ 干扰素（interferon-γ，IFN-γ）、肿瘤坏死因子（tumor necrosis factor，TNF）-α 等细胞因子存在。所以临床使用该靶标常常存在时间和空间的异质性。在实际诊疗中，临床医生及病理科医生采用该指标时应动态关注，尽可能多点活检、多部位活检、动态活检，这有助于全面了解患者的免疫微环境状态。

2. **错配修复蛋白（MMR）及微卫星不稳定（MSI）** DNA 错配修复基因（*MLH1*、*PMS2*、*MSH2*、*MSH6*）发生胚系突变或体细胞 *MLH1* 启动子过度甲基化导致 MMR 蛋白表达缺失时，微卫星复制错误不能被纠正即发生 MSI。2017 年 5 月 23 日，FDA 批准帕博利珠单抗用于所有晚期实体瘤伴有微卫星高度不稳定（MSI-H）或 dMMR 患者的治疗，成为第一个"广谱免疫药物"，这是美国 FDA 史上第一次批准的不依据肿瘤器官来源，而是依据生物标志物进行区分的抗肿瘤疗法。同年 8 月，FDA 加速批准纳武利尤单抗用于治疗 dMMR 的 12 岁以上转移性结直肠癌患者。2021 年 6 月 15 日，中国国家药品监督管理局（National Medical Products Administration，NMPA）批准帕博利珠单抗用于 *KRAS*、*NRAS* 和 *BRAF* 基因均为野生型，不可切除或转移性 MSI-H 或 dMMR 结直肠癌患者的一线治疗。同时，替雷利珠单抗用于既往经治、局部晚期不可切除或转移性 MSI-H/dMMR 实体瘤患者上市申请获 NMPA 药品审评中心受理。2021 年 8 月 18 日，FDA 加速批准了葛兰素史克公司 dostarlimab-gxly（Jemperli）用于治疗实体瘤免疫治疗中 dMMR 成人患者。MSI 一般是通过毛细管电泳的方式，比较容易做到标准化。但对于 MMR 的检测，特别是 MMR 四个蛋白的亚克隆缺失，从直肠癌、子宫内膜癌跨越到其他实体瘤中，应具有什么样的染色标准；四种蛋白之间的正常表达、缺失表达到底是什么判断标准，目前仍无金标准，有待病理多中心协作进一步验证。

尽管免疫治疗在泛瘤种 dMMR 患者中获批，但目前临床上仍然约有 50% 的患者不接受 PD-1 抗体的治疗。研究人员发现，dMMR 肿瘤因为缺失 *MLH1* 基因从而促使核酸外切酶 ExoI 介导产生了胞质 DNA，激活肿瘤细胞自身的 cGAS-STING 通路，增强了 T 细胞的肿瘤浸润，从而有助于 PD-1 抗体的抗肿瘤效果；而受损的 cGAS-STING 通路会导致免疫治疗的不响应，这也解释了一部分 dMMR 患者对免疫治疗耐药的机制。这个发现为解决因高突变负荷但非炎性肿瘤微环境的免疫治疗床耐药患者提供了新思路。

3. **肿瘤突变负荷（TMB）** TMB指肿瘤基因组去除胚系突变后的体细胞突变数量，一般以非同义突变（导致氨基酸改变的核苷酸变异）总数量或每Mb（1兆碱基）的突变数量来表示。通常，只有10%的非同义突变可以产生与MHC高亲和力结合的突变肽段。能够与MHC高亲和力结合的肽段又只有1%能够被患者体内的T细胞识别。因此理论上而言，TMB越高，最后能够被T细胞识别的新抗原产生得越多。现有大量的研究提示，肿瘤组织TMB越高，对PD-1/PD-L1抑制药疗效越好。但如何检测TMB，其最佳临界值应如何界定？既往对TMB的检测通常采用全外显子测序方法，随着对检测速度及成本控制，目前多数检测公司均在主推大Panel检测替代外显子测序方法。2017年，FDA批准基于NGS的MSK-IMPACT 468 genes panel检测和FoundationOne 315 genes panel检测应用于临床，使得大panel检测替代全外显子测序进入临床应用。为了评估TMB这个标志物是否在泛瘤种中有预测作用，Keynote-158纳入包括肛门癌、胆管腺癌、阴道癌、神经内分泌瘤、甲状腺癌、宫颈鳞癌、恶性胸膜间皮瘤、唾液腺癌、间皮瘤、小细胞肺癌共10个罕见癌种的1050例患者，入组人群至少经历一线标准治疗，经过F1CDx检测102例（13%）为TMB-H，主要研究终点ORR在TMB-hihg（TMB≥10mut/Mb）人群达到29%，而在探索性分析中更高的TMB（≥13mut/Mb）ORR可高达37%。据此2020年6月FDA批准帕博利珠单抗治疗具有高肿瘤突变负荷（使用FDA指定的FoundationOne F1CDx检测判定TMB-H≥10mut/Mb）的无法切除或转移性实体瘤的后线的成年和儿童患者。

（二）免疫靶标采用组织检测或者是液态检测

PD-L1、MMR/MSI及TMB检测为组织检测或液态检测，也是目前关注的焦点问题。

1. **PD-L1检测** 根据现有研究及FDA获批的适应证，免疫组化仍是PD-L1检测的最可靠的方法，目前罗氏公司正在探索RNA水平的PD-L1检测与疗效的关系，但相关结果仍在探索中。

2. **MMR/MSI检测** 临床通常采用的是免疫组化检测MLH1、PMS2、MSH2、MSH6四个蛋白表达缺失与否，也可采用直接测序方法对*MMR*基因各区域（*MLH1*、*MSH2*、*MSH6*等）的扩增产物直接测序，该方法可以得到*MMR*基因突变的直接证据，但是不能提供基因功能异常的证据，并且不能检测出基因启动子的甲基化情况，而甲基化是高度微卫星不稳定状态的常见原因。对于MSI检测，通常采用多重荧光PCR的方法主要是对NCI建议的微卫星序列（NR-27、NR-24、NR-21、BAT-25和BAT-26）进行扩增，通过毛细管电泳检测来比较肿瘤组织和正常组织微卫星序列长度的差异，可以判断MSI的状态。上述均是采用组织进行检测，尚无临床证据显示血液检测可以替代组织检测明确MMR/MSI状态。

3. **TMB检测** 从目前多数临床研究看，TMB是来源于组织的测序数据，肿瘤组织TMB与PD-1/PD-L1抑制药疗效基本呈线性关系，TMB越高，疗效越好；对于血液TMB（bTMB）而言，一项探索bTMB与阿替利珠单珠疗效关系的研究，采用了FoundationOne 315 genes panel对外周血ctDNA检测，通过回顾POPLAR研究273例患者中的211个血浆样本，bTMB评分≥16分对PD-L1的预测水平最佳，进一步在OAK研究进行验证发现bTMB≥16分（14mut/Mb）组的患者中，应用阿替利珠单抗组患者相比多西他赛组患者的PFS时间延长（HR=0.65，95%CI 0.47~0.92）。在2018年ASCO会议中，罗氏公司进一步报道了一项前瞻性I期研究结果，以bTMB评分16分作为临界值，高TMB患者接受阿替利珠单抗客观有效率显著高于低TMB者（36.4% vs. 6.4%，无进展风险下降49%）。同时进一步扩大样本的研究正在进行中。所以，基线 bTMB 将是一项非常有前景的检测技术。

（三）泛癌单基因突变或可预测免疫疗效

编码 DNA 聚合酶 ε（POLE）和 DNA 聚合酶 δ1（POLD1）的基因对 DNA 复制的校对和保真至关重要，同时它们都具有 DNA 损伤修复途径中的核苷酸切除修复功能。中山大学徐瑞华教授团队发现，*POLE/POLD1* 突变或许可作为预测免疫治疗获益的全新独立指标。在公共数据库中，共收集了 1644 例接受了免疫治疗的实体瘤患者，发现携带 *POLE/POLD1* 突变的患者中位 OS 显著优于未携带者（34 个月 vs. 18 个月），26% 的 *POLE/POLD1* 基因突变的患者合并了 MSI-H（微卫星高度不稳定），去除这部分患者后突变组 OS 仍然获益（28 个月 vs. 16 个月）。即使是通常被认为无法获益于免疫治疗的 MSS（微卫星稳定）患者，仍然可以通过 *POLE/POLD1* 基因突变来判断是否能获益于免疫治疗。基于此，研究者正开展了一项 II 期临床研究，即特瑞普利单抗治疗 MSS 型 *POLE/POLD1* 突变的实体瘤患者，前瞻性探讨基因突变对 ICI 治疗疗效预测的作用。

PRKDC 是基因损伤修复系统中的成员，属于 DNA 双链修复中的非同源末端链接通路，编码 DNA 依赖性蛋白激酶中的催化亚基。福建省肿瘤医院陈誉教授团队发现，*PRKDC* 突变与 TCGA、Geneplus 两个大型独立队列中的 TMB-H 显著相关，类似于 *POLE/POLD1*、*MMR* 基因和 *BRCA1/BRCA2* 突变者，同时在 Hellman、Allen 队列中多因素分析显示接受免疫治疗的患者 *PRKDC* 突变是改善临床预后的独立预测因素。与 *PRKDC* 野生型相比，具有 *PRKDC* 突变的患者倾向具有炎性的肿瘤微环境，其中包括 CD8$^+$T 细胞、NK 细胞增多，其他免疫检查点（PDL1、PD1、CTLA-4 和 LAG3）和趋化因子（CCL18、CCL3、CCL4、CCL5 等）表达增多，暗示 *PRKDC* 突变是临床实践中有价值的生物标志物。

ARID1A 是染色质重塑复合体 SWI/SNF 的一个亚基，可促进蛋白质进入 DNA。有研究显示，通过蛋白质组学分析 ARID1A 与 MMR 蛋白 MSH2 可以相互作用，ARID1A 在 DNA 复制过程中可以向染色质吸收 MSH2，促进 MMR 的产生；反之，ARID1A 失活会损害 MMR，增加突变。Lin 等通过生物信息学分析表明，在胃肠道肿瘤中 *ARID1A* 突变者抗肿瘤免疫特征明显增强，该特征表现在不同的免疫标记（CD8$^+$T 细胞、NK 细胞、活化树突状细胞、I 类 MHC）、CD8$^+$细胞 /CD4$^+$ 调节性 T 细胞、促炎细胞因子 / 抗炎因子等比例均明显升高。另外，与 ARID1A 野生型胃肠道肿瘤相比，突变者表现出更高的 TMB 水平，同时，*ARID1A* 突变与 *MMR* 基因的突变同时发生。因此，*ARID1A* 突变可能是抗 PD-1/PD-L1 免疫治疗反应的预测生物标志物。

无论是 POLE/POLD1、PRKDC，还是 ARID1A，都直接或间接与 DNA 损伤修复系统（DNA damage repair，DDR）相关。DDR 相关基因的突变导致功能的缺失，造成突变的积累，引起 TMB-H、MSI-H，此时机体肿瘤新生抗原大量产生，这或许是泛癌单基因突变预测免疫疗效的机制，后续还需要前瞻性的研究予以进一步验证。

（四）肠道微生物

近年来，越来越多的研究聚焦于肠道微生物，并且认为肠道微生物有望成为一个潜在的预测免疫治疗疗效的生物标志物。2017 年 11 月，*Science* 发表的一篇研究显示，对接受过 PD-1 抑制药治疗的 249 例 NSCLC、肾癌等癌症患者进行了分析，其中在接受 PD-1 治疗前后服用了抗生素的患者，总体 OS 竟然比未服用抗生素的患者短了近 45%。通过对肺癌和肾癌患者的肠道菌群进行取样分析，发现 PD-1 治疗效果差的患者，体内缺乏一种 Akk 菌。患者体内 Akk 菌的相对丰度与对免疫检查点抑制药的响应显著相关。将对ICB响应的患者的粪菌移植给无菌小鼠，可以改善PD-1抑制药对小鼠肿瘤的效果；移植对ICB不响应的患者粪菌的无菌小鼠，在口服Akk菌后，也能恢复对PD-1抑制药的响应。从2017年到2018年 Science 先后发表了两篇肠道微生物与免疫治疗疗效相关性的研究，指出肠腔内高丰度的长双歧杆菌、产气柯林斯菌、屎肠球菌、粪杆菌属及梭菌属的患者能够从PD-1抑制药治疗中获益，这无疑给预测免疫治疗疗效打开了一扇窗。

二、负性疗效预测生物标志物

人类白细胞抗原（human leukocyte antigen，HLA），是人类主要组织相容性复合体（major histocompatibility complex，MHC）的表达产物，肿瘤细胞表面上存在HLA-Ⅰ类分子，参与肿瘤抗原的处理和呈递，对T细胞识别肿瘤并发挥抗肿瘤效应至关重要。HLA-Ⅰ的基因型可影响免疫治疗的疗效，MSKCC的研究人员对1535例接受免疫检查点抑制药治疗的晚期癌症患者HLA-Ⅰ基因型进行了研究。结果显示与纯合子的患者相比，在HLA-Ⅰ位点（A/B/C）高度杂合可获得较长的OS。*B2M* 基因在HLA-Ⅰ的折叠及转运过程中必不可少，*B2M* 基因的截断突变可导致肿瘤细胞表面HLA-Ⅰ的缺失，导致免疫治疗的失败。

白血病抑制因子（leukemia inhibitory factor，LIF）是一个与免疫治疗疗效负相关的新生标志物。2021年8月，A. Italiano团队首次对接受ICB治疗的癌症患者血浆蛋白质组展开的大规模分析，成果在 Annals of Oncology 发表。结果发现，血浆LIF水平高的癌症患者中位PFS明显缩短（1.7个月 vs. 7.4个月），中位OS也明显减少（4.3个月 vs. 21.7个月），后者是前者的5倍。另外，与血浆LIF水平高的癌症患者相比，血浆LIF低的患者持久临床获益率更高（6.4% vs. 41.7%）。然而，PD-L1阳性和阴性肿瘤患者的外周血LIF水平没有明显差距。无论癌症患者PD-L1表达状态如何，LIF水平低的肿瘤患者有更好的预后。LIF作为PD-1抑制药治疗的负性预后标志物，不仅可以了解PD-1抗体的敏感性和耐药机制，在血浆中检测LIF在常规临床实践也更容易实现；LIF作为一种血液生物标志物，可以解决与肿瘤组织分析相关的缺陷，如肿瘤的时空异质性。

负性的调控因子还包括 *MDM2/MDM4* 扩增、*JAK1/2* 失活性突变、TGF-β上调、*EGFR* 基因突变等，与正性疗效预测生物标志物相比，临床应用证据相对较弱，尚有待进一步的验证。

虽然近年来关于肿瘤免疫治疗的预测和预后标志物的探索已经成为研究的热点，而且已经取得了一些进展，但目前为止仍然不存在完美的疗效预测生物标志物，更多的预测指标还在研究中。例如，肿瘤的微环境，浸润淋巴细胞数量及功能，中性粒细胞与淋巴细胞比值，肝或胸膜转移、高LDH水平和体重减轻，肿瘤炎症指数（tumor inflammation signature，TIS）评分，*TP53/ATM* 共突变等。

总之，以PD-1/PD-L1为代表的免疫检查点抑制药正在改变目前实体瘤的临床实践，但其机制极其复杂，单一模式的治疗及单个指标的疗效预测均无法满足现有精准治疗的需求。以PD-L1（IHC）为中心的单指标检测是免疫检查点抑制药治疗的基石，但也存在诸多短板（诱导表达蛋白），以MSI及TMB为背景的检测显示出良好的应用前景（稳定的基因背景）。如何精准地检测及解读上述指标以指导临床应用，多学科整合指导势在必行，临床及病理等学科无缝对接，才能为精准医学的实践奠定坚实的基础。

（林　晶　陈　誉）

参考文献

[1] Smyth M J, Ngiow S F, Ribas A, et al. Combination cancer immunotherapies tailored to the tumour microenvironment [J]. Nat Rev Clin Oncol 2016, 13(3) : 143-158.

[2] Zou W, Wolchok JD, Chen L. PD-L1 (B7-H1) and PD-1 pathway blockade for cancer therapy : Mechanisms, response biomarkers, and combinations [J]. Sci Transl Med, 2016, 8(328) : 328rv4.

[3] U.S. FOOD & DRUG ADMINISTRATION. In Vitro Diagnostics [EB/OL].http : //www. fda. gov/ medical-devices 'products-and-medical-procedures in-vitro-diagnostics.

[4] U.S. FOOD & DRUG ADMINISTRATION. FDA grants accelerated approval to pembrolizumab for first tsse/site agnostic indication [EB/OL].http : //www. fda. gov/drugs/resources-information-approved-drugs fda grants-accelerated-approval-pembrolizumab-first-tissuesite-agnostic-indication.

[5] U.S. FOOD & DRUG ADMINISTRATION. FDA grants accelerated approval to ipilimumab for MSI-H or dMMR metastatic colorectal cancer[EB/OL]. http : //www. fda. gov/drugs/resources-information- approved-dnugs/fda-grants-accelerated-approval-ipilimumab-msi-h-or-dmmr-metastatic-colorectal-cancer.

[6] Ratcliffe M J, Sharpe A, Midha A, et al. Agreement between Prognamed Cell Death Ligand-1 Diagnostic Assays across Multiple Protein Expression Cutoffs in Non-Small Cell Lung Cancer [J]. Clin Cancer Res, 2017, 23(14) : 3585-3591.

[7] Rimm DL, Han G, Taube JM, et al. A Prospective, Multi-institutional, Pathologist Based Assessment of 4 Immunohistochemistry Assays for PD-L1 Expression in Non-Small Cell Lung Cancer [J]. JAMA Oncol, 2017, 3(8) : 1051-1058.

[8] Chan A, Tong J, Kwan J, et al. Asse sment of programmed cell death ligand-1 expression by 4 diagnostic assays and its clinicopathological correlation in a 1arge cohort of surgical resected non-small cell lung carcinoma [J]. Mod Pathol, 2018, 31(9) : 1381-1390.

[9] Fujimoto D, Sato Y, UeharaK, et al. Predictive Performance of F our Programmed Cell Death Ligand 1 Assay Systems on Nivolumab Response in Previously Treated Patients with Non- Small Cell Lung Cancer [J]. J Thorac Oncol, 2018; 13(3) : 377-386.

[10] Adam J, Le Stang N, Rouquette I, et al. Multicenter harmonization study for PD-L1 IHC testing in non-small-cell1 lung cancer [J]. Ann Oncol, 2018, 29(4):953-958.

[11] Liu Y, Dong Z, Jiang T, et al. Heterogeneity of PD-L1 Expression Among the Diffrent Histological Components and Metastatic Lymph Nodes in Patients With Resected Lung Adenosquamous Carcinoma [J]. Clin Lung Cancer, 2018, 19(4) : e421-e430.

[12] Jiang T, Liu H, Qiao M, et al. Impact of Clinicopathologic Features on the Effcacy of PD-1/PD-L1 Inhibitors in Patients With Previously Treated Non-small-cell Lung Cancer [J]. Clin Lung Cancer, 2018, 19(2) : e177-e184.

[13] Chae Y K, Pan A, Davis A A, et al. Biomarkers for PD- 1/PD-L1 Blockade Therapy in Non- Small-cell Lung Cancer : Is PD-L1 Expression a Good Marker for Patient Selection? [J].Clin Lung Cancer, 2016, 17(5) : 350-361.

[14] Chen G, Huang A C, Zhang W, et al. Exosomal PD-L1 contributes to immunosuppression and is associated with anti-PD-1 response [J]. Nature, 2018, 560 (7718) : 382-386.

[15] Ilie M, Long-Mra E, Bence C, et al. Comparative study of the PD-L1 status between surgically resected specimens and matched biopsies of NSCLC patients reveal major discordances : a potential issue for anti PD-L1 therapeutic strategies [J] . Ann Oncol, 2016, 27(1) : 147-153.

[16] Le DT, Durham J N, Smith K N, et al. Mismatch repair deficiency predicts response of solid tumors to PD-1 blockade [J]. Science. 2017, 357(6349) : 409-413.

[17] Kather JN, Halama N, Jaeger D. Genomics and emerging biomarkers for immunotherapy of colorectal cancer [J]. Semin Cancer Biol, 2018, 52(Pt 2) : 189-197.

[18] Link JT, Overman M. Immunotherapy Progress in Mismatch Repair-Deficient Colorectal Cancer and Future Therapeutic Challenges [J]. Cancer J, 2016, 22(3) : 190-195.

[19] 国家药品监督管理局 [EB/OL]. [2021-06-10]. http : //www. nmpa. gov. cn /zwfw/sdxx/sdxxyp/yppjfb/ 20210610152953102. html.

[20] 国家药品监督管理局药品审评中心 [EB /OL]. [2021-07-19]. http : //ww. cde. org. cn/ main/xxgk/listpage/9f9c74c73e0f8f56a8bfb c646055026d.

[21] U.S. FOOD & DRUG ADMINISTRATION. FDA grants accelerated approval to dostarlimab-gxly for dMMR advanced solid tumors. http : //www. fda. gov/drugs/resources-information-approved-drugs/fda-grants-accelerated-approval-dostarlimab-gxly-dmmr-advanced-so i-tumors.

[22] Stelloo E, Jansen A, Osse E M, et al. Practical guidance for mismatch repair-deficiency testing in endometrial cancer [J]. Ann Oncol, 2017, 28(1) : 96-102.

[23] Lu C, GuanJ, Lu S, et al. DNA Sensing in Mismatch Repair-Deficient Tumor Cells Is Essential for Anti-tumor Immunity [J]. Cancer Cell, 2021, 39(1): 96-108. e6.

[24] Sacks D, Baxter B, Campbelll BCV, et al. Multisociety Consensus Quality Improvement Revised Consensus Statement for Endovascular Therapy of Acute Ischemic Stroke [J]. Int J Stroke, 2018, 13(6) : 612-632.

[25] None. Mutation Burden Predicts Anti-PD-1 Response [J]. Cancer Discov, 2018, 8(3) : 258.

[26] Yarchoan M, Hopkins A, Jaffee EM. Jaffee E M Tumor Mutational Burden and Response Rate to PD-1 Inhibition [J]. N Engl J Med, 2017, 377(25) : 2500-2501.
[27] U.S. FOOD & DRUG ADMINISTRATION. FDA unveils a streamlined path for the authorization of tumor profiling tests alongside its latest product action.http://www. fda.gov/news-events/press announcements fda-uneils-streamlined-path- authorization-tumor-profiling-tests- alongside-its-latest-product-action.
[28] Chalmers Z R, Connelly CF, Fabrizio D, et al. Analysis of 100, 000 human cancer genomes reveals the landscape of tumor mutational burden [J]. Genome Med, 2017, 9(1) : 34.
[29] Marabelle A, Fakih M, Lopez J, et al. Association of tumour mutational burden with outcomes in patients with advanced solid tumours treated with pembrolizumab : prospective biomarker analysis of the multicohort, open-label, phase 2 KEYNOTE- 158 study [J]. Lancet Oncol, 2020, 21(10) : 1353-1365.
[30] U.S. FOOD & DRUG ADMINISTRATION. FDA approves pembrolizumab for adults and children with TMB -H solid tumors [EB/OL].[2020-07-17]. http : //www. fda. gov/drugs/ drug-approvals-and-databases fda-approves-pembrolizumab-adults-an d-children-tmb-h-solid-tumors.
[31] Le DT, Durham JN, Smith K N. et al. Mismatch repair deficiency predicts response of solid tumors to PD-1 blockade [J]. Science, 2017, 357(6349) : 409-413.
[32] McConechy M K, Talhouk A, Li-Chang H H, et al. Detection of DNA mismatch repair (MMR) deficiencies by immunohistochemistry can effectively diagnose the microsatellite instability (MSI)phenotype in endometrial carcinomas [J]. Gynecol Oncol, 2015, 137(2) : 306-310.
[33] Gandara DR, Paul SM, Kowanetz M, et al. Blood-based tumor mutational burden as a predictor of clinical benefit in non-small-cell llung cancer patients treated with atezolizumab [J]. Nat Med, 2018, 24(9) : 1441-1448.
[34] Vamsidhar Velcheti, Edward S. Kim, Tarek Mekhail, et al. Prospective clinical evaluation of blood-based tumor mutational burden (bTMB) as a predictive biomarker for atezolizumab (atezo) in 1L non-small1 cell lung cancer (NSCLC) : Interim B-F1RST results [J]. Joumal of Clinical Oncology, 2018, 36(15_suppl) : 12001.
[35] Wang F, Zhao Q, Wang YN, et al. Evaluation of POLE and POLD1 Mutations as Biomarkers for Immunotherapy Outcomes Across Multiple Cancer Types [J]. JAMA Oncol, 2019, 5(10) : 1504-1506.
[36] Chen Y, Li Y, Guan Y, et al. Prevalence of PRKDC mutations and association with response to immune checkpoint inhibitors in solid tumors [J]. Mol Oncol, 2020, 14(9) : 2096-2110.
[37] Shen J, Ju Z, Zhao W, et al. ARID1A deficiency promotes mutability and potentiates therapeutic antitumor immunity unleashed by immune checkpoint blockade [J]. Nat Med, 2018 , 24 (5) : 556-562.
[38] Li L, Li M Jiang Z, Wang X. ARID1A Mutations Are Associated with Increased Immune Activity in Gastrointestinal Cancer [J]. Cells, 2019, 8 (7) : 678.
[39] Routy B, Le Chatelier E, Derosa L, et al. Gut microbiome influences efficacy of PD-1-based immunotherapy against epithelial tumors [J]. Science, 2018, 359 (6371) : 91-97.
[40] Gopalakrishnan V, Spencer CN, Nezi L, et al. Gut microbiome modulates response to anti-PD-1 immunotherapy in melanoma patients [J]. Science, 2018, 359(6371) : 97-103.
[41] Matson V, Fessler J, Bao R, et al. The commensal microbiome is associated with anti-PD-1 efficacy in metastatic melanoma patients [J]. Science, 2018, 359(6371): 104-108.
[42] Chowell D, Morris LGT, Grigg CM, et al. Patient HlA class I genotype influences cancer response to checkpoint blockade immunotherapy [J]. Science, 2018, 359(6375) : 582-587.
[43] Zaretsky JM, Garcia-Diaz A, Shin DS, et al. Mutations Associated with Acquired Resistance to PD-1 Blockade in Melanoma [J]. N Engl J Med, 2016, 375(9) : 819-829.
[44] Loriot Y, Marabelle A, Guegan JP. et al. Plasma proteomics identifies Leukemia Inhibitory Factor (LIF) as a novel predictive biomarker of immune-checkpoint blockade resistance [J]. Ann Oncol, 2021, 32(11) : 1381-1390.
[45] Kato S, Goodman A, Walalkar V, et al. Hyperprogressors after Immunotherapy. Analysis of Genomic Alterations Associated with Accelerated Growth Rate [J]. Clin Cancer Res, 2017, 23 (15) : 4242-4250.
[46] Singavi AK, Menon S, Kilari D, et al. 1140PDPredictive biomarkers for hyper-progression (HP) in response to immune checkpoint inhibitors (ICI)-analysis of somatic alterations (SAs) [J]. Ann Oncol, 2017, 28(Suppl_5).
[47] Forschner A, Hilke FJ, Bonzheim I. MDM2, MDM4 and EGFR Amplifications and Hyperprogression in Metastatic Acral and Mucosal Melanoma [J]. Cancers (Basel), 2020, 12 (3) : 540.
[48] Shin DS, Zaretsky JM, Escuin-Ordinas H, et al. Primary Resistance to PD-1 Blockade Mediated by JAK1/2 Mutations [J]. Cancer Discov, 2017, 7(2) : 188-201.
[49] Mariathasan S, Turley SI, Nickles D, et al. TGFβ attenuates tumour response to PD-L1 blockade by contributing to exclusion of T cells [J]. Nature, 2018, 554(7693) : 544-548.
[50] Tauriello DVF, Palomo-Ponce S, StorkD, et al. TGFβ drives immune evasion in gentically reconstituted colon cancer metastasis [J]. Nature, 2018, 554(7693) : 538-543.
[51] Bagaev A, Kotlov N, Nomie K, et al. Conserved pan-cancer microenvironment subtypes predict response to immunotherapy [J].

Cancer Cell, 2021, 39(6) : 845-865.

[52] Chen PL, Roh W, Reuben A, et al. Analysis of Immune Signatures in Longitudinal Tumor Samples Yields Insight into Biomarkers of Response and Mechanisms of Resistance to Immune Checkpoint Blockade [J]. Cancer Discov, 2016, 6(8) : 827-37.

[53] K. Wu, M Zhang, L. Zhu, et al. Prognosis Factors in Advanced Lung Cancer Patients Treated With Checkpoint Inhibitor-Based Immunotherapy. Abstracts | IASLC 2021 World Conference on Lung Cancer | Worldwide Virtual Event. p42.04.

[54] S. Baptista De Almeida, T. Caleqa, M Silva, et al. Immunotherapy Fits Everyone? Prognostic Markers for Immune-checkpoint-Inhibitor (ICI) in Non- small Cell Lung Cancer (NSCLC) [R]. Abstracts | IASLC 2021 World Conference on Lung Cancer| Worldwide Virtual Event. p57.01.

[55] Wang J, Lu S, Yu X, et al. Tislelizumab Plus Chemotherapy vs Chemotherapy Alone as First-line Treatment for Advanced Squamous Non- Small-Cell Lung Cancer : A Phase 3 Randomized Clinical Trial [J]. JAMA Oncol, 2021, 7 (5) : 709 -717.

[56] Chen Y, Chen G, Li J, et al. Association of Tumor Protein p53 and Ataxia-Telangiectasia Mutated Comutation With Response to Immune Checkpoint Inhibitors and Mortality in Patients With Non-Small Cell Lung Cancer [J]. JAMA Netw Open, 2019, 2(9) : e1911895.

第6章 免疫相关不良反应管理

一、免疫相关不良反应的定义及发生机制

（一）免疫相关不良反应的定义

免疫治疗通过调节抗肿瘤免疫应答以对抗肿瘤，已成为最有潜力的治疗方法之一。在众多的免疫治疗策略中，免疫检查点抑制药展现出良好的临床应用前景。免疫检查点抑制药通过阻断细胞毒性T淋巴细胞相关抗原4（CTLA-4）、程序性死亡受体1（PD-1）或其配体1（PD-L1）等免疫抑制因子，从而解除免疫抑制，增强抗肿瘤免疫效应。目前，国内外已有多种CTLA-4抗体、PD-1抗体及PD-L1抗体被批准用于临床，已成为肿瘤治疗的基础药物。免疫检查点抑制药阻断T细胞负性调节信号，在增强T细胞抗肿瘤作用的同时，可能异常增强自身免疫反应，导致免疫失衡，从而出现免疫介导的组织损伤或炎症反应，这些通常被称为免疫相关不良反应（irAE）。虽然所有器官和系统都可能出现免疫相关不良反应，但最常见损伤的部位是胃肠道、内分泌系统、皮肤、肺和肝，而中枢神经系统、心血管系统、肌肉骨骼、肾和血液系统则较少涉及。irAE的处理需要多学科的协作管理，虽然目前已有多个共识可以参考，但尚无前瞻性临床试验确定有效的免疫相关不良事件的管理策略，因此，临床实践仍然面临多种挑战。

（二）免疫相关不良反应的发生机制

irAE发生的确切病理生理学机制尚不明确，一些观点认为irAE是原发免疫耐受失衡，导致自身抗原反应和致病性自身抗体的产生，类似于原发的自身免疫性疾病；另外一些观点则认为并不是所有既往存在自身免疫性疾病的患者在接受ICI治疗后其原有病情都会恶化，这表明irAE的病因及发病机制比最初认为得要复杂得多，因此应将irAE视为一类独立的新的疾病。目前有关irAE的报道大多来自临床研究，基础研究和转化性研究的结果仍十分有限。

1. 免疫耐受的失衡 免疫检查点抑制性分子在维持免疫耐受和保护宿主免受自身免疫和自身炎症性疾病的侵袭中起着至关重要的作用。当免疫检查点抑制药（ICI）逆转T细胞耗竭，增强T细胞抗肿瘤作用的同时，也会非选择性地破坏对正常组织的自我耐受，促进原有自身免疫的进展。在生理情况下，清除新生的自我反应性T细胞和B细胞的过程效率很低，这类细胞经常在次级淋巴器官、周围组织和血液中被大量发现。在ICI治疗期间，由于淋巴细胞的多样化增加和亚群扩增，将产生自身反应性T细胞和B细胞。此外，在此过程中不排除有逃脱中枢耐受的新生自身反应性T细胞和B细胞的参与，

这反过来又可以导致致病性自身抗体的形成。

2. **交叉抗原反应** 经典的机制认为抗原交叉提呈和旁观者激活，可能会促进自身免疫反应的发生。另外一种机制则是当肿瘤细胞及其周围的正常组织受到针对肿瘤的适应性免疫细胞和先天免疫细胞攻击时，可能会释放自身抗原。

3. **细胞因子/趋化因子的产生及释放增加** 免疫细胞释放炎症介质增加，可导致易感性强的组织造成免疫介导性损伤。

4. **脱靶效应** 该机制主要指ICI对表达目标免疫检查点配体的非造血细胞系的非靶点效应。例如，下丘脑和垂体表达CTLA-4，CTLA-4抗体治疗导致继发性垂体炎，临床前模型也证实了脱靶效应的存在，但该机制不能解释PD-1抗体治疗所导致的垂体炎，这可能涉及另外的分子机制。

5. **补体介导的炎症反应增加** ICI治疗过程中可能激活补体途径，导致易感组织的免疫介导损伤。例如，免疫相关肾炎或肌肉骨骼系统的irAE可能由淋巴细胞驱动、补体介导或无菌性炎症引起。

6. **微生物** 某些微生物种群可能导致无症状感染，并可能影响促炎因子的产生或释放，ICI治疗进一步加剧炎症反应。

二、免疫相关不良反应的特点

（一）毒性谱广、表现形式多样

免疫相关不良反应（irAE）可累及全身各个器官系统，也可以多个系统同时受累。虽然总体发生率高，任何级别不良反应发生率为60%~80%，但重度AE相对较低，3级以上AE发生率为10%~20%。此外，不同器官受累频率也不同：对于任何级别AE的发生率，皮肤为15%~40%、内分泌系统为10%、肝为5%~10%、肺为3%~5%、神经/肌肉系统为2%~3%、心血管系统为<1%；对于≥3级的AE发生率，皮肤为2%，其余器官均在≤1%。但由于临床表现缺乏特异性，与合并用药及肿瘤症状难以区别，给诊断带来困难。随着临床应用的增多，联合方案的使用，真实世界报道数量曾逐渐增多。

（二）免疫相关毒性致死风险

ICI引起的irAE轻症居多，易防、易控，虽然重症相对较少，但可能出现死亡率。不同方案所引起的免疫相关性致死毒性发生率有所不同，其中接受PD-1/PD-L1抗体单药方案的致死率约为0.4%，接受CTLA-4抗体±PD-1抗体的发生率为1%~1.2%，但缺乏接受免疫联合方案的毒性致死风险的相关报道。所有的毒性反应均可能导致死亡，但不同毒性致死风险存在差异。虽然心肌炎发生率相对较低，但死亡风险相对较高。致死性毒性往往在早期发生，且具有暴发性特点，单药方案所致的irAE的中位发生时间多在用药后40天左右，而联合方案在用药后15天左右。

（三）随机发生、时间跨度大、滞后、大部分可逆

irAE具有随机发生的特点，并且时间跨度大。早期毒性反应发生在治疗前3个月，主要表现为上皮组织损伤（皮肤、胃肠道、肺）；延迟毒性反应主要发生在治疗开始6个月后，如神经毒性、肾毒性等，表现为器官特异性损伤；迟发毒性反应发生在停药90天后，并且严重程度可能被低估，必须重视全程随访。联合治疗毒性发生提前，严重程度会增加，重度毒性出现早。大部分免疫不良反应可逆，内分泌毒性难以恢复。

（四）irAE 谱在不同药物类型及不同瘤种中的差异

一项涵盖了 48 项临床试验（6938 例患者）的回顾研究，其中包括 26 项 CTLA-4、17 项 PD-1、2 项 PD-L1 试验，以及 3 项同时测试 CTLA-4 和 PD-1 抗体的试验。研究结果显示，与接受 PD-1 抗体单药相比，CTLA-4 单抗所导致的 3～4 级 irAE（31% vs. 10%）的发生率更常见。CTLA-4 单抗的所有级别的结肠炎（8.7%）、垂体炎（6.5%）和皮疹（2%）更常见；而肺炎（6.4%）、甲状腺功能减退（4.3%）、关节痛（3.5%）和白癜风（3.5%）在 PD-1 单抗中更常见。

同时上述研究结果显示，在不同瘤种中，PD-1 抗体所引起的 irAE 表现存在差异，黑色素瘤多以肠炎、甲状腺功能减退、皮疹、关节痛为主；而相较于黑色素瘤，NSCLC 及 RCC 的肺炎发生率相对较高；特别警惕的是，胸腺瘤的 irAE 发生率最高，尤其是心肌炎（5%～10%）及重症肌无力（6.1%）。

（五）免疫联合治疗方案或可能加重 irAE 严重程度

根据 2018 年 ASCO 摘要数据库，PD-1/PD-L1 抗体正与多种其他疗法联合使用，最常见的是免疫疗法（31%）、靶向疗法（27%）或细胞毒性化疗（1.9%）。虽然大多数组合（88%）由 PD-1/PD-L1 抗体加另外一种治疗组成，但也有关于 PD-1/PD-L1 抗体与另外两种治疗（如化疗加靶向治疗）的研究。与目前 PD-1/PD-L1 抑制药单一疗法的适应证一致，联合疗法最常被研究用于治疗肺癌、泌尿生殖道癌、胃肠道癌和黑色素瘤。被认为对 ICI 敏感性较差的肿瘤类型也在研究中，同时，多种肿瘤类型的试验也正在进行中。

一项关于不同免疫联合治疗方案的不良反应（AE）发生情况的 Meta 分析研究（涵盖了 161 项研究，共 17 197 例患者）的最终结果显示，联合化疗的全部 AE 发生率为 97.7%，3 级及以上 AE 发生率为 68.3%；靶向联合治疗的总 AE 发生率为 94.5%，3 级及以上 AE 发生率为 47.3%；免疫联合治疗组全部 AE 发生率为 86.8%，3 级及以上 AE 发生率为 35.9%，放疗联合治疗组全部 AE 发生率为 89.4%，3 级及以上 AE 发生率为 12.4%。

与 PD-1/PD-L1 抗体联合治疗相关的毒性伴随着额外的复杂性，因为 ICI 的使用可能放大或改变传统癌症治疗中常见 AE 的临床表现，并可能在确定病因方面产生挑战。其临床表现可能是不典型的，甚至影像检查、病理均不符合既定的模式。由于表现形式可能与已有的模式不同，对潜在的非典型表现和初始支持治疗的失败需保持高度警惕，以及提供额外诊断以指导二线治疗的能力，对于 PD-1/PD-L1 抗体联合治疗中的 irAE 的迅速诊断和治疗至关重要。延迟或推迟适当的诊断可能会导致不准确的诊断，经验性治疗可能会模糊真正的 irAE 和非 irAE 之间的区别。后果可能包括不必要地使用皮质类固醇，这可能会导致免疫抑制，从而增加感染风险并延迟伤口愈合，和（或）推迟，甚至停止可能挽救生命的 ICI 治疗的额外疗程。

（六）irAE 与药物剂量

一项 II 期随机对照临床试验结果显示，CTLA-4 抑制药所导致的 3～4 级 irAE 发生率与剂量相关，剂量越高，其发生率越高（10mg/kg＞3mg/kg＞0.3mg/kg），其中 3～4 级的胃肠道 irAE 及腹泻最常见。而另一项观察不同剂量帕博利珠单抗（2mg/kg 每 3 周 1 次，10mg/kg 每 3 周 1 次）与 AE 发生率相关性的研究结果显示，两组剂量组的 AE 发生率相似，表明 PD-1 抗体相关的 3～4 级 irAE 发生率与剂量相关性不明显，但需要注意的是低剂量也会导致严重的 irAE。

一项评价纳武利尤单抗治疗晚期黑色素瘤的安全性的回顾性研究，共包含了 4 项研究（576 例患者），其中2项为Ⅲ期临床试验，结果显示，经历了任何级别的治疗相关选择AE的患者的ORR显著高于没有经历治疗相关AE的患者。同时，AE的数目越多，ORR越高，经历≥3个AE的患者的ORR明显高于经历1~2个AE的患者。此外，多数研究认为，出现irAE者的疗效更持久，尤其是皮肤疾病（皮疹、白癜风）和内分泌毒性。

同样，这种相关性也在肺癌患者中观察到。一项包含134例晚期非小细胞肺癌患者接受纳武利尤单抗治疗的研究显示，经历irAE的患者有更长的PFS及OS。有无irAE的中位PFS分别为9.2个月和4.8个月（P=0.04），中位OS分别为是NR（not reach）和11.1个月（P=0.01）。

三、免疫相关不良反应的管理原则

（一）免疫相关不良反应管理及策略

免疫相关不良反应（irAE）管理的主要原则为主动监测；早诊早治，防止轻症转变为重症；分层治疗，甄别关注难治性irAE。管理的主要流程为预防、评估、检查、治疗、监测。关于预防，需要做到提前了解irAE谱，能够识别免疫相关风险因素，需同时告知患者及治疗医师。关于评估，做好治疗前基线检查、治疗中及治疗后的随访至关重要。关于检查，需要以基线值为参考值，定期检查以控制进展。关于治疗，需考虑针对患者的基本情况进行对症治疗，需考虑是否停止免疫治疗？是否仅累及某一特定器官？是否使用糖皮质激素？是否使用其他免疫抑制药物？关于监测，需观察症状缓解的动态变化、有无复发及免疫抑制并发症。

（二）分级处理原则

虽然irAE的处理因受影响的器官系统而异，但总的来说，如果发生1级毒性反应，除部分神经系统、血液系统和心血管系统外，其余器官系统在密切监测下可以继续ICI治疗。如果出现大多数2级毒性，需暂停ICI治疗，当症状恢复到1级或更低时，可以考虑恢复治疗。皮质类固醇可用于3级及以上毒性，通常需要暂停ICI并开始大剂量皮质类固醇［泼尼松1~2mg/（kg·d）或甲泼尼龙1~2mg/（kg·d）］。

irAE的治疗取决于影响的严重程度和类型。通常，严重程度中等（2~3级）的irAE要接受一个疗程的类固醇激素治疗，并中断免疫治疗，直到症状缓解或变得轻微。对于3级或更高的irAE，可能需要大剂量的皮质类固醇或其他免疫抑制治疗，免疫治疗将根据irAE的类型而中断或停止。目前的数据表明，使用类固醇或其他免疫抑制疗法治疗irAE不会影响肿瘤对ICI的反应。一些研究表明，由于irAE而停止使用ICI治疗的癌症患者，使用相同或另一种免疫检查点抑制药重新挑战仍存在争议。

管理irAE最重要和最有效的策略是及早识别和及早干预。一般来说，轻度毒性可以通过暂时停止服用ICI来管理，一旦毒性得到解决，就可以恢复治疗。口服抗组胺药和泼尼松［0.5~1mg/（kg·d）］用于治疗轻度急性脑炎。但对于严重的irAE，须咨询专家。因此，治疗规则最常见的是停止ICI，开始使用类固醇和支持性治疗。

（三）医患教育

早期宣教不足，轻症时未能及时识别可延误irAE的早期诊治。治疗医师需熟悉不良反应谱，同时告诉患者免疫相关不良反应的特点，主动报告；要做好药物治疗日记卡；建立irAE登记制度；成立专科门诊；主动随访，专人管理。

（四）识别 irAE 的危险因素

对 irAE 的管理，需做到警惕临床高危因素，加强监测。irAE 的危险因素包括以下几点：① 合并自身免疫性疾病，或者存在组织驻留 T 细胞再度激活加重免疫损伤的既往感染史、器官或异体骨髓移植、间质性肺病或肺部感染等基础疾病；② 高龄或脏器功能储备较差，出现 AE 后预后差、疗效差；③ 存在 HLA 及 CTLA-4 基因多态性等遗传易感因素；④ 同时接受放疗或 TKI、化疗、NSIAD 等伴随治疗；⑤ 免疫细胞、细胞因子、抗体、免疫原性指标、微生物、可溶性 CTLA-4 级 CD177 是可预测 irAE 的指标；⑥ 存在瘤种差异，胸腺瘤 irAE 发生率高。虽然以上危险因素并不是禁忌证，但也应权衡利弊、谨慎考虑，使用时加强监控。

（五）基线筛查及随访

治疗前需做好基线的筛查，基线就是参考线。>70% 的 irAE 通过筛查可早期发现。

病史的筛查及常规检查是必要的。需详细询问既往史，包括自身免疫性疾病、感染性疾病及器官特异性疾病史，同时需要对胃肠道基本功能做好评估，如肠蠕动能力及便秘情况。治疗期间每 2~3 周或随访期每 6~12 周行血常规、生化常规、甲状腺功能[促甲状腺激素（thyroid stimulating hormone，TSH）、游离甲状腺素（free thyroxine，FT$_4$）及皮质醇功能的监测（血浆皮质醇、促肾上腺皮质激素（adrenocorticotropic hormone，ACTH）]。行基线血脂分析及感染性疾病常规（乙型肝炎病毒表面抗原、乙型肝炎病毒表面抗体、乙型肝炎病毒核心抗体、巨细胞病毒抗体、T-spot、HIV 检查）的筛查。注意皮肤、黏膜的日常观察，如有变化需记录类型及程度。对基础心肺功能的监测有利于日后甄别 AE 与免疫治疗是否相关。需行基线的心电图、肺部 CT、脑钠肽及心脏彩超的检查。若有症状时，除需重复上述检查外还需监测基础状态下和活动性心脏检查过程中的血氧饱和度，以及肌钙蛋白 I 值或 T 值，心肌酶的监测。

基线存在器质性疾病或器官特异性毒性风险人群需进行相应补充筛查。免疫相关不良时间可发生在治疗完成后，建议治疗结束后至少监测 1 年。

（六）irAE 的诊断

关于 irAE 的诊断要点如下：在 ICI 后出现新症状或体征、原症状加重，需判断是否为 irAE；临床表现需符合症状、体征及检测定位损伤靶器官，也存在器官受累可能；需要做好是否为肿瘤进展、感染、其他药物毒性、基础疾病恶化等鉴别诊断；可给予激素联合经验性抗生素等诊断性治疗；对组织进行活检以明确免疫损伤类型，可排除感染或肿瘤进展，纠正经验治疗偏差；联合治疗的 AE 谱交叉，鉴别困难，需要开发免疫损伤快速检测指标。建议在排除诊断的同时先按 irAE 的管理原则处理，同时需兼顾感染性疾病的治疗，直至发现明确病因。

（七）irAE 分层管理、个体化治疗策略

糖皮质激素对 irAE 的管理起到了重要影响。研究表明，在真实世界中治疗 ICI 引起的 irAE 中，糖皮质激素的使用率高达 30% 以上，中位剂量可达 2400mg（泼尼松剂量），中位治疗时间为 60 天。但对 irAE 的干预强度可能影响抗肿瘤疗效。一项包含 947 例接受 PD-1 抗体治疗的晚期黑色素瘤患者的多中心回顾性研究探索了 irAE、糖皮质激素使用情况与生存之间的相关性，结果显示，如果 8 周内用大剂量激素处理，则 irAE 与生存（PFS/OS）负相关。此外上述研究结论表明，需根据 irAE 分型分层管理及个体化治疗经验，需预先判断激素敏感性及预后转归情况。若为轻症，应尽可能避免糖皮质激素使

用；若为重症或难治性，则加强免疫抑制，挽救生命。

irAE具有暴发性进展风险，需识别irAE的高危亚型，预判转归，动态评估，及时调整治疗策略。需注意早期激素治疗反应以判断发展趋势。评估受累脏器功能储备，增加修复的可能性，保全脏器功能。

（八）甄别危重或难治性irAE及处理措施

3～4级irAE严重威胁生命，对其特殊亚型的鉴别诊断非常重要，其可涉及多个器官或系统，临床表现形式多样。呼吸系统可表现为弥漫性肺泡损伤（diffuse alveolar damage，DAD）、网格状肺炎；心血管系统可表现为3/4级心肌炎；消化系统表现为肠炎合并溃疡、黄疸；泌尿系统表现为肾毒性；神经系统表现为重症肌无力、格林-巴利综合征、脑炎、横贯性脊髓炎、可逆性后部白质脑病综合征；血液系统表现为自身免疫性溶血性贫血、再生障碍性贫血、免疫性血小板减少症、获得性血友病；皮肤中的危重型皮疹（Scars）表现为大疱性皮炎、Stevens-Johnson综合征、中毒性表皮坏死松解症。

关注糖皮质激素不敏感或激素依赖型（20%～30%）及脏器功能储备差的患者，预判转归，动态评估，及时调整治疗策略。对于难治性irAE的处理原则如下。

1. **祛除病因、及时停药、促进药物代谢及清除**。可使用大剂量丙种球蛋白[400mg/（kg·d），5天]，其治疗机制为调节B细胞及T细胞，同时中和炎性因子起到冬眠作用来降低感染风险。此外，还可以促进PD-1抗体的清除代谢。对于重症患者，作为"万金油"，推荐丙球与激素同时使用。

2. **阻断致病机制**，可使用糖皮质激素联合其他免疫抑制药。大剂量激素的使用原则：推荐使用中效激素，如泼尼松或甲泼尼龙；需根据靶器官对生命的威胁程度、严重程度、病情发展速度选择剂量，对于3～4级irAE，甲泼尼龙剂量为1～2mg/kg，对于治疗格林-巴利综合征、脑炎、横贯性脊髓炎及心肌炎，需大剂量冲击治疗，推荐甲泼尼龙剂量为1g/d，连续3～5天；症状控制后开始减量，减量过程＞4周，减量至≤10mg/d泼尼松时，可重启ICI。但需要注意的是，剂量越大，疗效越显著，不良反应也越大；对于严重不良反应，及时、足量可改善预后，内分泌毒性一般只需替代治疗。

针对不同irAE，常见免疫抑制药和治疗方法也有所不同，具体包括：①皮肤疾病：抗IL-6、利妥昔单抗、抗TNF-α、IL-1阻断药、抗IL-23、抗IL-12单抗；②瘙痒：GABA激动药、奥马珠单抗；③肠炎：抗TNF、维多珠单抗、IL-17单抗、菌群移植；④肝炎：霉酚酸酯、他克莫司、ATG、IL-6单抗、抗CD20；⑤肺炎：TNF-α、抗IL-6、抗TNF-α、吗替麦考酚酯、环磷酰胺；⑥脑炎：IVG、血浆置换、抗CD20；⑦重症肌无力：IVG、IL-1受体拮抗药、抗IL-6、抗CD20；⑧心肌炎：ATG、抗TNF-α、CTLA-4激动药（阿巴西普）、抗IL-6、抗CD52（阿仑单抗）、抗CD20；⑨肾炎：霉酚酸酯、抗TNF。免疫抑制药起效比糖皮质激素慢，可以减少激素使用时间（激素助减药）。如联合激素使用可能降低重症irAE死亡风险，在"降阶梯治疗"需尽早联合。免疫抑制药可靶向特定效应分子，对抗肿瘤免疫应答干扰小，单独用于轻症患者或预防irAE。

3. **保全器官功能**。重症医学早期介入，包括呼吸、循环支持，人工肝，透析等，度过急性期，为脏器修复赢得早期时间。另外还需辅助器官功能支持，为脏器功能修复或代偿争取时间。对于重症肌无力，可使用溴吡斯的明。对于内分泌性irAE，需采用替代疗法，如甲状腺功能减退，可补充甲状腺素（TSH＞10μl/ml时）；肾上腺皮质功能不全，需口服氢化可的松（10～30mg/d，分2次口服）；垂体炎继发垂体功能低下时，如伴肾上腺危象或中枢症状短期使用大剂量激素，若同时存在甲状腺功及肾上腺功能不全时，先补充糖皮质激素再补充甲状腺素；如伴有自身免疫性糖尿病，需补充胰岛素。内分泌急症（如肾上腺危象）如果未能早期识别处理，可能危及生命，临床应重视内分泌评估，多数内分泌功能异常无法恢复，需要多学科协作，长期随访。

4.关注免疫抑制药的不良反应，防止继发及永久性损伤，如肺纤维化、关节畸形等。

5.irAE 精细化管理建议。推荐皮质类固醇作为大多数 irAE 的一线治疗。对于 3 级以上 irAE 患者，尤其是影响到心、肺、肝、结肠和神经肌肉系统的 irAE，建议进行免疫组织病理学检测，同时展开针对 irAE 发病机制的系统分析，为后续 irAE 靶向治疗提供初步指导。同时，irAE 应强调多学科团队合作（multidisciplinary team，MDT）管理。MDT 是处理 irAE 的有力保障，主要涉及的学科较为广泛，是以患者、肿瘤医师及重症医学医师为核心，内分泌科、心内科、呼吸科、感染科、神经科、肾内科、眼科、皮肤科、风湿科、消化科等多学科医师协作诊疗的团队，其主要职责包括评价免疫治疗禁忌情况，处理各系统免疫相关不良反应，讨论是否免疫重启，促进完善指南修订。

（九）常见 irAE 的处理

1.免疫性相关肺炎 免疫相关性肺炎的发生率占 3%～5%，是 PD-1/PD-L1 抑制药致死人数最多的 irAE。根据患者的影像学资料、临床表现和治疗转归的特点，可分为磨玻璃型、斑片型和网格型 3 种类型，具体分型及特点如下。

(1) 磨玻璃型：影像学特征为双肺局限性或多发片絮状密度增高影，呈磨玻璃样改变，病变内可见支气管影；临床特征为肺部病变可发生在 ICI 用药后数天内，亦可长至数月，呼吸道症状的程度与病变范围相关，对糖皮质激素治疗敏感，预后较好。

(2) 斑片型：根据病变范围又可分为散在斑片型、多发斑片型及肺实变样。

① 散在斑片样：其影像学特征为一个或多个肺叶或肺段局限性斑片状密度增高影，病变范围<25%肺组织，后期部分病灶可演变为肺实变。肺部病变发生在 ICI 用药后数月或 1 年后，症状隐匿，随着用药次数增多，病变范围逐渐扩大，症状逐渐显现，对糖皮质激素治疗较敏感，多因无症状难以早期诊断。

② 多发斑片样：其影像学表现为肺部多发斑片状病变，超过 25% 肺组织。部分患者肺内可伴有纤维条索影和小结节影，此类型可由散在斑片样发展而成，常伴有胸腔积液。临床特征为肺部病变多发生在 ICI 用药 2～3 个月，因肺部受累范围较大早期出现症状，此类型预后欠佳，对糖皮质激素治疗欠敏感，激素治疗时间宜延长，需警惕并发肺部感染，早期联合使用其他免疫抑制药可能改善预后。

③ 肺实变样：其影像学表现为一个或多个肺叶或肺段的扇形或不规则致密影，可在短期内出现，也可由散在斑片样或多发斑片样发展而成，多伴有胸腔积液。临床特征为肺部病变可发生在 ICI 用药的早期，症状出现较早且程度重，易误诊为急性肺部感染而延误激素治疗。急性发作患者对糖皮质激素治疗敏感，激素宜足量、足疗程使用，过早停用激素病情易反复。若由散在斑片样或多发斑片样发展而来，症状呈缓慢加重，对激素治疗欠敏感。

(3) 网格型：影像学早期表现为局限性或散在网格状肺部病变，随着病情发展，病变范围逐渐扩大，部分呈蜂窝状改变，可伴有少量胸腔积液。临床特征显示肺部病变多发生在 ICI 用药 2～3 个月后，甚至用药 1 年后出现，呼吸道症状缓慢出现，进行性加重，程度与病变范围有关，患者多有慢性吸烟史、慢性支气管炎和（或）肺气肿等基础疾病史，此种类型预后较差，对激素治疗欠敏感，多因持续低氧血症、并发感染危及生命。

2. 免疫相关性心肌炎 ICI 相关性心肌炎是指应用 ICI 后导致心肌组织中有大量的淋巴细胞浸润、积液及凋亡的病理生理改变，临床常表现为疲劳、乏力、胸痛、气促、下肢水肿、心悸、晕厥，甚至猝死。

由于临床症状、体征、实验室检验和影像检查均无特异性，ICI 相关性心肌炎的诊断较为困难，确定诊断需要心内膜心肌活检。有专家提出以下诊断标准：① 接受 ICI 治疗史；② 心肌标志物如 cTnI 和 BNP 升高（排除其他原因所致）；③ 胸痛、心悸、气促、水肿等症状和体征；④ 心脏超声显示左室扩张、形态异常、室壁运动异常、收缩功能障碍等；⑤ 心肌活检证实 T 淋巴细胞浸润；⑥ 伴有或不伴有其他器官免疫性损伤。符合以上①、②即可疑诊 ICI 相关性心肌炎，如合并⑤则可确定诊断为 ICI 相关性心肌炎。因此，根据患者症状、体征、病史及用药情况，结合心电图、超声心动图、CMR 及其他辅助检查，即可对患者进行 ICI 相关心肌炎诊断。

虽然目前还没有对 ICI 相关心肌炎治疗方案进行的前瞻性研究，但有一些早期临床管理经验可提供初步指导。ICI 相关心肌炎治疗原则包括：停用 ICI 以预防进一步的心脏毒性、应用其他免疫抑制以减轻炎症反应、对心脏并发症进行支持治疗。

3. 免疫相关性胃肠道炎症 消化道是 irAE 最常见的受累部位，不同作用靶点的消化道 irAE 发生率不同。CTLA-4 单克隆抗体消化道不良反应发生率高于 PD-1 单克隆抗体，其中腹泻的发生率为 27%～54%，结肠炎的发生率为 8%～22%，可出现在第 1～10 次用药的任何时间，甚至可在末次用药后数月出现。CTLA-4 抗体与 PD-1 抗体联合应用消化道 irAE 的发生率更高，且程度更重、发生时间更早。

消化道 irAE 最常见的表现是腹泻，其他包括腹痛、便血、恶心、呕吐、体重下降、发热等。另外，可同时伴随多种肠道外受累表现，如关节痛、内分泌异常、皮肤损害、肝炎、肾炎、心包炎、胰腺炎等 irAE。实验室检查可出现 C 反应蛋白升高、贫血、低白蛋白血症。内镜下表现多为左半结肠受累、黏膜充血、血管纹理消失、糜烂和溃疡，病变可弥漫分布，也可呈不连续性分布。组织学特点常表现为急性损伤，局灶或弥漫，可有隐窝脓肿。

4. 免疫相关性肝炎 单药治疗后，免疫相关肝毒性的发生率为 5%～10%，其中 3 级为 1%～2%。联合治疗的发生率为 25%～30%，其中 3 级约 15%。irAE 肝毒性的发生通常隐匿，可不伴随明显的临床表现，用药后定期监测肝功能有助于早期发现。一旦出现肝功能异常，或者较用药前水平上升，需尽早完善包括血生化、肝炎病毒检测、肝脏影像检查，必要时肝活检等一系列检查。通常在肿瘤患者药物治疗前，需完善慢性肝病病史的询问，如饮酒史、长期用药史、慢性肝炎病史、自身免疫性肝病病史等。用药前，应筛查自身免疫性肝病的相关抗体，进行病毒性肝炎（如乙型、丙型肝炎）的病毒血清学检查。当治疗后出现肝功能异常，需重复上述肝炎病毒血清学检查，以及甲肝、戊肝血清学检查，必要时检测病毒载量（如 HBV-DNA、HCV-RNA）。此外，还需常规完善机会性感染病原体，包括巨细胞病毒（cytomegalovirus，CMV）、人类疱疹病毒第四型（epstein-barr virus，EBV）的相关检查。除上述病毒性肝炎、感染、酒精、其他合并药物等因素后，还需考虑肿瘤本身肝脏受累，治疗前的肝脏影像学评估对判断病因有一定帮助。以胆汁淤积（胆红素升高，以直接胆红素为主，伴随 γ- 谷氨酰转移酶、碱性磷酸酶升高）为主要表现的患者，还需要行腹部影像学（如超声、磁共振胰胆管成像）

等除外胆道结石、肿瘤等梗阻性因素。

对于不良反应严重程度分级为4级的患者，需考虑行肝活检，以判断预后。肝穿刺活检病理最常见的表现是小叶性肝炎，与自身免疫性肝炎无法鉴别。大多数病例为广泛小叶病变，如有窦组织细胞增生和中央静脉内皮炎的表现有助于伊匹木单抗相关炎症的诊断。罕见病例表现为门静脉炎症和胆管炎。

四、免疫相关不良反应缓解后是否可以重启免疫治疗

判定irAE缓解后是否可以重启免疫治疗，需要考虑以下两点，具体如下。

第一点，评估重启免疫哨卡抑制药的安全性。回顾性研究显示，PD-1/PD-L1抗体irAE缓解后，再次使用irAE发生率为55%，复发率为42%。再挑战irAE发生的风险与前次AE出现的时间相关：第一次irAE 9周内出现，再次发生率升高，复发概率从小到大依次为关节炎、肝/肠、皮肤、肺（25%~30%）。由于缺少客观指标，irAE复发的潜在严重性无法评估，危及生命的irAE或累及器官无替代措施，尤其是3级以上心脏、神经系统毒性，建议永久停用。对于部分3级irAE，激素治疗敏感且恢复良好者，可考虑再挑战；再挑战前复查脏器功能，评估初次irAE后脏器功能受损的程度及后续对于再次出现irAE的耐受性；对于激素不敏感、无法8~12周完全停药或一次irAE后脏器功能受损严重者，不建议再挑战。

第二点，考虑重启免疫哨卡抑制药对疗效的影响。因irAE停药后再次使用免疫检查点抑制药考虑既往疗效及治疗时间。CR/PR是否再使用对生存影响不大，因此CR/PR者一般不建议恢复免疫治疗，而未达CR/PR者再使用ICI可延长生存时间。PD患者可能存在原发性耐药，不建议重启。当用药疗程不足可能导致未充分发挥疗效，需根据风险或获益情况综合判断。

重启方案可选择毒性更轻的方案，如既往方案为双免，重启时选择单免治疗，或者选择与原ICI一致的ICI进行免疫治疗重启。加强监测，再次发生3级以上irAE后建议停药。重启时可考虑联合预处理方案，如维得利珠单抗预防免疫性肠炎复发。

（李丹丹）

参考文献

[1] 王锋,秦叔逵,华海清.免疫检查点抑制剂相关性肺炎的临床特点及分型研究[J].临床肿瘤学杂志,2021,26(06):541-549.
[2] 李玥,王汉萍,郭潇潇.免疫检查点抑制剂相关消化系统不良反应的临床诊治建议[J].中国肺癌杂志,2019,22(10):661-665.
[3] 薛楠,李晓江.免疫检查点抑制剂相关性心肌炎的发生机制及表现研究进展[J].中国肿瘤,2021,30(07):545-551.
[4] 施国明,黄晓勇,任正刚.中华医学会肿瘤学分会肝癌学组.肝癌免疫检查点抑制剂相关不良反应管理中国专家共识(2021版)[J].中华消化外科杂志,2021,20(12):1241-1258.
[5] Bai X, Hu J, Betof Warner A, et al. Early Use of High-Dose Glucocorticoid for the Management of irAE Is Associated with Poorer Survival in Patients with Advanced Melanoma Treated with Anti-PD-1 Monotherapy [H]. Clin Cancer Res, 2021, 27(21): 5993-6000.
[6] Dolladille C, Ederhy S, Sassier M, et al. Immune Checkpoint Inhibitor Rechallenge After Immune-Related Adverse Events in Patients With Cancer [J]. JAMA oncology, 2020, 6(6): 865-871.
[7] Champiat S, Lambotte O, Barreau E, et al. Management of immune checkpoint blockade dysimmune toxicities: a collaborative position paper [J]. Ann Oncol, 2016, 27(4): 559-574.
[8] Aldea M, Orillard E, Mansi L, et al. How to manage patients with corticosteroids in oncology in the era of immunotherapy? [J]. Eur J Cancer, 2020, 141: 239-251.
[9] De Martin E, Michot JM, Papouin B, et al. Characterization of liver injury induced by cancer immunotherapy using immune

checkpoint inhibitors [J]. J Hepatol, 2018, 68(6): 1181-1190.
[10] Esfahani K, Elkrief A, Calabrese C, et al. Moving towards personalized treatments of immune-related adverse events [J]. Nat Rev Clin Oncol, 2020, 17(8): 504-515.
[11] Zubiri L., Allen I. M., Taylor M. S., et al. Immune-Related Adverse Events in the Setting of PD-1/L1 Inhibitor Combination Therapy [J]. The oncologist, 2020, 25(3), e398-e404.
[12] Zubiri L, Allen IM, Taylor MS, et al. Immune-Related Adverse Events in the Setting of PD-1/L1 Inhibitor Combination Therapy [J]. Oncologist, 2020, 25(3): e398-e404.
[13] Hu W, Wang G, Wang Y, et al. Uncoupling Therapeutic Efficacy from Immune-Related Adverse Events in Immune Checkpoint Blockade [J]. iScience, 2020, 23(10): 101580.
[14] Postow MA, Sidlow R, Hellmann MD. Immune-Related Adverse Events Associated with Immune Checkpoint Blockade [J]. N Engl J Med, 2018, 378(2): 158-168.
[15] Santini FC, Rizvi H, Plodkowski AJ, et al. Safety and Efficacy of Re-treating with Immunotherapy after Immune-Related Adverse Events in Patients with NSCLC [J]. Cancer Immunol Res, 2018, 6(9): 1093-1099.
[16] Yang H, Yao Z, Zhou X, et al. Immune-related adverse events of checkpoint inhibitors: Insights into immunological dysregulation [J]. Clin Immunol, 2020, 213: 108377.

下 篇
实战病例

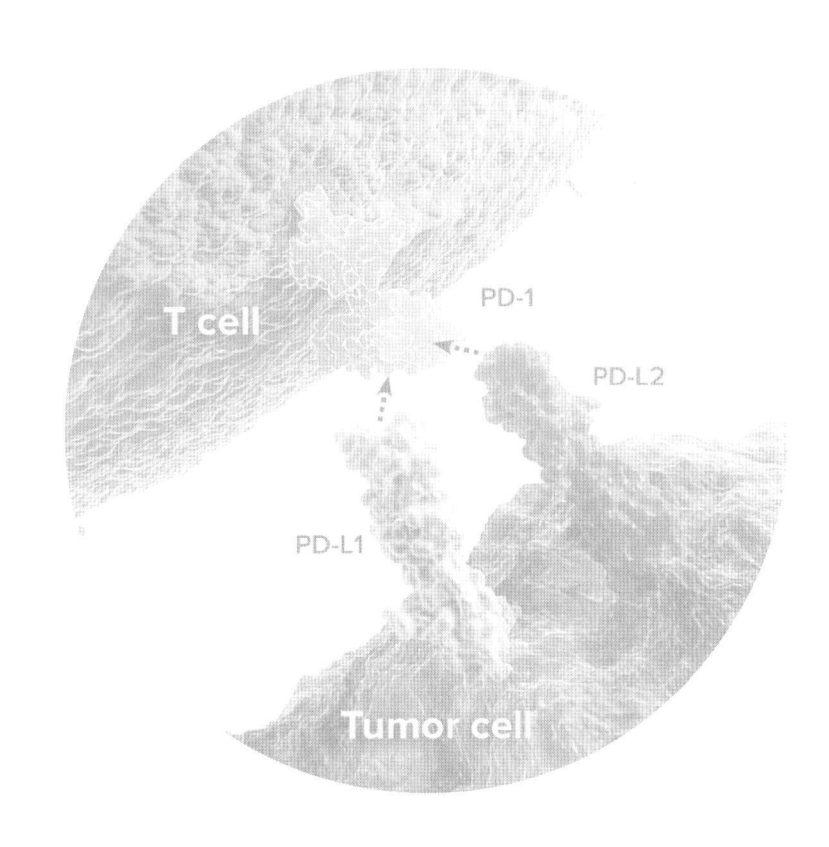

病例 1　MSI-H 低位直肠癌新辅助免疫治疗后完全缓解观察等待

【病例汇报】

患者，男性，62 岁。因"间歇性大便带血半年余"于 2021 年 4 月 7 日初诊入院，行肠镜活检等检查最终确诊为直肠肛管腺癌。

患者既往史无特殊，无肿瘤家族史。肛门指检：距肛门 2.3cm 处 3 点钟至 7 点钟方向可触及肿物，质地硬、活动差、边界清、占据肠腔半周、触之出血，退出指套可见血染。CT 检查未见肝肺转移。

【初诊印象】

患者为老年男性，完善术前检查（图 1-1），临床诊断：$cT_{3c}N_{1\sim 2}M_0$ Ⅲ 期，CRM（＋）。经 MDT 会诊给出治疗方案：术前新辅助，同步放化疗后手术（最终手术亦不能保肛）。与家属及患者沟通后，患者不接受放化疗及不能保肛的手术治疗。此后为患者行微卫星不稳定检测，结果显示为 MSI-H。

【免疫治疗】

Keynote-177 研究奠定了免疫治疗在 MSI-H 结直肠癌一线治疗的地位，PD-1 单抗治疗 MSI-H 的结直肠癌患者可获得良好的临床缓解。患者接受 4 个疗程免疫单药治疗后复查，提示肿瘤完全退缩（图 1-2）。患者的肠镜检查结果见图 1-3。

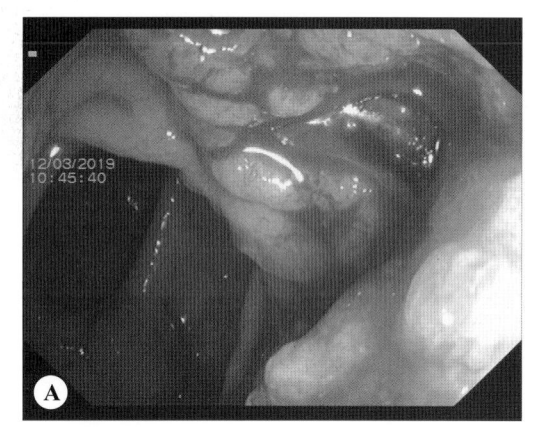

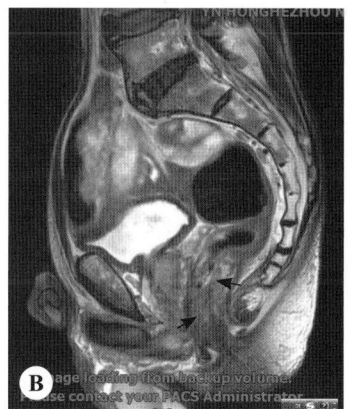

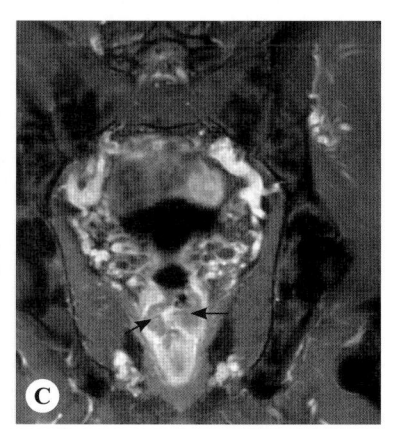

▲ 图 1-1　A. 治疗前肠镜检查；B 和 C. 治疗前磁共振检查

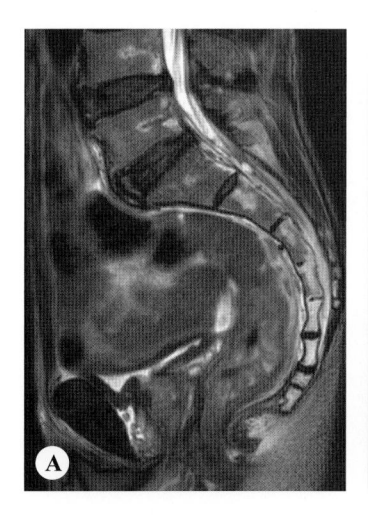

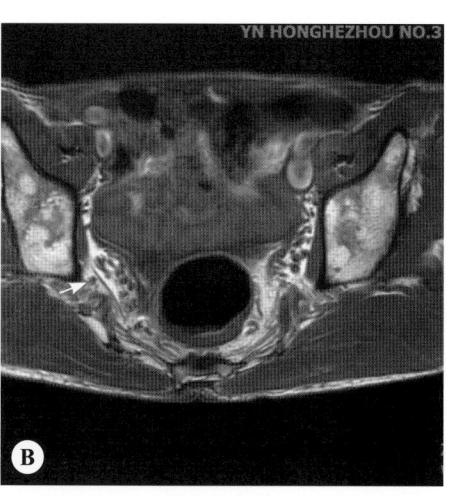

◀ 图 1-2　4 个疗程免疫治疗后肠镜和磁共振检查

患者在继续巩固治疗3个疗程后进入观察等待，期间无特殊不适，2021年11月复查结果基本同前。最近一次复查时间为2022年4月。肠镜结果示直肠肛管恶性肿瘤免疫治疗后见瘢痕形成，未见肿物。活检示直肠黏膜慢性炎症伴纤维组织增生。磁共振示直肠未见明显肿物（图1-4）。

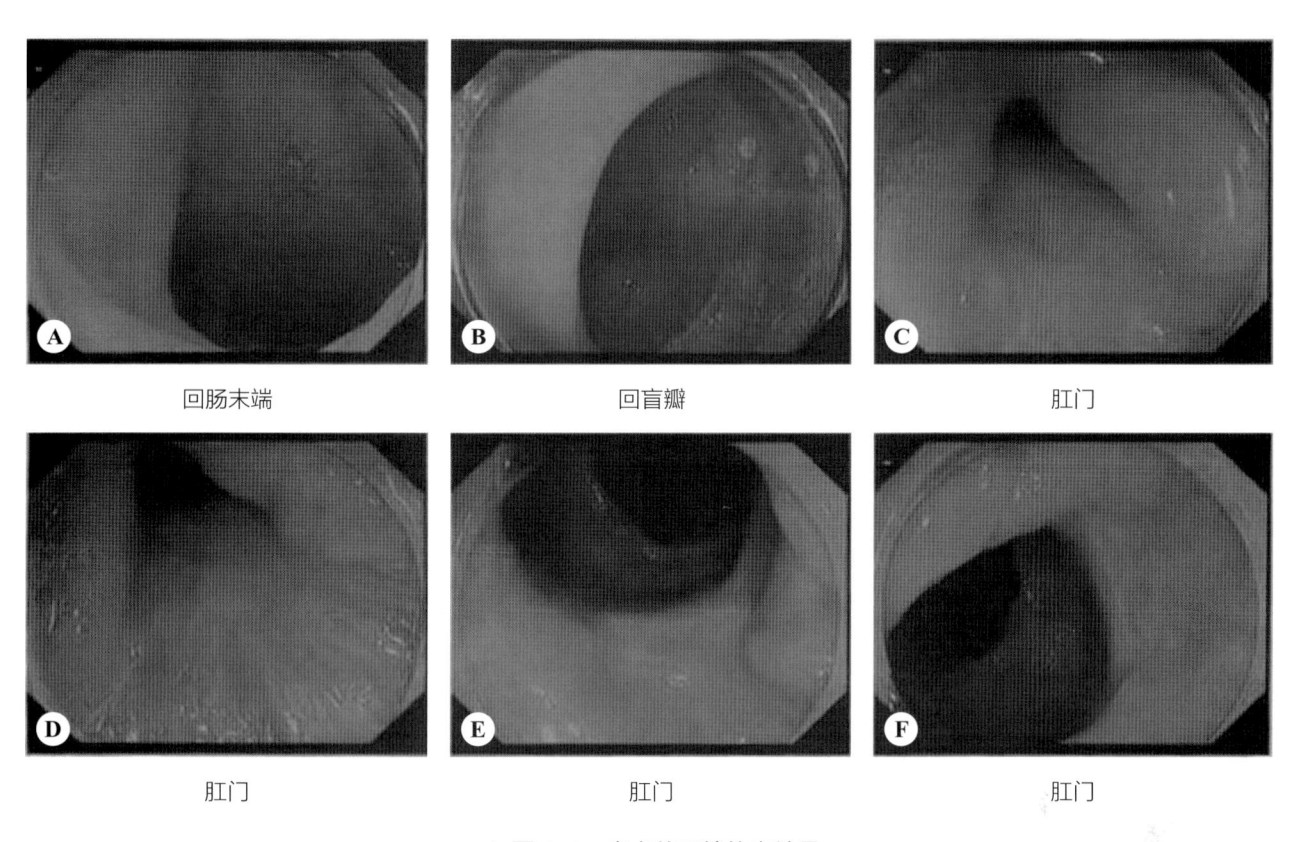

A 回肠末端　　B 回盲瓣　　C 肛门
D 肛门　　E 肛门　　F 肛门

▲ 图 1-3　患者的肠镜检查结果

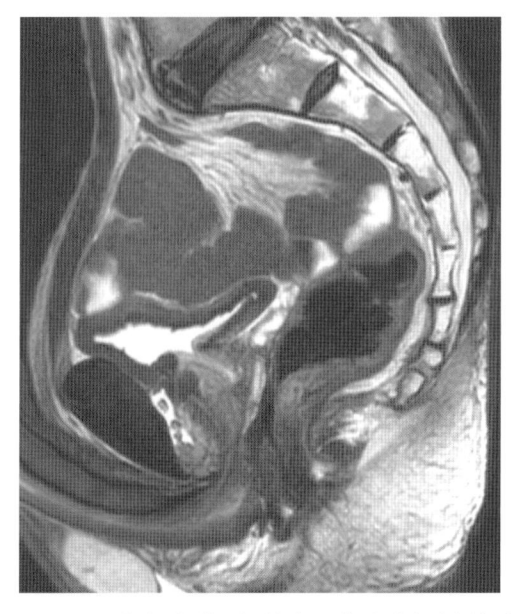

▲ 图 1-4　近期复查磁共振检查，为持续完全缓解状态

【诊疗小结】

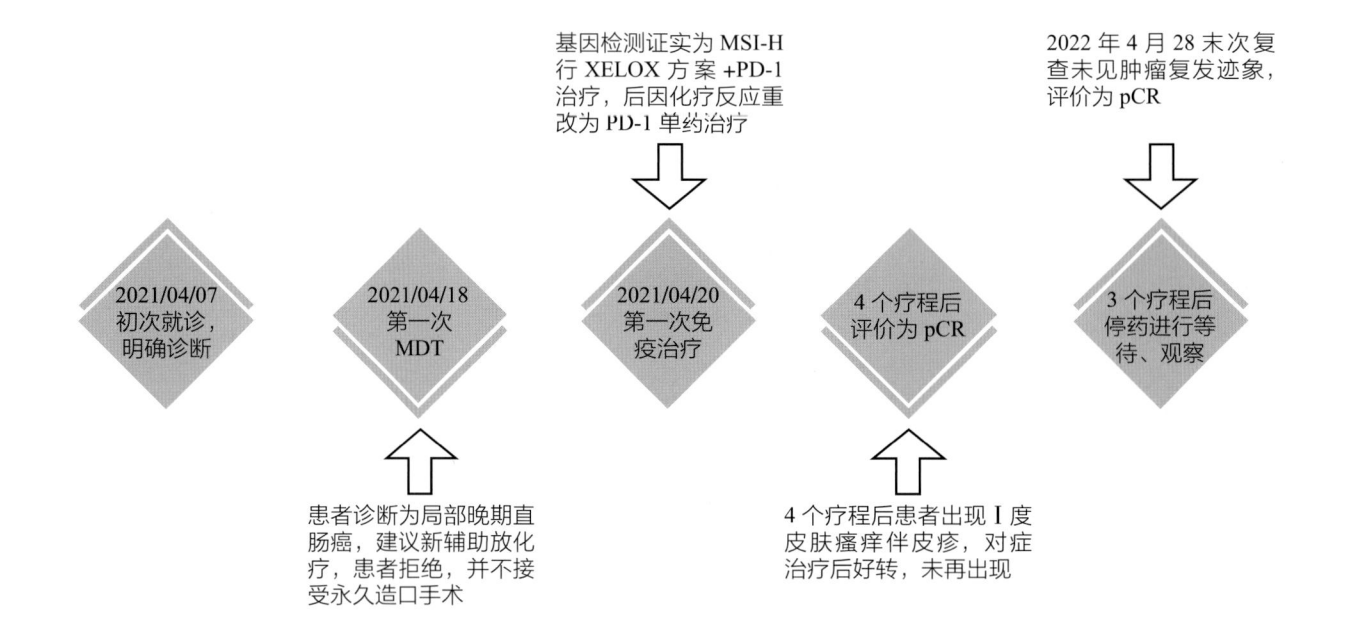

```
2021/04/07          2021/04/18          2021/04/20          4个疗程后          3个疗程后
初次就诊，           第一次              第一次免            评价为pCR          停药进行等
明确诊断             MDT                 疫治疗                                  待、观察
```

↑ 患者诊断为局部晚期直肠癌，建议新辅助放化疗，患者拒绝，并不接受永久造口手术

↑ 基因检测证实为MSI-H 行XELOX方案+PD-1治疗，后因化疗反应重改为PD-1单药治疗

↑ 4个疗程后患者出现I度皮肤瘙痒伴皮疹，对症治疗后好转，未再出现

↑ 2022年4月28末次复查未见肿瘤复发迹象，评价为pCR

【诊疗心得】

患者为局部晚期低位直肠癌，理应行标准治疗（新辅助放化疗后手术加术后辅助化疗），但患者不接受永久性肠造口手术，并且对放化疗有抵触，在基因检测证实为MSI-H后行PD-1单药治疗，不良反应轻，门诊治疗即可，最终疗效评估为病理完全缓解（pCR）。目前距离确诊已近2年，未见肿瘤复发，患者身体情况良好，可正常体力劳动及活动。低位局部进展期直肠癌因存在不能保肛风险，很大一部分患者拒绝接受治疗。对于此类MSI-H型低位直肠癌患者，新辅助免疫治疗能够保全患者的肛门，为其带来重生。MSI/MMR检测应普及每一位直肠癌患者，为可能的患者提供一条全新的更有希望的治疗途径。

（黄维鑫）

病例2 MSI-H低位直肠癌伴多发转移免疫治疗

【病例汇报】

患者，男性，59岁。ECOG评分1分，BMI为21.95kg/m^2。2020年12月13日以"腹痛1个月"为主诉入院，患者入院1个月前出现无明显诱因的腹痛，主要位于中腹部，位置较固定，呈闷胀痛，无放射性疼痛，与体位无明显关联，可自行缓解。入院后，完善相关检查，基线查体示腹部无特殊；直肠指诊示距肛门4cm处可触及浸润溃疡型肿物，直肠后壁为主，环肠周1/2，质硬固定，肿物上极不可及，指套未染血。否认肿瘤家族史。

检验结果示肿瘤标志物：癌胚抗原（carcinoembryonic antigen，CEA）4.40ng/ml，CA19-9＞1000U/ml↑；血常规、肝肾功等检查未见明确异常；碱性磷酸酶215U/ml↑（45～125U/ml）；谷氨酰转移酶190U/ml↑（10～60U/ml）；心肺功能检查未见明确异常。

2020年12月15日，肠镜检查结果示：①直肠距肛门5~11cm处有隆起浸润性病变，约环管腔近1/2周，中央可见一处较深溃疡；②横结肠近肝曲，距肛门70cm处可见一浸润性病变，呈紫红色，表面粗糙不平，质脆易出血；③升结肠近肝曲，肠腔呈浸润外压型改变，无法观察到管腔，镜身无法通过（图2-1）。肠镜病理示：（直肠）腺癌（考虑中-高分化）。MRI结果示：①肝门腹膜后肿物（图2-2），肿大淋巴结？与肝左叶、尾状叶、胰腺、邻近胃壁分界不清，大小约11cm×7.3cm×6.4cm；②胃小弯壁增厚，浆膜面粗糙，与腹膜后肿物分界不清；③胃周及腹膜后见多发肿大淋巴结；④肝内多发低密度灶，伴肝左叶病灶远端胆管扩张，恶性可能大，考虑转移；⑤结肠肝曲管壁增厚；⑥直肠管壁增厚，管腔狭窄，前方形成肿物影，与前列腺分界不清，周围见多发结节影。肠镜标本免疫组化：CerbB2（2+），CK8/18（+），Ki-67 70%（+），MLH1（-），MSH2（+），MSH6（+），PMS2（-）。基因测序结果示：全基因均为野生型，TMB 58mut/Mb（High），微卫星高度不稳定（MSI-H）。

【初诊印象】

患者为局部晚期直肠癌伴肝脏多发转移、腹膜后巨大肿物，肿瘤负荷大，初始不可切除，按照标准治疗患者应接受转化治疗-手术-辅助化疗的三明治疗法，但该患者腹膜后肿物最大直径可达

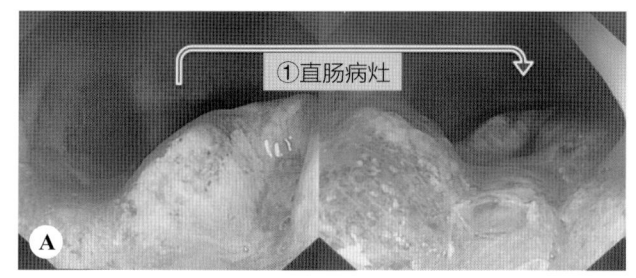

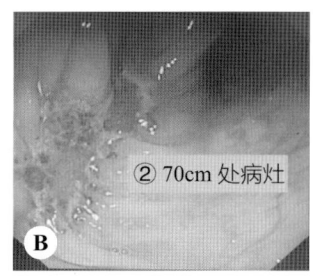

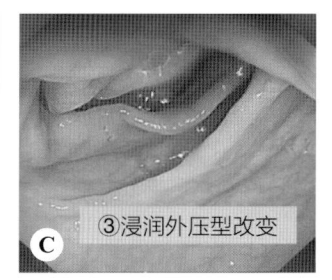

▲ 图2-1 肠镜检查结果

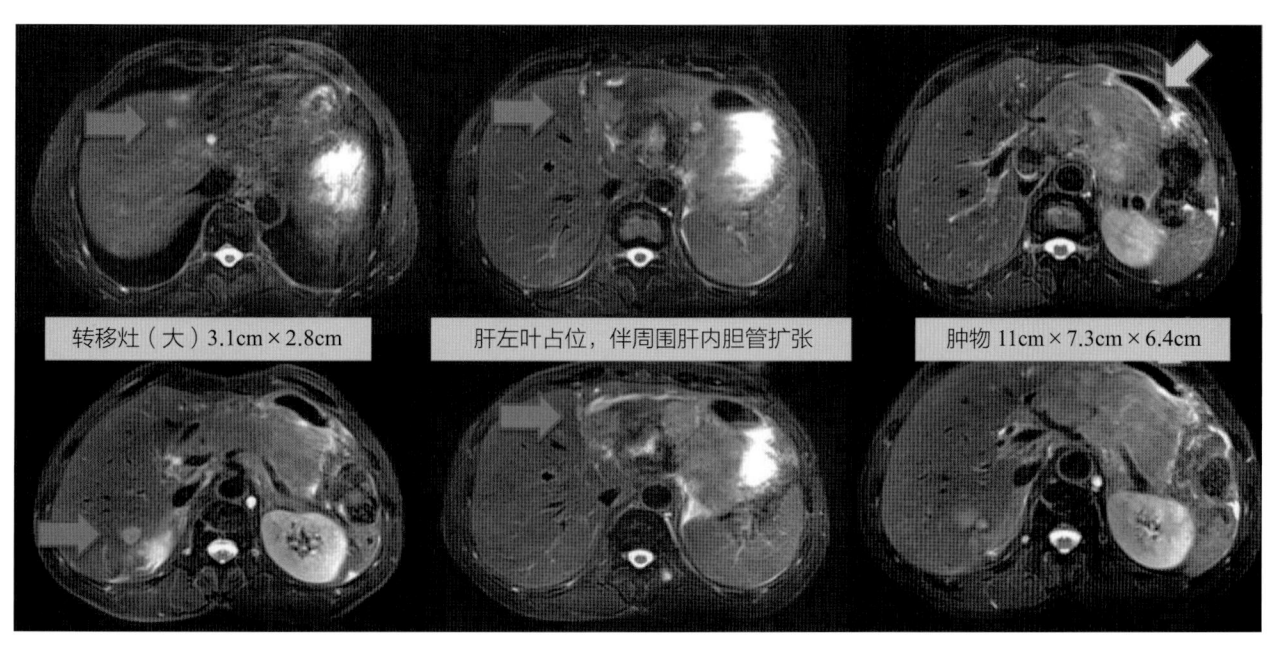

▲ 图2-2 肝脏增强MRI提示肝内多发转移，腹膜后巨大肿物

11cm，因此转化方案应选择需要高肿瘤退缩率的基础上尽可能降低治疗毒性。

2015年美国临床肿瘤学会（ASCO）上首次报道MSI-H结直肠癌可以从PD-1单抗治疗中获益，开启了免疫治疗新时代，随后2017年NCCN指南将免疫治疗作为初始不可切除dMMR结直肠癌的一线方案。结合患者意愿及上述研究结果，建议使用抗PD-1免疫治疗联合口服化疗药物，治疗期间密切监测免疫+化疗治疗不良反应。

【治疗方案及不良反应】

2020年12月20日，患者开始行信迪利单抗（每次200mg）联合卡培他滨单药化疗，每3周为1个疗程，共5个疗程。治疗期间，患者偶有恶心、呕吐等不适症状，均可自行缓解，无其他明显不适症状。

2021年4月8日，结束治疗5个疗程后进行全面评估，肝脏MRI示：①肝内可见多发结节影，考虑转移；②腹腔内及腹膜后可见结节及肿块影，最大约4.1cm×6.1cm（图2-3和图2-4）。

【进一步治疗】

治疗后评效部分缓解（PR），患者对免疫联合化疗治疗方案反应良好，经MDT再次讨论，决定维

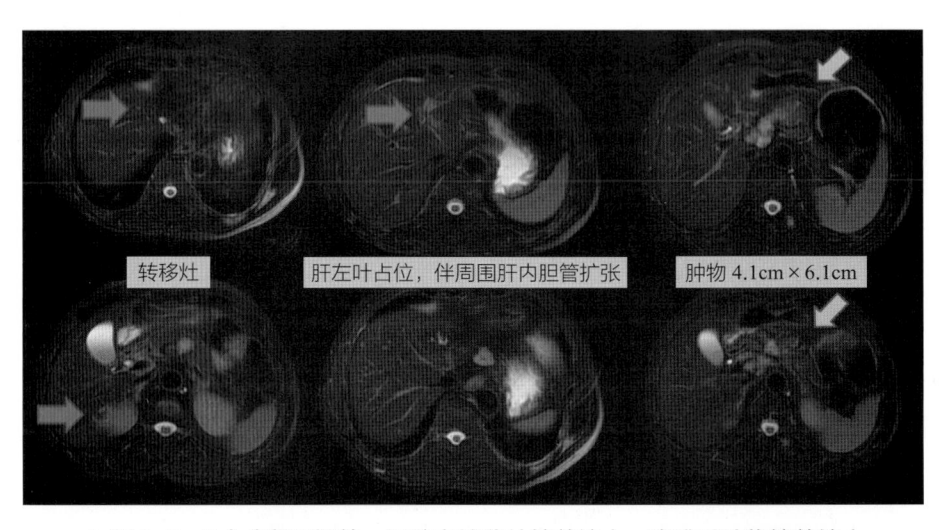

▲ 图2-3 5个疗程后评效：肝脏内转移灶较前缩小，腹膜后肿物较前缩小

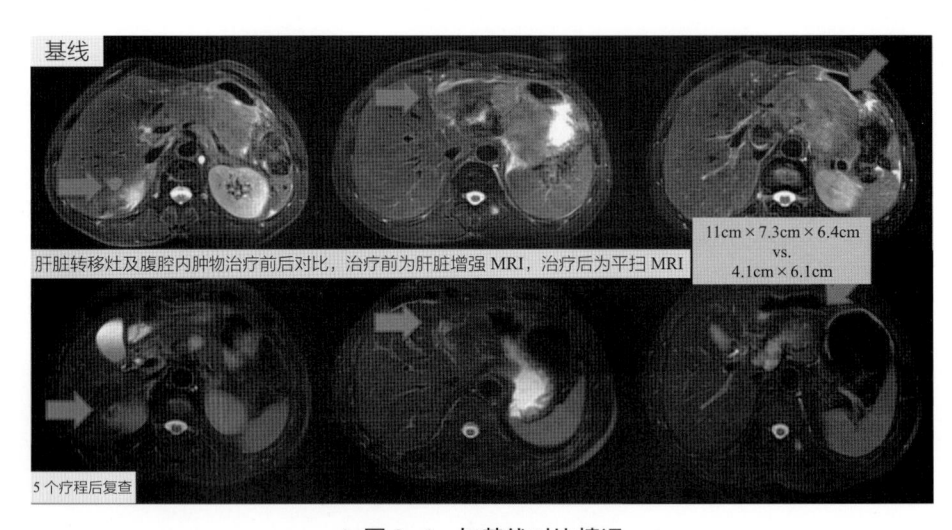

▲ 图2-4 与基线对比情况

持原方案治疗 5 个疗程后评效。

2021 年 8 月行肝脏 MRI 检查：①肝左叶结节较大，长径约为 2.3cm；部分肝脏病灶出现影像学消失（图 2-5）；②腹膜后肿物较前略减小，最大约为 5.1cm×3.0cm，与胰腺关系密切（图 2-6）。肠镜检查示：直肠肿物退缩良好（图 2-7）。

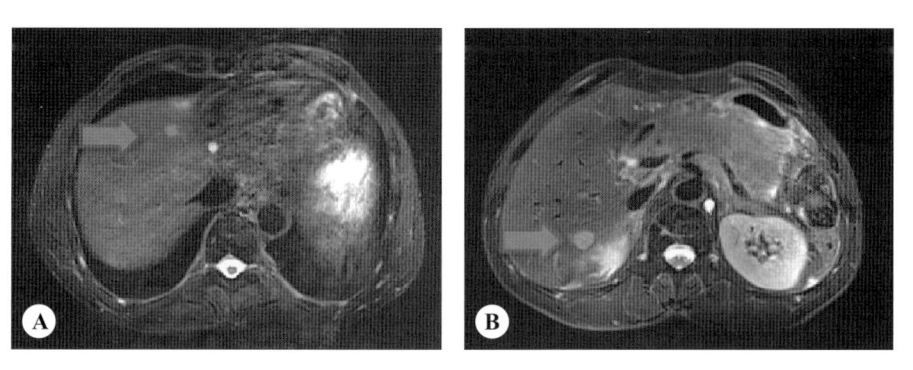

▲ 图 2-5　部分肝脏病灶出现影像学消失

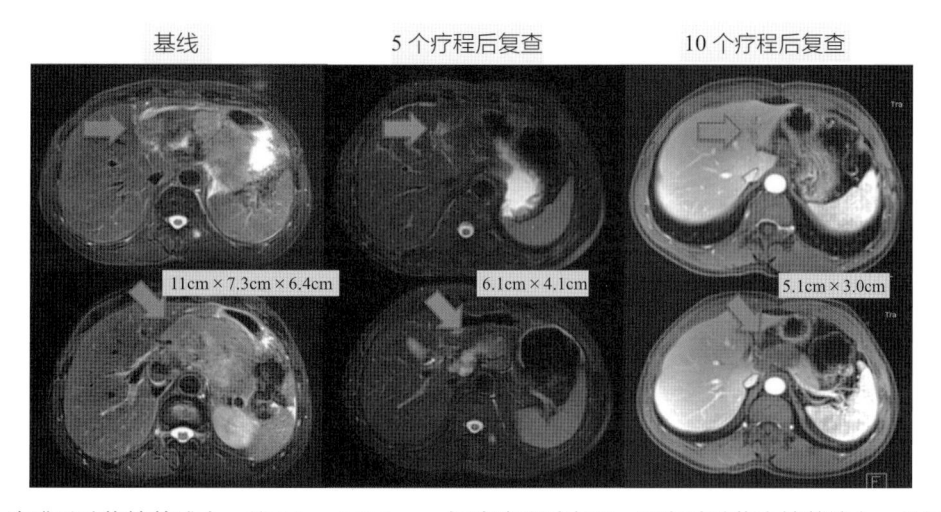

▲ 图 2-6　腹膜后肿物较前减小，约 5.1cm×3.0cm，与胰腺关系密切。肝左叶肿物也较前缩小，长径约为 2.3cm

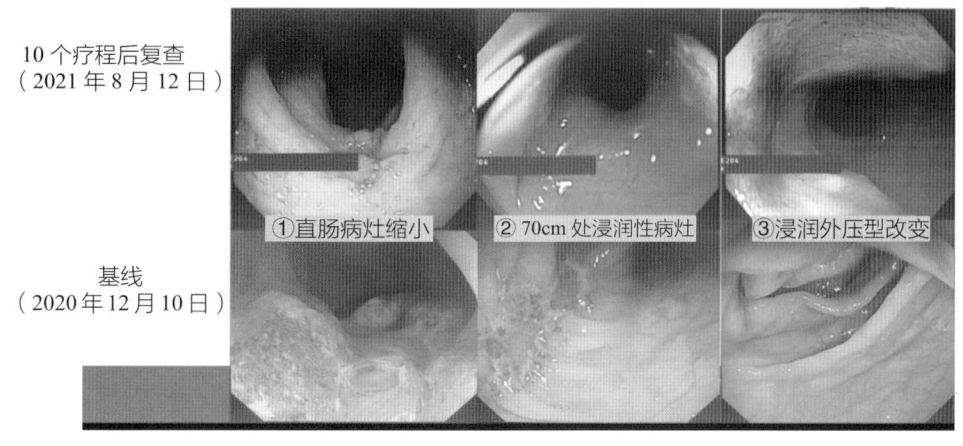

▲ 图 2-7　2021 年 8 月的肠镜结果显示距离肛门 4cm 处肿物退缩良好

患者整体治疗期间，无不良反应发生，过程顺利。肿瘤标志物 CA19-9 也降至正常范围内。后尊重患者及家属意愿，维持原方案，返回当地治疗，现一般情况良好。经电话随访，患者于当地行肝脏增强 MRI 检查提示，腹膜后肿物已降至 2.1cm×1.2cm。肿瘤标志物 CEA、CA19-9 均在正常范围内。

【诊疗小结】

59 岁男性患者，ECOG 评分 1 分，全野生型，MSI

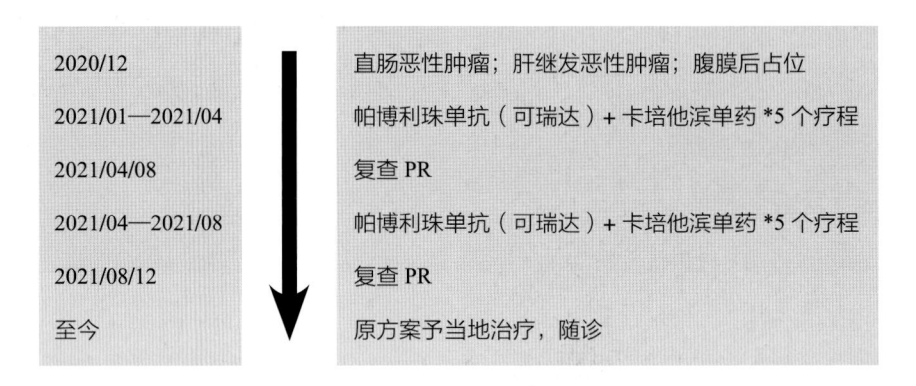

2020/12	直肠恶性肿瘤；肝继发恶性肿瘤；腹膜后占位
2021/01—2021/04	帕博利珠单抗（可瑞达）+ 卡培他滨单药 *5 个疗程
2021/04/08	复查 PR
2021/04—2021/08	帕博利珠单抗（可瑞达）+ 卡培他滨单药 *5 个疗程
2021/08/12	复查 PR
至今	原方案予当地治疗，随诊

【诊疗心得】

该患者初始入院时诊断为局部晚期直肠癌伴肝脏多发转移、腹膜后巨大肿物，CA19-9＞1000U/ml，初始不可切除，并且肿瘤负荷较大，按照标准治疗患者应接受转化治疗 – 手术 – 辅助化疗的三明治疗法，但传统转化治疗方案对于如此复杂的病情疗效较差。但后续患者基因测序结果提示为 MSI-H，为治疗带来新的希望。

2015 年 ASCO 首次报道了帕博利珠单抗在标准治疗失败后的结直肠癌患者中的探索研究，研究结果泾渭分明：dMMR 型患者有效率非常高，而 pMMR 型患者无一例有效。该研究开启了结直肠癌免疫治疗的时代。

该患者使用了免疫联合化疗的治疗方案，在指南中虽然未明确推荐化疗药物的联合使用，但经 MDT 团队综合讨论，对于肿瘤负荷大、体力状态良好的患者，应尽量追求治疗效果的最大化，达到肿瘤的最佳退缩。同时在治疗期间应密切监测免疫治疗 + 化疗的不良反应。事实证明，患者在整体治疗期间，除偶有恶心、呕吐外，均未发生无法耐受等其他不良反应，过程顺利。由于免疫治疗存在拖尾效应，所以可以在后续维持患者的治疗效果，甚至达到去手术化，实现 NED。该患者通过免疫联合化疗的治疗策略，各处肿瘤均缓解良好，并且耐受良好，为今后临床对该类患者的治疗提供了新希望。

（张　睿）

病例 3　MSI-H 晚期肠癌肝转移免疫治疗后缓解

【病例汇报】

患者，男性，31 岁。2020 年 10 月无明显诱因发现大便伴血丝入院。大便频率从日行 1~2 次增加至日行 3~4 次，每次量减少，伴血丝。既往史、个人史、家族史未见异常。查体：左下腹轻压痛，余无异常。辅助检查：血常规、肝肾功能正常，CEA、CA19-9、CA125 未见升高。

【初诊印象】

2020 年 11 月 20 日行上腹部（胸部 + 全腹）CT 平扫（增强用）：考虑乙状结肠肠癌伴肝多发转移（图 3-1）。

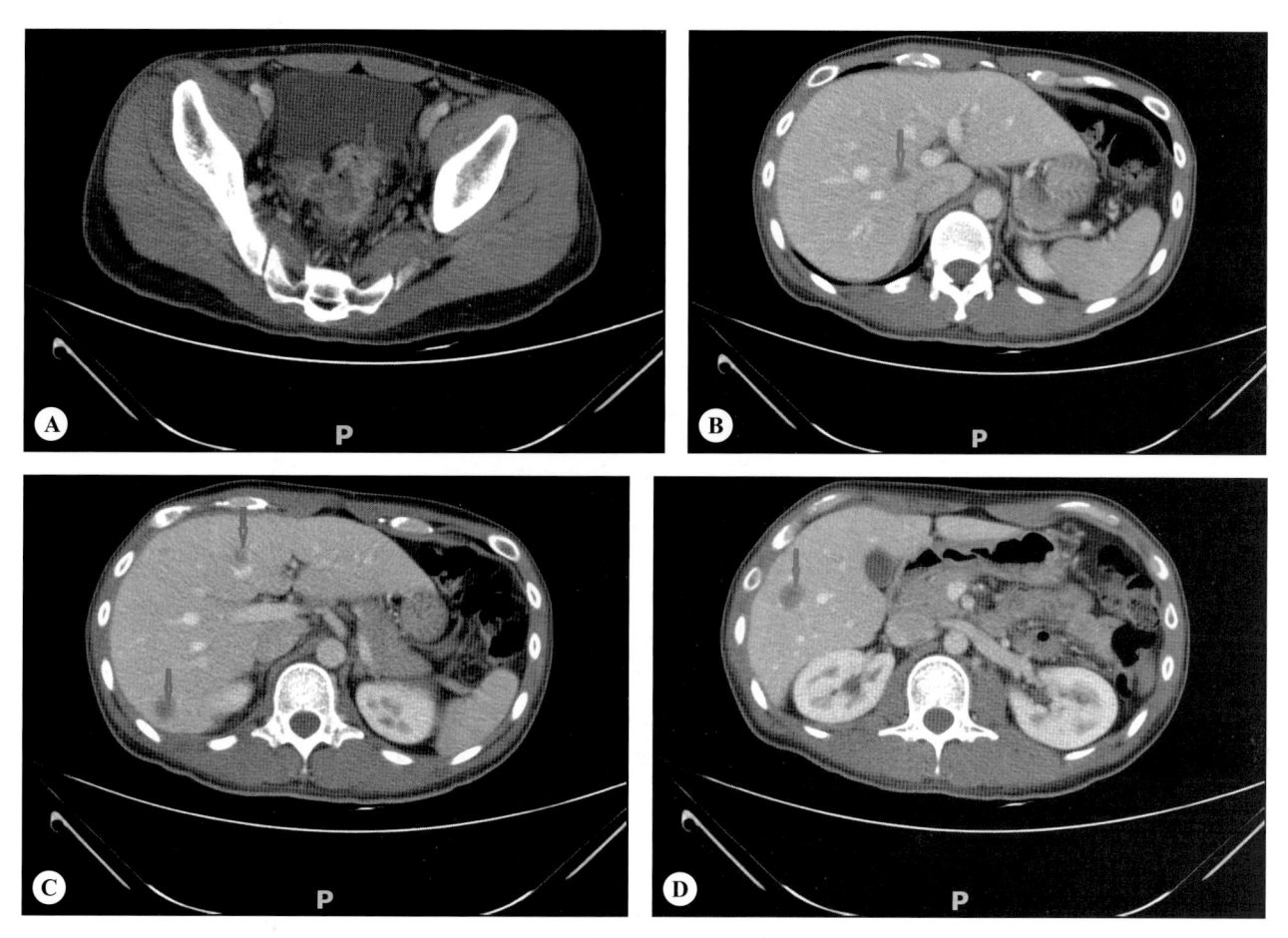

▲ 图 3-1 CT 平扫显示乙状结肠肠癌伴肝多发转移

2020 年 11 月 23 日肠镜检查提示大肠癌（仅入镜至距肛门约 15cm 处），镜下所见：大肠肿瘤，瘤细胞异型性明显，核分裂象易见，呈不规则腺管样或筛状浸润性生长，可见片状坏死，间质纤维组织增生伴炎细胞浸润（图 3-2）。病理诊断：（距肛门 15cm 处）腺癌，中分化。

因患者有梗阻危险，胃肠外科于 2020 年 11 月 26 日在全麻下对患者实行了乙状结肠切除术，经腹腔镜 + 肠粘连松解术，经腹腔镜 + 降结肠直肠吻合术 + 输尿管吻合术 + 空肠空肠吻合术。

术后病理提示：乙状结肠肿物及结肠中分化腺癌。肿瘤最大径约为 5cm；肿瘤浸润肠壁全层至浆膜脂肪组织；未见明确脉管癌栓及神经束侵犯；小肠浆膜面可见转移癌；外科切缘均未见癌；25 枚肠系膜淋巴结均未见癌转移；肿瘤病理分期：$pT_{4b}N_0$。免疫组化：P53（20%+），Ki-67（80%+），PD-L1（阴性试剂对照）（-），PD-L1（22C3）（CPS 10%+），EGFR（++），CD3（背景淋巴细胞 +），CerbB2（+），

广东省人民医院

肠镜检查报告单

检查日期：2020/11/23

姓名：王　　　　性别：男　　　　年龄：31　　　　检查号：
住院号：　　　　床号：60　　　　科室：普通外科一区　　设备：CF-Q260AI-132
临床诊断：乙状结肠恶性肿瘤　　　　症状：便血

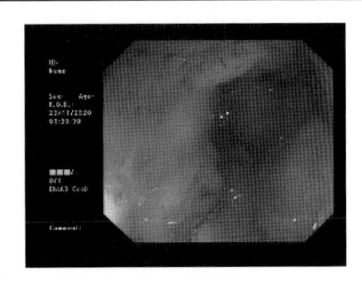

| 直乙交界 | 直乙交界 | 直肠 |

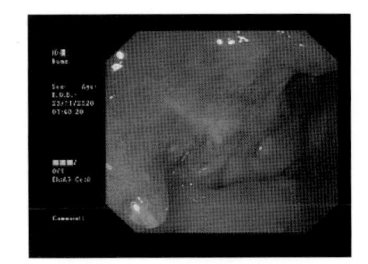

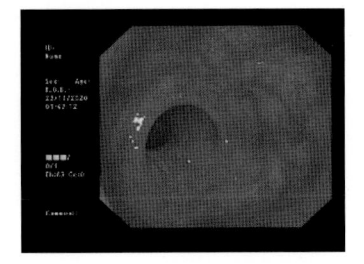

检查所见：
循腔进镜至距肛门约15cm直乙交界见一环腔生长肿物，近乎占据整个肠腔，镜端无法通过。肿物表现溃烂，质脆，易出血；活检。退镜观察，所见直肠黏膜光滑，未见新生物。

▲ 图3-2　2020年11月23日肠镜检查结果

MSH6（-），MSH2（-），PMS2（+），MLH1（+），C-MET（90%+），*KRAS*突变型，*BRAF*野生型。

患者诊断为晚期乙状结肠癌，伴肝多发转移（$pT_{4b}N_0M_1$），肿瘤负荷大，按照标准治疗方案，患者术后应该开始接受一线姑息性化疗±靶向治疗。但患者MSH6（-），MSH2（-），提示dMMR。

2015年美国临床肿瘤学会（ASCO）上首次报道MSI-H结直肠癌可以从PD-1单抗治疗中获益，开启了免疫治疗新时代。随后2017年NCCN指南将免疫治疗作为初始不可切除CRC的一线方案；2018年ESMO报道的NICHE研究结果提示dMMR结直肠癌予抗PD-1+抗CTLA-4新辅助免疫治疗后100%明显退缩，并且绝大多数患者的肿瘤出现了明显的消退。结合患者病理结果及上述研究结果，建议使用抗PD-1±CTLA-4免疫治疗，治疗期间密切监测免疫治疗不良反应。

【免疫治疗】

2020年12月24日开始行PD-1卡瑞利珠单抗200mg，每3周为1个疗程的免疫治疗至今，已治疗22个疗程。患者耐受良好，基本无不良反应。

【治疗过程中复查】

2021年7月复查肠镜，未见肿瘤复发迹象（图3-3）。2022年2月复查胸部+全腹增强CT，术区可见高密度缝线影（图3-4）。

【诊疗心得】

患者为晚期乙状结肠癌伴肝脏多发转移（$pT_{4b}N_0M_1$），肿瘤负荷大，初诊时因有梗阻危险，行乙状结肠切除术，经腹腔镜+肠粘连松解术，经腹腔镜+降结肠直肠吻合术+输尿管吻合术+空肠空肠吻合术。术后如按照标准治疗，患者应接受一线姑息性化疗±靶向治疗，但患者MSH6（-）、MSH2（-），提示微卫星高度不稳定（MSI-H）。根据NCCN指南，对于MSI-H患者推荐免疫治疗作为初始不可切

下篇 实战病例

广东省人民医院

肠镜检查报告单

检查日期：2021/7/26

姓名：王　　　　性别：男　　　　年龄：32　　　　检查号：
住院号：　　　　床号：17 床　　　科室：综合肿瘤二科　设备：肠镜 129-2115613
临床诊断：　　　　　　　　　　　症状：

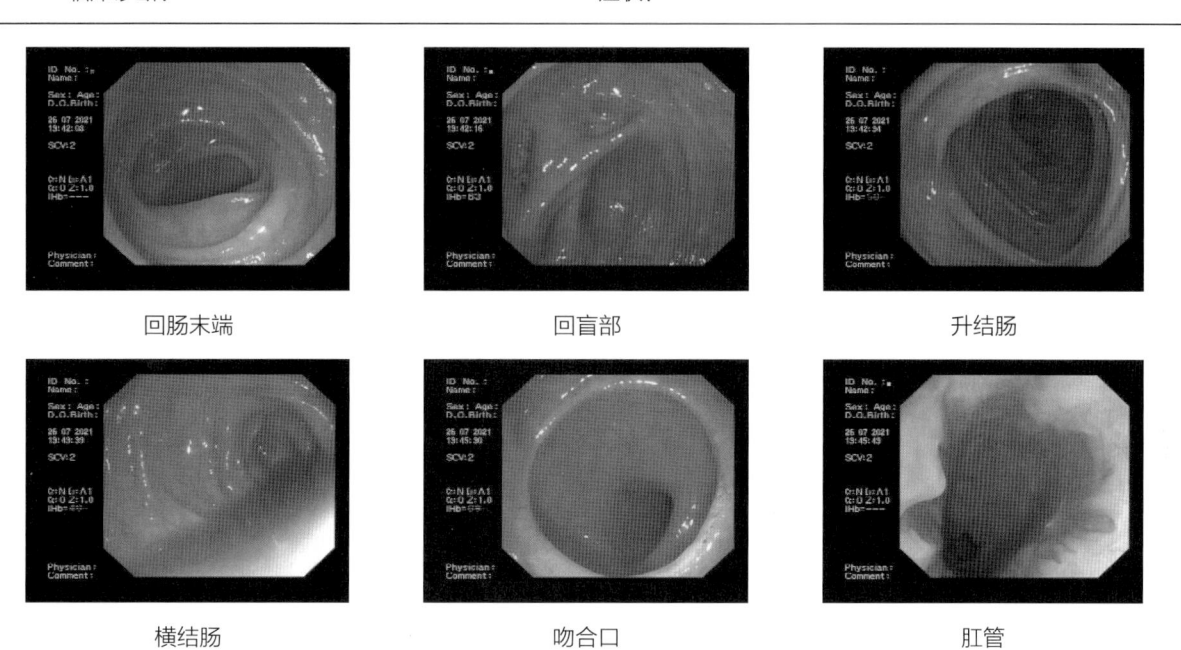

回肠末端	回盲部	升结肠
横结肠	吻合口	肛管

检查所见：
肠道清洁度差，循腔进镜顺利抵回肠末端，回末黏膜未见明显异常。退镜见回盲瓣及阑尾开口形态大致正常。反复进退镜观察，全大肠部分肠腔因有粪水积聚而窥视欠清，距肛门约 9cm 处见一吻合口，黏膜尚光滑；余所能见盲肠及各段结肠黏膜光滑，未见明显炎症、溃疡及新生物等异常。肛管可见痔核。

▲ 图 3-3　2021 年 7 月肠镜检查结果

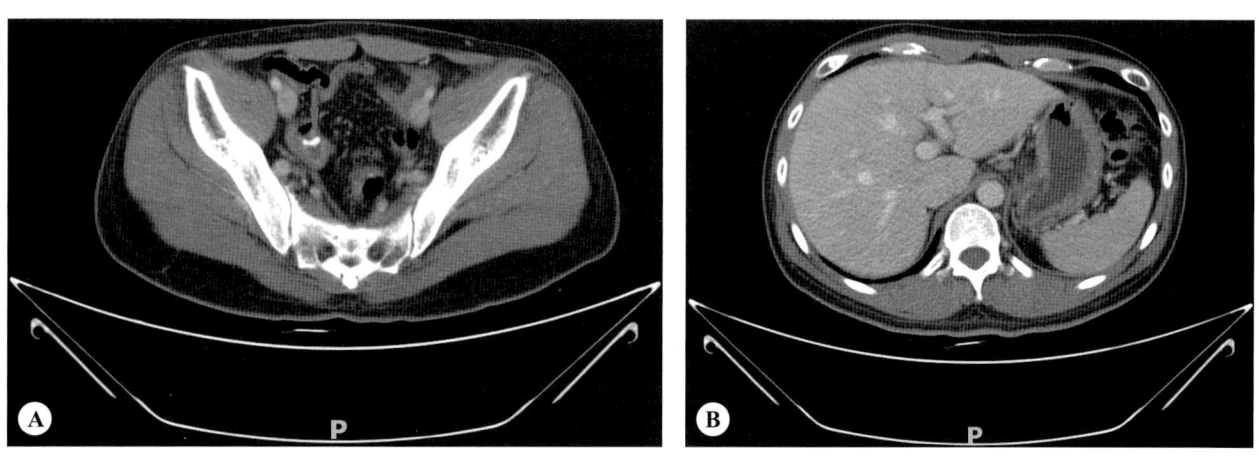

▲ 图 3-4　CT 平扫显示肝脏病灶基本消失

055

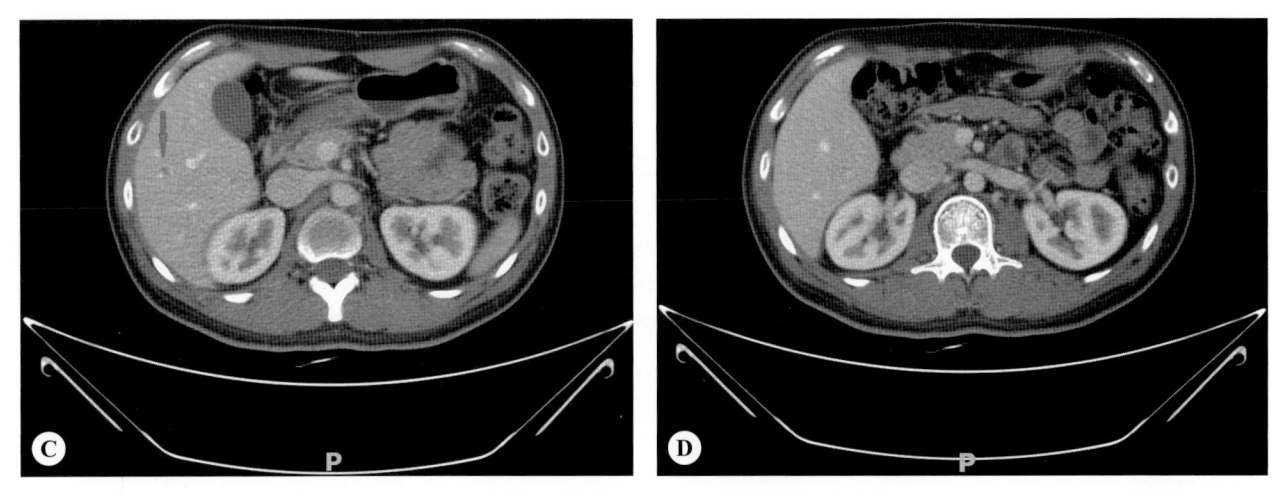

▲ 图 3-4（续） CT 平扫显示肝脏病灶基本消失

除 CRC 的一线方案。患者使用抗 PD-1 单药免疫治疗后肝脏转移灶明显缩小，疗效评估为 PR，接近 cCR，并且患者耐受性好，基本无不良反应。目前距离确诊已 1 年 5 个月，患者身体情况良好，既可请肝胆外科会诊进行肝转移灶的切除术，也可继续按期返院进行免疫治疗。初始不可切除的 mCRC 一直是治疗的难点，既希望能通过强烈治疗进行转化，但也希望尽量减少强烈治疗带来的毒性。然而，MSH-H 的 mCRC 患者能通过一种免疫抑制药即可达到满意的控制肿瘤的效果，不良反应也完全可控，为初始不可切除的 mCRC 患者/晚期结直肠癌的转化或姑息性治疗带来了一种非常理想的选择。

（马 冬）

病例 4　MSI-H 结肠癌术后吻合口复发免疫治疗后完全缓解

【病例汇报】

患者，女性，64 岁。2019 年 7 月无明显诱因下出现腹痛，以上腹部隐痛为主，阵发性发作，伴大便习惯改变，日行 3~4 次，无便血及黏液脓血便，无恶心、呕吐、腹泻等症状，未予以重视，随后上述症状逐渐加重。2020 年 1 月 23 日于当地医院就诊，行肠镜检查示：横结肠，距肛门 75cm 处见一隆起型新生物，病变致管腔狭窄，无法通过，活检质脆易出血。病理检查示：高级别上皮内瘤变伴癌变，腺癌形成。2020 年 2 月 6 日行全腹 CT 示：升结肠中远端肠壁增厚，较厚处约 2.1cm，增强后呈不均匀中等强化，相应管腔变窄，周围脂肪间隙模糊并见数个小淋巴结显示，考虑肿瘤性病变。排除手术禁忌证后，于 2020 年 2 月 12 日在全麻下行右半结肠癌根治术，术后病检示：（右半结肠）溃疡型中至低分化腺癌（含黏液腺癌成分），侵及浆膜外脂肪内，两断端未见癌累及。肠周脂肪组织内查见 15 枚淋巴结中 11 枚有癌转移。肿瘤最大直径约 7cm；（阑尾）未见癌转移。

2020 年 4 月 2 日患者就诊我院，基线查体：无特殊。家族史：无特殊。胸部及全腹部增强 CT 提示：结肠癌术后，吻合口周围脂肪略水肿模糊，其余未见确切肿瘤复发转移征象。肝、胆、胰、脾、双肾、子宫及附件未见异常。腹膜后显示少许小淋巴结节。双肺、纵隔未见明显异常。2020 年 4 月 5 日行卡培他滨口服化疗 1 个疗程（卡培他滨 1500mg，口服，每天两次，第 1~14 天，每 21 天一次）。2020 年

4月至2020年9月行mFOLFOX6方案化疗6个疗程。2020年6月16日胸部及全腹部增强CT示：结肠术后，吻合口区壁局部稍厚，未见明显肿瘤复发征象。

【局部复发及MDT综合治疗】

2020年9月23日患者于外院复查胸部及全腹部增强CT提示（图4-1）：右半结肠癌术后，右前腹壁瘢痕影系术后改变；回肠及近段横结肠吻合，吻合口管腔变窄，其后上方见结节，增强后边缘强化，中心部分坏死，周围脂肪层模糊，性质：肿瘤复发？局部包裹性积液？

2020年10月16日患者再次就诊我院，病理会诊及免疫组化提示（右半结肠）手术切除标本：高分化腺癌，部分为黏液腺癌，侵破肠壁全层，肠周脂肪组织见癌结节。肿瘤细胞免疫表型：MLH1（-），MSH2（+），MSH6（+），PMS2（-），Ki-67（60%）。结果提示：dMMR。2020年10月21日基因检测提示：*KRAS*野生型，*NRAS*野生型，*BRAF V600E*野生型。2020年10月22日完善电子肠镜提示（图4-2）：右半结肠术后吻合口新生物并取活检。病理诊断（图4-3）：（吻合口）腺癌。2020年10月26日PET/CT示：① 结肠癌术后，吻合口软组织肿块影，摄取增高，考虑肿瘤复发；② 周围脂肪间隙存在数个小淋巴结，考虑转移；③ 腹膜后数个小淋巴结节，轻度摄取，考虑炎性可能，随诊待排除转移。

MDT后考虑患者吻合口复发，有手术指征。

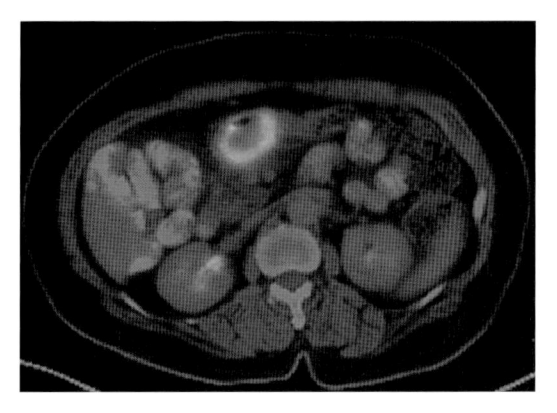

▲ 图4-1 增强CT示肿瘤复发

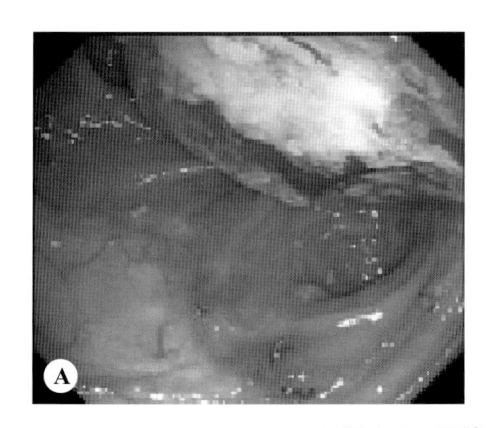

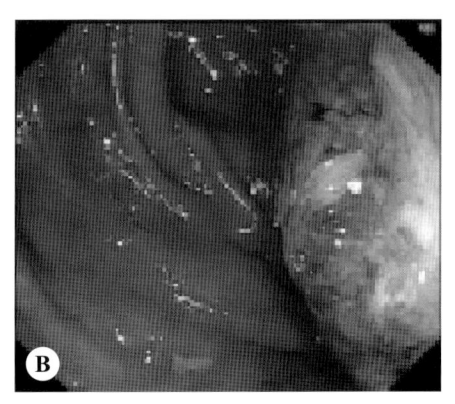

▲ 图4-2 肠镜示吻合口新生物

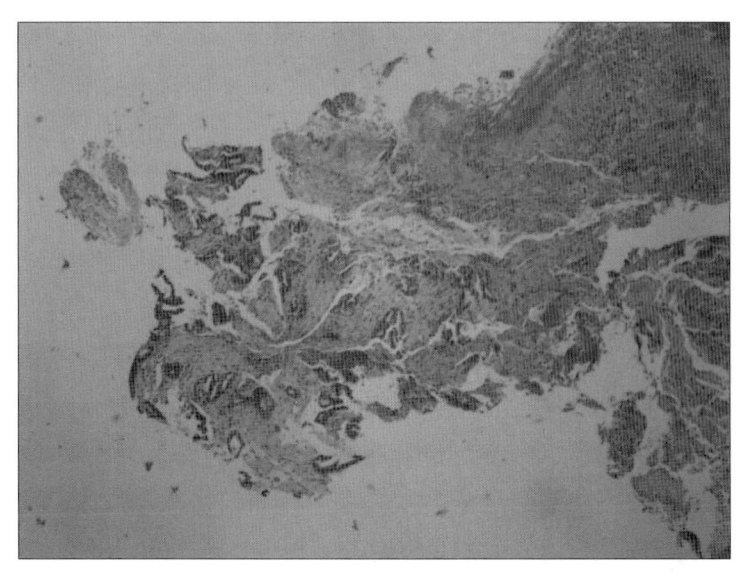

▲ 图 4-3 活检病理示（吻合口）腺癌

2020年11月7日在全麻下行剖腹探查+肠粘连松解+横结肠吻合口肠段及肿瘤切除+横结肠-回肠侧侧吻合+胰腺部分切除+腹腔灌注化疗术（雷替曲塞6mg）。术中见腹腔内多发、广泛粘连；肿瘤位于胰腺钩突前方，约8cm×7cm，向后侵及胰腺实质，部分包绕肠系膜上动静脉，向前侵及横结肠-回肠吻合口，肠腔内可见隆起溃疡形成，约5cm×4cm。术后病理示：（吻合口肠段及肿瘤）中-低分化腺癌伴坏死，侵及肠壁全层，灶区侵及浆膜，肠管两侧切缘未见癌累及，环周切缘查见癌累及。肠周脂肪组织内扪及淋巴结（9枚中有3枚）查见癌转移。（肿瘤及部分胰腺组织）胰腺组织查见癌累及。

【免疫治疗及不良反应】

2020年12月29日复查胸及全腹增强CT示（图4-4A）：结肠术后，吻合口稍厚；邻近胰头旁不规则结节样影，融合成团，较前明显，大者约2.3cm，待排肿瘤性病变。腹膜后少许小及稍大淋巴结。肿瘤标志物：CA19-9 147U/ml；CEA 20.36ng/ml。综合患者症状、影像学及术后病理（环周切缘查见癌累及；胰腺组织查见癌累及），诊断为右半结肠中-低分化腺癌术后（pT$_3$N$_{2b}$M$_0$ ⅢC期，dMMR，KRAS/NRAS/BRAF V600E 野生型）化疗后吻合口复发术后。

排除免疫治疗禁忌后，2020年12月30日开始行信迪利单抗200mg，静脉滴注，每21天一次免疫治疗。2021年3月18日胸部及全腹部增强CT示（图4-4B）：结肠术后，吻合口稍厚；邻近胰头旁包裹性积液并周围软组织肿厚可能，较前减轻。腹膜后少许小及稍大淋巴结，均较前相似。肿瘤标志物：CA19-9 11.77U/ml；CEA 1.48ng/ml。疗效评价：PR。患者继续行免疫治疗。2021年6月17日复查胸部及全腹部增强CT示（图4-4C）：结肠术后，吻合口稍厚，较前稍减轻；原邻近胰头旁包裹性积液并周围软组织肿厚，较前未见明显显示。腹膜后少许小及稍大淋巴结，部分较前缩小。肿瘤标志物：CA19-9 10.89U/ml；CEA 1.03ng/ml。疗效评价：CR。患者后定期复查疗效评价持续CR。

最近一次复查时间为2022年3月18日，复查胸部及全腹部增强CT示（图4-4D）：结肠术后，吻合口区未见确切占位影，腹膜后少许小及稍大淋巴结，均较前相似。肿瘤标志物：CA19-9 13.11U/ml；CEA 1.18ng/ml，均在正常范围内。

下篇 实战病例

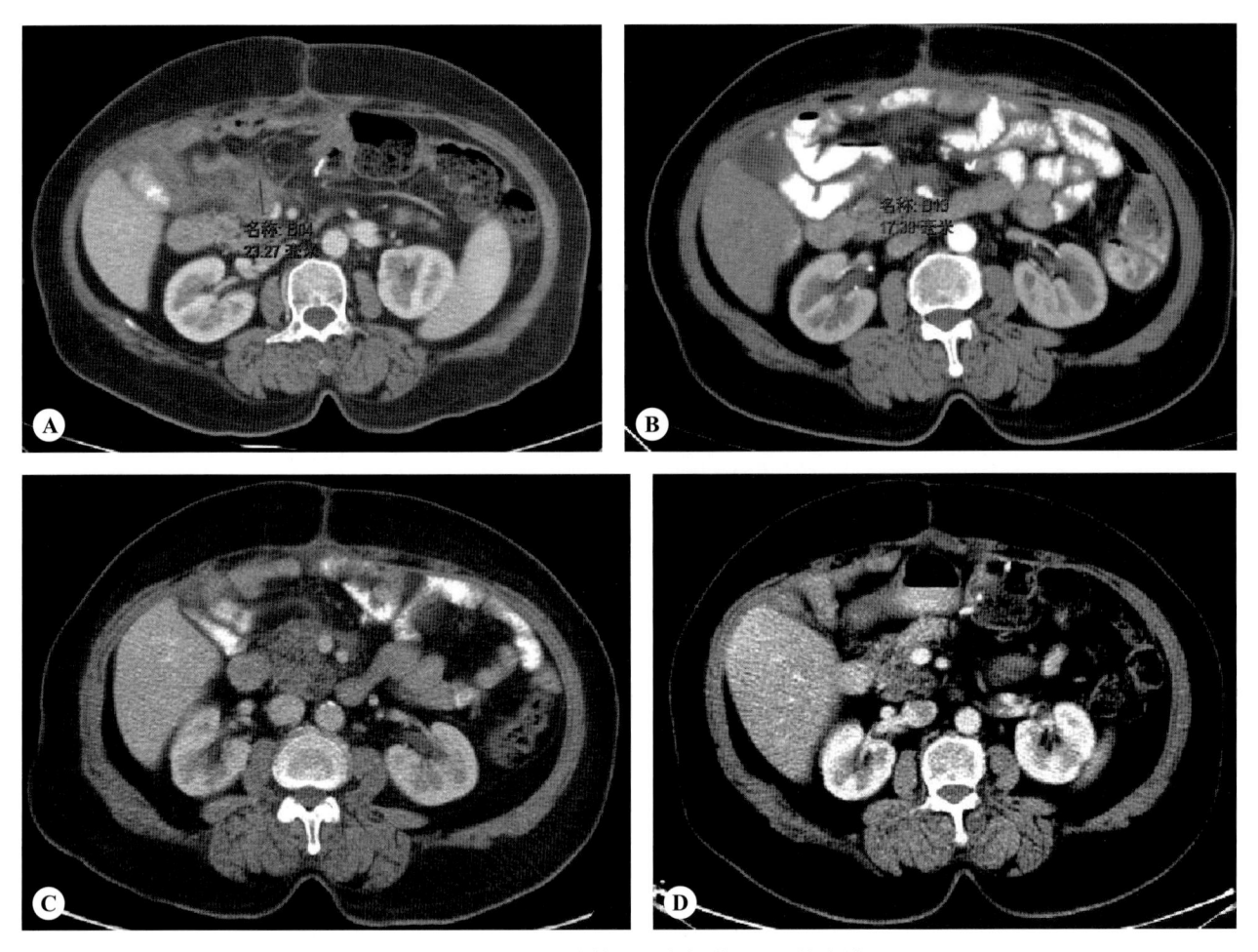

▲ 图 4-4 患者治疗前后全腹部增强 CT 检查结果

A. 腹部 CT 提示邻近胰头旁肿瘤性病变；B. 3 个疗程免疫治疗后疗效评价：部分缓解；C. 6 个疗程免疫治疗后疗效评价：部分缓解；D. 免疫维持治疗持续完全缓解

患者免疫治疗期间，定期复查甲状腺功能及心肌标志物，2021 年 12 月 14 日甲状腺功能提示 FT_3 为 2.01pg/ml，FT_4 为 0.62ng/ml，TSH＞70.95U/ml，抗甲状腺球蛋白抗体 177.6U/ml，考虑为"免疫治疗相关性甲状腺功能减退"，患者无甲状腺功能减退相关症状，予以口服左甲状腺素钠片后恢复正常。其余无特殊不良反应。

【诊疗小结】

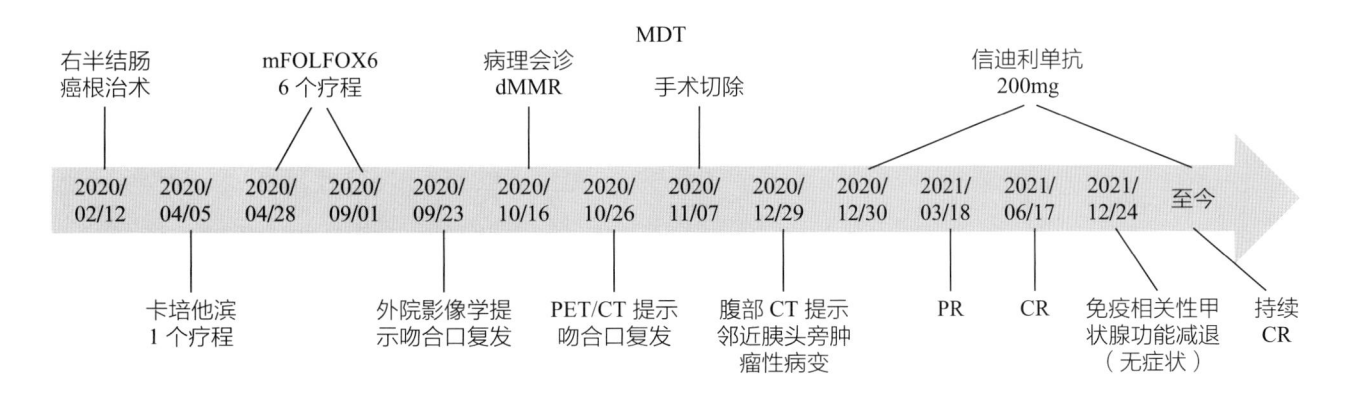

2020/02/12	右半结肠癌根治术
2020/04/05	卡培他滨 1 个疗程
2020/04/28	mFOLFOX6 6 个疗程
2020/09/01	
2020/09/23	外院影像学提示吻合口复发
2020/10/16	病理会诊 dMMR
2020/10/26	PET/CT 提示吻合口复发
2020/11/07	MDT
2020/12/29	手术切除
2020/12/30	腹部 CT 提示邻近胰头旁肿瘤性病变
2021/03/18	PR
2021/06/17	CR
2021/12/24	免疫相关性甲状腺功能减退（无症状）
至今	信迪利单抗 200mg 持续 CR

059

【诊疗心得】

患者为局晚期结肠恶性肿瘤术后ⅢC期，病情进展迅速，术后辅助化疗期间出现吻合口复发。病理会诊提示为dMMR，MDT建议行手术切除，术中见肿瘤侵及广泛，未能行R0切除。术后复查发现腹腔肿瘤复查PD-1免疫治疗后完全缓解并持续获益。患者目前PFS已经接近16个月。

基于Keynote-177研究结果，PD-1免疫检查点抑制药（帕博利珠单抗）成为MSI-H/dMMR晚期肠癌患者标准一线治疗，并被国内外权威指南纳入首选推荐。由于帕博利珠单抗高昂的价格，部分患者及家庭难以承受，国产PD-1免疫检查点抑制药作为可选择方案，同样能够为患者带来显著的获益。MSI-H/dMMR作为特殊类型肠癌亚组，能够从免疫治疗中获益，成为所有结直肠癌患者应该常规检测的生物标志物。2017年美国FDA已经批准帕博利珠单抗用于MSI-H/dMMR不可手术切除或转移性的实体瘤患者，这也是全球首个以非瘤种获批的药物适应证。

有相关调查显示结直肠癌中MSI-H/dMMR比例仅有13%（晚期结直肠癌仅为6%~8%），且并非所有MSI-H/dMMR晚期肠癌都能够从免疫治疗中获益，Keynote-177结果显示免疫单药的有效率仅为45%，如何逆转此类型患者的耐药，目前有大量的临床研究都在招募中，包括双免疫、免疫联合靶向、免疫联合靶向联合化疗等都在积极探索。除此之外，MSI-H/dMMR肠癌新辅助免疫治疗也正在进行中并展现出非常有希望的前景。随着越来越多的免疫治疗探索，期待这类患者能够真正地被治愈。

（金永东　陈根华）

病例5　dMMR晚期结肠癌PD-L1抗体治疗后缓解

【病例汇报】

患者，男性，39岁。于2016年11月7日因"肠镜提示升结肠新生物"行右半结肠癌根治术，术后病理提示：中分化腺癌，浸润全层，切缘未见癌，肠系膜淋巴结（0/19），免疫组化：MLH1（+），MSH2（-），MSH6（-），PMS2（+）。术后于2016年12月开始行FOLFIRI方案化疗6个疗程，末次化疗时间为2017年8月。2018年4月24日复查腹部CT提示：术后复发可能。PET/CT提示：结肠癌术后，升结肠区恶性肿瘤并邻近肠系膜多发淋巴结转移。患者出现右侧腰部疼痛，并逐渐加重。2018年4月30日开始行XELOX方案化疗1个疗程，2018年5月22日基因检测结果：*KRAS*突变型，*NRAS*、*BRAF*野生型，故给予XELOX+贝伐珠单抗治疗1个疗程。2018年6月14日复查CT提示：右腹部结肠吻合口区肿块影较前增大，考虑病情进展。2018年6月15日开始给予FOLFIRI+贝伐珠单抗治疗4个疗程，末次治疗时间为2018年8月8日。2018年8月8日复查CT提示：右腹部结肠吻合口区肿块影稍增大，病情进展。疾病史：否认高血压、糖尿病、冠心病等病史。家族史：否认家族性肿瘤史及遗传性疾病史。

【初诊印象】

患者为年轻男性，否认肿瘤家族史，术后病理组织免疫组化：MLH1（+），MSH2（-），MSH6

（−），PMS2（＋），属于 dMMR 晚期结肠癌患者。初步诊断为散发型 dMMR 结肠癌，具体诊断为：右半结肠癌术后复发转移（中分化腺癌）pT$_3$N$_0$M$_0$，rT$_3$N$_x$M$_{1b}$（大网膜、吻合口）ⅣB 期 ECOG 1 分。

2015 年美国临床肿瘤学会（ASCO）LBA100 报道 13 例 dMMR 结肠癌患者接受 PD-1 单抗治疗，ORR 为 62%，DCR 达到 92%，为 MSI-H/dMMR 结直肠癌患者免疫治疗开启了大门。该患者为 dMMR 晚期结肠癌，标准一线、二线治疗后进展。因经济条件受限，无条件接受上市 PD-1 单抗。故于 2018 年 9 月 7 日参加 PD-L1 单抗临床研究。

【免疫治疗及不良反应】

2018 年 9 月 18 日患者开始行 PD-L1 单抗试验药物免疫治疗，治疗过程中患者未出现免疫相关不良反应，用药期间监测血常规、肝肾功能、甲状腺功能、促肾上腺皮质激素（adrenocorticotropic hormone，ACTH）等均正常。2019 年 1 月 22 日系统评估，依据 iRECIST 标准评估为 PR，至今为持续 PR（图 5-1）。

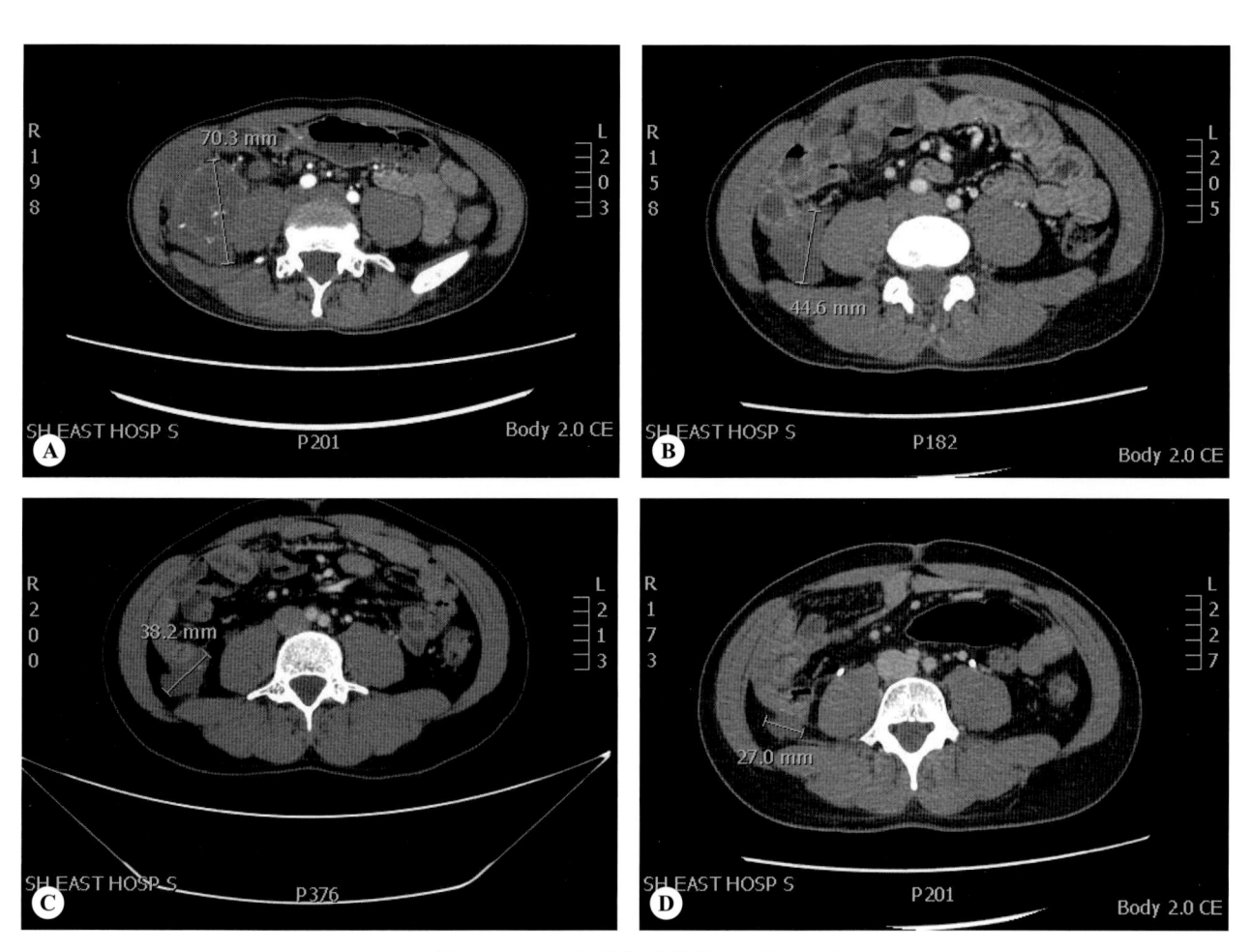

▲ 图 5-1 患者治疗前后增强 CT 检查结果
A. 2018 年 9 月 17 日基线影像；B. 2019 年 1 月 22 日复查；C. 2020 年 1 月 13 日复查；D. 2020 年 12 月 24 日复查

【诊疗小结】

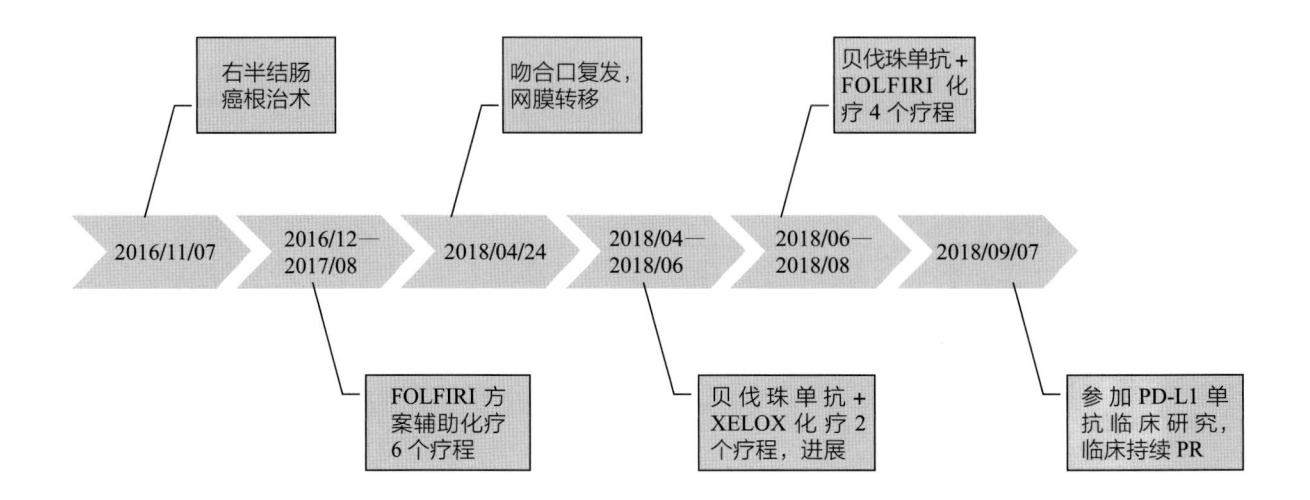

```
2016/11/07 → 右半结肠癌根治术
2016/12—2017/08 → FOLFIRI 方案辅助化疗 6 个疗程
2018/04/24 → 吻合口复发，网膜转移
2018/04—2018/06 → 贝伐珠单抗+XELOX 化疗 2 个疗程，进展
2018/06—2018/08 → 贝伐珠单抗+FOLFIRI 化疗 4 个疗程
2018/09/07 → 参加 PD-L1 单抗临床研究，临床持续 PR
```

【诊疗心得】

患者为 dMMR 晚期结肠癌，吻合口复发后姑息一线、二线化疗进展，后接受 PD-L1 单抗免疫治疗，维持病情缓解近 4 年。目前 Keynote-177 随机对照Ⅲ期临床研究结果支持 dMMR/MSI-H 晚期结直肠癌一线应用 PD-1 单抗。而在 dMMR/MSI-H 晚期结直肠癌二线、三线治疗中，Keynote-164、CheckMate-142、CN-006 等临床研究为 PD-1/PD-L1 应用提供了循证医学证据，并写入 2022 CSCO 结直肠癌指南。该患者即为一例晚期 dMMR 右半结肠癌，三线 PD-L1 单抗治疗后明显缓解的成功案例。

该患者的治疗过程仍有值得考量之处：第一，患者术后辅助治疗方案为 FOLFIRI 方案，不甚规范，因此临床指南及专家共识的推广和普及工作仍待加强；第二，免疫检查点抑制药应用期限尚无定论。相关临床研究结果支持 PD-1/PD-L1 应用 2 年，或者至疾病进展。2022 年 ASCO GI 报道 GERCOR NIPICOL 研究显示，纳武利尤单抗联合伊匹木单抗治疗 1 年对于化疗耐药 MSI-H/dMMR mCRC 仍显示出持久的治疗活性。因此，对于 MSI-H/dMMR 晚期结直肠癌免疫治疗应用期限、免疫联合免疫的策略，以及 PD-1 单抗剂量的优化和个体化诊疗，仍有待于进一步解决。

（薛俊丽）

病例 6 MSI-H 局部晚期肠癌新辅助免疫治疗后病理完全缓解

【病例汇报】

患者，男性，39 岁。因"腹痛腹泻半年余"就诊于当地医院，完善肠镜提示："乙状结肠隆起物，性质待查"，遂于 2020 年 2 月 11 日就诊于我院。入院后查体无阳性发现。辅助检查肿瘤标志物：CEA 为 7.10μg/L。肠镜：进镜 14～30cm 见 3.0cm×4.0cm 环形菜花状肿物，肠腔狭窄，肠镜尚能通过。病理活检：（乙状结肠）腺癌。CT：乙状结肠肠壁增厚并不规则肿块，与周围小肠、骶前筋膜及膀胱分界不清。肠周及肠系膜区多枚肿大淋巴结，较大者约 1.7cm×1.3cm（图 6-1）。完善基因检测：*KRAS* 基

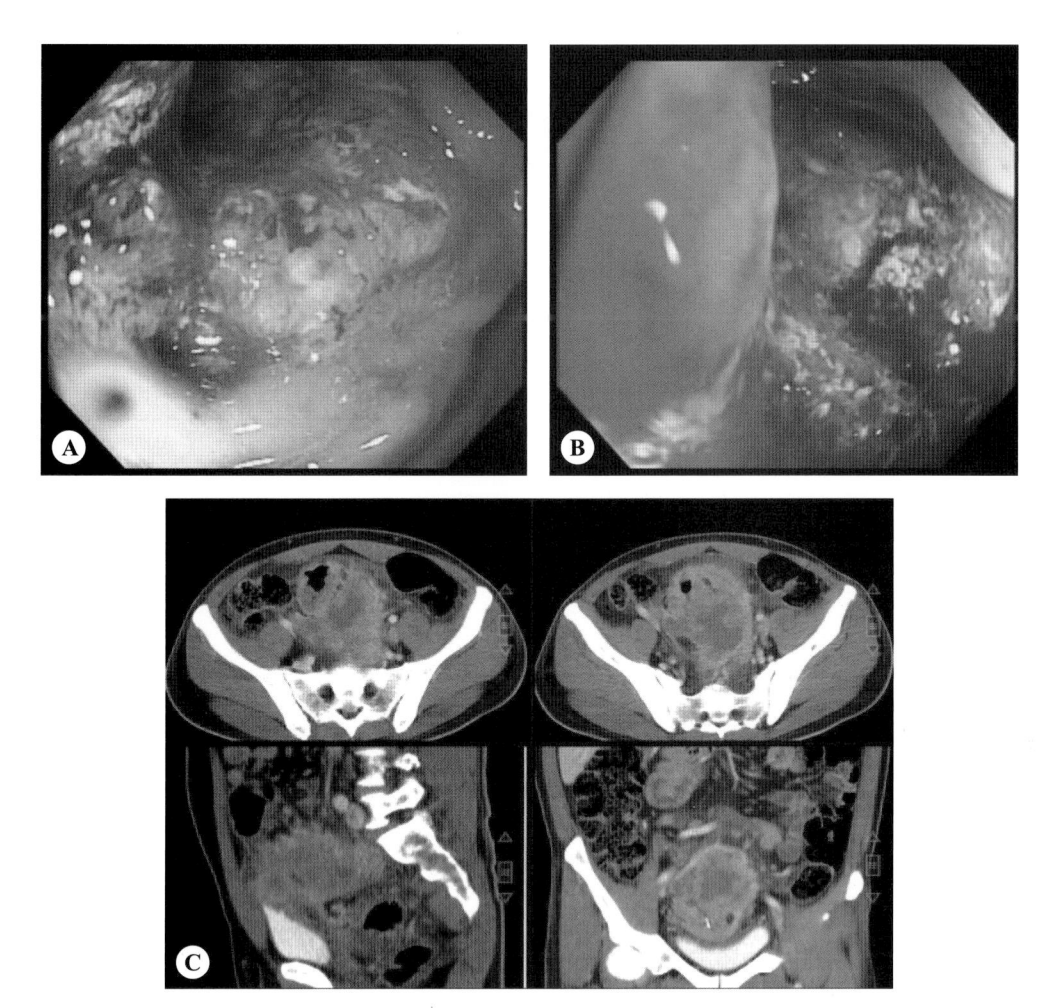

▲ 图 6-1　A 和 B. 患者治疗前肠镜检查结果；C. 患者治疗前 CT 检查结果

因 2 号外显子突变，*NRAS*、*BRAF*、*PIK3CA* 基因经检测未突变，微卫星不稳定检测到 MSI-H。诊断：直乙交界恶性肿瘤（cT$_{4b}$N+M$_0$ Ⅲ期，MSI-H）。

【治疗经过】

第一阶段：经评估有新辅助化疗指征，于 2020 年 2 月 20 日起，该患者行 "XELOX" 方案化疗 4 个疗程，CT 疗效评估为：PR（图 6-2）。

患者于 2020 年 6 月 5 日拟行乙状结肠癌根治术，但术中探查发现肿瘤质硬无法根治，仅行乙状结肠造口术。术后 2 个月复查 CT：乙状结肠肠壁增厚，与膀胱分界不清，于膀胱后壁处见大小约 3.5cm×2.8cm 的病灶，考虑 PD（图 6-3）。

第二阶段：换化疗方案为 "FOLFIRI"，行 3 个疗程后复查 CT：膀胱后壁处见大小约 5.6cm×4.0cm 的病灶，疗效评估：持续 PD（图 6-4）。

第三阶段（免疫治疗阶段）：经 MDT 讨论后建议更换为 PD-1 单抗治疗，遂于 2020 年 9 月 8 日开始，共进行免疫治疗 12 次，末次治疗时间为 2021 年 4 月 30 日。治疗期间复查 CT，疗效评估为持续 PR（图 6-5）。

2021 年 3 月 17 日复查肠镜：循腔进镜至距肛门 18cm 乙状结肠处，见一不规则的半环形红色瘢痕

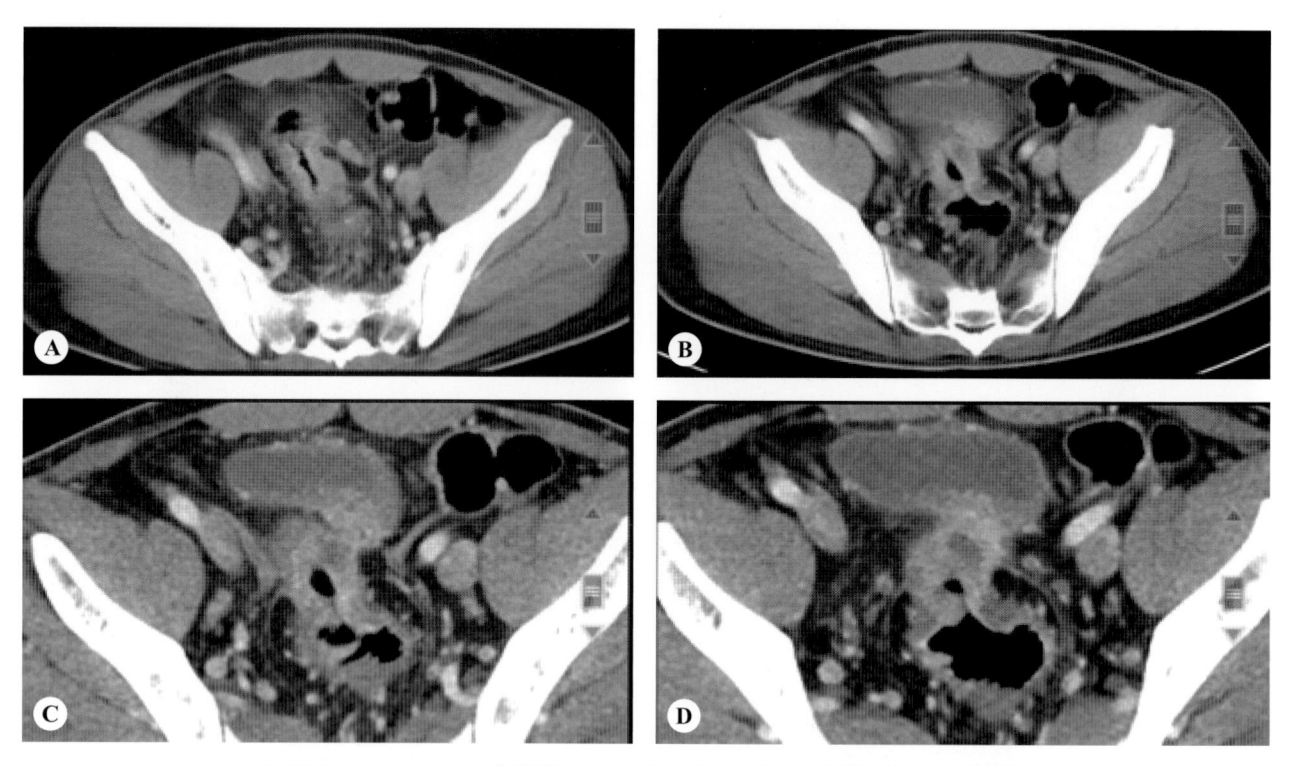

▲ 图 6-2　XELOX 4 个疗程后 2020 年 4 月 22 日 CT 疗效评估：部分缓解

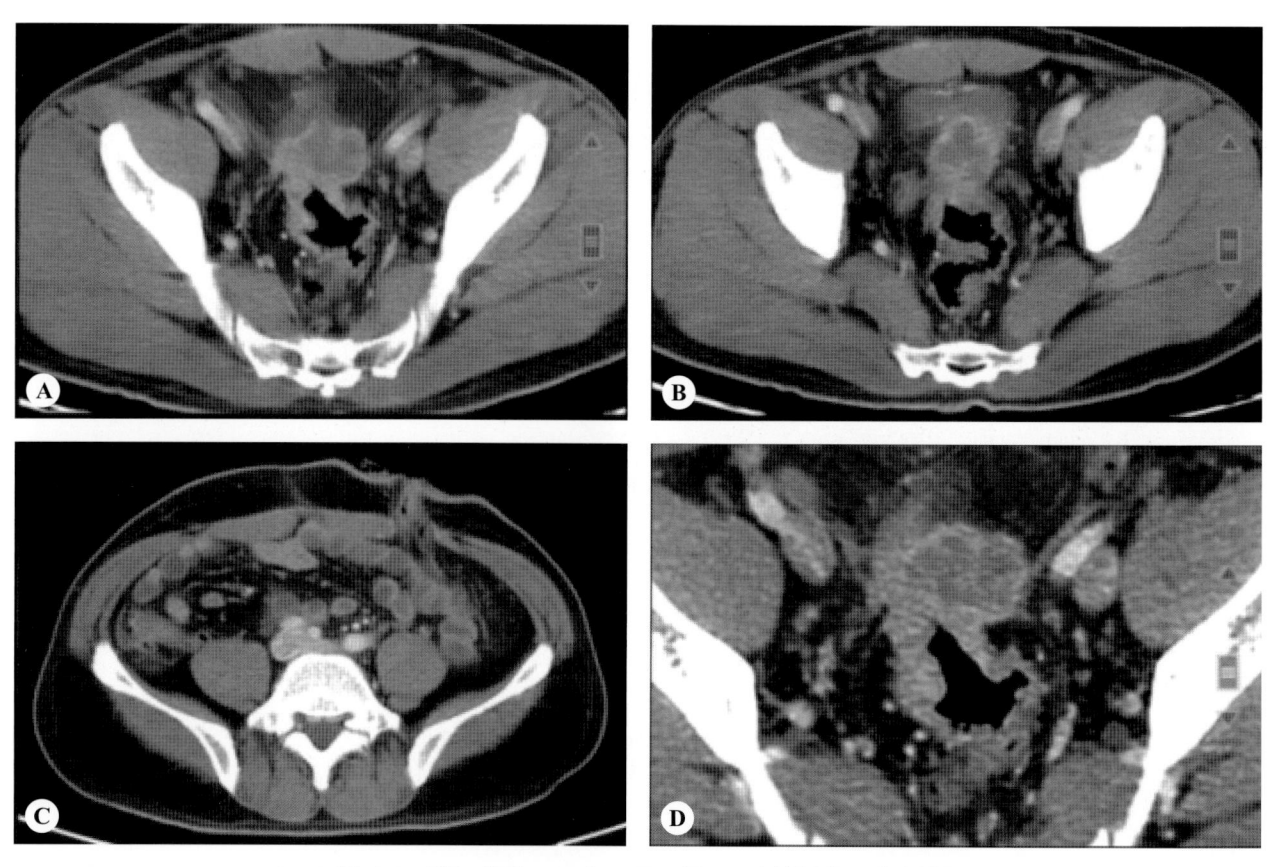

▲ 图 6-3　造口术后 2020 年 8 月 6 日 CT 疗效评估：疾病进展

下篇 实战病例

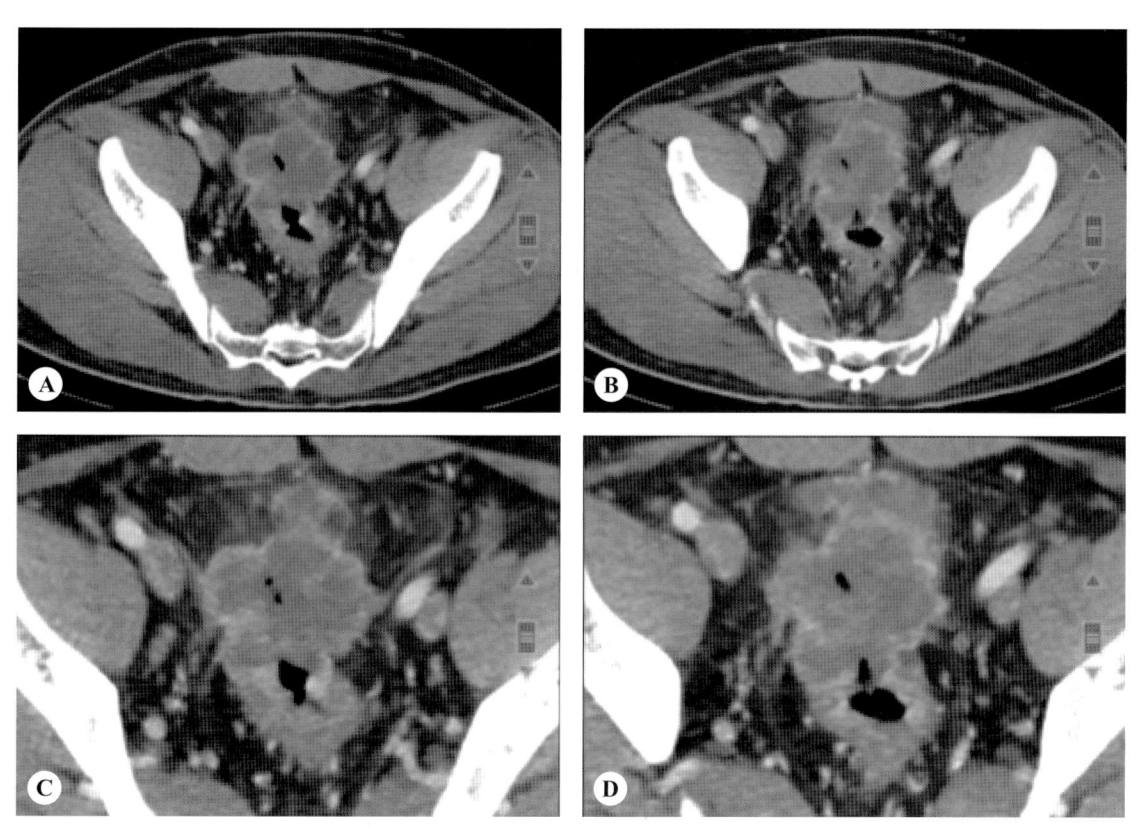

▲ 图 6-4 FOLFIRI 3 个疗程后 CT 疗效评估：疾病进展

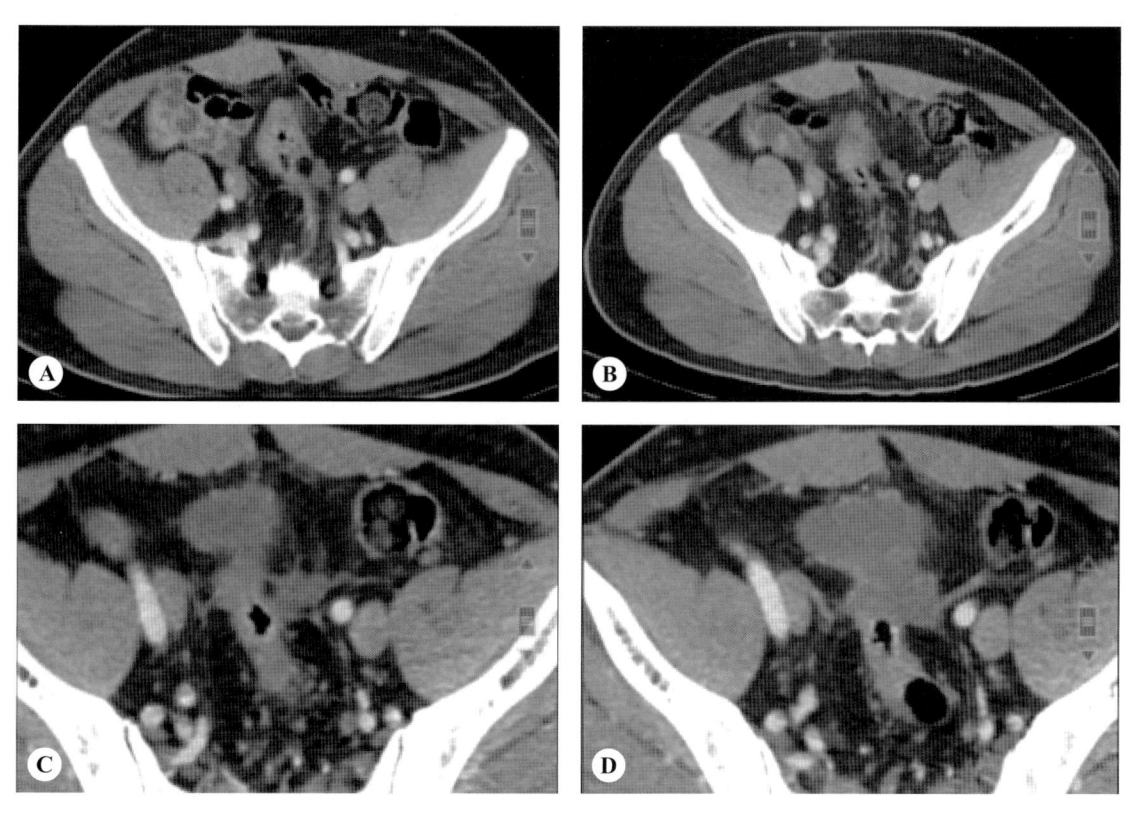

▲ 图 6-5 免疫治疗 12 个疗程疗效评估：部分缓解

065

样肿物，黏膜发红，充血水肿明显，边缘黏膜纠集，皱襞挛缩，肠腔狭窄，内镜不能通过。病检：（乙状结肠）慢性黏膜炎。

患者于 2021 年 9 月 10 日在全麻下行直肠癌根治术（Dixon 术）+ 结肠回纳术，术后病理结果：①溃疡区全取：肠壁黏膜固有肌层全层未见大片黏液湖，未见癌细胞，另见少许多核巨细胞，考虑治疗后改变；TRG 分级：0 级。②标本两切缘、环周切缘、"上切缘""下切缘"于镜下未见癌组织。③ 13 枚肠系膜淋巴结于镜下均未见癌转移。脉管（-），神经（-）。肿瘤病理分期：ypT_0N_0，病理完全缓解（图 6-6）。

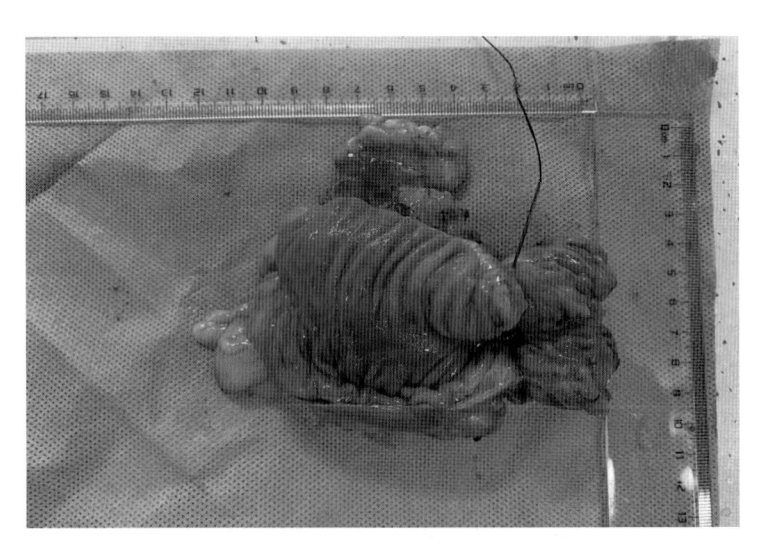

▲ 图 6-6 手术摘取标本

【免疫治疗相关不良反应】

患者在接受 12 个疗程免疫治疗后出现乏力、呼吸困难，查体：体温：36.5℃，心率 140 次 / 分，呼吸 30 次 / 分，血压 80/35mmHg，血氧饱和度 70%，面罩吸氧后为 85%。神志欠清，口唇青紫，呼吸急促，双肺呼吸音粗，双下肺可闻及湿啰音。肺部 CT 提示双肺炎症（图 6-7）。

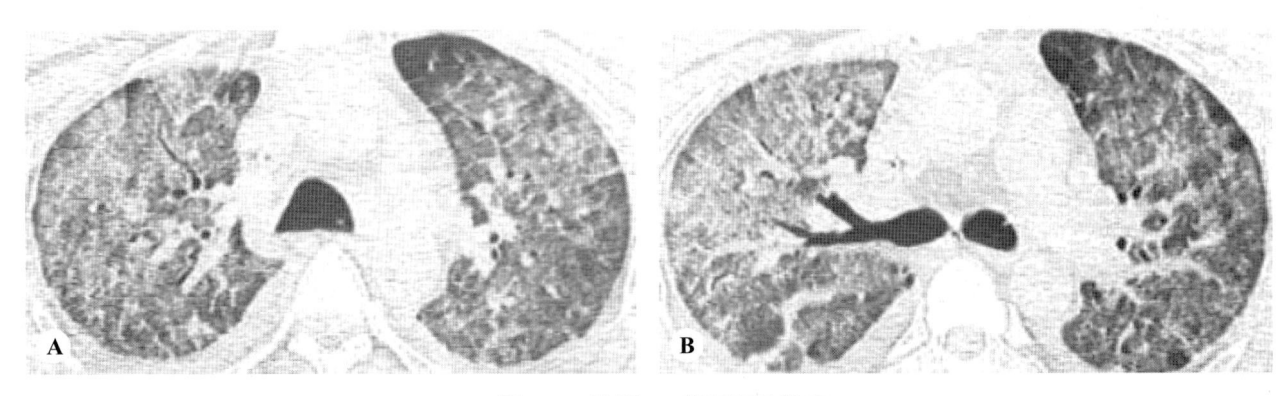

▲ 图 6-7 肺部 CT 提示双肺炎症

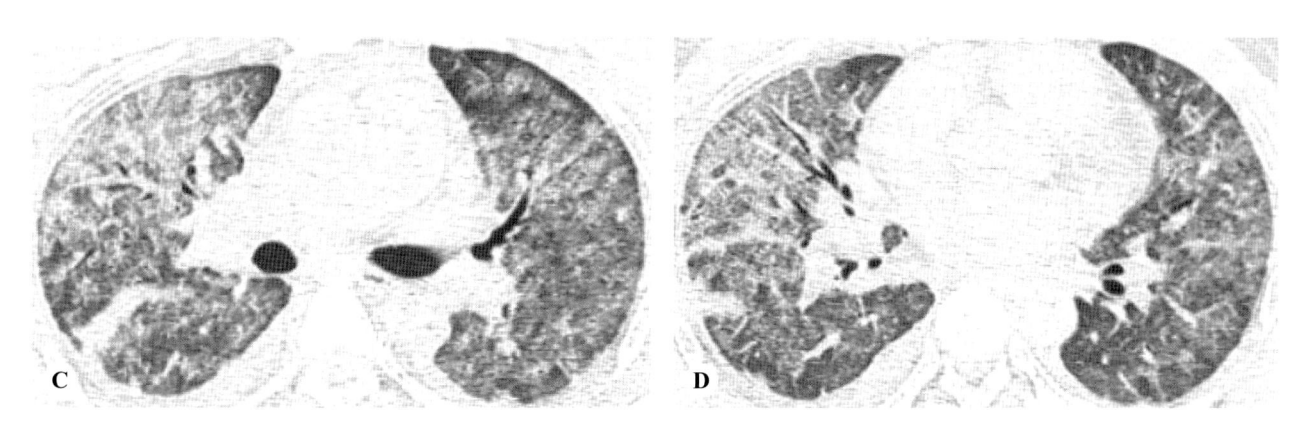

▲ 图 6-7（续） 肺部 CT 提示双肺炎症

考虑患者为 PD-1 单抗所致免疫相关性肺炎的可能性大，行痰培养后，于 2021 年 6 月 7 日给予静脉推注注射用甲泼尼龙琥珀酸钠（40mg，每天 3 次），同时给予吸氧、抗感染、化痰平喘等对症治疗。1 周后复查肺部 CT 提示双肺散在炎性病变，较前吸收（图 6-8）。

2021 年 7 月 18 日复查 CT：双肺炎症基本吸收。遂予甲泼尼龙琥珀酸钠逐步减量，患者恢复良好出院并改口服甲泼尼龙片 40mg/d 继续维持治疗。

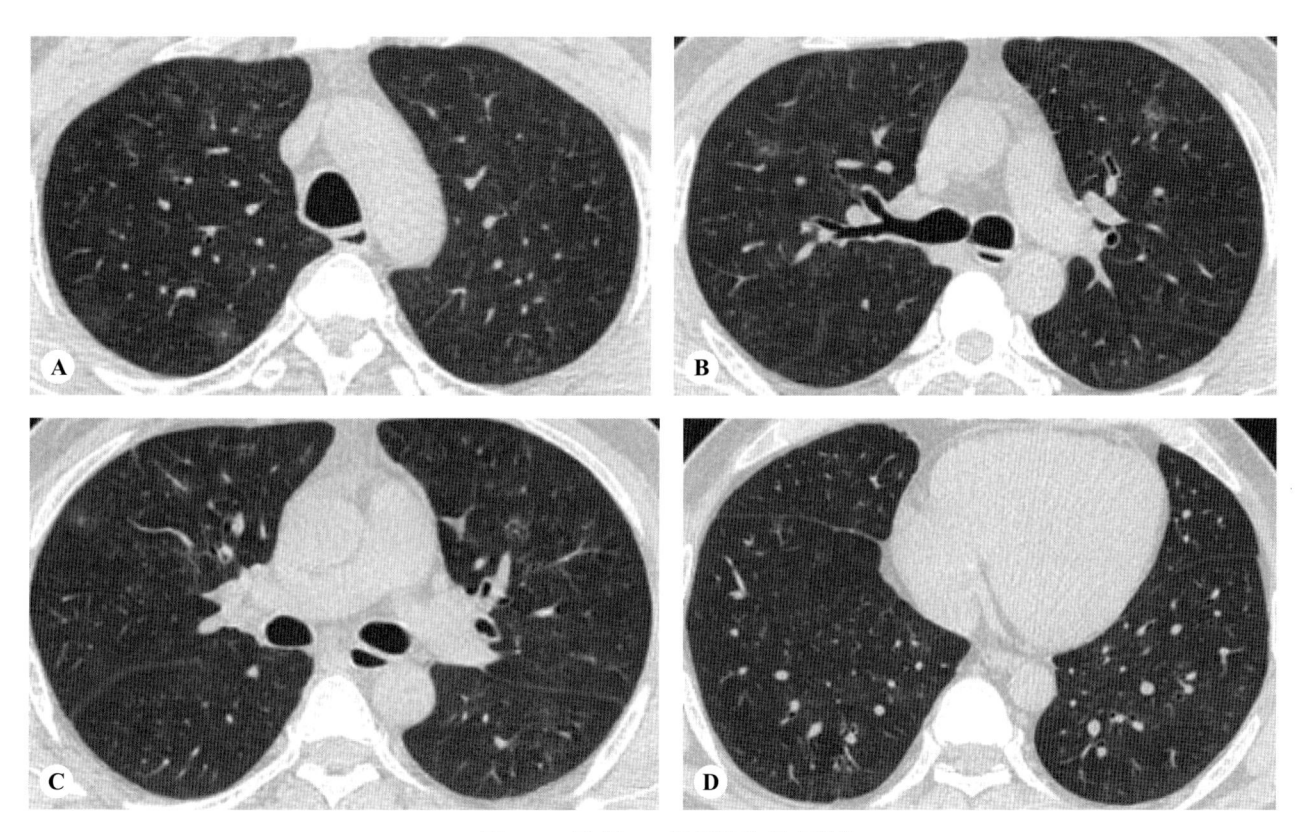

▲ 图 6-8 肺部 CT 提示双肺炎症吸收

【诊疗小结】

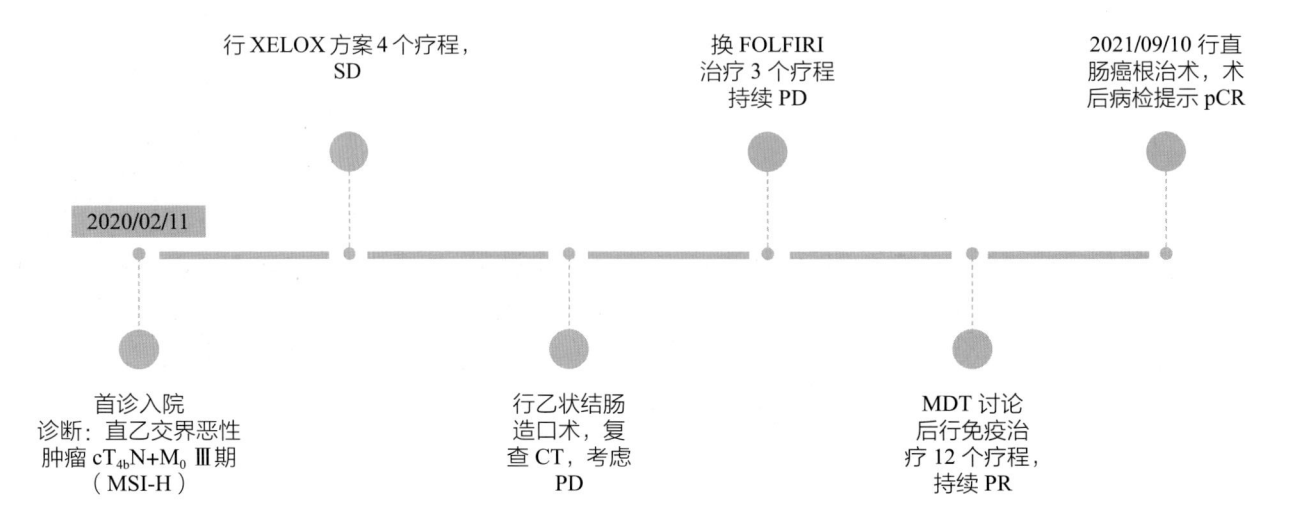

- 2020/02/11 首诊入院 诊断：直乙交界恶性肿瘤 $cT_{4b}N_+M_0$ Ⅲ期（MSI-H）
- 行 XELOX 方案 4 个疗程，SD
- 行乙状结肠造口术，复查 CT，考虑 PD
- 换 FOLFIRI 治疗 3 个疗程 持续 PD
- MDT 讨论后行免疫治疗 12 个疗程，持续 PR
- 2021/09/10 行直肠癌根治术，术后病检提示 pCR

【诊疗心得】

本例患者为 MSI-H 局部晚期结直肠癌（locally advanced rectal cancer，LARC），XELOX 和 FOLFIRI 方案治疗效果均不理想，行 XELOX 方案至 4 个疗程后评估病灶达 SD 尝试手术治疗，却因肿瘤质硬无法根治仅行乙状结肠造口。提请 MDT，改用免疫治疗后，患者持续 PR，12 个疗程后顺利行乙状结肠癌根治术，术后病理结果示 pCR。现距离患者确诊已 2 年余，目前患者生活状态良好，复查结果良好。该患者传统化疗无法达到转化目的，经免疫治疗后达到转化目的并最终病理提示 pCR。目前也有证据显示新辅助免疫治疗为 MSI-H 的 LARC 患者带来了希望，提高了 R0 切除率，对于低位 LARC 患者，经新辅助免疫治疗达 cCR 后，也可采取等待和观察策略，不仅实现了器官保全而且保证了肿瘤学预后。建议所有新诊断的肠癌患者都应该进行 MSI 的 PCR 检测或 MMR 的免疫组化检测，无论是新辅助、转化或姑息治疗，都可能为 MSI-H 或 dMMR 肠癌患者提供新的治疗选择。

（张 旋 高 品）

病例 7　MSI-H 局部晚期直肠、结肠癌免疫治疗后 R0 切除

【病例汇报】

患者，男性，52 岁。2021 年 3 月出现大便次数增多，遂就诊于当地医院。2021 年 4 月 11 日肠镜示：距肛门 10cm 处出现菜花样肿物，侵犯肠腔一周伴肠腔狭窄，升结肠近肝曲，可见菜花样肿物，肠腔狭窄，无法进镜。直肠肿瘤、升结肠肿瘤，横结肠多发息肉。直肠病理：腺癌。2021 年 4 月 12 日在全麻下行腹腔镜探查，发现直肠肿瘤浸润膀胱壁及右侧腹壁入盆口右侧输尿管，升结肠肿瘤与十二指肠胆囊浸润，两处肿瘤无法切除，遂行回肠造口、肠粘连松解术。院外检测 *RAS*+*BRAF* 野生型，HER2 阴性，MSI-H，后就诊于我院。查体：无阳性体征。家族史：父母健在，一兄一姐患肠癌，侄女患肠癌。本院检查：2021 年 4 月 27 日 CT（腹部）检查提示：回肠造口术后改变，直肠上段－乙状结肠癌，系膜多发肿大淋巴结，膀胱壁可疑累及，周围间隙模糊，种植灶不除外。升结肠肠壁增厚，请结合内镜检查（图 7-1）。

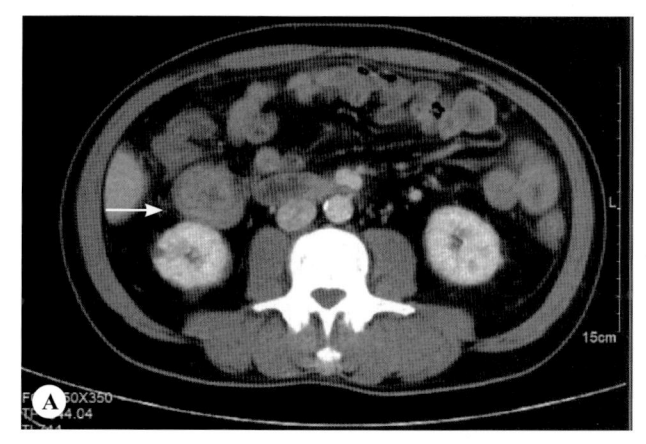

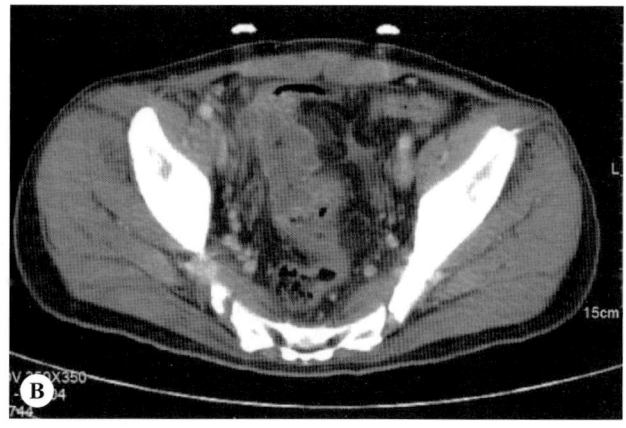

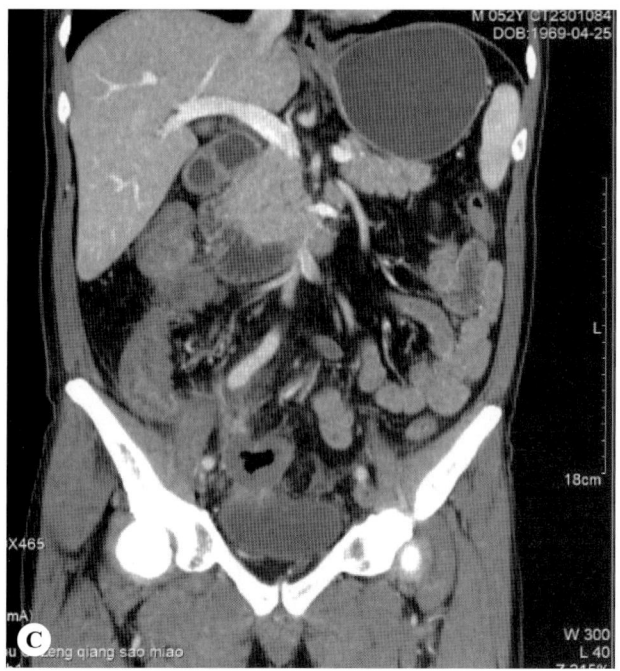

▲ 图 7-1　2021 年 4 月 27 日腹部增强 CT 结果

【初诊印象】

患者为中年男性，一兄一姐及其侄女都患肠癌，外院基因检测 *RAS+BRAF* 野生型，HER2 阴性，MSI-H，肠镜及 CT 提示直肠癌，升结肠癌。诊断考虑：Lynch 综合征，升结肠（cT$_3$N$_1$M$_0$，ⅢB 期），直肠 – 乙状结肠癌（cT$_{4b}$N$_1$M$_0$，ⅢC 期）。

患者肠道两处肿瘤，一处位于直肠上段，另一处位于右半肝曲结肠，两处肿瘤负荷大，局部晚期，当地医院腹腔镜探查后发现直肠肿瘤浸润膀胱壁及右侧腹壁入盆口右侧输尿管，升结肠肿瘤与十二指肠胆囊浸润，两处肿瘤无法切除，遂行回肠造口。

2017 年 NCCN 指南将免疫治疗作为 MSI-H/dMMR mCRC 后线方案。Ⅲ期临床研究 Keynote-177 证实帕博利珠单抗单药一线治疗相较标准治疗方案显著延长 MSI-H/dMMR 晚期结直肠癌患者的 PFS。CheckMate-142 证实纳武利尤单抗在 MSI-H/dMMR 晚期结直肠癌二线患者中也有 31% 的 ORR，在一线中抗 PD-1+ 抗 CTLA-4 双免疫治疗有 64% 的 ORR。结合患者意愿及上述研究结果，建议使用抗 PD-1

免疫治疗，患者要求行纳武利尤单抗治疗，治疗期间密切监测免疫治疗不良反应。

【治疗经过及不良反应】

患者于 2021 年 4 月 28 日开始纳武利尤单抗注射液 180mg 免疫治疗，每 2 周一次，共 6 个疗程，末次治疗日期为 2021 年 7 月 12 日，过程顺利，患者无明显不适。期间 3 次治疗后复查腹部 CT（2021 年 6 月 18 日）：回肠造口术后改变，直肠上段 - 乙状结肠癌，系膜小肿大淋巴结，膀胱壁可疑累及，较前（2021 年 4 月 27 日）明显缩小。升结肠肠壁增厚，较前缩小（图 7-2）。6 次治疗后（2021 年 7 月 21 日）腹部 CT：回肠造口术后改变，直肠上段 - 乙状结肠癌，系膜多发稍肿大淋巴结，膀胱壁可疑累及，周围间隙模糊，较前片（2021 年 6 月 18 日）大致相仿（图 7-3）。升结肠肠壁增厚，请结合内镜检查。2021 年 7 月 20 日胸部 CT：两肺散在小增殖灶，建议年度复查。2021 年 7 月 21 日无痛肠镜：进镜 10cm 见黏膜黑染改变，局部肠纹理消失，约 2cm×2cm，继续进镜 15cm 见肿瘤，缩窄型，占据肠腔一周，伴肠腔狭窄无法继续通过（图 7-4）。最终诊断：直肠上段肿瘤；直肠黏膜（PD-1 抗体治疗后改变）。

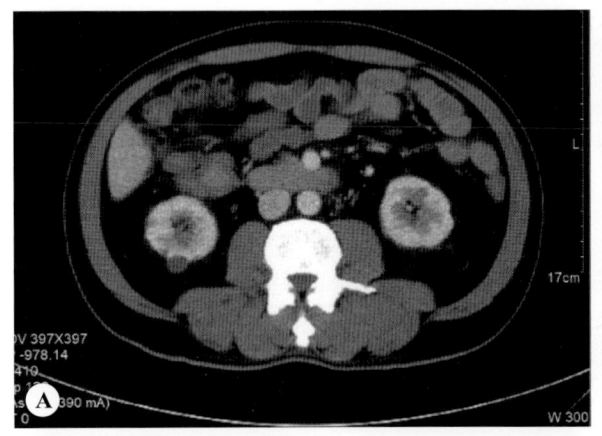

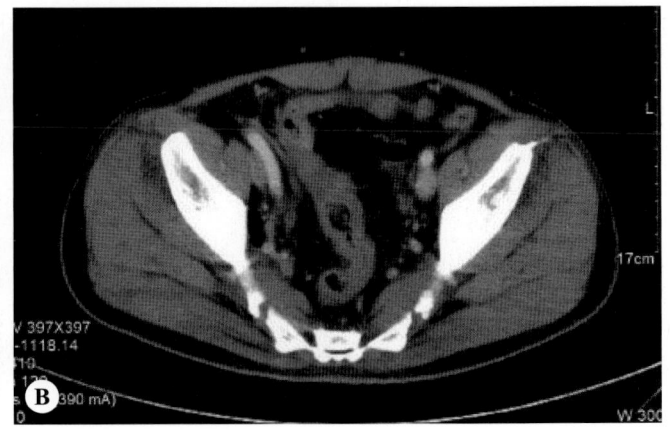

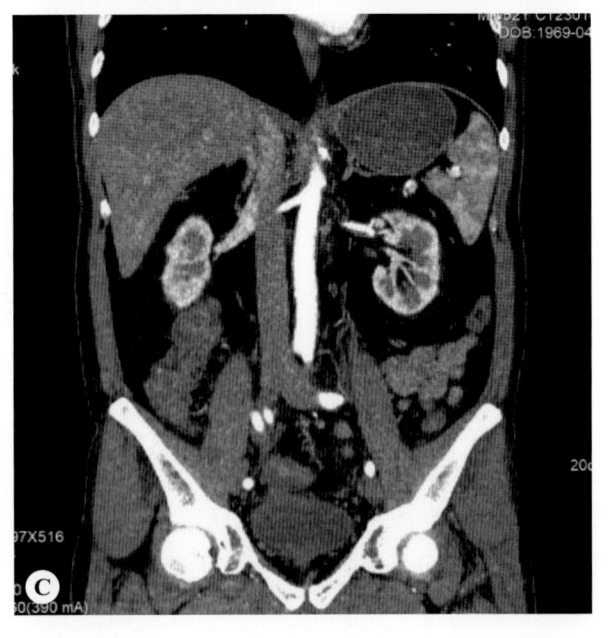

▲ 图 7-2 患者 3 次治疗后腹部 CT 检查结果。腹部 CT（2021 年 6 月 18 日）：回肠造口术后改变，直肠上段 - 乙状结肠癌，系膜小肿大淋巴结，膀胱壁可疑累及，较前（2021 年 4 月 27 日）明显缩小。升结肠肠壁增厚，较前缩小

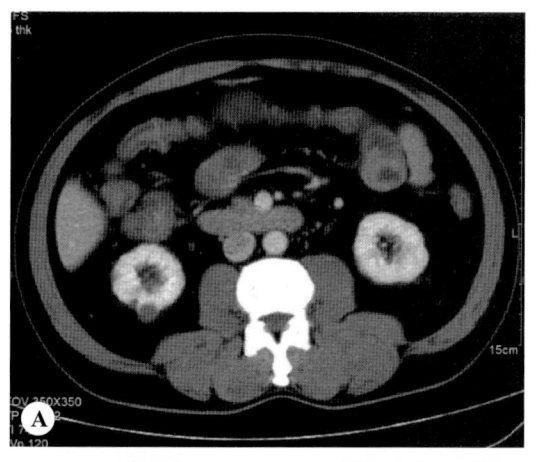

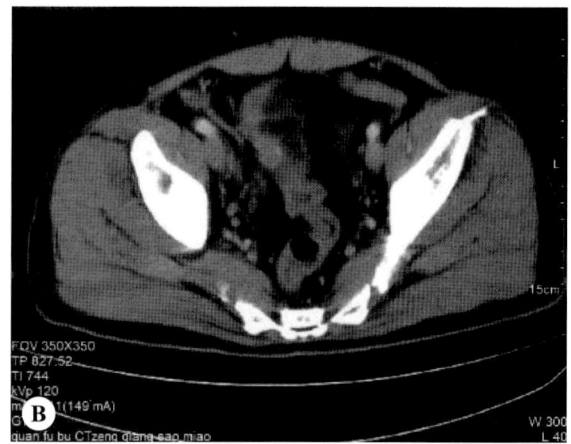

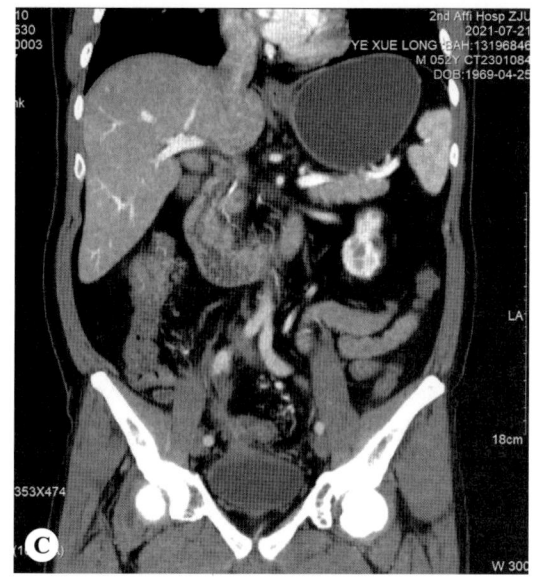

▲ 图 7-3 患者 6 次治疗后腹部 CT 检查结果。腹部 CT（2021 年 7 月 21 日）：回肠造口术后改变，直肠上段 - 乙状结肠癌，系膜多发稍肿大淋巴结，膀胱壁可疑累及，周围间隙模糊，较前片（2021 年 6 月 18 日）大致相仿。升结肠肠壁增厚，请结合内镜检查

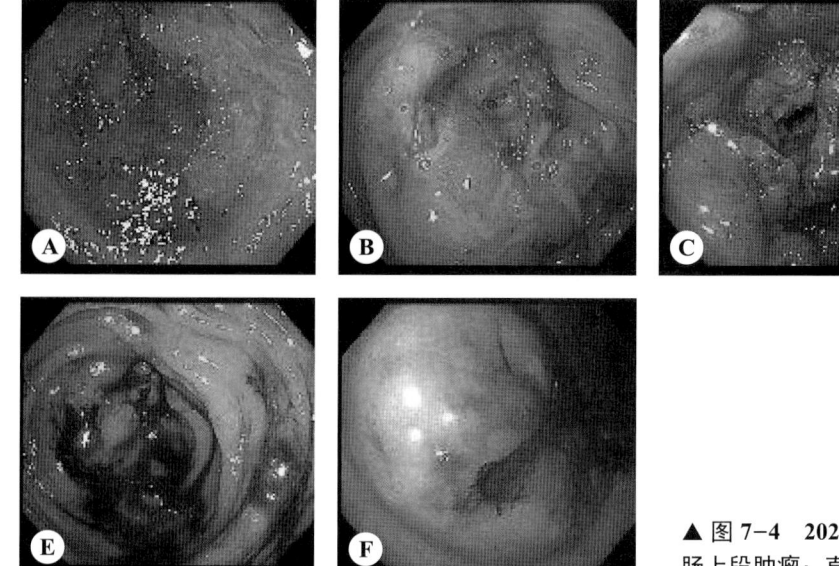

▲ 图 7-4 2021 年 7 月 21 日肠镜（6 次治疗后）：直肠上段肿瘤；直肠黏膜（PD-1 治疗后改变）

【后续治疗】

经MDT讨论建议手术治疗，遂于2021年7月28日全麻下行"直肠癌根治术＋右半结肠癌根治术"。术中发现直肠肿瘤位于腹膜反折以上，距肛门约15cm，直肠前壁与膀胱壁、右侧输尿管分解不清，右侧膀胱壁僵硬，右侧输尿管下段无法显露，肿瘤侵犯不除外。结肠肿瘤位于升结肠近肝区，浆膜面完整。术后病理（图7-5）：直肠癌 ypT$_0$N$_0$M$_0$，结肠癌 ypT$_1$N$_{1a}$M$_0$。

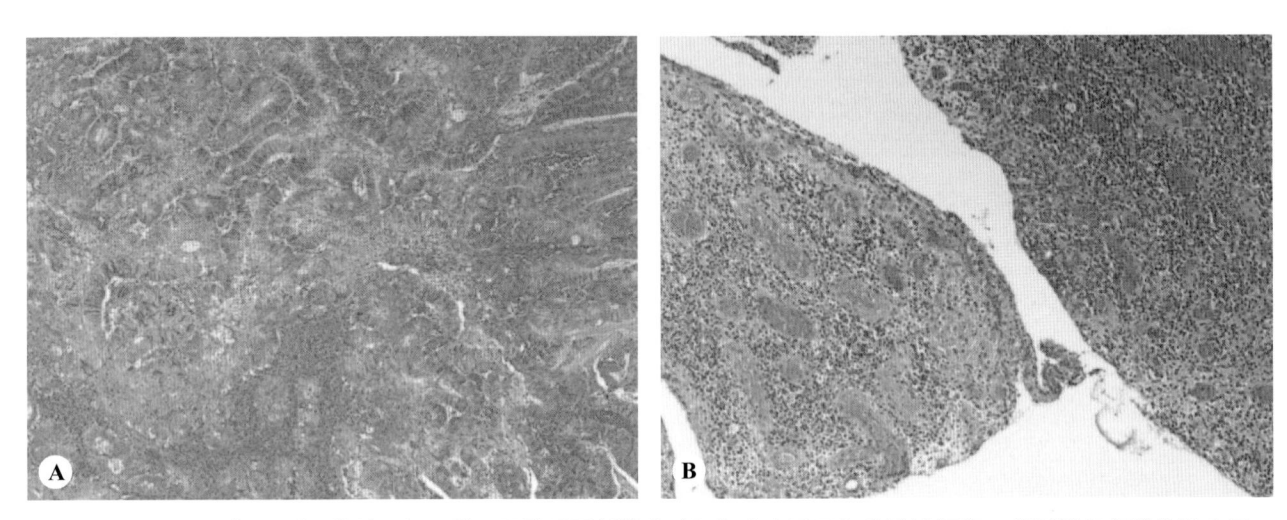

▲ 图7-5 术后病理：（乙状结肠）肠壁及肠壁周围纤维脂肪组织内大量无细胞黏液沉积，伴纤维组织增生及少量慢性炎症细胞浸润，未见明确癌残留，结合临床，符合新辅助治疗后改变，肠周淋巴结 0/16 阳性。术前化疗疗效评估：TRG0。（右半结肠）原瘤床可见黏膜内癌，见少量肿瘤细胞残留，黏膜下及肠壁见大量坏死、无细胞黏液沉积及纤维组织增生，伴间质少量慢性炎细胞浸润。浸润深度：黏膜固有层，两端切缘均阴性，淋巴-血管侵犯、神经周侵犯未见，区域淋巴结：19枚中有1枚阳性。pTNM（AJCC第8版）：pT$_1$N$_{1a}$M$_x$。术前化疗疗效评估（AJCC第8版）：TRG1。另外2枚考虑黏膜内癌。（膀胱壁侵犯结节）未见肿瘤组织；免疫组化结果：MLH1（−），PMS2（±），MSH2（＋），MSH6（＋）

患者在2021年8月发作急性胆囊炎，缓解后于2021年9月行腹腔镜下胆囊切除术，术后病理：（胆囊）慢性胆囊炎，活动性炎症，伴糜烂、胆石症。后续MDT讨论后于2021年10月开始继续回当地医院行纳武利尤单抗治疗，定期复查无复发迹象。

【诊疗心得】

患者为Lynch综合征，局部晚期直肠癌及结肠癌，肿瘤负荷大，初始腹腔镜探查两处肿瘤周围侵犯，无手术切除可能。患者基因检测提示MSI-H，既往研究提示此类患者免疫治疗敏感，一线治疗使用免疫治疗可以获得较好的ORR及病理反应率，为局部晚期肠癌提供了保留更多脏器、缩小手术范围的可能。与患者商议后予纳武利尤单抗治疗。6次治疗后，CT显示肿瘤退缩明显，再次行手术治疗。术后病理提示直肠上段肿瘤达到pCR，右半结肠也有明显降期。对此类局部晚期潜在可切除的MSI-H/dMMR的患者，免疫治疗为需要转化的患者提供了一种有效的新的选择。

（袁 瑛）

病例 8 MSS 结肠癌肺转移靶向免疫联合治疗完全缓解

【病例汇报】

患者,男性,64岁。2014年9月因"间断腹痛2个月,发现结肠占位3天"就诊我院,平素大便习惯正常,此前当地医院肠镜提示:升结肠占位,占据肠腔2/3周,活检示腺癌。后转至我院治疗。基线查体:腹软,无压痛、反跳痛。家族史、个人史无异常。2014年9月全腹部增强CT提示,结肠肝曲占位,考虑结肠癌;胸部CT和肝脏MR未见远处转移。

【初诊印象】

患者为中年男性,初诊右半结肠癌,无远处转移,临床分期 $cT_3N_0M_0$,可行根治性手术治疗。

手术切除及术后辅助治疗:患者于2014年9月23日行右半结肠癌根治术,术中探查肿瘤位于横结肠近肝区,大小约5cm×3cm。术后病理回报:结肠中分化腺癌,侵及浆膜,自检肠周淋巴结15枚未见癌转移,无脉管癌栓及神经侵犯,$pT_3N_0M_0$ ⅡA期,pMMR。CSCO复发风险分层为中风险,建议患者单药氟尿嘧啶类药物辅助治疗,患者拒绝,同意密切随访。

【疾病复发】

2017年4月,CEA、CA19-9升高,CEA为49.3ng/ml,CA19-9为349.8 U/ml。MR提示右肝2枚转移灶考虑,邻近肝包膜下少许积液。PET/CT:右肝内团块样低密度灶,FDG代谢增高,未见其他部位转移(图8-1)。

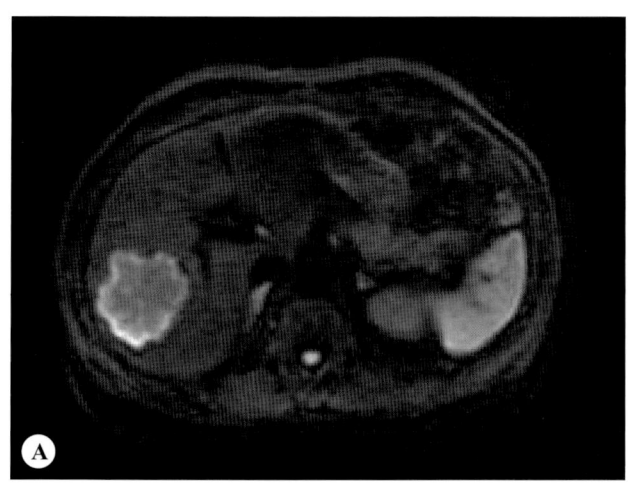

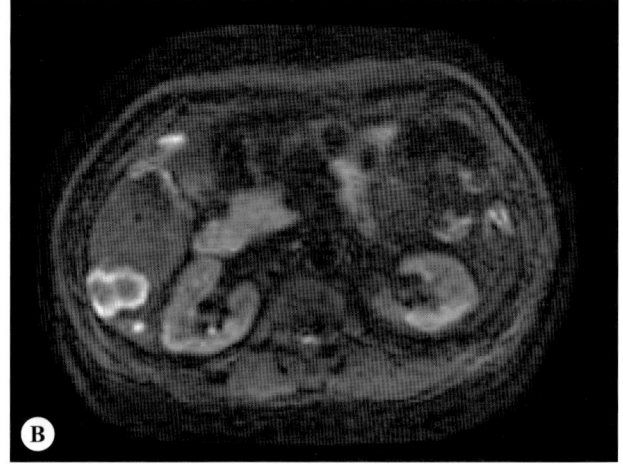

▲ 图 8-1 2017 年 4 月腹部 CT 检查提示肝转移

肝转移复发评估CRS评分2分,多学科讨论后于2017年5月12日行右肝占位切除术,肿瘤位于右肝后叶。术后病理:(肝脏)中分化腺癌,结合病史及免疫组化考虑肠癌转移 CK20(+);CDX2(+);CK7(+);CK19(+);AFP(-);Hepatocyte(-),pMMR。术后行12个疗程FOLFOX辅助化疗,末次化疗时间为2017年12月

【多线系统治疗】

2018年1月胸部CT提示左肺上叶新发肺转移(图8-2A),遂行左肺上叶病灶立体定向放疗(图8-2B)。2018年2月胸部CT(图8-2C):两肺多发转移瘤新出现。基因检测:*KRAS G12C* 突变型,*NRAS/BRAF* 野生型。2018年3月至8月行FOLFIRI+贝伐珠单抗治疗11个疗程,最佳疗效缩小SD,

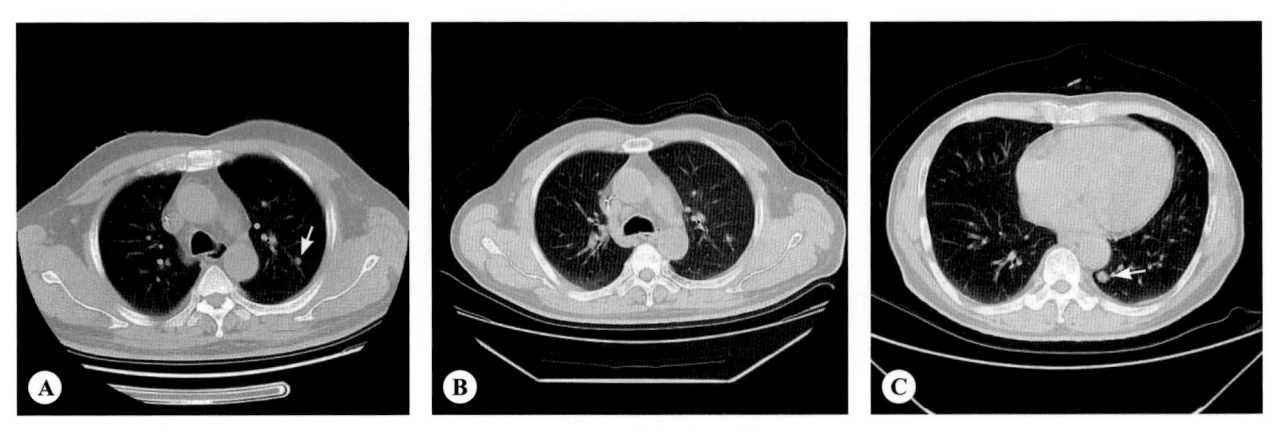

▲ 图 8-2 胸部 CT 结果

A. 2018 年 1 月肺转移；B. 2018 年 2 月立体定向放疗后；C. 2018 年 2 月肺病灶增多

后行卡培他滨 + 贝伐珠单抗维持治疗 4 个疗程，维持 4 个疗程后评估 PD。2018 年 10 月行奥沙利铂 + 雷替曲塞 + 贝伐珠单抗治疗 7 个疗程，最佳疗效 SD，7 个疗程后评估 PD。

患者于 2019 年 2 月开始口服瑞戈非尼治疗，期间评效增大的 SD，2019 年 7 月开始口服瑞戈非尼 + PD-1，首次疗效评估 CR，后持续用药满 2 年后定期随访，维持 cCR 状态，末次随访时间为 2022 年 8 月 19 日（图 8-3）。

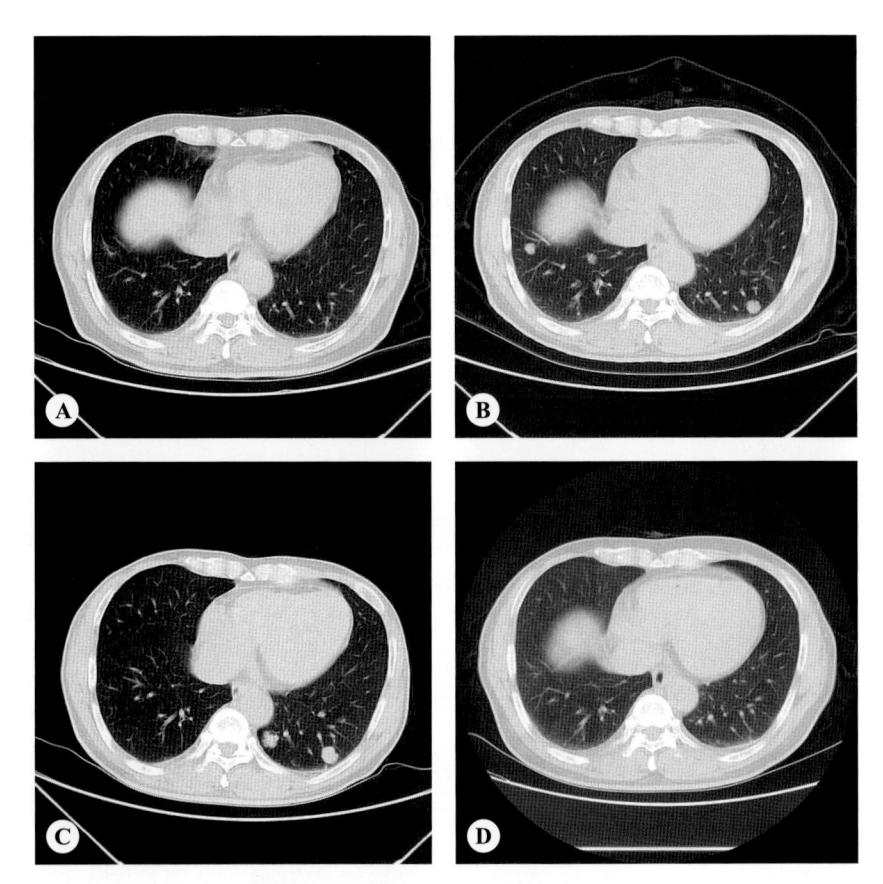

▲ 图 8-3 药物治疗前后胸部 CT 结果

A. 2019 年 2 月瑞戈非尼治疗前；B. 2019 年 4 月瑞戈非尼治疗后；C. 2019 年 7 月联用 PD-1 后；D. 2022 年 8 月复查维持临床完全缓解

【诊疗心得】

患者为中年男性，右半结肠癌根治术后 2 年余出现异时性肝转移，肝转移病灶积极手术切除，后系统辅助化疗。辅助化疗失败，在停药 1 个月后出现单发肺转移病灶，经立体定向放疗后双肺病灶增多，基因检测提示 *KRAS G12C* 突变，予全身系统化疗联合贝伐珠单抗靶向治疗，PFS 为 7 个月。三线瑞戈非尼单药治疗后疾病控制不满意，呈增大 SD，联用 PD-1 后疾病快速退缩，达到 cCR，并维持疗效至今。

从这个病例可以明确，REGONIVO 治疗模式确实可以使部分患者生存明显获益，尤其是男性、单纯肺转移、瘤负荷较小的患者。

（方维佳）

病例 9　MSI-H 伴 *BRAF V600E* 突变直肠癌三药加放化疗失败后免疫治疗后完全缓解

【病例汇报】

患者，男性，35 岁。2018 年 3 月因大便变细伴血便，于当地医院行肠镜：距肛门 8cm 处见肿物环壁生长，遂予以活检。我院病理会诊：低分化腺癌；MLH1（+），MSH2（-），MSH6（-），PMS2（+）；*KRAS* 野生型，*NRAS* 野生型，*BRAF V600E* 突变型；BAT25 位点（+），BAT26 位点（+），NR21 位点（+），NR24 位点（+），NR27 位点（+），MONO27 位点（+），微卫星高度不稳定（MSI-H）。

基线查体：浅表淋巴结（-），直肠指检可及环周肿物，质硬、轻触痛、活动欠佳，指套无血染，肛周无压痛。家族史：无特殊。MRI 示：中上段直肠壁增厚，累及近全周，最厚约 19mm，累及长度约 90mm，其下缘距肛缘约 85mm。与邻近腹膜返折及左侧精囊腺分界不清，直肠系膜内见 3 枚肿大淋巴结，形态不规则，cT$_{4a\sim b}$N$_{1b}$（图 9-1 和图 9-2）。胸腹盆 CT：未见远处器官转移。

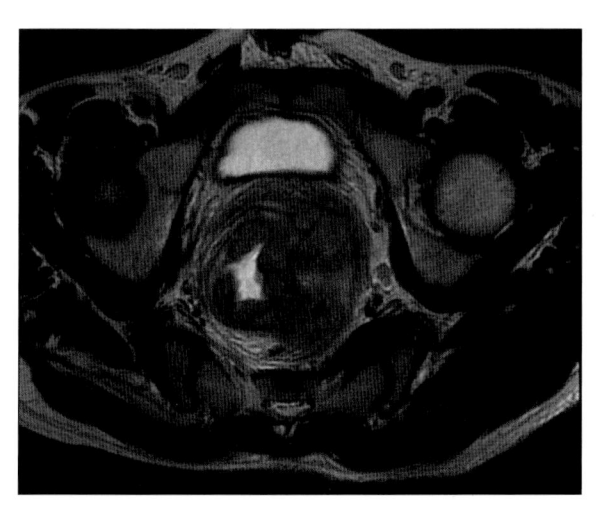

▲ 图 9-1　盆腔 MR（2018 年 3 月 21 日）示直肠肿物（轴位）

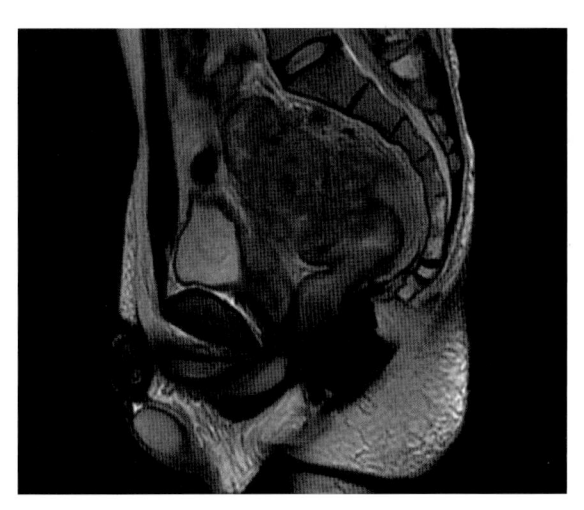

▲ 图 9-2　盆腔 MR（2018 年 3 月 21 日）示直肠肿物（矢状位）

【初诊印象】

患者为年轻男性，局部晚期直肠腺癌 $cT_4N_{1b}M_0$，dMMR，*BRAF V600E* 突变。患者的原发肿瘤体积较大，与周围组织分界不清，难以 R0 切除，且有一定的肠梗阻风险。因此制订了"造口预防梗阻，新辅助治疗缩瘤，伺机手术切除"的总体策略。

2015 年美国临床肿瘤学会（ASCO）首次报道了 MSI-H（dMMR）的结直肠癌多线治疗失败后仍然可以从 PD-1 单抗治疗中获得 40% 的有效率，2017 年 NCCN 指南将免疫治疗作为 dMMR 结直肠癌的治疗方案，2018 年 ESMO 报道了 dMMR 结直肠癌接受抗 PD-1 和抗 CTLA-4 双免疫新辅助治疗后，全部患者有效，并且多数患者获得了显效（NICHE 研究）。2018 年 3 月，免疫治疗药物在中国内地没有官方购买渠道，患者及家属因此选择了传统的放化疗策略。

【初始治疗】

2018 年 3 月 23 日，患者接受了横结肠造口术。3 月 30 日至 4 月 18 日行 FOLFOXIRI 方案[奥沙利铂 $85mg/m^2$，伊立替康 $150mg/m^2$，5-氟尿嘧啶（5-fluorouracil，5-FU）$2.4g/m^2$] 化疗 2 个疗程。每次化疗后 48h 予以预防性粒系集落刺激因子治疗，无明显不良反应。

2018 年 5 月 22 日盆腔 MR 示：中上段直肠壁增厚，累及近全周，最厚约 31mm，累及长度约 107mm，其下缘距肛缘约 85mm，侵犯腹膜返折、前列腺左后部及左侧精囊腺，局部瘤灶及周围淋巴结均较前进展，$cT_{4b}N_2$，MRF（+），EMVI（+）（图 9-3 和图 9-4）。

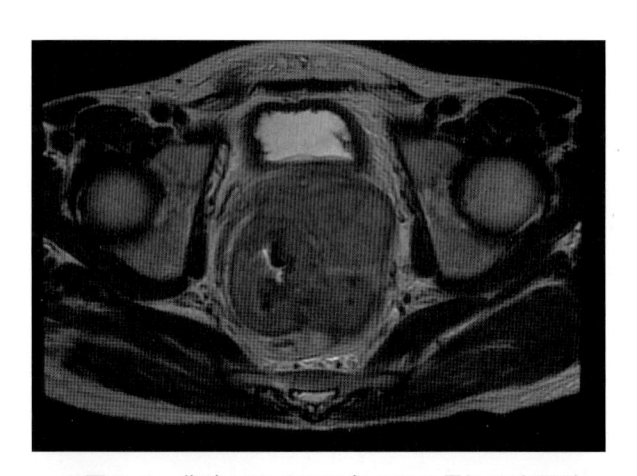

▲ 图 9-3 盆腔 MR（2018 年 5 月 2 日）示直肠肿瘤进展（轴位）

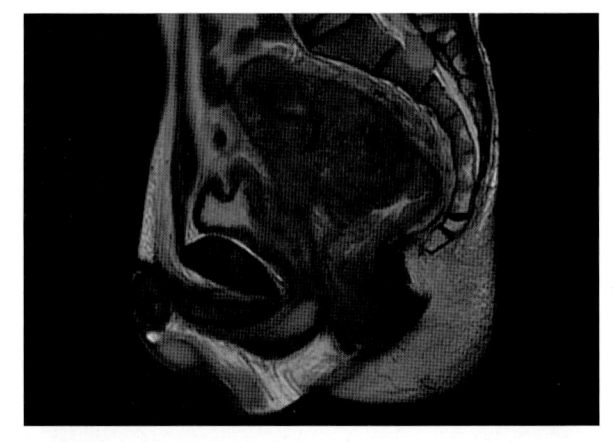

▲ 图 9-4 盆腔 MR（2018 年 5 月 2 日）示直肠肿瘤进展（矢状位）

【调整治疗】

2018 年 5 月 16 日至 6 月 19 日行 FOLFOX 方案（奥沙利铂 $85mg/m^2$，5-FU $2.8g/m^2$）化疗 3 个疗程；5 月 16 日至 6 月 21 日行局部放疗 45Gy/25F。期间出现 2 级腹痛，余无特殊。

2018 年 7 月 6 日复查盆腔 MR 及胸腹盆 CT：直肠病变较前进展，现最厚约 58mm，累及长度约 107mm，其下缘距肛缘约 85mm，侵犯腹膜返折、前列腺及精囊腺，局部瘤灶及周围系膜、腹膜后淋巴结均较前进展，局部 $T_{4b}N_2M_1$，MRF（+），EMVI（+）；腹膜改变，不除外种植转移可能，左侧胸廓入口处多发淋巴结转移，侵犯左颈内静脉、左锁骨下静脉；双肺多发转移瘤（图 9-5 和图 9-6）。

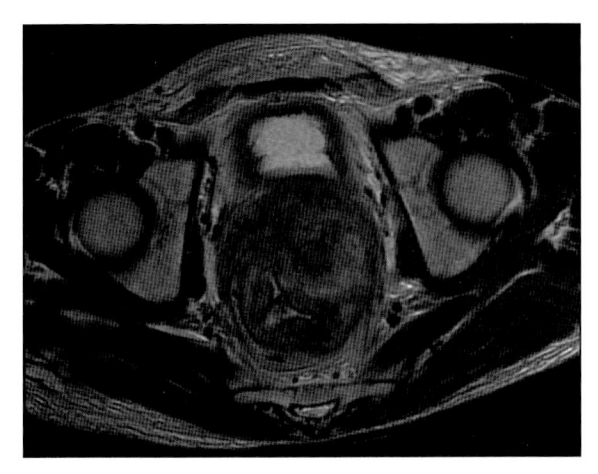

▲ 图 9-5　盆腔（2018 年 7 月 6 日）示直肠肿瘤进展（轴位）

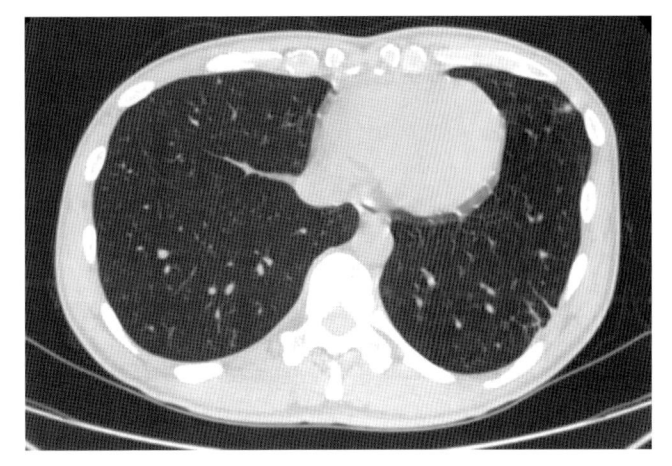

▲ 图 9-6　胸腹盆（2018 年 7 月 9 日）示新发双肺多发转移瘤

【免疫治疗】

2018 年 7 月 12 日开始予以"帕博利珠单抗 200mg，每 3 周一次"方案免疫治疗。后定期复查：原发灶逐渐退缩，肿大淋巴结及双肺转移瘤不同程度的缩小、减少（图 9-7）。截至 2021 年 1 月 26 日，患者共接受免疫治疗 41 个疗程。

【手术治疗】

患者术前 PET/CT 原发灶结果见图 9-8，患者于 2021 年 4 月 6 日行腹腔镜直肠癌根治术，术后病理结果：①（253 钙化淋巴结）镜下主要为大片坏死物质，伴灶性钙化；②（直肠系膜）镜下为纤维脂

2018 年 7 月 6 日

2018 年 8 月 22 日

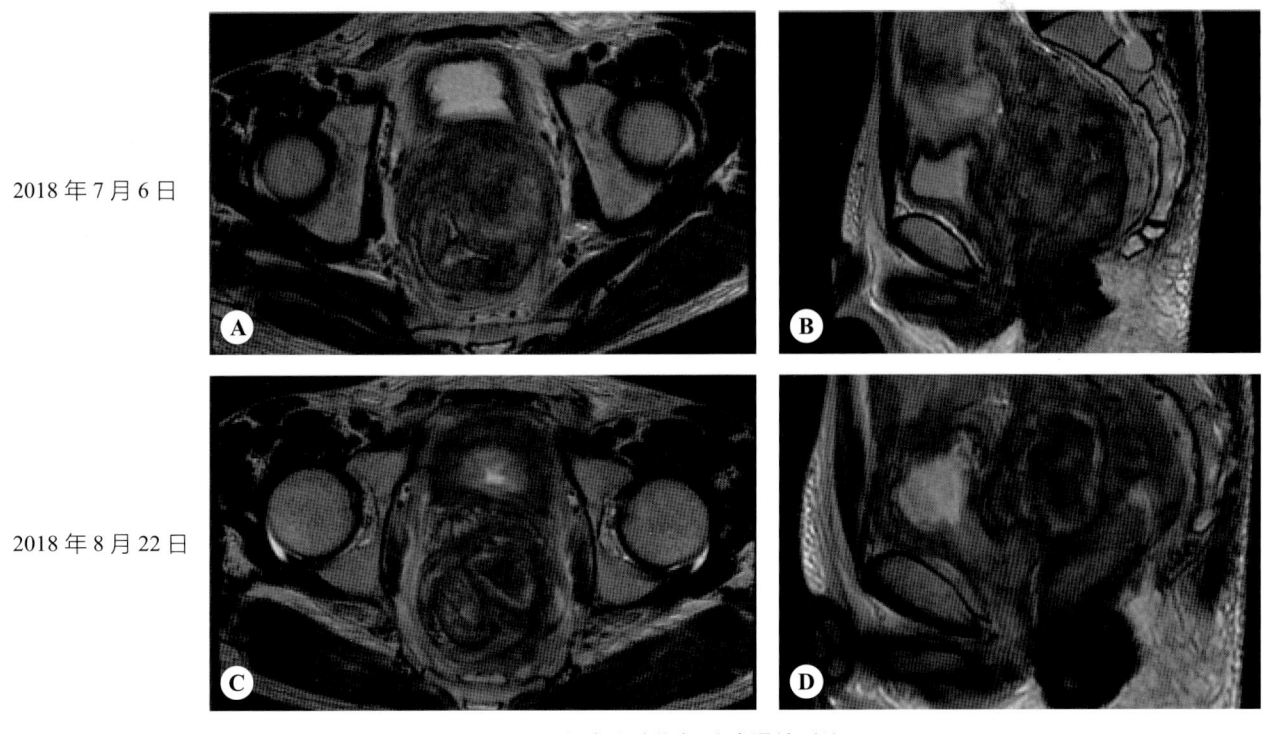

▲ 图 9-7　免疫治疗期间肿瘤退缩对比

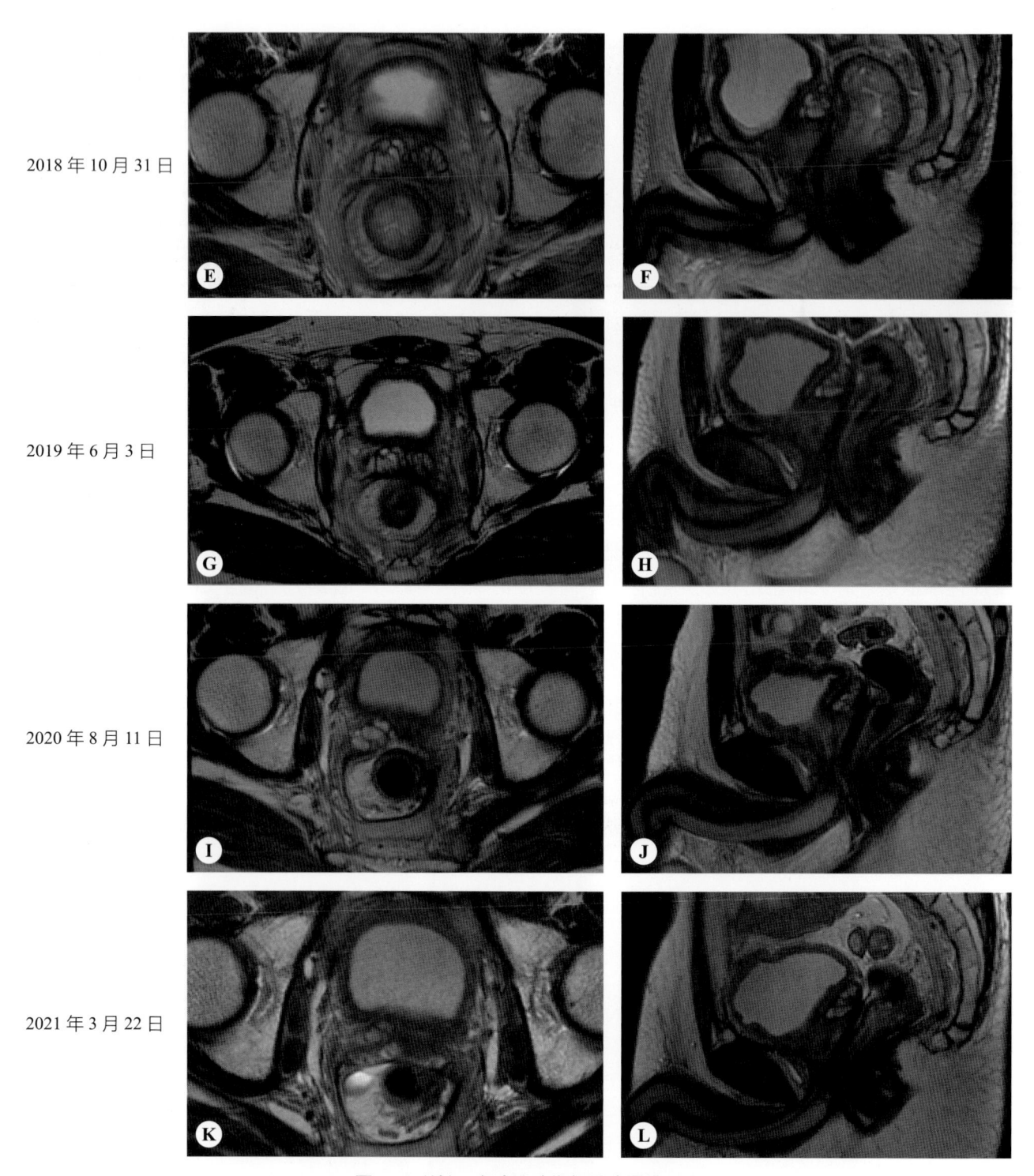

2018年10月31日	E	F
2019年6月3日	G	H
2020年8月11日	I	J
2021年3月22日	K	L

▲ 图 9-7（续） 免疫治疗期间肿瘤退缩对比

肪组织，未见癌；③（直肠左侧壁）镜下主要为纤维组织，未见癌；④（直肠残端左侧壁）肠壁组织，未见癌；⑤（近端）肠壁组织，未见癌；⑥（远端）肠壁组织，未见癌；⑦（直肠大体切除标本）肠壁黏膜上皮局部脱落，黏膜内见炎症细胞浸润，黏膜下层血管扩张、充血，肠壁全层未见癌；⑧（肠系膜淋巴结）淋巴结 2 枚，均未见癌转移。

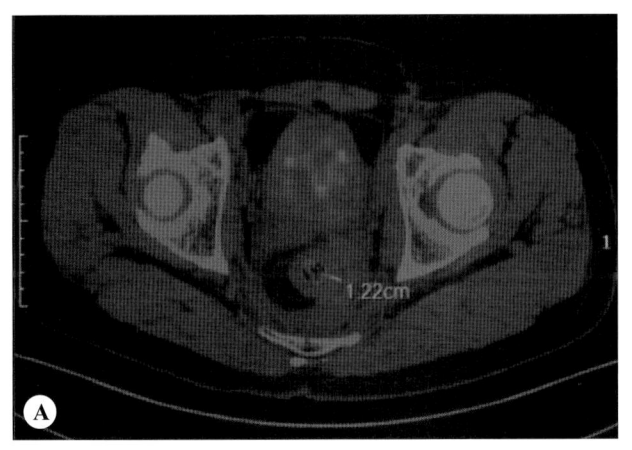

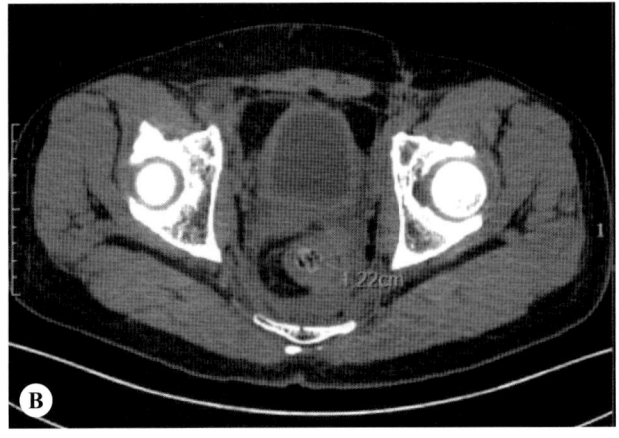

▲ 图 9-8　术前 PET/CT（2021 年 3 月 24 日）原发灶

【随访】

患者最后定期随访，期间 2021 年 9 月 22 日（盆腔 MR、胸腹盆 CT）和 2022 年 3 月 23 日（盆腔 MR、胸腹盆 CT）均提示局部系膜筋膜纤维化，双侧腹股沟稍大淋巴中大致同前。

【诊疗小结】

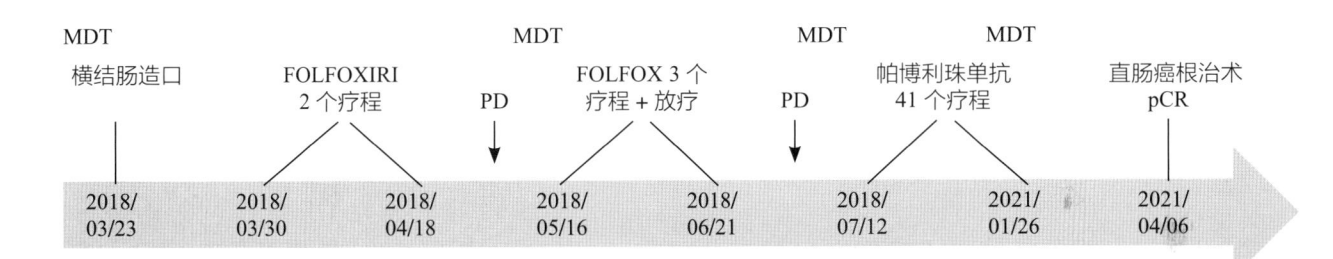

MDT		MDT		MDT	MDT	
横结肠造口	FOLFOXIRI 2 个疗程	PD	FOLFOX 3 个疗程 + 放疗	PD	帕博利珠单抗 41 个疗程	直肠癌根治术 pCR
2018/03/23	2018/03/30 — 2018/04/18		2018/05/16 — 2018/06/21	2018/07/12	2021/01/26	2021/04/06

【诊疗心得】

目前直肠癌新辅助治疗的标准仍然是以放疗为基础联合化疗药物，目的是缩小肿瘤体积、清除潜在转移灶、降低手术难度、减少术后复发和改善患者预后。2018 年 ESMO 报道了 dMMR 结直肠癌接受抗 PD-1 和抗 CTLA-4 双免疫新辅助治疗后，全部患者有效，并且多数患者获得了显效（NICHE 研究）。BRAF V600E 突变的结直肠癌患者，CD8（+）肿瘤淋巴细胞浸润水平较高，预示着 BRAF V600E 突变型患者更有可能从免疫治疗中获益。本例患者为局部晚期直肠腺癌 $cT_4N_{1b}M_0$，MRF（+），EMVI（+），合并 MSI-H/dMMR 和 BRAF V600E 突变，在初始治疗上有较大的选择空间，但受限于当时免疫治疗药物没有官方购买渠道。虽然传统的放化疗策略失败，肿瘤两次进展，并出现多处转移，但可幸的是三线免疫治疗力挽狂澜，最终取得令人鼓舞的 pCR 疗效。结直肠癌免疫治疗时代已经来临，自从 Keynote-177 确立免疫治疗对于 MSI-H/dMMR mCRC 患者一线治疗地位以来，免疫治疗在辅助和新辅助方面的研究亦不断推进。MSI-H/dMMR 的结直肠癌患者，在任何时候都不要放弃免疫治疗的机会。

（肖　健　曹泰源）

病例10 中低位直肠癌新辅助免疫治疗获临床完全缓解后观察等待

【病例汇报】

患者，男性，28岁。2019年4月外院体检发现直肠癌。当地医院完善检查诊断：直肠癌 $cT_3N_{2b}M_0$ MRF（+）。患者于2019年4月至5月在当地医院行新辅助化疗，具体方案为：FOLFOX6方案2个疗程。新辅助化疗后当地医院评估效果不佳，改行放化疗。2019年5月至7月行新辅助放化疗，同期卡培他滨增敏。2019年7月患者出现肛周明显疼痛，外院复查直肠MR提示直肠局部软组织较前增大，并考虑肿瘤向直肠后间隙穿孔。因肿瘤进展，2019年8月患者在外院开始行FOLFOXIRI方案化疗，因化疗不良反应大（骨髓抑制及呕吐、腹泻）而停止（图10-1）。

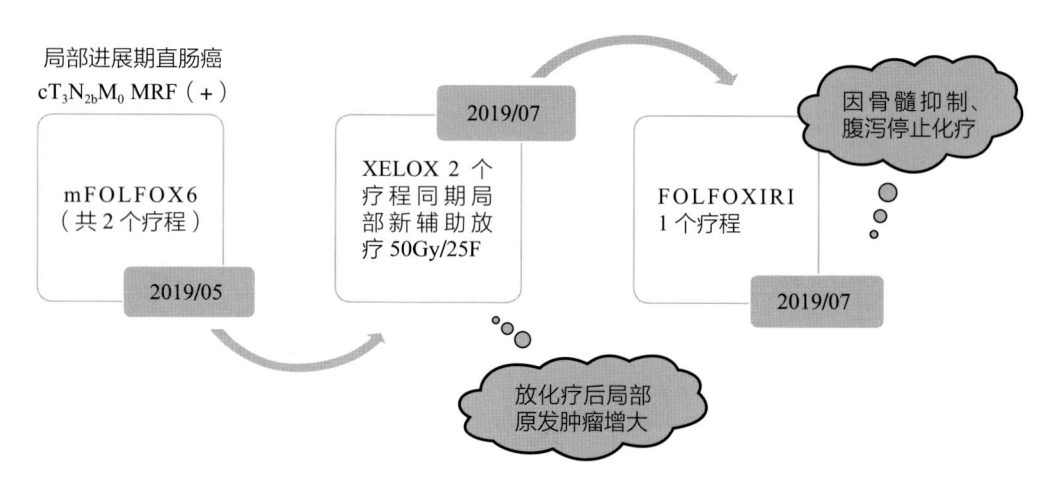

▲ 图10-1 患者外院治疗小结

2019年8月患者家属在我院遗传门诊咨询，进行遗传筛查。追问病史，患者有肿瘤家族史：母亲53岁患升结肠癌，舅舅50余岁患肝癌。遂行微卫星不稳定性检测显示为MSI-H。

NGS检测：*KRAS*突变型，TMB-H 40.32mut/Mb，MLH-1胚系致病突变，MSI-H。

2019年8月我院复查直肠MR：直肠下段癌侵犯肛提肌，系膜内多发淋巴结，MRF（+），EMVI（-）。胸腹CT未见远处转移。CEA/CA19-9正常（图10-2）。查体：消瘦，浅表淋巴结（-），心肺（-），入肛门5cm可及直肠后壁肿物，质硬、固定，指套见血染，肛周压痛明显。入院诊断：① Lynch综合征；②直肠癌新辅助放化疗后进展 $ycT_{4b}N_{2b}M_0$ MRF（+）MSI-H。

【免疫治疗】

2019年8月至10月行4个疗程帕博利珠单抗100mg，每3周一次，第2~4个疗程联合伊匹木单抗50mg免疫治疗。第1个疗程治疗后肛周疼痛加重，第2个疗程治疗后疼痛明显缓解。2019年10月复查直肠MR提示：直肠下段病灶较前缩小，疗效评价PR（图10-3）。

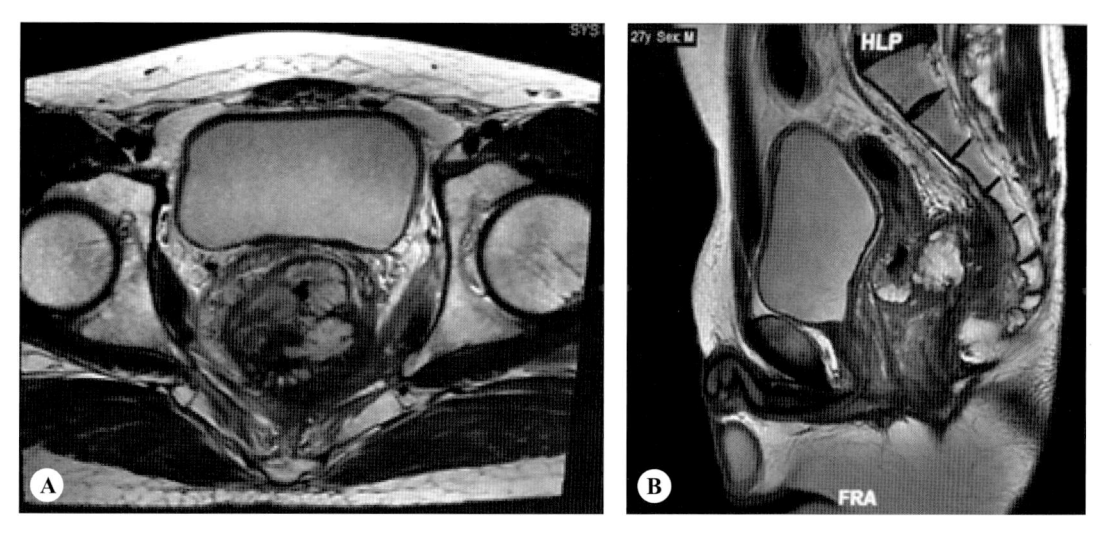

▲ 图 10-2 胸腹 CT 未见远处转移

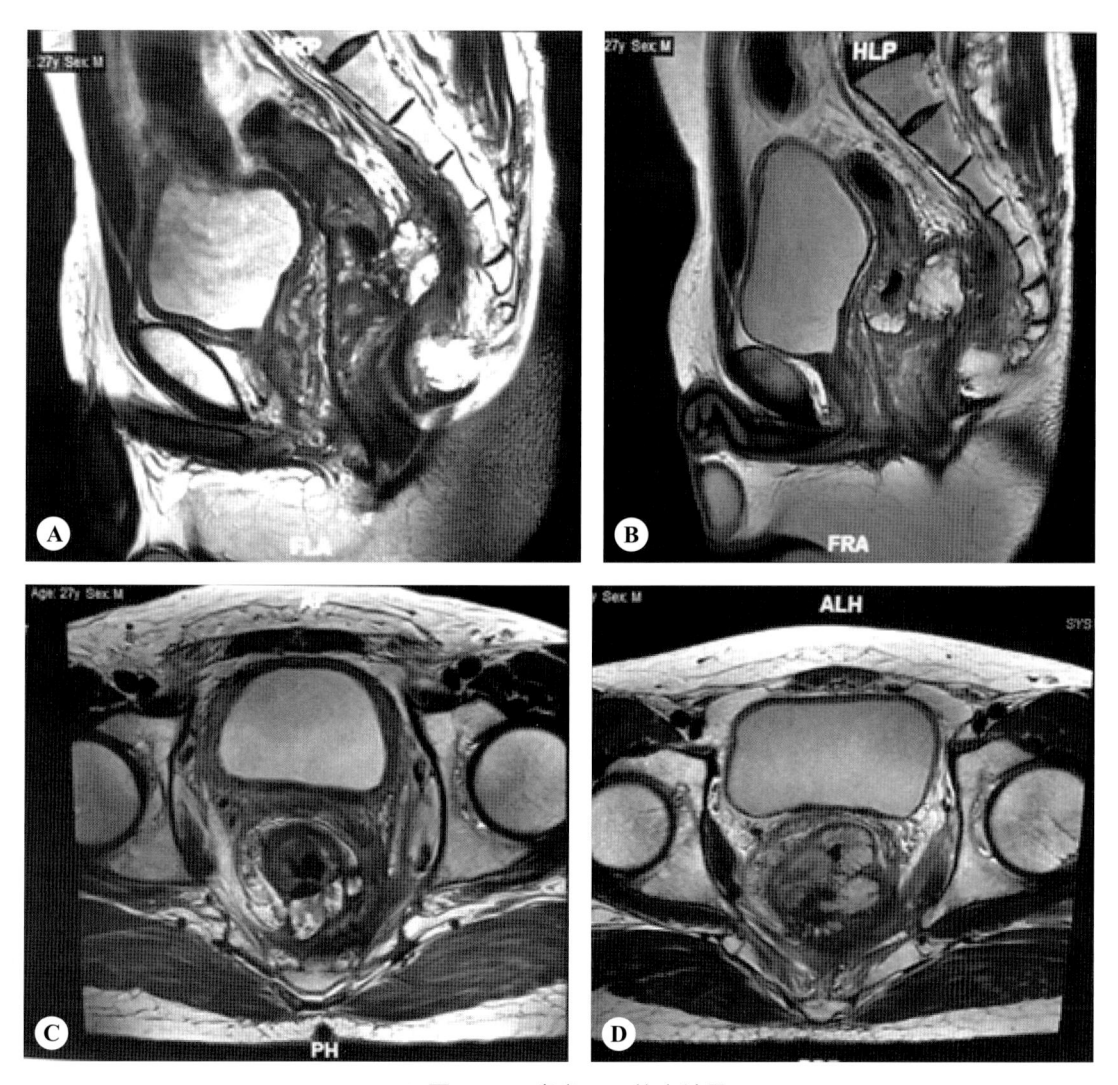

▲ 图 10-3 患者 MR 检查结果
A 和 C. 2019 年 8 月 MR 图像；B 和 D. 2019 年 10 月 MR 图像

【治疗后评估】

患者保肛意愿强烈，遂继续行免疫治疗。2019年11月至2020年2月继续行帕博利珠单抗100mg，每3周一次治疗，第5~8个疗程抗PD-1治疗，第5个疗程联合伊匹木单抗，因出现大面积皮肤疱疹，予停用伊匹木单抗，对症处理后好转。2020年1月（6个疗程免疫治疗后）行肠镜提示距肛门5cm处见黏膜肿胀、充血、糜烂，活检病理提示慢性炎，未见明确肿物（图10-4）；MR提示直肠肿物较前缩小，疗效评价cCR（图10-5）。采用观察等待策略。2020年1月至2月行帕博利珠单抗100mg，每3周一次治疗，第7~8个疗程。2020年3月开始患者因经济原因改行信迪利单抗200mg，每3周一次。截至2021年10月，患者行免疫治疗共2年，期间复查直肠病灶持续完全缓解。末次随访时间为2023年6月，患者无瘤生存。

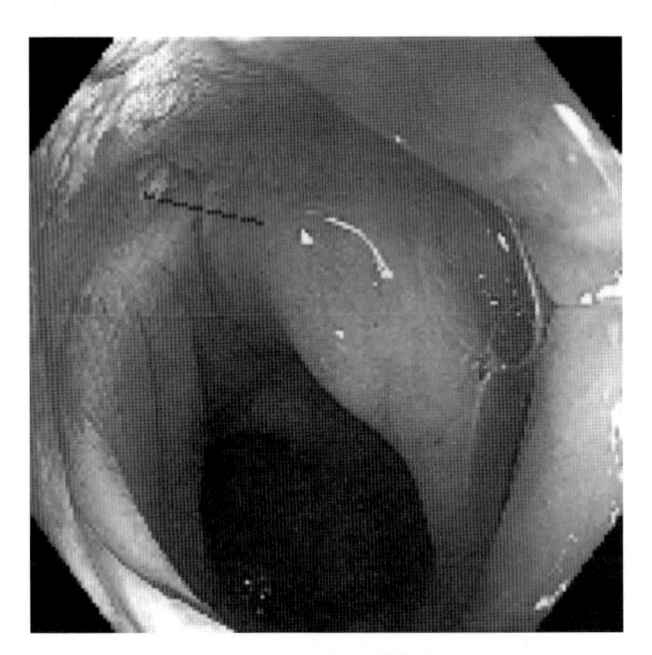

▲ 图10-4 患者肠镜检查结果

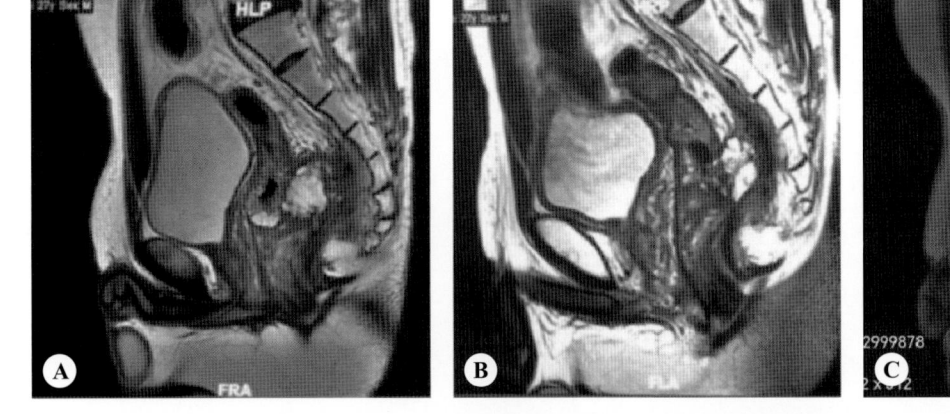

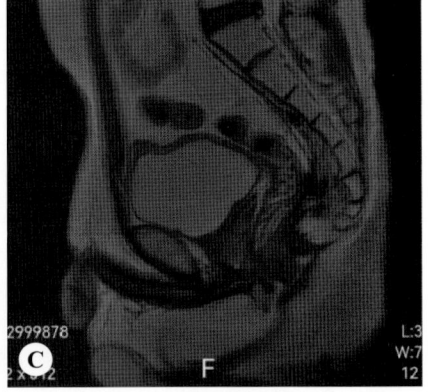

▲ 图10-5 MR检查结果未见肿瘤残留
A和D. 2019年8月MR图像；B和E. 2019年10月MR图像；C和F. 2022年6月MR图像

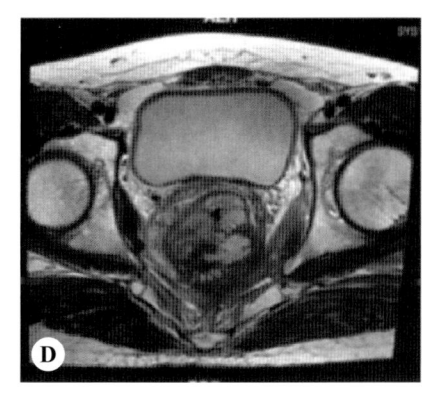

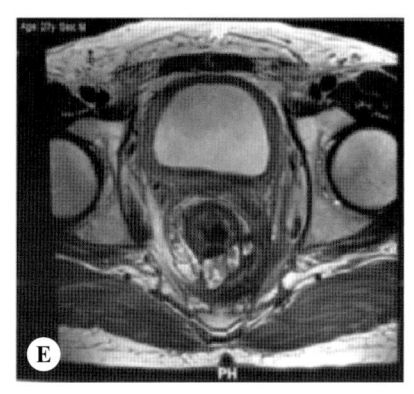

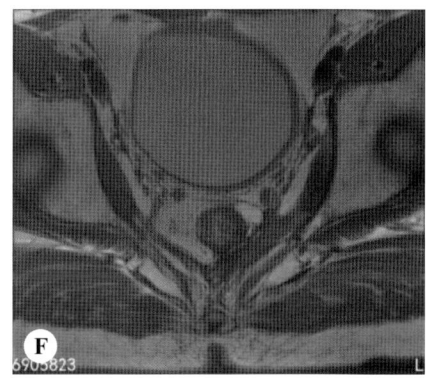

▲ 图 10-5（续） MR 检查结果未见肿瘤残留

A 和 D. 2019 年 8 月 MR 图像；B 和 E. 2019 年 10 月 MR 图像；C 和 F. 2022 年 6 月 MR 图像

【诊疗小结】

患者为低位局部进展期直肠癌，MRF（+），诊断为 Lynch 综合征，TMB-H，MSI-H。治疗前期采用传统新辅助放化疗，治疗不敏感，化疗耐受差，放化疗后肿瘤持续进展，改用免疫治疗后疗效显著，复查肿瘤考虑 cCR，目前密切随访，采用观察等待策略。治疗期间毒性可控，症状明显改善。

【诊疗心得】

1. MSI-H 型直肠癌新辅助化疗不敏感　FOXTROT 研究的亚组数据表明，dMMR 组结肠癌新辅助化疗的有效率仅有 4.7%，其中 73.6% 的患者肿瘤病理检查未观察到肿瘤退缩（TRG0），而 pMMR 组的患者 TRG0 的比例为 26.6%（表 10-1）。该研究提示 dMMR/MSI-H 结肠癌对新辅助化疗（FOLFOX）不敏感。

表 10-1　FOXTROT 研究亚组数据

	pMMR $n=592$	dMMR $n=106$	
完全缓解（TRG4）	3.3%	4.7%	
明显退缩（TRG3）	4.8%	0	
中等退缩（TRG2）	14.5%	0	$P<0.0001$
少量退缩（TRG1）	47.9%	21.7%	
无退缩（TRG0）	26.6%	73.6%	

2. MSI-H 型直肠癌新辅助化疗进展风险高　2020 年发表在 *Clinical Cancer Research* 上的美国 MSK 医学中心关于直肠癌的新辅助化疗研究发现（表 10-2），采用 FOLFOX 作为新辅助化疗方案，有 29% 的 dMMR 型直肠癌患者出现肿瘤进展，而 pMMR 组为 0。

表 10-2　美国 MSK 医学中心关于直肠癌新辅助化疗研究发现

		FOLFOX			放化疗		
		初始治疗	疾病进展	稳定或有效	初始治疗	疾病进展	病理完全缓解
病例数量（%）	dMMR	n=21	6（29%）	15（71%）	n=16	0	2（13%）
	pMMR	n=63	0	64（100%）	n=48	0	8（17%）

3. MSI-H 直肠癌放化疗相对不敏感　美国 NCDB 数据库的回顾性研究提示，经过新辅助放化疗的直肠癌患者，术后病理 pCR 率：MSI（-）组 8.9% vs. MSI（+）组 5.9%（P=0.01）（表 10-3）。

表 10-3　美国 NCDB 数据库回顾性研究结果

病理完全缓解多因素分析		
特　征	OR（95%CI）	P
微卫星不稳定		
否	基准	
是	0.65（0.43~0.96）	0.03
收入（美元）		
<48 000	基准	
≥48 000	1.28（1.01~1.62）	0.04
年		
2010—2011	基准	
2012—2013	1.20（0.86~1.69）	0.28
2014—2015	1.59（1.17~2.18）	0.003
T 分期		
T_1/T_2	基准	
T_3	0.60（0.4~0.87）	0.01
T_4	0.25（0.13~0.49）	<0.001

4.新辅助免疫治疗疗效惊喜 2022年美国临床肿瘤学会（ASCO）报道NICHE的最终结果提示在32例dMMR肿瘤患者中，100%的患者观察到病理反应，31例为主要病理反应（97%，95%CI 0.91～1），1例部分反应。在32例中有22例（69%，95%CI 0.53～0.85）患者观察到病理完全缓解。dMMR队列中的患者均未出现疾病复发。

中山大学肿瘤防治中心早期也开展了dMMR结直肠癌的术前免疫治疗，并积累了一定经验。我们回顾性分析了本中心和云南省肿瘤医院的73例dMMR肠癌患者，经过术前免疫治疗后，客观缓解率高达84.9%，pCR率57.1%。相关研究成果已发表于美国国家综合癌症网络®（NCCN®）的官方期刊 *JNCCN*。

此外，作者还分析了来自全国多中心的直肠癌PD-1免疫治疗后cCR免于手术的生存资料，结果显示采用观察等待策略后，肿瘤的2年局部复发率、远处转移率均为0。相关研究成果已发表于 *European Journal of Cancer*。

（丁培荣）

病例11 MSI-H肠癌腹膜后淋巴结转移免疫治疗获完全缓解并长期生存

【病例汇报】

患者，男性，36岁。黑便伴腹痛2个月，2016年3月初诊。无肿瘤家族史。查体：贫血貌，左上腹扪及包块。2016年3月肠镜（图11-1）：降结肠环周肿物，无法通过。病理结果提示：腺癌。2016年3月CT（图11-2）：降结肠癌伴肝转移，临床分期为cT$_{4a}$N$_1$M$_{1a}$ⅣA期。化验结果：血红蛋白为59g/L（重度贫血），CEA为112ng/ml，CA19-9为3462U/ml。

MDT会诊建议：寡转移，目标争取NED；原发灶出血严重，梗阻风险高，应先切除；肝转移为可切除型，CRS 4分（同时性肝转移、肝转移多发、肝转移>5cm、区域淋巴结转移），围术期化疗+二期切除。

【治疗经过】

1.**原发灶切除** 2016年3月11日行左半结肠切除术，术后病理：中低分化腺癌，部分黏液腺癌，侵犯肠壁达浆膜下。系膜淋巴结（18枚中有8枚）转移。脉管侵犯（+），MLH1（-），PMS2（-），

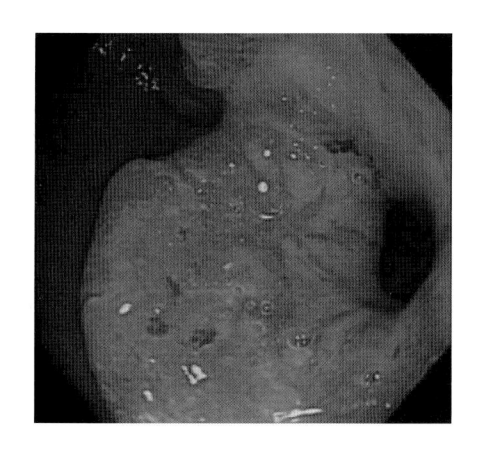

◀ 图11-1 2016年3月初诊肠镜检查

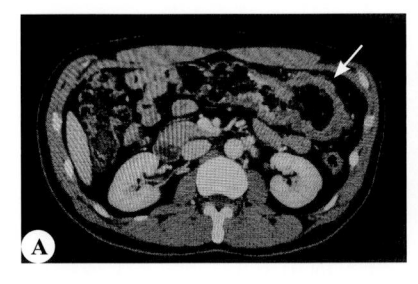

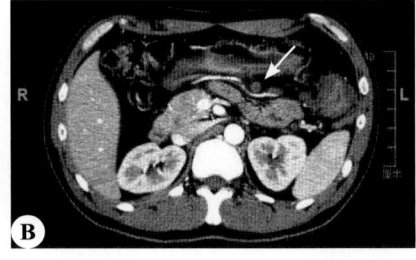

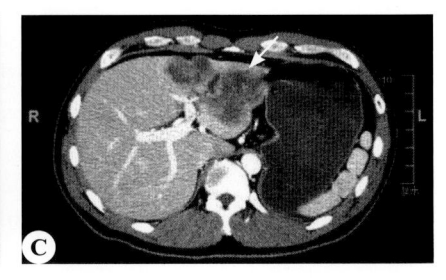

▲ 图 11-2 2016 年 3 月初诊 CT

MSH6（+），MSH2（+）。分子检测：MSI-H、*RAS* 野生型、*BRAF* 野生型。pT$_3$N$_{2b}$M$_{1a}$，ⅣA 期 dMMR。

2. 一线化疗　2016 年 4 月 1 日、2016 年 4 月 22 日行 XELOX 方案化疗 2 个疗程，出现Ⅱ度粒细胞减少，肿瘤标志物：CEA 从 112ng/ml 升高至 386ng/ml，CA19-9 从 3462U/ml 升高至 8072U/ml。一线疗效评价 SD（2016 年 5 月 10 日 MR，图 11-3）。

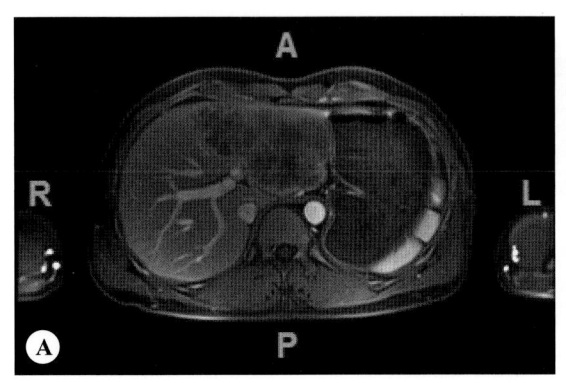

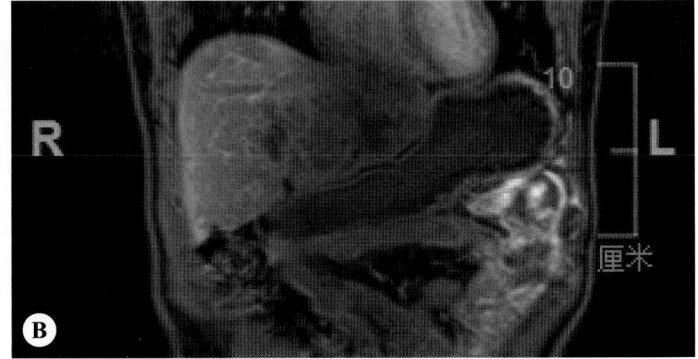

▲ 图 11-3 一线治疗后 MR 评价 SD

3. 肝转移灶切除　2016 年 5 月 23 日行左半肝切除术，术后病理：符合肠腺癌肝转移。2 周后复查，肿瘤标志物：CEA 从 386ng/ml 下降至 64ng/ml，CA19-9 从 8072U/ml 下降至 860U/ml。2016 年 6 月 7 日 CT 提示（图 11-4）：腹主动脉旁单发淋巴结，较前新发，考虑转移。

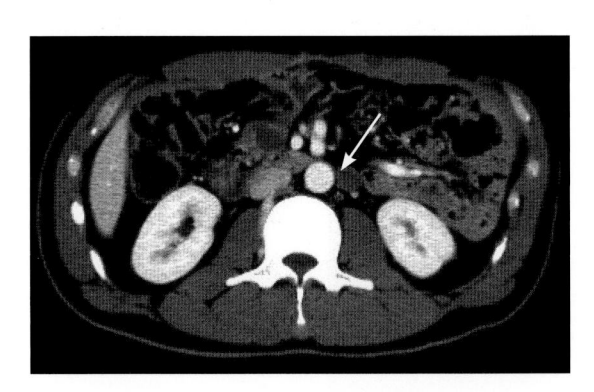

▲ 图 11-4 肝转移瘤术后 2 周复查 CT

4. 二线治疗 2016年6月24日至9月12日行FOLFIRI化疗6个疗程，Ⅲ度粒细胞减少，Ⅱ度脱发，Ⅱ度腹泻。CEA从643ng/ml下降至4.5ng/ml，CA19-9从860U/ml下降至15.5U/ml。疗效评价SD。随后，患者因无法坚持化疗，中止了半年左右的治疗。

2016年9月22日复查CT（图11-5）：腹主动脉旁多发淋巴结，考虑转移，较前增大，数量增多，其余未见异常。肿瘤标志物：CEA为3.2ng/ml；CA19-9为80.9U/ml，随访评价PD。

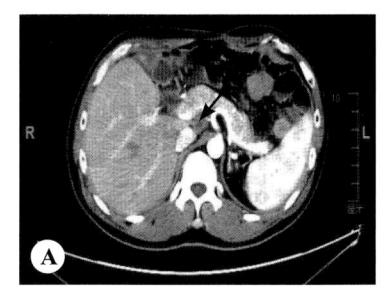

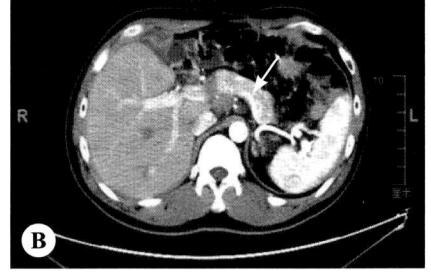

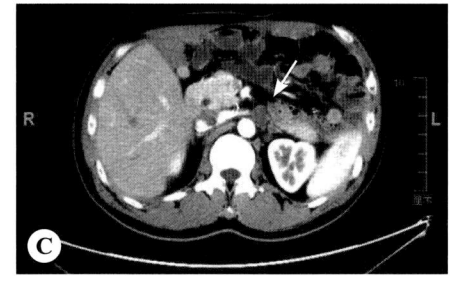

▲ 图11-5 二线治疗后复查CT

5. 三线治疗

患者分子检测：微卫星高度不稳定（MSI-H）dMMR。

MDT会诊建议：患者肿瘤进展且无法耐受化疗，但分子检测为MSI-H，2017年已将PD-1用于治疗MSI-H晚期结直肠癌患者纳入了NCCN指南，建议换成免疫治疗。

2017年2月28日至2017年5月8日行帕博利珠单抗（PD-1）100mg，每3周一次，4个疗程化疗，无不良反应。1个疗程后复查，肿瘤标志物：CEA从3.2ng/ml下降至2.5ng/ml，CA19-9从80.9U/ml下降至12.6U/ml。疗效评价：PR（2017年5月18日CT，图11-6）。

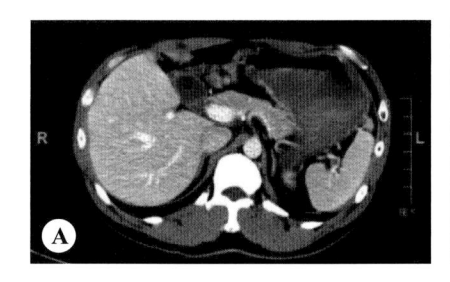

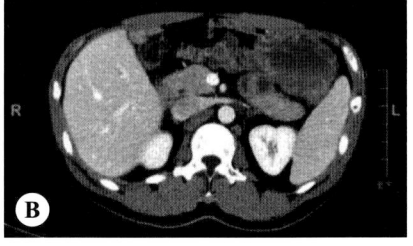

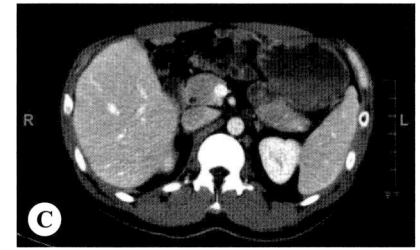

▲ 图11-6 三线治疗后复查CT

【免疫治疗维持及随访复查】

继续PD-1治疗，每4个疗程复查一次影像检查，24个疗程后完全缓解（CR）。治疗持续2年，无明显不良反应，于2019年2月结束治疗。每半年到1年定期随诊。2019年3月复查肠镜：乙状结肠2枚息肉。病理结果显示：管状腺瘤。2021年8月复查肠镜：未见异常。自2019年3月起，患者每3个月复查肿瘤标志物都显示正常，每半年复查CT均未见异常。末次复查时间2023年5月，仍然无瘤生存。

【诊疗小结】

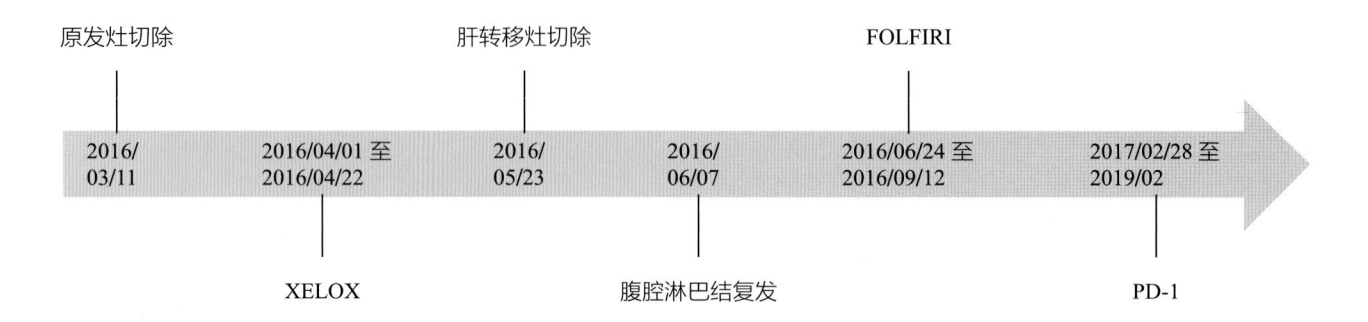

原发灶切除 2016/03/11
2016/04/01 至 2016/04/22 XELOX
肝转移灶切除 2016/05/23
2016/06/07 腹腔淋巴结复发
FOLFIRI 2016/06/24 至 2016/09/12
2017/02/28 至 2019/02 PD-1

【诊疗心得】

患者初始诊断为降结肠癌肝转移伴有重度贫血，先切除原发灶改善贫血状态，一线化疗后行左半肝切除使患者达到无瘤状态（NED）。术后复查发现腹腔淋巴结转移，二线化疗评价SD，但因患者不能耐受化疗导致病情进展。考虑到患者分子检测显示为MSI-H，遂予PD-1抗体免疫治疗，患者再次达到NED状态。停药观察至今超过4年仍然无瘤生存。由此推论，在晚期MSI-H肠癌患者中，免疫治疗仍能给患者带来长期生存甚至治愈的机会。本病例另一个值得关注的问题在于免疫治疗实现NED后的用药时长，尽管本病例免疫治疗总疗程达到2年，但是由于经济负担较大，在获得临床完全缓解后，第二年的用药间隔逐渐从3周一次延迟到5~6周一次，停药后随访至今仍为NED状态。我们推测对于治疗获得良好退缩或临床完全缓解的患者，免疫治疗可能不需要2年的时间。最佳的治疗时长仍需要研究数据来支持。

（洪志岗　丁培荣）

病例12　MSI-H晚期肠癌PD-1抗体联合呋喹替尼治疗获持续缓解

【病例汇报】

患者，男性，31岁。2016年2月因"腹痛"至外院就诊，考虑为阑尾炎，术中发现回盲部（？）结肠肿物，行手术切除。术后病理示：结肠中分化腺癌，部分为黏液腺癌 $pT_3N_{1c}M_0$ dMMR，MLH1（-）、PMS2（-）。术后未行进一步治疗。2019年7月触及上腹部肿物，大小约5cm×5cm。外院胸腹盆CT示：结肠癌术后改变，腹腔肿块与胃、胰腺及横结肠边界不清，考虑腹腔转移瘤；其余未见明显复发转移。遂于2019年11月在外院全麻下行"剖腹探查+结肠吻合口癌肿扩大根治+区域淋巴结清扫+肠粘连松解+腹腔穿刺置管术"，术后行3次5-FU 1g+顺铂60mg腹腔热灌注化疗。2020年3月因肿瘤复发转移我院就诊。

查体：左下腹可见腹腔引流管，通畅，见脓血性引流液。剑突下腹壁可及一枚约1.5cm×2cm皮下肿物，质硬，活动差，无压痛。腹肌紧张，右腹部可触及一5cm×6cm肿物，质硬，活动差，有压痛及反跳痛。

家族史：爷爷50岁患肠癌，已去世；父亲43岁患肠癌，已去世；大伯、三叔、小叔及堂叔均患肠癌，其中堂叔诊断dMMR，与患者同为MLH1（-）和PMS2（-）。

2020年3月21日CT示：结肠近脾曲吻合口区肠壁增厚，复发待排，需结合其他相关检查；结肠吻合口周围、腹盆腔腹膜、小网膜囊多发软组织密度灶，考虑腹膜种植转移可能，上述盆腔病灶内见气体，似与邻近结肠及腹壁相通、结肠黏膜明显增厚，不排除瘘口形成并发周围感染，建议复查；前腹壁皮下间隙结节灶，考虑转移可能；肝S6、S7病灶，考虑转移瘤；腹膜后及左侧锁骨上窝多发淋巴结肿大，考虑转移；双肺小结节，考虑转移瘤可能，建议复查（图12-1）。

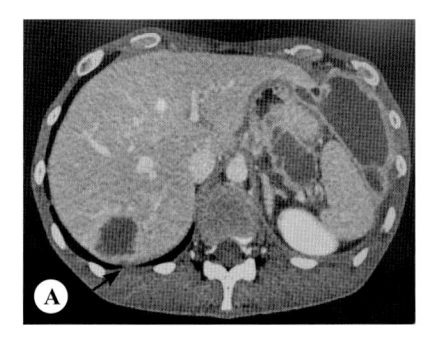

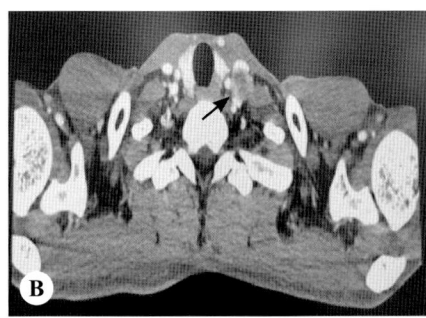

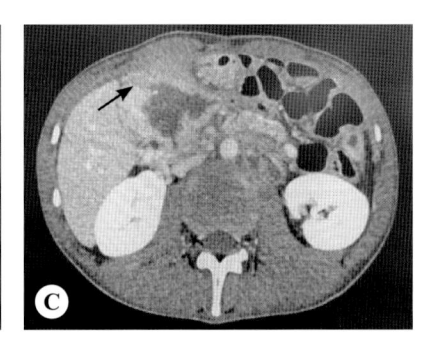

▲ 图12-1 2020年3月21日胸腹盆CT平扫+增强

【初诊印象】

目前考虑患者诊断为结肠癌术后多发转移（腹盆腔、肝、肺、非区域淋巴结）dMMR。根据Keynote-177在美国临床肿瘤学会（ASCO）年会上的报道，帕博利珠单抗治疗组的中位OS逾44个月，远高于既往研究的OS结果，甚至在对照组失败治疗后仍为患者带来的OS获益，并且治疗相关不良事件发生率为21.6%。因此，建议患者行PD-1抗体免疫治疗，待二代测序结果考虑是否联合化疗或CTLA-4抗体。遂于2020年3月27日行帕博利珠单抗100mg治疗1程，过程顺利。

【进一步治疗】

在我院行进一步治疗，基因测序结果示：*KRAS*突变（p.A146T EX4），*PIK3CA*突变（H1047R），*B2M*（p.S16Ffs和p.L15Ffs），*MLH1*胚系致病突变（c.1667+1G＞A，疑似致病），TMB-H 43.2mut/Mb，微卫星高度不稳定（MSI-H）。建议其在PD-1抗体基础上联合抗血管生成靶向治疗，诱导血管正常分化以促进免疫T细胞到达肿瘤病灶。遂于2020年4月17日至2021年2月1日予以"帕博利珠单抗100mg"联合"呋喹替尼"治疗14个疗程，主要不良反应为肝功能异常Ⅲ度，对症治疗后可改缓解。治疗期间因肠瘘未能好转，暂停呋喹替尼。

2020年6月3日复查示：腹腔种植转移，以右上腹胰头前方肿块及脾旁、前腹壁下腹膜病变为主，较前明显缩小；前腹壁瘘口与邻近回肠相通；肝S6、S7病灶，考虑转移瘤，较前稍缩小；腹膜后及左侧锁骨上窝多发淋巴结，考虑转移，较前明显缩小；右肺下叶背段磨玻璃影，考虑增殖性改变。考虑PR，建议继续维持原有方案。

2021年3月21日复查示：腹腔种植转移，以右上腹胰头前方肿块及脾旁、前腹壁下腹膜病变为主，较前相仿；未见瘘口；肝S6、S7病灶，考虑转移瘤，较前相仿；腹膜后及左侧锁骨上窝多发淋巴结，考虑转移，较前相仿；右肺下叶背段磨玻璃影，考虑增殖性改变（图12-2）。考虑PR，建议密切随访。

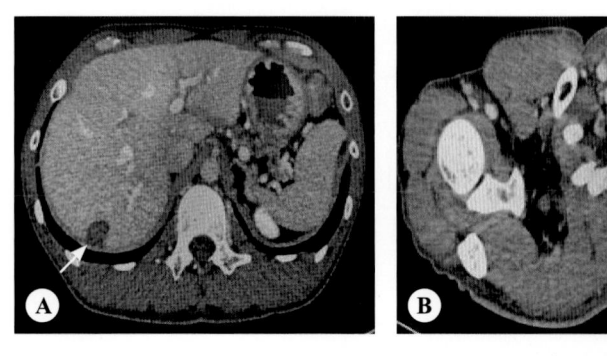

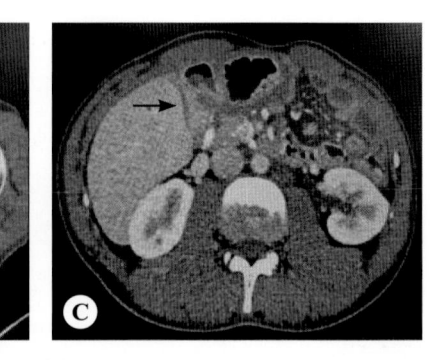

▲ 图 12-2　2020 年 3 月 21 日胸腹盆 CT 平扫 + 增强

【诊疗小结】

治疗过程

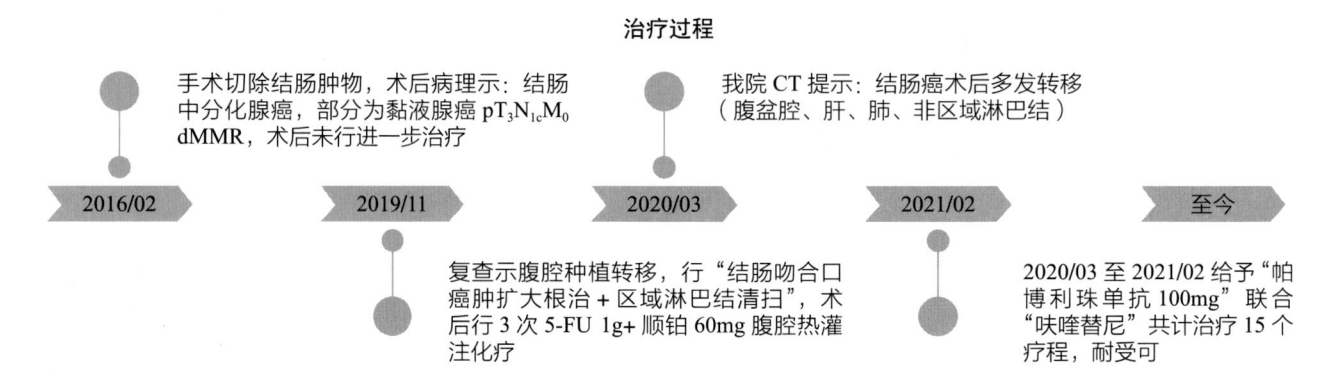

- 2016/02：手术切除结肠肿物，术后病理示：结肠中分化腺癌，部分为黏液腺癌 pT₃N₁cM₀ dMMR，术后未行进一步治疗
- 2019/11：复查示腹腔种植转移，行"结肠吻合口癌肿扩大根治 + 区域淋巴结清扫"，术后行 3 次 5-FU 1g+ 顺铂 60mg 腹腔热灌注化疗
- 2020/03：我院 CT 提示：结肠癌术后多发转移（腹盆腔、肝、肺、非区域淋巴结）
- 2021/02 至今：2020/03 至 2021/02 给予"帕博利珠单抗 100mg"联合"呋喹替尼"共计治疗 15 个疗程，耐受可

【诊疗心得】

本例患者为 Lynch 综合征相关性 dMMR 结肠癌，既往行原发灶和腹腔转移灶手术，就诊时肿瘤累及腹腔、肝脏、腹膜后淋巴结，肿瘤负荷大，分期晚。尽管 dMMR 肠癌为 PD-1 抗体治疗的敏感亚型，但单药 PD-1 抗体有效率仅为 30%～50%；同时患者有 *RAS* 突变、*B2M* 失活性突变、黏液腺癌以及 Lynch 综合征，提示 PD-1 抗体单药原发性耐药风险相对较高；联合 CTLA-4 抗体能提高有效率，但该药价格昂贵，并且显著增加免疫相关不良反应。有报道显示，PD-1 抗体联合抗血管生成药物在 MSS 肠癌能够取得疗效，这提示抗血管生成药物可能对 PD-1 抗体具有增敏效应。因此我们给予患者帕博利珠单抗联合呋喹替尼治疗，经过 3 个疗程的免疫 + 靶向治疗，患者肠瘘未能明显改善，腹壁瘘口持续存在少量黄色液体渗出。考虑肿瘤已经获得明显的缓解，可先停用呋喹替尼，后续单用帕博利珠单抗。复查结果显示患者肝脏、腹腔、淋巴结病灶均显著缩小，并且疗效持续，至今仍继续接受治疗。免疫治疗联合抗血管生成药物对肿瘤负荷大、分布广的晚期结直肠癌患者的治疗提供了新的思路，但仍需更多的研究数据支持。

（廖乐恩　丁培荣）

病例 13　局部进展期 dMMR 结肠癌新辅助免疫治疗后病理完全缓解

【病例汇报】

患者，男性，40岁。2019年7月因"右上腹隐痛"至当地医院就诊，肠镜检查确诊为升结肠腺癌，病理提示为中分化腺癌。我院CT提示：结肠肝曲肿物，考虑结肠癌，可疑突破浆膜层肿瘤，最大层面为64mm×80mm；升结肠周系膜多发稍大淋巴结，可疑转移；其余未见明显异常（图13-1）。查体：右下腹软，有压痛，无反跳痛。家族史：父亲40余岁患结肠癌，二哥30余岁患胆管细胞癌，具体不详。

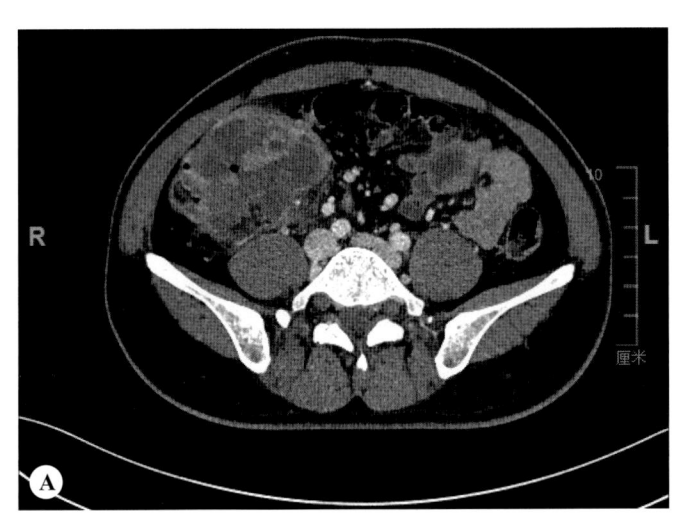

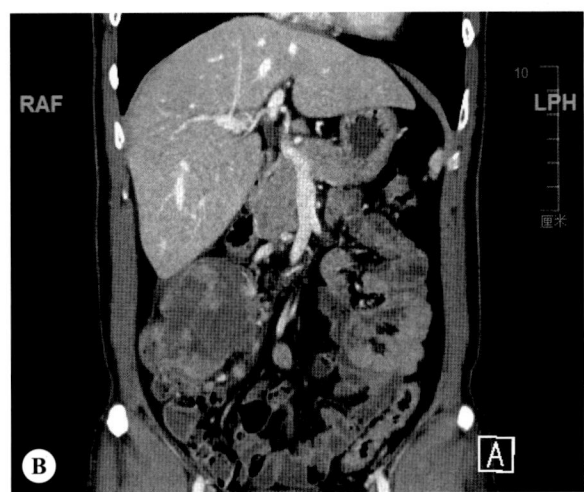

▲ 图13-1　2019年8月16日胸腹盆CT平扫+增强

患者术前肠镜活检组织进行了免疫组化及微卫星不稳定性的检测，结果显示为dMMR/MSI-H。进一步进行基因检测发现该例组织为TMB-H，并有一个胚系基因突变（*MSH2* c.2211-G>A，杂合，疑似致病突变）（表13-1）。临床考虑为dMMR的Lynch综合征患者。

【初始治疗】

经MDT讨论，考虑患者为升级肠癌 cT_4N+M_0，MSI-H，TMB-H，肿瘤巨大，手术难以获得满意切缘，建议新辅助治疗。分子分型为MSI-H，可能从免疫治疗中获益。遂于2019年8月28日至11月1

表13-1　2019年8月16日肿瘤基因突变高通量测序

检测范围/基因组指标	检测结果及意义
体细胞变异：312个基因的全部外显子区，38个基因的内含子、启动子或融合断点区域，709个基因的部分外显子区	检出79个变异，其中5个与靶向药物相关
胚系变异：与靶向药物密切相关的11个基因的全部外显子区	检出1个变异，其中0个与靶向药物相关
肿瘤突变负荷（TMB）	肿瘤突变负荷高（TMB-H，73.92mut/Mb，97%*）
微卫星不稳定性（MSI）	微卫星高度不稳定（MSI-H）

*. 该受检者的TMB值高于内部数据库97%的肿瘤患者

日行帕博利珠单抗 200mg 新辅助免疫治疗 4 个疗程，过程顺利，主要不良反应为 Ⅰ 度皮疹伴瘙痒。

2019 年 11 月 25 日复查示：结肠肝曲肿物，较前缩小，最大层面约 54mm×60mm，升结肠周系膜多发稍大淋巴结，考虑转移，较前缩小（图 13-2）。

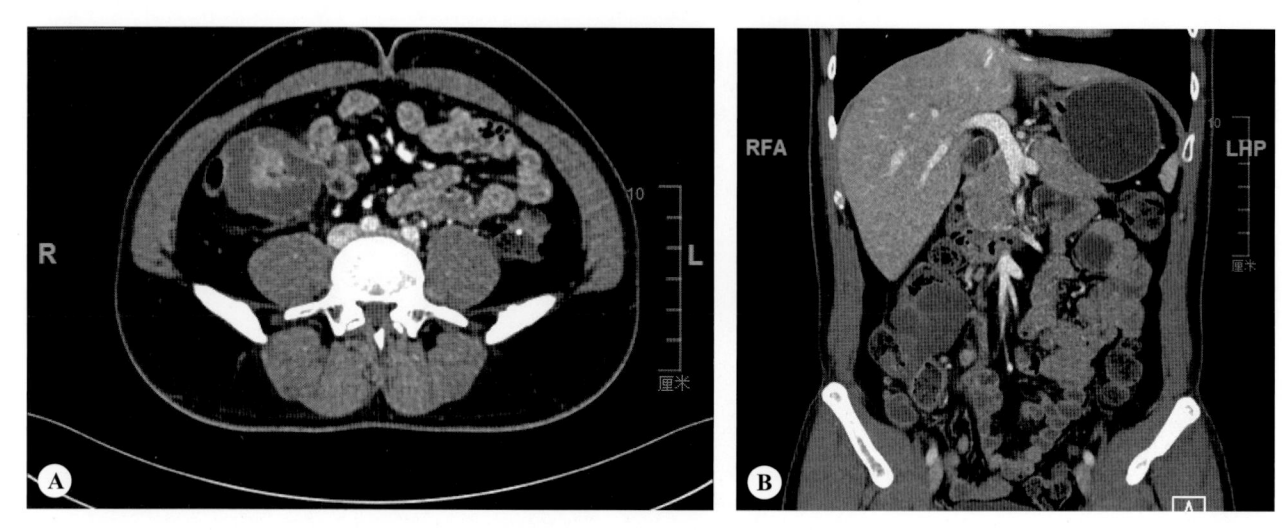

▲ 图 13-2　2019 年 11 月 25 日胸腹盆 CT 平扫 + 增强

【进一步治疗】

2019 年 11 月 29 日行腹腔镜右半结肠切除术，术程顺利。术后病理示：肿瘤治疗反应为 0（完全反应），75 枚淋巴结均无转移。

【后续治疗】

患者术后继续行 PD-1 抗体（帕博利珠单抗 200mg）辅助治疗 6 个月。2022 年 5 月 9 日返院复查，一般情况尚可，CT 未见肿瘤复发及转移。

【诊疗小结】

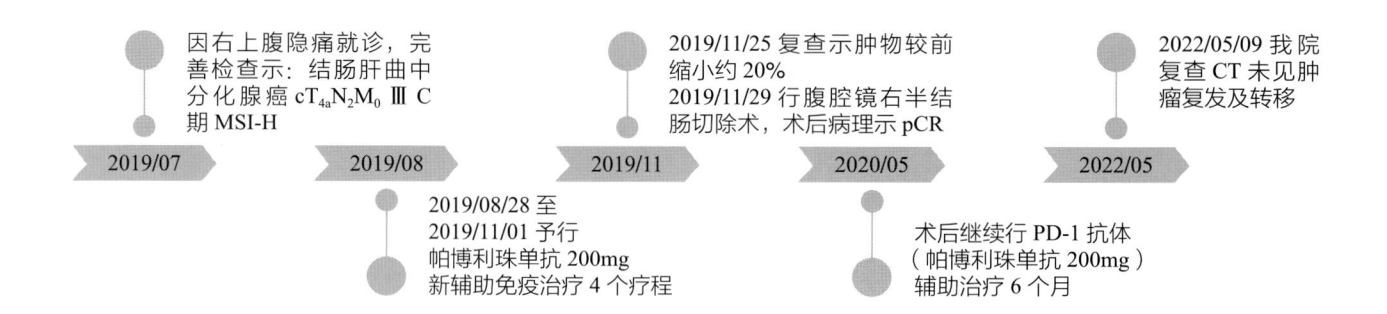

- 2019/07：因右上腹隐痛就诊，完善检查示：结肠肝曲中分化腺癌 $cT_{4a}N_2M_0$ Ⅲ C 期 MSI-H
- 2019/08：2019/08/28 至 2019/11/01 予行帕博利珠单抗 200mg 新辅助免疫治疗 4 个疗程
- 2019/11：2019/11/25 复查示肿物较前缩小约 20%；2019/11/29 行腹腔镜右半结肠切除术，术后病理示 pCR
- 2020/05：术后继续行 PD-1 抗体（帕博利珠单抗 200mg）辅助治疗 6 个月
- 2022/05：2022/05/09 我院复查 CT 未见肿瘤复发及转移

【诊疗心得】

FOXTROT Ⅲ 期试验对局部进展期肠癌新辅助化疗的疗效进行了评估，95% 的 dMMR 型患者（$n=106$）在新辅助化疗后几乎未出现缓解，该研究提示 dMMR/MSI-H 结肠癌对新辅助化疗（FOLFOX）

不敏感。NICHE的研究结果提示dMMR型结肠癌给予抗PD-1+抗CTLA-4双免疫治疗，缓解率达到100%，多数患者的肿瘤出现了明显的消退，其中病理学完全缓解的患者占60%。中山大学肿瘤防治中心针对dMMR结直肠癌开展术前免疫治疗也积累了一定经验：8例dMMR肠癌患者，经过术前免疫治疗后，5例出现pCR，1例为cCR，2例为TRG2，与NICHE的研究结果类似。相关研究成果已发表于 *Oncoimmunology*。

该例患者初诊时即为局部进展期结肠癌，肿瘤负荷大，检测显示MSI-H，TMB-H。因此新辅助治疗方案选择抗PD-1免疫治疗有望达到肿瘤显著退缩的效果，方案可考虑PD-1抗体单药或使用抗PD-1+抗CTLA-4双免疫治疗。患者因经济原因最终仅行PD-1单药治疗。治疗期间未出现严重免疫治疗相关不良反应。4个疗程免疫治疗即达到了影像学PR、病理学CR的效果。

该病例还有一个重要的特征，即T4的巨大肿瘤，这类影像特征提示可能有特殊分子分型。本团队对本中心268例影像诊断为$T_{4b}M_0$结直肠癌患者进行分析，发现约27.6%（268例中有75例）表现为dMMR；而对肿瘤位于近端结肠（升结肠、横结肠、降结肠）者，约45.0%（111例中有50例）表现为dMMR。

进一步，研究者根据不同初始治疗方式（直接手术，新辅助放化疗/化疗，新辅助免疫治疗）对70例有完整手术资料的dMMR $T_{4b}M_0$结直肠癌患者进行分析，发现新辅助免疫治疗可以有效减少开腹手术率（$P=0$）和联合脏器切除率（$P=0.025$），提高病理完全缓解率（$P=0.004$），改善无病生存率（$P=0.0078$）。因此我们建议，所有初诊影像诊断为$T_{4b}M_0$结直肠癌患者，要考虑dMMR可能性（肿瘤位于近端结肠者dMMR可能性更大），应行MMR免疫组化检测或MSI检测，实现个体化精准治疗。免疫治疗能使大部分dMMR肠癌快速退缩，这种治疗特点对于局部侵犯严重的巨块型肿瘤具有十分重要的临床意义。期望通过筛选患者和优化治疗方案，使免疫治疗的疗效得到显著提升。

（廖乐恩　丁培荣）

病例14　MSI-H直肠癌术后肝转移转化成功实现无疾病状态

【病例汇报】

患者，女性，35岁。因"左腹阵发性隐痛1年"于2017年9月30日入住我院结直肠科。既往史无特殊，母亲40岁患"结肠癌"，舅舅、姨妈均有肿瘤病史（具体不详）。查体无明显阳性体征。

2017年9月11日外院镜示：距肛门85cm横结肠区近肝曲部分可见肠腔狭窄，肿物侵犯，肿块呈环周型侵犯，肠镜尚可通过，肿块质地较硬，处置易出血，活检病理提示中分化腺癌。

2017年9月12日外院PET/CT示：①横结肠条块状局灶性高代谢病灶，考虑为横结肠癌，请结合肠镜；②上述病灶周围肠系膜多个淋巴结，糖代谢未见增高，考虑为良性病变，建议定期复查；③双上肺间段微小结节，糖代谢未见增高，考虑为良性病变，建议定期复查；④双侧扁桃体腺炎、右侧附件卵泡生理性摄取、盆腔少量积液。

2019年9月19日我院外周血遗传性结直肠癌基因检测：*MSH2*基因检出已知致病突变c.1861C＞T（p.Arg621Ter，Het）。

2019年10月9日我院肿瘤标志物：CA19-9为33.46U/ml，CEA为34.5ng/ml。

【初始治疗】

1. 根治性切除　该病例术前分期为 $cT_3N_0M_0$，未见手术禁忌证，于 2017 年 10 月 20 日在我院全麻下行"腹腔镜 Dixon 术 + 左半结肠切除术 + 右半结肠切除术"，术后恢复好。术后病理：肠中分化腺癌，癌组织浸润至肠壁浆膜下层，见脉管内癌栓，免疫组化：PSM2（+），MLH1（+），MSH2（−），MSH6（+），HER2（+），Ki-67（70%+）。分期 $pT_3N_0M_0$ ⅡA 期，Lynch 综合征。术后未行辅助治疗，予定期随访观察。

2. 初始治疗点评

(1) 该病例初诊时为无梗阻无转移的横结肠中分化腺癌，未见手术禁忌证，应当直接行根治性切除术，这也是目前公认的诊疗方案。

(2) 患者术后分期为 $pT_3N_0M_0$ ⅡA 期，Lynch 综合征。建议患者家族成员接受基因变异验证和表型筛查。

(3) 患者术后病理提示脉管癌栓，有较高的复发风险，但根据 NCCN 指南建议，此类患者辅助化疗的获益仍有争议，与患者沟通风险和获益后，患者选择不做辅助化疗，采取严格观察随访。

3. 术后复查

2018 年 2 月 2 日超声造影：肝内多发实性低回声灶，考虑肝转移造影影像表现。

2018 年 2 月 5 日腹盆 MR：肝 S2、S3、S5、S6 见多发结节，边界欠清，信号不均，大者约 41mm×33mm，增强扫描见不均匀强化。考虑转移瘤，术区未见明显肿物。

2018 年 2 月 7 日胸部 CT：右上肺尖段小结节，考虑增殖灶可能。

4. 治疗决策 MTB 讨论

原发灶评估：已切除，术区未见明显肿物。

转移灶评估：肝 S2、S3、S5、S6 见多发结节，大者约 41mm×33mm，不宜手术或消融，未见其他转移灶。

治疗决策：先予 FOLFOX 联合 PD-1 抗体转化治疗，以期转化为可切除或可消融病灶。

【转化治疗】

1. 帕博利珠单抗 + FOLFOX　患者于 2018 年 2 月 12 日、2018 年 3 月 5 日、2018 年 3 月 26 日、2018 年 4 月 16 日、2018 年 5 月 11 日行帕博利珠单抗 200mg 治疗 5 个疗程。于 2018 年 3 月 1 日、2018 年 3 月 19 日、2018 年 4 月 4 日、2018 年 4 月 18 日行 FOLFOX 化疗 4 个疗程。第 1 个疗程 FOLFOX 治疗后曾出现肠梗阻表现，予以禁食、补液后缓解。第 2 个疗程 FOLFOX 治疗后出现Ⅱ度白细胞减少，予以升白治疗后恢复。

2. 转化治疗点评

(1) 患者在术后复查中发现肝多发转移，转移结节位于双侧肝叶，最大者直径达 4.1cm，不能达到保留足够肝功能的基础上完成 R0 切除这一标准，属于潜在可切除病灶。

(2) 对于 dMMR 的 mCRC 患者，建议采用 FOLFOX 联合 PD-1 治疗，有利于控制肿瘤进展，缩小病灶，使其转化为可切除病灶。其中 FOLFOX 是传统的化疗方案。帕博利珠单抗则是一种较新的 PD-1

抗体。帕博利珠单抗在 2020 年 6 月 29 日被美国 FDA 批准用于一线治疗 dMMR/MSI-H 不可切除或转移性结直肠癌。在此前的 Keynote-177 研究中，招募了 307 例未经治疗的不可切除或转移性 MSI-H/dMMR 结直肠癌患者，平均分成 2 组，一组接受帕博利珠单抗治疗，另一组接受化疗。帕博利珠单抗组和化疗组的中位无进展生存期对比为：16.5 个月 vs. 8.2 个月，客观缓解率对比为：44% vs. 33%，完全缓解率对比为：11% vs. 4%。从治疗结果可以看出，对于结直肠癌，帕博利珠单抗的疗效完全超越化疗。这也为 dMMR/MSI-H 的结直肠癌患者带来了福音。

(3) 建议先行 4 个疗程的转化治疗后复查评估疗效再制订下一步诊疗计划。

3. **转化治疗后复查** 2018 年 5 月 9 日腹盆腔 MR（图 14-1）：肝 S2、S3、S5、S6 见多发转移瘤，最大者约 17mm×16mm，较前明显缩小。评价疗效为 PR。

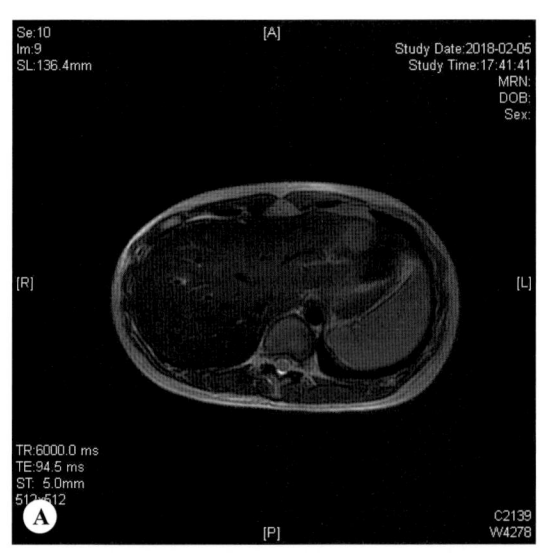

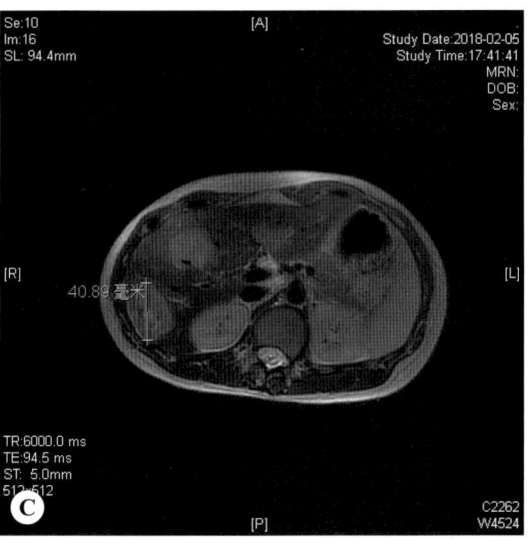

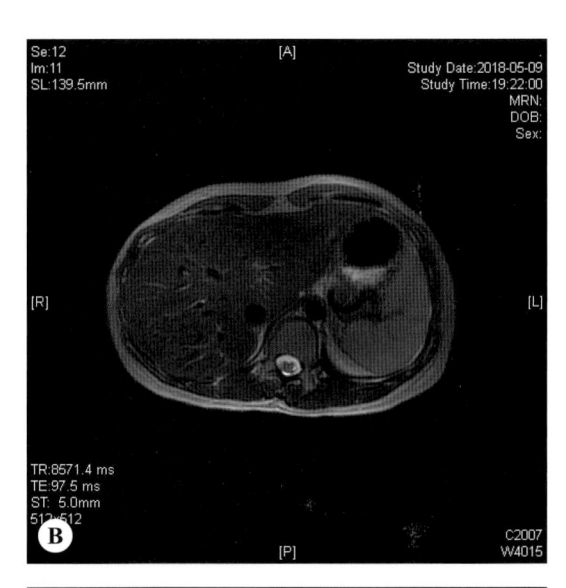

2018 年 2 月 5 日 MRI　　　　　　2018 年 5 月 9 日 MRI

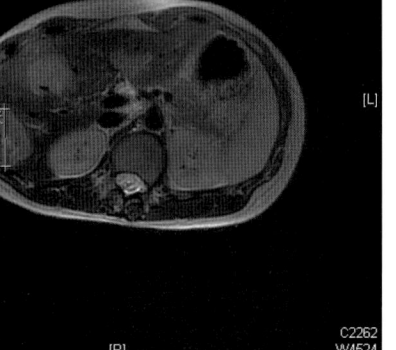

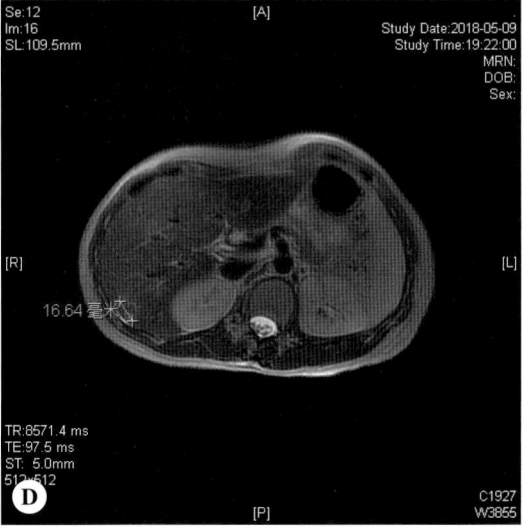

▲ 图 14-1　患者 4 个疗程转化治疗前后 MRI 图像对比

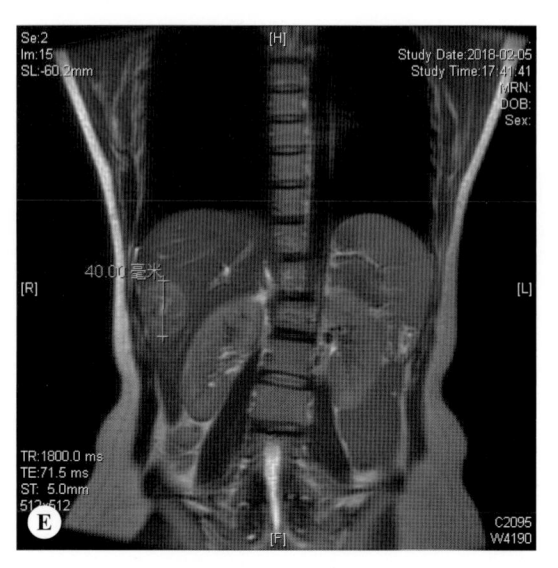

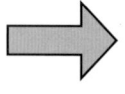

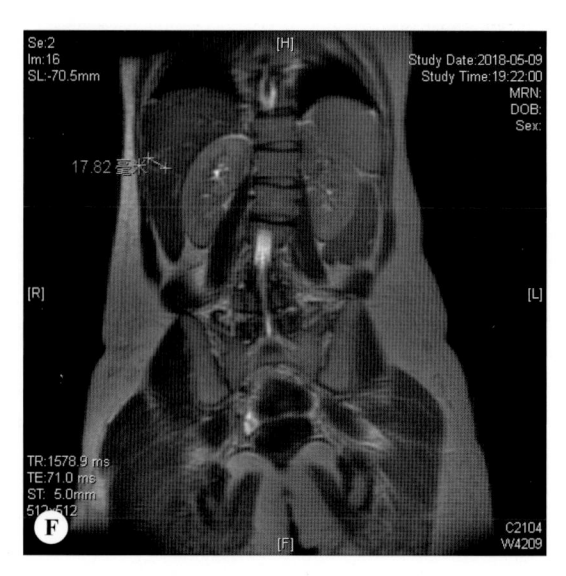

| 2018年2月5日 MRI | 2018年5月9日 MRI |

▲ 图14-1（续） 患者4个疗程转化治疗前后MRI图像对比

4. 治疗决策MTB讨论

原发灶评估：已切除，术区未见明显肿物。

转移灶评估：肝S2、S3、S5、S6见多发结节，最大者约17mm×16mm，较前明显缩小。评价疗效为PR。未见其他转移灶。

治疗方案：肝转移灶明显缩小，可行手术及消融治疗。术后予帕博利珠单抗维持治疗。

【手术及维持治疗】

2018年6月5日于全麻下行"肝转移癌切除术+术中微波固化术"，术后病理：未见癌，pCR。2018年7月16日取第一次手术切除的肠癌组织行肿瘤基因变异高通量测序。

2018年7月30日基因检测报告示：*MSH2*胚系已知致病突变；*BRCA1*及*BRCA2*体细胞疑似致病突变；MSI-H；肿瘤突变负荷169.39mut/Mb，分级为肿瘤突变高负荷。

2018年7月12日、2018年8月2日、2018年8月24日、2018年9月18日、2018年10月10日、2018年11月1日、2018年11月26日、2019年1月2日行第6～13个疗程帕博利珠单抗100mg维持治疗。治疗期间出现Ⅰ度皮疹、瘙痒。

治疗期间于2018年8月28日、2018年11月25日、2019年3月20日、2019年7月12日、2019年12月7日复查胸部CT及腹盆腔MR未见肿瘤进展征象（图14-2）。

【手术及维持治疗点评】

1. 患者4个疗程转化治疗后，肝转移灶明显缩小，已成功转化为可切除病灶。此时应果断采取手术治疗。

2. 考虑患者基因检测示*MSH2*突变，TMB 169.39mut/Mb、MSI-H，且转化治疗过程中使用帕博利珠单抗效果较好，可继续予帕博利珠单抗100mg维持治疗。

3. 应注意定期随访观察。

2018年8月27日 MRI   2019年12月7日 MRI

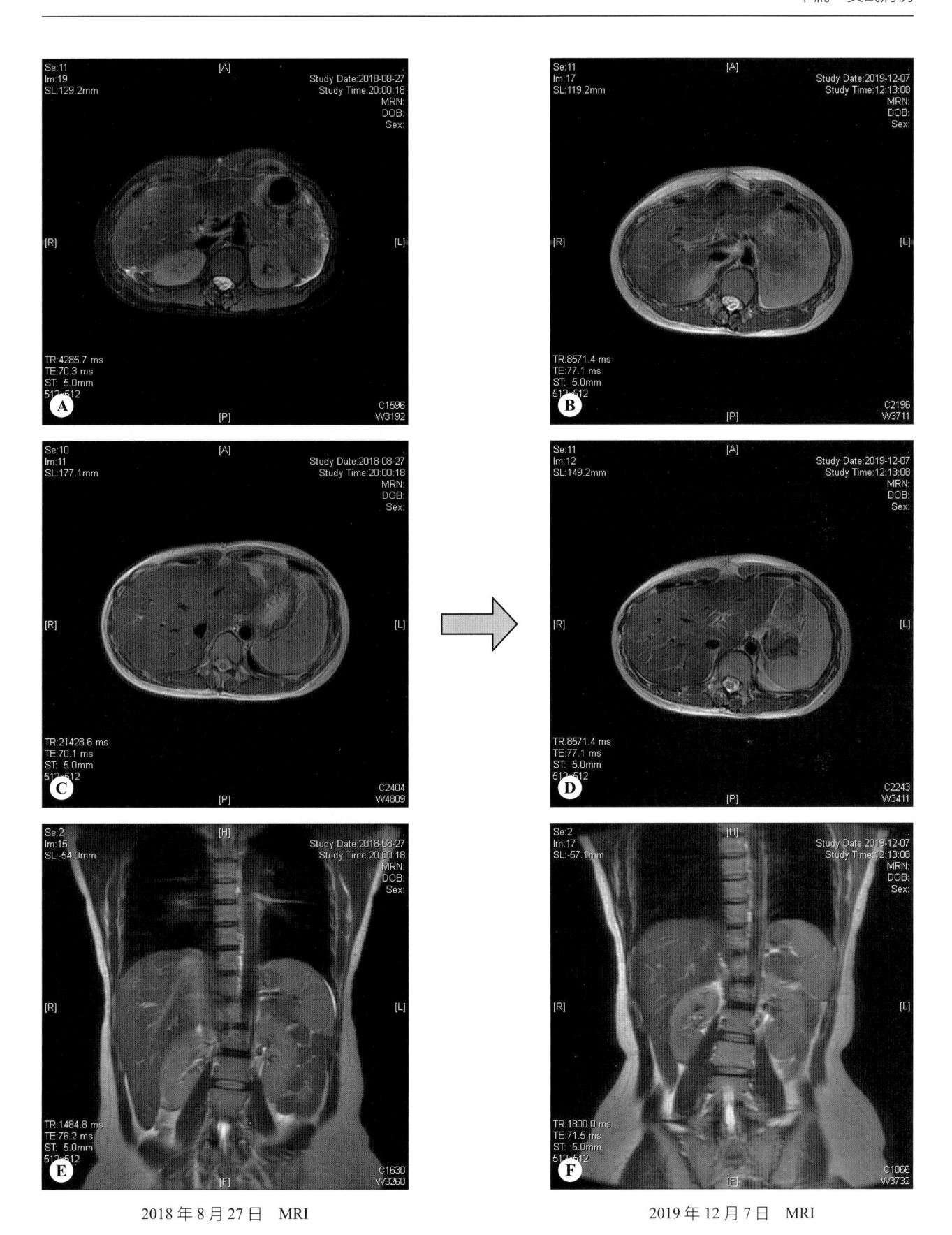

▲ 图 14-2　患者术后首次及末次复查 MRI 图像

097

【诊疗小结】

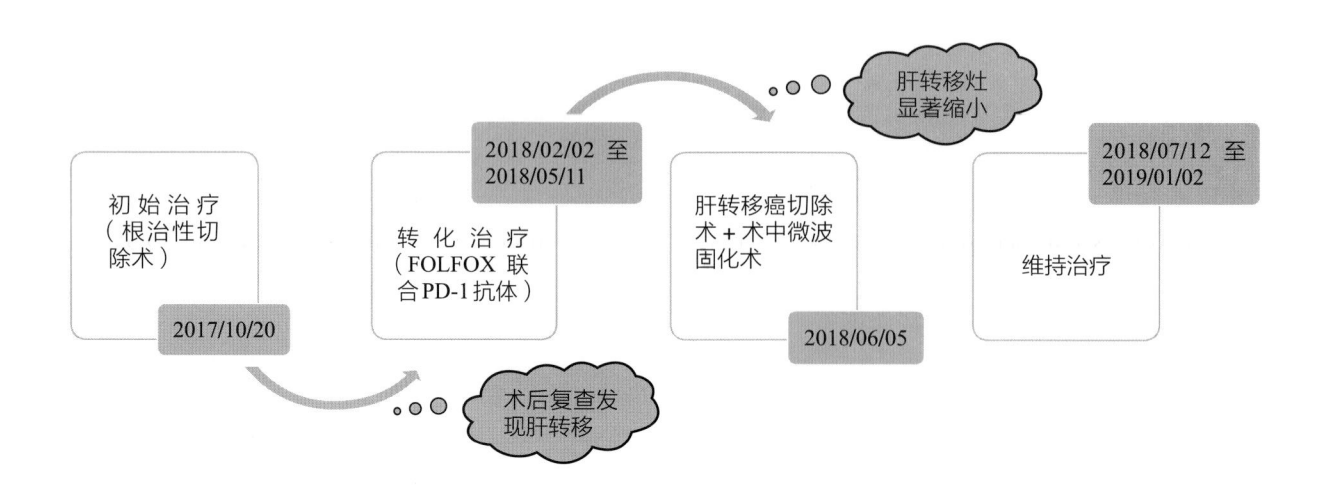

流程图：初始治疗（根治性切除术）2017/10/20 → 术后复查发现肝转移 → 转化治疗（FOLFOX联合PD-1抗体）2018/02/02至2018/05/11 → 肝转移灶显著缩小 → 肝转移癌切除术+术中微波固化术 2018/06/05 → 维持治疗 2018/07/12至2019/01/02

【诊疗心得】

本患者是一例dMMR结肠癌术后肝转移通过化疗联合PD-1抗体转化治疗后维持NED的病例。

本例患者发病年龄较早，且有肿瘤家族史，在询问病史时就应考虑为Lynch综合征，并注意进行分子分型测定。最终本例患者诊断为*MSH2*突变的Lynch综合征，在后续采用PD-1抗体的治疗过程中疗效显著。为什么需要强调分子分型检测呢？因为dMMR/MSI-H的结肠癌对于新辅助化疗不敏感，进展风险较高。Keynote-016和CheckMate-142研究已经证实dMMR/MSI-H的转移性结肠癌能从免疫治疗中获得显著疗效。在2018年年初，免疫治疗并未作为MMR/MSI-H转移性结直肠癌的一线治疗方案。但是，从免疫治疗在dMMR/MSI-H转移性结直肠癌后线治疗中的显著疗效，同时考虑到该分子分型对化疗不敏感。我们为患者制定了化疗联合PD-1抗体的转化治疗方案，并获得了病理完全缓解的显著效果。上文所提到的Keynote-177研究作为第一个针对dMMR/MSI-H的结肠癌一线免疫治疗对比化疗或化疗联合靶向治疗疗效差别的研究，虽然在PFS、ORR等多项指标方面，帕博利珠单抗均优于化疗，但是PD-1抗体治疗组仍然有29%的患者出现原发性耐药。因此，如何降低免疫治疗原发性耐药的风险是治疗的关键。临床上有多种尝试，包括双免疫治疗或联合化疗靶向等。但是最优的策略仍需要更多的研究证实。临床上对于肿瘤负荷大，或者具有原发耐药的分子特征的患者，联合化疗也是合理的选择。

免疫治疗和精准治疗已是当今肿瘤治疗领域的一大热点，而准确筛选除能从免疫治疗获益的患者也是精准治疗的重要体现。我们认为，在初诊时应当根据患者的家族史、发病年龄等特点来协助发现可疑的Lynch综合征患者，并在治疗前进行分子分型。

（梅伟健　丁培荣）

病例15　dMMR乙状结肠癌术后肝转移免疫治疗后完全缓解

【病例汇报】

患者，男性，28岁。2017年9月于外院确诊乙状结肠腺癌。我院CT提示相邻肠系膜及髂总动脉旁淋巴结多发淋巴结。追问患者家族史：母亲患肠癌及子宫内膜癌去世，4位姨母中2位患肠癌，1位患子宫内膜癌。2017 年 10 月 12 日于我院行乙状结肠癌切除术 + 小肠部分切除 + 膀胱部分切除。术后病理：乙状结肠中分化腺癌，$pT_{4b}N_1M_{1b}$，盆底及膀胱壁见腺癌浸润。免疫组化：MLH1（+）、MSH2（-）、MSH6（-）、PMS2（+）。术后 MASSARRAY 多基因芯片检测：*KRAS* 突变、*PIK3CA* 突变。2017 年 11 月 9 日复查 CT 示：髂总动脉旁数个淋巴结，性质待定；肝内数个低密度病灶，考虑转移（图 15-1A）。

患者于 2017 年 11 月 13 日接受 FOLFOX 方案化疗 1 个疗程，后于 2017 年 11 月 29 日、12 月 16 日接受 FOLFOX+ 贝伐珠单抗方案化疗 2 个疗程，期间出现Ⅱ度恶心及Ⅱ度腹泻。2017 年 12 月 26 日复查 CT 示肝转移灶部分较前增大，疗效评价 PD（图 15-1B）。

【初诊印象】

患者非常年轻，并且为 dMMR 结直肠癌，有明显的肠癌及 Lynch 相关肿瘤的家族史，要高度怀疑为 Lynch 综合征，需要进一步大 panel 分子筛查。

2017 年 12 月肿瘤个体化治疗 295 基因检测提示，*KRAS*、*PIK3CA* 突变；*MSH2* 疑似致病突变；体细胞突变负荷 81.25mut/Mb（高突变负荷，TMB-H）。外周血胚系基因检测：*MSH2* 疑似致病性突变（c.2633_2634del,p.Glu878fs）。免疫组化补充报告示：CD3［部分 T 细胞（+）］，PD-L1［肿瘤细胞（-）］。结合上述检测结果，患者诊断为：Lynch 综合征，乙状结肠腺癌姑息术后肝转移 $pT_{4b}N_1M_{1b}$，ⅣB 期。

患者晚期乙状结肠癌术后肝转移，对传统化疗不敏感，免疫组化检测显示 dMMR，基因检测提示 *MSH2* 胚系突变，TMB-H，因此建议患者使用抗 PD-1 免疫治疗。治疗期间密切监测免疫治疗不良反应。因患者具有典型肿瘤家族史，检测发现 *MSH2* 疑似致病性胚系突变，建议患者要严格按照 NCCN 遗传性结直肠癌指南进行 Lynch 综合征相关表型筛查；同时动员患者家族成员接受基因变异验证和表型筛查。

dMMR 转移性结直肠癌预后较 pMMR 结直肠癌更差。2014 年发表在 *Clinical Cancer Research* 上的一篇研究总结了 4 项Ⅲ期临床研究（CAIRO，CAIRO2，COIN 和 FOCUS）的数据，发现 dMMR 转移性结直肠癌的中位无进展生存及总体生存较 pMMR 转移性结直肠癌更差。同时，2020 年发表在 *Annals*

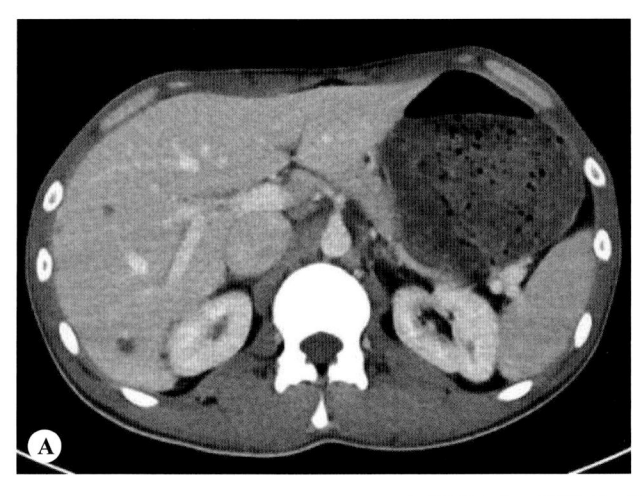

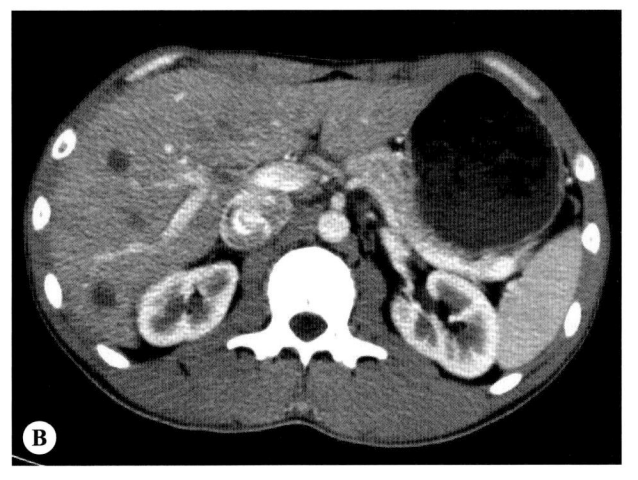

▲ 图 15-1 腹部 CT 提示化疗后肝转移灶增大
A. 2017 年 11 月 9 日复查 CT 结果；B. 2017 年 12 月 26 日复查 CT 结果

of Surgical Oncology 的一篇纳入 130 125 例转移性结直肠癌的回顾性研究也提示，dMMR 结直肠癌的中位生存更短（19.8 个月 vs. 24 个月，$P<0.001$）。

此外，dMMR 结直肠癌复发转移后对一线化疗方案不敏感。尽管有研究提示 FOLFOX 对 dMMR 结直肠癌能够取得一定疗效，2014 年发表在 *Annals of Oncology* 上的一篇纳入 55 例转移性 dMMR 结直肠癌的多中心研究发现，系统性一线化疗方案不是转移性 dMMR 结直肠癌的独立预后因素（HR=0.73，95%CI 0.32～1.63，$P=0.44$），并且不同化疗方案的患者之间，无进展生存及总体生存差异不明显。（OS 为 10.02 个月 vs. 11.63 个月，$P=0.803$；PFS 为 2.2 个月 vs. 5.4 个月，$P=0.66$）。另外，免疫治疗对转移性 dMMR 结直肠癌具有疗效。CheckMate-142 研究结果提示，转移性 dMMR 结直肠癌给予 3 疗程以上抗 PD-1 免疫治疗后在一年随访中，31.1%（95%CI 20.8%～42.9%）的患者达到客观缓解，且 68.9%（95%CI 57.1%～79.2%）的患者达到 12 周以上的疾病控制。同时，Keynote-164 研究的结果提示，对于一线治疗耐药的转移性 dMMR 结直肠癌，抗 PD-1 治疗能够使接受过 2 种或以上疗法的患者的客观缓解率达到 33%，同时疾病控制率达 51%。结合患者意愿及上述研究结果，建议患者接受抗 PD-1 免疫治疗，治疗期间密切监测免疫治疗不良反应。

【免疫治疗】

患者于 2018 年 1 月 5 日行帕博利珠单抗 200mg，每 3 周一次，1 个疗程。2018 年 2 月行帕博利珠单抗 200mg，每 3 周一次，1 个疗程并联合肝转移瘤微波固化消融术。2018 年 4 月复查 MRI：肝内病灶未见明显活性，患者要求加用贝伐珠单抗治疗，遂于 2018 年 4 月 19 日、5 月 11 日行帕博利珠单抗 200mg，每 3 周一次，联合贝伐珠单抗（500mg，第 1 天）2 个疗程，因患者经济原因，PD-1 抗体要求减量，为进一步提高疗效，生物治疗科专家建议联合小剂量卡培他滨治疗，遂于 2018 年 6 月 2 日、7 月 14 日调整方案为帕博利珠单抗 100mg，每 3 周一次，联合贝伐珠单抗 500mg 第 1 天 + 卡培他滨 2000mg 第 1～14 天。2018 年 6 月复查盆腔 MR，疗效评价为 NED。患者 2018 年 9 月 18 日、10 月 15 日和 11 月 9 日继续行帕博利珠单抗 100mg，每 3 周一次，联合贝伐珠单抗 500mg 第 1 天 + 卡培他滨 2000mg 第 1～14 天方案 3 个疗程。治疗中患者时有腰痛，偶有鼻血，可自行缓解。

2018 年 12 月和 2019 年 3 月复查 MR 未见肝病灶活性（图 15-2），继续帕博利珠单抗 100mg，每

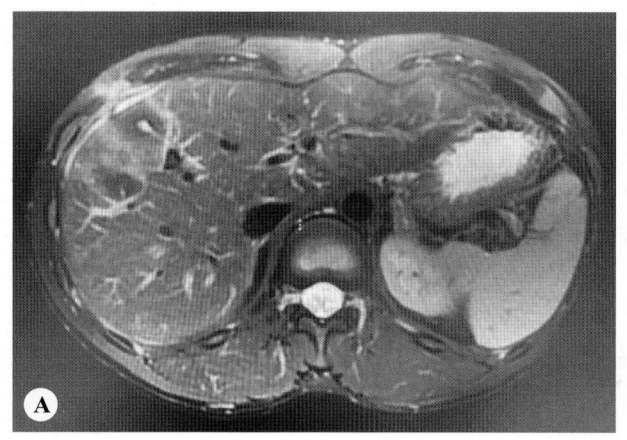

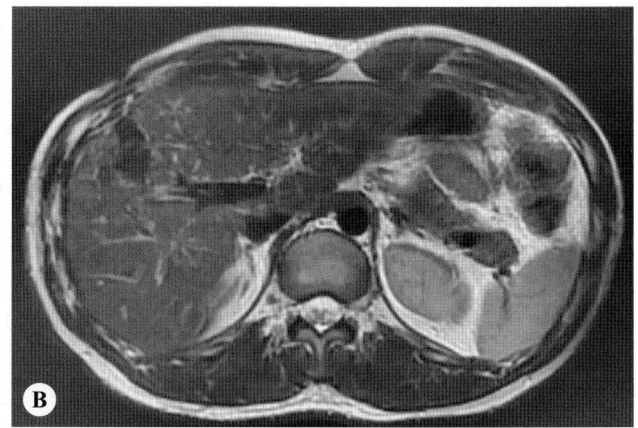

▲ 图 15-2　复查 MR 未见肝病灶活性
A. 2018 年 MR 结果；B. 2019 年 MR 结果

3周一次治疗，末次治疗日期为2020年3月10日。2020年6月14日复查CT、MR未见明显复发征象。2020年7月31日起患者继续接受帕博利珠单抗100mg，每3周一次治疗，2021年1月29日调整为240mg，每2周一次治疗，末次治疗日期为2021年12月17日。后定期复查，末次复查时间2023年3月24日，未见肿瘤复发征象。

【诊疗小结】

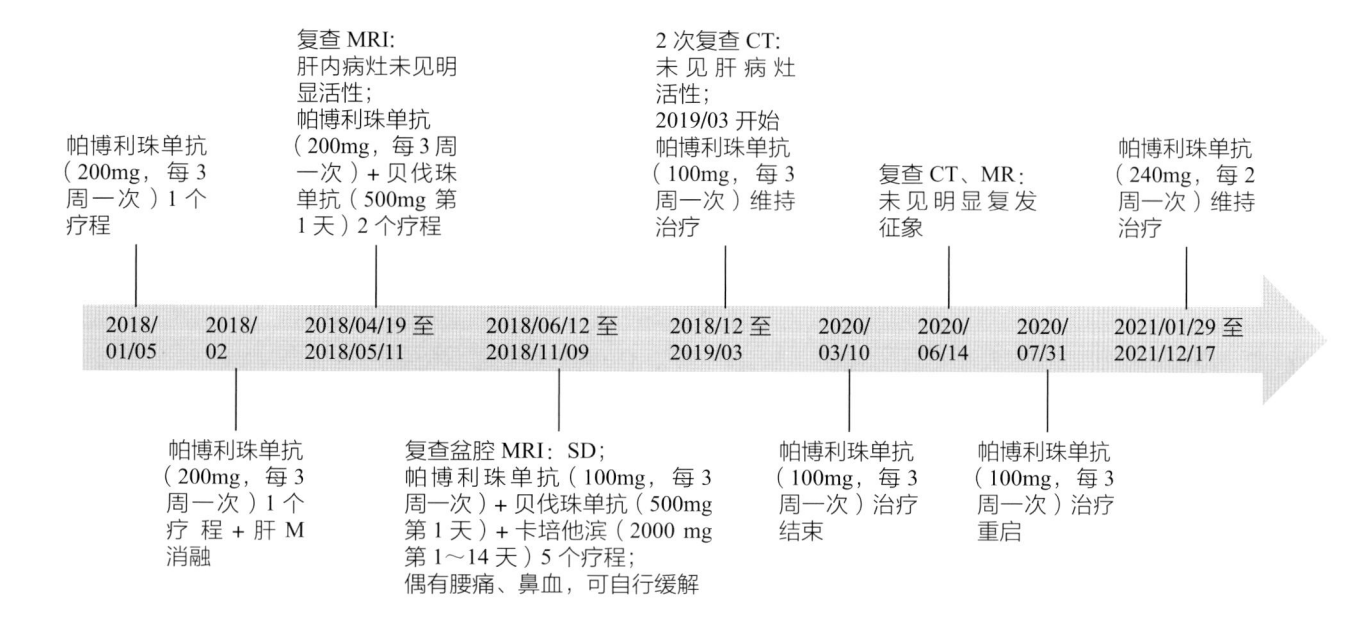

2018/01/05	帕博利珠单抗（200mg，每3周一次）1个疗程
2018/02	帕博利珠单抗（200mg，每3周一次）1个疗程+肝M消融
2018/04/19至2018/05/11	复查MRI：肝内病灶未见明显活性；帕博利珠单抗（200mg，每3周一次）+贝伐珠单抗（500mg第1天）2个疗程
2018/06/12至2018/11/09	复查盆腔MRI：SD；帕博利珠单抗（100mg，每3周一次）+贝伐珠单抗（500mg第1天）+卡培他滨（2000mg第1~14天）5个疗程；偶有腰痛、鼻血，可自行缓解
2018/12至2019/03	2次复查CT：未见肝病灶活性；2019/03开始帕博利珠单抗（100mg，每3周一次）维持治疗
2020/03/10	帕博利珠单抗（100mg，每3周一次）治疗结束
2020/06/14	复查CT、MR：未见明显复发征象
2020/07/31	帕博利珠单抗（100mg，每3周一次）治疗重启
2021/01/29至2021/12/17	帕博利珠单抗（240mg，每2周一次）维持治疗

【诊疗心得】

实体瘤对PD-1抗体单药的有效率大致分为三组：高度敏感组的PD-1单药有效率＞30%，如dMMR、MSI-H肿瘤、淋巴瘤、PD-L1表达＞50%的非小细胞肺癌等；中度敏感组的PD-1抗体有效率波动为10%～30%，如黑色素瘤、非小细胞肺癌、尿路上皮癌等；不敏感组指PD-1抗体单药有效率＜10%的肿瘤，如黏膜型黑色素瘤、大部分的软组织肉瘤、胰腺癌、脑胶质瘤和pMMR结直肠癌等。中度敏感组肿瘤肝转移灶对免疫检查点抑制药有效率低下。一项回顾分析显示，PD-1抗体单药治疗中国黑色素瘤黑色素瘤肝转移患者的有效率仅6%。

考虑到在多种实体肿瘤中肝转移对免疫治疗疗效欠佳，而且在2018年初，这类患者的最佳治疗策略仍处于探索阶段。因此，本例患者治疗过程中联合了化疗及靶向。贝伐珠单抗联合PD-1抗体或PD-L1抗体能有效治疗晚期肝癌，其可能机制是抗VEGF治疗诱导肿瘤组织上调表达CXCR3配体，趋化淋巴细胞浸润肿瘤组织。本例患者最终取得长期生存的远期疗效。

如何降低肝转移患者免疫治疗原发性耐药的风险是治疗成功的关键。临床上有多种尝试，包括双免疫治疗，或者联合化疗靶向等。但是最优的策略任需要更多的研究证实。

（隋峭崎）

病例 16 巨大 MSI-H 肠癌伴腹膜后及盆腔转移，免疫治疗联合外科手术实现长期无疾病状态

【病例汇报】

患者，男性，46岁。2017年3月因"腹痛伴发热1周"于当地医院就诊。肠镜检查发现升结肠回盲部巨大肿瘤，侵犯右侧腹壁，伴有肠系膜淋巴结、腹膜后淋巴结和直肠陷窝种植性转移。肛门指诊可触及直肠前壁腔外肿物。

外院治疗：当地考虑晚期转移性结直肠癌诊断明确，无手术指征，给予姑息性化疗。患者遂于2017年3月起行XELOX方案化疗，4个疗程后肿瘤无明显缩小，改为FOLFIRI+贝伐珠单抗继续化疗。4个疗程治疗后于2017年8月至我院就诊。CT提示升结肠巨大肿物，大小96mm×65mm，病灶侵犯右侧腹壁肌肉及邻近小肠，肠系膜内多发淋巴结、腹主动脉旁、左侧髂血管旁多发肿大淋巴结；膀胱直肠窝见大小约42mm×35mm肿物，病灶与双侧精囊腺分界不清（图16-1）。

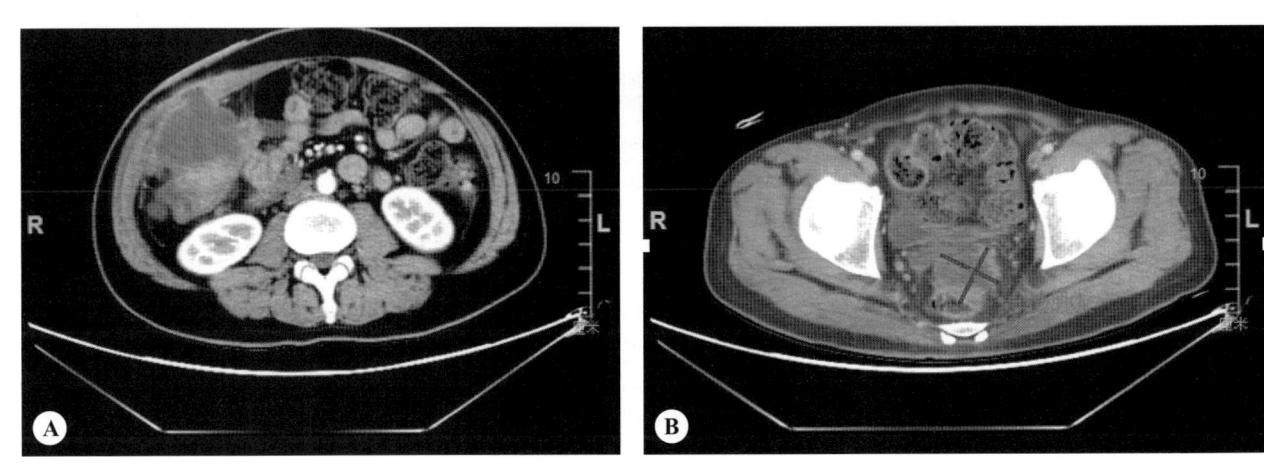

▲图 16-1 患者 CT 检查结果

【初诊印象】

患者初诊为晚期回盲部肠癌伴腹腔转移，肿瘤原发灶巨大，侵犯邻近腹壁、小肠，外院接受标准的一线、二线化疗后肿瘤退缩不明显，肿瘤持续进展，穿透腹壁并破溃形成瘘道。根据患者肿瘤的影像学特征，怀疑其可能是dMMR/MSI-H类型，因此进行MSI检测，结果证实该肿瘤为MSI-H型。

微卫星不稳定（MSI）是MMR蛋白功能缺失时DNA的微卫星序列出现变异而导致的现象，可见于10%~15%的肠癌。由于一部分MMR蛋白缺失可由胚系 MMR 基因突变（Lynch综合征）导致，MSI和MMR蛋白检测常作为遗传性肠癌筛查的工具。除了作为遗传筛查分子，MSI-H也标示着肿瘤的一种特征，即更强的免疫浸润。这一特征使得肿瘤对PD-1免疫抑制药极其敏感，在早期的临床试验中，抗PD-1治疗对MSI-H的晚期结直肠癌的有效率达40%~50%，远超其他传统治疗方式。可以说，PD-1抗体开启了肠癌免疫治疗的新纪元。

在患者就诊前数月，NCCN癌症指南进行了更新，正式推荐PD-1抗体用于治疗MSI-H型晚期肠癌。因此，在明确患者为MSI-H型肠癌后，推荐使用PD-1抗体治疗。

【免疫治疗】

2017年10月，患者开始接受PD-1抗体治疗（帕博利珠单抗），4个疗程治疗后腹壁肿瘤破口便已完全愈合。为进一步缩小肿瘤，患者后续又接受12个疗程的治疗，期间还联合了贝伐珠单抗。2019年1月，患者复查CT提示，腹部肿瘤、盆地种植灶较前明显缩小，疗效评价PR（图16-2）。此时，又一个重要问题摆在我们面前，即是否进行手术治疗。

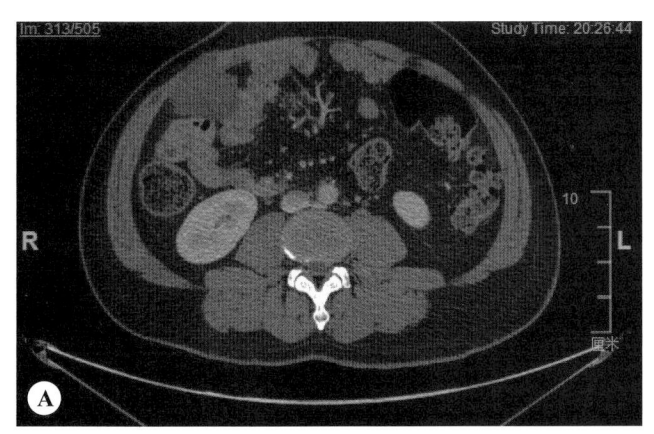

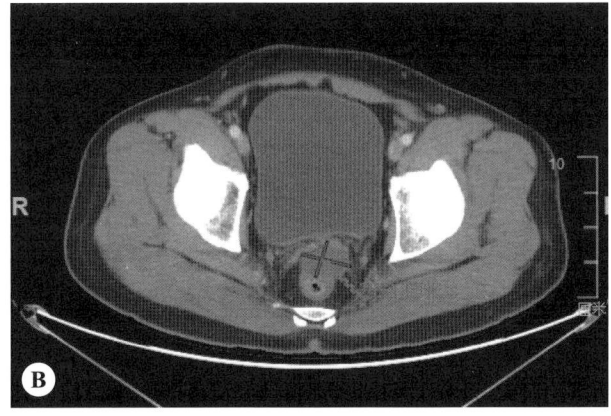

▲ 图16-2　2019年1月患者复查CT结果

一方面，转移性肿瘤并不常规推荐手术，并且患者属于腹腔转移，病灶播散程度广泛；另一方面，患者免疫治疗后肿瘤退缩非常明显，也没有出现新的病灶，是否值得一搏，争取根治的机会呢？为此，我们进行了MDT讨论。外科医生认为患者肿瘤退缩明显，可以考虑手术，但手术创伤较大；生物治疗科认为目前PD-1治疗疗效已达最大化，继续治疗也难以使肿瘤进一步缩小；放疗科认为直肠膀胱窝种植病灶仍较明显，可考虑局部放疗，进一步缩小以减少手术创伤。

根据MDT的意见，患者继续行PD-1抗体治疗，同时于2019年3月至4月进行直肠病灶放疗（PTV 50.4Gy/25F）。同年6月复查CT提示腹腔、直肠病灶均较前缩小（图16-3）。

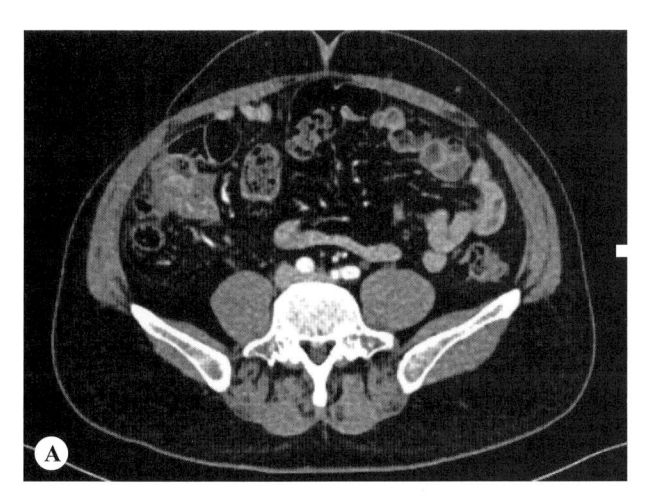

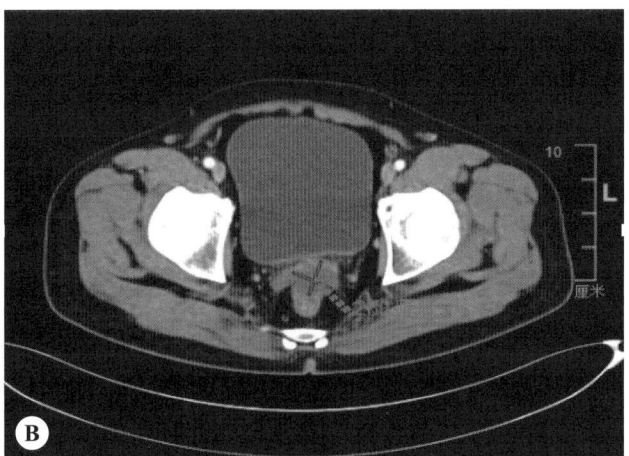

▲ 图16-3　2019年6月患者复查CT结果

【手术切除】

2019 年 8 月 14 日，患者行"右半结肠切除 +Dixon+ 腹壁部分切除 + 腹膜后肿物切除 + 小肠部分切除 + 左侧精囊腺切除 + 回肠造口术"，手术达到肉眼 R0 切除（图 16-4）。

术后病理显示，大部分肿瘤组织已坏死形成黏液湖，直肠种植病灶、腹膜后淋巴结的肿瘤细胞已完全消失，回盲部肿瘤也仅见少量腺癌残留。

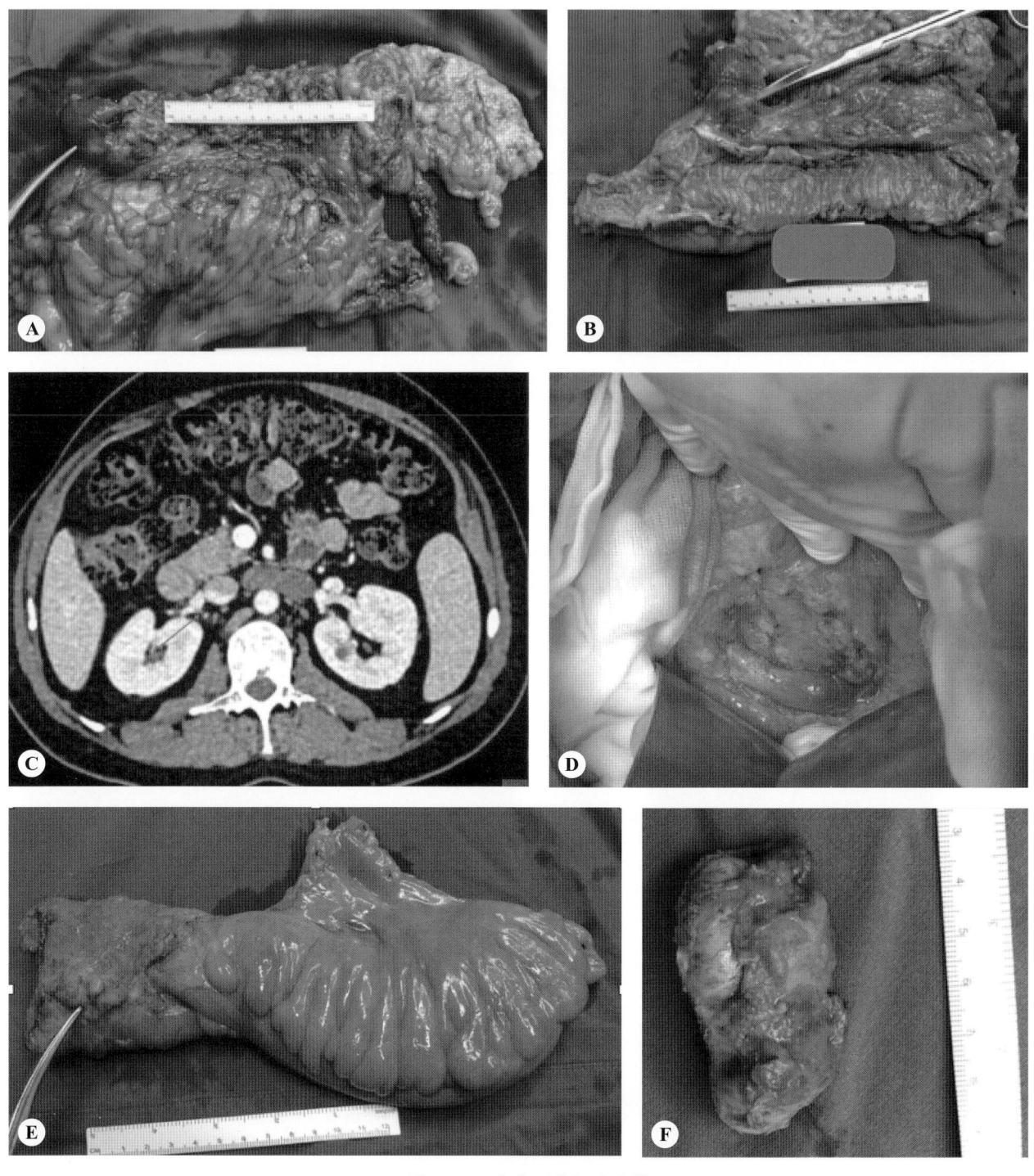

▲ 图 16-4　患者手术切除病灶

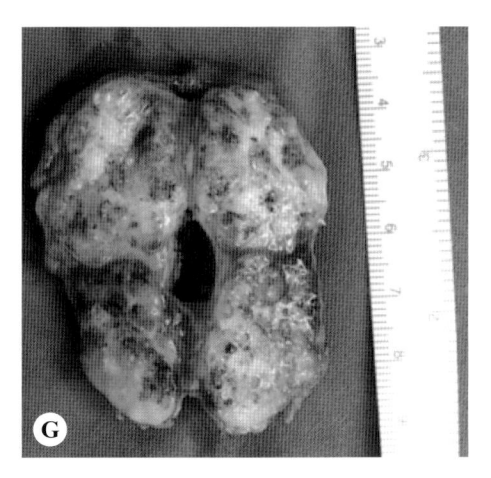

▲ 图 16-4（续） 患者手术切除病灶

患者术后继续 PD-1 抗体治疗，维持了近一年的无瘤状态。2020 年 7 月份复查 PET/CT 见腹膜后淋巴结稍肿大，考虑腹膜后淋巴结新发转移可能。为其行腹膜后淋巴结清扫，术后见 1 枚阳性淋巴结。随访至今，患者仍处于无瘤状态。

【诊疗心得】

患者初诊为巨大回盲部肠癌伴多发腹腔转移，按当时标准治疗接受含奥沙利铂的一线化疗和含伊立替康的二线化疗，但肿瘤不仅没有缩小，反而进一步进展形成腹壁瘘。后分子检测提示肿瘤为 MSI-H 型才开始接受更加敏感的免疫治疗。实际上，MSI-H 类型的肿瘤有独特的临床表现，如肿瘤体积大、周围器官浸润明显、淋巴结多发等，临床中应更加警惕，第一时间行 MMR/MSI 检测。患者接受免疫治疗后原发肿瘤、盆腔转移瘤明显缩小，但并未达到临床完全缓解，仍有可见病灶。对于接受免疫治疗后明显退缩的晚期 dMMR/MSI-H 结直肠癌，是否应该手术仍有一定争议。有研究认为免疫治疗有效的肿瘤，影像学残留并不等于病理残留，多数其实已经达到 pCR。MD ANDERSON 的一项回顾性研究显示，12 例 MSI-H 转移性结直肠癌，免疫治疗获得缓解后性转移灶切除，结果 11 例达到病理完全缓解。因此作者认为这类患者可能不需要手术。但本例患者经过近 2 年 PD-1 抗体治疗，术后多处病灶仍可见癌细胞残留，提示上述研究样本量太小，研究结论不宜过于武断。在不确定是否达到完全缓解的情况下，我们认为适时的局部治疗能明确是否达到 pCR，并使患者获得 NED。对指导后续治疗及改善预后都有积极价值。本例患者还有一个重要的特点就是针对腹膜后淋巴结这个免疫豁免器官的术后转移给予再次的局部治疗，为患者获得长期的 NED，提示对于继发耐药的局限性病灶，局部治疗的重要价值。

实体瘤对 PD-1 抗体单药的有效率大致分为三组：高度敏感组的 PD-1 单药有效率＞30%，如 dMMR、MSI-H 肿瘤、淋巴瘤、PD-L1 表达＞50% 的非小细胞肺癌等；中度敏感组的 PD-1 抗体有效率波动在 10%～30%，如黑色素瘤、非小细胞肺癌、尿路上皮癌等；不敏感组指 PD-1 抗体单药有效率＜0% 的肿瘤，如黏膜型黑色素瘤、大部分的软组织肉瘤、胰腺癌、脑胶质瘤和 pMMR 结直肠癌等。中度敏感组肿瘤对 PD-1 抗体的治疗应答表现出肿瘤大小和部位的特异性。随着肿瘤病灶增大，PD-1 抗体单药有效率进行性降低。一项黑色素瘤回顾分析显示，肿瘤病灶＜5cm 并 PD-L1 表达者，CR 率达 42%。如果肿瘤病灶＞10cm，虽然 PD-L1 为阳性，CR 率仅为 5.6%。但是，高度敏感组肿瘤并不符合这个规律，大病灶对PD-1抗体同样有效。

另外，本例患者在PD-1抗体治疗后出现分离缓解。分离应答是免疫检查点抑制药治疗一种不少见的应答方式，局部治疗黑色素瘤分离应答病灶可使患者获得长期生存。dMMR/MSI-H型晚期结直肠癌是免疫治疗敏感肿瘤，推荐对病情稳定的分离应答患者进行积极的局部治疗。

（肖斌毅　张晓实　丁培荣）

病例 17　Lynch 综合征低位直肠癌免疫治疗后临床完全缓解长期观察等待

【病例汇报】

患者，女性，45岁。2020年6月患者因"排便困难、里急后重2个月"就诊。患者无便血、腹泻、腹痛等症状。直肠指检发现入肛门约4cm处，在肠壁4点钟至6点钟位置可触及1/4周肿物，活动受限。2020年7月14日盆腔MRI示：子宫内膜癌术后改变，阴道残端未见复发征象。直肠中下段肿物，考虑直肠癌（cT$_3$）。直肠系膜内小淋巴结，性质待定。右侧内括约肌可疑受侵，直肠系膜筋膜阴性，壁外血管侵犯阴性。左侧髂外血管旁囊性灶，考虑淋巴囊肿可能。2020年7月15日超声肠镜示：直肠癌（uT$_3$N$_0$）。活检病理：形态符合中分化腺癌。2020年7月20日基因检测结果：肿瘤突变负荷高（TMB-H，90.24mut/Mb），微卫星高度不稳定（MSI-H），*MSH2* p.E749* 胚系致病突变，*KRAS* p.G13D 突变。

既往史：2019年4月29日患者因"阴道不规则流血"诊断"子宫内膜癌"，行"全子宫双附件切除+腹膜后淋巴结清扫术"。术后病理示：（子宫）中分化子宫内膜样腺癌，癌组织浸润至子宫浅肌层（<1/2肌层），未见明确脉管内癌栓及神经束侵犯；免疫组化示：ER（+），PR（+），MLH1（+），MSH2（-），MSH6（-），PMS2（+）。术后未行辅助治疗。

家族史：父亲、母亲、大姑、三姑患肠癌，祖母患胃癌，大姐、二姐女儿患甲状腺癌，小姑的肿瘤患病史不详。

【初诊印象】

此病例为年轻女性，临床特征完全符合阿姆斯特丹标准Ⅰ，家族史表明该家系是典型的Lynch综合征家系。子宫内膜癌IHC为dMMR，直肠癌基因检测提示MSI-H、TMB-H，胚系检测发现*MSH2*致病性突变，与MMR、MSI检测结果一致。患者就诊时低位直肠癌分期为cT$_3$N$_0$M$_0$。

【治疗决策】

按目前NCCN指南中低位直肠癌的治疗原则，患者应接受三明治模式的新辅助放化疗-手术-辅助化疗的治疗模式。由于肿瘤下缘距离肛门仅3~4cm，手术很可能需要切除肛门括约肌，永久性造口。即便新辅助治疗后肿瘤退缩明显，能顺利施行保留括约肌的直肠癌切除，由于吻合口位置及手术损伤神经等因素，患者术后近期并发症、远期括约肌功能也将受到严重影响。所幸此患者直肠癌为dMMR，加之患者有强烈保肛的愿望，抗拒手术治疗，因此选择了客观缓解率较高的抗PD-1的免疫治疗。

【治疗经过】

患者2020年7月22日至2020年10月14日行帕博利珠单抗200mg，每2周一次免疫治疗，5个疗程。

第 2、第 4 个疗程后 MR 评价疗效 SD（图 17-1）。2020 年 10 月 7 日直肠指检：入肛门 2.5cm 处可触及直肠后壁瘢痕，未及明显肿物或溃疡。2020 年 10 月 14 日超声肠镜：未见肿瘤残留（图 17-2B）。疗效评价 cCR。

2020 年 11 月 9 日至 2021 年 10 月 29 日行帕博利珠单抗 200mg，每 2 周一次免疫治疗，第 6~22 个疗程。2020 年 12 月 22 日 CEA、CA19-9 在正常范围内。2020 年 12 月 21 日、2021 年 8 月 6 日复查肠镜提示：未见明显肿块。疗效评价 cCR。2021 年 11 月 15 日直肠 MR：直肠下段肠壁增厚，似较前明显，范围增大，肛管壁增厚，治疗后改变（？）肿瘤活性病变（？）（图 17-2A 和 B）。

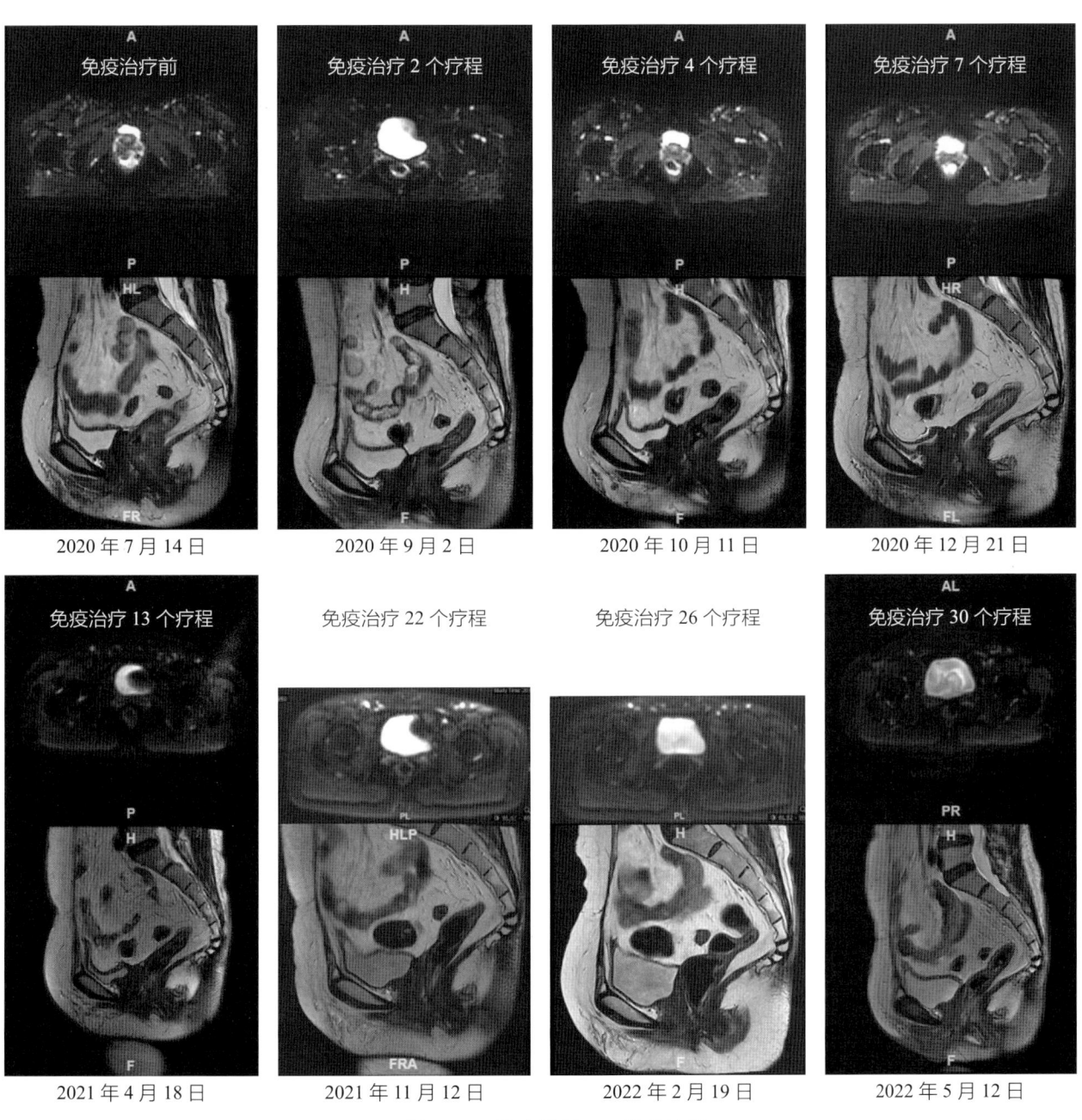

▲ 图 17-1　治疗期间 MR 检查结果

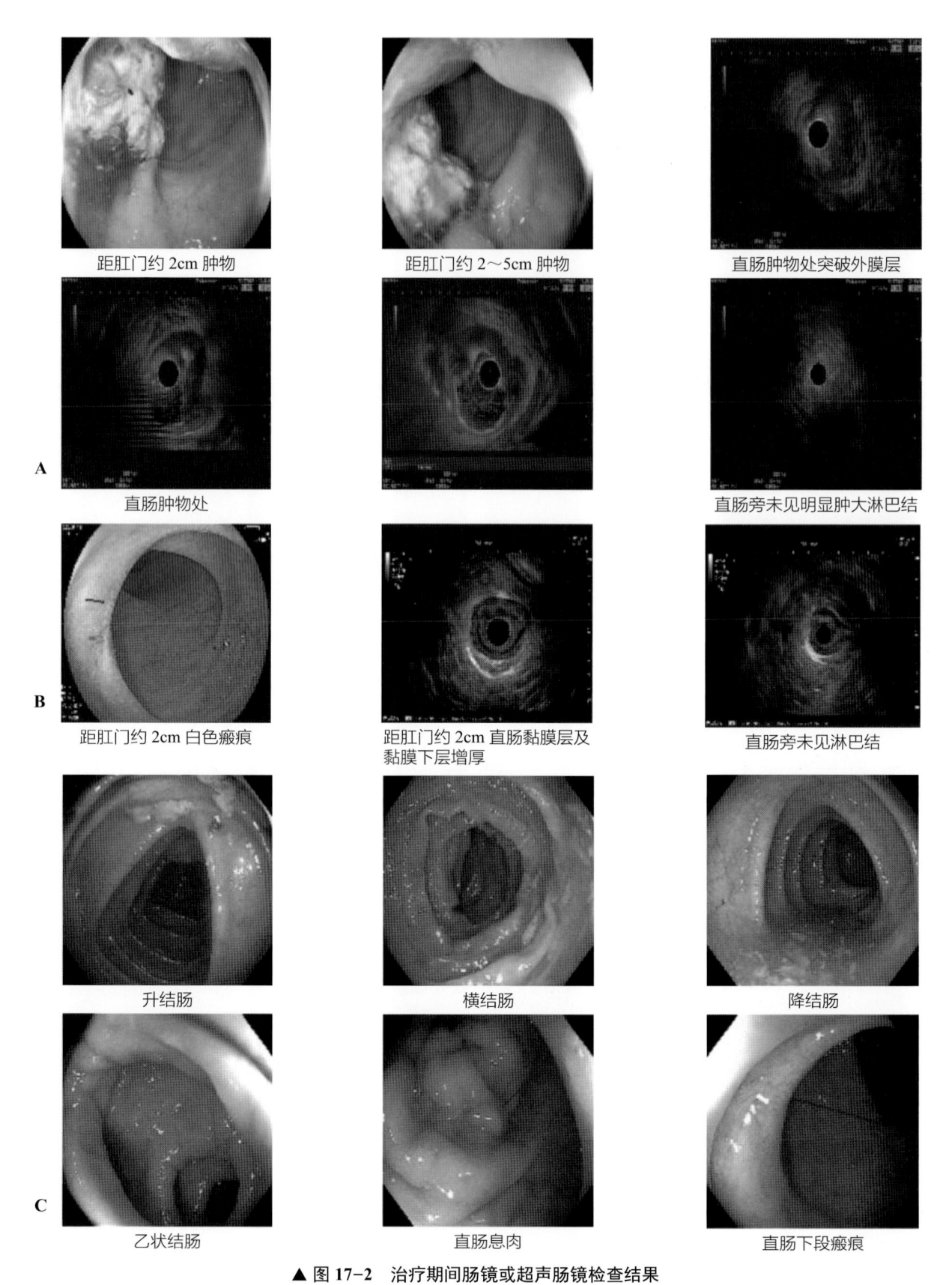

▲ 图 17-2 治疗期间肠镜或超声肠镜检查结果

A. 2020 年 7 月 15 日超声肠镜（免疫治疗前）；B. 2020 年 10 月 14 日超声肠镜（免疫治疗 4 个疗程）；C. 2022 年 5 月 16 日肠镜（免疫治疗 30 个疗程）

2021年11月22日、2021年12月20日行帕博利珠单抗200mg，每2周一次的免疫治疗，第23～24个疗程。2021年12月9日肠镜：①直肠癌免疫治疗后改变；②直肠息肉（已钳除），病理提示管状腺瘤。

2022年1月18日至5月12日行帕博利珠单抗200mg，每2周一次免疫治疗，第25～30个疗程。2022年5月16日直肠指检：未及肿物。2022年5月16日肠镜：未见肿瘤残留（图17-2C）。患者免疫治疗期间无明显不良反应。

患者因复查CT发现甲状腺左叶结节，2021年11月23日行甲状腺及颈部淋巴结彩超：甲状腺双侧叶实性结节（ACR TI-RADS 5类）。2021年11月29日细针穿刺病理：双侧甲状腺结节均为甲状腺癌。2021年12月26日行"甲状腺全切除术+双颈Ⅵ区淋巴清扫术"。术后病理：双侧甲状腺结节均为甲状腺乳头状癌，经典型，癌组织累及甲状腺被膜，双侧颈Ⅵ区淋巴结均未见癌。

【诊疗心得】

此例患者为典型Lynch综合征相关直肠癌，符合年轻、多原发、家族史、dMMR等多项临床特征，胚系基因检测确诊MSH2致病突变，肿瘤基因检测提示MSI-H、TMB-H。根据Keynote-177研究，MSI-H转移性结直肠癌使用帕博利珠单抗疗效优于传统的两药细胞毒化疗联合靶向治疗。MSI-H结直肠癌的新辅助治疗研究也开展得如火如荼，取得令人振奋的结果。对于不能手术或不愿意接受手术的局部进展期MSI-H结直肠癌患者，免疫治疗或许是一项很有前景的选择。对比传统的新辅助放化疗后，大约30%患者出现临床完全缓解，免疫治疗的效果似乎更优。此患者使用帕博利珠单抗治疗后仅3个月后，根据中国结直肠癌诊疗规范判定为cCR。但与新辅助放化疗后直肠癌cCR评价的困境一样，新辅助免疫治疗同样也存在影像学评估难题。此患者开始治疗后多次复查直肠MR均提示局部肠壁增厚同前，甚至增大，与直肠指检、肠镜结果明显不符。由于患者主观感觉良好，未见远处转移迹象，还是选择了暂时观察，按cCR标准密切随访。此后多次复查体检及肠镜均未发现再生长，MR表现也逐渐趋于稳定。由此推测此患者免疫治疗早期即达到cCR效果，表现为黏膜面肿瘤消失，而治疗后残余的瘢痕纤维组织导致影像学表现为肠壁增厚。因此，对于免疫治疗CR评估的手术，指检及肠镜的重要性要在MRI之上。另外一个关键问题是达到cCR之后免疫治疗需要进行多长时间？目前暂无标准，但是根据纪念斯隆凯特琳癌症中心的研究，6个月的治疗即显示出显著的疗效和持续的缓解，因此很可能不需要像晚期患者治疗2年的时间。

患者在治疗复查过程中又发现了甲状腺癌，由于甲状腺癌不属于Lynch综合征相关肿瘤，而且穿刺病理结果也未见明显淋巴细胞浸润，故判断为散发性甲状腺癌，建议患者进行手术切除。术后病理证实为早期甲状腺癌，术后仅需甲状腺素替代治疗。根据Hampel等研究表明，Lynch综合征患者约有30%会表现为非Lynch综合征相关肿瘤，可惜此患者甲状腺肿瘤组织未进行MMR免疫组化筛查，未能进一步明确。但从患者直肠肿瘤对免疫治疗的疗效看，在治疗过程中发现的甲状腺癌可能对免疫治疗敏感性较差，从侧面提示可能与错配修复基因发病途径无关。

（许燕波　丁培荣）

病例 18　MSI-H 结肠癌术后复发三线免疫治疗后获临床完全缓解

【病例汇报】

患者，中年女性。2016 年 11 月无明显诱因出现下腹部隐痛，大便变细，但未予以重视。9 个月后患者发现右下腹包块，腹痛时间较前延长。当地医院肠镜示：进镜 80cm 至横结肠可见菜花样新生物隆起，活检示：结肠腺癌。外院 CT 提示：结肠肝曲及横结肠近段见管壁明显环壁状不均匀增厚，伴肿块形成，局部管腔狭窄，考虑结肠恶性肿瘤，累及浆膜层和浆膜外，伴周围淋巴结肿大，考虑转移可能性大（图 18-1），遂就诊我院。查体结果：浅表淋巴结（−），右下腹扪及一大小约 9cm×8cm 活动性包块。肛门检查：无特殊。术前 CEA：58.2ng/ml。

患者于 2017 年 11 月 27 日在全麻下行腹腔镜辅助右半结肠癌根治术，术后病检：右半结肠，黏液腺癌，侵及全层。肠管两端切缘及系膜切缘未见癌累及。肠周 22 枚淋巴结均未见癌转移。阑尾组织未见癌累及。术后诊断：结肠黏液腺癌（$pT_{4a}N_0M_0$ ⅡB 期）免疫组化：MLH1（+），MSH2（+），MSH6（−），PMS2（+），Ki-67（60%+），BRAF（+）。送检基因检测无 *RAS*、*BRAF V600E*、*PIK3CA* 基因突变，未送检 MSI 基因检测。后患者门诊规律随访，2018 年 5 月患者自觉中上腹部可见一突起，大小约 2cm×2cm。行 CT 示：上腹部前壁切口瘢痕上方不规则增多软组织影，考虑转移可能性大。右肺中外侧段、右肺下叶外基底段及左肺下叶舌段多发结节，考虑转移可能。患者出现术后复发转移，行 7 个疗程 XELOX 化疗，后 4 次加用安维汀 300mg 靶向治疗。治疗期间多次行影像学复查示上腹部前壁病灶较前增大，影像学评估 PD。经 MDT 讨论后考虑既往化疗方案疗效欠佳，遂于 2019 年 3 月 15 日至 2019 年 5 月 5 日行 FOLFIRI 方案化疗 3 次联合安维汀 300mg 靶向治疗。治疗后再次复查影像学示：上腹部前壁切口病灶较前增大，且新发吻合口区转移。

【诊疗印象】

患者为中年女性，无结直肠肿瘤家族史，右侧结肠起病，症状隐匿。结合术前 CT 及病检考虑诊断结肠腺癌 $cT_4N_xM_0$ Ⅱ期，根据指南患者有明确手术指征，遂行右半结肠癌根治术。术后诊断：结肠

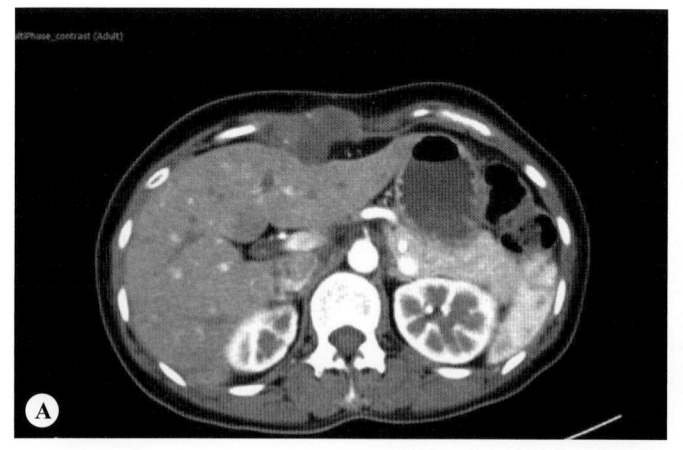

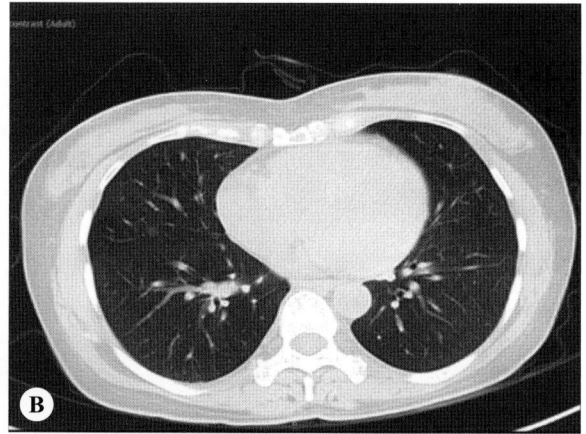

▲ 图 18-1　2018 年 5 月 CT：术后前腹壁、肺转移

黏液腺癌（pT$_{4a}$N$_0$M$_0$ ⅡB 期），基因检测无 *RAS* 基因突变。患者有复发高危因素，但因患者个人原因，未行辅助化疗，术后半年后出现腹壁切口和肺转移，转移灶不适合切除。因原发灶位于右侧结肠，基因检测 *RAS* 基因全野生型，予以双药化疗联合贝伐珠单抗一线挽救治疗。在疾病进展后，经MDT讨论予以双药化疗联合贝伐珠单抗的跨线治疗，影像学评估仍为PD，建议患者更换治疗方案。此时完善MSI检测为MSI-H微卫星高频不稳定。

2015年美国临床肿瘤学会（ASCO）上首次报道MSI-H结直肠癌可以从PD-1单抗治疗中获益，开启了免疫治疗新时代。随后2017年NCCN指南将免疫治疗作为MSI-H初始不可切除mCRC二线方案；2019年CSCO结直肠癌指南将免疫治疗推荐为MSI-H/dMMR患者姑息治疗的二线方案，结合上述研究结果，建议患者使用抗PD-1免疫治疗（图18-2）。

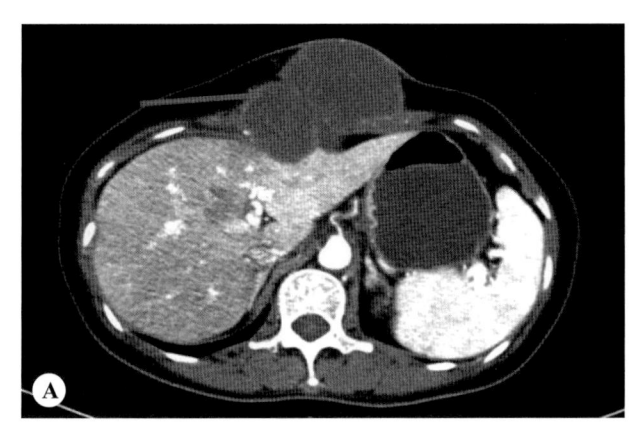

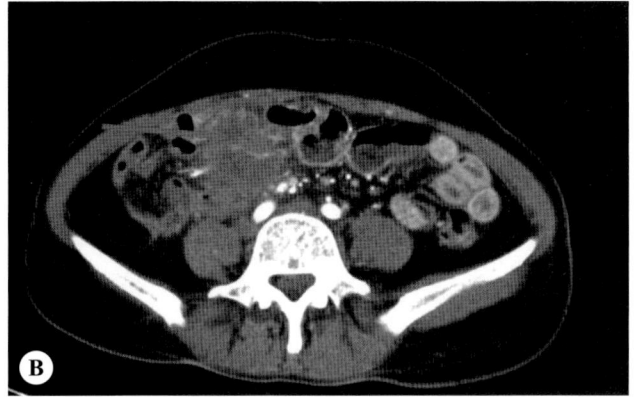

▲ 图18-2 2019年8月化疗联合靶向治疗后腹部CT：前腹壁、吻合口区病灶增大

【进一步治疗及疗效】

与患者沟通后，患者暂不考虑使用PD-1单抗治疗，同意使用西妥昔单抗联合伊立替康+雷替曲塞方案化疗，遂予以患者行两次伊立替康260mg+雷替曲塞4mg+西妥昔单抗600mg方案化疗，2019年8月15日复查CT提示：吻合口区、前腹壁病灶进一步增大，影像学评估仍为PD。经与患者积极沟通后，患者同意参加临床试验使用免疫治疗。

【免疫治疗及不良反应】

2019年8月30日，患者入组临床试验，开始行斯鲁利单抗123mg，每2周一次（PD-1抑制药试验药物）免疫治疗，3个疗程后CT示（图18-3）：吻合口、前腹壁切口病灶较2019年8月稍有增大。继续免疫治疗约8周后评估。CT示（图18-4）：吻合口区、腹壁病灶较前略有缩小。双肺病灶较前片比较无明显变化。考虑治疗有效，遂继续予以患者行斯鲁利单抗123mg，每2周一次免疫治疗，期间多次影像学评估PR。2021年7月腹部CT（图18-5）：吻合口区、前腹壁未见明显肿瘤复发征象，评估cCR。于2021年9月停止治疗，治疗过程中患者未诉明显免疫治疗相关不良反应，随访观察中，末次随访2022年3月示未见肿瘤复发征象，右肺中叶外侧段磨玻璃密度结节，考虑为原发恶性肿瘤可能，较前片变化不大（图18-6）。评估cCR。

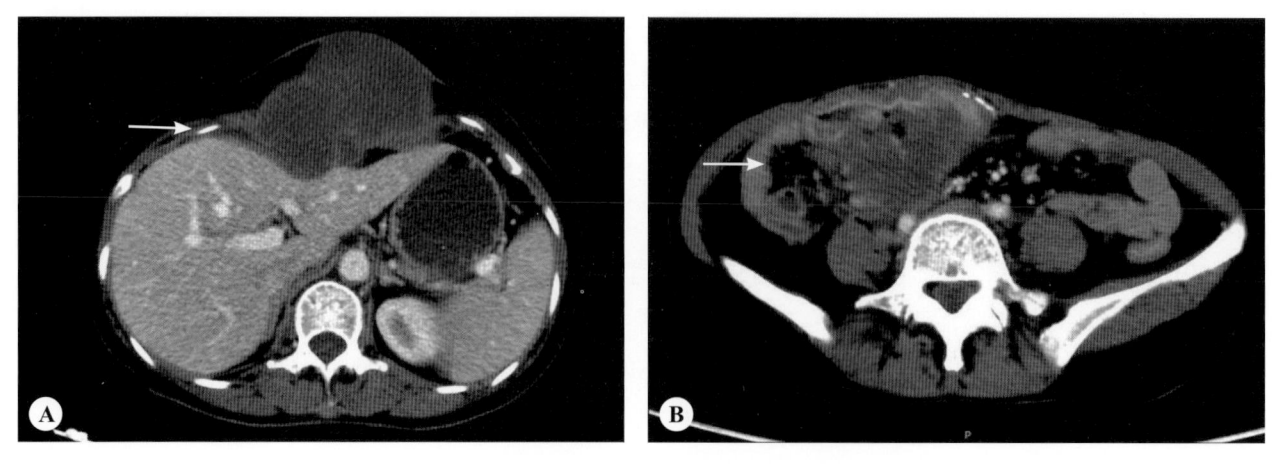

▲ 图 18-3 2019 年 10 月 6 日免疫治疗 3 个疗程后前腹壁、吻合口区病灶较前稍有增大

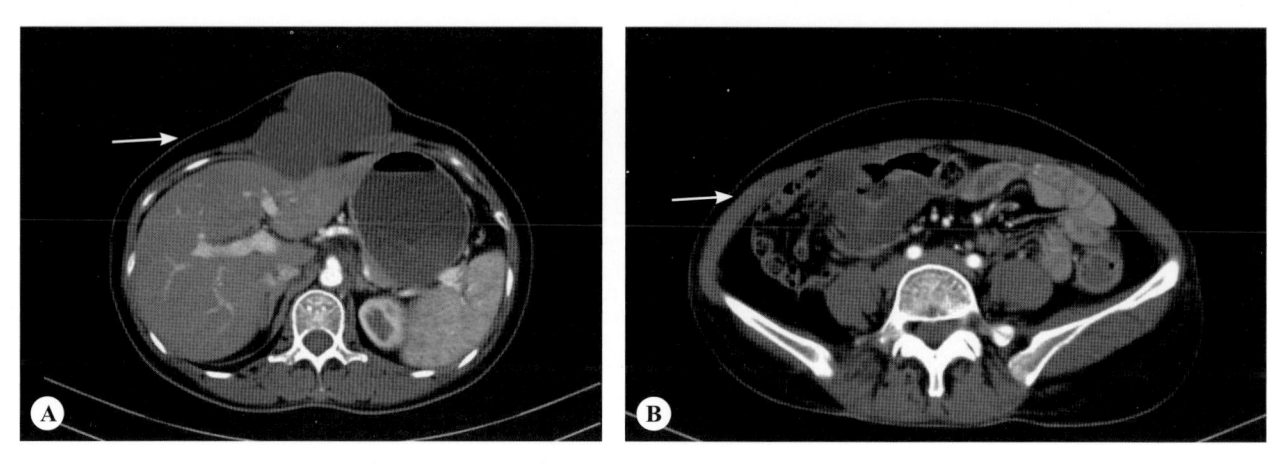

▲ 图 18-4 2019 年 12 月 14 日免疫治疗 9 个疗程后前腹壁、吻合口区病灶较前稍有缩小

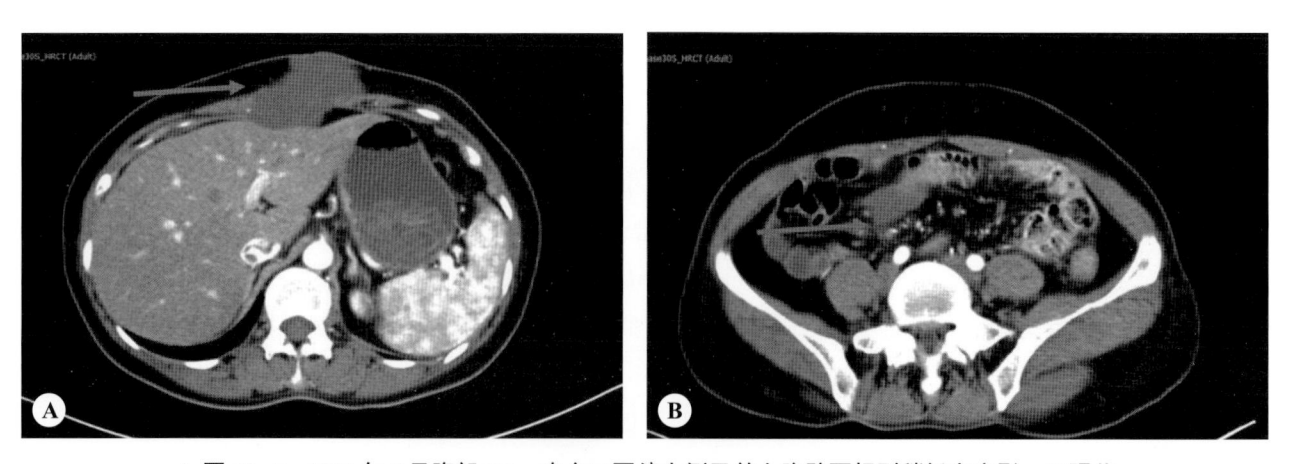

▲ 图 18-5 2021 年 7 月腹部 CT：吻合口区偏右侧及前上腹壁不规则稍低密度影，无强化

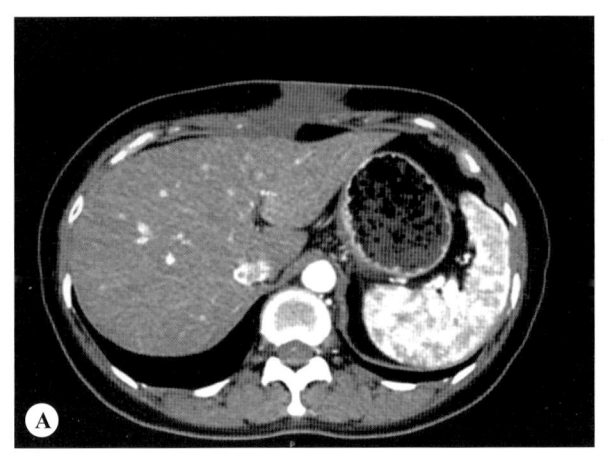

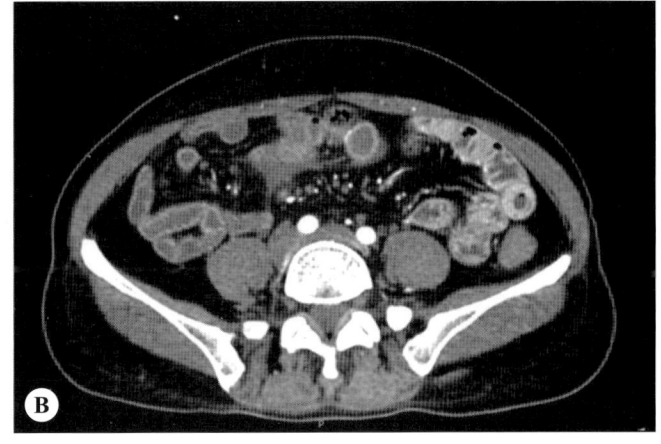

▲ 图 18-6 2022 年 3 月腹部 CT：吻合口未见明显异常；前上腹壁不规则片状稍低密度灶，目前无确切肿瘤活性

【诊疗小结】

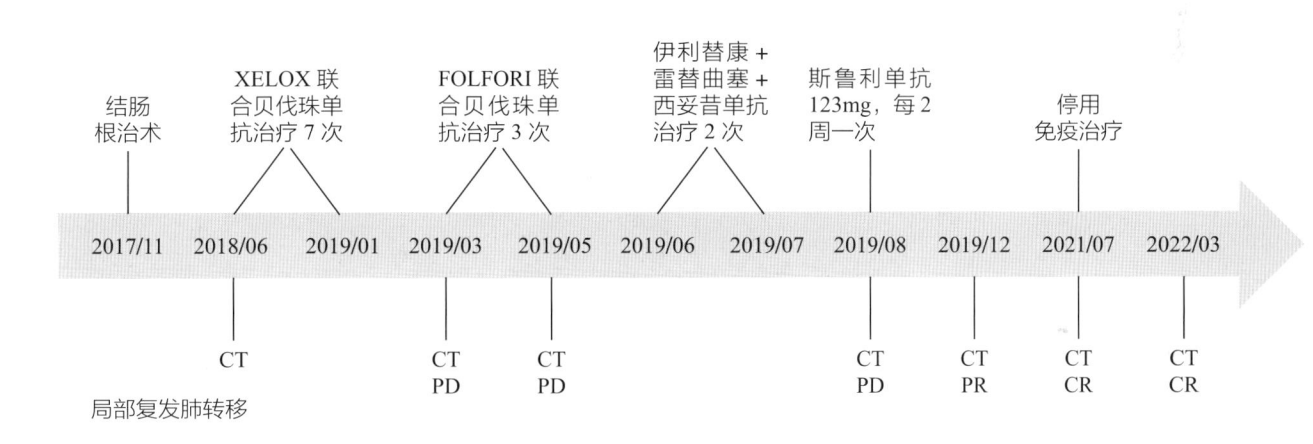

时间	2017/11	2018/06	2019/01	2019/03	2019/05	2019/06	2019/07	2019/08	2019/12	2021/07	2022/03
治疗	结肠根治术	XELOX 联合贝伐珠单抗治疗 7 次		FOLFORI 联合贝伐珠单抗治疗 3 次		伊利替康+雷替曲塞+西妥昔单抗治疗 2 次		斯鲁利单抗 123mg，每 2 周一次			停用免疫治疗
评估		CT 局部复发肺转移		CT PD	CT PD			CT PD	CT PR	CT CR	CT CR

【诊疗心得】

患者为 MSI-H/dMMR mCRC，在标准双药治疗及靶向治疗后仍出现疾病进展，后更换为 PD-1 免疫检查点抑制药治疗，达到临床完全缓解，现患者已停止免疫治疗，随访观察中。

该病例佐证了既往临床研究亚组分析得出的结论，即 MSI-H/dMMR 的 mCRC 患者对于化疗或化疗+靶向治疗效果不佳。免疫检查点抑制药单药治疗 MSI-H/dMMR 的 mCRC 效果疗效显著优于化疗或化疗联合靶向治疗。该病例在免疫治疗 3 个疗程后，病灶较前略有增大，4 周后病灶开始逐渐缩小，直至后续完全缓解，也证实免疫治疗具有假性进展及延迟反应特性，对于该特性，传统疗效评价标准（RECISTv1.1）已不适用于免疫治疗，目前各项免疫治疗相关临床疗效评价标准尚处于研究状态，需进一步得到前瞻性随机对照临床试验的证实，对不确定进展患者应在 4～8 周后重新评估，必要时可取病检明确病灶性质。对免疫检查点抑制药治疗有客观反应患者的"拖尾效应"明显，该病例结束治疗至末次随访时间已有 8 个月，病情未见变化，可见免疫治疗能给患者带来持久的免疫应答及长期的生存获益。遗憾之处在于，未能对腹壁病灶进行活检已证实获得完全病理缓解。此外，该病例在治疗过程中未诉明显免疫相关不良反应。因此，免疫检查点抑制药治疗为 MSI-H 型术后复发转移性结肠癌延长生存期，提高生存质量提供了新的希望。

（张　涛）

病例 19　MSI-H 直肠癌局部复发免疫治疗后病理完全缓解

【病例汇报】

患者，女性，32 岁。2018 年 8 月，患者无明显诱因出现持续性全腹剧痛，伴腹泻，为褐色稀水样便，持续 7~8 次 / 天，于当地医院行增强 CT 示（图 19-1）：乙状结肠部分管壁不规则增厚，考虑：①结肠癌形成，周围多发肿大淋巴结转移；②右下腹部分回肠肠腔粘连，合并低位不全性肠梗阻征象。于当地医院行对症治疗后无缓解，遂转入我院。查体：腹软、全腹压痛、反跳痛，余无特殊。既往史、个人史及家族史无特殊。

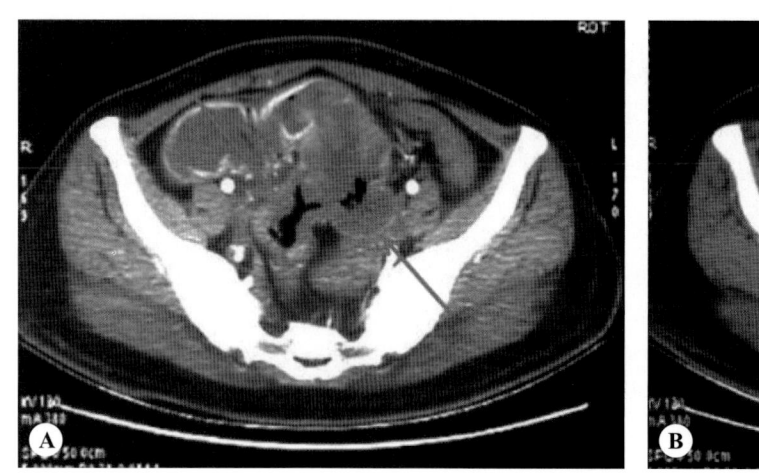

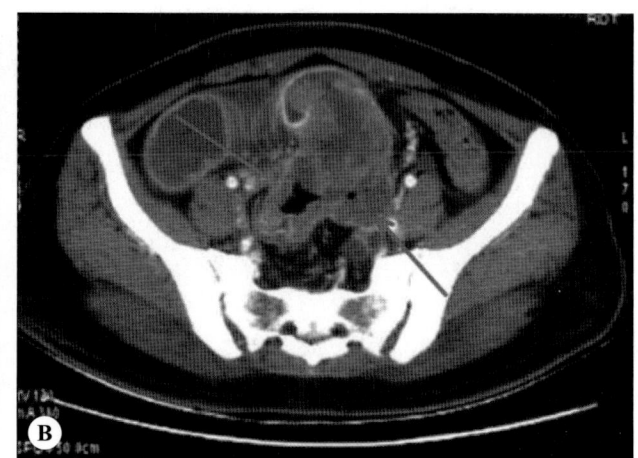

▲ 图 19-1　首诊于外院腹部增强 CT 提示乙状结肠癌伴肠梗阻

随后行肠镜检查提示：进镜至距肛缘 10cm，见肠腔内菜花状新生物，诊断为直肠癌（图 19-2）。后行剖腹探查 + 肠减压 + 小肠切除 + 直肠前切除 + 左侧输卵管切除手术。术后诊断为 pT₄ᵦN₀M₀，术后病检示：直肠中 - 低分化腺癌，侵及全层。肠周局部 14 枚淋巴结均未见癌转移。小肠肠壁见癌累及。子宫病灶送检组织见癌侵及。术后行 XELOX 方案化疗 4 个疗程，化疗期间因不能耐受不良反应更改为卡培他滨单药化疗 4 个疗程。单药治疗无明显不良反应。

2019 年 2 月患者再次出现腹痛，增强 CT 示（图 19-3）：直肠上段吻合器上方肠壁增厚，右侧旁不规则软组织团块，呈不均匀强化。PET/CT 提示肿块代谢活性增高，考虑恶性肿瘤。肠镜提示：吻合口旁见不规则新生物；病检提示：腺癌。

【诊断印象】

患者为中青年女性，初诊手术后病理免疫组化提示：MSH2（+），MSH6（-），MLH1（+），PMS2（+），Ki-67（85%+），BRAF（-），CDX-2 少量细胞（+），VILLIN（+），CK20 小灶（+），STAB-2 部分

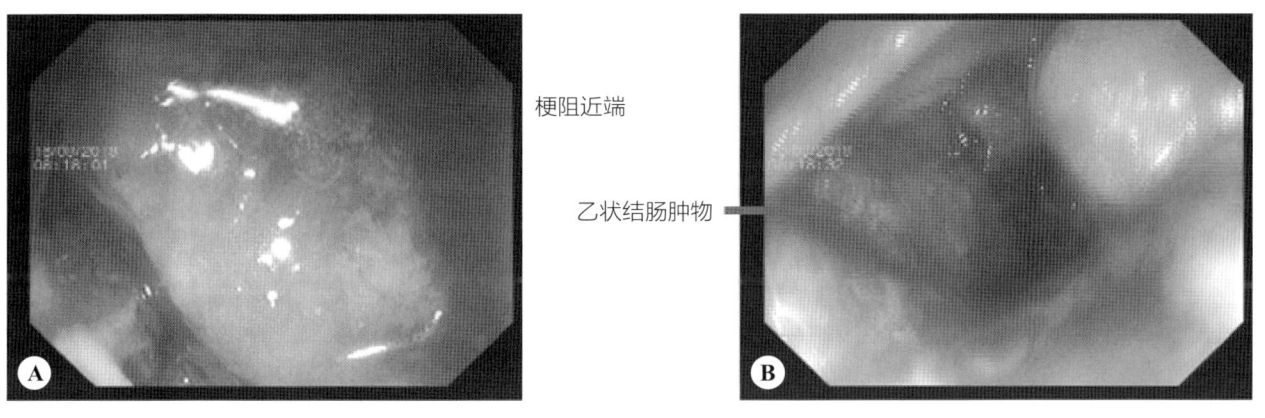

▲ 图 19-2 首诊肠镜诊断为直肠癌

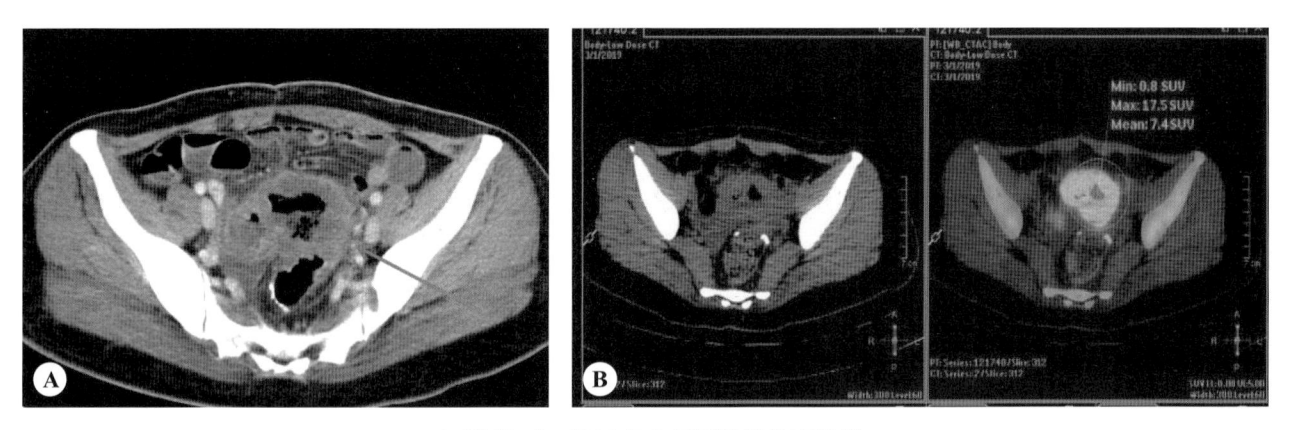

▲ 图 19-3 2019 年 2 月影像学检查结果
A. 增强 CT 结果示直肠上段吻合器上方肠壁增厚伴右侧不规则团块；B. PET/CT 示：肿块代谢活性增高

（+）。基因检测：KRAS 基因外显子及 PIK3CA20 外显子突变、NRAS、BRAF、HER2 均为阴性，PD-L1 基因表达＞58.3%，微卫星高度不稳定（MSI-H）。结合术后病理诊断为：上段直肠癌 $pT_{4b}N_0M_0$ ⅡC 期；KRAS、PIK3CA 基因突变型；MSI-H。

经过 MDT 讨论后，患者难以完成 R0 手术，治疗目标为姑息挽救化疗。2 个疗程贝伐珠单抗 + FOLFOXIRI 化疗后因出现Ⅵ度骨髓抑制及Ⅲ度呕吐反应和中重度贫血改为 2 个疗程贝伐珠单抗 + FOLFIRI 化疗，给予对症治疗后并未出现明显缓解。

此患者为复发型直肠癌，在化疗联合靶向治疗期间且更改化疗方案仍出现较严重化疗后不良反应，且化疗后复查评估疗效提示为 SD。因此后线方案选择需要高肿瘤退缩率的基础上尽可能降低治疗毒性。

2015 年新英格兰杂志首次发表了帕博利珠单抗在 MSI-H 的肿瘤患者中获益，同年美国临床肿瘤学会（ASCO）上报道 MSI-H 结直肠癌可以从 PD-1 单抗治疗中获益。2019 年 CSCO 结直肠癌指南将免疫治疗推荐为 MSI-H/dMMR 患者姑息治疗的二线方案。结合患者实际情况及上述研究成果，使用 PD-1+ 抗血管靶向药物治疗，治疗期间密切监测不良反应。

【术前转化治疗后及不良反应】

患者于 2019 年 7 月使用免疫 + 靶向（卡瑞利珠单抗 200mg+ 贝伐珠单抗）治疗，过程顺利。2019

年 11 月复查增强 CT 提示：直肠术区上方乙状结肠肠壁增厚伴双侧附件区肿块，与周围小肠分界不清，并与乙状结肠及小肠穿通形成肠内瘘，符合肿瘤复发，较前片病灶实性部分较前缩小，强化减低，囊腔较前缩小，周围肿大淋巴结较前缩小、强化减低。患者因 CT 提示肠瘘，考虑贝伐珠单抗应用的禁忌证及患者经费原因，在第 6～8 个疗程治疗时，更改治疗方案为卡瑞利珠单抗 200mg+ 瑞戈非尼 80mg。免疫治疗期间患者出现Ⅰ度反应性毛细血管增生，观察处理后患者此症状消失（图 19-4 和图 19-5）。

2019 年 12 月患者行第二次手术，手术为"腹腔镜探查 + 肠粘连松解 + 盆腔包块切除 + 乙状结肠切除 + 子宫右侧附件切除 + 小肠切除 + 吻合术"。术后病检显示：送检肠管局部见坏死伴炎症细胞浸润、局部见纤维增生、未见明确癌组织残留、肠周 26 枚淋巴结均未见癌累及。疗效评估为 pCR，术后患者继续使用卡瑞利珠单抗 200mg 单药免疫治疗，2021 年 5 月停止治疗，随访观察中。

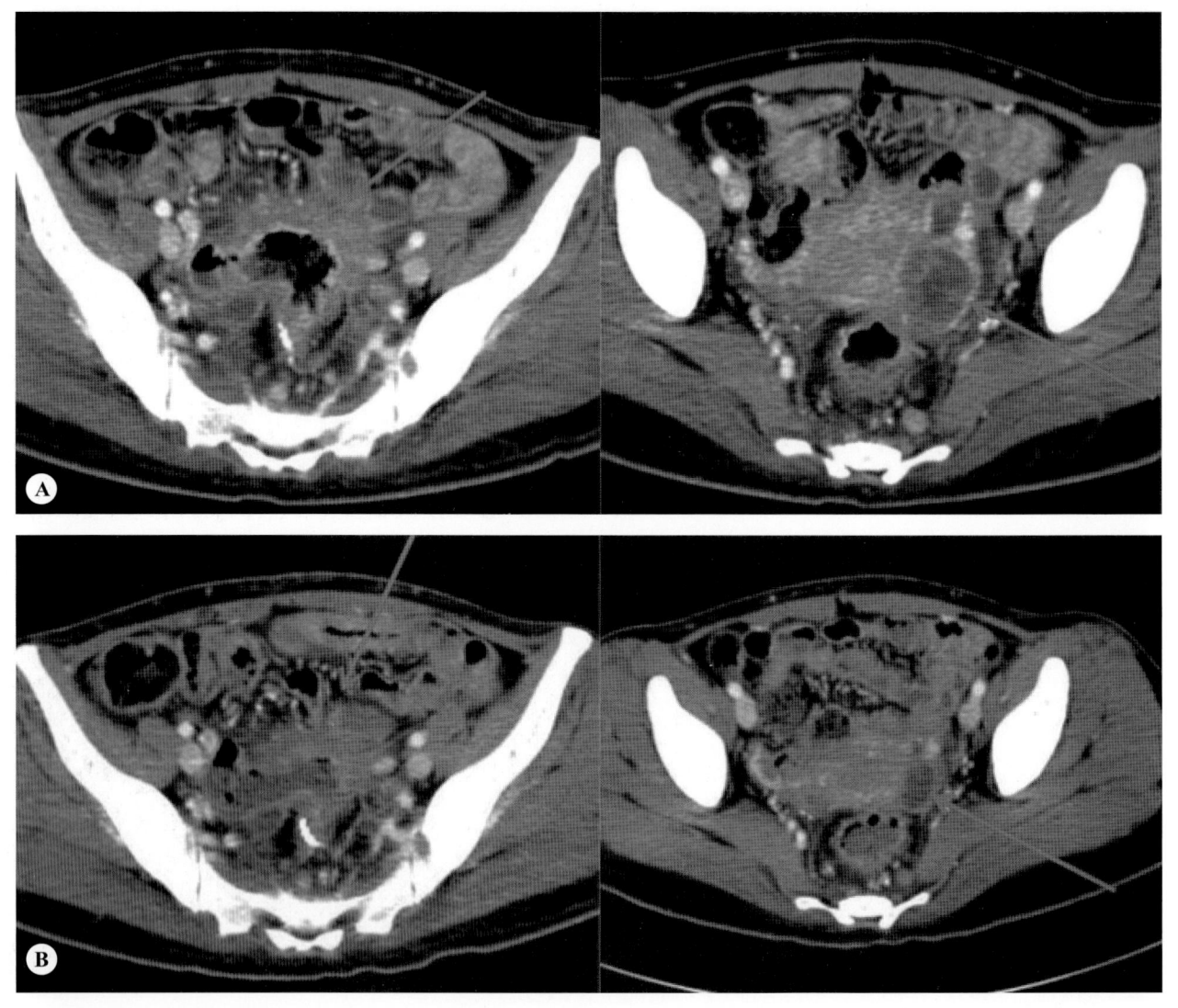

▲ 图 19-4　2019 年 11 月 13 日增强 CT 示直肠术区上方乙状结肠肠壁增厚伴双侧附件区肿块，以及周围肿大淋巴结，较 2019 年 9 月 19 日片缩小
A. 2019 年 9 月 19 日增强 CT；B. 2019 年 11 月 13 日增强 CT

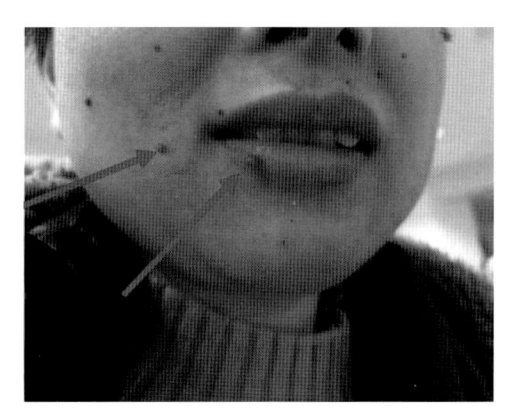

▲ 图 19-5 反应性毛细血管增生症

【诊疗小结】

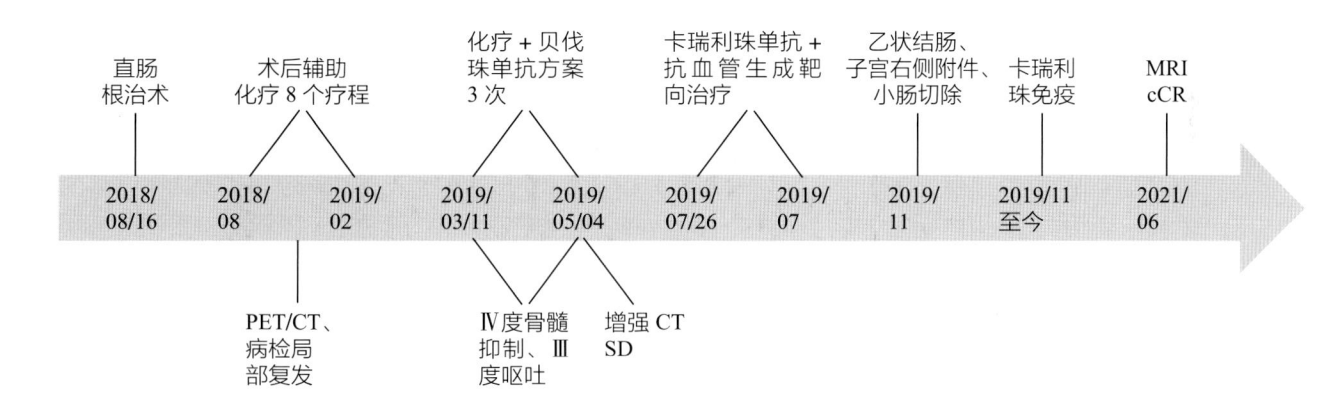

2018/08/16	直肠根治术
2018/08	术后辅助化疗 8 个疗程
2019/02	PET/CT、病检局部复发
2019/03/11	化疗 + 贝伐珠单抗方案 3 次
2019/05/04	Ⅳ度骨髓抑制、Ⅲ度呕吐
2019/07/26	卡瑞利珠单抗 + 抗血管生成靶向治疗
2019/07	增强 CT SD
2019/11	乙状结肠、子宫右侧附件小肠切除
2019/11 至今	卡瑞利珠免疫
2021/06	MRI cCR

【诊疗心得】

患者为中青年女性，首次手术后病理诊断为 $pT_{4b}N_0M_0$，辅助化疗后于吻合口复发直肠癌，但在挽救治疗期间不良反应加重，与前片比较为 SD，更改为抗 PD-1+ 抗血管生成药物治疗。8 个疗程后经影像学 + 手术评估，患者肿瘤达到病理缓解。术后继续 PD-1 抑制药治疗至 2021 年 5 月停药。现距离诊断肿瘤复发 3 年，患者一般情况良好，近期影像学复查提示未再次复发。此病例初次手术后的辅助化疗及复发后的挽救化疗证实了既往临床研究中亚组分析得出的结论：MSI-H/dMMR 的 mCRC 患者对于化疗或化疗 + 靶向治疗效果不佳。既往多个临床研究证实了 PD-1/PD-L1 抑制药对具有 MSI-H/dMMR 特征的泛瘤种的疗效，并且在其他瘤种治疗中也证实了 PD-1/PD-L1 抑制药联合抗血管生成靶向药物治疗的良好效果。此病例从临床实际初步探索了 PD-1/PD-L1 抑制药联合抗血管生成靶向药物治疗 MSI-H/dMMR 的 mCRC。从此病例中，可以看出免疫检查点抑制药治疗为 MSI-H 型术后复发转移性结肠癌延长生存期，提高生存质量提供了新的希望。患者停止 PD-1/PD-L1 抑制药治疗距今已 1 年，但未见复发征象，也证实对于 PD-1/PD-L1 抑制药有客观反应者，其作用具有明显的"拖尾效应"。

该患者给予多周期挽救化疗后拟给予姑息性手术，但最终病理提示 pCR，故未来临床医生如何准确评估免疫治疗后的疗效，评价手术介入时机是临床亟须解决的问题。另外，该患者初次手术后有术后放疗指征，但患者拒绝行放疗，术后辅助化疗结束后即发现盆腔局部复发。在未来的治疗中，需加强 MDT 来给予患者及家属更多的决策指导。

（张 涛）

病例 20　结肠癌复发 T$_{4b}$，免疫治疗后病理完全缓解

【病例汇报】

患者，女性，49 岁。2019 年 12 月 2 日因"乙状结肠癌术后 4 个月，腹胀半月伴排便困难 3 天"于我院就诊。患者于 2019 年 11 月中旬起在无明显诱因下出现腹胀不适，大便难解，肛门少量排气，近 3 日症状较前加重，暂无排便，排气减少。既往史：2019 年 8 月因查见"结肠占位"在当地医院行"乙状结肠癌根治术"。术后病理：乙状结肠低分化腺癌，肿块大小为 5cm×4.8cm×0.8cm，癌组织侵及肠壁全层，上、下切缘未见癌组织，肠系膜内 17 枚淋巴结均未见癌转移。术后在当地医院行"雷替曲塞 + 奥沙利铂"方案化疗 5 个疗程，其间未规律复查。

基线查体：全腹部较膨隆，右侧为重，伴压痛，无反跳痛，左中下腹可触及肿块，质地硬，不可推动。立位腹部 X 线片提示：结肠梗阻。腹部 CT 示：乙状结肠癌术后，降结肠新生物（4.6cm×3.6cm），不均匀强化，肠腔阻塞，结肠明显扩张，可见与腹壁、周围小肠侵犯粘连。肿瘤标志物 CA125：88.80U/ml ↑偏高。临床诊断：乙状结肠癌术后、降结肠占位（恶性不除外）、结肠梗阻。

【初诊印象】

患者为中年女性，4 个月前因"乙状结肠癌"行乙状结肠癌根治术，并且术后辅助化疗采用奥沙利铂联合雷替曲塞辅助化疗 5 个疗程。因既往诊疗文书丢失，不知降结肠病变为同时性或异时性新发病灶，占位病理性质不明且侵犯腹壁及周围小肠。若为恶性肿瘤尚无法达到 R0 根治性切除。目前患者降结肠占位伴肠梗阻，腹部 CT 可见大量气液平，结肠扩张，穿孔风险高，应予以横结肠造口术解除梗阻症状（图 20-1）。遂于 2019 年 12 月 15 日行横结肠襻式造口术。术中见：升结肠、横结肠明显扩张积液，肠壁水肿，肿瘤位于降结肠原手术吻合口上方，部分小肠及小肠系膜、大网膜受侵犯，肿瘤侵犯侧腹壁，固定。患者术后恢复顺利，造口排气排便良好，后予以肠镜检查以明确诊断，肠镜可见：经肛门进镜 25cm，见隆起型菜花样新生物，肠腔阻塞内镜无法通过，取检（图 20-2）。病理：低分化腺癌；基因检测结果：MSI-H，*BRAF*、*BRCA2* 突变。结合上述检查结果，诊断为：降结肠腺癌 cT$_{4b}$N+M$_0$ ⅢC 期、*BRAF*、*BRCA2* 突变、MSI-H；结肠梗阻襻式造口术后；乙状结肠癌术后。

患者局部晚期降结肠癌，侵犯腹壁及周围小肠，诊断为 cT$_{4b}$N+M$_0$、*BRAF*、*BRCA2* 突变、MSI-H。R0 根治性手术切除比较困难，应予以转化治疗争取根治性手术机会。患者 4 个月前因"乙状结肠癌"行根治性手术治疗，术后予以铂类及雷替曲塞联合术后辅助化疗，治疗后短期内复发，考虑奥沙利铂治疗效果欠佳，后续转化治疗成功率较低，故应选择 ORR 率更高的治疗方案予以肿瘤降期。

自 2015 年美国临床肿瘤学会（ASCO）首次报道 MSI-H 结直肠癌可以从 PD-1 单抗治疗中获益，免疫治疗的相关研究层出不穷：2017 年 CheckMate-142 研究发现抗 PD-1 单药 ORR 率达 32%，随后免

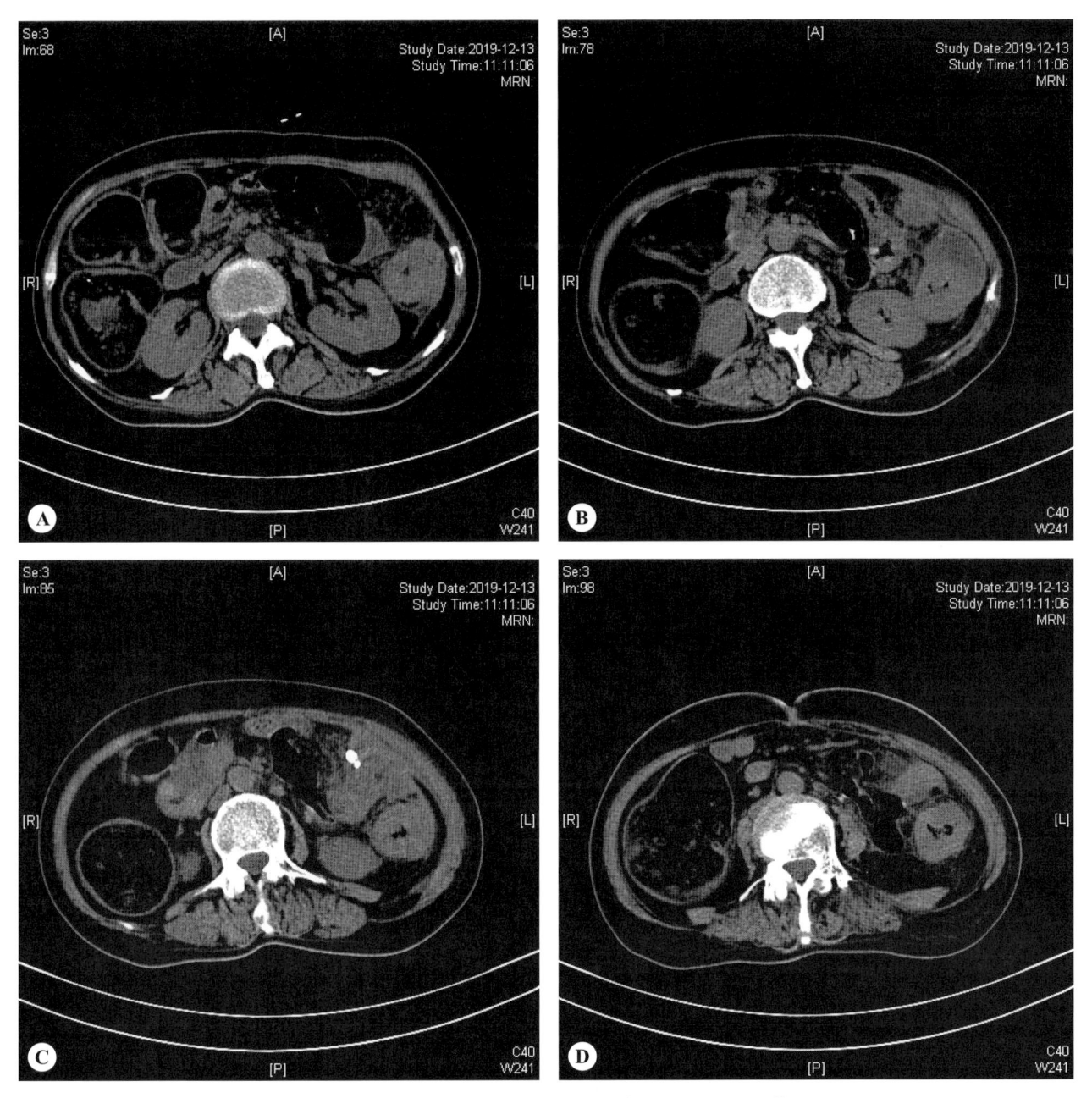

▲ 图 20-1　腹部 CT 提示：降结肠癌 $cT_{4b}N+M_0$ ⅢC 期

疫治疗作为初始不可切除 CRC 一线方案写入 NCCN 指南；NICHE 研究结果提示 dMMR 结直肠癌予抗 PD-1+抗 CTLA-4 新辅助免疫治疗后 100% 肿瘤退缩，从而证实了免疫治疗在 MSI-H 患者中突出的治疗作用。经 MDT 讨论，患者系降结肠癌，MSI-H，免疫治疗效果可能良好，故予以抗 PD-1 单药免疫治疗。

【转化治疗及不良反应】

治疗方案选择：特瑞普利单抗 240mg，第 1 天，静脉滴注，每 3 周一次。每 2 个疗程后行 CT、肿瘤标志物疗效评估。

患者于 2020 年 1 月 8 日予以特瑞普利单抗 240mg 第 1 天静脉滴注，耐受良好，血常规、肝肾功、

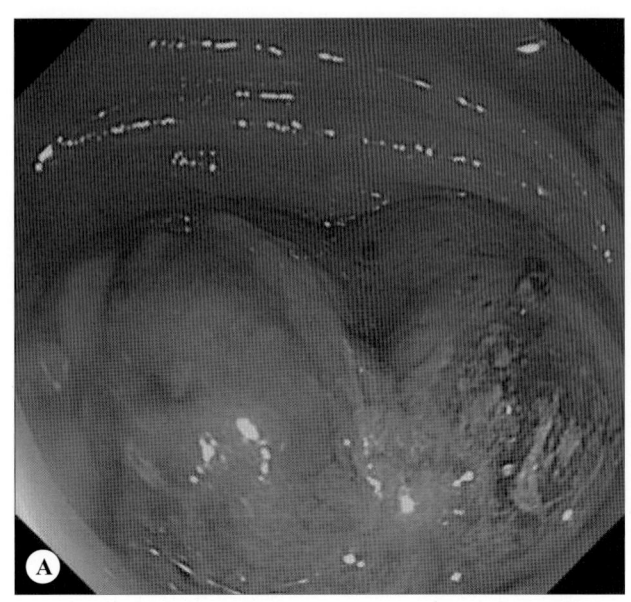

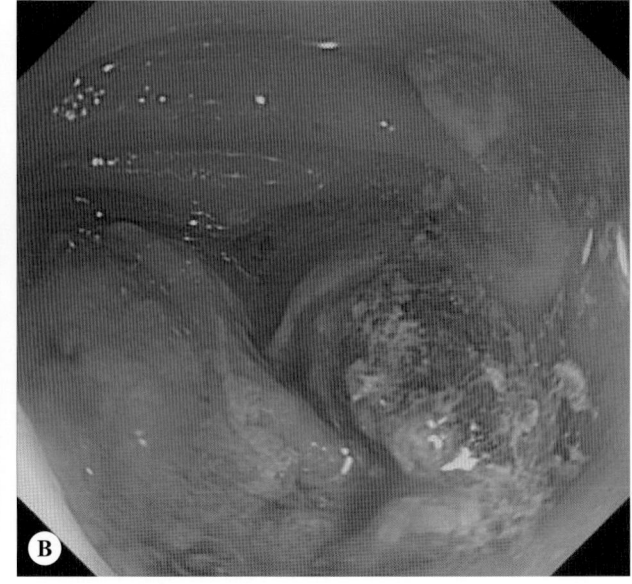

▲ 图 20-2　肠镜检查提示：降结肠隆起型菜花样新生物，肠腔阻塞内镜无法通过

甲状腺功能、促肾上腺皮质激素等免疫相关检查均正常（编者注：因新型冠状病毒感染影响，第二个疗程治疗未能进行）。

2020 年 3 月 17 日行第一次疗效评价。腹部 CT 提示：降新生物较前次明显缩小，肠壁局部增厚，大小约 1.0cm×1.0cm，影像学评价 PR（图 20-3）；肿瘤标志物均正常，查体：左中下腹肿块较前难以触及，患者自觉状态良好，体重较前期增加 5kg。

患者经 1 次免疫治疗后影像学评估 PR，肿瘤标志物正常，未见治疗后不良反应，体重增加，一般状态较前明显改善，治疗效果极佳。经 MDT 讨论后认为可继续免疫治疗，遂于 2020 年 3 月 19 日、2020 年 4 月 10 日、2020 年 5 月 5 日予以特瑞普利单抗（240mg 第 1 天静脉滴注）治疗 3 个疗程，治疗期间未见异常及不良反应。

2020 年 5 月 22 日予以治疗后第二次评估：查体未触及腹部包块。腹部 CT：结肠脾曲新生物较前次明显缩小，影像学评价 CR（图 20-4）。肿瘤标志物均正常。结肠镜检查：经结肠造口进镜 15cm，肠腔狭窄内镜无法通过，黏膜光滑，未见占位，取检后病理：黏膜慢性炎症（图 20-5）。

【进一步治疗】

患者经特瑞普利单抗术前新辅助 4 次治疗后，影像学评估 CR，肿瘤标志物均正常，肠镜未见残余肿瘤。治疗后疗效评估：cCR，已达根治手术治疗标准，遂于 2020 年 6 月 3 日行结肠癌根治，结肠造口还纳术治疗。

术中见：肿瘤位于脾曲下方约 3cm，该部分结肠壁增厚，余未及明显肿块，结肠管腔缩窄，活动度好，小肠系膜及附近大网膜均无浸润，周围无肿大的淋巴结（图 20-6）。

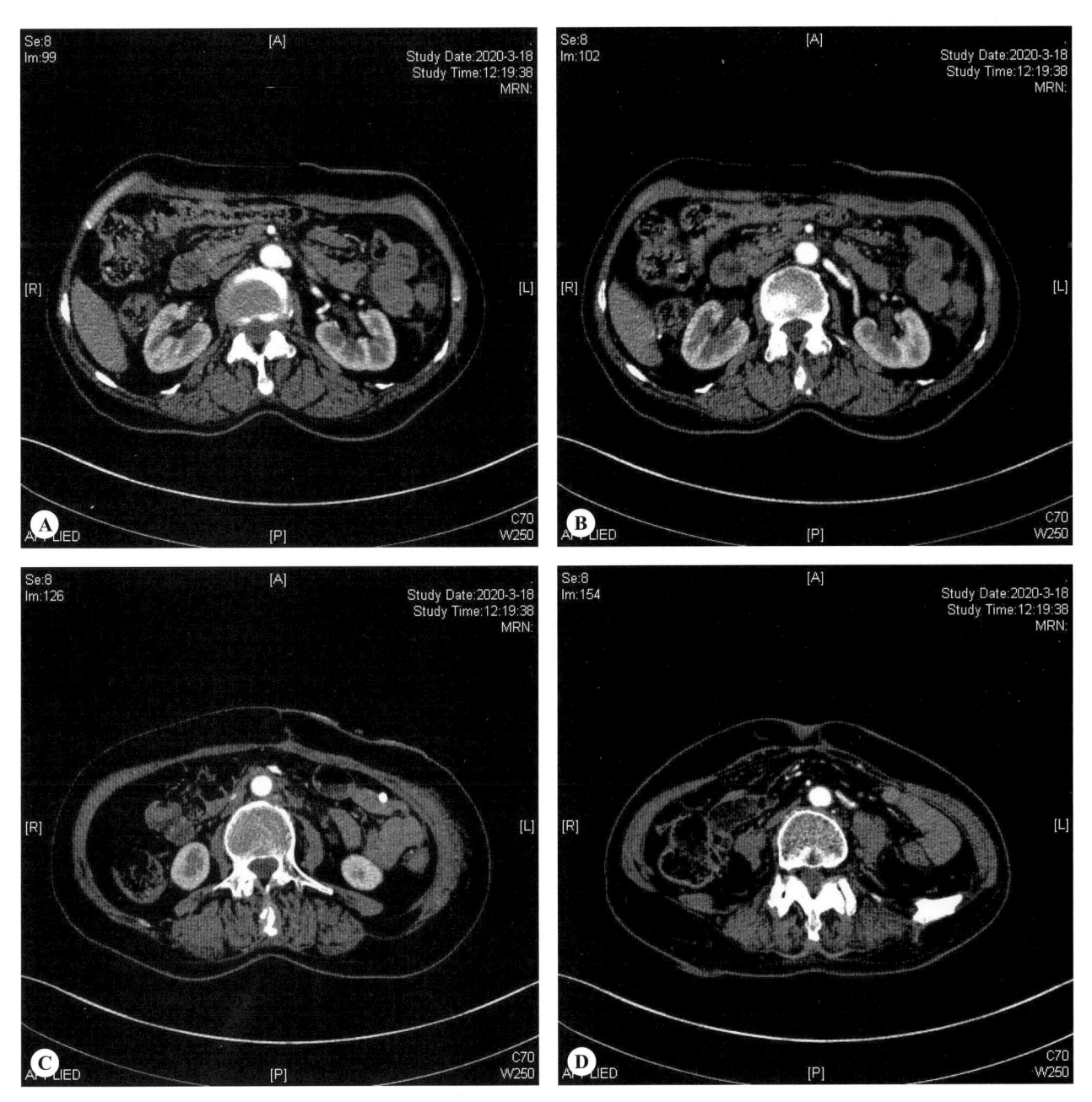

▲ 图 20-3　腹部 CT 提示：降新生物较前次明显缩小，影像学评价 PR

术后病理：左半结肠黏膜中度慢性炎症，黏膜下层纤维组织增生，伴大量慢性炎细胞浸润及组织细胞反应，肌层部分平滑肌变性，未见明确肿瘤组织残留，结合临床病史可符合左半结肠癌放化疗后改变；标本上、下切缘及网膜组织未见肿瘤组织累及（图 20-7）。肠周淋巴结（3 枚）均呈反应性增生，未见肿瘤组织转移。造口处鳞状上皮和肠黏膜移行，肠黏膜中度慢性炎［编者注：①本例肿瘤放化疗

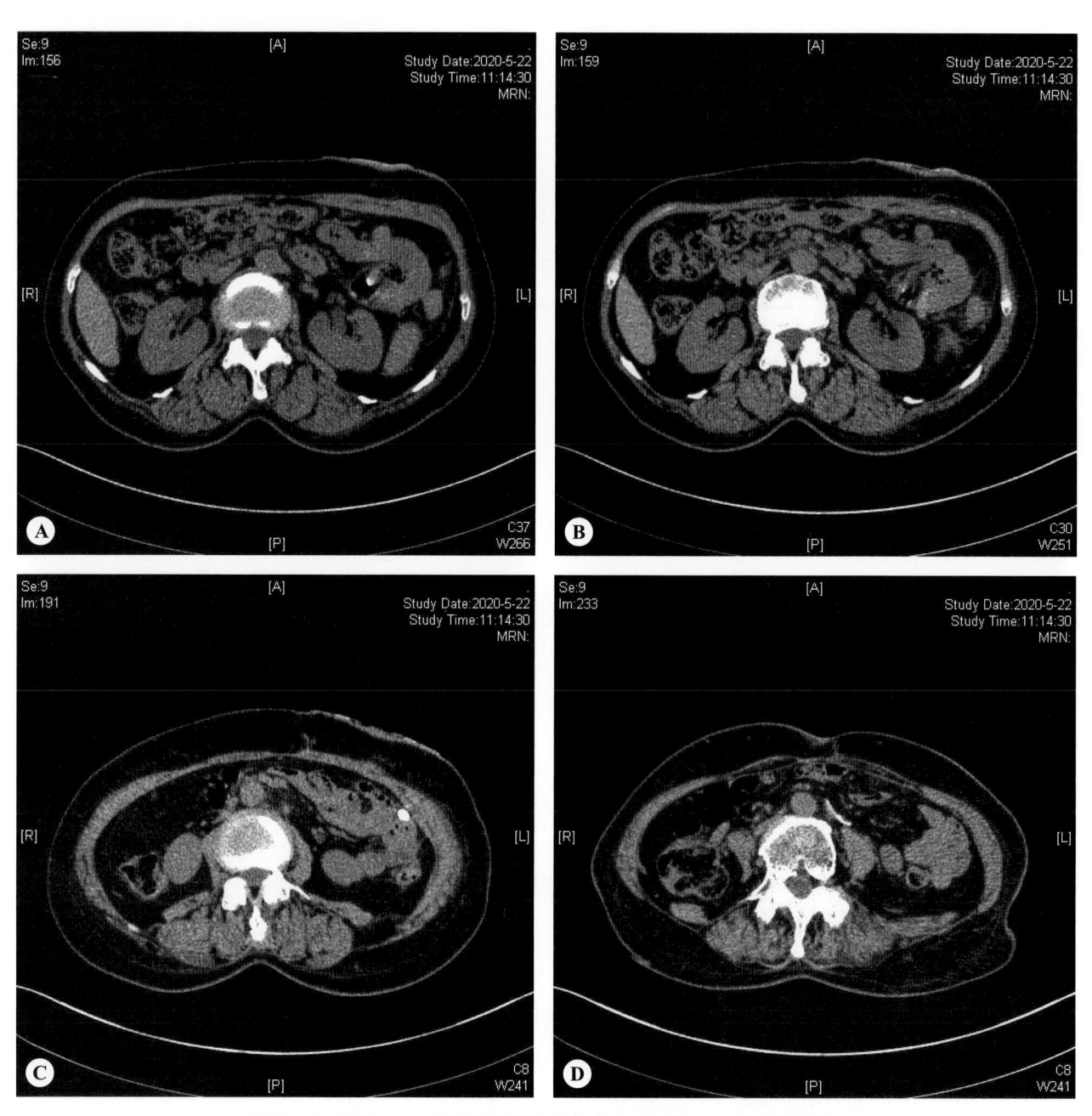

▲ 图 20-4　腹部 CT：结肠脾曲新生物较前次明显缩小，影像学评价 CR

后病理学评估：完全反应（肿瘤退缩分级：0级；无存活癌细胞）；②肠周淋巴结经反复查找］。

患者术后出现胃肠功能障碍，术后炎性肠梗阻，予以肠外营养、少量激素等对症处理治疗后好转出院。自 2020 年 8 月 3 日起患者行特瑞普利单药维持治疗 12 个月（240mg，第 1 天，静脉滴注，每 3 周一次），治疗过程耐受良好，无特殊不良反应，期间复查肿瘤标志物、免疫相关检验均正常，免疫治疗结束后定期随访复查。

下篇 实战病例

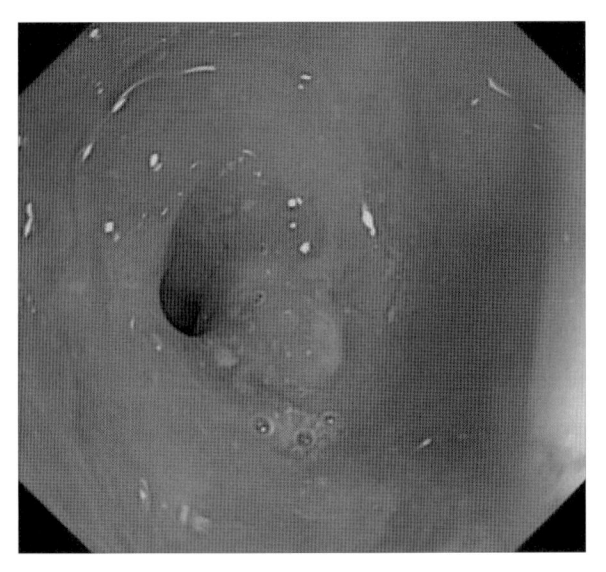

▲ 图 20-5 肠镜：经造口进镜 15cm，肠腔狭窄内镜无法通过，黏膜光滑，未见占位，取检后病理：黏膜慢性炎症

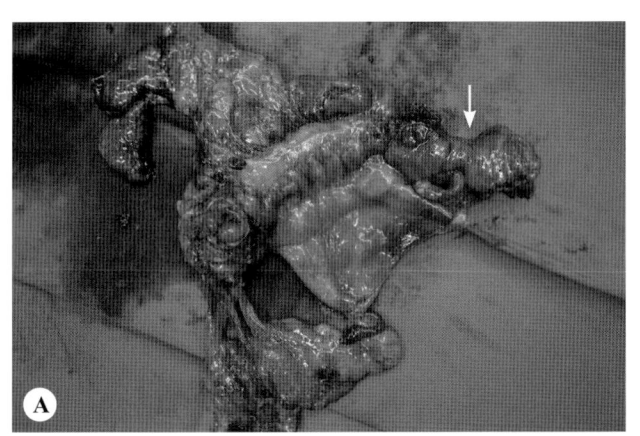

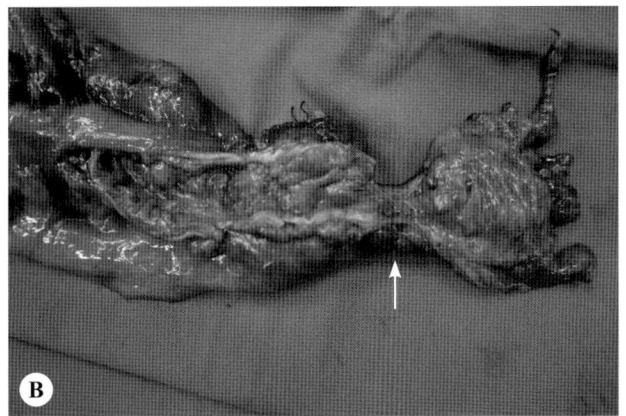

▲ 图 20-6 术中大体标本：结肠管腔缩窄，未见明显占位

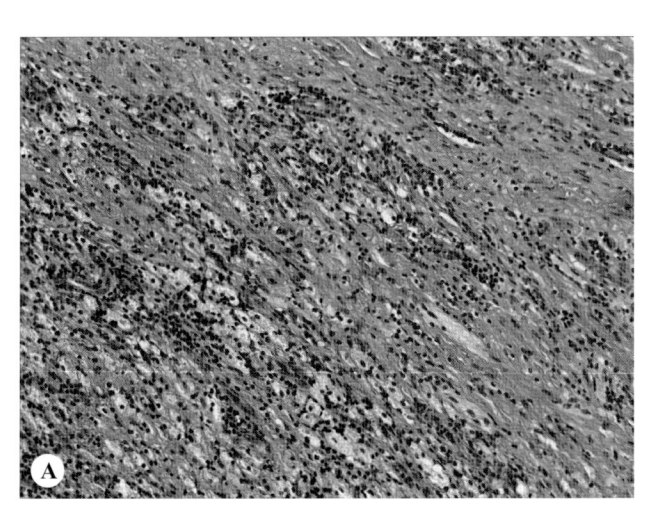

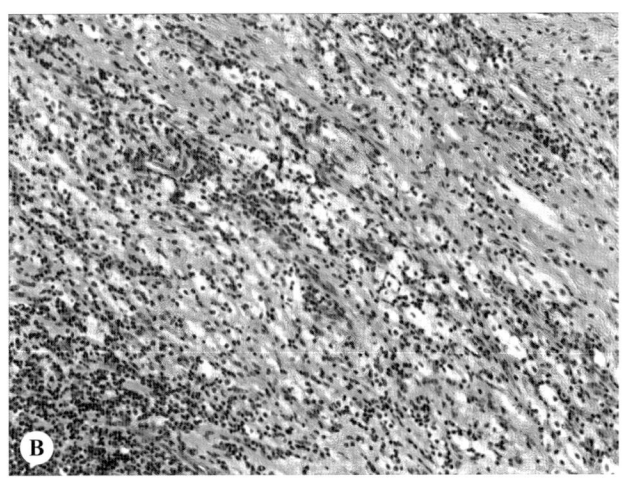

▲ 图 20-7 术后病理：病理完全缓解

【诊疗小结】

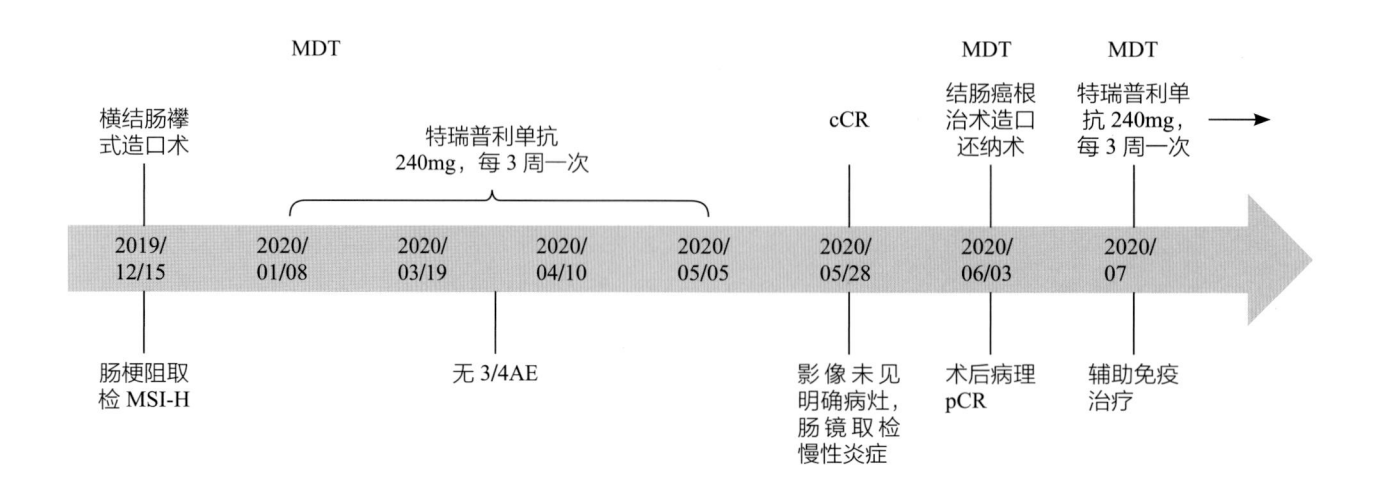

```
                    MDT                                              MDT        MDT
                                                                    结肠癌根    特瑞普利单
   横结肠襻              特瑞普利单抗                                 治术造口    抗240mg,
   式造口术             240mg,每3周一次                     cCR      还纳术      每3周一次

   2019/     2020/     2020/     2020/     2020/     2020/     2020/     2020/
   12/15     01/08     03/19     04/10     05/05     05/28     06/03     07

   肠梗阻取             无3/4AE                          影像未见    术后病理   辅助免疫
   检MSI-H                                             明确病灶,   pCR        治疗
                                                       肠镜取检
                                                       慢性炎症
```

【诊疗心得】

患者局部晚期降结肠癌复发 cT$_{4b}$N+M$_0$ⅢC 期伴结肠梗阻，既往乙状结肠癌术后，辅助奥沙利铂、雷替曲塞化疗，治疗 4 个月后肿瘤复发，全身抗肿瘤治疗效果差。患者降结肠癌病理为 MSI-H，在予以解除结肠梗阻后选用抗 PD-1 免疫治疗后肿瘤退缩效果极佳，且单药治疗几乎无治疗不良反应，患者耐受良好，治疗后评估 cCR，术后病理 pCR。这个病例给我们几点启示，具体如下。

1. 首次肠镜未能全部完成的肠癌患者，术后需要尽快进行肠镜检查，以发现及处理此前未能检查到的病灶。

2. 患者在乙状结肠癌手术后辅助化疗期间再次因降结肠肿瘤梗阻，表明常规辅助化疗对 MSI-H 的患者疗效差，抗 PD-1 治疗与 MSI-H/dMMR 的结直肠肿瘤预后相关，提示结直肠癌患者检测 MSI 状态的重要性。目前的研究显示，MSI-H/dMMR 患者对当前的新辅助治疗方案敏感性较低，大多数 MSI-H/dMMR 型 CRC 患者不能从 FOLFOX 新辅助治疗中获益，免疫单药或联合化疗、放疗等方案可能成为此类 CRC 新辅助治疗研究的重要方向。

3. 国内外前瞻性临床研究也证实 LACRC 患者使用免疫单药、双免疫新辅助治疗取得了较高 pCR 率，MSI-H 的患者使用单药 PD-1 抑制药行新辅助免疫治疗后的缓解率较高，多数达到了 MPR，很多达到了 pCR，据此指南也做了修订。同时，MSI-H/dMMR 型 CRC 患者尤其直肠癌的患者经过治疗后是否可以免于手术，还有很多问题需要解决：①免疫治疗后 cCR 的评判标准；②观察等待期的监测手段频次、评估方式；免疫治疗维持的时间需要多长等。而联合 CTLA-4 是否会增加不良反应或有更多获益也同样需要更多的临床研究证实。对于 MSI-H 这部分患者，如何选择免疫治疗，免疫治疗的维持治疗时间也需要更多的实践积累和探索，争取为患者带来更多的获益及更少的不良反应。

（范朝刚）

病例 21　局部进展期 MSI-H 右半结肠癌免疫治疗后病理完全缓解

【病例汇报】

患者，男性，74 岁。2021 年 3 月因腹痛至当地医院就诊。行肠镜检查示：进镜 65cm 处见横结肠占位，堵塞肠腔无法继续进镜，活检质脆易出血；余肠段见数十枚 0.2～0.8cm 息肉，仅钳取距肛 35cm 处的较大息肉行病理检查。病理活检示：距肛门 65cm 处为腺癌，距肛 35cm 处为管状腺瘤伴低级别上皮内瘤变。胸部、腹部、盆部增强 CT 提示：结肠肝曲恶性肿瘤，病灶与胆囊壁分界不清。影像学检查未发现远处转移（图 21-1）。遂于 2021 年 3 月 15 日在外院行探查手术，术中见病灶浸出浆膜外，累及胰头及十二指肠，无法切除，遂行单纯短路手术（回肠 - 横结肠侧侧吻合），分期为 $cT_{4b}N_2M_0$ ⅢC 期。2021 年 3 月 30 日患者至我院大肠外科就诊。否认高血压、心脏病、糖尿病等基础疾病。否认肿瘤家族史。

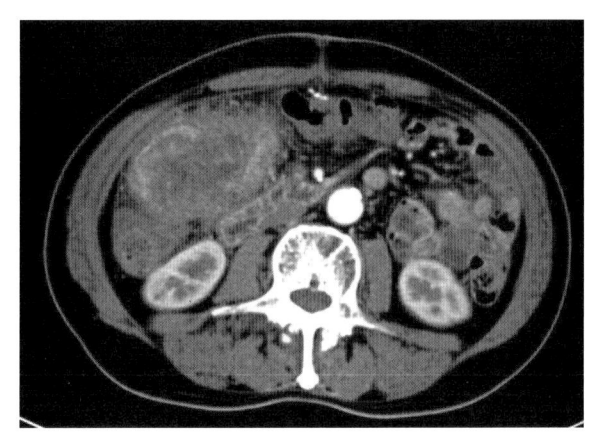

▲ 图 21-1　患者初始影像结果

【转化性细胞毒化疗及基因检测】

患者一般情况良好，无基础疾病，考虑 FOLFOXIRI 三药方案转化治疗。取当地肠镜活检石蜡标本进行结肠癌相关基因检测。自 2021 年 4 月 7 日起，患者接受 FOLFOXIRI 方案化疗 4 个疗程，过程顺利，无明显不良反应。影像学疗效评价部分缓解（PR），肿瘤标志物也有下降（图 21-2），系统性化

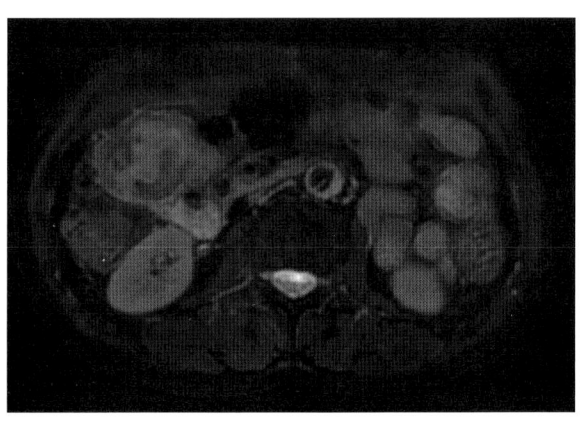

▲ 图 21-2　FOLFOXIRI 化疗 4 个疗程后影像学结果

疗前（2021年4月7日）CEA为277.00ng/ml，CA19-9为351.00U/ml，系统性细胞毒化疗4个疗程后（2021年6月24日）CEA为122.00 ng/ml，CA19-9为104.00 U/ml，但实施手术R0切除仍有困难。化疗期间基因检测回报：*RAS/BRAF*野生型，微卫星高度不稳定（MSI-H），*MSH6*移码突变；*ERBB2*突变；*APC*突变。MSI-H提示患者可能对PD-1抗体免疫治疗敏感。本例患者检测到*MSH6*基因移码突变c.3261dup（p.Phe1088fs）是一个胚系致病性突变，提示患者可能为Lynch综合征相关人群。

【转化性免疫治疗及不良反应】

2020年6月，美国FDA批准帕博利珠单抗一线治疗不可切除或转移性MSI-H或dMMR结直肠癌。2021年6月，中国NMPA批准了帕博利珠单抗单药作为MSI-H或dMMR结直肠癌的一线治疗方案。基于此，对于本例MSI-H且初始不可切除的结肠癌患者，可以考虑将帕博利珠单抗单药方案作为转化治疗方案。

与患者及家属充分沟通后，我们决定改行免疫治疗以求进一步缩小肿瘤。患者考虑到经济因素，讨论后决定采用低于推荐剂量的帕博利珠单抗单药方案，并在治疗期间定期评估疗效、密切监测不良反应。患者自2021年6月25日起接受帕博利珠单抗（100mg，21天一次）治疗，共4个疗程，末次免疫治疗时间为8月27日。治疗过程顺利，期间患者有乏力主诉，其余无明显不适。影像学疗效评估中提示肿瘤较免疫治疗前显著缩小（PR），肿瘤标志物水平进一步明显下降，帕博利珠单抗治疗4个疗程后（2021年9月22日），患者CEA、CA19-9均降低至正常范围内，分别为CEA为2.33 ng/ml，CA19-9为14.20U/m（图21-3）。第4个疗程免疫治疗后，患者自觉乏力较前明显加重，伴头晕、恶心，难以耐受，讨论后决定手术治疗。患者因乏力，拒绝复查肠镜。

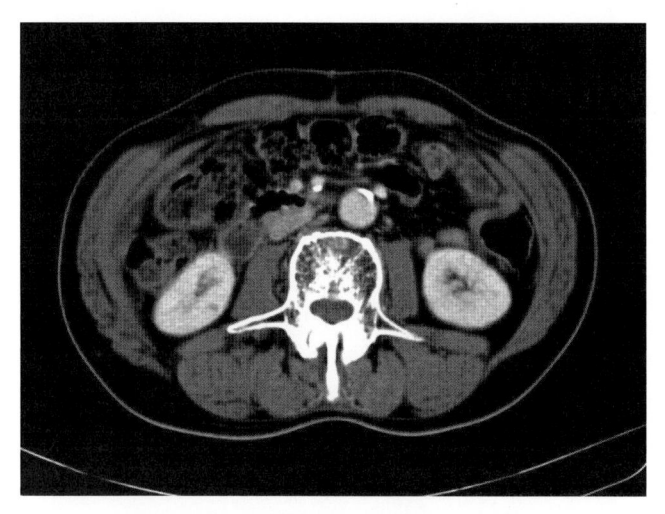

▲ 图21-3 帕博利珠单抗治疗4个疗程后

患者生化检查提示Na$^+$为122.0mmol/L，为中度低钠血症，遂行补钠等对症处理以改善低钠血症。由此，考虑患者治疗后出现的乏力、头晕、恶心等症状可能和低钠血症相关，考虑为免疫治疗相关不良反应。

【手术治疗及术后病理】

患者完成术前检查及准备后，于2021年9月26日在本院大肠外科接受根治性右半结肠切除术，切除原回肠－横结肠短路手术吻合口，重新行回肠和横结肠吻合。术中见肿瘤位于结肠肝曲，未浸润至浆膜外，呈 2cm×3cm 大小浅溃疡（图 21-4）。术中所见提示肿瘤较前明显退缩。术后病理提示未见癌残留，14 枚淋巴结均未见癌转移，细胞毒化疗 - 免疫治疗后达病理完全缓解（ypT$_0$N$_0$M$_0$，pCR）。建议患者术后 3 个月后择期行结直肠多发息肉内镜切除术。

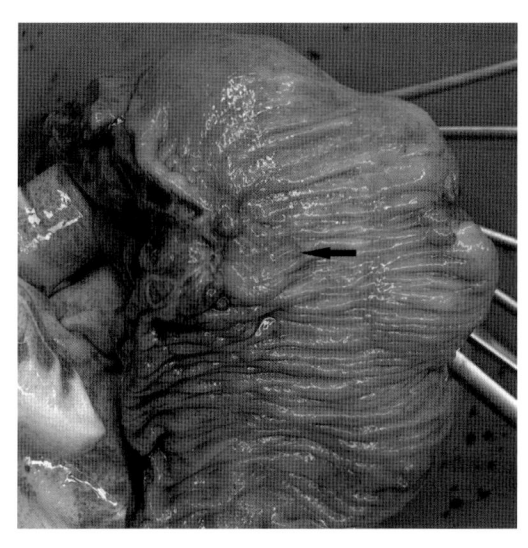

▲ 图 21-4　术中剖视标本见肿瘤呈浅溃疡

【诊疗小结】

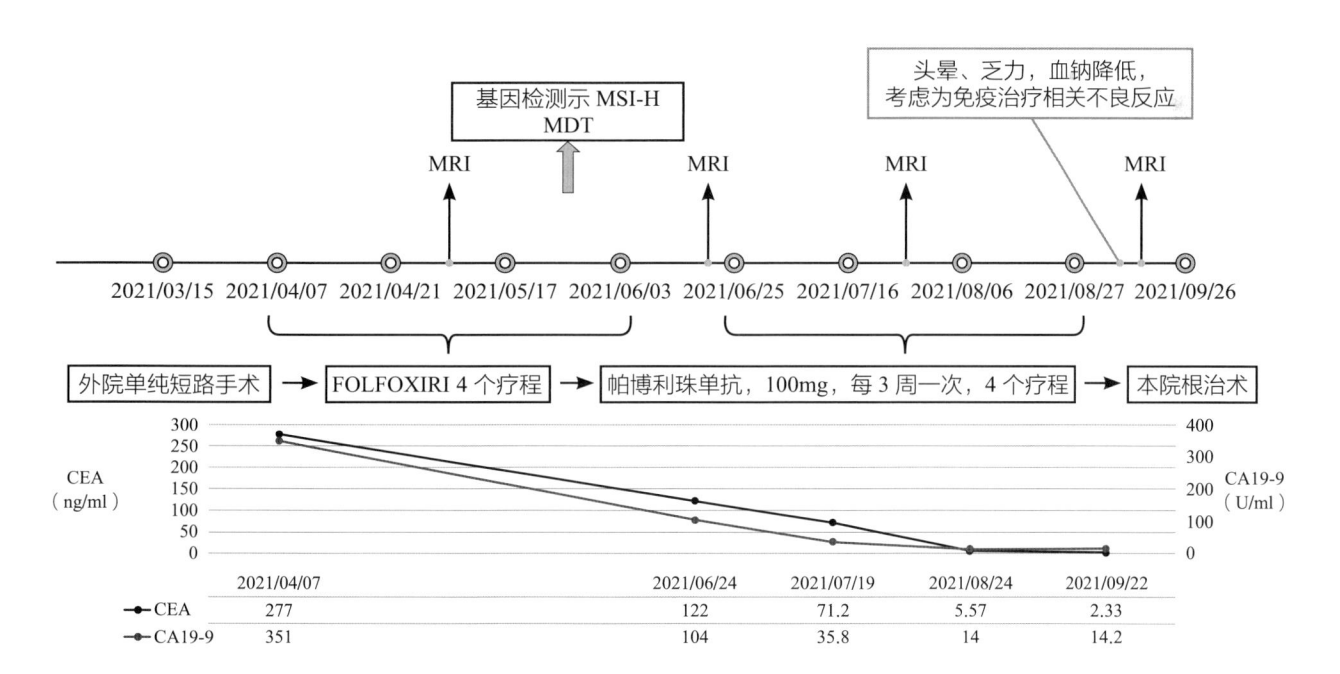

日期	CEA (ng/ml)	CA19-9 (U/ml)
2021/04/07	277	351
2021/06/24	122	104
2021/07/19	71.2	35.8
2021/08/24	5.57	14
2021/09/22	2.33	14.2

时间轴：2021/03/15 外院单纯短路手术 → 2021/04/07—2021/06/03 FOLFOXIRI 4 个疗程（期间 2021/04/21 MRI，2021/05/17 基因检测示 MSI-H MDT）→ 2021/06/25—2021/08/27 帕博利珠单抗，100mg，每 3 周一次，4 个疗程（期间 MRI 多次：2021/06/25、2021/07/16、2021/08/06；2021/08/27 头晕、乏力，血钠降低，考虑为免疫治疗相关不良反应）→ 2021/09/26 本院根治术（MRI）

【诊疗心得】

本例患者为局部进展期右半结肠癌，肿瘤负荷大，侵犯邻近器官，于外院行单纯短路手术。因无法直接手术切除，需行转化治疗，基因检测提示为 MSI-H。使用抗 PD-1 抗体药物免疫治疗后影像学检查提示肿瘤显著退缩，肿瘤标志物明显下降。免疫治疗后患者接受了结肠癌根治术，术中见肿瘤未浸润至浆膜外，剖视标本见肿瘤退缩为小的浅溃疡，术后病理提示为 pCR。本例患者术后未行辅助化疗或免疫治疗。现术后半年余，患者身体状况良好，定期随访中。

本例患者的诊治过程提示，对于初始不可切除的局部进展期 MSI-H 结直肠癌患者，免疫治疗可能可以达到转化目标，提高根治手术机会，甚至可达肿瘤完全缓解。在应用免疫治疗过程中，需密切监测可能的不良反应，并在出现不良反应后及时采取处理措施。本例患者免疫治疗后出现了低钠血症。国内报道数例免疫治疗相关低钠血症考虑多为免疫性垂体炎所致。本例患者术后仍有顽固低钠表现，除在院期间的对症处理及监测外，建议患者出院后需至内分泌科继续治疗及随访。

（蔡国响　叶　力）

病例 22　局部晚期肠癌侵犯腹壁形成窦道，免疫治疗后 R0 切除

【病例汇报】

患者，男，35 岁。2020 年 4 月无明显诱因出现腹部疼痛不适，呈持续性隐痛，阵发性加重。2020 年 4 月 6 日腹痛加剧，自服镇痛药效果欠佳。2020 年 4 月 7 日就诊于急诊科，查全腹增强 CT 提示：降结肠肠壁肿胀，降结肠中段前壁见囊袋状突起，周围散在少许积液及少许游离积气，周围脂肪间隙模糊，邻近腹膜、左肾筋膜增厚、毛糙，肠系膜上、腹膜后腹主动脉周围淋巴结增多，腹盆腔积液，考虑"消化道穿孔（降结肠穿孔可能），腹膜炎，降结肠肿瘤"（图 22-1）。于 2020 年 4 月 7 日急诊行"横结肠造口 + 腹腔脓肿引流术"，术中见：腹腔内黄色浑浊腹水约 1000ml，降结肠中段肿物与周围大网膜致密粘连、挛缩、累及腹壁、无法分离。降结肠处大网膜包裹约 100ml 白色脓液。降结肠质地僵硬增厚，未发现穿孔的具体位置。小肠、结肠充血水肿。术中取降结肠肿物附近大网膜活检，病理提示：腺癌，免疫组化：PCK（+）、SATB-2（+）、MLH1（+）、MSH2（-）、MSH6（少量+）、PMS2（+）。分期：$T_{4b}N+M_0$。经肠造口、脓肿引流及抗感染治疗后患者腹膜炎好转，术后恢复良好。术后于 2020

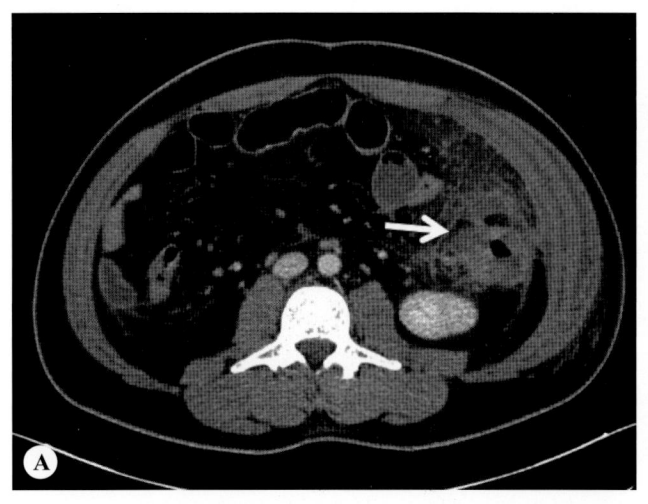

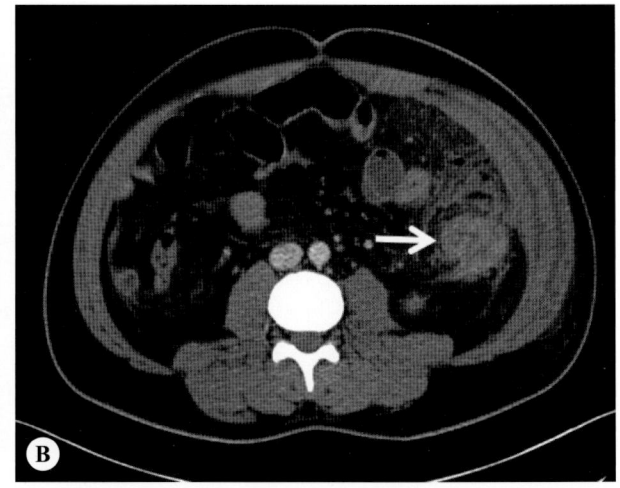

▲ 图 22-1　2020 年 4 月 7 日急诊全腹增强 CT 提示消化道穿孔，腹膜炎，降结肠肿瘤

年 6 月 2 日完善肠镜：经造瘘口向肛侧进镜，进入残余结肠约 20cm 可见一巨大溃疡型新生物，环肠腔一周，表面大量脓苔，致管腔狭窄，内镜无法通过。活检病理：腺癌（图 22-2）。随后于 2020 年 6 月 5 日至 10 月 10 日回当地医院行 6 个疗程 XELOX 方案化疗，期间影像学疗效评价不详，但患者自觉左侧腹壁肿瘤逐渐长大，直至 2020 年 11 月腹壁皮肤破溃、流黄色脓水，伴反复发热，当地医院予抗生素、局部换药等处理，效果欠佳，腹壁皮肤破溃范围逐渐增大。

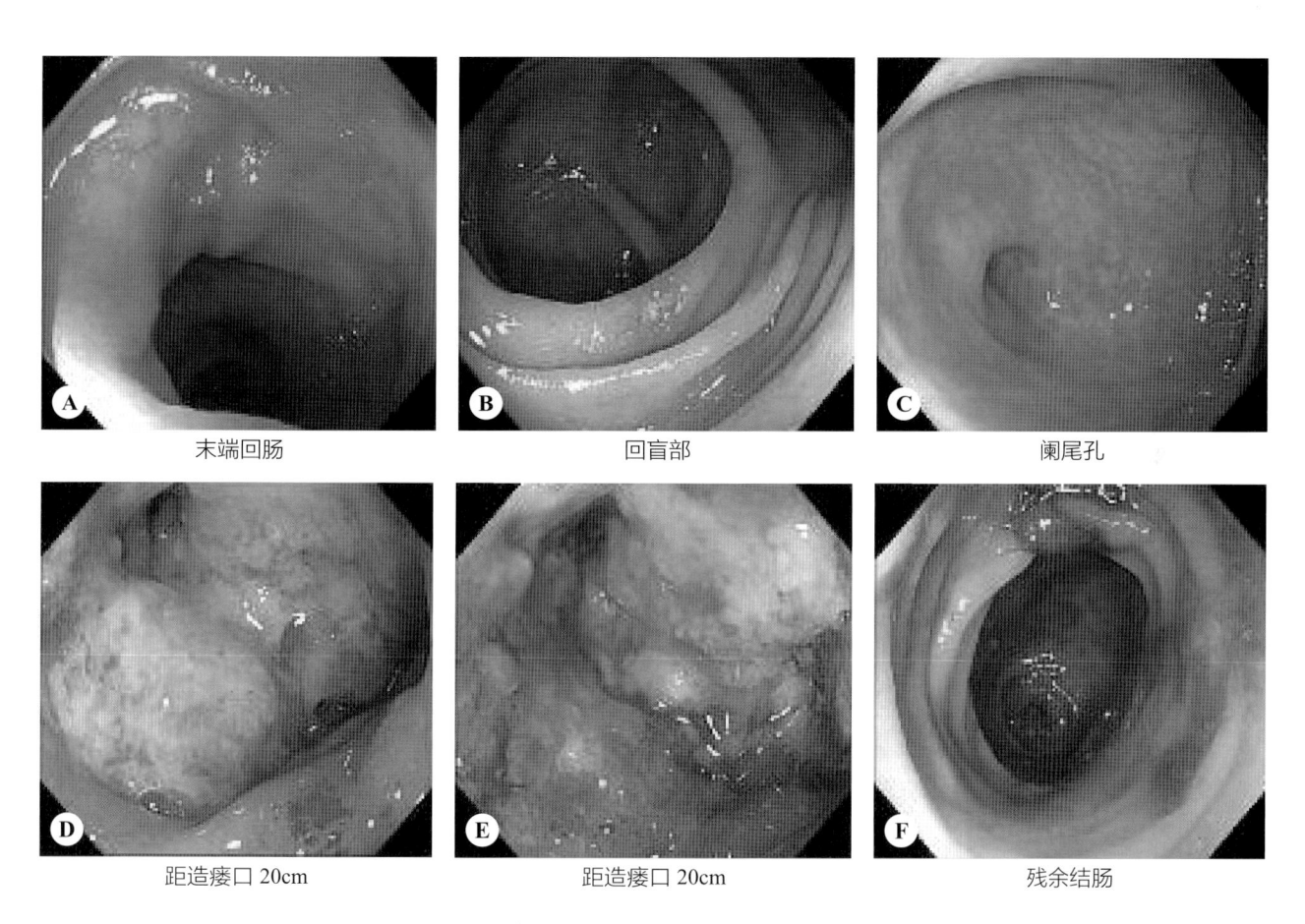

A 末端回肠	B 回盲部	C 阑尾孔
D 距造瘘口 20cm	E 距造瘘口 20cm	F 残余结肠

▲ 图 22-2　2020 年 6 月 2 日肠镜提示降结肠巨大溃疡型新生物

基线查体：ECOG 1 分，浅表淋巴结未触及肿大，左侧腹壁可见皮肤破溃，有黄色脓液流出，周围皮肤红肿，伴中度疼痛。家族史：父亲因胃癌去世。

2020 年 11 月 24 日我院复查胸腹部增强 CT 提示：降结肠中段肠壁不均匀增厚伴强化，前外侧壁局部欠连续，周围脂肪间隙模糊，病灶与邻近腹壁分界不清，邻近腹膜及肌肉、筋膜明显增厚，左肾筋膜增厚、毛糙，肠系膜上、腹膜后腹主动脉周围淋巴结增多，上述考虑恶性肿瘤累及腹壁可能（图 22-3）。

【初诊印象】

年轻肠癌患者，肿瘤局部分期晚，无法 R0 切除，一线行 XELOX 方案化疗无效，致肿瘤侵穿腹壁形成窦道，生活质量非常差。活检标本免疫组化提示 dMMR，结合患者年龄、胃癌家族史，建议患者

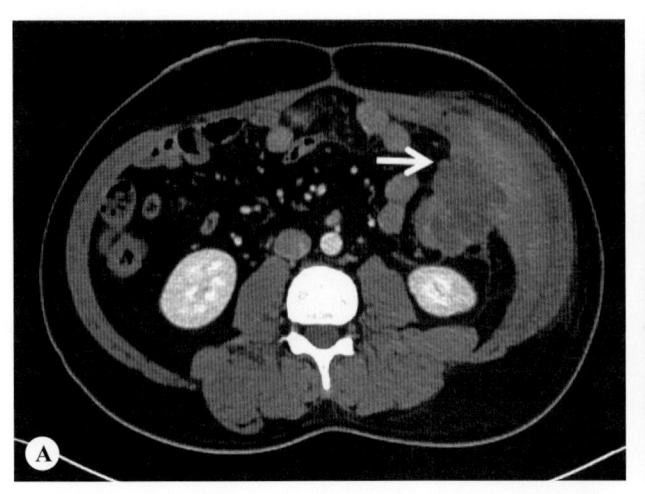

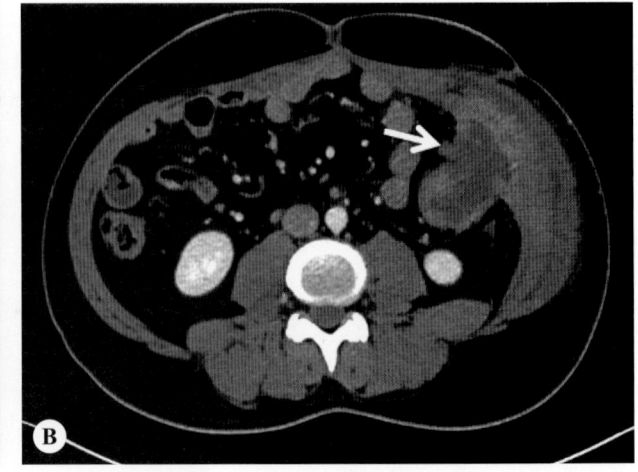

▲ 图 22-3　2020 年 11 月 24 日全腹增强 CT 提示降结肠肿瘤增大，侵犯腹壁伴窦道形成

加做 MSI 及基因检测，患者因经济原因未能行基因检测，只加做 MSI 提示 MSI-H。目前诊断：降结肠腺癌侵犯腹壁伴窦道形成（$cT_{4b}N+M_0$，ⅢC 期）。

2015 年，Keynote-016 研究首次报道了抗 PD-1 单抗帕博利珠单抗治疗既往失败的晚期结直肠癌或非肠癌患者的疗效，其中 28 例 dMMR 肠癌患者 ORR 为 57%，疾病控制率为 90%，dMMR 非肠癌患者也同样有效。此后的 CheckMate-142 研究中单药 PD-1 单抗纳武利尤单抗治疗既往多线化疗失败的 dMMR/MSI-H 转移性结直肠癌 ORR 为 31.1%，中位 PFS 为 5.3 个月；联合组（纳武利尤单抗联合伊匹木单抗）ORR 高于单药组，达 55%，但两药联合的不良反应也明显增大。基于以上研究结果，2017 年 NCCN 指南正式推荐帕博利珠单抗或纳武利尤单抗用于 dMMR/MSI-H 转移性结直肠癌患者的二线或三线治疗，或者用于不适宜强力化疗的 dMMR/MSI-H 转移性结直肠癌患者的一线治疗。

结合该患者病史特点及以上研究结果，经结直肠癌 MDT 讨论，建议二线使用抗 PD-1 单抗免疫治疗，期望缩小肿瘤，尽快愈合窦道，争取根治性手术切除。

【免疫治疗及不良反应】

2020 年 11 月 25 日，患者开始使用抗 PD-1 单抗治疗，因经济原因选择国产药物信迪利单抗 200mg 第 1 天，每 3 周一次。截至 2021 年 3 月 16 日，患者共接受 6 个疗程的信迪利单抗治疗，未发生治疗相关不良反应。第 1 个疗程治疗后左侧腹壁伤口逐渐愈合，周围局部皮肤红肿逐渐消退，到第 6 个疗程时左侧腹壁只遗留瘢痕，患者生活质量显著改善。2021 年 3 月 15 日复查 CT 提示降结肠肿瘤缩小，疗效评价：SD（缩小）（图 22-4）。患者手术意愿强烈，再次提请结直肠癌 MDT 讨论，经仔细阅片后建议行根治性手术。

【根治性手术】

2021 年 3 月 30 日，患者在全麻下接受 "根治性左半结肠切除并 D2 淋巴结清扫联合小肠部分切除术"，术中见：降结肠肿瘤占据肠腔全周，大小 9cm×8cm×5.2cm，活动度差，肿瘤累及邻近器官，侵犯腹膜后脂肪、腹壁、小肠，系膜内扪及肿大淋巴结，肿大淋巴结位于肠旁、中间淋巴结，最大者约 0.5cm。术后病理提示：肠壁及肠周脂肪大量黏液湖沉积，周围大量纤维增生、炎细胞浸润，肌层局部见少量癌细胞团残余，TRG1 级。清扫 23 枚淋巴结均阴性。术后分期：$ypT_2N_0M_0$，Ⅰ期。患者术后恢

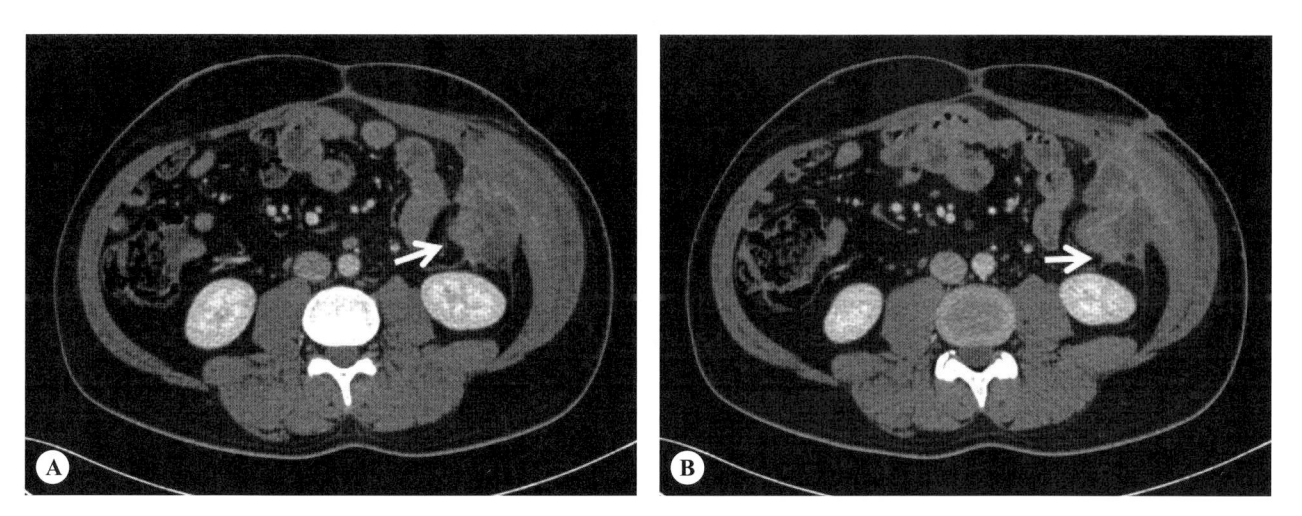

▲ 图 22-4　2021 年 3 月 15 日复查 CT 提示降结肠肿瘤缩小

复良好，因抗 PD-1 单抗术后辅助治疗尚无循证医学证据，大多处于研究阶段，建议可考虑术后免疫治疗或者密切随访，患者经仔细考虑后选择密切随访，2022 年 3 月 7 日门诊随访，当地医院 CT 及我院肠镜均未见肿瘤复发转移征象，患者生活质量良好，已回归工作岗位（图 22-5）。

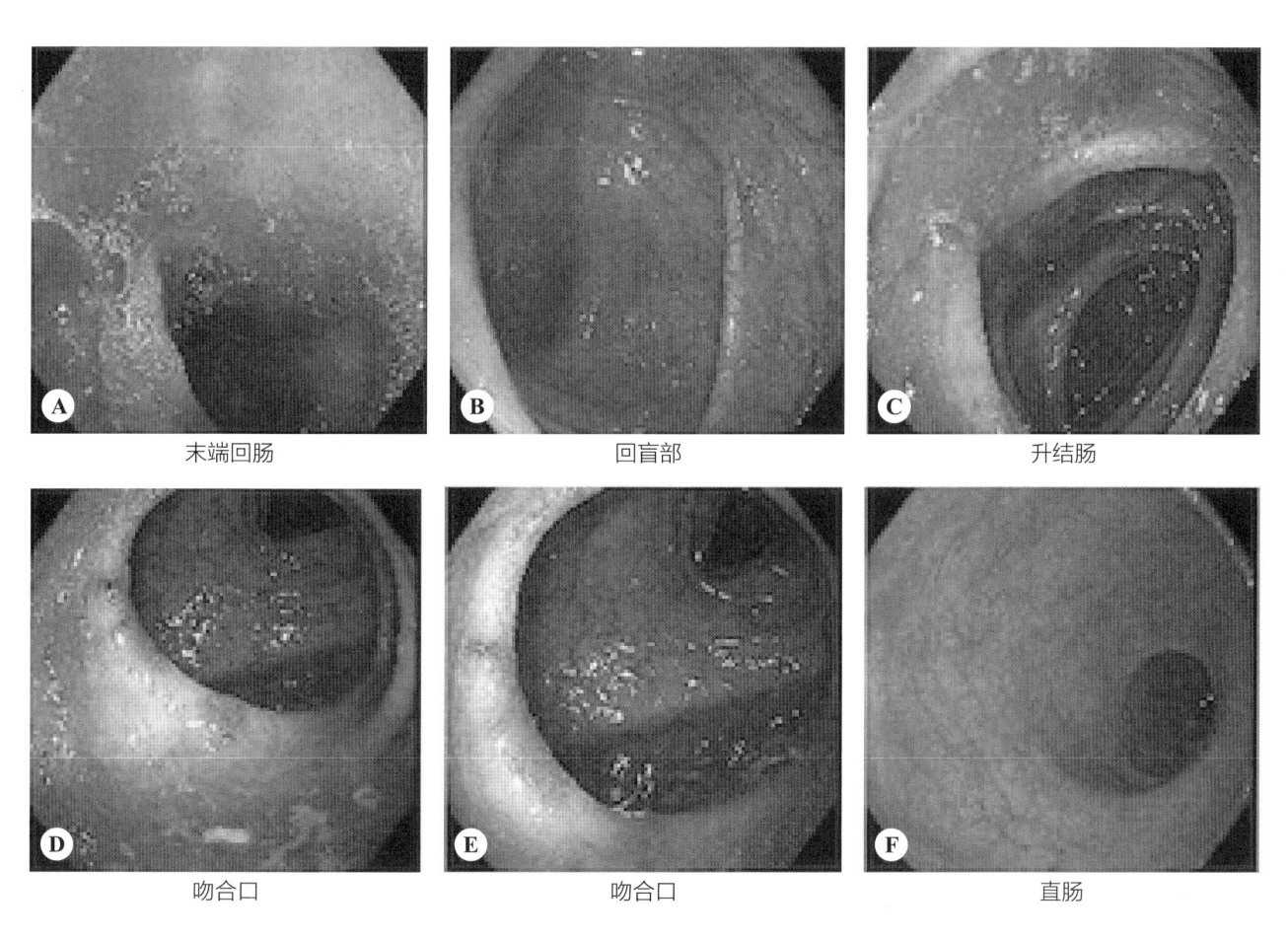

| A 末端回肠 | B 回盲部 | C 升结肠 |
| D 吻合口 | E 吻合口 | F 直肠 |

▲ 图 22-5　2022 年 3 月 7 日复查肠镜

【诊疗小结】

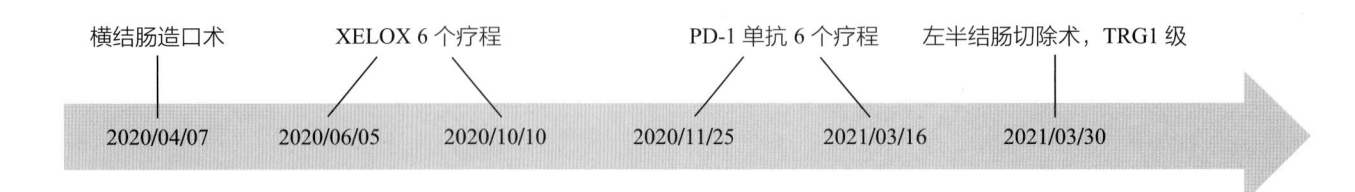

横结肠造口术 —— 2020/04/07
XELOX 6个疗程 —— 2020/06/05 — 2020/10/10
PD-1 单抗 6个疗程 —— 2020/11/25 — 2021/03/16
左半结肠切除术，TRG1级 —— 2021/03/30

【诊疗心得】

该病例为局部晚期左半结肠癌侵犯腹壁，MSI-H 型，一线 XELOX 方案化疗后进展，腹壁反复感染形成窦道，二线 PD-1 单抗免疫治疗效果很好，腹壁伤口愈合，显著改善患者生活质量，最终患者成功接受了根治性手术。2020 年年底，Keynote-177 研究报道，帕博利珠单抗一线治疗 dMMR/MSI-H 转移性结直肠癌，PFS 比标准化疗组延长 1 倍，达 16.5 个月。对于初始无法根治性切除的 dMMR/MSI-H 型结肠癌，化疗有效率低，不良作用明显，尽早使用 PD-1 单抗免疫治疗可争取根治性手术机会，有效改善患者生活质量和预后。

（邱 萌）

病例 23 pMMR/MSI-H，多途径明确分子分型，最终从免疫治疗中获益

【病例汇报】

患者，女性，52 岁。2020 年 6 月无明显诱因出现排便困难，渐加重。2020 年 7 月 10 日患者因"排便困难 1 个月余，腹痛、呕吐 1 天"急诊就诊于当地医院，行急诊 CT 示：结肠脾曲肿瘤性占位性病变伴不全性肠梗阻可能，脾受累待排。当地医院予以对症支持治疗。

2020 年 7 月 15 日患者就诊我院，基线查体：无特殊。家族史：弟弟患直肠癌。2020 年 7 月 16 日胸部及全腹部增强 CT 示：结肠脾曲壁不均匀增厚，侵及邻近脾脏及腹膜，周围脂肪间隙模糊并数个淋巴结，考虑肿瘤所致（图 23-1）。肠镜示：（结肠脾曲）见一溃疡型新生物，呈环状生长（图 23-2A）；

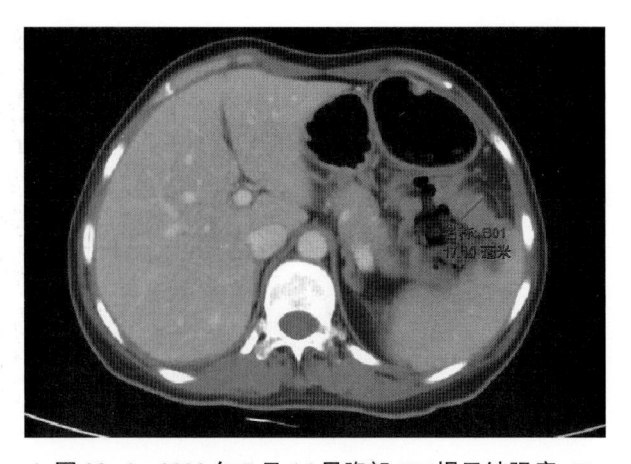

▲ 图 23-1 2020 年 7 月 16 日腹部 CT 提示结肠癌 cT_{4b}

病理活检示：腺癌（图23-2B）。2020年7月25日患者因肠梗阻症状进一步加重，保守治疗无效后，急诊全麻下行横结肠造口术（图23-3）。术后2天（2020年7月27日）患者造口袋突发大出血，为鲜红色血液，量约5000ml，考虑消化道大出血可能；立即予以抢救，并全麻下急诊行剖腹探查+左半结肠扩大切除D3+远端乙状结肠封闭+脾、胰尾切除术+左侧部分膈肌切除+修补术。术中见肿瘤位于结肠脾曲，侵及左侧膈肌、脾及胰尾，导致脾破溃出血至结肠内。术后病理诊断：①（左半结肠及脾曲肿瘤及脾及胰体尾）结肠低分化癌；肿瘤浸润肠周脂肪组织并累犯胰腺及脾。脉管内癌栓及神经侵犯易见；送检肠管两断端及胰腺切缘未见癌累及。②肿瘤旁5枚淋巴结，3枚查见癌转移，另见癌结节2枚。左结肠动脉旁淋巴结2枚，其中有1枚查见癌转移。左结肠动脉根部淋巴结2枚，均查见癌转移。（左半结肠及脾曲肿瘤及脾及胰体尾）低分化腺癌，肿瘤细胞免疫表型MLH1（+），MSH2（+），MSH6（+），PMS2（+），BRAF V600E（−），Ki-67（约80%）。病理分期：结肠脾曲低分化腺癌pT$_{4b}$N$_{2a}$M$_x$，pMMR（图23-4）。

患者于2020年9月9日至11月27日行CAPEOX方案化疗3个疗程。2020年10月21日基因检测：*KRAS*基因2外显子突变，*NRAS*基因野生型，*BRAF V600E*基因野生型。2020年12月8日复查胸部及全腹部增强CT提示：①术区软组织增厚，与胃体浆膜面、左肾前区分界不清，邻近脂肪间隙多发软

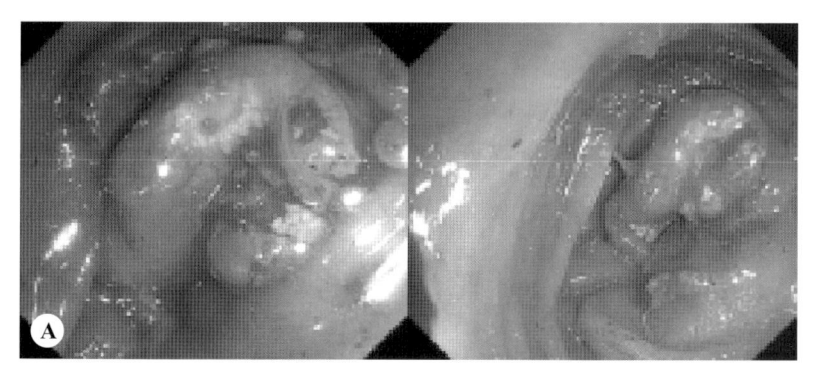

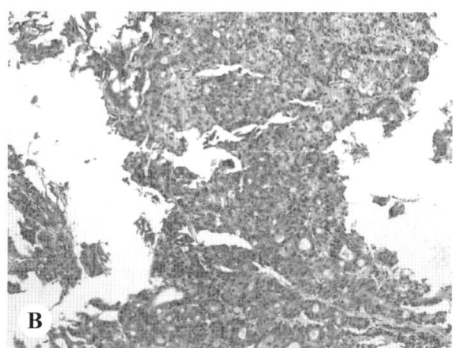

▲ 图23-2 患者术前肠镜及病理检查结果
A. 2020年7月16日肠镜示结肠脾曲新生物；B. 活检病理腺癌

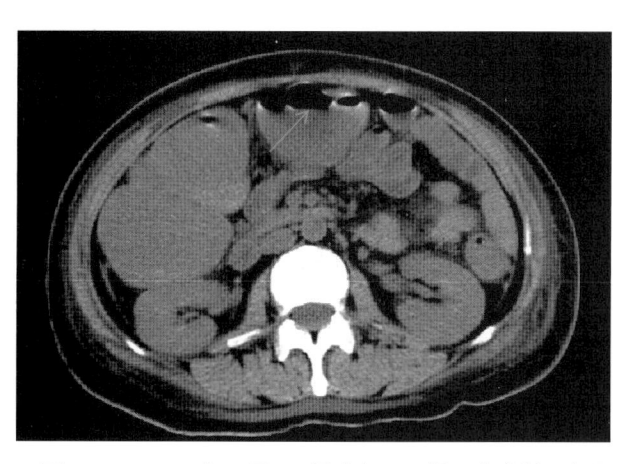

▲ 图23-3 2020年7月25日腹部CT提示完全性肠梗阻

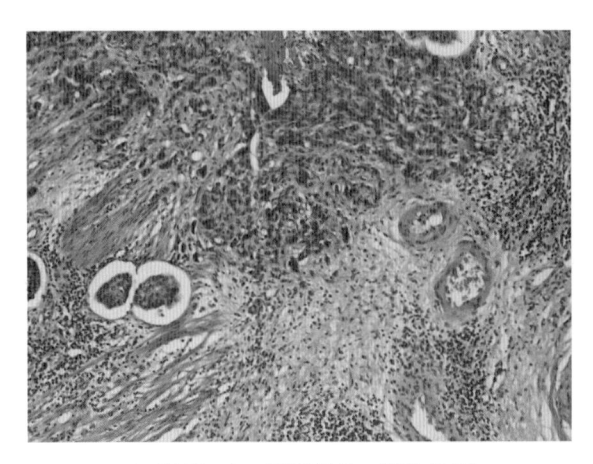

▲ 图 23-4　术后病理：低分化癌

组织结节影，较大者分别位于胰腺尾部周围及左侧腹壁下，大小分别约 1.0cm×1.7cm、1.0cm×0.8cm，多系转移灶，另外周围数个小及稍大淋巴结显示。②肝内见数个稍低密度结节影，较大者位于肝左外叶，大小约 1.4cm×1.4cm，考虑转移可能，较前增大。疗效评价：PD（图 23-5）。

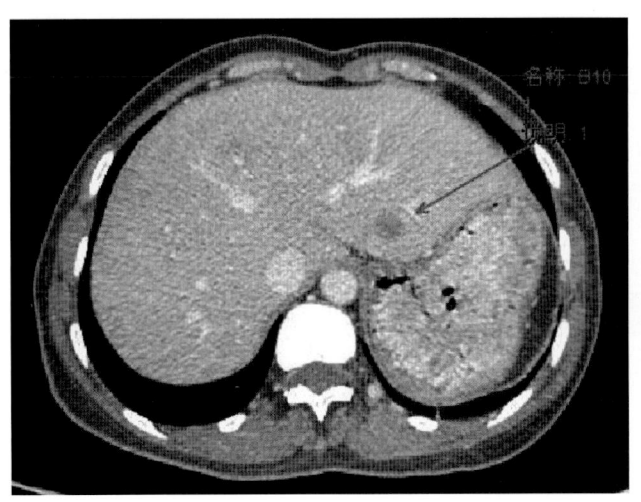

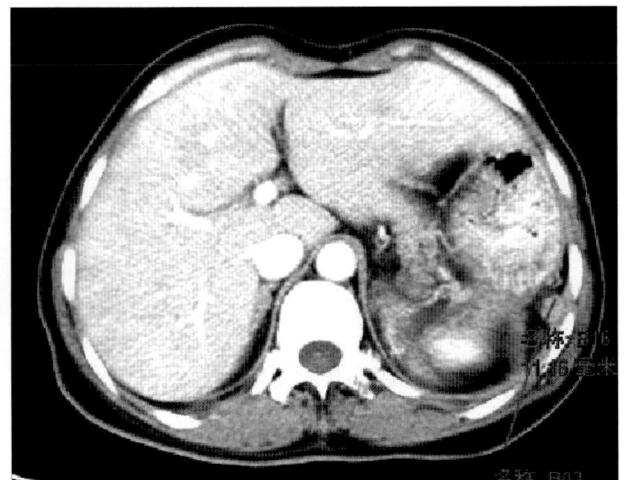

▲ 图 23-5　2020 年 12 月 8 日腹部 CT 提示术区复发伴肝转移

【姑息治疗】

患者行 CAPEOX 方案化疗 3 个疗程后，病情迅速进展，遂予以更换为 FOLFIRI 联合贝伐珠单抗方案治疗。2020 年 12 月 16 日至 2021 年 2 月 10 日行 4 个疗程 FOLFIRI 联合贝伐珠单抗方案治疗。2021 年 3 月 3 日现术区软组织增厚，较前稍减轻；周围脂肪间隙、左后腹壁多发结节、占位，较大者位于左后腹壁，较大截面约 3.9cm×2.2cm，多系转移灶；另外周围数个小及稍大淋巴结，较前相似。肝内见数个稍低密度结节影，较大者位于肝左外叶，大小约 2.2cm×2.0cm，考虑转移。疗效评价：PD（图 23-6）。

【NGS 检测结果诊断 Lynch 综合征】

患者更换为 FOLFIRI+ 贝伐珠单抗标准方案治疗后，疗效差，疾病快速进展，建议患者行基因检

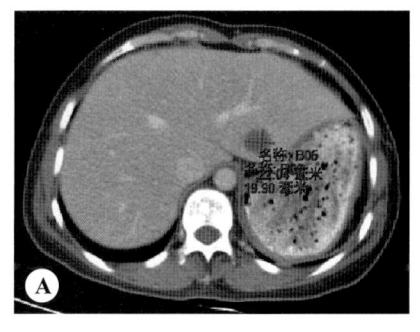

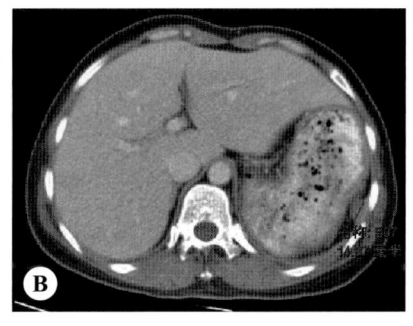

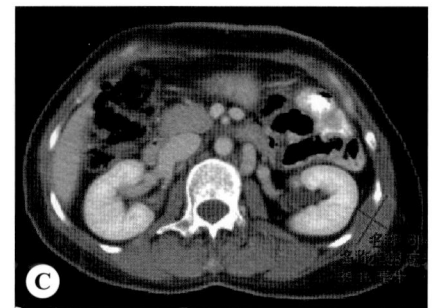

▲ 图 23-6　2021 年 3 月 3 日 4 个疗程 FOLFIRI 联合贝伐珠单抗治疗后复查 PD

测，2021 年 3 月 11 日在百适博检测公司通过 NGS 检测结果提示：*KRAS* 突变（p.G12A），*PIK3CA* 突变（p.E545G），*MLH1* 胚系及体系共突变（c.301G＞A，p.G101S；c.588delA，p.K196Nfs*6），TMB 为 100.46mut/Mb（High），微卫星高度不稳定（MSI-H）。多学科专家会诊后，一致认可该检测结果。结合 NGS 检测结果，患者最终诊断为 Lynch 综合征，结肠脾曲低分化腺癌术后腹壁及肝转移 pT$_{4b}$N$_{2a}$M$_1$ Ⅳ期（表 23-1 和表 23-2）。

表 23-1　免疫治疗预测评估相关检测结果汇总

PD-L1（SP142）蛋白表达检测结果	石蜡切片阳性肿瘤细胞占比：+（＜1%）阳性免疫细胞占比：+（＜1%）
微卫星不稳定性（MSI）检测结果	石蜡切片：微卫星高度不稳定型（MSI-H）
肿瘤突变负荷（TMB）检测结果	血浆：81.95mut/Mb(High)，分位值：99.86% 石蜡切片：100.46mut/Mb(High)，分位值：99.61%
潜在与免疫治疗相关变异检测结果（25 个）	• 正向基因：*POLD1* p.E346SfS*47，*EP300* p.K1900N，*ARID1A* p.M1564*fs*1，*RAD50* p.R726C，*BRCA2* p.D1280H，*BRCA2* p.G995R，*BRCA2* p.y2789C，*PLAB2* p.K307T，*ERCC4* p.T110A，*ERCC4* p.N872S，*ERCC2* p.T415I，*FANCA* p.202N，*ATM* p.F1897S，*MLH1* p.G101S，*MLH1* p.K196Nfs*6，*PBRM1* p.I279Nfs*8，*PBRM1* p.A715V，*KRAS* p.G12A，*TP53* p.P191delP • 负向基因：*JAK1* p.E347G，*DNMT3A* p.K276E，*JAK2* p.P197S，*B2M* p.L10R，*B2M* p.k114*，*B2M* p.p52S
HLA-I 类分子基因型结果	HLA-I（A、B、C）：杂合

表 23-2　肿瘤突变负荷（TMB）检测结果

样本类型	TMB 数值（mut/Mb）	TMB 水平	分位值	ctDNA 占比或肿瘤细胞占比
血浆	81.95	高	99.86%	5.27%
石蜡切片	100.46	高	99.61%	30%～40%

【后线免疫治疗及不良反应】

后续患者通过临床试验"纳武利尤单抗联合伊匹木单抗用于既往接受过治疗的转移性或复发性实体瘤中国受试者中的1/2期研究"初步筛选，患者及家属充分了解治疗方案及可能出现的不良反应后同意参加临床试验（图23-7）。

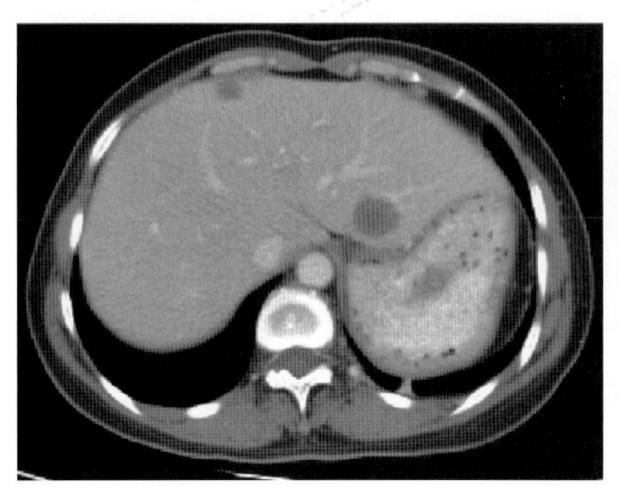

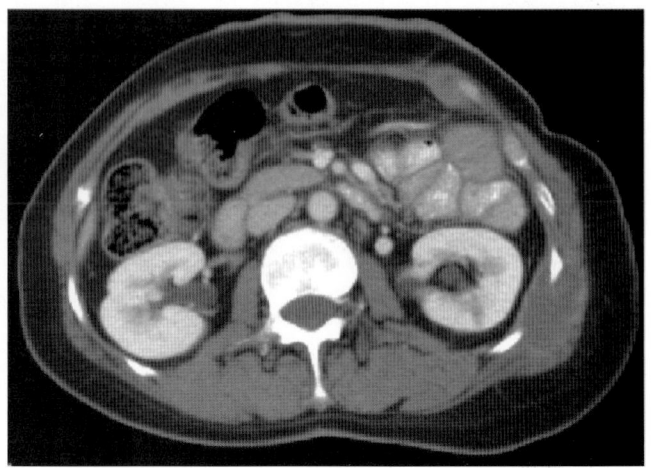

▲ 图23-7 2021年3月24日基线评估

2021年4月2日至6月18日，患者开始行纳武利尤单抗142.5mg+伊匹木单抗47.5mg，每21天一次的方案治疗4个疗程，在治疗过程中，患者出现胃肠道反应（Ⅰ级），予以止吐对症治疗后好转。1个疗程治疗后患者出现丙氨酸氨基转移酶增高（2级），予以保肝对症治疗后恢复正常。2个疗程治疗后查甲状腺功能FT_3为0.79pg/ml，FT_4为0.19ng/ml，TSH>100.000mU/L，抗甲状腺球蛋白抗体为636.90U/ml，考虑为"免疫治疗相关性甲状腺功能减退"，予以口服左甲状腺素钠片，综合考虑患者整体状况良，无甲状腺功能减退相关症状。2个疗程（图23-8）和4个疗程（图23-9）免疫治疗后全面复查，疗效评价均为PR。

2021年7月20日至今，患者行纳武利尤单抗240mg，第1天，每14天一次免疫维持治疗，每4个疗程全面评估。最近一次全面评估时间为2022年3月4日，胸部及全腹部增强CT提示：术区及吻合口壁稍厚；周围脂肪间隙及左侧腹壁软组织稍厚强化，周围数个小淋巴结，同前类似。肝脏数枚稍低密度灶，肝内见数个稍低密度结节影，较大者位于肝左外叶，大小约1.2cm×0.9cm，同前类似。疗效评价持续PR（图23-10）。

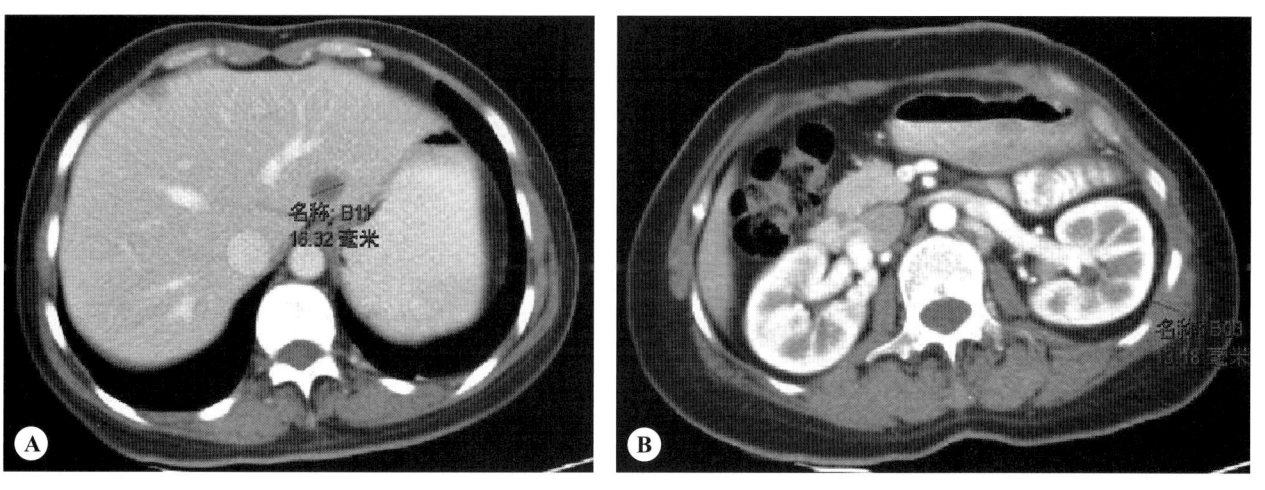

▲ 图 23-8　2021 年 5 月 8 日 2 周期纳武利尤单抗 + 伊匹木单抗后复查 PR

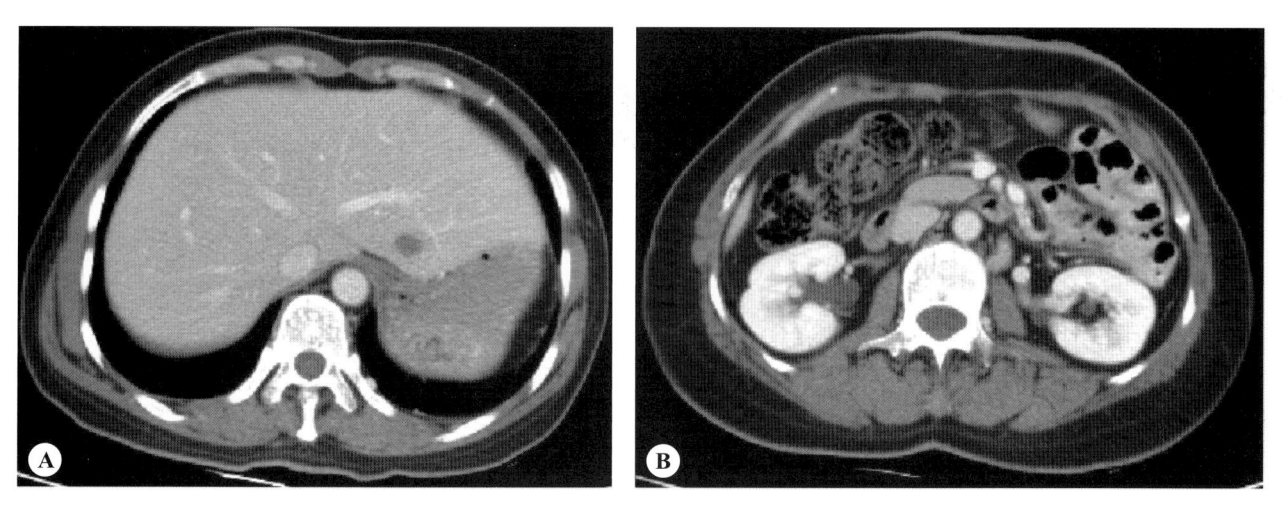

▲ 图 23-9　2021 年 6 月 25 日 4 周期纳武利尤单抗 + 伊匹木单抗后复查 PR

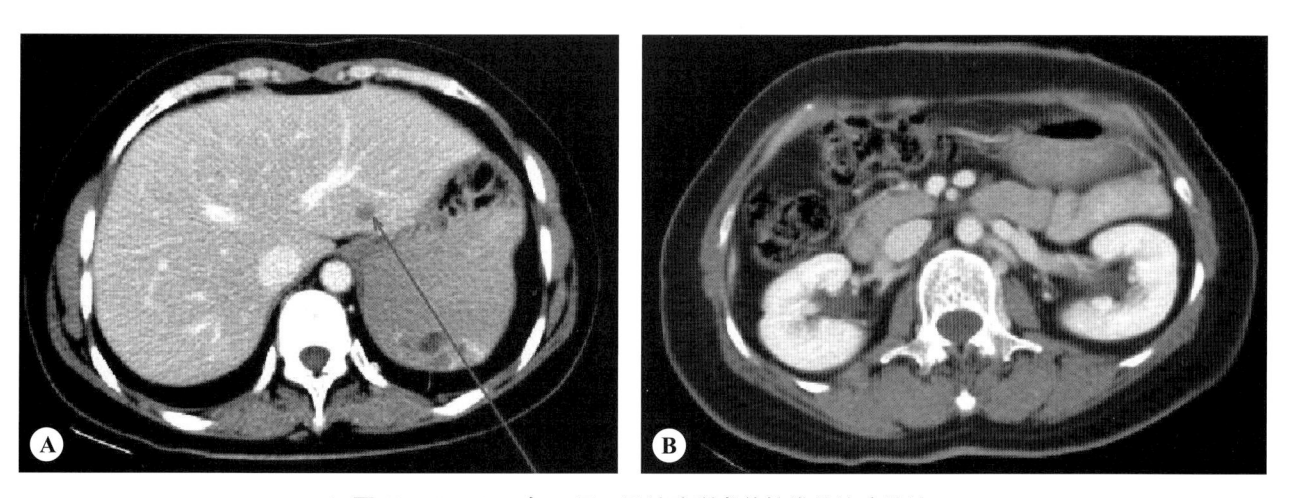

▲ 图 23-10　2022 年 3 月 4 日纳武利尤单抗维持治疗持续 PR

【诊疗小结】

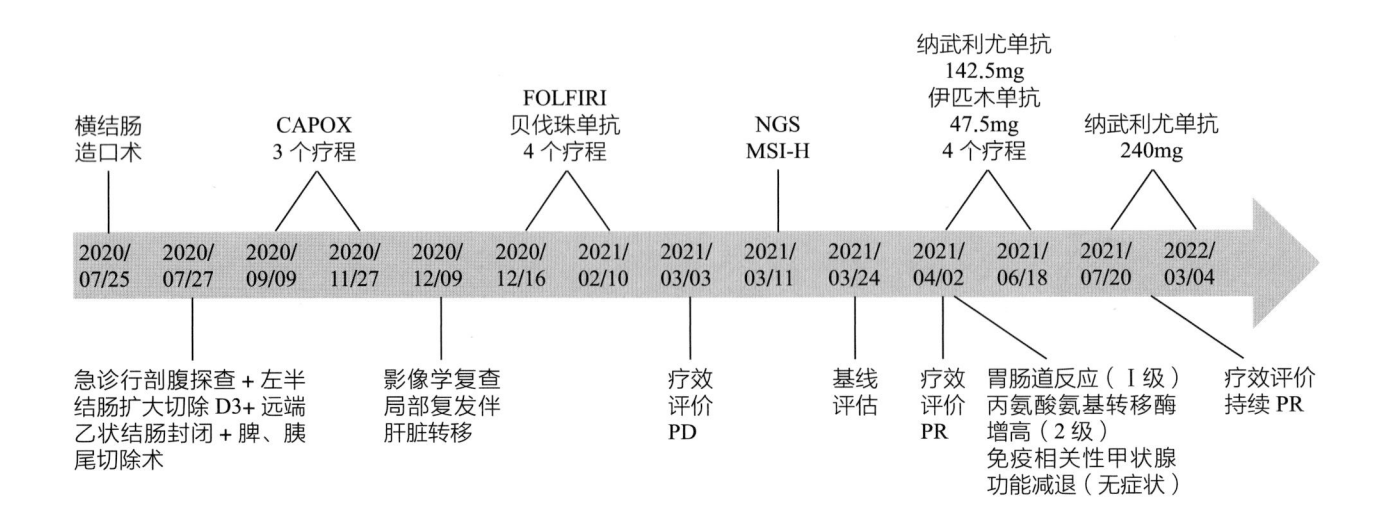

2020/07/25	横结肠造口术
2020/07/27	急诊行剖腹探查+左半结肠扩大切除D3+远端乙状结肠封闭+脾、胰尾切除术
2020/09/09	CAPOX 3个疗程
2020/11/27	影像学复查局部复发伴肝脏转移
2020/12/09	—
2020/12/16	FOLFIRI 贝伐珠单抗 4个疗程
2021/02/10	—
2021/03/03	疗效评价 PD
2021/03/11	NGS MSI-H
2021/03/24	基线评估
2021/04/02	疗效评价 PR
2021/06/18	纳武利尤单抗 142.5mg 伊匹木单抗 47.5mg 4个疗程；胃肠道反应（Ⅰ级）丙氨酸氨基转移酶增高（2级）免疫相关性甲状腺功能减退（无症状）
2021/07/20	纳武利尤单抗 240mg
2022/03/04	疗效评价持续PR

【诊疗心得】

患者为局部晚期结肠癌伴"肠梗阻"首次就诊，伴有邻近器官受侵，肿瘤负荷，患者因肠造口后出现脾破裂出血行肿瘤及侵犯邻近器官切除+区域淋巴结清扫术，术后病理提示：结肠低分化腺癌 $pT_{4b}N_{2a}$。患者有直系亲属患直肠癌病史，术后病理免疫组化提示：无 MMR 缺失。术后行3个疗程辅助化疗后复查发现腹壁及肝转移，更换为 FOLFIRI 联合贝伐珠单抗方案化疗4个疗程后复查病情再次出现进展。患者病情进展迅速，标准化疗联合靶向治疗效果差，不符合大多数局晚期结肠癌疾病发展规律。为进一步明确患者基因表型，术后病理标本行 NGS 检测提示为 MSI-H，确诊为 Lynch 综合征。

一般而言，临床上常通过检测 MMR 蛋白缺失来反应 MSI 状态，pMMR 相当于 MSI-L 或 MSS，dMMR 相当于 MSI-H，dMMR/MSI-H 的肠癌患者能从免疫治疗显著获益。值得注意的是，该患者 MMR 免疫组化表型与 NGS 检测 MSI 状态并非一一对应（pMMR 且 MSI-H）。有相关文献报道，MMR 免疫组化（immunohistochemistry staining，IHC）结果除了人为因素造成假阴性或者假阳性外，MMR 系统中除 MLH1、PMS2、MSH2、MSH6 这四个蛋白以外的其他蛋白发生异常，编码 MLH1、PMS2、MSH2、MSH6 四个蛋白的基因发生错义突变及调控 MMR 系统的其他蛋白功能异常也可能是其中原因之一。本例患者 MMR 免疫组化结果请我院病理科医生再次复核后提示为 dMMR，原因考虑为肿瘤的异质性，即不同观察区域表达差异。目前临床上对于 MMR/MSI 常用的检测方法包括 IHC、PCR+毛细管电泳法及 NGS，其中 PCR+毛细管电泳法及 NGS 是评估 MSI 状态，NGS 被认为是极具前景的技术，可以更准确地评估肿瘤的突变状态，但是由于价格昂贵，且必须在专门的医学检测中心才可以开展，暂时难以得到广泛应用。目前最为有效且被国内外研究者和共识指南共同推荐的方法是 IHC 与 PCR+毛细管电泳联合检测，可将准确率提高到99%以上。

后续患者参加抗 PD-1 联合抗 CTLA-4 双免疫治疗临床研究，2个疗程治疗后肿瘤明显缩小，4个疗程治疗后肿瘤进一步缩小，疗效评价为 PR。治疗过程中，出现Ⅰ级胃肠道反应及Ⅱ级肝功能异常对症治疗后好转，免疫相关性甲状腺功能减退，予以口服左甲状腺素钠片，无甲状腺功能减退相关症状。4个疗程双免疫治疗后继续予以抗 PD-1 单药维持治疗，并密切监测免疫治疗不良反应，总体安全性良好。患者在维持治疗阶段每2个疗程复查疗效评估持续PR。患者目前PFS已经超过1年且持续获益中，符合免疫药物治疗一旦起效，持续的时间较长的特点。随着免疫时代到来，准确获悉晚期肿瘤患者MSI状态尤为重要，可通过IHC与PCR+毛细管电泳联合检测提高准确率；若经济条件允许，也可以考虑行NGS检测。同时，积极鼓励晚期肿瘤患者参加临床研究，不仅能够减轻患者家庭经济压力，也能为患者提供更大的获益。

（金永东　马　芝）

病例24　高龄dMMR结肠癌伴腹膜种植，新辅助免疫治疗后R0切除

【病例汇报】

患者，女性，76岁。患者2020年7月初在无明显诱因下反复出现左下腹痛，伴腹泻，3～4次/天，为糊样，色黄，无血便，每次量少，排便后腹痛可缓解。患者于2020年7月17日予行肠镜检查，肠镜示进镜至距肛门30cm处，可见一黏膜环周破坏灶，表面污苔，管腔狭窄，不能通过镜身，镜下为结肠癌。肠镜病理：（结肠距肛门30cm处黏膜）黏液腺癌（图24-1）。瘤组织：MLH1（−），PMS2（−），MSH2（＋），MSH6（＋），HER2（0）。2020年7月20日胸腹部增强CT：降结肠占位，考虑结肠癌并浆膜外侵犯、腹腔内种植性转移。7月27日肿瘤全套：癌胚抗原为3.00ng/ml，糖类抗原CA19-9为331.08U/ml。患者既往有高血压病史20余年，有膝关节半月板退行性变十余年。既往因普鲁卡因、肾上腺素出现过敏性休克。无肿瘤家族史。

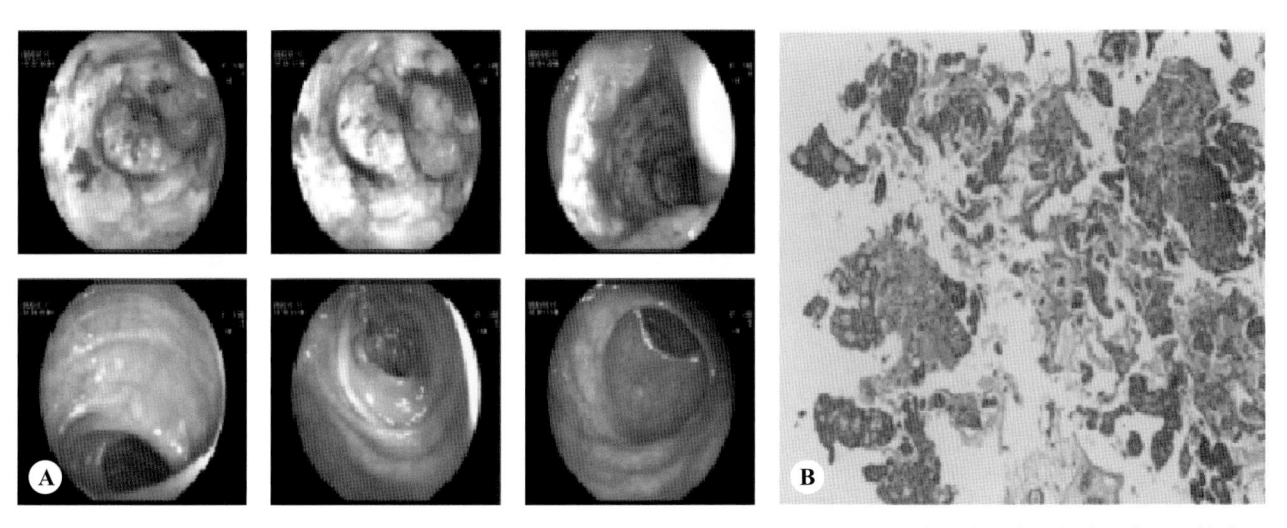

▲ 图24-1　患者2020年7月17日肠镜示进镜至距肛门30cm处，可见一黏膜环周破坏灶，镜下为结肠癌。肠镜病理为黏液腺癌

【初诊印象】

患者为高龄女性，具有较多内科、外科合并症。肠镜病理提示：MSI-H/dMMR结直肠癌。CT示：降结肠占位，考虑结肠癌并浆膜外侵犯、腹腔内种植性转移。转移以腹膜转移为主，无转化手术机会。最终患者诊断为结肠黏液腺癌cT$_4$N$_x$M$_1$（dMMR型）。

患者出现腹膜广泛转移，以姑息治疗为主。当时 Keynote-177 结果尚未公布，一线免疫治疗依据不足。患者未行 RAS 及 RAF 基因检测。由于患者年纪较大，选择贝伐珠单抗可能出现心脑血管不良反应。

【治疗经过】

患者于 7 月 28 日行 mFOLFOX6 方案化疗 1 个疗程，因乏力明显，无法耐受。2020 年 8 月 11 日、9 月 1 日予以帕博利珠单抗 200mg 免疫治疗 2 次。2020 年 9 月 22 日查胸痛组套提示：肌酸激酶同工酶 MB 为 41.22 ng/ml，肌红蛋白为 477.1ng/ml，BNP 47.29ng/ml，高敏肌钙蛋白 T 为 68.07ng/ml。无不适主诉。复查心电图、心脏彩超均未见明显异常。暂停免疫治疗，予以谷胱甘肽、曲美他嗪片治疗后好转。2020 年 9 月 22 日胸腹盆增强 CT：降结肠癌并浆膜外侵犯、腹腔内种植性转移，部分转移灶较前（2020 年 7 月 17 日）稍缩小（图 24-2）。于 2020 年 11 月 5 日行腹腔镜下左半结肠肿瘤根治术+瘤体减灭术+双附件切除术+复杂肠粘连松解手术。术中见原发肿瘤降结肠近脾曲处，溃疡形成，大小 4cm×5cm，浸润至浆膜左侧腹壁，盆腔内见十余枚直径约 0.5cm 可疑种植结节，右侧卵巢表面有 2 枚直径约 0.3cm 可疑种植结节，大网膜部分和肿块粘连，局部可疑种植结节，小肠系膜，左右膈肌表面未见明显种植结节。术中送病理：黏液腺癌。术后常规病理：（大网膜）纤维脂肪组织中见黏液糊形成，可符合治疗后改变。（腹膜结节）纤维脂肪组织，（双附件）未见癌累及。（肠周）淋巴结 15 枚，其中 9 枚内见大量黏液糊形成，2 枚内见极个别退变的有一定异型上皮样细胞，可符合治疗后改变。术后病理瘤组织：MLH1（-），PMS2（-），MSH2（+），MSH6（+），HER2（0）。术后基因检测提示：KRAS 第 2、3、4 外显子均无突变，NRAS 第 2、3、4 外显子均无突变，BRAF 第 15 外显子无突变。术后 11 月 6 日、11 月 9 日分别予雷替曲塞 6mg 腹腔灌注治疗。后定期复查未见转移复发（图 24-3）。

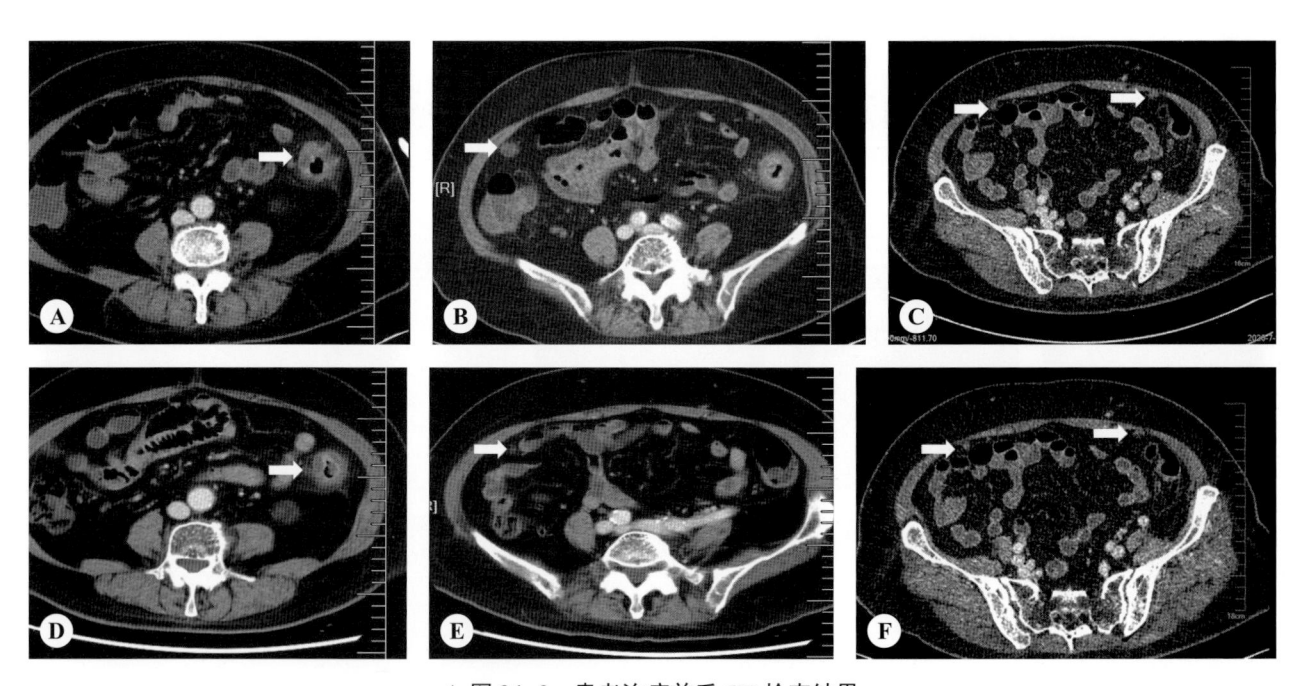

▲ 图 24-2 患者治疗前后 CT 检查结果

A 至 C. 2020 年 7 月 17 日增强 CT 结果；D 至 F. 2020 年 9 月 22 日增强 CT，疗效评价为 SD

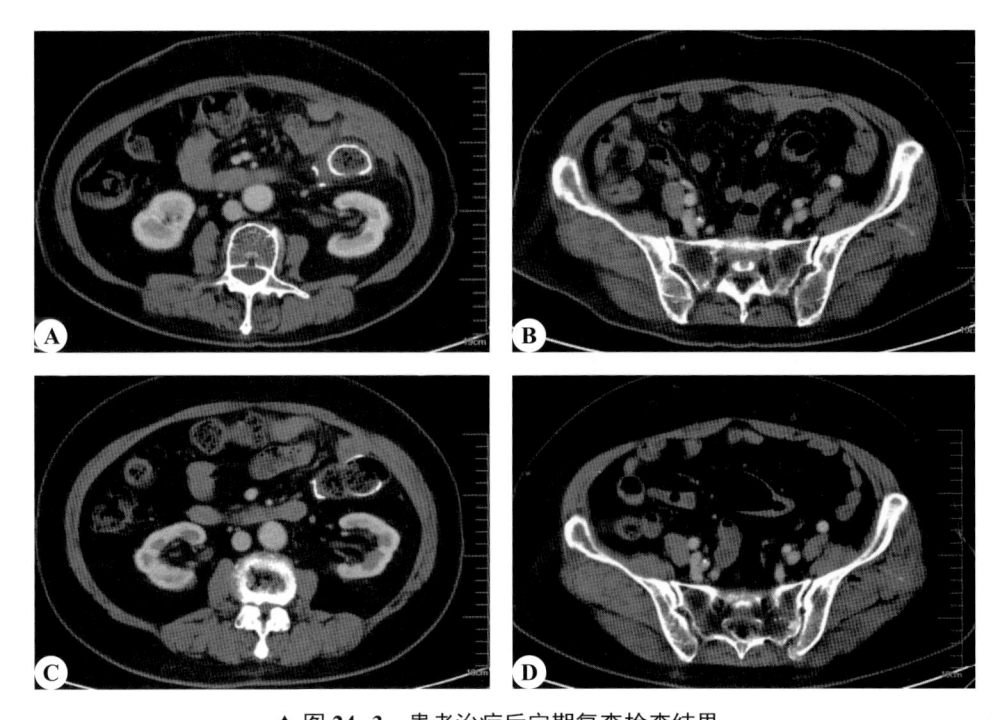

▲ 图 24-3 患者治疗后定期复查检查结果
A 和 B. 2020 年 12 月术后评估 CT；C 和 D. 2022 年 1 月术后评估 CT。两次 CT 结果均显示无瘤状态

【诊疗小结】

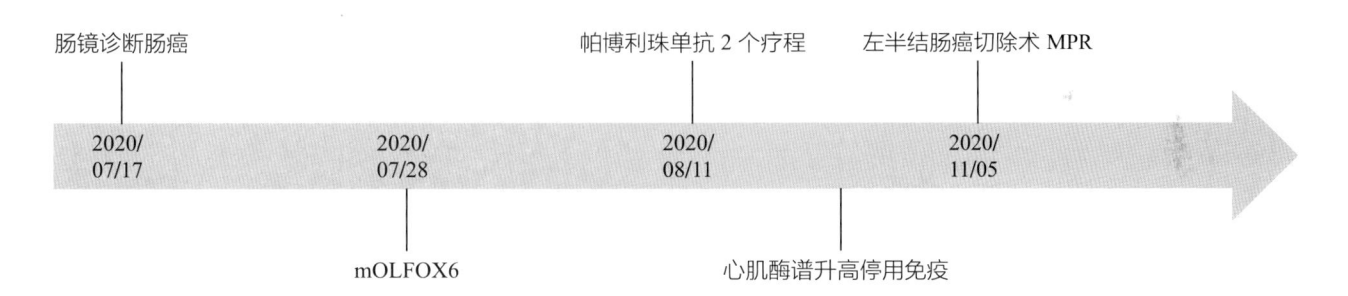

肠镜诊断肠癌		帕博利珠单抗 2 个疗程	左半结肠癌切除术 MPR
2020/07/17	2020/07/28	2020/08/11	2020/11/05
	mOLFOX6	心肌酶谱升高停用免疫	

【诊疗心得】

该患者年龄较大，合并疾病较多，是 MSI-H/dMMR 的结直肠癌患者。2021 年 6 月，基于 Keynote-177 研究结果，国家药品监督管理局（NMPA）批准帕博利珠单抗单药一线治疗 MSI-H/dMMR 的不可切除或转移性 CRC。Keynote-177 研究表明免疫原性突变的高克隆性、B2M 低表达、CD74（+）、CD68（+）可能是免疫治疗疗效预测标志物一项纳入 22 例 MSI-H 转移性 CRC 患者的研究显示，TMB 状态对 ICI 疗效结局有较强的预测作用。分析显示，TMB 预测患者预后的最佳截点可能为 37～41mut/Mb。该患者没有进行 TMB 检测，尚存遗憾。

在 2020 年的 NICHE 研究中，纳武利尤单抗 + 伊匹木单抗新辅助治疗 dMMR 局部晚期结肠癌患者的主要病理缓解（MPR）率达 97%，dMMR 组的病理完全缓解（pCR）率为 69%。且中位随访 32 个月，无患者复发。2021 年，中山大学附属第六医院邓艳红教授团队的 PICC 研究提示，PD-1 单药新辅助治疗初始可切除 MSI-H/dMMR LACRC 的 pCR 率可达 65%。对于 MSI-H 的局部晚期患者新辅助治疗探索越来越多。

在该例临床实践中，接受 PD-1 单抗治疗后临床影像评估并未到 CR，外科术中从视觉、触觉等方面均显示为"活性肿瘤"的病灶，最终病理为 pCR。在 NICHE 研究中，也发现影像学的疗效评价与最终病理的结果有较大的差异。因此，也许需要重新考量影像评估问题，从而制订特别的外科策略。

在免疫新辅助治疗取得较高 pCR 率的情况下，对于高龄患者，具有较多合并症，以及具有强烈保肛要求的患者。Watch&Wait 治疗策略是否可行，也值得进一步思考。

（李大鹏）

病例 25　PMS2 表达缺失的局部晚期结肠癌免疫新辅助治疗

【病例汇报】

患者，男性，27 岁。2019 年 2 月自检发现右下腹包块，无腹痛、腹胀，无恶心、呕吐，无便血、里急后重感，遂至当地医院就诊，行腹部 CT 示：升结肠、回盲部局部肠管部增厚，腹腔多发增大淋巴结，考虑肿瘤性病变，盆腔少量积液。结肠镜示：升结肠肿物。病理示：结肠增生性息肉。CA19-9 明显升高。后为求进一步诊治就诊于我院。基线查体：腹部无膨隆，腹壁静脉无曲张。腹平软，全腹无压痛、反跳痛，右下腹可触及一大小约 5cm×5cm 圆形包块，质中，表面光滑，无压痛。家族史：父亲 38 岁患肠癌。

2019 年 3 月 12 日 CT 示（图 25-1）：升结肠软组织肿块，并周围系膜区淋巴结肿大，考虑恶性，结肠癌并淋巴结转移可能性大，淋巴瘤待排。双肺、肝未见明确病变。2019 年 3 月 14 日肠镜（图 25-2）：升结肠、盲肠及回肠末端病变，淋巴瘤（？）。2019 年 3 月 19 日肠镜活检病理：病变符合淋巴组织反应性增生，建议随诊。2021 年 3 月 21 日淋巴瘤基因重排：*IGH*、*IGK*、*IGL*、*TCRB*、*TCRG*、*TCRD* 基因重排克隆阴性。2019 年 4 月 12 日 TB-DNA 定性测试：阴性。2019 年 4 月 12 日（右侧腹腔肿物）镜下：穿刺组织中见异型细胞呈腺管状排列伴坏死，结合临床影像学及免疫组化结果，病变诊断为腺癌转移，肠来源可能性大。免疫组化结果：MLH1（+），PMS2（−），MSH2（+），MSH6

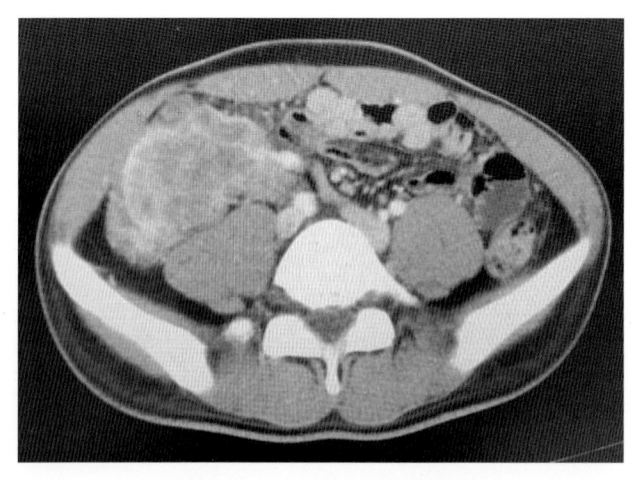

▲ 图 25-1　初诊 CT 检查结果　　　　　　▲ 图 25-2　初诊肠镜结果

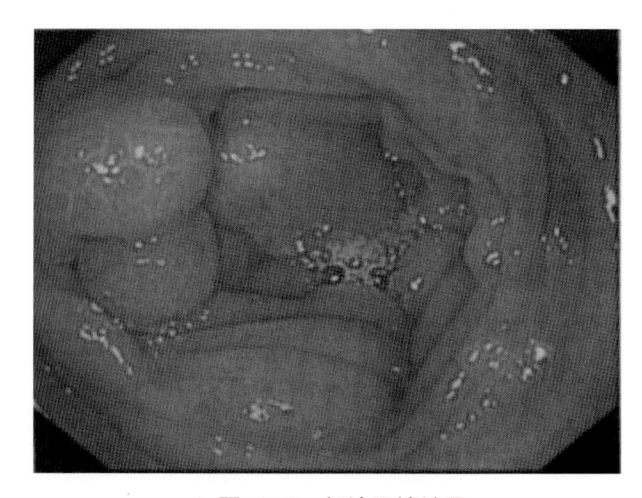

（+）。遗传性肠癌胚系基因检测：*MLH1* 基因杂合性致病突变。

【初诊印象】

患者初始肠镜病理活检考虑淋巴瘤可能，但是通过分子检测排除了淋巴瘤，又进行 DNA 定性检测排除了肠结核，最后用经腹穿刺组织活检病理提示：腺癌。免疫组化示：MLH1（+），PMS2（-），MSH2（+），MSH6（+）。结合上述检测结果，患者诊断为：升结肠癌 $cT_{4b}N+M_0$ ⅢC 期 dMMR，Lynch 综合征。

【MDT 会诊意见】

2019 年 4 月 25 日会诊检查结果：患者为局部晚期结肠癌，先行术前新辅助放化疗，待肿瘤缩小后再予手术切除。

【新辅助治疗及不良反应】

2019 年 4 月 19 日予 XELOX 方案化疗 1 个疗程，后续因患者免疫组化为 dMMR，告知患者免疫治疗疗效可能更佳，患者同意使用 PD-1 抗体，于 2019 年 5 月 10 日、2019 年 6 月 3 日、2019 年 6 月 25 日予 XELOX+PD-1（特瑞普利单抗）治疗 3 个疗程，2019 年 6 月 3 日至 7 月 6 日行放疗，具体方案：DT 50Gy/25F。

【治疗后复查】

治疗后全面评估：在升结肠癌放化疗后，将 2019 年 8 月 12 日 CT 结果（图 25-3）与 2019 年 3 月 10 日 CT 结果进行对比：升结肠肠壁增厚，范围较前明显缩小；周围肿大淋巴结较前缩小，现已不明显。肝 S6 两个病变，较前新增，转移（？），建议 MR 扫描。2019 年 8 月 12 日肠镜检查（图 25-4）：升结肠癌化疗后较前好转。2019 年 8 月 16 日超声造影：肝 S6 包膜下可见 1 个低回声灶，较大约 17mm×14mm，考虑肝 M 造影声像表现。2019 年 8 月 22 日上腹部 MR 增强（普美显）：肝 S6 两个病变，较前未见明显变化，考虑良性可能性大。

【手术治疗及术后复查】

2019 年 9 月 19 日行"右半结肠切除+肝部分切除"，术后病理：肿瘤消退分级（TRG）：0 级，未见癌残留，淋巴结 0/3，肝病灶：见灶性坏死，炎症细胞浸润。术后定期复查：未见复发转移征象。

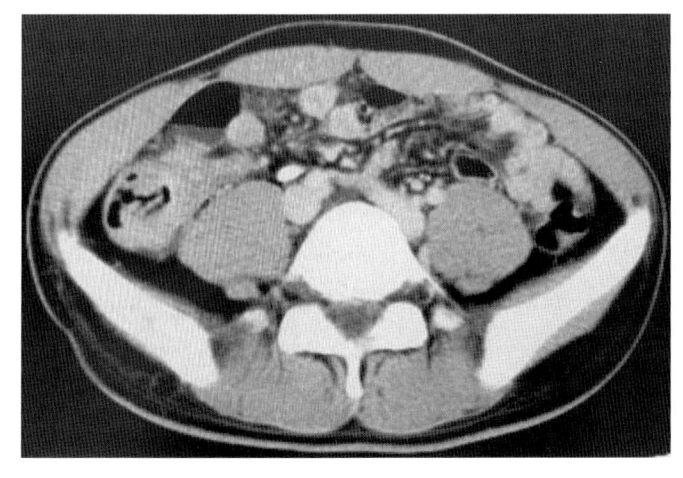

▲ 图 25-3 新辅助后复查 CT

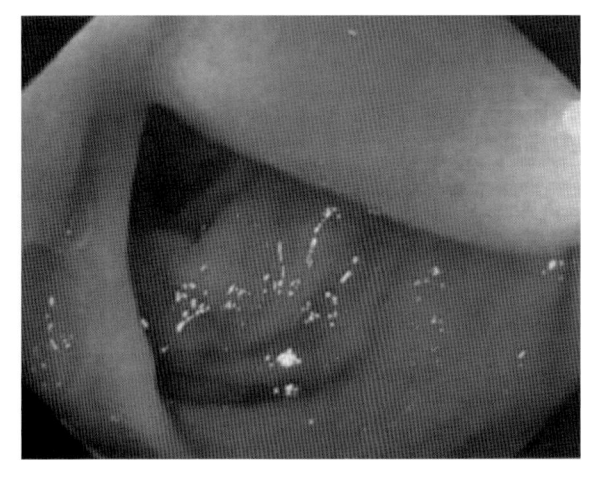

▲ 图 25-4 新辅助后复查肠镜

【诊疗小结】

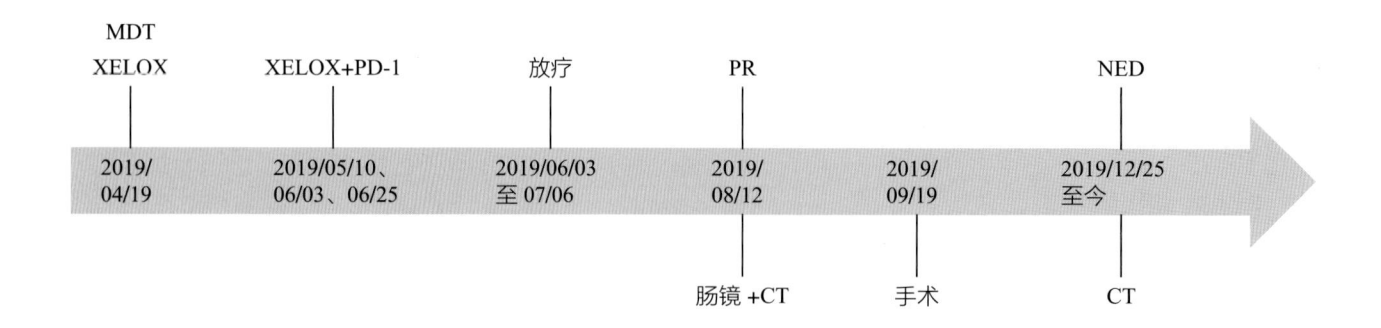

MDT XELOX	XELOX+PD-1	放疗	PR		NED
2019/04/19	2019/05/10、06/03、06/25	2019/06/03 至 07/06	2019/08/12	2019/09/19	2019/12/25 至今
			肠镜+CT	手术	CT

【诊疗心得】

患者为 PMS2 缺失的 dMMR 型肠癌，PMS2 蛋白在组织中以 MLH1-PMS2 复合物形式存在，*PMS2* 的突变频率低于 *MLH1*，无 *PMS2* 胚系突变但存在 *PMS2* 表达单独缺失的肿瘤患者必须进行 *MLH1* 突变分析检测来筛查 Lynch 综合征。免疫治疗是 dMMR 型肠癌治疗的基石。患者就诊时间为 2019 年，当时缺乏新辅助免疫治疗的临床试验及经验，因此采用了免疫治疗联合放化疗的方案。从 PICC 研究以及 2022 年美国临床肿瘤学会（ASCO）公布 PD-1 抑制药 Dostarlimab 治疗 dMMR 局部晚期直肠癌研究结果来看，接受新辅助免疫治疗的 dMMR 型肠癌 pCR 和 cCR 率极高，患者可以实现稳定持久的疗效。因而，对于 dMMR 型肠癌进行新辅助治疗，PD-1 单药可能足以取得满意的效果。新辅助免疫治疗的另外一个问题就是，鉴于如此高的 pCR 率，免疫治疗后是否可免于手术。目前还没有可靠的方法来判断肿瘤是否完全缓解，尤其是位于结肠的肿瘤，也缺乏免于手术后长期观察随访的数据。因此，免疫治疗后观察等待策略目前仅建议在涉及联合脏器切除或手术无法保肛，以及有严重伴发病的患者中进行。

（洪志岗　丁培荣）

病例 26　术后复发的巨大 T_{4b} 盲肠腺癌免疫治疗转化成功

【病例汇报】

患者，男性，23 岁。2019 年 6 月因"右下腹疼痛伴腹胀 2 个月"至 A 医院行 CT 检查发现腰大肌、髂腰肌脓肿。遂转诊至某医院就诊，腰椎 MR 示：$L_{4/5}$ 椎体右侧腰大肌脓肿，考虑结核可能性大。行肠镜检查示：回肠末端、盲肠黏膜充血肿胀，考虑肠结核可能性大。活检病理示：黏膜糜烂坏死，未见恶性成分。考虑肠结核并肠瘘。予"异烟肼、利福平、乙胺丁醇、吡嗪酰胺、左氧氟沙星"联合抗结核治疗 1 个月。2019 年 7 月 31 日在当地医院行"剖腹探查 + 回盲部肿物切除 + 腹部肿物部分切除活检"，由于肿瘤广泛粘连，未完整切除。术后病理示：（盲肠）中分化腺癌，部分为黏液腺癌，侵及深肌层，为（腹膜后肿块）转移性腺癌，（4 枚肠系膜淋巴结）未见癌转移。二代测序示：MSI-H、*MLH1* 致病突变，*KRAS* p.A146P 突变。术后于 2019 年 9 月 9 日至 12 月 26 日在 B 医院予 mFOLFOX6 方案化疗 6 个疗程。C6 复查 CT 疗效评价 PD。于 2020 年 3 月 27 日在 C 医院行右下腹腔肿物 ^{125}I 粒子植入术。2020 年 6 月 22 日复 CT 疗效评价 PD 遂至 D 医院就诊，于 2020 年 7 月 24 日行 FOLFIRI+ 贝伐珠单抗 +

PD-1抗体（信迪利单抗200mg）联合治疗1个疗程。查体：右下腹见皮肤溃破、流脓，右下腹可触及巨大肿物，约7cm×8cm，质硬，边界不清，压痛。肛查：黏膜光滑，未触及明显肿物，无压痛，指套退出无血染。家族史：外祖母60岁患肠癌，姨妈42岁患鼻咽癌，姨婆患胃癌，表姨患子宫内膜癌，舅公患胆管癌，小姨婆患肠癌和胃癌。

【初诊印象】

患者初诊未能明确诊断，按照"肠结核"治疗，之后又行姑息性原发灶切除手术，术后病理提示回盲部黏液腺癌，且伴有Lynch综合征的胚系基因突变，分子表型为MSI-H。遗憾的是该分子表型未得到主诊医生的注意，术后按照常规的化疗方案治疗后出现进展，然后又行复发部位的粒子植入术，肿瘤未得到控制。外院行化疗联合靶向、免疫治疗1个疗程后来我院就诊。2020年8月4日，我院CT（图26-1）：回盲部、右侧腰大肌、髂腰肌肿块符合盲肠癌术后复发粒子植入治疗后改变，仍见肿瘤活性；上述肿块周围、下腔静脉周围、右髂血管旁多个淋巴结影，考虑转移可能。2020年8月10日病理会诊：（盲肠）中分化腺癌，部分为黏液腺癌，浸润至深肌层，免疫组化为MLH1（-），MSH2（+），MSH6（+），PMS2（-）。2020年8月11日CEA为7.86ng/ml↑。综上信息患者诊断为：盲肠癌术后复发rT$_{4b}$N$_0$M$_1$，MSI-H，*MLH1*胚系突变。

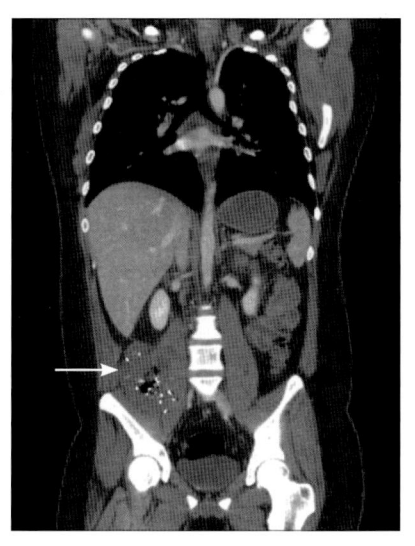

▲ 图26-1 2020年8月4日CT

【治疗经过】

免疫+抗血管靶向治疗，同时控制腹腔感染。

2020年8月12日MDT会诊意见：PD-1联合抗血管生成靶向药治疗。

2020年8月13日、2020年9月2日起予PD-1抗体（特瑞普利单抗240mg）+呋喹替尼（3mg持续3周停1周）联合治疗2个疗程，经过顺利。第1个疗程后出现发热，体温38.5℃，伴右下腹疼痛，考虑合并腹腔感染可能，予以抗感染及穿刺引流。

2020年9月17日至10月15日继续予PD-1抗体（特瑞普利单抗240mg）+呋喹替尼（3mg持续3周停1周）联合治疗第3~5个疗程，过程顺利。5个疗程复查示：回盲部、右侧腰大肌、髂腰肌旁病灶疗效评价 SD（有缩小未达 PR），合并肠瘘可能性大。5 个疗程后再次出现发热伴右下腹疼痛，考虑合并腹腔感染可能，予以抗感染及穿刺引流，症状缓解。

2020 年 11 月 2 日至 2021 年 3 月 8 日继续予 PD-1 抗体（特瑞普利单抗 240mg）+ 呋喹替尼（3mg 持续 3 周停 1 周）联合治疗第 4~6 个疗程，过程顺利。8 个疗程后复查疗效评价 PR（图 26-2）。12 个疗程后复查疗效评价 PR（图 26-3）。因拟安排手术治疗，11 个疗程起停用呋喹替尼。

2021 年 3 月 20 日复查 PET/CT 示（图 26-4）：盲肠癌综合治疗后，回盲部、右侧腰大肌、右侧髂腰肌部分缺如，右下腹术区多个软组织影放射性浓聚标准摄取值（standardized uptake value，SUV）约 12.1，大者约 2.0cm×3.9cm，部分病灶侵犯壁腹膜、邻近肌肉及肠壁。术区见多个粒子影。

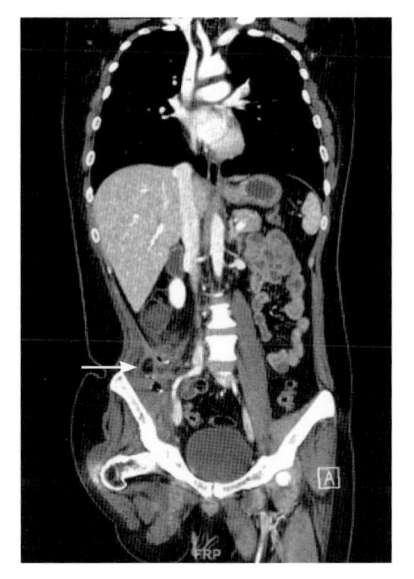

▲ 图 26-2　8 个疗程后复查 CT 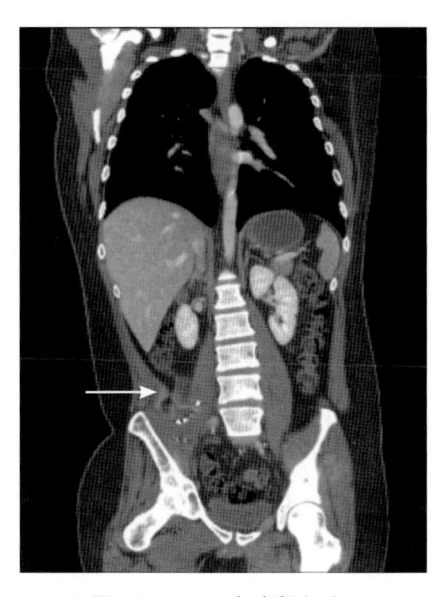　　　▲ 图 26-3　12 个疗程复查 CT 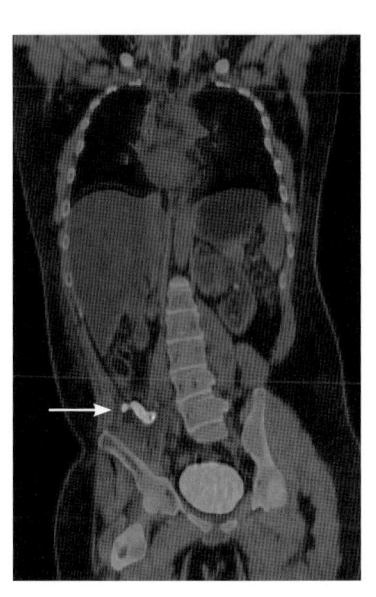　　　▲ 图 26-4　14 个疗程复查 PET/CT

【MDT 会诊及手术治疗】

因为治疗后患者仍无法走路，考虑可能是肿物压迫相关神经和肌肉导致，从目前检查结果也无法确定肿瘤是否达到完全缓解，建议行手术治疗。

MDT 多学科会诊：结直肠科、骨科、麻醉科及手术室等多学科谈论会诊。

手术：于 2021 年 3 月 31 日行"右半结肠切除 + 腰大肌、髂肌部分切除 + 股神经切除 + 粒子取出术"，术程顺利。

术后病理：（髂总血管后方组织）镜下为淋巴结 1 枚、横纹肌组织及纤维脂肪组织；未见癌。（髂肌）镜下：未见癌。（肠大体及肿物）镜下：治疗后改变，未见明确存活的癌组织残留。（腰肌）镜下：未见癌。病理 CR。

【术后治疗及随访】

术后于 2021 年 4 月 20 日至 2022 年 2 月 14 日继续予 PD-1 抗体（特瑞普利单抗 240mg）免疫治疗 21 个疗程，耐受可。第 6、12、18 个疗程后复查未见明确肿瘤复发转移征象。术后一个月能脱离拐杖直立行走，有明显跛行；术后 3 个月跛行明显缓解；目前行走基本正常。

【诊疗小结】

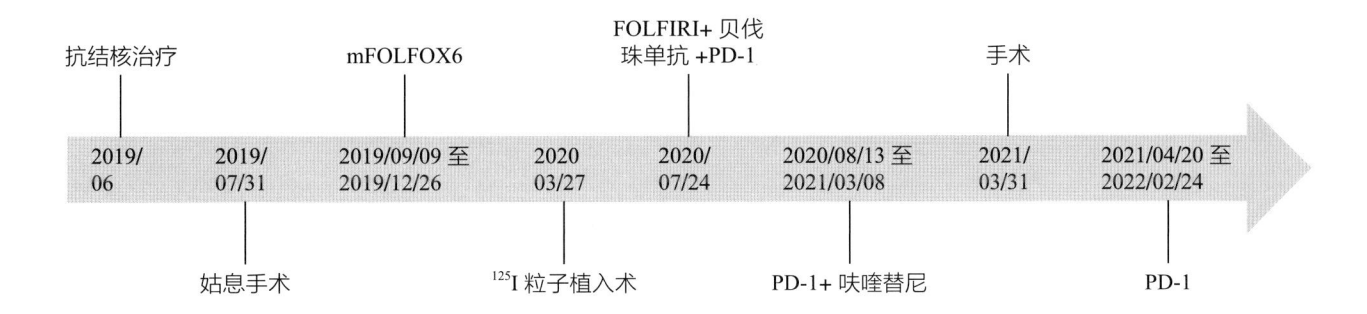

抗结核治疗		mFOLFOX6		FOLFIRI+贝伐珠单抗+PD-1		手术	
2019/06	2019/07/31	2019/09/09 至 2019/12/26	2020/03/27	2020/07/24	2020/08/13 至 2021/03/08	2021/03/31	2021/04/20 至 2022/02/24
	姑息手术		^{125}I 粒子植入术		PD-1+呋喹替尼		PD-1

【诊疗心得】

患者以回盲部巨大肿物伴周围脓肿为初始临床表现，起初误以为"肠结核"，经抗结核治疗，未见改善，又行回盲部姑息切除手术，术后行常规化疗，术后复发再次行放射粒子植入术，复发病灶持续进展。实际上该患者首次姑息切除术后已经确定为MSI-H、Lynch综合征的分子分型，在一系列治疗受挫之后仍未获得注意。到我中心之后，重新制订治疗方案：在抗感染的基础上给予免疫治疗。考虑到局部炎症状态可能增加原发性耐药风险，理想的治疗选择是双免疫治疗，但伊匹木单抗价格昂贵且国内尚未上市而不可及。有研究显示，PD-1抗体联合抗血管生成药物在MSS肠癌能够取得疗效，这提示抗血管生成药物可能改善免疫微环境从而对PD-1抗体具有增敏效应。建议其在PD-1抗体基础上联合抗血管生成靶向治疗，诱导血管正常分化以促进免疫T细胞到达肿瘤病灶。在治疗过程中，腹腔病灶感染反复出现，予积极的引流及抗感染处理，使得治疗能够顺利完成。影像评价肿瘤明显缩小，遂行复发灶的完整切除，最后病理完全缓解，术后继续行辅助免疫治疗，期间复查均未见肿瘤复发，不仅获得了长期的无瘤生存，也使患者完全恢复正常的行走和生存质量。

Lynch综合征是免疫治疗的优势人群，多数晚期患者能获得良好的效果，但是对于广泛侵犯或转移的患者，免疫治疗需要多学科团队的支持才能发挥最佳的疗效。对于此类存在局部感染的患者，可能会因为全身炎症状态影响免疫治疗疗效。积极抗感染，改善患者全身状况是获得良好预后的前提保证。值得一提的是，本例患者是年轻的Lynch综合征结直肠癌，家族史非常典型，但是理论的携带者母亲暂时未发病，这种情况在临床中并不少见，应该及时提醒其一级亲属特别是父母接受筛查。我们在患者肿瘤得到良好控制之后及时建议其母亲接受筛查结果发现早期的结肠癌，行根治术后也获得长期的无瘤生存。

（洪志岗　丁培荣）

病例27　局部晚期dMMR结肠癌免疫治疗疗效欠佳，外科介入实现无疾病状态

【病例汇报】

患者，女性，38岁。2019年7月28日因"腹痛十余天"至海南省人民医院就诊，完善检查，肠镜示：距肛门80cm结肠处可见一菜花样肿物，病理活检提示中分化腺癌。外院胸腹盆CT未见明显肿瘤远处转移迹象。于2019年8月4日至10月5日在外院行XELOX方案化疗3个疗程，随后至我院进一步

治疗。基线查体：左中腹可触及肿物，质硬，活动差，压痛（-），反跳痛（-），肛门指检未触及明显肿物。家族史：父亲近期确诊结肠癌。

【初诊印象】

2019年11月4日门诊腹部CT平扫+增强检查结果：横结肠近脾曲病变，符合结肠癌并肠周淋巴结转移，侵犯肠周间隙、腹膜及降结肠，与前腹壁粘连（图27-1）。肿瘤标志物：CEA为3.2ng/ml，CA19-9为1.81U/ml。患者于11月10日开始出现高热，最高达39.2℃，考虑上呼吸道感染可能性大，予以抗感染治疗后体温将至正常。

患者局部晚期结肠癌，肿瘤负荷大，局部难以实现R0切除，按照目前的标准治疗，患者目前应该接受新辅助化疗，再观察肿瘤消退情况，于是在2019年11月15日和2019年11月28日予以患者2个疗程的mFOLFOX6方案化疗，其中第1个疗程化疗期间患者再次出现高热，予以暂停化疗，同时予对症支持治疗后体温可降至正常。2019年12月5日，结肠癌治疗后复查胸腹部CT（图27-2），对比2019年11月4日CT示：横结肠近脾曲肠壁不规则增厚，累及周围脂肪间隙及腹膜、降结肠，与肠周淋巴结分界不清，与前腹壁粘连，与邻近胃壁分界欠清，大致同前，疗效评价SD。患者较为年轻，虽然无家族肿瘤病史，但依然对其进行了相关筛查，病理会诊提示：送检组织符合中分化腺癌。免疫组化：MLH1（+），PMS2（+），MSH2（-），MSH6（-）。综合以上检查，患者诊断为结肠脾区癌 $cT_{4b}N_{2b}M_0$ ⅢC期 dMMR。

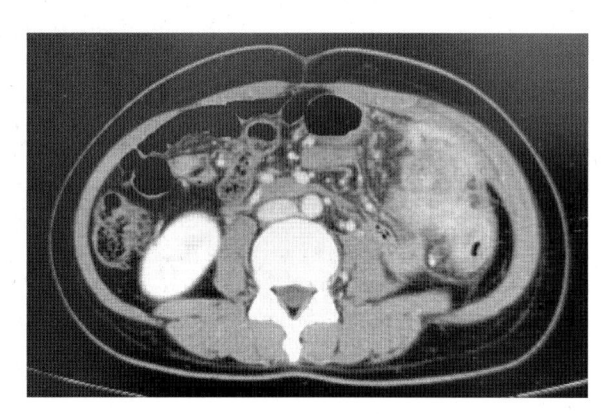

▲ 图27-1 初诊腹部CT（2019年11月4日）

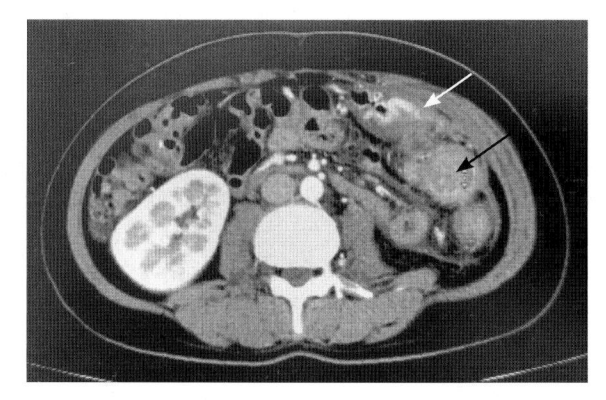

▲ 图27-2 第2个疗程化疗后复查腹部CT
白箭.胃；黑箭.肿瘤

经MDT会诊，考虑患者为dMM/MSI-H结肠癌，属于免疫治疗优势人群，建议予以新辅助免疫治疗，进一步减少患者肿瘤负荷。

【新辅助免疫治疗及不良反应】

2019年12月4日至2020年2月13日行特瑞普利单抗方案治疗4个疗程，期间患者仍反复发热，最高体温40℃，考虑导管相关性感染，予拔除导管及抗感染治疗后，体温可降至正常。2019年12月12日、2019年12月27日至2020年1月23日行调强放疗，GTV照射48Gy/25F，CTV照射4350cGy/25F。2020年3月2日患者复查胸腹盆CT：结肠癌治疗后复查，对比2020年1月2日片：横结肠近脾曲肠壁不规则增厚，累及周围脂肪间隙及腹膜、降结肠，与肠周淋巴结分界不清，与前腹壁粘连，与邻近胃壁分界欠清，大致同前，疗效评价 SD（图 27-3）。

2020 年 3 月 5 日至 3 月 26 日行 mFOLFOX6+ 特瑞普利单抗方案化疗 2 个疗程，其中第 2 个疗程治疗期间患者因出现发热，停用氟尿嘧啶。2020 年 4 月 14 日，降结肠癌治疗后复查胸腹盆 CT 平扫 + 增强，对比 2020 年 3 月 12 日 CT 示：横结肠近脾曲肠壁不规则增厚，累及周围脂肪间隙及腹膜、降结肠，与肠周淋巴结分界不清，与前腹壁粘连，与邻近胃壁分界欠清，大致同前（图 27-4）。

患者于 2020 年 4 月 15 日行 mFOLFOX6 方案化疗，化疗后患者出现反复发热、恶心、呕吐等情况，经过内科保守治疗后无明显好转，外科会诊后考虑患者不除外内瘘及穿孔可能，遂于 2020 年 4 月 22 日行左半结肠切除 + 小肠部分切除 + 胃部分切除 + 腹壁部分切除术，术后恢复良好，术后病理回报：组织学类型为管状腺癌；组织学分级为中分化；浸润深度为突破肠壁浆膜层，并累及胃壁及小肠壁浆膜层、侵犯腹壁横纹肌；脉管内癌栓（-）；神经束侵犯（-）；标本上切缘（-）；标本下切缘（-）；肿瘤治疗反应为 2（轻度反应）；淋巴结转移情况为转移数 / 淋巴结总数（0/12）；免疫组化 MLH1（-）、PMS2（+）、MSH2（-）、MSH6（-），HER2（0）、BRAF（-）。术后患者恢复可，定期复查。

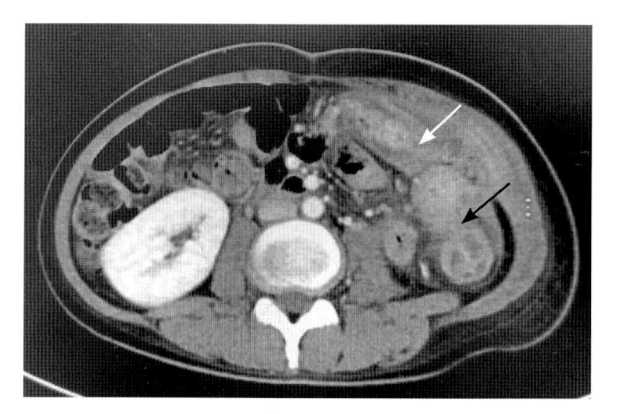

▲ 图 27-3　4 个疗程后 PD-1 及放疗后复查腹部 CT
白箭. 胃；黑箭. 肿瘤

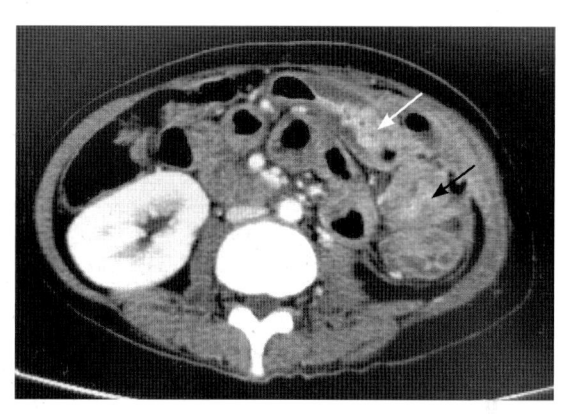

▲ 图 27-4　化疗 +PD-1 治疗 2 个疗程后复查腹部 CT
白箭. 胃；黑箭. 肿瘤

【诊疗小结】

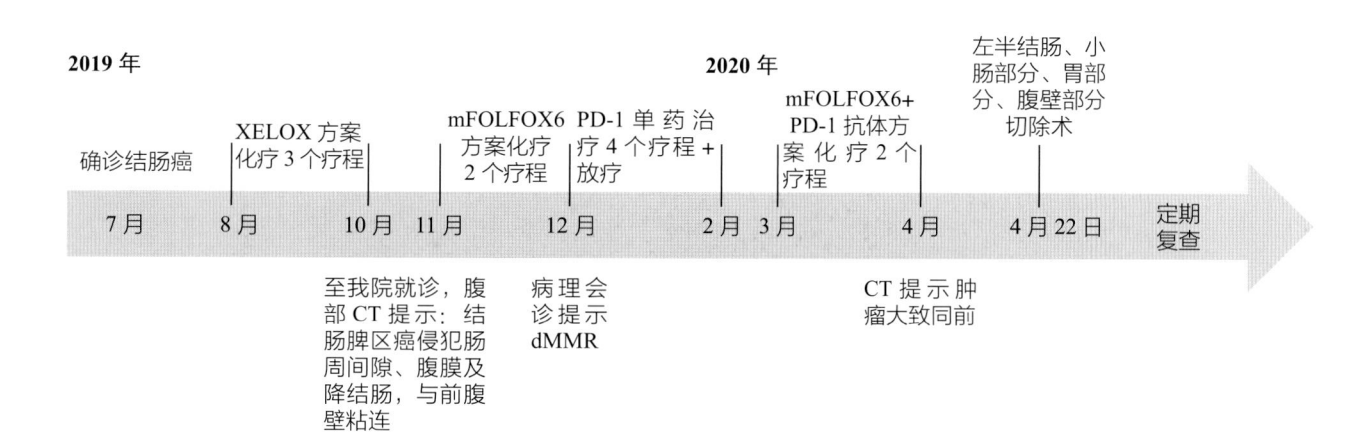

2019 年：
- 7 月　确诊结肠癌
- 8 月　XELOX 方案化疗 3 个疗程
- 10 月　至我院就诊，腹部 CT 提示：结肠脾区癌侵犯肠周间隙、腹膜及降结肠，与前腹壁粘连
- 11 月　mFOLFOX6 方案化疗 2 个疗程
- 12 月　PD-1 单药治疗 4 个疗程 + 放疗；病理会诊提示 dMMR

2020 年：
- 2 月
- 3 月　mFOLFOX6+ PD-1 抗体方案化疗 2 个疗程
- 4 月　CT 提示肿瘤大致同前
- 4 月 22 日　左半结肠、小肠部分、胃部分、腹壁部分切除术

定期复查

【诊疗心得】

患者为局部晚期结肠脾区癌，肿瘤负荷较大，手术风险高，R0 切除可能性小。按照标准治疗方案，患者先行术前辅助化疗后效果不佳。初来我院就诊时，暂未发现有家族史，但患者较为年轻，病理会诊提示 dMMR 肿瘤。随后我们对其加用了免疫治疗，但是患者的肿瘤退缩情况欠佳，并在治疗过程中出现了反复高热、呕吐等症状，内科保守治疗无效，最终行左半结肠联合脏器切除术。免疫治疗为晚期 dMMR/MSI-H 型结直肠癌的治疗提供了新的方式与希望，但是针对治疗效果一般的患者，适时的手术等局部治疗也是很有必要的。值得注意的是，穿孔或梗阻等局部严重状态可能影响免疫治疗的效果。因此，免疫治疗前要尽可能缓解局部炎症状态。治疗过程中及时评估，如果疗效欠佳时要及时考虑给予局部治疗。

（侯振林　丁培荣）

病例 28　巨大 MSI-H 乙状结肠癌伴肠外瘘，免疫治疗 + 外科手术实现长期治愈

【病例汇报】

患者，男性，32 岁。2019 年 12 月因无明显诱因出现尿频，1～2 次/时，色浑浊，偶有粪渣，无明显粪臭味，伴尿痛、尿急，于当地医院完善检查诊断"乙状结肠癌侵犯膀胱 $cT_{4b}N+M_0$"，予行 FOLFOX 方案化疗 2 个疗程，疗效评价 PD，遂改行 FOLFOXIRI 化疗 2 个疗程，末次化疗时间为 2020 年 5 月，疗效评价 PD。主要不良反应为胃肠道反应 I 级，ECOG 0 分。2020 年 6 月开始出现下腹质硬包块，初起大小约 6cm×6cm，逐渐增大，最大约 15cm×15cm，肚脐处及左下腹破溃，并大量脓液流出，遂转诊至我院就诊。自起病以来，精神睡眠差，食欲缺乏，大便如常，小便如上述，近 1 个月来体重下降约 4kg。

既往史：2019 年因阑尾炎曾行腹腔镜阑尾手术。肿瘤家族史：母亲患子宫恶性肿瘤，至今存活，发病年龄不详。舅舅患肠癌，至今存活，发病年龄不详。姨妈患子宫恶性肿瘤，已死亡，发病年龄不详。

查体：轻度贫血貌。左侧腹部膨隆，可见肚脐处及左下腹皮肤破溃，大者约 2cm×2cm，脓性分泌物，伴臭味，左下腹可触及巨大包块，大小约 15cm×15cm（图 28-1），质硬，固定，边界不清，压之可有钝痛，无反跳痛。

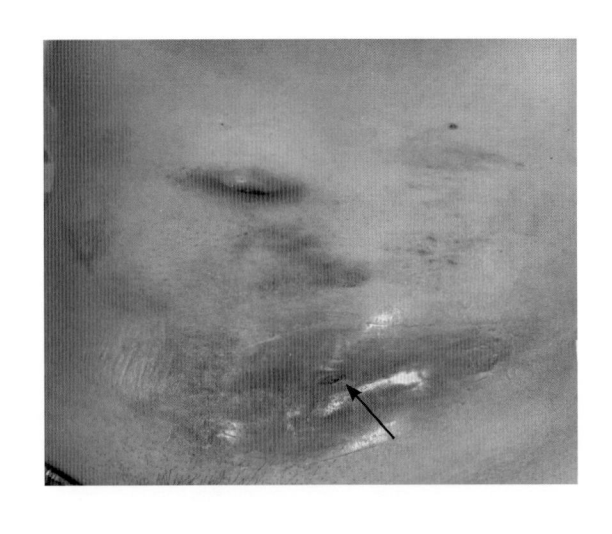

◀ 图 28-1　患者体格检查可见肚脐处及左下腹皮肤破溃，左下腹可触及巨大包块

【初诊印象】

患者于 2020 年 6 月，初次就诊我院，胸腹盆 CT 平扫 + 增强示：乙状结肠不均匀团块状增厚，考虑结肠癌可能性大，病变累及前腹壁、大网膜、盆腔腹膜、邻近肠管、膀胱顶壁及左侧输尿管膀胱段；前下腹壁皮下数个条片灶，考虑瘘道形成可能；左侧髂血管旁团块灶，考虑转移瘤可能性大，病变累及左侧腰大肌和髂肌（图 28-2）。

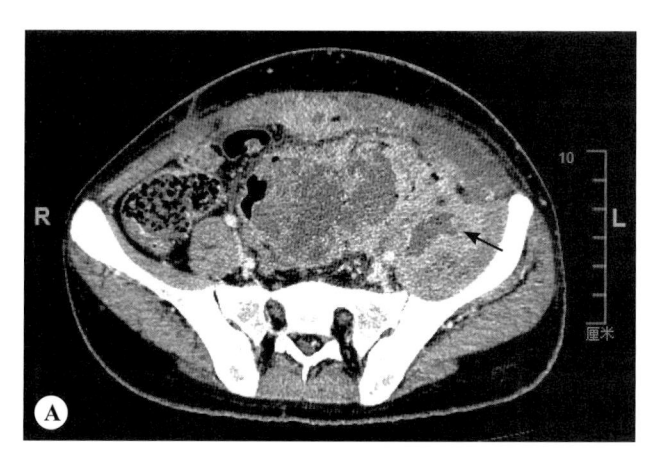

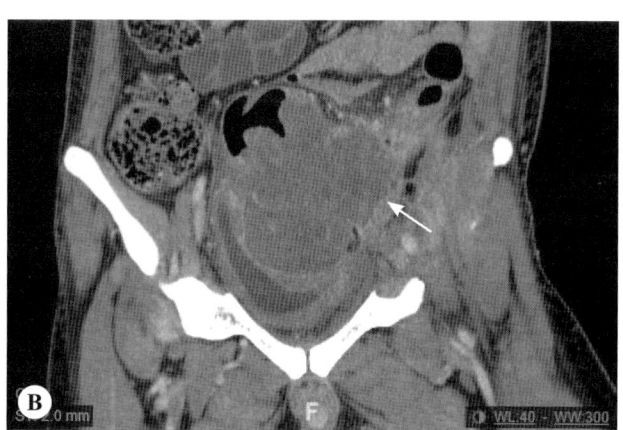

▲ 图 28-2 胸腹盆 CT 平扫 + 增强结果

电子肠镜示：距肛门 20cm 处可见环周菜花样肿物，肿物长度约 10cm，内镜勉强通过。病理会诊示：中分化腺癌。外院基因检测示：*BRAF* 突变，MSI-H，*MLH1* p.K713Sfs*70 意义未明突变。诊断：① Lynch 综合征；②乙状结肠癌侵犯膀胱、腹壁、髂腰肌化疗后 ycT$_{4b}$N+M$_0$。

【治疗经过】

1. **术前治疗**　结直肠癌 MDT 会诊：患者目前考虑乙状结肠癌侵犯膀胱、腹壁、髂腰肌。肿瘤侵犯广泛，形成瘘道，暂无明确手术指征，结合既往传统一线、二线化疗反应不佳，建议先行横结肠造口缓解瘘道引起的感染，再根据基因检测结果予以免疫治疗，待肿瘤控制或缩小后，再评估手术可能。

2020 年 6 月 23 日在结直肠科全麻下行横结肠造口术，术程顺利。

2020 年 7 月 1 日至 7 月 14 日行 PD-1 抗体（特瑞普利单抗 240mg）免疫治疗第 1～2 个疗程，出现腹腔感染，考虑肿瘤向腹壁破溃引起，2020 年 7 月 30 日在彩超引导下行右侧腹壁积液穿刺置管引流术，引出暗红色脓液，予"头孢哌酮钠舒巴坦钠 1.5，每 12 小时一次 + 甲硝唑 0.5，每 12 小时一次"抗感染治疗、输血和营养支持治疗。

2020 年 7 月 31 日至 2021 年 3 月 3 日复查影像提示肿瘤原发灶 SD（增大）（图 28-3），遂予行 PD-1 抗体（特瑞普利单抗 240mg）+ 呋喹替尼 5mg，每天一次，第 3～17 个疗程，主要不良反应为腹壁皮肤皮疹伴瘙痒、双手关节酸痛，对症治疗后可缓解，第 14 个疗程复查影像是肿瘤 PR（图 28-4）。

2021 年 3 月 23 日至 6 月 1 日复查影像提示肿瘤 SD（缩小）（图 28-5），遂予行 PD-1 抗体（特瑞普利单抗 240mg）免疫治疗第 18～23 个疗程，过程顺利，无明显不良反应。

2. **手术治疗**　结直肠癌 MDT 会诊：患者一般情况较前明显改善，免疫治疗效果良好。近 3 个月免疫治疗后，影像学上仍可见明显肿块，较前未见明显改变，不排除多次感染引起或免疫治疗后引起的

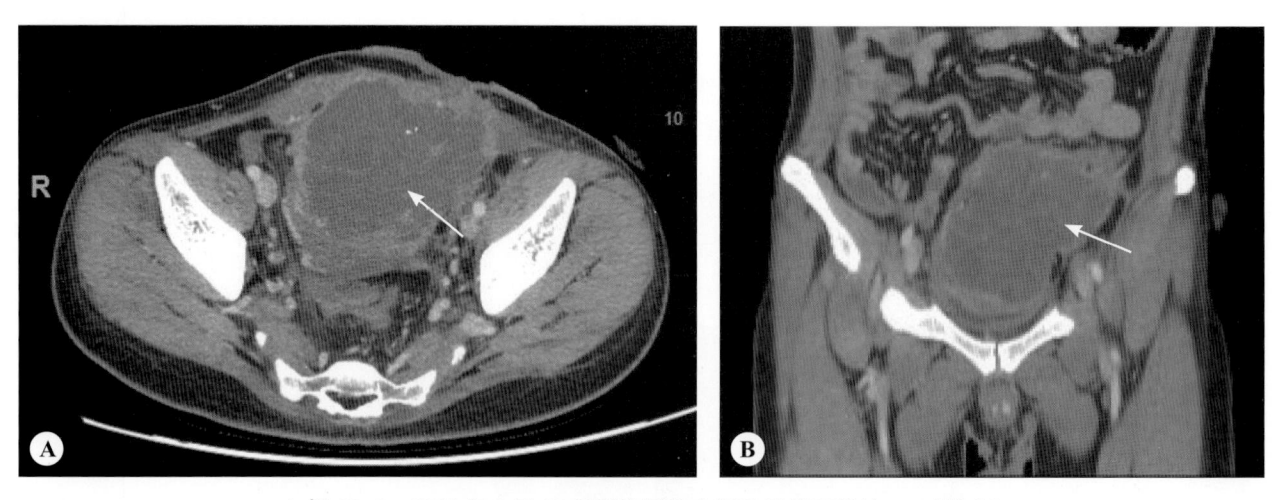

▲ 图 28-3　2020 年 9 月 23 日影像学检查提示肿瘤原发灶 SD（增大）

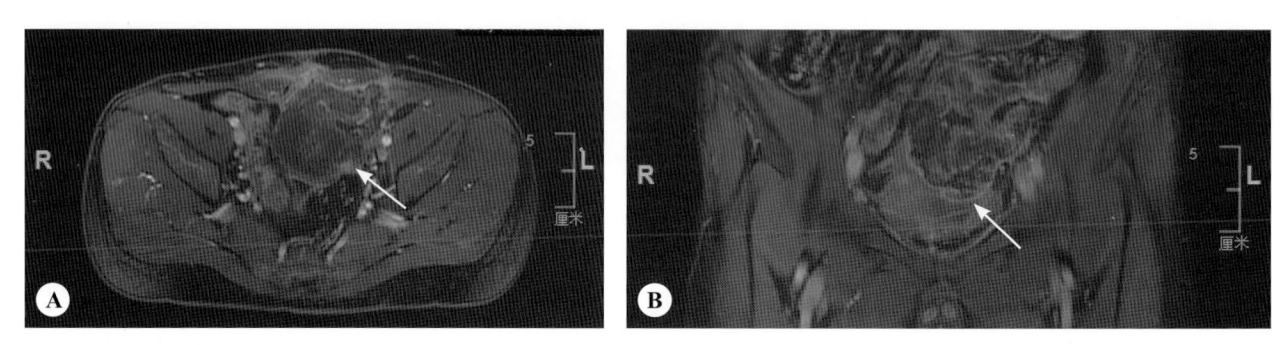

▲ 图 28-4　2021 年 1 月 14 日第 14 个疗程复查影像学结果显示肿瘤 PR

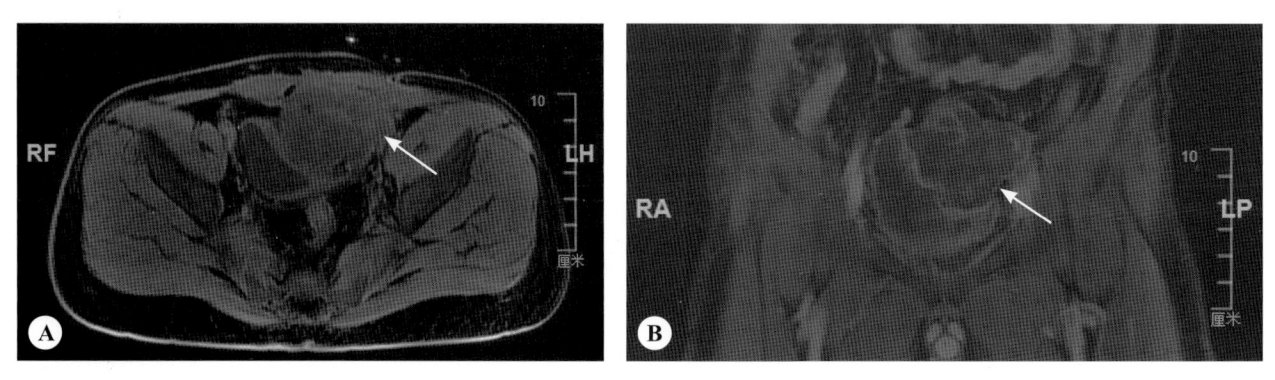

▲ 图 28-5　2021 年 6 月 2 日影像学复查结果提示肿瘤 SD（缩小）

结缔组织反应，建议手术切除可疑耐药或无活性肿块。在予以充分告知患者及家属手术风险后，联合泌尿外科进行手术会诊，尝试手术切除原发灶及侵犯部位。

2021 年 7 月 21 日行 Dixon+ 腹壁部分切除 + 膀胱部分切除修补术。术后病理示：ypT$_3$N$_0$M$_0$，NCCN TRG 1 级 中度反应，膀胱壁全层见黏液湖形成，结合病史，符合治疗后改变。

3. 术后治疗　结直肠癌 MDT 会诊建议术后继续行免疫，总疗程总共满两年。2021 年 8 月 19 日至 11 月 4 日接受 PD-1 抗体（特瑞普利单抗 240mg）免疫治疗第 24～28 个疗程。

2022 年 7 月 29 日胸腹盆 CT 平扫 + 增强：未见明显复发转移灶。

【诊疗小结】

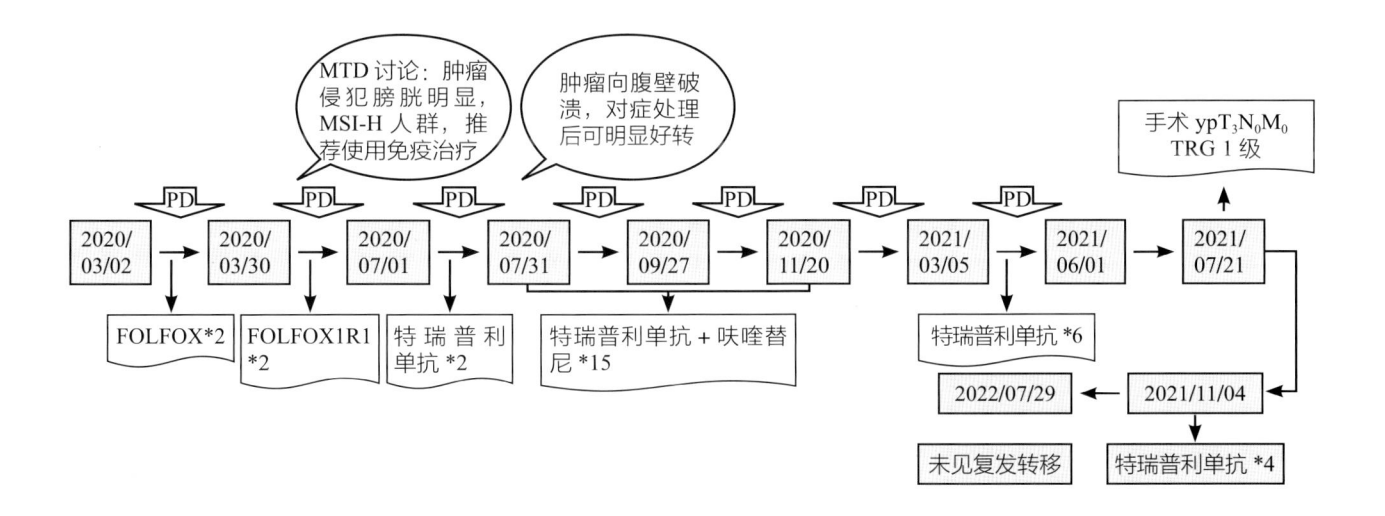

```
                MTD 讨论：肿瘤           肿瘤向腹壁破
                侵犯膀胱明显，            溃，对症处理                                         手术 ypT₃N₀M₀
                MSI-H 人群，推           后可明显好转                                           TRG 1 级
                荐使用免疫治疗
          ┌PD       ┌PD       ┌PD       ┌PD       ┌PD       ┌PD       ┌PD
  2020/03/02 → 2020/03/30 → 2020/07/01 → 2020/07/31 → 2020/09/27 → 2020/11/20 → 2021/03/05 → 2021/06/01 → 2021/07/21
       ↓          ↓            ↓            ↓                                      ↓                         ↓
   FOLFOX*2   FOLFOX1R1    特瑞普利      特瑞普利单抗+呋喹替                    特瑞普利单抗*6           2022/07/29 ← 2021/11/04
                *2         单抗*2         尼*15                                                                ↓
                                                                                未见复发转移              特瑞普利单抗*4
```

【诊疗心得】

患者为年轻男性，慢性病程，完善相关检查，考虑诊断"乙状结肠癌侵犯膀胱、腹壁、髂腰肌 $cT_{4b}N+M_0$，MSI-H"，外院给予传统一线和二线治疗，肿瘤进展，根据基因检测进行测试。

经过我院 MTD 讨论后，肿瘤风险多器官浸润，无法切除，建议免疫治疗，参考 NICHE 研究使用抗 PD-1+ 抗 CTLA-4 双免疫治疗。但由于经济原因，经过与患者充分讨论后，决定采用抗 PD-1+ 抗血管生成药物，最终患者获得了手术机会，并在最大限度保全膀胱的基础上达到 R0 切除。新辅助免疫治疗具有激活肿瘤浸润淋巴细胞和促进区域淋巴结递呈抗原的双重效应，从而显著退缩肿瘤。根据荷兰的 NICHE 研究，探索了 MSI-H 型早期结直肠癌患者新辅助免疫治疗的价值，术前给予 2 个剂量的纳武利尤单抗和 1 个剂量的伊匹木单抗，20 例 MSI-H 患者的 ORR 为 100%，其中 60%（20 例中有 12 例）达到 pCR。近 2 年，笔者所在团队也积极尝试 MSI-H 结直肠癌的新辅助免疫治疗，特别是 T_{4b} 的患者，如肝曲结肠癌侵犯十二指肠、局部晚期直肠癌侵犯膀胱 / 骶前等，豁免了传统的联合器官切除手术，极大减少了手术创伤，达到了器官保全的目的，研究结果发表在 *JNCCN*、*EJC*、*DCR* 等权威期刊。另外，本病例患者在伊匹木单抗不可及的情况下采用的单药 PD-1 抗体联合抗血管生成药物，因为有研究显示，PD-1 抗体联合抗血管生成药物在 MSS 肠癌中能够取得疗效，这提示抗血管生成药物可能通过诱导血管正常分化以促进免疫 T 细胞到达肿瘤病灶，从而改善局部微环境而达到对 PD-1 抗体增敏的效果。尽管本例患者取得非常理想的远期效果，但目前最恰当的免疫联合治疗方案仍然需要进一步探索。

（廖乐恩　丁培荣）

病例 29　双原发肿瘤 Lynch 综合征患者免疫治疗获得完全缓解

【病例汇报】

患者，女性，65 岁。2021 年 1 月在无明显诱因下出现脐周疼痛，呈间歇性疼痛，2～3 次 / 天，每次持续约 2h，后出现呕吐胆汁样液体，吐后腹痛稍缓解，伴便秘。至我院消化科。2021 年 2 月 16 日胃镜：胃窦癌。病理：（胃窦）腺癌。免疫组化：CerbB2（+），MSH2（+），MLH1（+），PMS2（+）。肠镜：横结肠癌，结肠多发性息肉（电凝电切摘除），结肠癌术后（图 29-1）。病理：（横结肠）腺癌，（降结肠）符合管状腺瘤。2021 年 2 月 18 日全身 PET/CT：胃窦部 FDG 代谢异常增高灶，考虑恶性病变（图 29-2）；升结肠近肝曲处肠壁增厚伴 FDG 代谢异常增高，考虑恶性病变（图 29-3）；病灶旁系膜区结节 FDG 代谢增高，考虑转移淋巴结（图 29-4）；横结肠局部及十二指肠水平部点状 FDG 代谢轻度增高灶；纵隔内（2R 区）淋巴结 FDG 代谢异常增高，随诊。

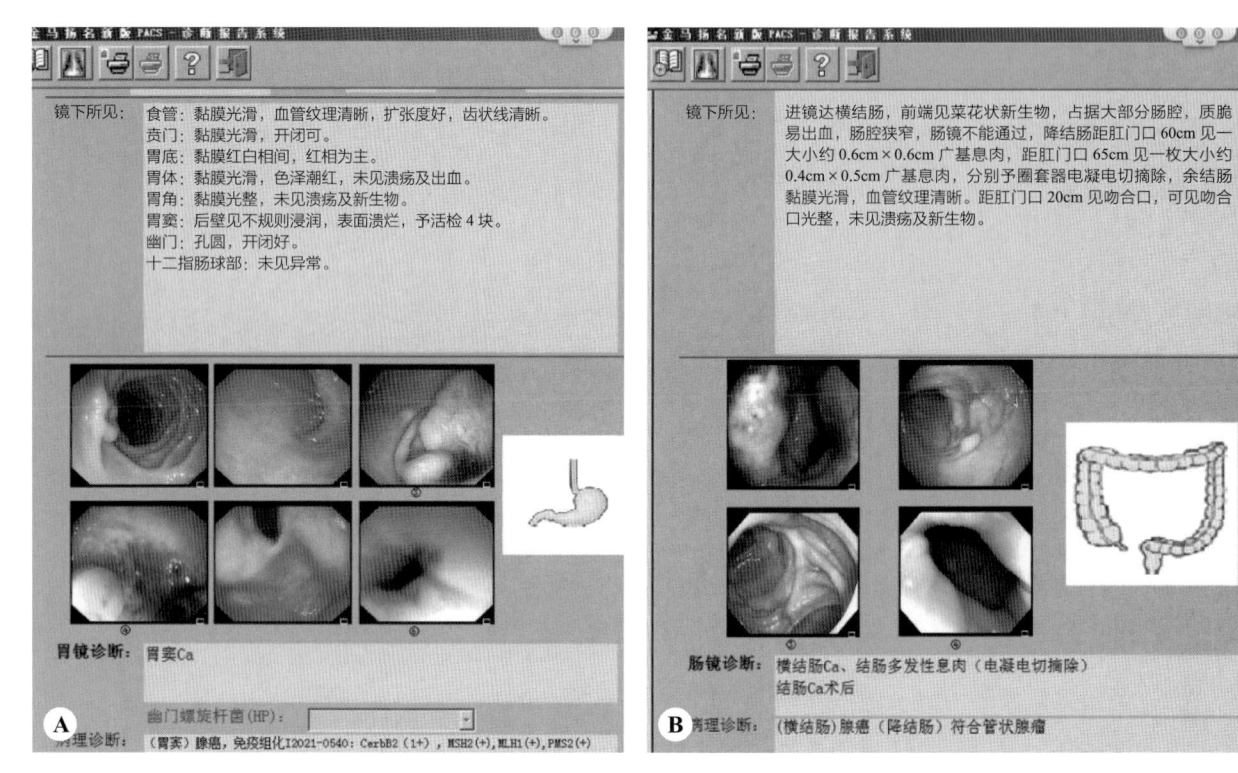

▲ 图 29-1 患者肠镜检查结果

【初诊印象】

患者曾于 2001 年诊断降结肠癌，行结肠癌根治术，于 2003 年诊断子宫内膜癌，行子宫加双侧附件切除术，同年诊断膀胱癌，行膀胱部分切除术。患者父亲在 40 岁时患结肠癌，患者哥哥在 70 岁时患非小细胞肺癌。患者既往罹患多种恶性肿瘤，且有家族相关病史，行基因检测示：*NRAS*、*KRAS*、*BRAF* 野生型，MSI-H，*MSH2* 胚系致病性变异。结合病史、家族史及基因检测结果，考虑诊断 Lynch 综合征。

患者既往已行多次手术，对手术比较抗拒，并且患者在 2001 年因降结肠癌已行结肠癌根治术，若再行胃切除术联合肠癌根治术，可能对患者生活质量产生较大影响。综合以上考虑，决定对患者行单免疫治疗。

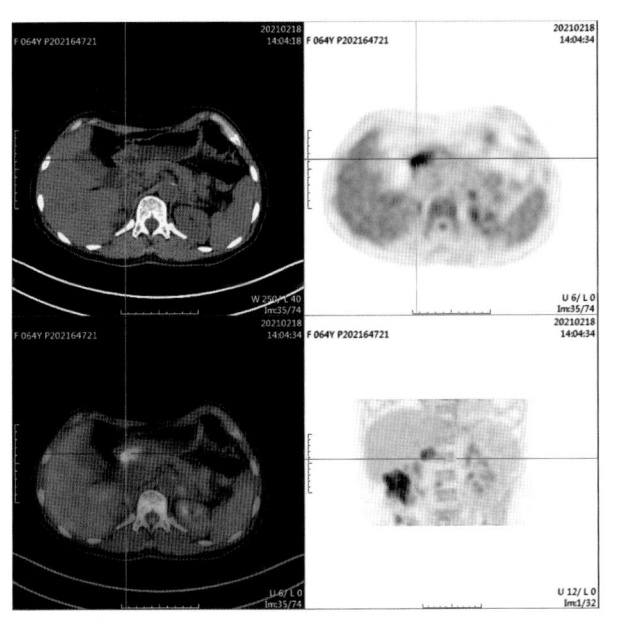

▲ 图 29-2 胃窦部 FDG 代谢异常增高灶

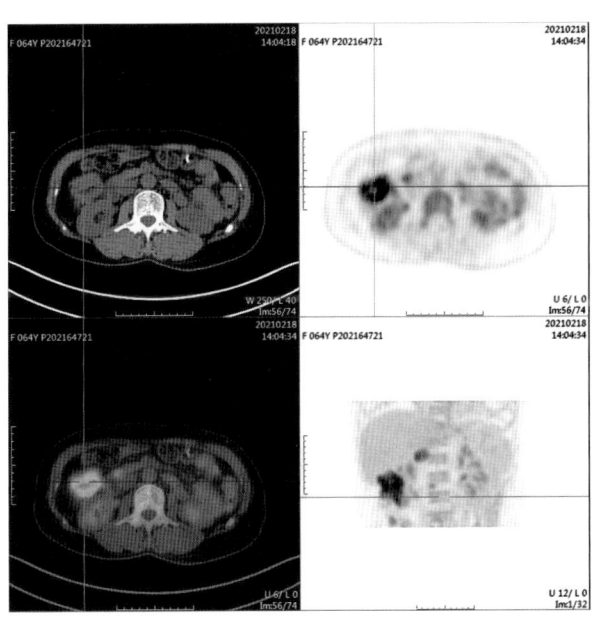

▲ 图 29-3 升结肠近肝曲处常闭增厚伴 FDG 代谢异常增高

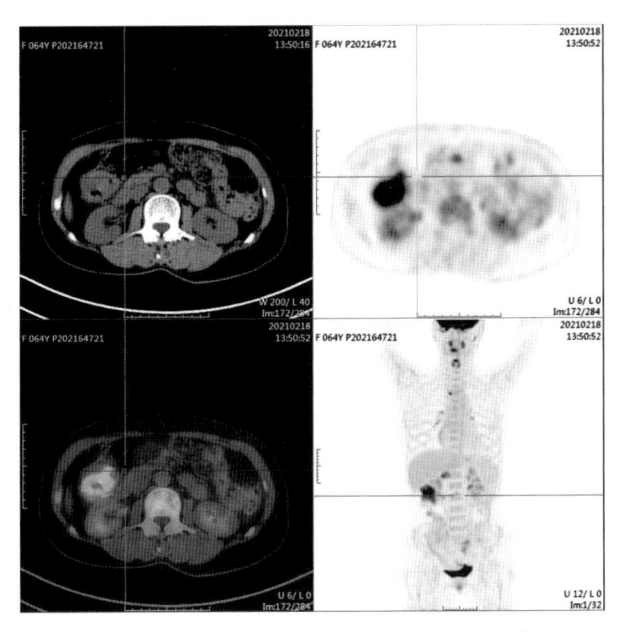

▲ 图 29-4 病灶旁系膜区结节 FDG 代谢增高

【免疫治疗及不良反应】

患者于 2021 年 3 月 8 日、3 月 29 日予以帕博利珠单抗 200mg 免疫治疗 2 个疗程。2021 年 4 月 16 日复查 CT 评估 SD。2021 年 4 月 19 日、5 月 11 日、6 月 1 日予以帕博利珠单抗 200mg 免疫治疗 3 个疗程。2021 年 6 月 22 日复查 MRI 评估 SD。2021 年 6 月 22 日、7 月 13 日、8 月 2 日继续予以帕博利珠单抗 200mg 免疫治疗 3 个疗程。2021 年 8 月 23 日复查 CT 示：胃窦部胃壁增厚较前病灶缩小；升结肠及乙状结肠管壁增厚，较前相仿；膀胱前壁轻度增厚，较前稍缩小。2021 年 8 月 23 日、9 月 13 日、

10月8日、10月28日予以帕博利珠单抗200mg免疫治疗4个疗程。

2021年3月25日患者接受免疫治疗1个疗程后出现皮肤瘙痒、皮疹，以斑疹为主，予以曲安奈德益康唑乳膏局部涂抹后瘙痒症状好转，2021年4月22日患者皮疹未加重，部分消退，部分新增。2021年5月7日患者感瘙痒明显，口服氯雷他定后可改善，2021年7月20日与患者沟通后，暂不使用地塞米松口服，继续局部外涂治疗。后患者皮疹持续加重，不能耐受，拒绝行免疫治疗。2021年11月23日复查胃镜：胃窦隆起，慢性浅表性胃炎。活检病理：（胃窦）黏膜慢性炎，部分腺体肠化。肠镜：横结肠息肉。活检病理：（横结肠）黏膜慢性炎，小灶腺体腺瘤样增生，（横结肠中段）浅表黏膜慢性炎。2022年4月19日复查CT：胃窦部胃壁稍增厚，升结肠、乙状结肠管壁稍增厚。2022年4月19日胃肠镜未见病灶。

【诊疗小结】

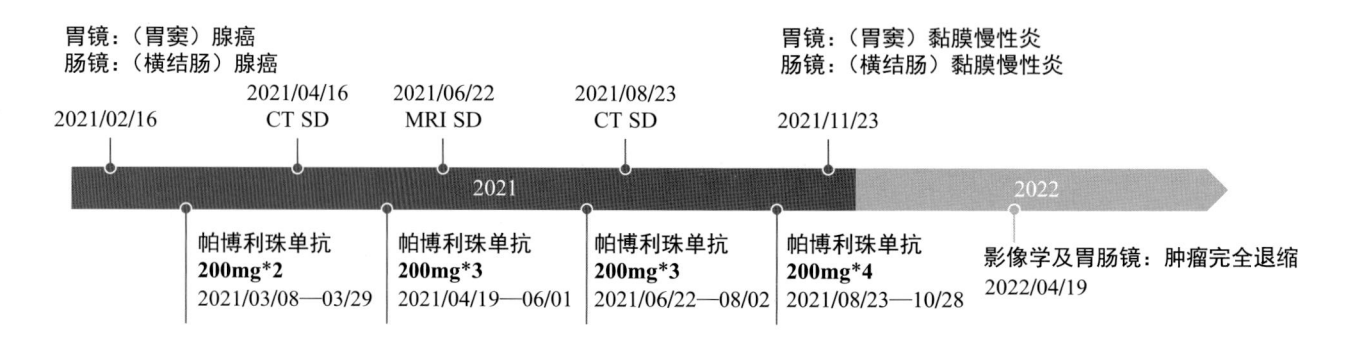

【诊疗心得】

该患者曾于50岁前诊断降结肠癌、子宫内膜癌、膀胱癌，父亲于40岁时诊断结肠癌，虽然胃肠镜活检病理免疫组化未见MMR错配修复缺陷，但NGS检测提示患者*MSH2*胚系致病性突变，微卫星高度不稳定（MSI-H），诊断为Lynch综合征。患者既往已行多次手术治疗，对手术比较畏惧，手术意愿低，经MDT讨论，决定对患者行PD-1单药免疫治疗。在免疫治疗过程中，患者出现皮疹不良反应，且进行性加重，不能耐受，后患者拒绝行免疫治疗，治疗共12个疗程，末次治疗时间为2021年10月28日。2021年11月、2022年4月复查胃肠镜均见肿瘤完全退缩，影像学完全退缩，评估疗效临床完全缓解。

（胡文蔚）

病例30　Lynch综合征结肠癌新辅助免疫治疗后完全缓解观察等待

【病例汇报】

患者，女性，23岁。2020年1月开始无明显诱因出现大便性状改变，主要表现为便血，初为黑便，成形，后续偶有排出鲜血便，轻时1~2日/次，严重时2~3次/日。2020年2月开始出现腹胀伴腹泻，连续2~3次/日排血便，性质基本同前，5月份开始可达5~6次/日。当地医院肠镜示：距直肠35cm处存在肿物，病理提示管状绒毛状腺癌。遂于2020年5月16日来我院就诊，基线查体：左侧腹部触及直径约10cm大小肿物，质硬，活动性差，无触痛，浅表淋巴结（-），肛周无压痛，肛门指检未触及异常肿物，ECOG 1分。家族史：外婆患子宫内膜癌，舅舅患皮肤肿瘤，母亲患肠癌。

2020年5月17日，血常规：血红蛋白为82g/L，白蛋白为34.9g/L，CA19-9为38.20U/ml。2020年5月19日，电子结肠镜检查：进镜至距肛门约35cm处见一菜花样肿物堵塞肠腔，肠镜无法通过，难以看清肿物全貌，肿物表面部分呈绒毛状，覆大量污苔，质脆易出血（图30-1）。活检病理：（乙状结肠）中分化腺癌。CT：结肠脾曲肠壁增厚，并软组织肿块形成，考虑为结肠癌，伴周围淋巴结转移，周围小肠及腹膜受累可能（图30-2）。

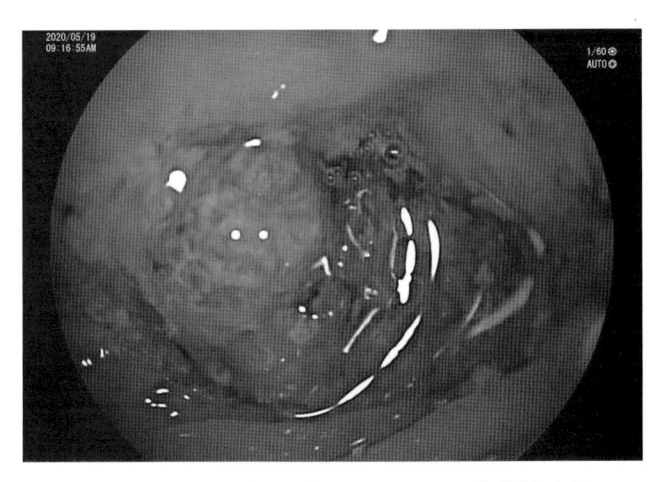

▲ 图30-1 肠镜距肛门35cm处发现菜花样肿物

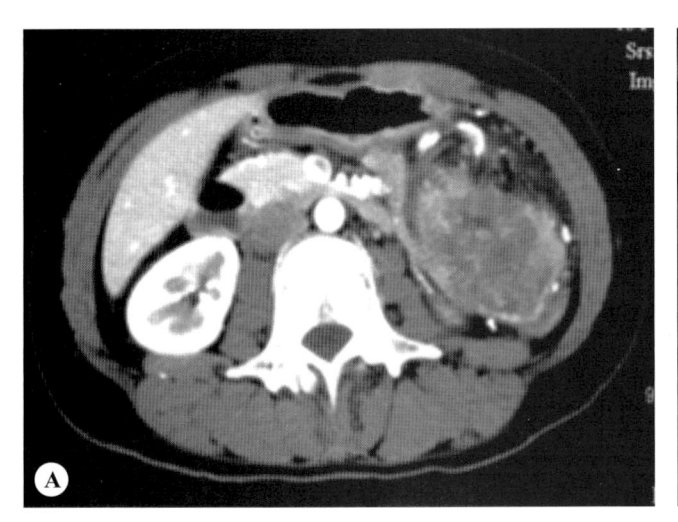

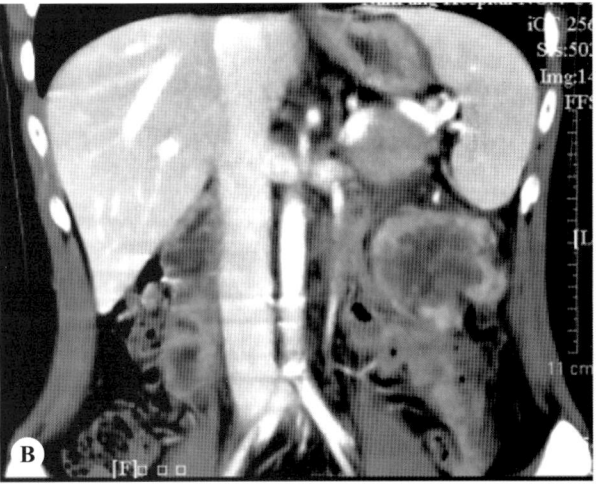

▲ 图30-2 结肠脾曲肠壁增厚，并软组织肿块形成，伴周围淋巴结转移，周围小肠及腹膜受累可能

【初诊印象】

患者为年轻女性，多名亲属罹患癌症，符合Lynch综合征改良版Bethesda标准：发病年龄<50岁，且有2位一级或二级亲属患有Lynch综合征相关肿瘤（母亲和外婆）。因此，我们对患者进行相关筛查，免疫组化：MSH2（-）、MSH6（部分+）、MLH1（+）、PMS2（+）。基因测序（NGS）结果示：体细胞变异（*ACVR2A*、*APC*、*ARID1A*、*ATR*、*AXIN2*、*BRCA2*、*CDKN2A*、*CHD2*、*CREBBP*、*CTCF*、*KRAS*、*LRP1B*、

MSH3、*MSH6*、*NF1*、*PIK3CA*、*SDHA*、*SLIT2*、*TCF7L2*、*TGFBR2*、*CDH1*、*QKI*），生殖系变异（*MSH2*、*EPCAM*），微卫星高度不稳定（MSI-H），TMB 74.3 mut/Mb（High）。结合上述检测结果，最终诊断为Lynch综合征、乙状结肠中分化腺癌（$cT_{4b}N+M_0$）、不全性肠梗阻、中度贫血、轻度低蛋白血症。

患者为局部晚期结肠癌，肿瘤负荷高，按照指南应予以新辅助放化疗+手术+术后化疗标准治疗方案治疗。但Andrea等在 *Clin Cancer Res* 发表的回顾性研究分析了50例dMMR/MSI-H的直肠肿瘤患者，其中Lynch综合征患者有42例（84%），21例接受新辅助化疗的dMMR直肠癌患者中，有6例（29%）出现PD，其中5例为Lynch综合征患者，提示谨慎考虑给予dMMR患者（尤其是LS）行术前新辅助化疗。

2020年公布的NICHE研究结果提示dMMR结直肠癌予抗PD-1+抗CTLA-4新辅助免疫治疗后均出现病理响应，并且绝大多数患者的肿瘤出现了明显的消退（95%达MPR，60%达pCR）。免疫治疗有望成为dMMR结直肠癌新辅助治疗的标准方案。结合患者意愿及上述研究结果，建议使用抗PD-1免疫治疗，治疗期间密切监测免疫治疗不良反应。

【新辅助治疗及不良反应】

在2020年6月1日开始，患者进行帕博利珠单抗200mg，每3周一次新辅助免疫治疗，同时予以肠内营养支持改善体力状态、补铁等纠正贫血、胸腺法新提高机体免疫力，过程顺利。治疗3个疗程后，患者体力状态评分恢复至0分；恢复半流质饮食；不全梗阻症状消失；贫血基本纠正。期间发生的不良反应：发热、皮疹（Ⅰ级）。

2020年8月5日，3个疗程免疫治疗结束后复查CT：结肠脾曲肠壁增厚并软组织肿块形成，较前略缩小，考虑为结肠癌（图30-3）；病灶周围多发小淋巴结，较前略减少、缩小，考虑淋巴结转移；周围小肠及腹膜受累可能，基本同前。2020年8月复查内镜：距肛门约35cm见一菜花样肿物，肠腔狭窄、肿物较前缩小，多点深凿活检提示：符合溃疡伴炎性肉芽组织增生，局部见黏液组织，未见明确癌组织（图30-4）。ctDNA（−）。综合疗效评估：cCR。

【进一步治疗】

患者已经达到cCR，ctDNA阴性状态，按照标准治疗方案患者应该接受根治性手术，与患者充分

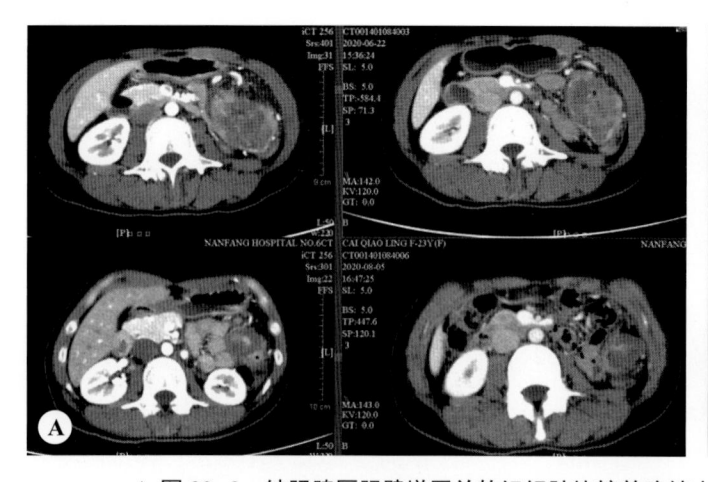

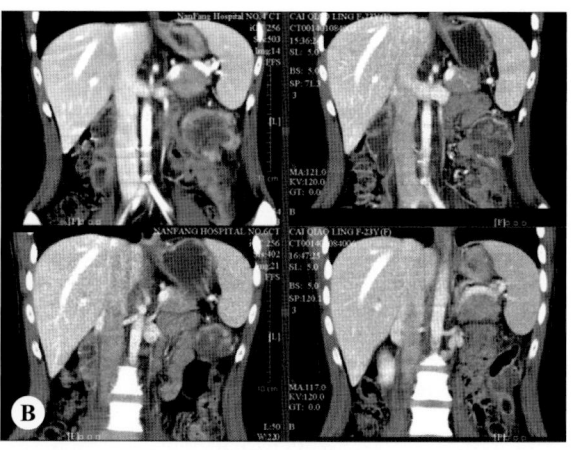

▲ 图30-3 结肠脾区肠壁增厚并软组织肿块较前略缩小，病灶周围多发小淋巴结较前略减少、缩小

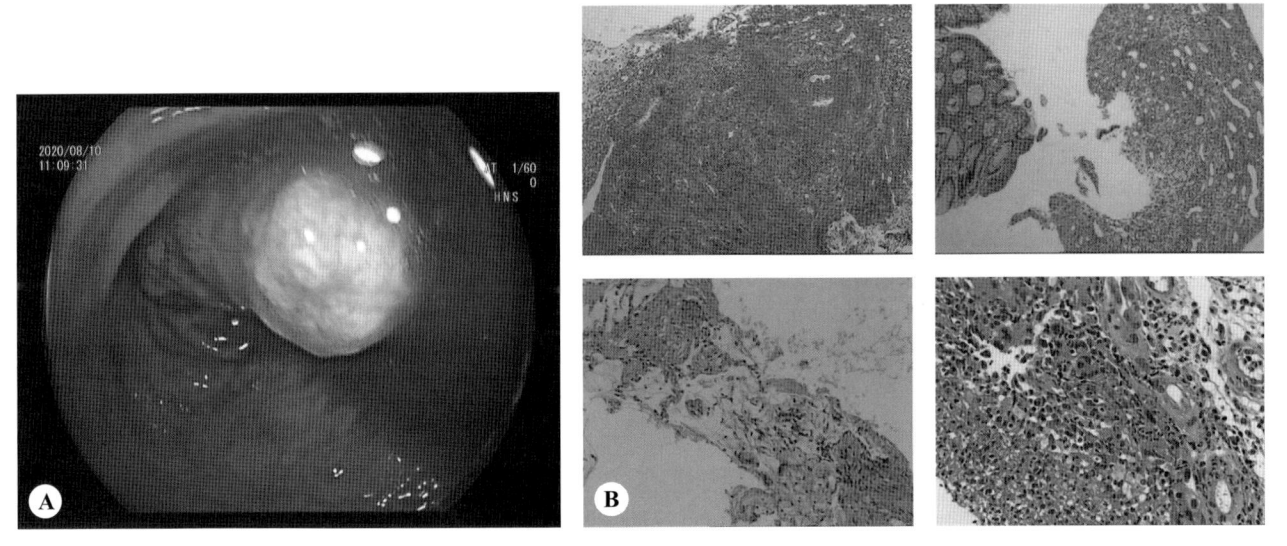

▲ 图 30-4 距肛门约 35cm 处见一菜花样肿物，肠腔狭窄、肿物较前缩小，活检未见癌组织

沟通手术风险及获益后，患者拒绝行手术治疗。参考 2020 年 NCCN 指南中关于 LS 的复发风险评估，考虑 LS 中的肠癌类型复发风险高，免疫治疗相关并发症少且轻，遂予以 PD-1 单药维持治疗。

2020 年 8 月 5 日起帕博利珠单抗 200mg，每 3 周一次，维持治疗，末次用药 2022 年 3 月，共 22 个疗程，计划用药时间 2 年。患者治疗期间多次复查 CT、内镜、ctDNA、PET，均未见肿瘤复发。末次 PET/CT 评估为 2021 年 3 月 4 日（图 30-5），PET/CT（FDG+FAPI 双造影）：未见高代谢灶。末次 ctDNA 评估为 2021 年 10 月 15 日，结果为阴性。末次胃肠镜检查为 2022 年 3 月 7 日，结果提示：距肛门 35cm 处见肠腔狭窄，内镜可通过，活检病理提示慢性炎症溃疡，未见癌组织（图 30-6）。末次 CT 检查为 2022 年 3 月 7 日，结果示：结肠脾曲肠壁增厚，符合结肠癌治疗后改变，病灶周围多发小淋巴结，基本同前。目前患者身体状态良好，疗效评估为 cCR，已停止治疗，随访观察中（图 30-7）。

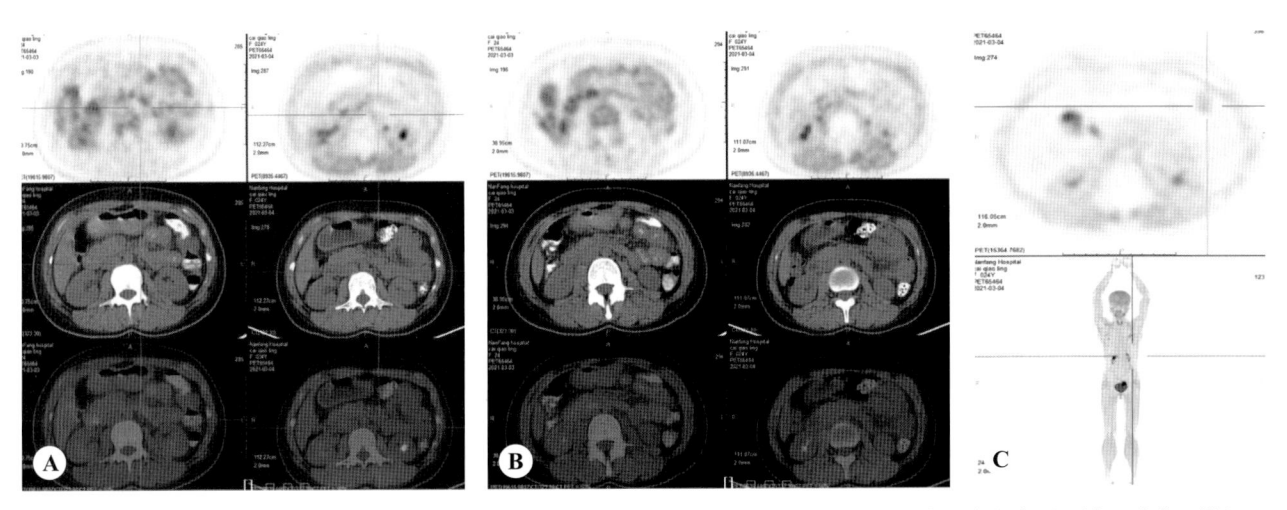

▲ 图 30-5 2021 年 3 月 4 日末次 PET/CT 评估，PET/CT（FDG+FAPI 双造影）：结肠癌治疗后，结肠脾曲见软组织增厚，FDG 显像未见代谢增高，FAPI 显像摄取轻度增高，考虑为降结肠癌治疗后处于抑制状态；上述病灶周围见淋巴结稍增大，FDG 和 FAPI 显像均未见摄取增高，考虑为淋巴结转移灶经治疗后处于明显抑制状态

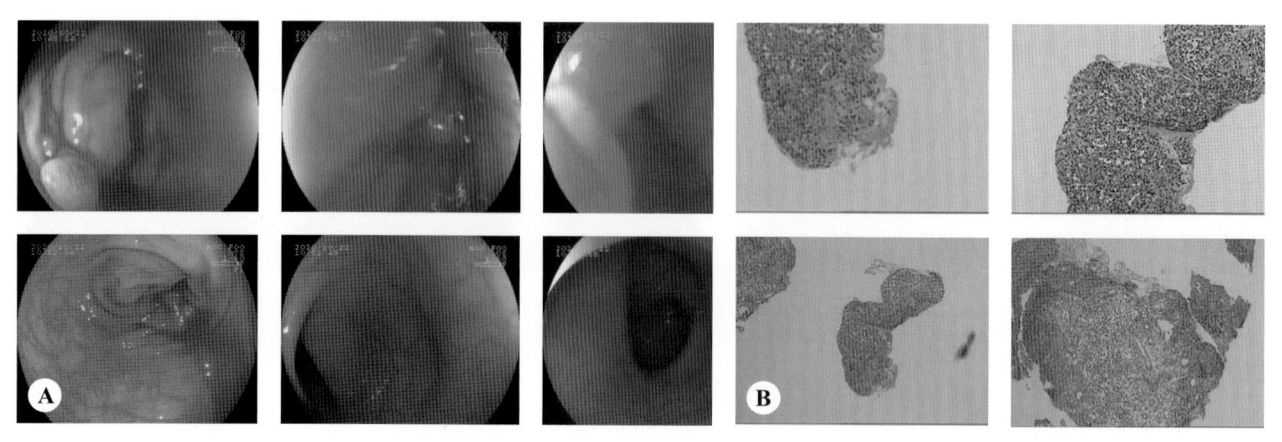

▲ 图 30-6　2022 年 3 月 7 日，末次肠镜示距肛门 35cm 处见肠腔狭窄，内镜可通过，活检病理提示慢性炎症溃疡，未见癌组织

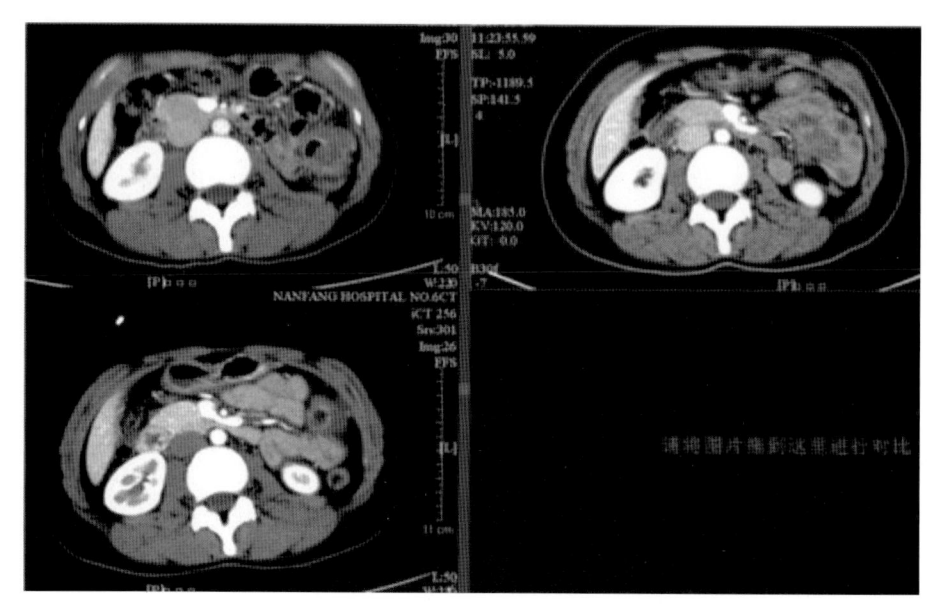

▲ 图 30-7　末次 CT 检查为 2022 年 3 月 7 日，结果示：结肠脾区肠壁增厚，符合结肠癌治疗后改变，病灶周围多发小淋巴结，基本同前

【诊疗小结】

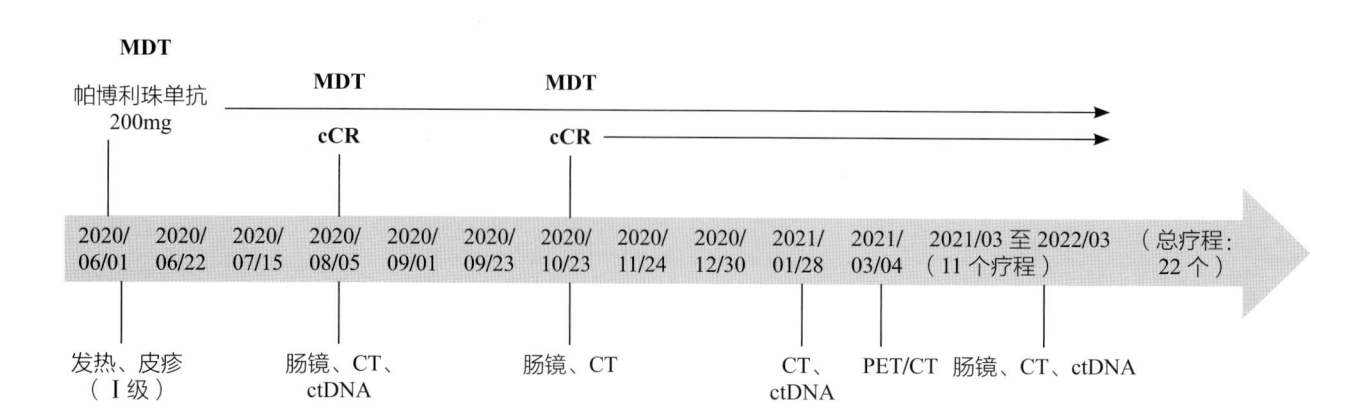

【诊疗心得】

患者为局部晚期乙状结肠癌，肿瘤负荷大，按照标准的治疗患者应该接受新辅助放化疗-手术-辅助化疗的标准治疗方案，但既往研究发现 dMMR 患者（尤其是 Lynch 综合征）行术前新辅助化疗，术后复发进展风险尤其高，NICHE 研究结果发现 dMMR 肠癌患者对免疫治疗更为敏感，cCR 率高达 60%。因此，经 MDT 讨论和结合患者个人的意愿，给予患者使用抗 PD-1 免疫单药治疗，3 个疗程后肿瘤明显退缩，联合 CT+ 内镜及病理活检 +ctDNA 评价为 cCR。由于患者目前 23 岁，明确诊断为 Lynch 综合征，肠癌复发风险异常高，且再发其他系统肿瘤概率较高，多次与患者沟通手术的必要性及风险，患者明确了解并拒绝手术治疗，故给予 PD-1 单药维持治疗。因本例患者再发肿瘤风险极高，且接受免疫治疗不良反应较低，仅在首次给药后出现发热，1 天后自行退热，故计划 PD-1 抗体给药 2 年。该患者在治疗期间多次行动态 ctDNA 评价及传统 CT、PET/CT、肠镜等复查，以密切动态监测肿瘤情况。患者目前身体情况良好。本案例遗传性 MSI-H 肠癌单药免疫治疗效果突出，临床评估（影像+内镜）cCR 证据存在一定的不足，ctDNA 动态监测助力 cCR 诊断，给 Watch & Wait 更多信心。

（梁华元　赵丽瑛）

病例 31　多脏器原发肿瘤 Lynch 综合征患者免疫治疗

【病例汇报】

患者，女性，49 岁。2017 年 8 月患者因与经期有关的右腹部肿块及腰疼到深圳某三甲医院就诊，考虑为子宫肌瘤，行子宫肌瘤切除术，术后仍感腰痛，进行加重，再次于 2018 年 3 月 27 日就诊上述医院行腹部 CT，考虑卵巢癌。于 2018 年 4 月 13 日行"腹腔镜下全子宫切除术+双侧附件切除术+盆腔淋巴结清扫术+大网膜切除术+腹壁病灶切除术+盆底病灶切除术+盆腔粘连松解术+腹腔引流术"。

2018 年 4 月 23 日术后病理：（右侧）卵巢高级别浆液性乳头状囊腺癌，区域坏死，毛细血管癌栓（+），右侧输卵管慢性炎症伴积液，浆膜层见小灶癌组织累及，子宫直肠窝见癌组织累积。（左、右侧腹壁）间叶组织肿瘤，考虑子宫内膜间质肉瘤或孤立性纤维性肿瘤，（右下腹病灶）纤维脂肪组织，可见慢性炎症及间皮组织增生，（大网膜）可见多处小灶性组织细胞，建议免疫组化进一步除外印戒细胞，（左侧）盆腔淋巴结 10 枚均未见转移癌，（右侧）盆腔淋巴结 16 枚均未见转移癌（图 31-1 和图 31-2）。

结合免疫组化结果病理诊断：①（右侧卵巢）低分化子宫内膜样腺癌；②（子宫肌壁内及左、右腹壁病灶）考虑为高分化子宫内膜间质肉瘤。

肠镜检查：距肛门 7cm 处出现直肠肿物。病理：中分化腺癌。*KRAS* 基因：*KRAS* EXON4 K117N，A146T，A146V，A146P 位点突变。*BRAF* 基因：野生型。免疫组化：MLH1（+），PMS2（+），MSH2（+），MSH6（+），CK（–），CK20（+），CDX-2（+）。相关检查结果具体见表 31-1 至表 32-3。

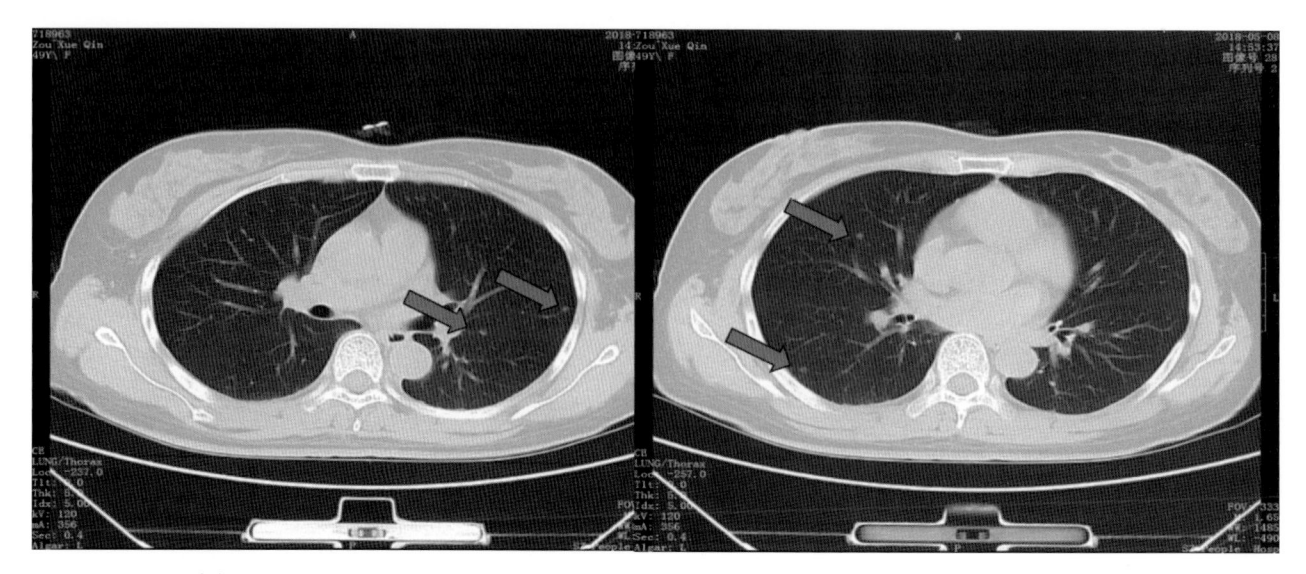

结直肠癌免疫治疗学：临床诊疗思维全览

▲ 图 31-1　胸部 CT 平扫（2018 年 5 月 6 日）显示双肺散在数枚结节（直径为 3～5mm），考虑转移瘤可能，请结合临床；附见肝左外叶低密度灶

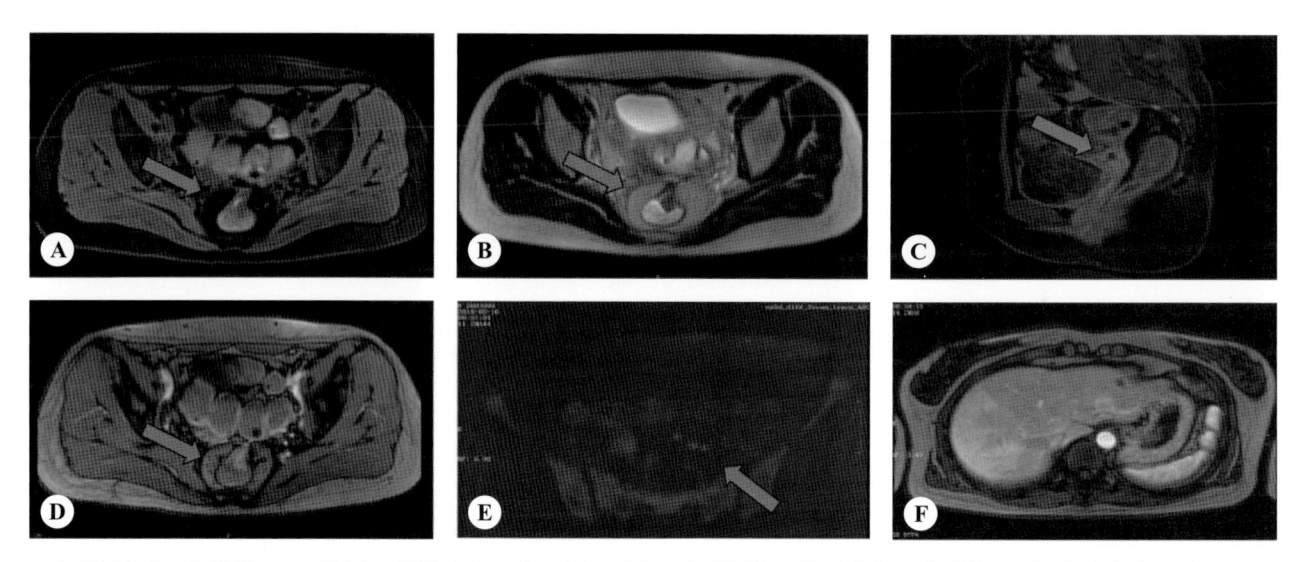

▲ 图 31-2　全腹部 MRI 平扫 + 增强（2018 年 5 月 10 日）显示卵巢癌术后改变，术区未见明显复发征象；直肠下段可疑增厚；左侧髂血管旁多发小淋巴结（cT_3N_1）。肝 S2 小囊肿；腹腔少量积液

表 31-1　相关检查项目及具体内容

检测项目	检测总览
体细胞基因变异	检测范围内检出 23 个基因突变，0 个基因重排，0 个基因拷贝数变异，其中靶向药物相关变异 3 个： *KRAS* p.G12D *PIK3CA* p.C420R *PTEN* p.N323Lfs*2
微卫星不稳定性（MSI）	MSI-H（微卫星不稳定）
错配修复基因（MMR）	dMMR（错配修复异常）*MSH* 2p.S860*

（续表）

检测项目	检测总览
肿瘤突变负荷（TMB）	19.13 mut/Mb；在实体瘤数据库中排位 8.58%
肿瘤易感基因	已知致病位点 1 个：*MSH* 2p.S860*，另外检出良性、疑似良性及意义不明位点共 31 个
病毒 DNA	未检出 HPV、EBV、HBV、HCV 序列

表 31-2　确认微卫星不稳定型的检查内容

	检测项目				
	NR-21	NR-24	BAT-25	BAT-26	NR-27
检测结果	不稳定	稳定	稳定	不稳定	不稳定

表 32-3　NGS 检测：MSI-H，dMMR *MSH2* p.S860，TMB 19.13 Mut/Mb

	疾病名称	位　点	碱基变异	氨基酸变异	变异类型	基因型	疾病风险
MSH2	乳腺癌；卵巢癌；结直肠癌；胃癌；胰腺癌；子宫内膜癌	rs63750849	c.2579C＞A	p.S860*	无义突变	杂合	致病突变
相关疾病	*MMR* 基因胚系致病突变临床上与 Lynch 综合征相关，又称遗传性非息肉病性结直肠癌（HNPCC）。Lynch 综合征为遗传性疾病，患者可有结肠息肉，这是一种发生于结肠的良性病变。此外，Lynch 综合征患者可罹患各种类型的癌症，尤其是结直肠癌的风险增加，胃、小肠、肝、胆囊、上尿路、脑和皮肤发生癌症的风险也增加。此外，女性患者患卵巢癌和子宫内膜癌的风险升高						
遗传风险	1. 受检者携带 *MSH2* 胚系的疑似致病突变，Lynch 综合征相关的其他癌症风险也升高，建议注意筛查 2. *MSH2* 基因里常染色体显性遗传模式，有 50% 的风险遗传至下一代；建议受检者直系血亲对此突变位点进行检测并联系专业的临床医师进一步做遗传咨询，综合考虑制订家族个性化健康管理方案						

【家系族谱】

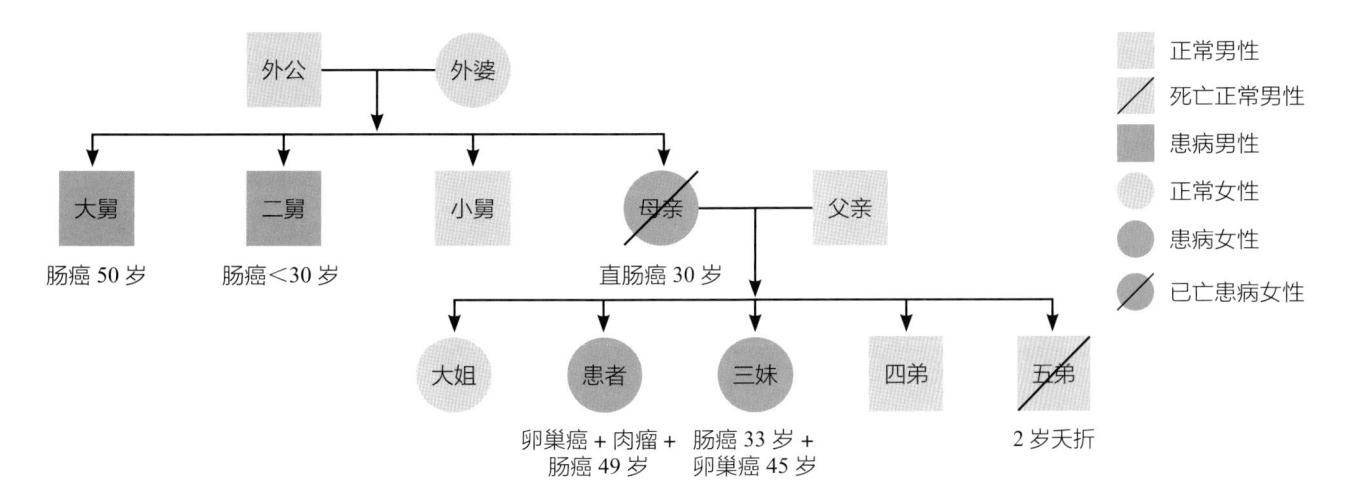

患者有明显的肿瘤家族史，舅舅和母亲患有肠癌，姐姐有卵巢癌+肠癌，患者自身先后发现子宫内膜癌及直肠癌，虽然肠癌组织未见MMR蛋白缺失，但是卵巢癌组织及血液NGS检测见 *MSH2* 胚系突变，根据阿姆斯特丹标准，结合患者肿瘤家族史及NGS检测结果，考虑诊断为Lynch综合征。诊断：① Lynch综合征（下段直肠癌 $cT_3N_1M_x$、卵巢低分化子宫内膜样腺癌术后）；②子宫内膜间质肉瘤术后。

【治疗经过】

2018年5月23日至9月19日给予共6个疗程化疗联合靶向，方案贝伐珠单抗+DCF，联合纳武利尤单抗3mg/kg，2周一次，共9个疗程。贝伐珠单抗配合纳武利尤单抗3mg/kg，2周一次，至11月25日，共3个疗程。不良反应：水肿、晨起手脚麻木。2018年7月复查肠镜：未见肿瘤细胞（图31-3）。

2018年12月29日行直肠癌根治术，术后病理显示：①（直肠肿物）送检肠组织肉眼未见明确肿

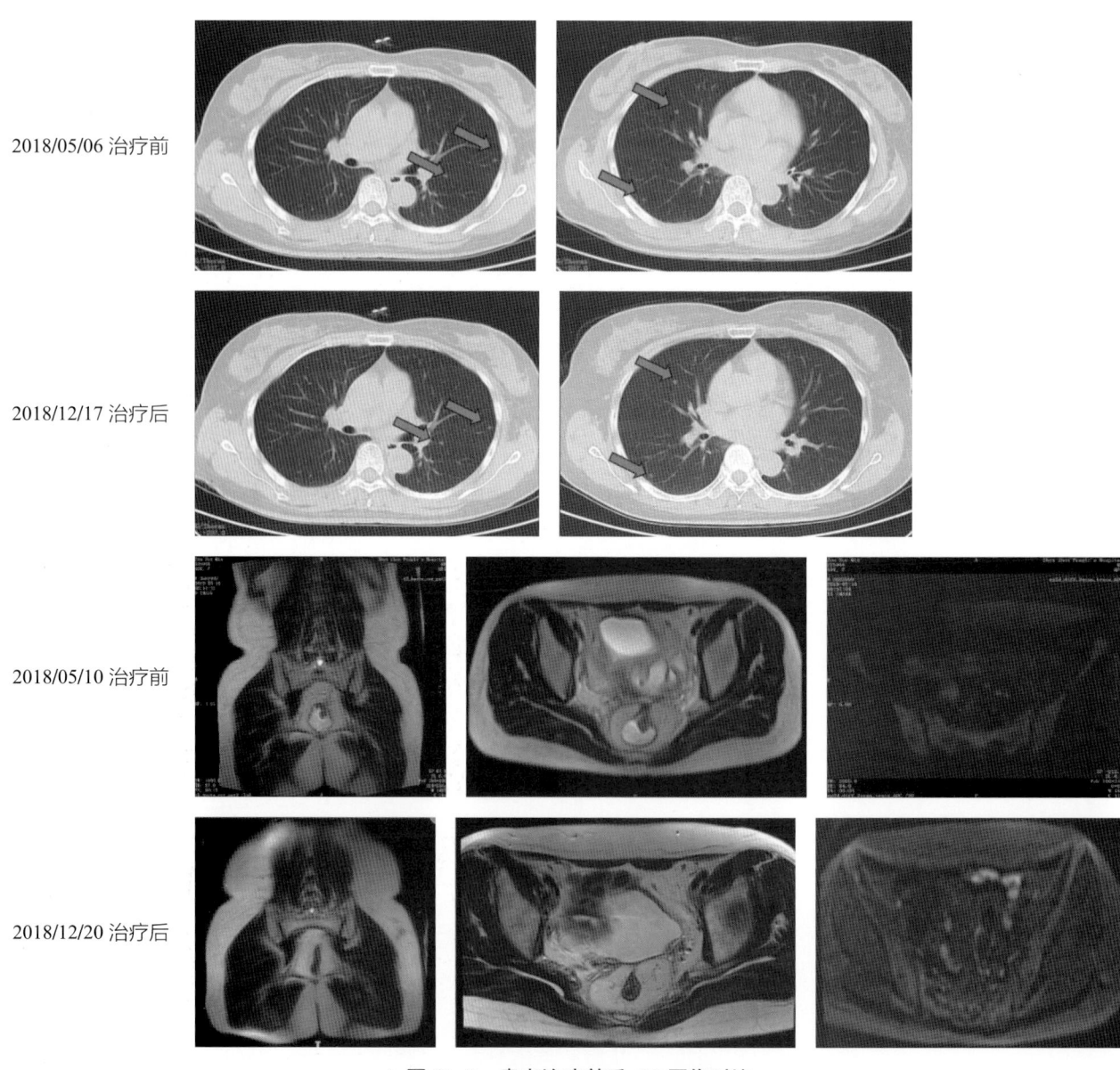

▲ 图31-3　患者治疗前后CT图像对比

物，广泛取材制片，镜下见黏膜上皮分化尚好，局灶黏膜下层纤维组织及血管增生，伴少量淋巴细胞浸润，未见肿瘤，请结合临床。双侧手术切缘未见肿瘤。②（第1站）11枚淋巴结均未见肿瘤。（第2站）3枚淋巴结均未见肿瘤。（第3站）5枚淋巴结均未见肿瘤。

疗效评价：pCR。

【诊疗小结】

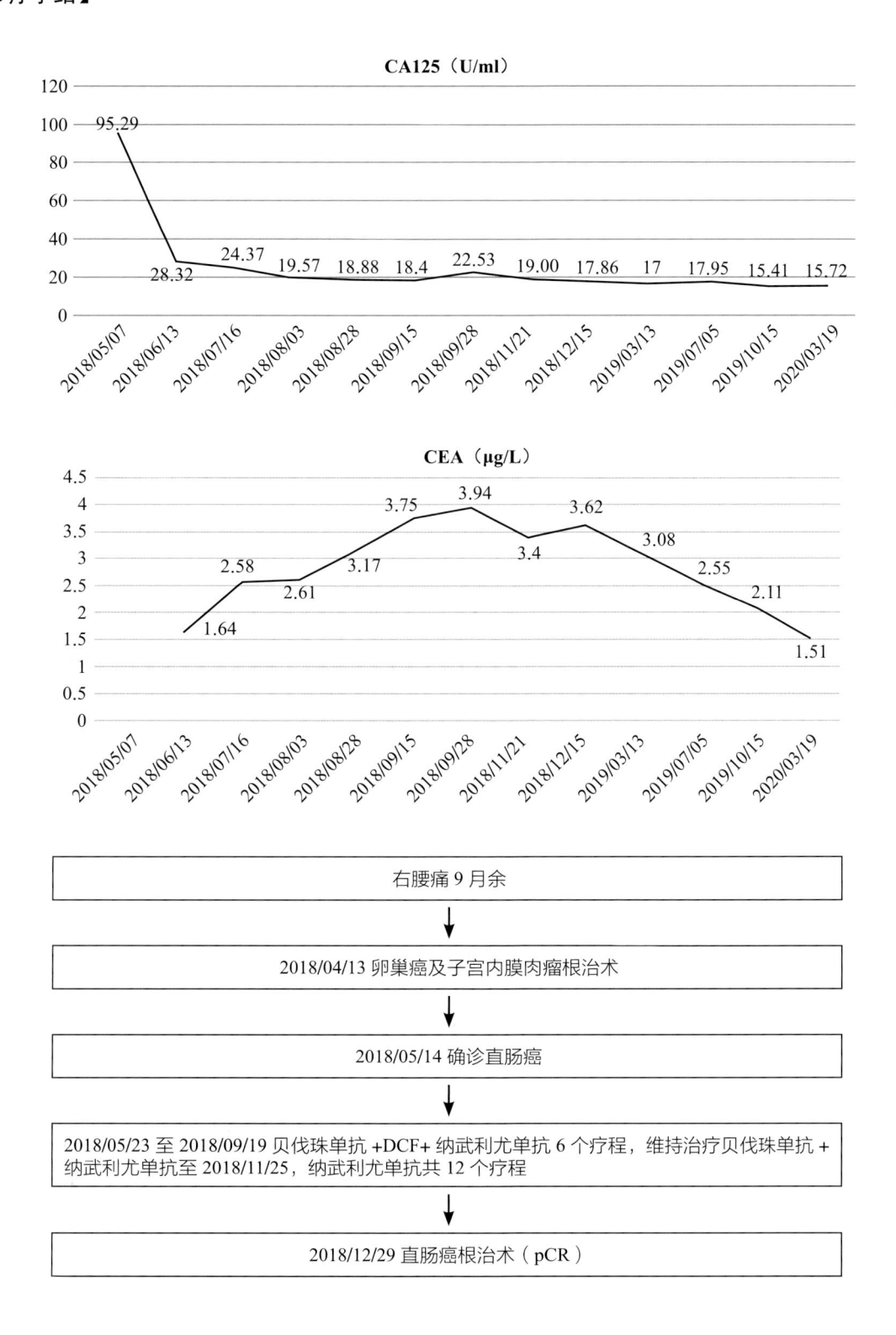

CA125（U/ml）

日期	2018/05/07	2018/06/13	2018/07/16	2018/08/03	2018/08/28	2018/09/15	2018/09/28	2018/11/21	2018/12/15	2019/03/13	2019/07/05	2019/10/15	2020/03/19
值	95.29	28.32	24.37	19.57	18.88	18.4	22.53	19.00	17.86	17	17.95	15.41	15.72

CEA（μg/L）

日期	2018/05/07	2018/06/13	2018/07/16	2018/08/03	2018/08/28	2018/09/15	2018/09/28	2018/11/21	2018/12/15	2019/03/13	2019/07/05	2019/10/15	2020/03/19
值	1.64	2.58	2.61	3.17	3.75	3.94	3.4	3.62	3.08	2.55	2.11	1.51	

```
右腰痛9月余
   ↓
2018/04/13 卵巢癌及子宫内膜肉瘤根治术
   ↓
2018/05/14 确诊直肠癌
   ↓
2018/05/23 至 2018/09/19 贝伐珠单抗+DCF+纳武利尤单抗6个疗程，维持治疗贝伐珠单抗+纳武利尤单抗至 2018/11/25，纳武利尤单抗共12个疗程
   ↓
2018/12/29 直肠癌根治术（pCR）
```

【诊疗心得】

相较于散发型结直肠癌，Lynch 综合征患者具有发病早、多原发（肠内多原发或肠外多原发）、家族聚集等特点。本例患者有明确的肿瘤家族史，本身有卵巢癌、子宫肉瘤及直肠癌，结合 NGS 检测发现 MSH 胚系突变，因此 Lynch 综合征的诊断比较明确。2017 年 5 月 23 日美国 FDA 将免疫药物 PD-1 抑制药帕博利珠单抗批准用于"MSI-H/dMMR"亚型的实体瘤患者（MSI-H Pan-Tumor）。2017 年 8 月 1 日，FDA 批准纳武利尤单抗治疗微卫星高度不稳定性（MSI-H）或错配修复缺陷（dMMR）的成人和 12 岁及以上儿童转移性结直肠癌（mCRC）患者（MSI-H CRC only）。2018 年 7 月 11 日纳武利尤单抗 + 伊匹木单抗获 FDA 批准即首个免疫抑制药组合疗法用于氟尿嘧啶、奥沙利铂和伊立替康治疗后疾病进展微卫星高度不稳定 / 错配修复缺陷的转移性结直肠癌（MSI-H/dMMR mCRC）。根据最新 Keynote-177 研究结果，帕博利珠单抗可作为一线使用。本例患者在手术切除子宫及卵巢病灶后发现直肠病灶，采用化疗 + 靶向 + 免疫治疗后，直肠病灶切除后证实为 pCR。Lynch 综合征的患者是免疫治疗的优势人群，多数晚期患者能获得良好的效果甚至治愈。但是对于广泛侵犯或转移的患者，免疫治疗需要多学科团队的支持才能发挥最佳的疗效。

（何　婉）

病例 32　Lynch 综合征直肠癌肝转移免疫治疗后完全缓解并观察等待

【病例汇报】

患者，女性，50 岁。2 个月前因无明显诱因出现大便难解，需口服药物帮助排便，1~2 次/天，基本成形，便血，呈鲜红色，量不定，与大便相混，夹杂于大便中，大便中混有黏液，但无脓液等表现。患者里急后重感明显，便后伴有肛门坠胀不适。患者出现上述症状后未引起重视，未到医院就诊，未服用任何药物。2020 年 7 月 20 日至云南省某医院行肠镜示：距肛门 10cm 处可见术后白色瘢痕改变，吻合口肛侧约 2cm 可见一类圆形隆起病变，大小约 2.5cm×3.0cm，表面黏膜粗糙发红，见大量黄白色液体渗出，周边黏膜纠集，肠壁略显僵硬；取材病检示：（距肛门 8~9cm）腺癌。基线查体：浅表淋巴结（−），入肛门 7cm 后未触及肿块，肠壁光滑，退指指套无血染。家族史：母亲患卵巢癌，已去世。

患者于 2009 年因"盆腔包块"于四川某医院手术治疗，术后结果为：空肠高 – 中分化腺癌，术后于 2009 年 12 月 22 日、2010 年 1 月 22 日和 2 月 19 日行"氟尿嘧啶联合奥沙利铂"方案化疗，2010 年因卵巢癌在四川某医院行"卵巢、子宫全切除术 + 直肠病损切除术"，术后诊断：卵巢低分化透明细胞癌ⅢC 期，术后患者于我院行 8 个疗程化疗，化疗方案（紫杉醇 + 卡铂）。

【初诊印象】

患者为中老年妇女，在直系亲属中，母亲因卵巢癌去世。入院检查，肿瘤标志物：CEA 为 1.07μg/L；CA19-9 为 7.99kU/L。2020 年 8 月 2 日 CT：直肠吻合口下方直肠右侧壁增厚，考虑直肠癌，累及全层可能，肠周间隙淋巴结肿大，考虑转移。2020 年 8 月 4 日盆腔 MRI：直肠右侧壁不规则增厚，病灶累及全层，肠周间隙淋巴结肿大，考虑转移。2020 年 8 月 2 日 CT：肝 S7 近膈顶处结节，转移可能。2020 年 8 月 4 日上腹部 MRI：肝 S7 近膈顶处强化结节。

尽管病理检查结果提示直肠腺癌，并且合并肝脏转移，但患者既往多次恶性肿瘤行手术治疗。经 MDT 团队讨论后认为，该患者目前肝病灶暂不明确是否为转移灶。若为直肠癌肝转移，则肿瘤属于潜在可切除，有转化为可切除可能，建议完善基因检测，根据检查结果用药，创造根治性手术机会，达到 NED。

基因筛查结果示：微卫星高度不稳定（MSI-H），考虑到患者的家族史及既往史，进一步行了 41 基因（遗传版）测序，结果示：胚系变异阳性，*MLH1* 错义突变（杂合突变型）。

入院后完善肠镜、腹部 CT、上中下腹部及盆腔 MRI 等相关影像学检查，肠镜可见距肛门 10cm 处可见术后白色瘢痕改变，吻合口肛侧约 2cm 可见一类圆形隆起病变；CT 和 MRI 均可见直肠病灶及肝脏病灶（图 32-1 至图 32-4）。

结合上述检测结果，患者诊断为：① Lynch 综合征；②直肠腺癌（$cT_{4a}N+M_x$）；③肝脏占位（转移可能）；④空肠恶性肿瘤术后；⑤卵巢恶性肿瘤术后。

2015 年在美国临床肿瘤学会（ASCO）上首次报道 MSI-H 结直肠癌可以从 PD-1 单抗治疗中获益，开启了免疫治疗新时代。随后 2017 年 NCCN 指南将免疫治疗作为初始不可切除 CRC 一线方案；近年

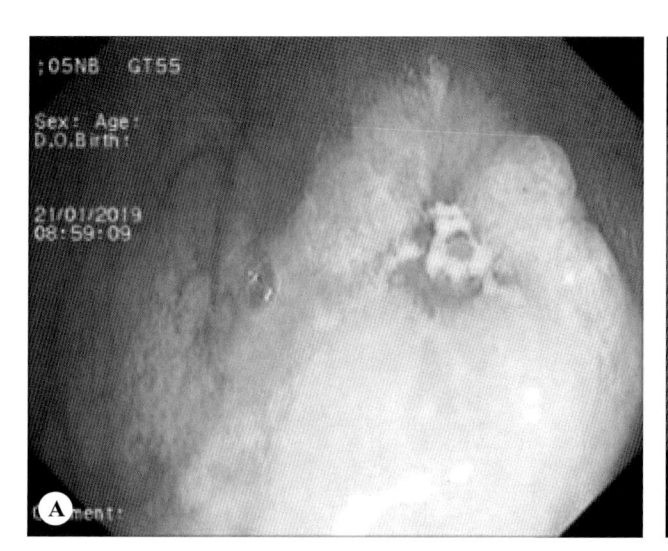

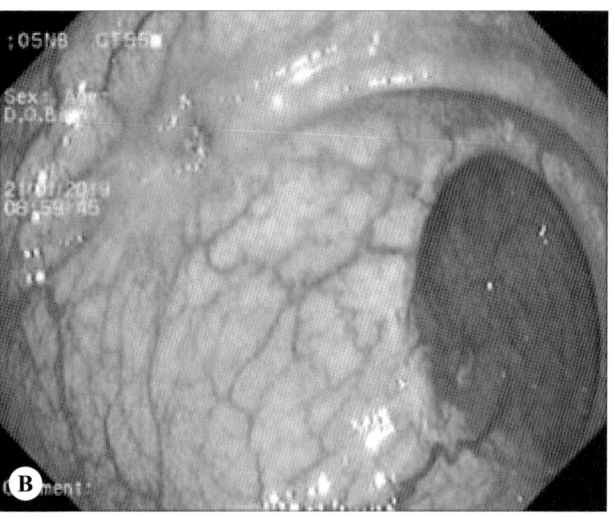

▲ 图 32-1 肠镜报告：距肛缘 10cm 可见术后白色瘢痕改变，吻合口肛侧约 2cm 可见一类圆形隆起病变

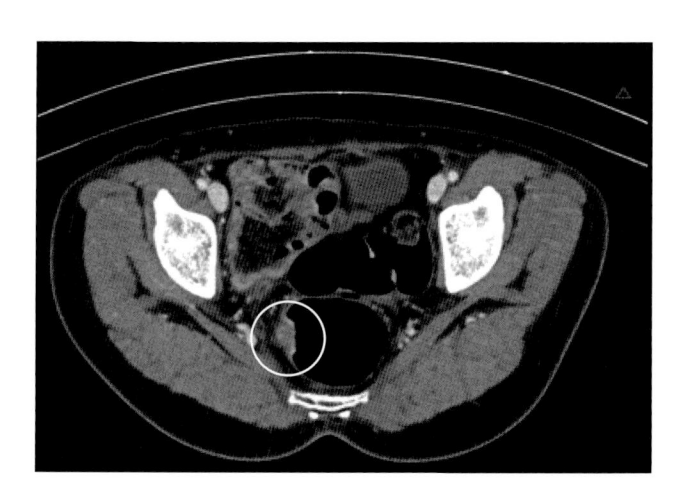

◀ 图 32-2 2020 年 8 月 2 日 CT 结果示直肠吻合口下方直肠右侧壁增厚，考虑直肠癌，累及全层可能，肠周间隙淋巴结肿大，考虑转移

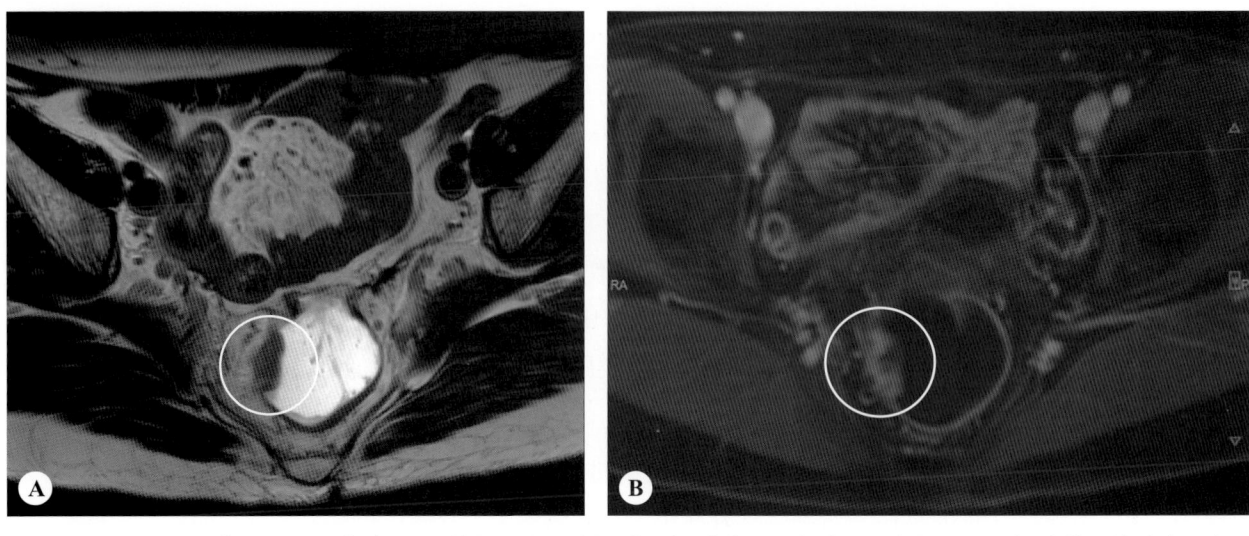

▲ 图 32-3　2020 年 8 月 4 日盆腔 MRI 结果示直肠右侧壁不规则增厚，病灶累及全层，肠周间隙淋巴结肿大，考虑转移

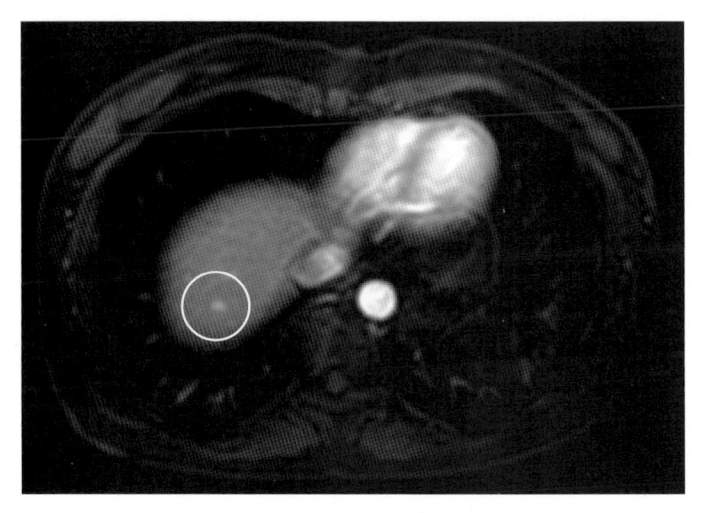

▲ 图 32-4　2020 年 8 月 4 日上腹部 MRI：肝 S7 近膈顶处强化结节，考虑转移

来，MSI-H 患者接受免疫治疗后大多数患者表现出肿瘤快速退缩，甚至 pCR 状态。部分患者因此选择 W&W 策略。同时，患者既往已行多次手术，对外科手术治疗，尤其是腹部手术产生较大抗拒心理，因此我们决定给予患者免疫治疗。

【免疫治疗及不良反应】

2020 年 9 月至 11 月，患者共行帕博利珠单抗 200mg 免疫治疗 4 个疗程，过程顺利；返院评估病情，直肠病灶与肝脏病灶于影像学检查中均较前明显退缩（图 32-5A、D 和 F）。

2021年2月，患者共行帕博利珠单抗200mg免疫治疗8个疗程，期间出现轻度消化道反应，予以5-HT3受体拮抗药治疗后缓解，余无特殊。

2021年5月，中止免疫治疗3个月后进行全面评估。直肠指检：未及明确肿物。MRI：直肠吻合口壁未见明显异常，吻合口下方肠壁此次未见明显增厚。前片所示肝S7结节，现显示不确切。电子肠镜：吻合口大致正常，残余直肠陈旧瘢痕（图32-5B、E和H）。

2021年10月，患者结束治疗后8个月返院复查，行全身CT提示：直肠吻合口壁未见明确异常，吻合口下方肠壁此次未见确切增厚；行肠镜检查提示：直肠癌术后：吻合口未见异常，直肠陈旧性瘢痕（图32-5G和I）。

2022年1月，患者返院复查盆腔MR。此时距患者结束治疗已有近1年时间。MR提示：直肠吻合口壁未见明确异常，大致同前（2020年12月12日）；吻合口下方直肠壁稍厚，较前变薄，肠周间显示隙淋巴结，进一步结合临床及肠镜检查（图32-5G）。

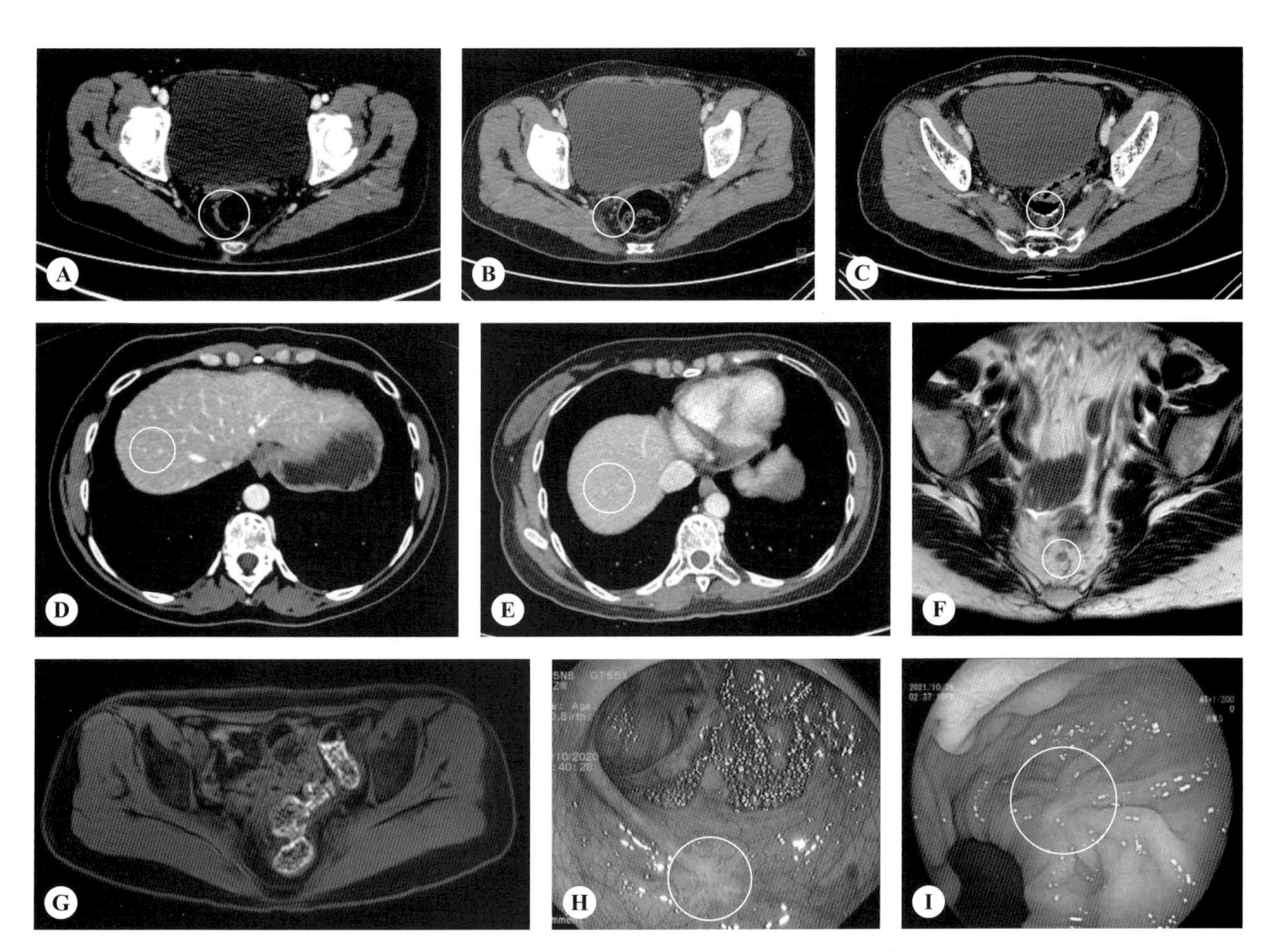

▲ 图32-5 患者治疗前后CT检查结果及肠镜检查结果

【诊疗小结】

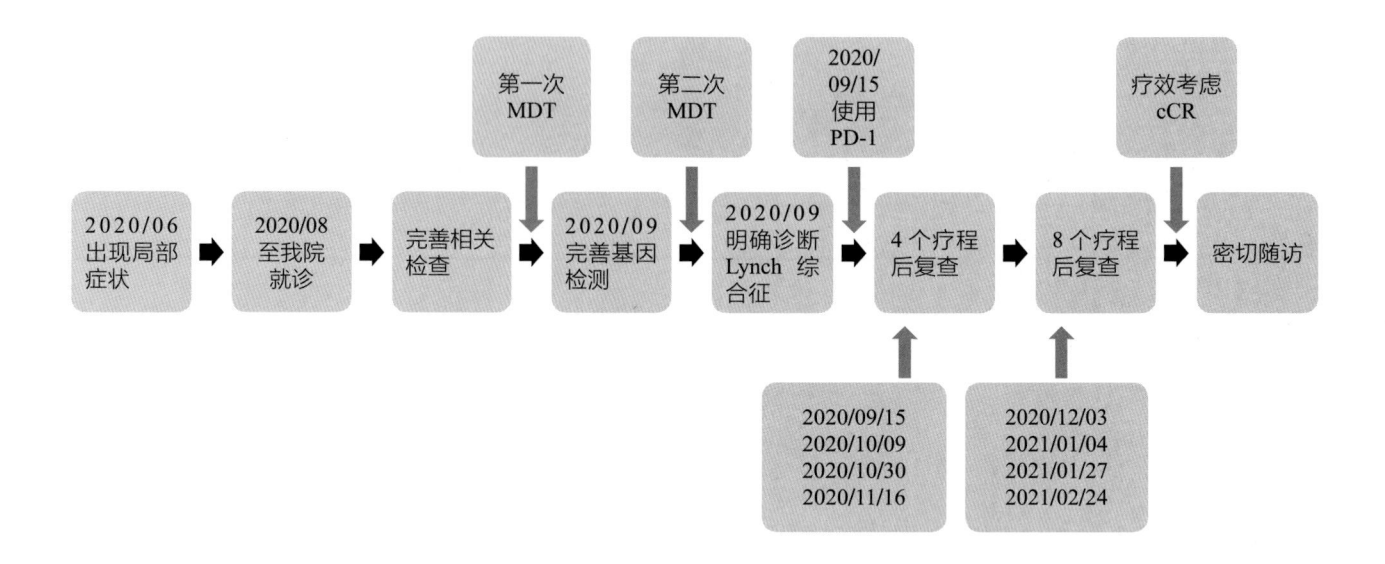

```
2020/06          2020/08          完善相关    第一次      2020/09      第二次    2020/09              4个疗程    2020/09/15    8个疗程    疗效考虑
出现局部    →    至我院     →    检查    →   MDT   →   完善基因  →  MDT  →  明确诊断     →     后复查   →   使用         →   后复查   →   cCR
症状             就诊                                      检测                    Lynch综                              PD-1                            密切随访
                                                                                    合征
```

                                                                    ↑   ↑
                                                          2020/09/15   2020/12/03
                                                          2020/10/09   2021/01/04
                                                          2020/10/30   2021/01/27
                                                          2020/11/16   2021/02/24

【诊疗心得】

患者考虑为局部晚期直肠癌合并肝脏转移，按照标准的治疗流程，因病理明确肝脏病灶性质，若为直肠癌肝转移，则肿瘤属于潜在可切除，有转化为可切除可能，可完善基因检测，根据检查结果用药，创造根治性手术机会，达到NED。但患者直系亲属有恶性肿瘤病史，本人既往也接受过多次腹腔手术，内心对于外科手术治疗较为抗拒。经MDT团队讨论后，行基因检测，明确诊断为Lynch综合征。予以相应免疫治疗后，取得了良好的疗效。

目前距离确诊已2年余，末次复查评估为cCR，患者身体情况良好，已停药进入正常生活状态。在肿瘤治疗的漫漫长路上，MDT多学科在明确诊断、制订个体化治疗策略、精准治疗方面起到了不可替代的作用。免疫治疗为MSI-H型患者带来了不接受手术治疗也能无瘤生存的希望。

（高 品 李云峰）

病例33 *PMS2*双等位基因胚系变异（CMMRD）免疫治疗

【病例汇报】

患者，女性，15岁。2022年4月14日因"无明显诱因出现阵发性腹痛伴大便带血1个月"就诊，外院肠镜检查发现：①横结肠癌；②直肠息肉样病变；③大肠多发性病变（黑斑息肉综合征）。病理提示：①（直肠）高级别腺上皮内瘤，局灶包括黏膜内癌；②（横结肠）腺癌，中分化。免疫组化MLH1（＋），PMS2（弱＋），MSH2（＋），MSH6（＋）。血常规检查提示：血红蛋白68g/L；输注红细胞后复查提示血红蛋白为101.0g/L。2022年4月16日外院CT提示横结肠占位伴周围淋巴结增大，盆腔少量积液。2022年4月19日患者到我院就诊，体格检查：皮肤散在大小不等的黑痣或色素沉着，背部有一直径约8cm的咖啡斑，腹部平软，未及明显肿物，无明显压痛，肛查见肛周色素沉着，入指7cm未及明显肿物，血染不明显。既往左手黑色素瘤病史。家族史：一妹妹因脊髓胶质肿瘤去世。

2022年4月21日CT：横结肠近肝曲肠壁增厚，符合结肠癌，浸润肠周间隙。肠周多个淋巴结，考虑转移。直肠上段肠壁增厚，性质待定。肠系膜根部、直肠上动脉周围、直肠系膜多发小淋巴结，性质待定（图33-1）。

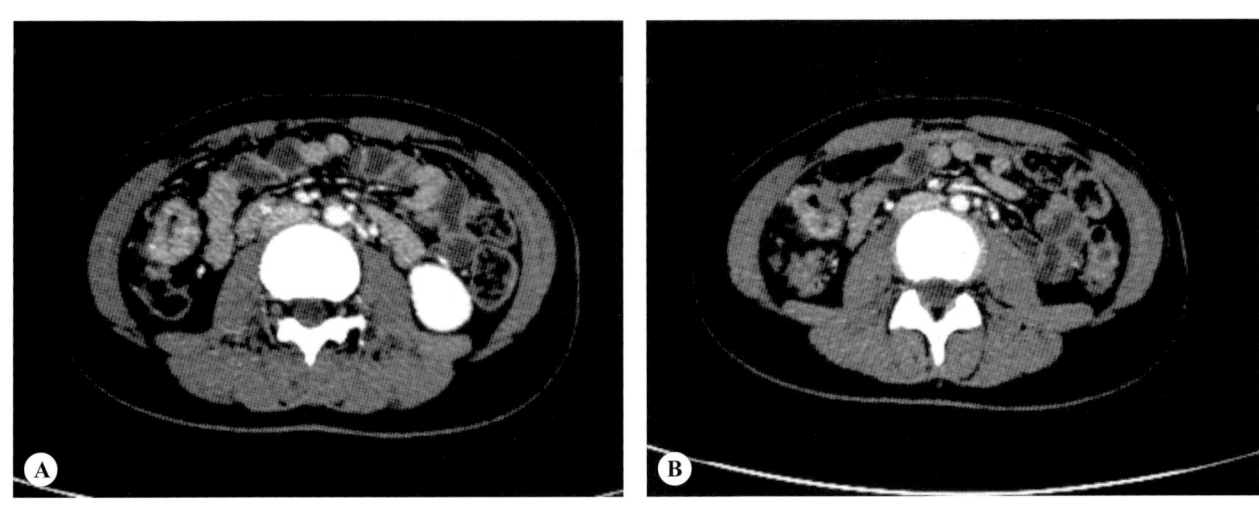

▲ 图33-1 2022年4月CT（治疗前）

2022年4月29日我院肠镜：横结肠见环周隆起溃疡型肿物，管腔狭窄，内镜无法通过，肿物充血，表面坏死，活检2块，质脆易出血；距肛门约20cm乙状结肠见一约1.5cm×1.2cm宽基息肉，NICE Ⅱ型；距肛门约18cm直乙交界处结肠见一约1.8cm×1.5cm宽基息肉，充血，表面腺管缺失，NICE Ⅲ型，活检1块；其余所见各段结肠黏膜光滑，未见糜烂、溃疡及肿物。直肠：距肛门约13cm见一约2.5cm×2.0cm宽基肿物，表面腺管缺失，NICE Ⅲ型，活检2块；距肛门约10cm见一约1.2cm×1.0cm宽基息肉，充血，NICE Ⅱ型；其余所见黏膜光滑，未见明显异常（图33-2）。

检查诊断：横结肠癌；结直肠多发息肉。活检病理：①（横结肠见环周隆起溃疡型肿物活检）镜下：形态至少为黏膜内癌，未除外浸润性腺癌可能；②（距肛门约18cm直乙交界处结肠宽基息肉活

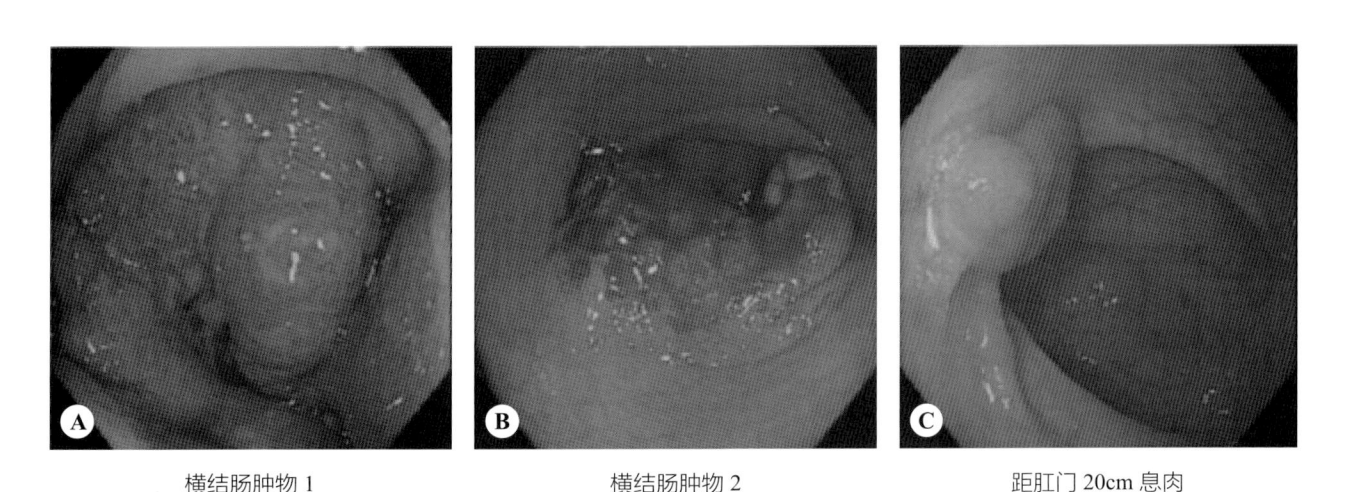

横结肠肿物1　　　　　　　　横结肠肿物2　　　　　　　距肛门20cm息肉

▲ 图33-2 2022年4月肠镜结果示：横结肠癌；结直肠多发息肉

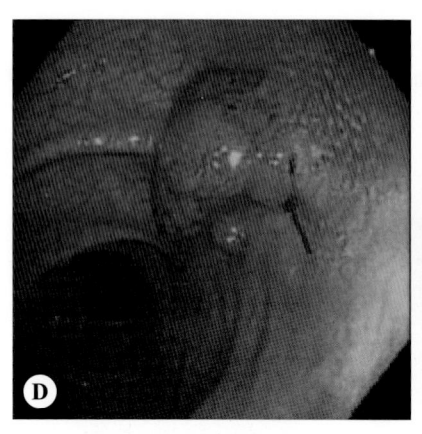

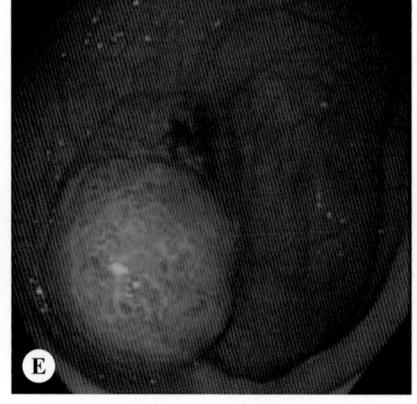

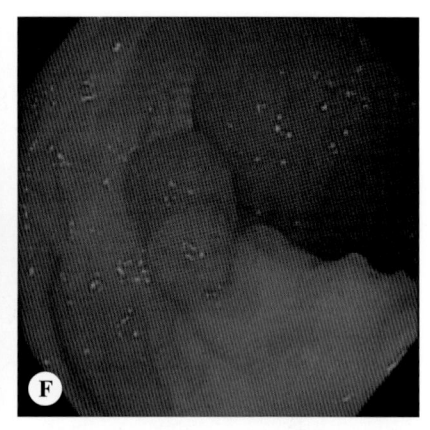

| 直肠 – 乙状结肠交界息肉 | 距肛门 13cm 息肉 | 距肛门 10cm 息肉 |

▲ 图 33-2（续） 2022 年 4 月肠镜结果示：横结肠癌；结直肠多发息肉

检）镜下：形态符合管状 – 绒毛状腺瘤，局灶腺体伴中至重度不典型增生；③（直肠距肛门约 13cm 宽基肿物活检）镜下：形态符合管状 – 绒毛状腺瘤，局灶伴高级别上皮内瘤变。

【初诊印象】

患者非常年轻，目前诊断为：①横结肠腺癌 cT_3N+M_0；②结直肠多发息肉。我院肿瘤基因检测示：TMB-H（54.72mut/Mb），MSI-H，*PMS2* 双等位基因胚系变异，结合既往恶性肿瘤病史及罕见肿瘤家族史，发病年龄非常年轻等多个特点，证实为构成性错配修复缺陷 (CMMRD)。尽管 cMMRD 的免疫治疗暂无研究数据，但是从其分子表型特点看极有可能从免疫治疗中获益，可考虑进行免疫治疗。

【初始治疗】

患者于 2022 年 4 月 30 日至 10 月 9 日行帕博利珠单抗 200mg 治疗 8 个疗程，总体耐受可，未见免疫相关不良反应。患者诉第 1 个疗程出院后曾有发热，持续 3 天后缓解。第 2 个疗程（5 月 20 日）、第 5 个疗程（7 月 20 日）治疗后疗效评价 SD（缩小）。

2022 年 6 月 14 日 CT 示：横结肠近肝曲肠壁增厚，符合结肠癌治疗后改变，范围较前缩小肠周多发淋巴结，考虑转移，较前缩小。直肠上段肠壁增厚同前。肠系膜根部、直肠系膜区多发小淋巴结，部分较前稍缩小。左肺下叶外基底段胸膜下部分实性结节及左斜裂、左肺下叶实性小结节同前，建议复查（图 33-3）。

2022 年 8 月 17 日 CT 示：横结肠癌治疗后复查，横结肠近肝曲肠壁增厚，范围较前相仿，强化较前减轻。肠周多发淋巴结，考虑转移，较前缩小。直肠上段肠壁稍增厚，建议复查。肠系膜根部、直肠系膜区多发小淋巴结，部分较前稍缩小。左肺下叶外基底段胸膜下部分实性结节及左斜裂、左肺下叶实性小结节同前，建议复查（图 33-4）。

2022 年 7 月 21 日肠镜（图 33-5）：横结肠癌免疫治疗后未见明显肿物；结直肠多发息肉。

2022 年 8 月 10 日行"内镜下结直肠息肉切除术"。

病理：①（距肛门约 20cm 乙状结肠宽基息肉切除）镜检为绒毛状 – 管状腺瘤；②（距肛门约 18cm 直乙交界处结肠亚蒂息肉切除）镜检为绒毛状 – 管状腺瘤，局灶腺体考虑伴高级别上皮内瘤变（因未见墨汁着色处，基底断端无法评估）；③（距肛门约 13cm 直肠宽基肿物 EMR 送检）镜下：镜

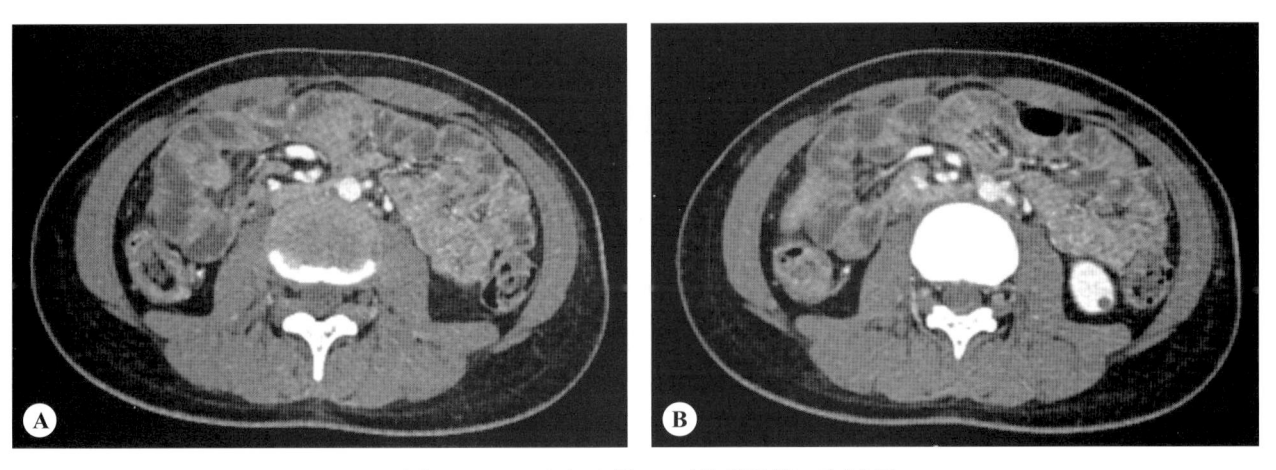

▲ 图 33-3　2022 年 6 月 CT（治疗后第一次复查）

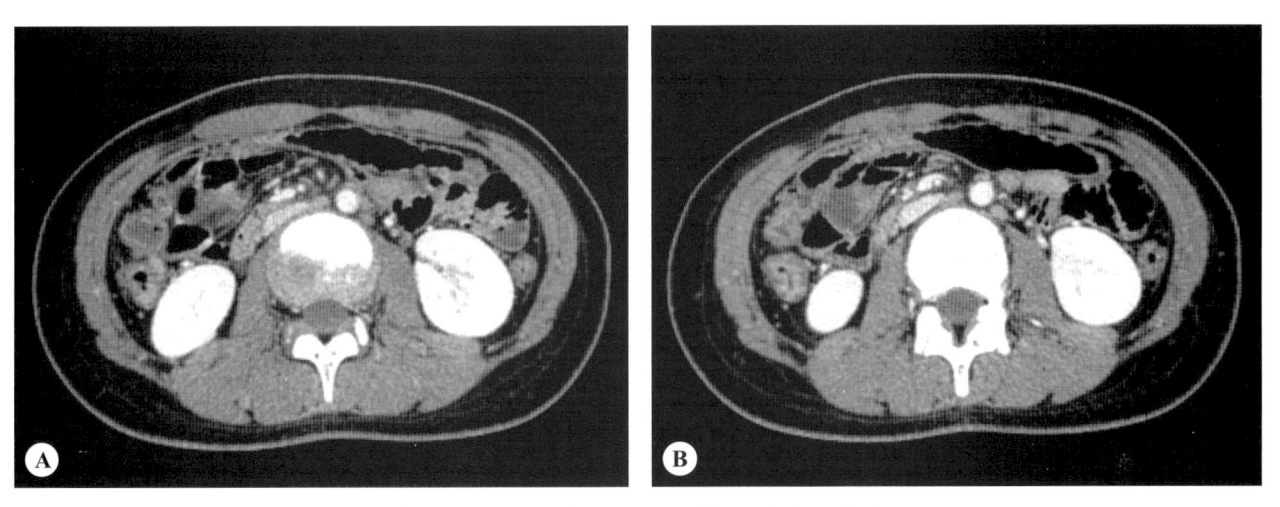

▲ 图 33-4　2022 年 8 月 CT（治疗后第二次复查）

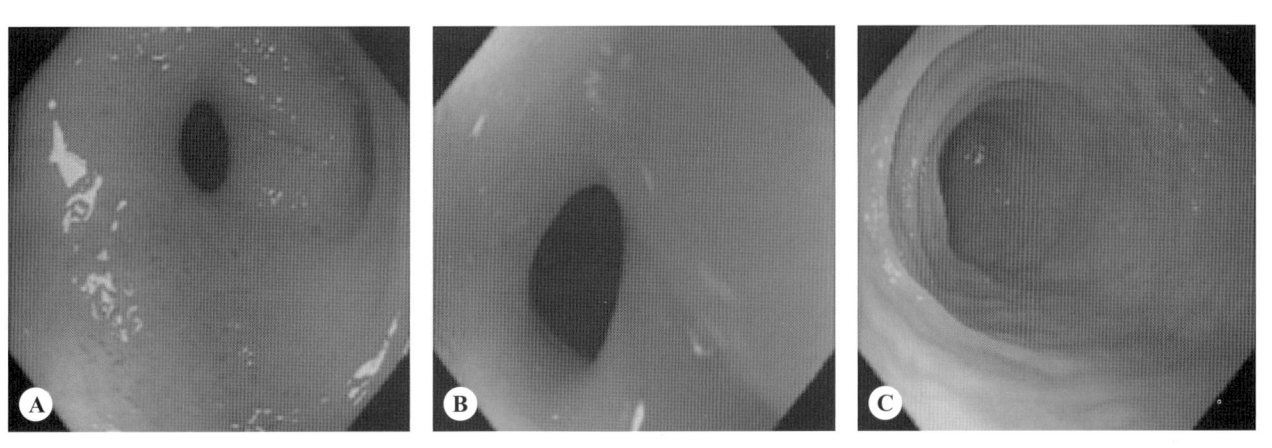

横结肠狭窄 1　　　　　　　　　　　横结肠狭窄 2　　　　　　　　　　降结肠未见异常

▲ 图 33-5　2022 年 7 月肠镜结果示：横结肠癌免疫治疗后未见明显肿物

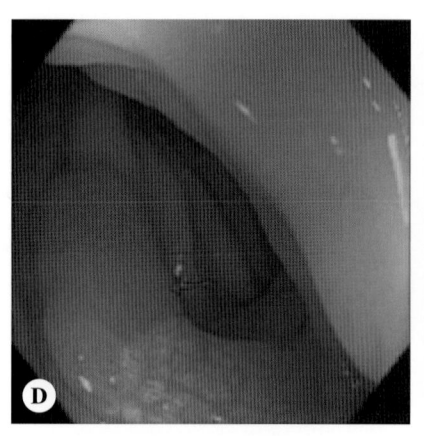

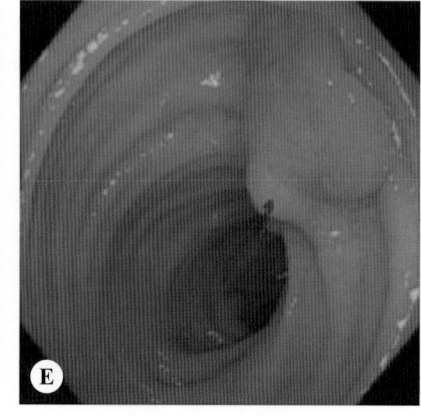

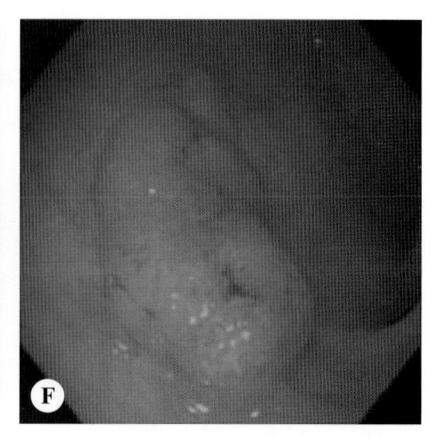

| D 距肛门 20cm 息肉 | E 距肛门 18cm 息肉 | F 距肛门 13cm 息肉 |

▲ 图 33-5（续） 2022 年 7 月肠镜结果示：横结肠癌免疫治疗后未见明显肿物

检为绒毛状 – 管状腺瘤，局灶腺体伴高级别上皮内瘤变（因未见墨汁着色处，基底断端无法评估）；④（距肛门约 10cm 宽基息肉切除）镜检为绒毛状 – 管状腺瘤，局灶腺体考虑伴高级别上皮内瘤变（因未见墨汁着色处，基底断端无法评估）。

【后续治疗】

患者症状较前缓解，结合 CT 表现，继续行免疫治疗；考虑切缘状态不明确，建议"内镜下结直肠息肉切除术"术后 3~6 个月复查肠镜。嘱家属接受筛查。

【诊疗心得】

相对于 Lynch 综合征为错配修复基因（*MLH1*、*MSH2*、*MSH6* 和 *PMS2*）的杂合性胚系突变而言，构成性错配修复基因缺陷综合征（constitutional mismatch repair deficiency syndrome，CMMR-D）为任何一个错配修复基因的纯合性胚系突变所致，临床特点为隐性遗传、青少年起病、恶性度高，表现为血液肿瘤、脑肿瘤和 Lynch 综合征相关肿瘤等。CMMR-D 常伴结肠多发息肉，可能恶变为多原发肠癌，需要密切监测胃肠道。CMMR-D 患者会出现类似于神经纤维瘤 1 型的特征。这些特征包括皮肤色素的改变，其中一个或多个平坦斑块在皮肤上比周围区域更深（牛奶咖啡斑）；或者雀斑、皮肤上异常浅色的斑块（低色素斑）。部分患者可能会被误诊为神经纤维瘤 1 型。至今为止，CMMR-D 尚无公认的诊断标准。

CMMR-D 免疫治疗的疗效仅有少数报道，总体显示对 PD-1 抗体疗效较好。本例患者通过新辅助免疫治疗，获得了显著的肿瘤退缩，肠道病灶获得临床完全缓解并接受观察等待疗法，提示 CMMR-D 对免疫治疗高度敏感。

（杨万钧　姜　武　丁培荣）

病例 34　Turcot 综合征（胶质母细胞瘤）免疫治疗效果欠佳

【病例汇报】

患者，女性，50 岁。2021 年 3 月开始出现头晕，在当地医院行 MR：左侧额顶叶及左侧胼胝体区多发异常信号、结合既往降结肠癌及子宫内膜癌病史，考虑脑转移瘤。2021年3月18日至2021年3月22日在当地医院行脑部病灶Cyber刀放疗，GTVDT 30Gy/3F。基线查体：神志清，精神较差，反应迟钝，言语不流利，查体合作欠佳，对答不甚切题，记忆力、计算力、理解力和定向力轻度异常。双侧瞳孔等大等圆，直径约3mm，光反射灵敏，眼球活动自如，粗测双眼视力正常。面部感觉无障碍，角膜反射存在，额纹唇沟对称、无变浅，无味觉丧失。听力平衡觉正常。无发音嘶哑、呛咳、吞咽困难。胸锁乳突肌、斜方肌无萎缩，伸舌居中。颈软，脑膜刺激征阴性。右下肢肌力Ⅳ级，其余肢体肌力肌张力正常。患者车床入院，未检测步态，双侧肢体深浅反射正常，未见腱反射亢进。双侧Babinski征（-），Oppenheim征（-），Gordon（-），小脑征（-）。既往史：2018年9月行降结肠癌根治术，术后分期pT$_3$N$_0$M$_0$ ⅡA期，术后未行化疗。2019年12月因子宫内膜癌行"全子宫切除+双附件切除"，术后分期ⅠA1期G2，术后未定期复查。家族史：母亲患直肠癌，小姨患子宫内膜癌。

2021年5月6日我院颅脑MR（图34-1）：左侧顶叶结节状、片状异常信号影，考虑转移瘤并大片水肿。胸腹盆腔CT：未见肿瘤征象。

【初诊印象】

患者既往罹患过与Lynch综合征相关密切的两种肿瘤，分子诊断为微卫星高度不稳定（MSI-H），家族中母亲曾患"直肠癌"，小姨曾患"子宫内膜癌"，综合以上临床信息，考虑患者颅脑肿瘤为特殊类型的胶质母细胞瘤，即Turcot综合征。建议患者行免疫治疗。

【治疗经过】

1. 一线免疫单药治疗　2021年5月8日、5月29日行PD-1抗体（帕博利珠单抗200mg）进行2次免疫治疗。

2021年6月16日颅脑MR平扫+增强（图34-2）对比2021年5月5日MRI：左侧顶叶结节状、片状异常信号影，考虑转移瘤并大片水肿，同前对比，部分结节较前稍增大，瘤周水肿，大致同前。

2. 二线免疫联合靶向治疗　2021年6月18日、7月9日、7月30日改用PD-1+贝伐珠单抗治疗3次（患者拒绝加用化疗药物）。

2021年8月22日颅脑MR平扫+增强（图34-3）：左侧顶颞叶、左侧基底节区、胼胝体压部左

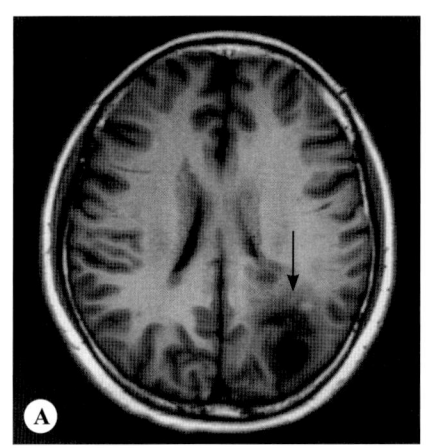

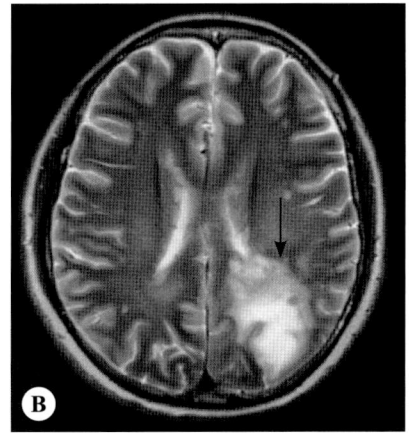

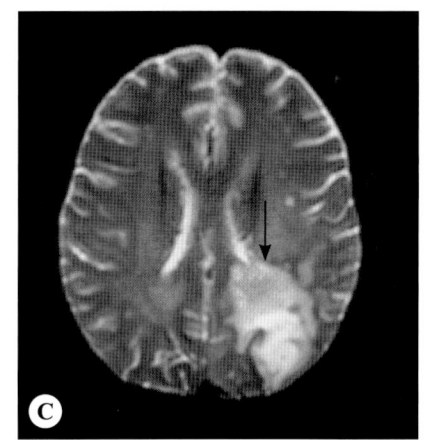

▲ 图34-1　免疫治疗前颅脑MR（2021年5月6日）

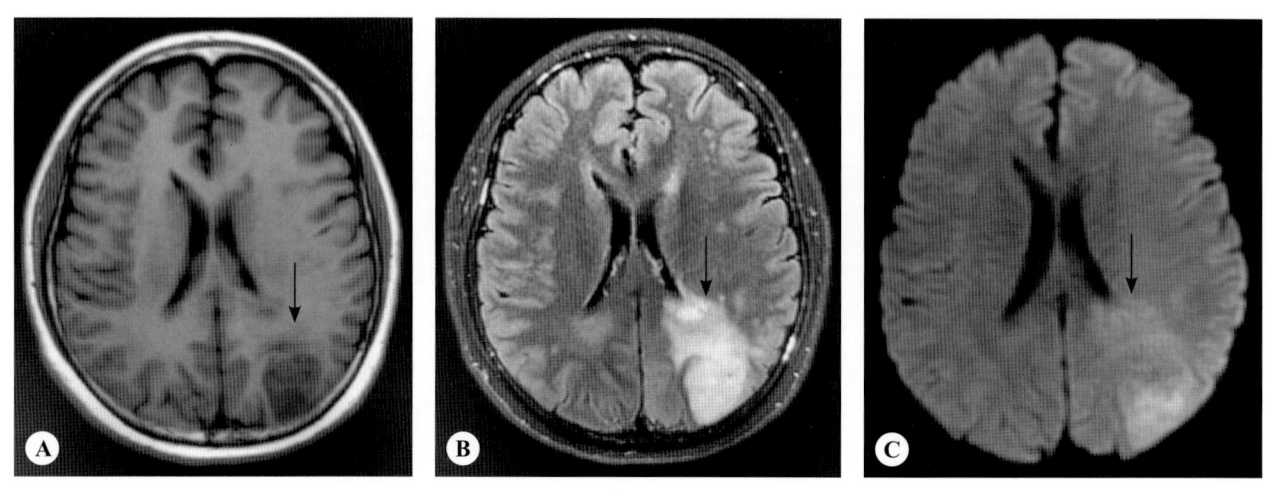

▲ 图 34-2 一线免疫单药治疗 2 个疗程颅脑 MR

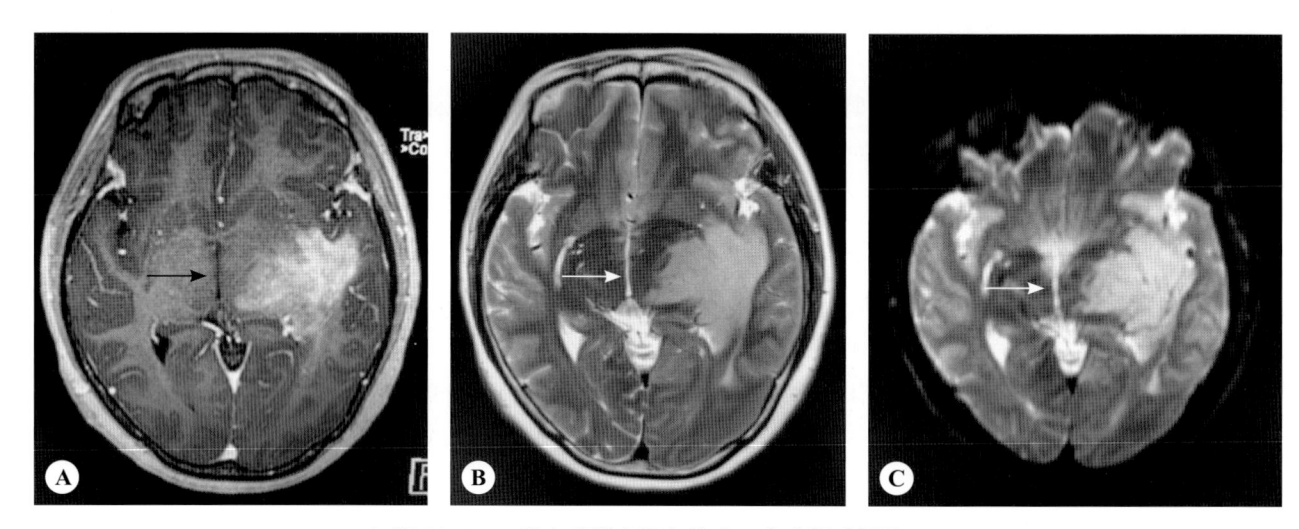

▲ 图 34-3 二线免疫联合靶向治疗 3 个疗程后颅脑 MR

份多发不规则结节状、片状异常信号影，范围较前增大，考虑转移瘤，未除外合并放疗后脑损伤可能；瘤周水肿，范围较前稍增大。左侧额叶皮层及皮层下脑白质片状异常信号灶，考虑脑水肿可能。中线结构向右移位，考虑大脑镰下疝。

3. 脑肿瘤手术治疗 2021 年 8 月 29 日患者在急诊全麻下行"荧光素钠辅助下左颞顶枕叶肿瘤显微切除＋硬脑膜修补术"。

术后病理：1（左枕叶肿物）、2（左枕叶肿物 2）符合胶质母细胞瘤，WHO Ⅳ级，*IDH* 野生型。免疫组化：ATRX（+），IDH1（-），GFAP（+），Olig-2（+），p53（95%+），MGMT（+），Ki-67（50%+），MLH1（+），PMS2（+），MSH2（-），MSH6（-）。结合患者具有微卫星不稳定结肠癌病史且影像提示脑肿瘤为多发性，需考虑 Turcot 综合征（错配修复性癌综合征）。

【诊疗小结】

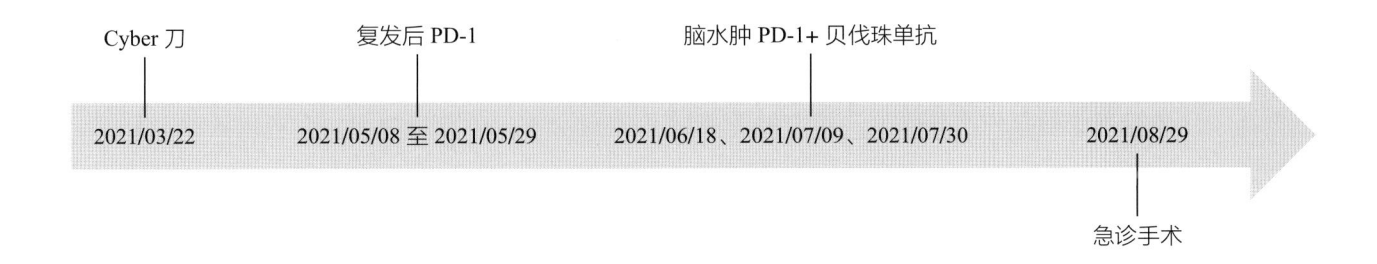

```
Cyber 刀                复发后 PD-1              脑水肿 PD-1+ 贝伐珠单抗

2021/03/22        2021/05/08 至 2021/05/29    2021/06/18、2021/07/09、2021/07/30        2021/08/29
                                                                                         │
                                                                                       急诊手术
```

【诊疗心得】

Turcot 综合征是临床罕见的脑肿瘤 – 肠息肉/癌综合征，分为两型：1 型（BTP1）指具有微卫星不稳定的肠癌伴脑肿瘤，脑肿瘤的类型多为多形性黄色星形细胞瘤或巨细胞性胶质母细胞瘤；2 型（BTP2）指具有 *APC* 基因突变的肠息肉或肠癌合并脑肿瘤，脑肿瘤类型是髓母细胞瘤。该病例为 Turcot 综合征 1 型患者，是一种特殊类型胶质母细胞瘤（glioblastoma，GBM），分子诊断为 MSI-H，经过免疫治疗单药和免疫联合抗血管靶向药治疗后，肿瘤并未得到很好的控制，患者病情最后还是出现进展，预后较差。当前，还未有免疫检查点抑制药批准用于 GBM 患者的治疗，GBM 中的 PD-L1 表达水平低、肿瘤突变负荷（TMB）低，肿瘤浸润性 T 细胞少可能是 GBM 免疫治疗效果不好的原因。尽管 PD-1 抗体被批准于 MSI-H 泛瘤种患者的治疗，但是因为在既往临床研究中并未入组相关患者，因此没有确切疗效数据。本例患者免疫治疗疗效欠佳提醒我们对这类罕见的疾病，仍需积累更多的循证医学证据。

（洪志岗　李丹丹　丁培荣）

病例 35　Lynch 综合征相关食管胃结合部腺癌免疫治疗后临床完全缓解

【病例汇报】

患者，女性，48 岁。于 2021 年 9 月因"进行性吞咽困难 2 个月"到外院就诊，同时伴有腰背部不适。患者查体未见明显异常。2021 年 9 月 17 日胃镜：食管下段距门齿 40cm 处见贲门，在贲门口可见一肿块，勉强可过镜，在胃底延伸至胃体上段小弯侧 56cm，可见 10cm×5cm 肿块。活检病理示：低分化腺癌。免疫组化：MLH1（–），PMS2（–），MSH2（+），MSH6（+）。基因检测提示 MSI-H，TMB-H，PD-L1 扩增阴性。2021 年 9 月 22 日 CT 示：①贲门黏膜增厚，浆膜层不完整，考虑贲门癌；②胃小弯侧脂肪间隙内肿大淋巴结，考虑淋巴结转移；③升结肠癌术后改变，未见肿瘤残留或复发征象；④子宫双附件术后缺如。临床诊断为食管胃结合部癌（cT$_4$N+M$_0$）。

既往史：1998 年 1 月因"右侧腹痛伴便血"到外院行肠镜检查诊断为升结肠癌。行"右半结肠切除术"，术后行 6 个疗程的化疗（具体不详）。2018 年 11 月体检发现子宫息肉伴子宫增厚在外院行诊刮活检，病理提示：子宫内膜中度不典型增生。2019 年 3 月行"预防性全子宫+双附件切除术"，术后病理示：中度不典型增生。家族史：姨妈患结肠癌。患者 2019 年 2 月 28 日外周血基因检测结果示：

MLH1 基因致病性变异（可变剪切，NM-00249.3：c.306+1G＞A）。

【初诊印象】

患者初始发病时为年轻女性，先后经历了右半结肠癌、子宫内膜不典型增生等 Lynch 相关肿瘤。家族中一位二级亲属也患有 Lynch 相关肿瘤。尽管因家族中患癌症亲属不足 2 例，不符合任何阿姆斯特丹临床诊断标准，但仍应高度怀疑。患者胚系基因检测提示 *MLH1* 致病性突变，可以确诊为 Lynch 综合征。

【治疗决策】

患者食管胃结合部癌属于局部进展期，侵犯贲门至胃体，侵犯浆膜，并有胃小弯旁淋巴结肿大。同时，IHC 结果显示为 dMMR，MSI-H，TMB-H，具体指标也支持为胚系 *MLH1* 突变加上等位基因突变引起的肿瘤，可行新辅助免疫治疗。

【治疗经过】

患者于 2021 年 9 月 30 日行帕博利珠单抗 200mg，每 3 周一次免疫治疗，1 个疗程；2021 年 10 月 21 日至 12 月 2 日行帕博利珠单抗 200mg，每 3 周一次＋伊匹木单抗 50mg，每 3 周一次联合免疫治疗，4 个疗程。2021 年 12 月 21 日复查 CT：病灶较前缩小，最厚处为 14mm，较大淋巴结短径约 10mm。患者吞咽困难、腰背部不适的症状明显缓解（图 35-1）。

2022 年 1 月 18 日至 7 月 29 日行帕博利珠单抗 200mg 免疫治疗 10 个疗程。2022 年 3 月 15 日、2022 年 6 月 10 日复查 CT：病灶最厚处 10mm，较大淋巴结短径约 6mm。2022 年 3 月 25 日胃镜检查：贲门稍窄，后壁见 20mm×25mm 溃疡，胃底、胃体未见病灶（图 35-3）。2022 年 4 月 6 日 ctDNA 检测阴性。疗效评价 cCR。患者症状基本消失（图 35-2）。

【诊疗心得】

该病例是一例典型的 Lynch 综合征患者，经胚系基因检测确诊为 *MLH1* 致病性变异，IHC 提示

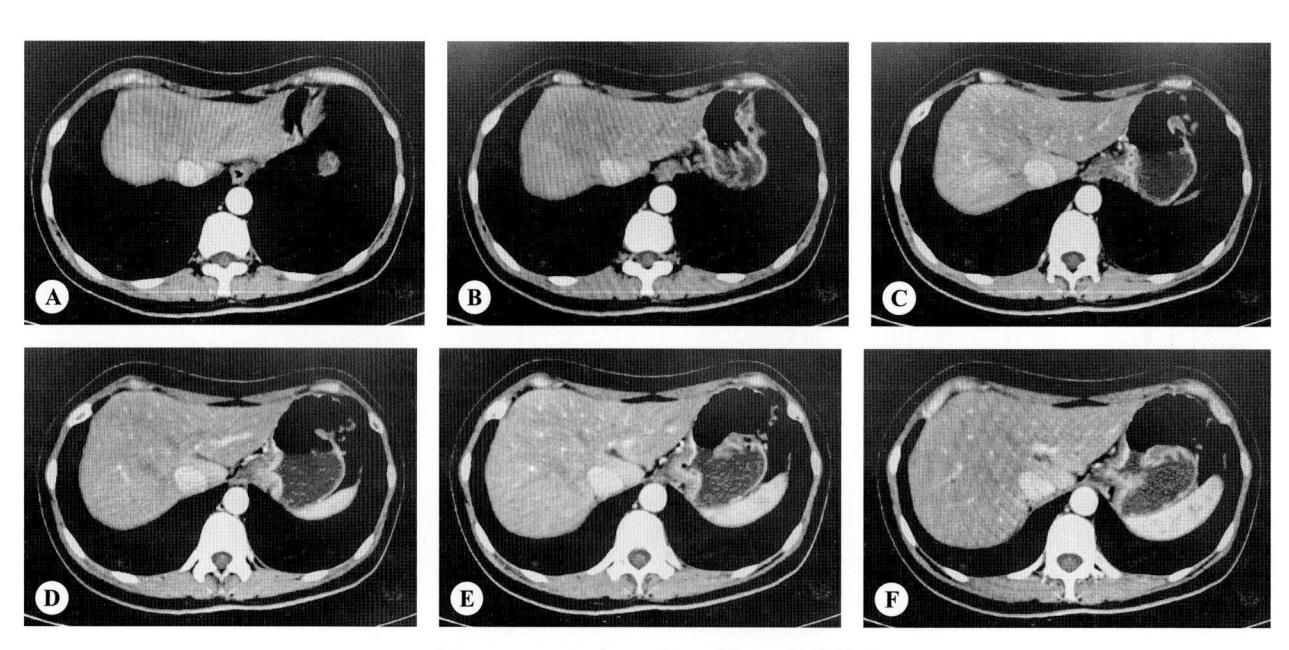

▲ 图 35-1 2021 年 12 月 21 日 CT 复查结果

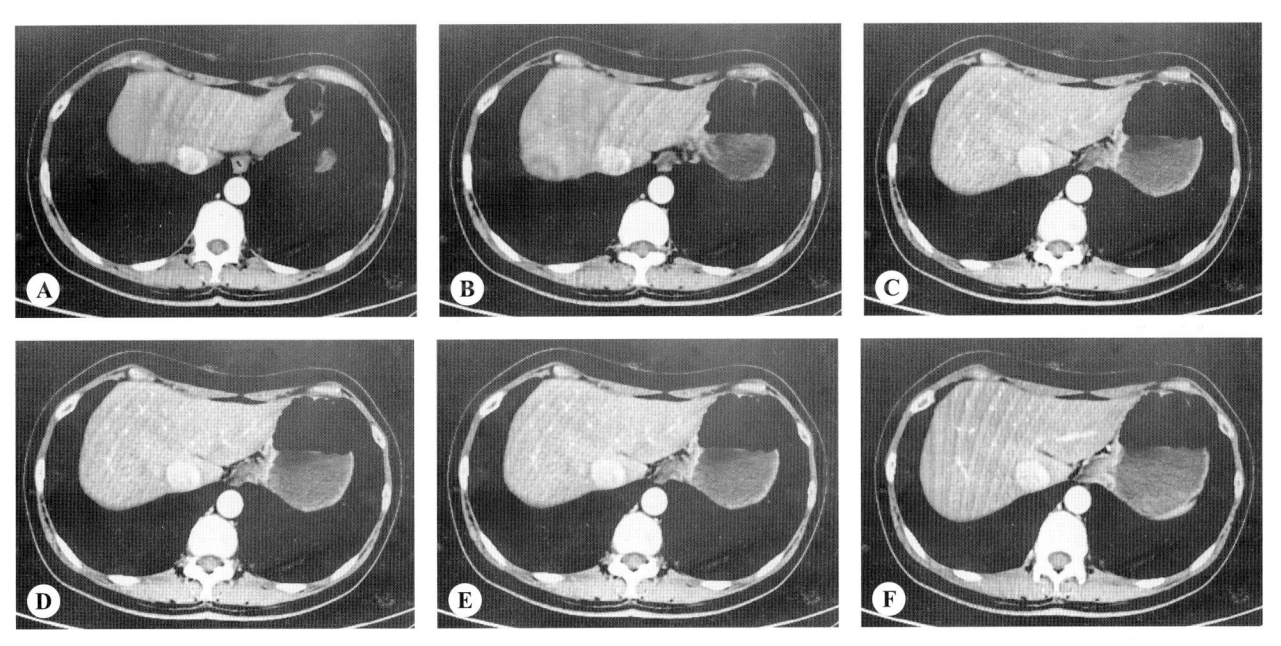

▲ 图 35-2　2022 年 3 月 15 日和 2022 年 6 月 10 日 CT 复查结果

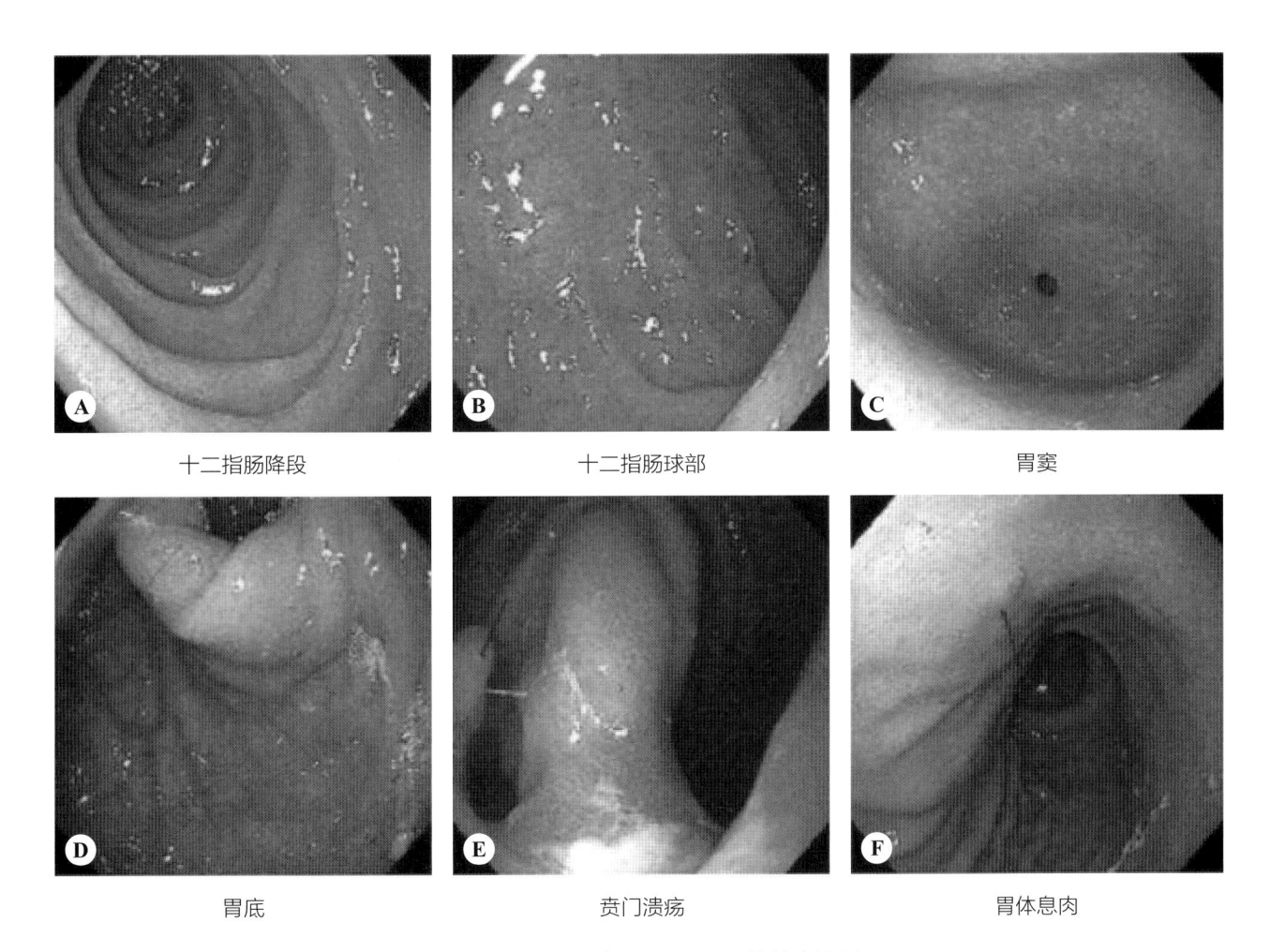

| A 十二指肠降段 | B 十二指肠球部 | C 胃窦 |
| D 胃底 | E 贲门溃疡 | F 胃体息肉 |

▲ 图 35-3　2022 年 3 月 25 日胃镜检查结果

dMMR，基因检测为 MSI-H，TMB-H。而 Hampel 等研究表明，Lynch 综合征患者有约 30% 表现为 Lynch 相关肿瘤以外的肿瘤。目前对于普通的食管胃结合部癌，PD-L1 的 CPS 是预测疗效的重要指标，本患者 PD-L1 扩增阴性，预计疗效不佳。但是，Keynote-062 研究表明，帕博利珠单抗单药组的 DOR 优于单纯化疗组（13.7% vs. 6.8%），且这一结果在 MSI-H 肿瘤中更为显著，与 PD-L1 CPS 无明显相关性。CTLA-4 抗体通过抑制 CTLA-4 的负性调节性 T 细胞功能，可望增强 PD-1 抗体的免疫疗效。伊匹木单抗（Y 药）与 O 药的联合应用已经证实双免疫治疗对胃食管连接部肿瘤的疗效，但在治疗过程中需注意双免治疗有可能增加免疫治疗不良反应，应加强全程管理。

（许燕波　丁培荣）

病例 36　采用多重连接探针扩增技术检测确诊 NGS 漏诊的 Lynch 综合征

【病例汇报】

患者，男性，32 岁。因"大便性状改变伴腹痛 3 月余"于 2021 年 9 月就诊。既往史：2019 年左膝半月板手术。家族史：叔叔患肠癌，爷爷患食管贲门癌。此外，进一步行辅助检查，肿瘤标志物：CEA 为 3.28ng/ml，CA19-9 为 12.52U/ml；胸腹盆增强 CT（图 36-1）：横结肠偏左侧肠壁环形不规则增厚，考虑肠癌可能性大，病变侵犯肠周脂肪间隙；肠周多个淋巴结，考虑转移；肠镜：距肛门 40cm 结肠近脾曲可见隆起性肿物堵塞肠腔，大小约 4cm×3cm×3cm，镜身无法通过（图 36-2）；活检：中分化腺癌，IHC：MSH2（-）、MSH6（±，建议行 MSI 检测），PMS2（+），MLH1（+）；MSI 检测：MSI-H。

初步诊断：横结肠癌近脾曲，$cT_{4a}N+M_0$，dMMR，MSI-H。

【治疗经过】

考虑患者为 dMMR，MSI-H，2021 年 9 月 30 日至 2021 年 12 月 2 日予以卡瑞利珠单抗 + 阿帕替尼

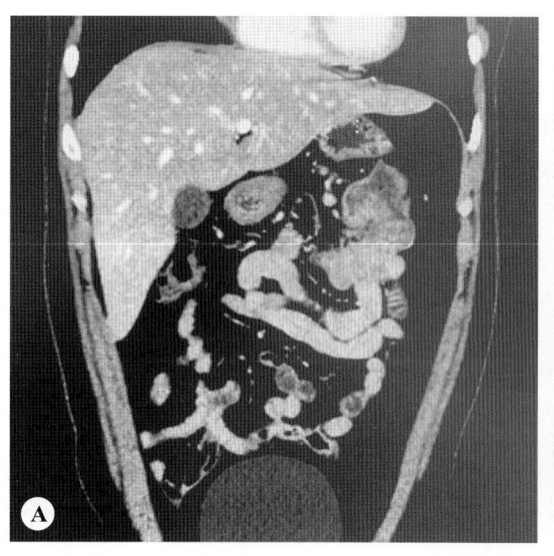

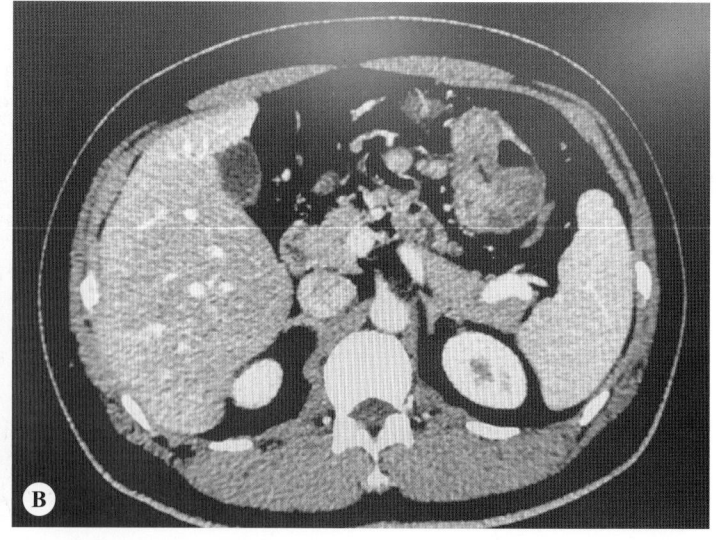

▲ 图 36-1　胸腹盆增强 CT：横结肠偏左侧肠壁环形不规则增厚，考虑肠癌可能性大，病变侵犯肠周脂肪间隙；肠周多个淋巴结，考虑转移

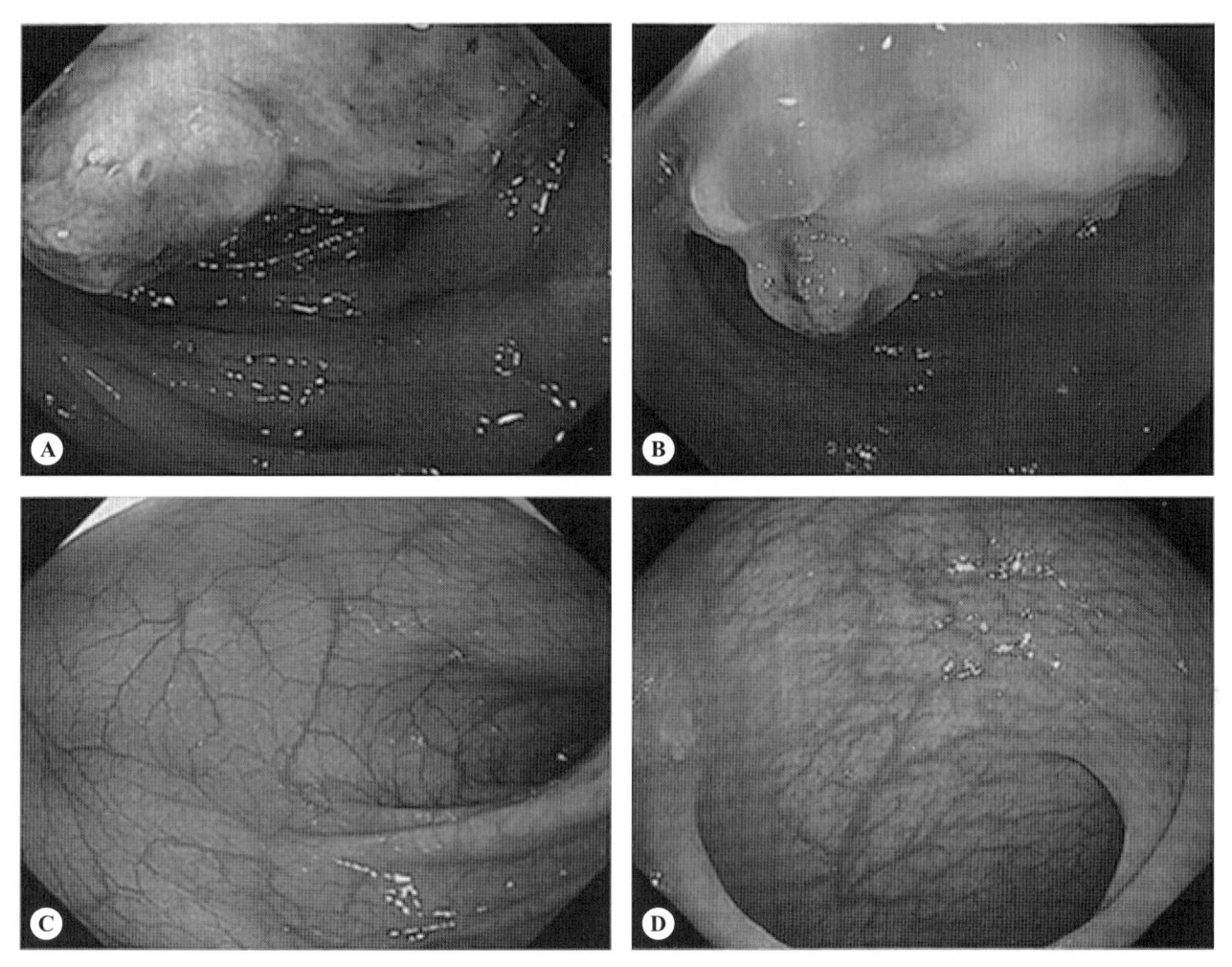

▲ 图 36-2　肠镜示距肛门 40cm 结肠近脾曲可见隆起性肿物堵塞肠腔，大小约 4cm×3cm×3cm，镜身无法通过

新辅助治疗 4 个疗程，过程顺利，主要不良反应为收缩压 1 度升高，反应性毛细血管增生。

【疗效评价】

2021 年 12 月 16 日胸腹增强 CT 复查（图 36-3）：横结肠偏左侧肠壁环形不规则增厚，符合结肠癌，病变范围较前缩小，肠周淋巴结考虑转移，较前缩小。

2021 年 12 月 17 日肠镜复查（图 36-4）：距肛门 40cm 结肠近脾曲可见隆起性肿物，较前缩小。

【后续治疗过程】

4 个疗程疗效评价 PR，肿瘤缩小明显，此时可考虑手术切除，患者及家属要求继续免疫治疗，如达到完全缓解则观察；因患者反应性毛细血管增生明显，遂改用帕博利珠单抗治疗。

2021 年 12 月 24 日至 2022 年 2 月 28 日继续 PD-1 抗体治疗 4 个疗程，过程顺利。

【再次复查】

2022 年 3 月 14 日胸腹 CT 复查（图 36-5）：横结肠癌免疫治疗后，对比前片，原发灶与淋巴结较前缩小。

2022 年 3 月 16 日肠镜（图 36-6）：横结肠黏膜粗糙，充血，管腔狭窄，肠镜勉强通过。

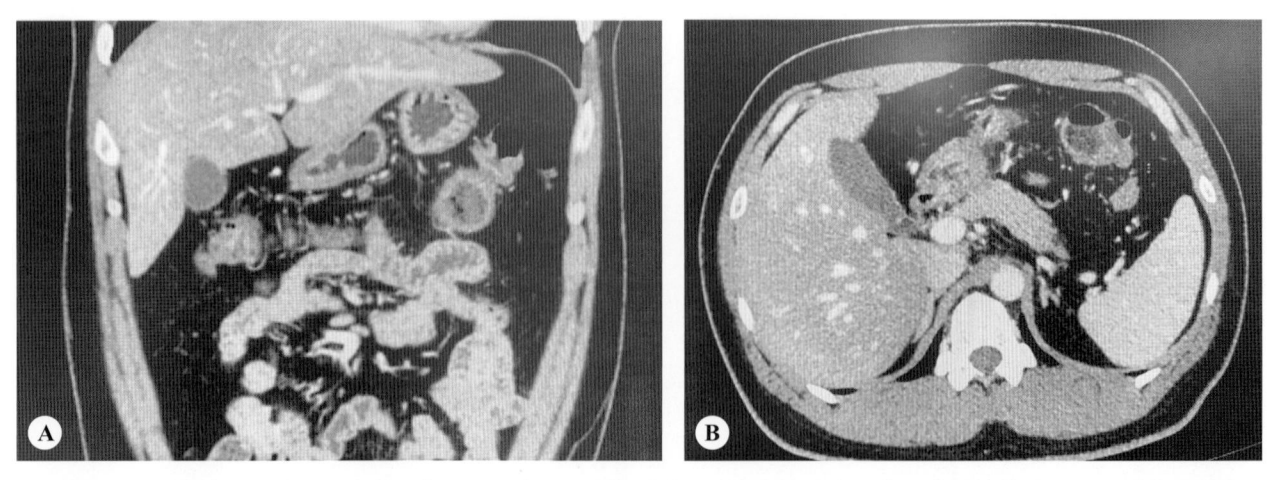

▲ 图 36-3　胸腹 CT 结果示横结肠偏左侧肠壁环形不规则增厚，符合结肠癌，病变范围较前缩小，肠周淋巴结考虑转移，较前缩小

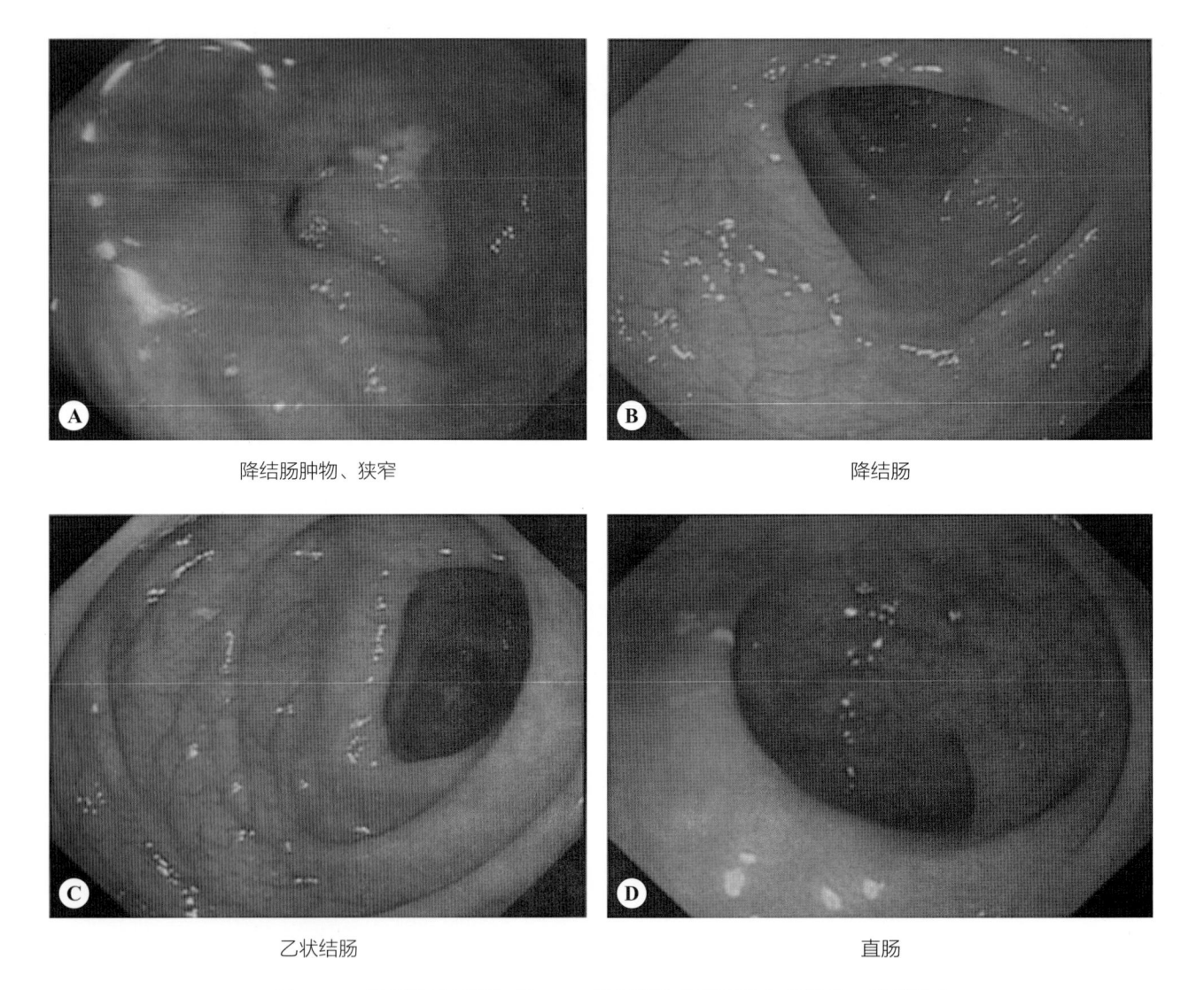

降结肠肿物、狭窄　　　　　　　　　　　　　　降结肠

乙状结肠　　　　　　　　　　　　　　直肠

▲ 图 36-4　肠镜结果示距肛门 40cm 结肠近脾曲可见隆起性肿物，较前缩小

下篇 实战病例

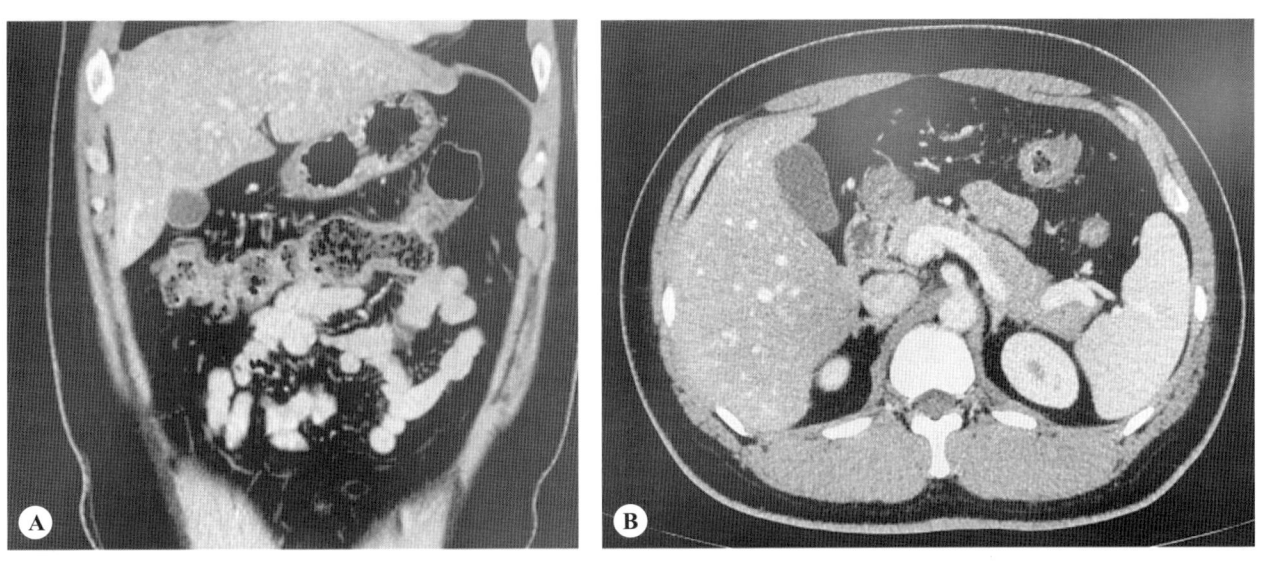

▲ 图 36-5 横结肠癌免疫治疗后对比前片，胸腹 CT 复查结果示原发灶与淋巴结较前缩小

回肠末端未见异常

回盲瓣未见异常

横结肠黏膜粗糙，狭窄

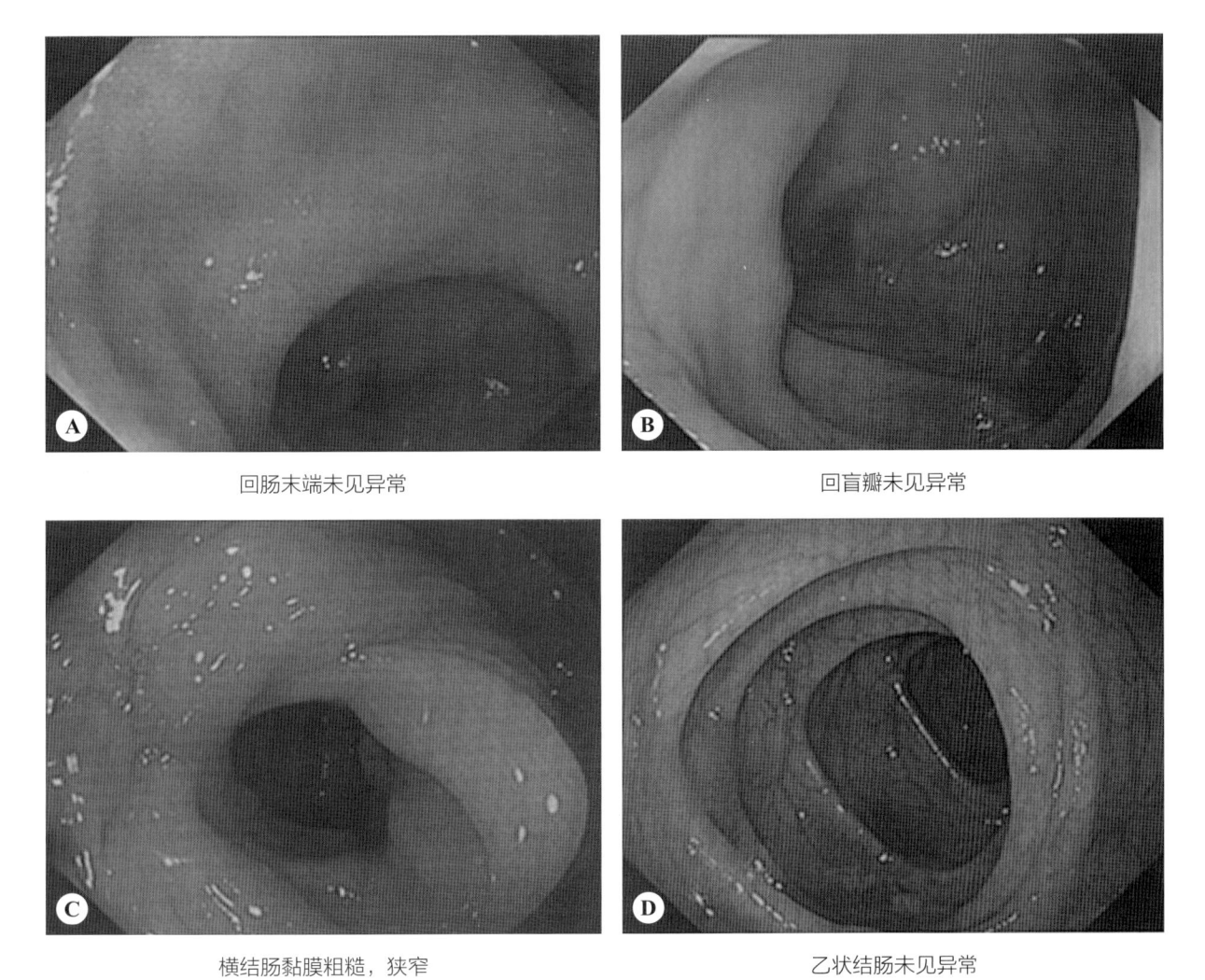

乙状结肠未见异常

▲ 图 36-6 肠镜复查结果示横结肠黏膜粗糙、充血，管腔狭窄，肠镜勉强通过

【诊疗小结】

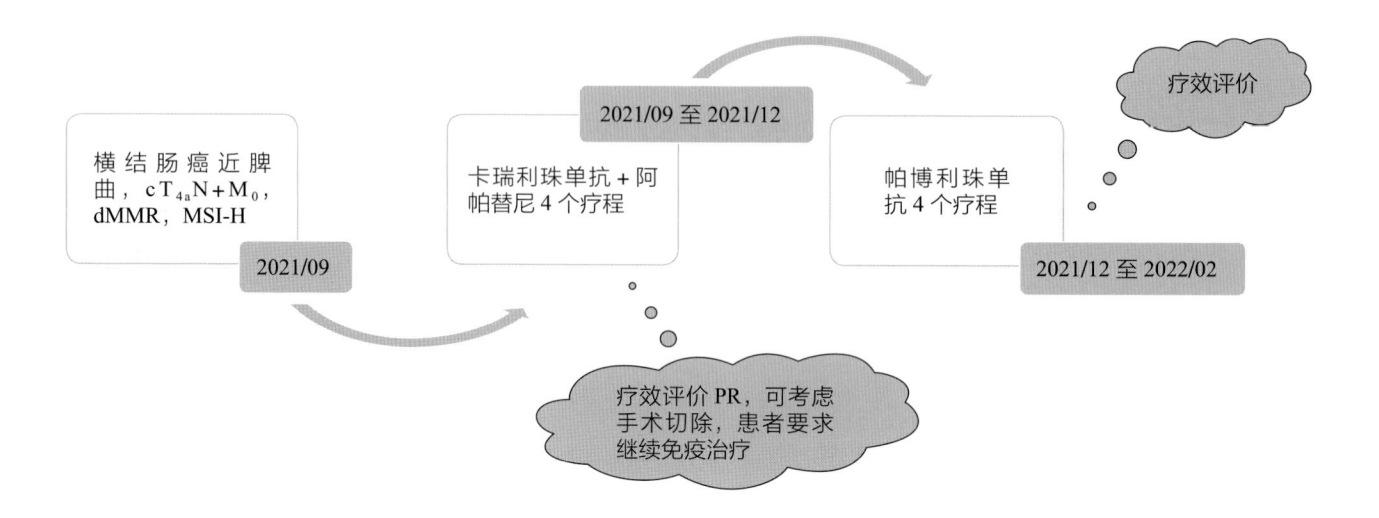

```
横结肠癌近脾           2021/09 至 2021/12
曲，cT₄ₐN₊M₀，     卡瑞利珠单抗+阿          帕博利珠单          疗效评价
dMMR，MSI-H        帕替尼 4 个疗程           抗 4 个疗程
         2021/09                            2021/12 至 2022/02

            疗效评价 PR，可考虑
            手术切除，患者要求
            继续免疫治疗
```

【遗传咨询】

经问询后发现患者有肿瘤家族史：三叔 39 岁诊断为结直肠癌，爷爷 50 岁因食管贲门癌去世，提示该家系可能是家族性肿瘤。对患者父亲进行肠镜筛查，发现息肉，活检病理提示为低分化腺癌，并安排手术治疗，IHC 提示 MSH2 缺失，结合家族史和发病年龄，临床高度怀疑 Lynch 综合征。

2021 年 11 月行 1021 个基因检测，NGS 结果提示 MSI-H，TMB-H（60mut/Mb），但是未发现明确致病的胚系变异，未发现 *MSH2* 致病变异。后续患者父亲同样行 NGS 检查（与患者 NGS 检测方法学相同），结果提示 MSI-H，TMB-H（157mut/Mb），同样未发现明确致病的胚系变异，未发现 *MSH2* 致病变异。

基于目前 NGS 检测和数据分析方法的局限性，临床医生和分子诊断科医生商议后，决定针对 *MSH2* 基因对患者及父亲的 NGS 数据做重分析，结果发现两者具有相同的 *MSH2* 基因大片段缺失，最终确定该家族存在 *MSH2* 致病变异。

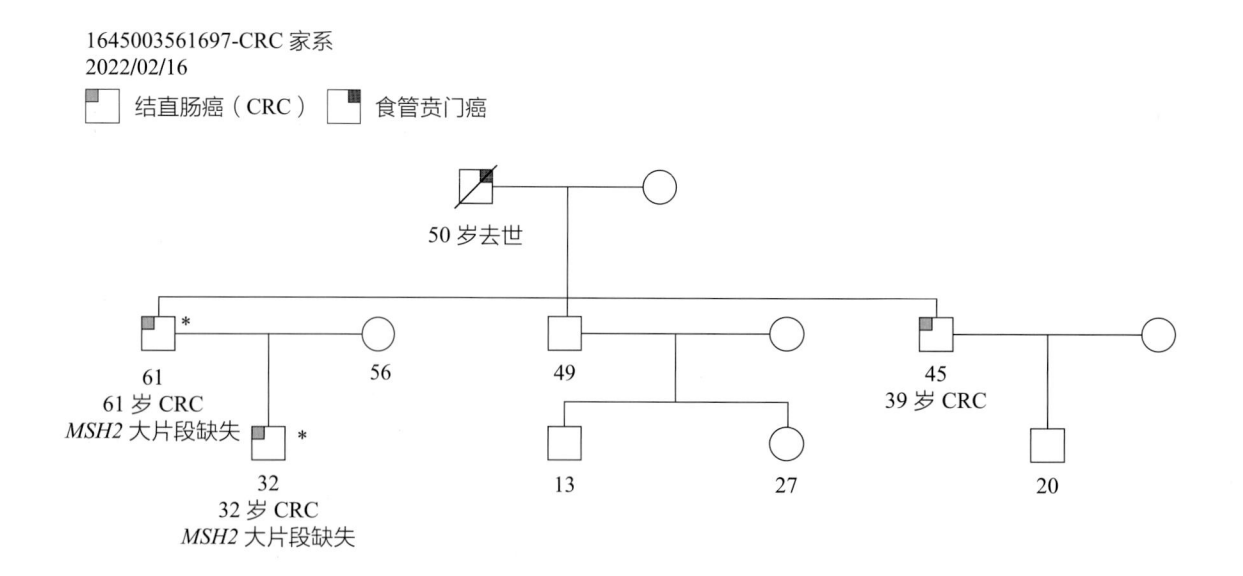

1645003561697-CRC 家系
2022/02/16

▨ 结直肠癌（CRC）   ◫ 食管贲门癌

```
                        50 岁去世

         61*            49              45
      61 岁 CRC                       39 岁 CRC
    MSH2 大片段缺失
         32*           13    27         20
      32 岁 CRC
    MSH2 大片段缺失
```

184

【诊疗心得】

该病例的亮点在于 Lynch 综合征的确诊过程。患者有多个肿瘤家族史，32 岁确诊结肠癌，IHC 结果提示 MSH2 缺失，患者父亲 IHC 结果同样为 MSH2 蛋白缺失，因此临床强烈怀疑患者是 Lynch 综合征的 *MSH2* 致病变异携带者，但是初步基因检测未发现胚系突变。检测结果与临床诊断出现矛盾，因此临床医生通过与分子诊断科医生的充分沟通，加做 MLPA 检测，最终发现 *MSH2* 基因大片段缺失，确诊 Lynch 综合征。

该病例启发我们，二代测序方法学存在局限性，即只能检测小片段插入突变、小片段缺失突变或点突变，而不能检测大片段缺失。因此，当临床高度怀疑 Lynch 综合征但常规检测未发现致病突变时，可考虑加做 MLPA 检测。同时，临床医生与分子诊断科医生的充分沟通也是十分必要的。这个病例的一个特点是结肠癌免疫治疗后的器官保全。结肠癌新辅助免疫治疗后病理完全缓解率高达 70%，但是这些患者在影像学上通常还有明显的软组织影。因此也阻碍了器官功能保全策略的应用。对于部分影像学和内镜呈现完全缓解并有器官保全需求的患者，给予观察等待疗法也是合理的选择。

（张陈智　丁培荣）

病例 37　MSS 晚期肠癌，安罗替尼 +PD-1 抗体获得缓解

【病例汇报】

患者 2016 年 12 月体检发现乙状结肠占位，肠镜检查示距肛门 20～25cm 处见一不规则新生物，占据 2/3 周管腔，镜身能通过，质韧，活检易出血。2016 年 12 月 18 日行腹腔镜下乙状结肠癌根治术。术后病理：乙状结肠溃疡型腺癌，中分化，3cm×3cm 大小，侵及浆膜下脂肪组织；送检上、下切缘未见癌累及；肠系膜淋巴结见癌转移（10 枚中有 3 枚）。2017 年 1 月至 6 月于外科予 XELOX 方案术后辅助化疗 7 次，末次化疗时间为 2017 年 6 月 19 日。

2018 年 6 月发现 CEA、CA19-9 升高，行胸腹部 CT 检查（图 37-1）：直肠癌术后，两肺多发转移瘤，肝右叶多发转移。腹膜后淋巴结肿大。肝脏 MRI 显示直肠癌结果：肝右叶多发转移瘤，两肺多发转移瘤。基因检测：*KRAS/NRAS/BRAF* 野生型，微卫星稳定型，TMB 状态未知。

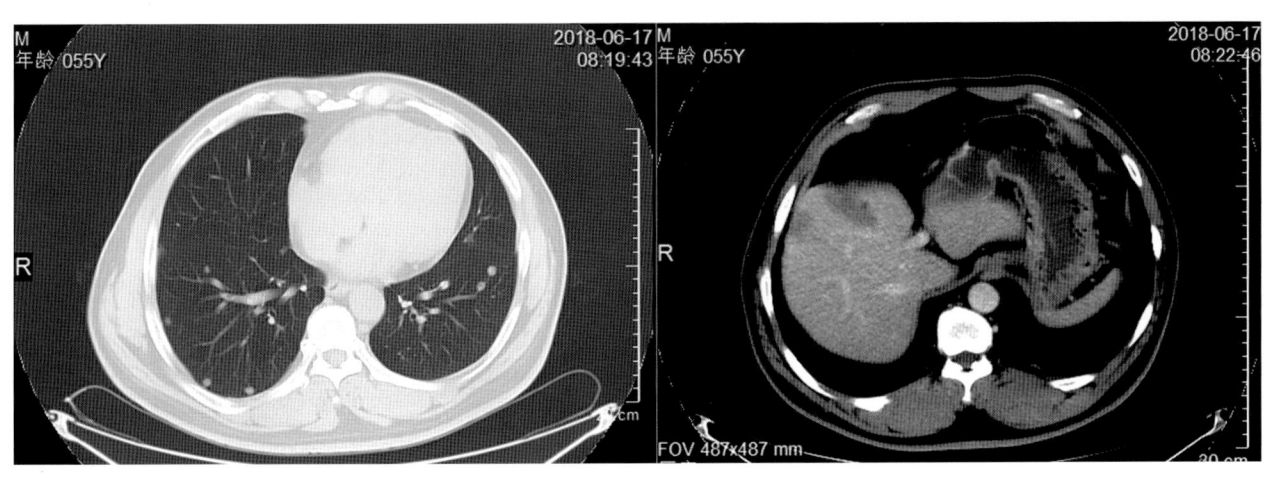

▲ 图 37-1　2018 年 6 月患者 CT 检查结果

【治疗经过】

患者2018年6月20日、7月5日、7月19日、8月2日予西妥昔单抗联合XELIRI方案化疗4个疗程。2018年8月17日复查CT（图37-2）：两肺多发转移瘤，较前（2018年6月17日）数目减少，密度变淡；肝右叶多发异常密度灶，部分考虑转移。腹膜后淋巴结肿大。评估病情PR。

2018年8月17日、9月6日、9月19日继续原方案化疗3个疗程。后患者要求停用伊立替康，2018年10月9日、10月24日予西妥昔单抗联合卡培他滨化疗2个疗程。2018年11月9日复查CT评估病情SD。2018年11月12日、11月28日、12月14日、12月29日，以及2019年1月18日继续予西妥昔单抗联合卡培他滨化疗5个疗程。2019年2月15日复查CT（图37-3）示肺部病灶增多、增大，评估病情PD。

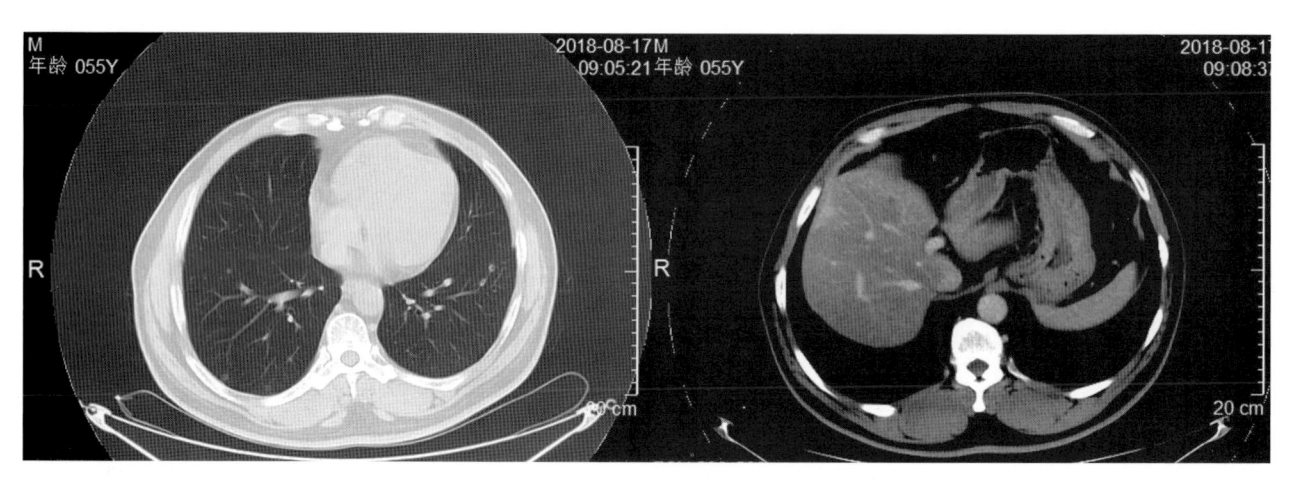

▲ 图37-2 2018年8月患者CT复查结果

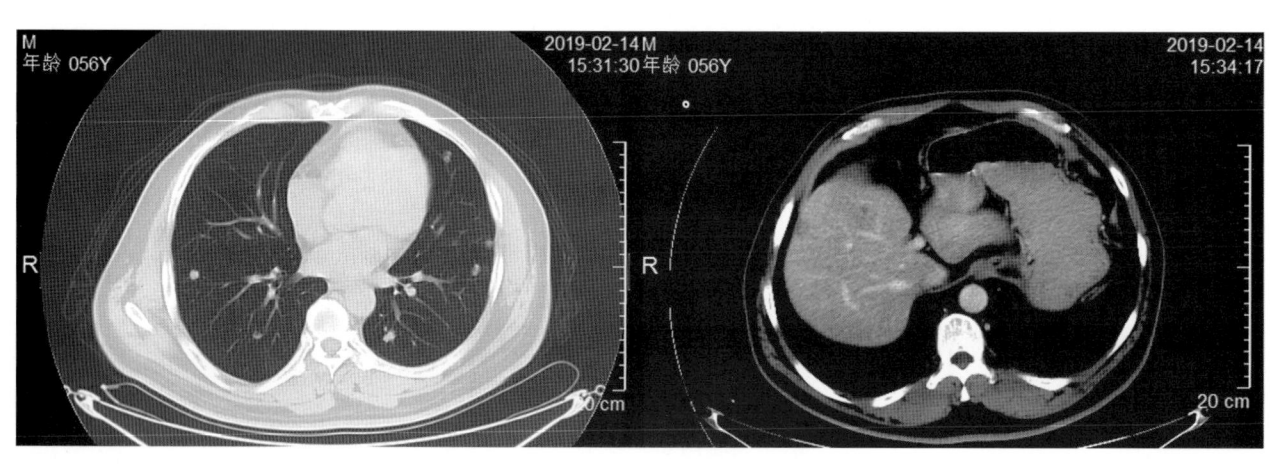

▲ 图37-3 2019年2月患者CT复查结果

2019年2月19日、3月14日予贝伐珠单抗联合奥沙利铂+雷替曲塞化疗2个疗程，患者3月14日奥沙利铂化疗后出现过敏。2019年4月2日复查CT评价疗效SD。2019年4月15日、5月16日、6月19日予贝伐珠单抗联合伊立替康+雷替曲塞化疗3个疗程。2019年7月18日复查CT评估肺部病灶PD（图37-4）。

2019年7月22日起口服瑞戈非尼120mg每天一次，第1～21天。但因患者不能耐受，2019年8月21日予替吉奥联合阿帕替尼0.25g每天一次。2019年11月11日复查CT示双肺、肝脏病灶PD（图37-5）。

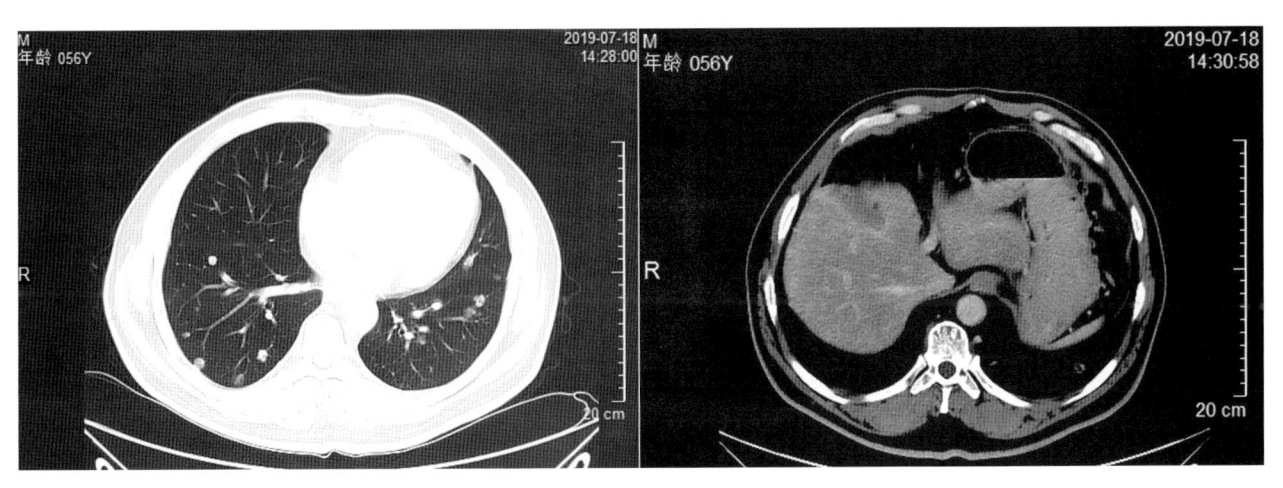

▲ 图 37-4 2019 年 7 月患者 CT 复查结果

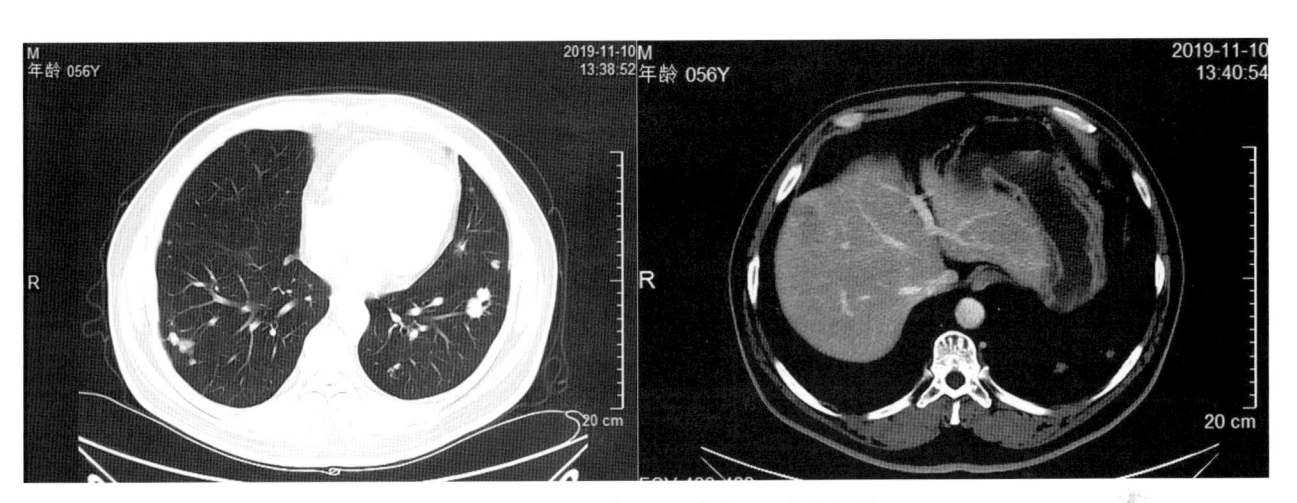

▲ 图 37-5 2019 年 11 月患者 CT 复查结果

患者要求继续口服瑞戈非尼，2019 年 11 月 11 日起予瑞戈非尼减量至 80mg 每天一次，第 1~21 天口服。但仍耐受性较差，后改予口服呋喹替尼 3 个疗程。2020 年 10 月 19 日复查 CT 评估病情 PD（图 37-6）。

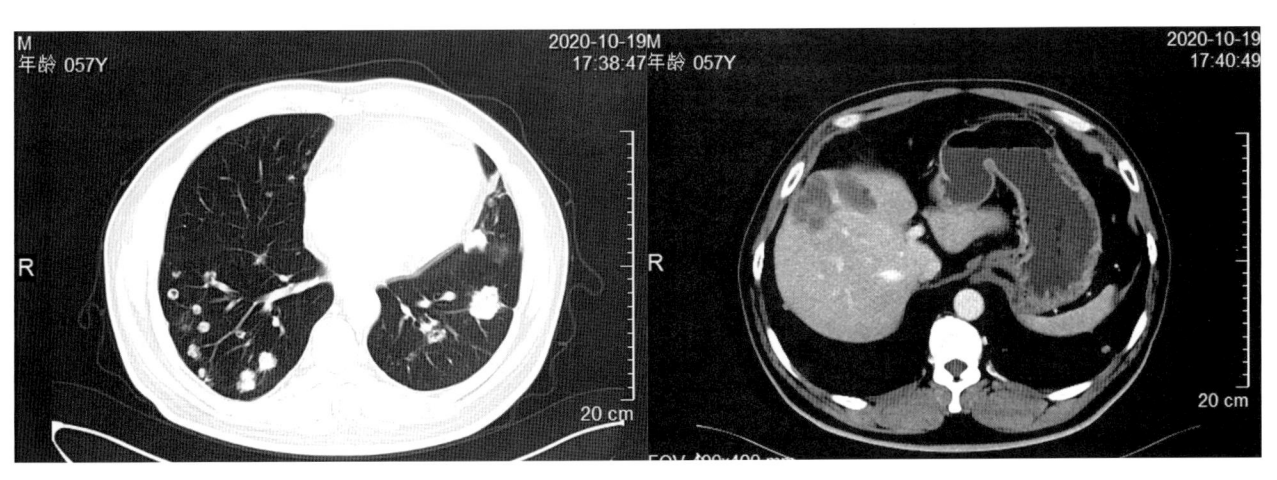

▲ 图 37-6 2020 年 10 月患者 CT 复查结果

2020年10月27日、11月27日、2021年1月5日、2月2日起予西妥昔单抗联合mFOLFOXIRI化疗4个疗程。2021年3月9日复查CT再次评估病情PD（图37-7）。

2021年3月11日、3月31日、4月21日、5月13日起改予信迪利单抗200mg联合安罗替尼12mg，口服每天一次，第1~14天，每3周一次治疗。2021年5月13日复查CT示两肺病灶较2021年3月9日明显缩小（图37-8）。

2021年7月1日继续予信迪利单抗200mg联合安罗替尼每3周一次抗肿瘤治疗，2021年9月16日复查CT评估病情SD（图37-9）。

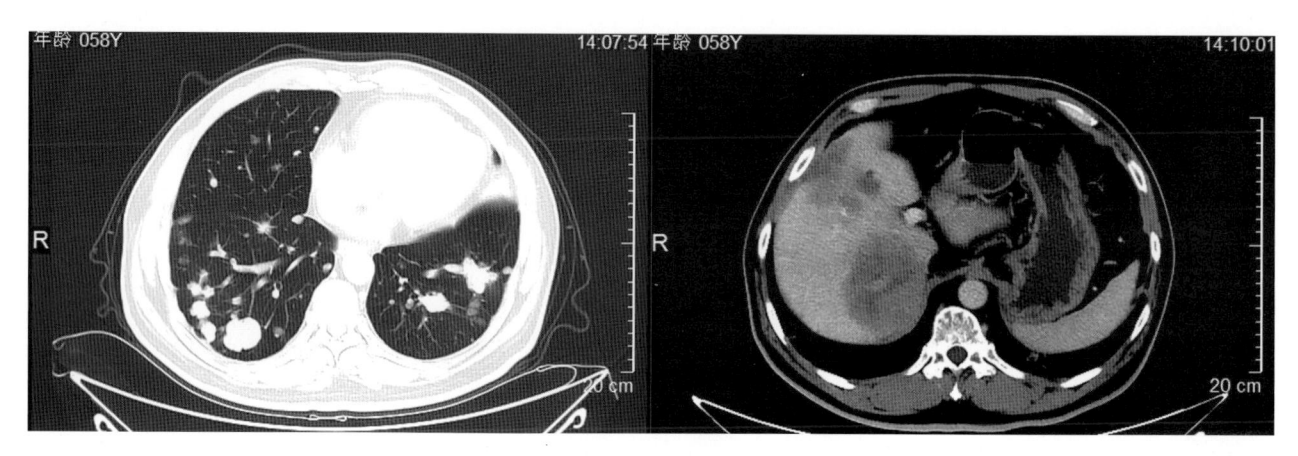

▲ 图37-7 2021年3月患者CT复查结果

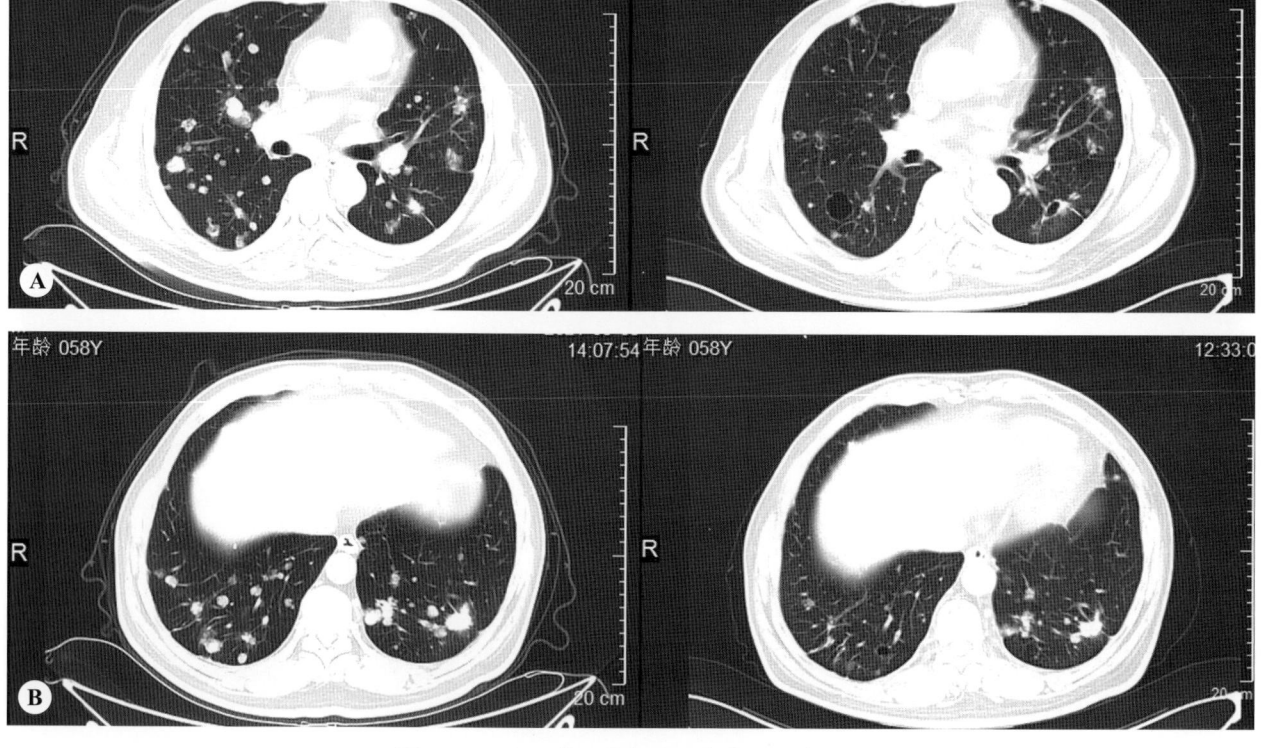

▲ 图37-8 2021年3月与5月患者CT结果对比

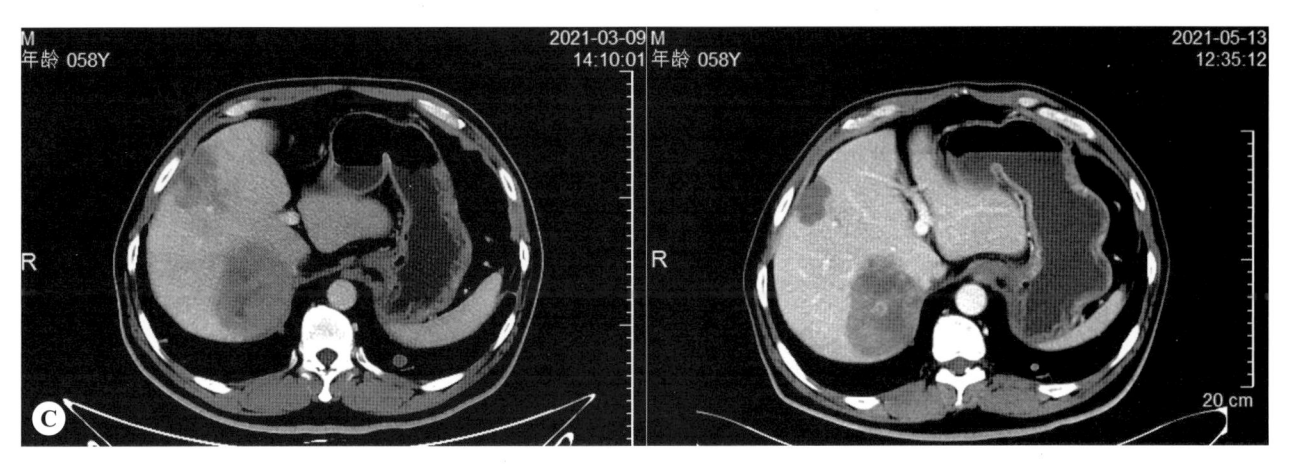

▲ 图 37-8（续） 2021 年 3 月与 5 月患者 CT 结果对比

2022 年 3 月患者感右上肢、右股骨疼痛明显，2022 年 4 月 8 日复查 CT 示全身病灶广泛进展，2022 年 8 月患者死亡，PFS 13 个月，OS 17 个月。

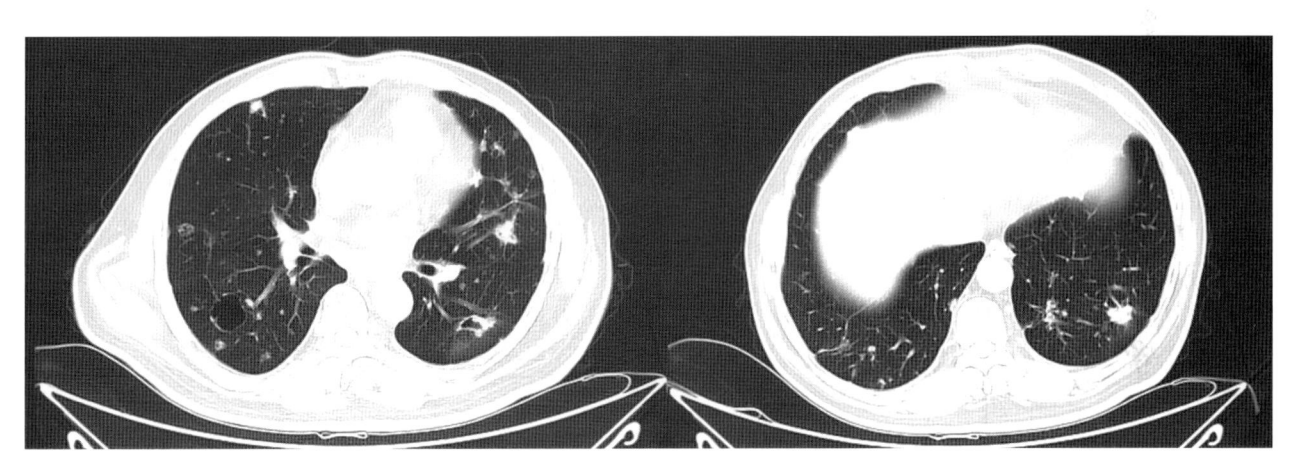

▲ 图 37-9 2021 年 9 月患者 CT 复查结果

【诊疗小结】

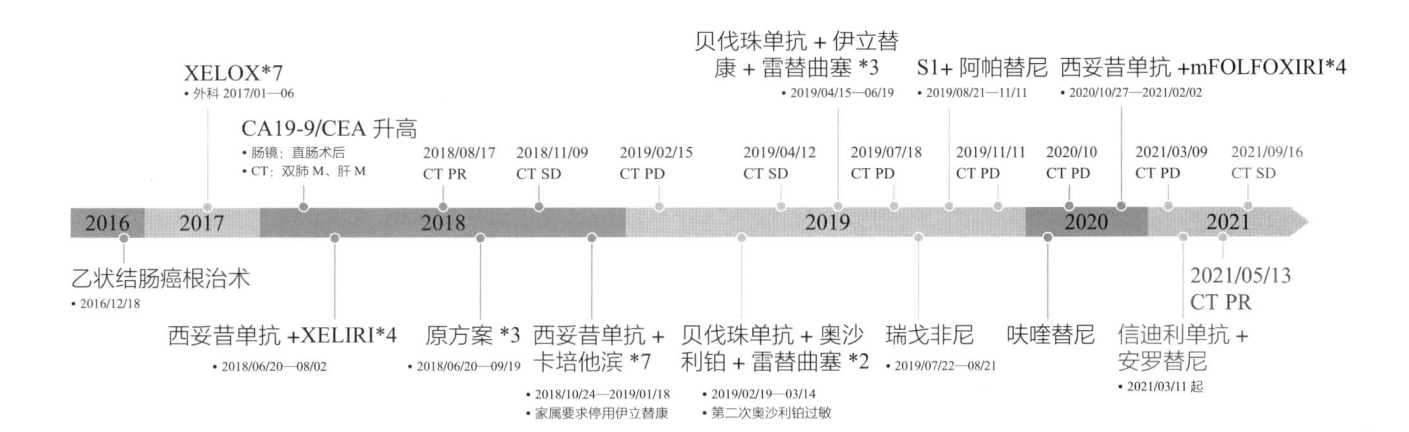

【诊疗心得】

MSS/pMMR 肠癌作为免疫检查"潜在人群"，免疫检查点抑制药无论是后线治疗、一线治疗还是围术期治疗都处于探索阶段，我们仍在尝试如何进一步筛选潜在获益患者，以及联合其他综合治疗手段提高疗效。后线治疗探索道路虽然艰难，但已初现曙光，目前国内外多项研究均在探索免疫联合抗血管生成 TKI 治疗在 MSS 型 mCRC 三线治疗的疗效。对于进入三线治疗时体力状态较好的 mCRC 患者，在临床上可进行大胆尝试免疫疗法。该患者自 2018 年 6 月发现肝、肺转移，经多线化疗、靶向治疗后病情仍持续进展，更换抗 PD-1 联合安罗替尼后肺部病灶明显缩小且耐受性较好，未发生免疫相关不良反应。

（胡文蔚）

病例 38　MSS 肠癌晚期一线三药 + 靶向 + 免疫治疗

【病例汇报】

患者，男，51 岁。2020 年 9 月 1 日因间断便血 2 个月于外院就诊，肠镜示：直肠距肛门 15cm 处可见菜花样肿物，表面出血，肠腔狭窄，肠镜难以通过。病理示：腺上皮呈高级别上皮内瘤变，腺癌可能性大。PET/CT 示：①乙状结肠恶性肿瘤并邻近肠系膜多发淋巴结转移；②肝内多发转移；③左侧输尿管下段受侵可能，左输尿管中上段及左肾盂扩张积水。为行进一步治疗就诊我院。基线查体：浅表淋巴结（−），心肺腹（−）。家族史：无特殊。

2020 年 9 月 7 日就诊我院，血红蛋白 60g/L。病理会诊示：(直肠距肛门 15cm 处活检) 腺癌。IHC 示：MLH1（＋），PMS2（＋），MSH6（＋），MSH2（＋）。基因检测示：*NRAS* G12D 突变，*KRAS*、*BRAF* 野生型。

【初诊印象】

该患者中年男性，ECOG 0 分，左半结肠癌侵及输尿管，伴肝脏多发转移，合并重度贫血，肠腔狭窄，pMMR，*NRAS* 突变。结合上述检测结果，患者诊断为：①乙状结肠癌 $cT_{4b}N+M_1$（肝脏多发 M）Ⅳ期 *NRAS* 突变，BRAF/KRAS（−），pMMR；②重度贫血。

患者为左半肠癌侵犯输尿管，肝脏多发转移，肿瘤负荷大，初始不可切，*NRAS* 突变型，预后差。治疗目的以姑息减症为主。一线治疗推荐靶向联合双药/三药化疗，但该患者合并消化道出血、重度贫血、肠腔狭窄，肠梗阻风险高，暂不建议联合贝伐珠单抗靶向治疗。而单纯化疗疗效有限，要缓解症状，方案的选择上需要在不良反应可以耐受的情况下快速缩小肿瘤。

2020 年 ASCO 公布的 CheckMate-142 研究中，纳武利尤单抗 + 伊匹木单抗一线治疗 MSI-H 结直肠癌显示出持续的临床获益。Ⅲ期的 Keynote-177 研究进一步证实，对于 MSI-H 的结直肠癌患者，一线接受免疫单药的疗效优于靶向联合化疗。尽管 MSS/pMMR 型肠癌对于单药免疫治疗不能获益，但目前临床研究对于免疫 plus 模式仍在不断探索。该患者一线使用 PD-1+FOLFOXIRI 方案，由于便血因素，贝伐单抗暂推迟执行，治疗期间密切监测治疗不良反应。

【一线姑息治疗及不良反应】

2020 年 9 月至 11 月行信迪利单抗 +FOLFOXIRI 方案第 1~3 个疗程治疗，3 个疗程治疗后患者便血情况明显好转，血红蛋白为 96g/L。2020 年 11 月至 12 月行贝伐珠单抗 + 信迪利单抗 +FOLFOXIRI

方案第 4～5 个疗程治疗，期间肿瘤标志物持续下降，影像学检查肝脏转移灶较前缩小，乙状结肠部分层面稍显缩小（因患者首次为外院 PET/CT，无法具体对比片子），但患者便血及排便困难症状虽有好转但始终存在。2020 年 12 月复查肠镜示：直乙交界肿物并管腔明显狭窄伴出血。2020 年 1 月 11 日行"剖腹探查 + 乙状结肠双腔造口术"，术后患者恢复可。术后 2021 年 2 月继续信迪利单抗 +FOLFOXIRI 方案第 7 个疗程治疗，2021 年 3 月至 5 月开始行贝伐珠单抗 + 信迪利单抗 +FOLFOXIRI 方案第 8～12 个疗程治疗。一线治疗期间 I 度骨髓抑制，影像学检查肝脏病变缩小 SD（图 38-1）。

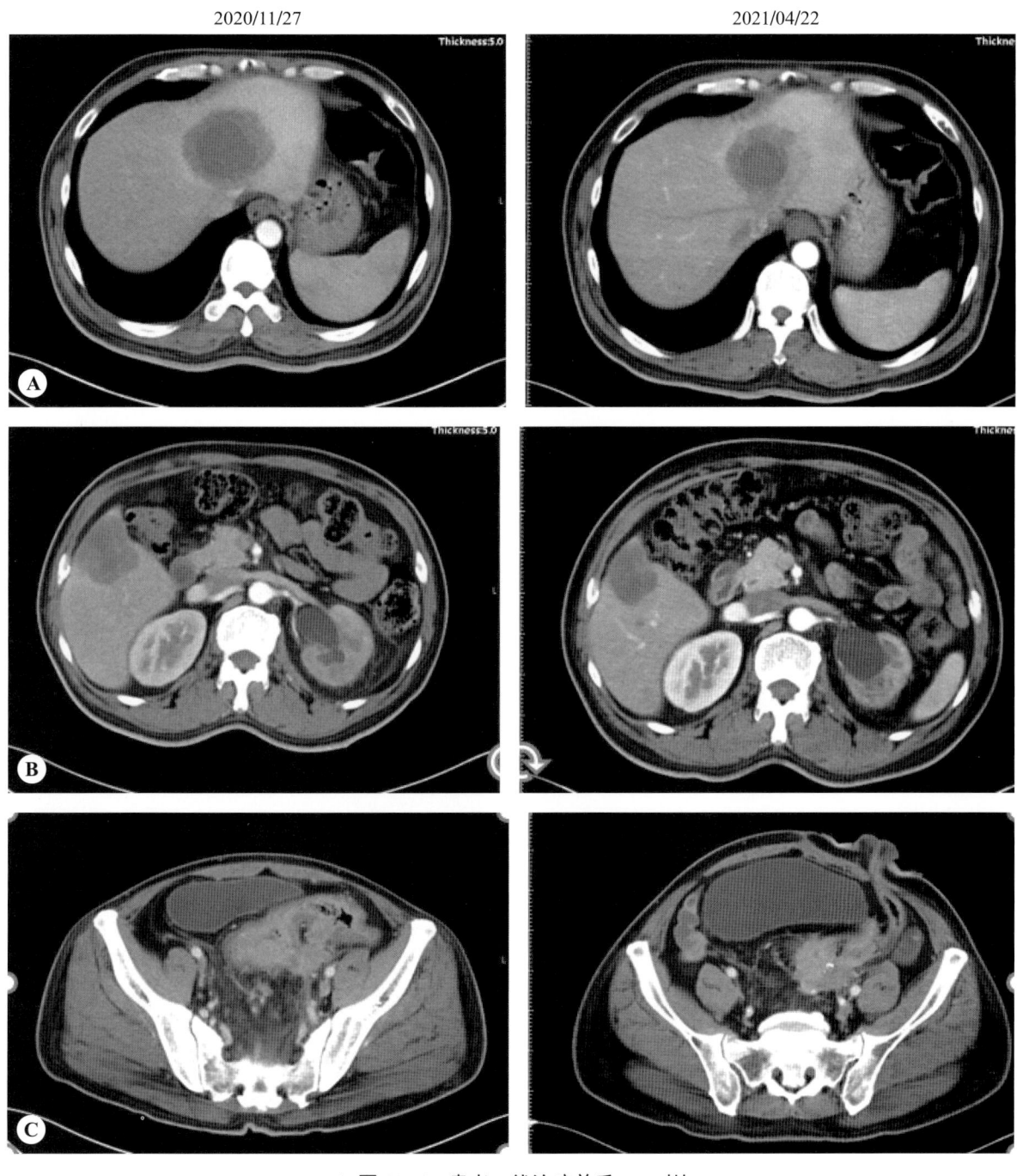

▲ 图 38-1　患者一线治疗前后 CT 对比

【维持治疗及不良反应】

2021年5月至10月开始行贝伐珠单抗＋信迪利单抗＋卡培他滨片方案第1～7个疗程治疗，4个疗程评估SD，7个疗程评估肝脏疾病较前增大，评估SD（PD方向）。治疗期间，患者出现Ⅲ级手足综合征，Ⅲ级皮疹（局部有破溃，以四肢皮肤为主），口唇红肿，口腔溃疡，考虑与免疫相关，暂停免疫治疗，行激素、软膏等对症后皮疹恢复。

【二线治疗及不良反应】

考虑患者一线三药化疗耐受性可，目前无出血、梗阻等情况，建议全身治疗再次使用靶向联合三药化疗方案。2021年10月26日继续行贝伐珠单抗＋信迪利单抗＋FOLFOXIRI方案第1个疗程治疗，2021年11月16日患者返院出现Ⅲ级皮疹，考虑免疫相关，行激素处理后好转，暂停免疫治疗。于2021年11月22日至2022年5月7日继续行贝伐珠单抗＋FOLFOXIRI方案第2～10个疗程治疗，期间耐受可。2022年4月14复查CT：肝脏病变较前缩小，乙状结肠肿瘤稍有增大（图38-2）。疗效评估SD。于2022年5月23日开始行贝伐珠单抗＋替吉奥维持治疗1个疗程。2022年6月17日复查CT：乙状结肠肿瘤，部分层面范围较前稍增大，肝脏病变稳定。考虑患者原发灶缓慢增大，且间断有肛门少量便血，脓液。于2022年6月28日开始行乙状结肠病灶放疗，DT=46.8Gy/26F，期间同步口服替吉奥，放疗结束后患者诉肛周便血减轻，分泌物较前减少。于2022年8月26日开始至今继续贝伐珠单抗＋替吉奥维持治疗第2～3个疗程，无不适。

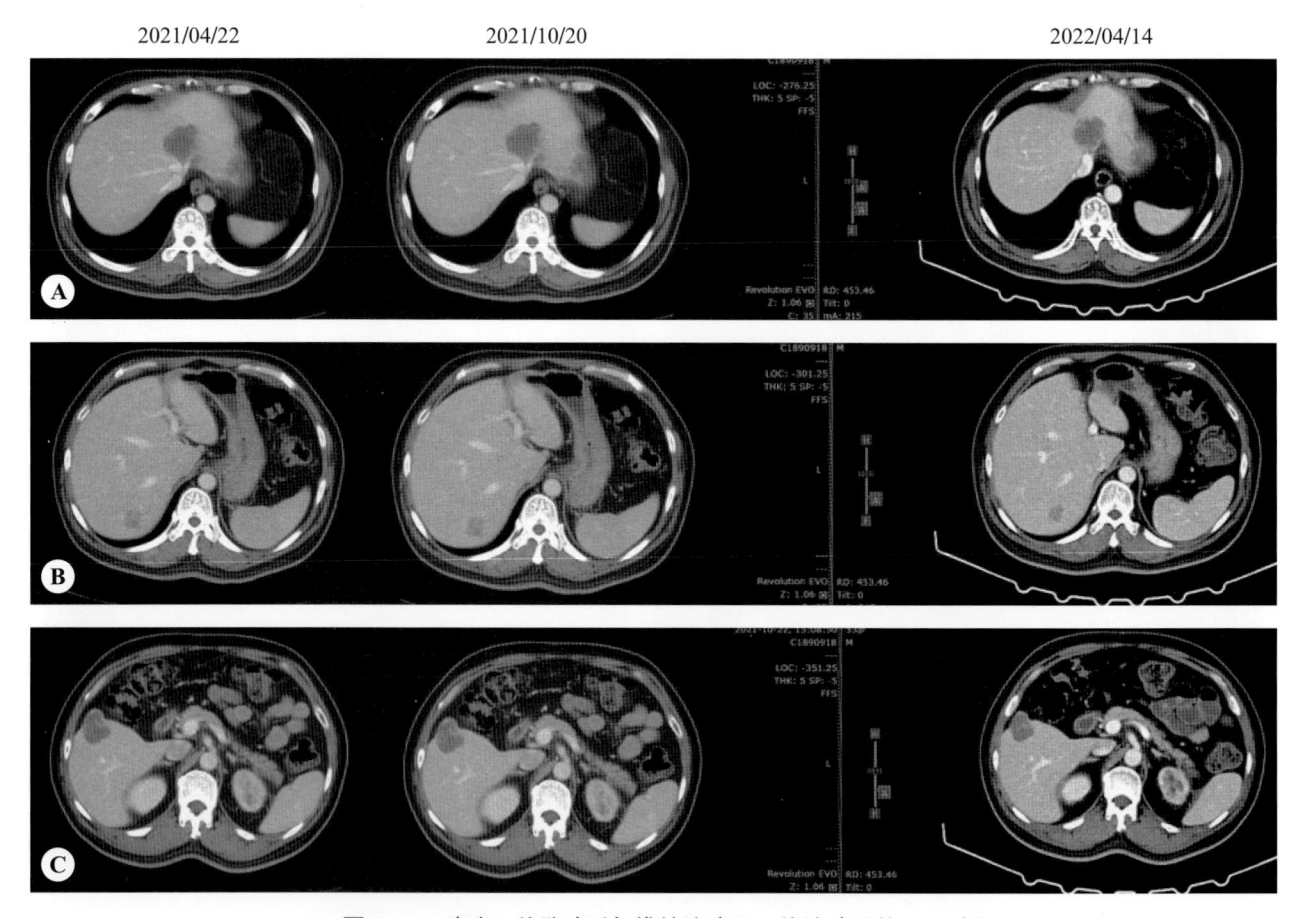

▲ 图38-2 患者一线治疗后与维持治疗及二线治疗后的CT对比

2021/04/22　　　　　　　　　2021/10/20　　　　　　　　　2022/04/14

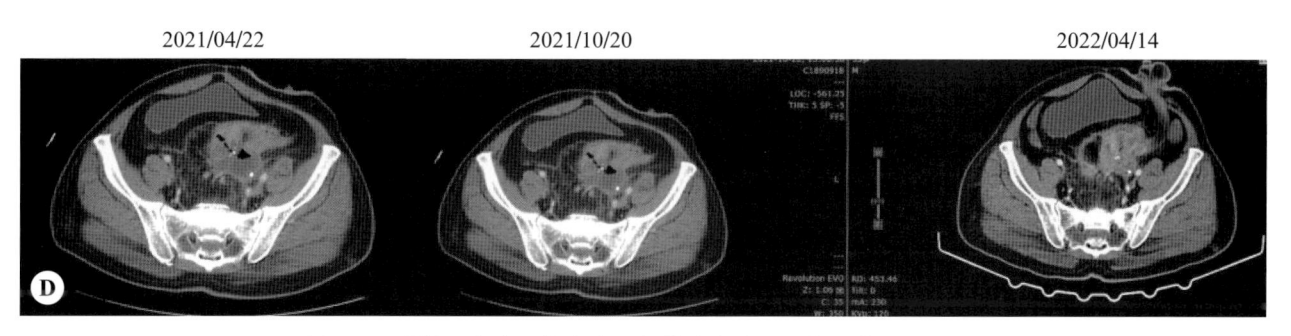

▲ 图 38-2（续）　患者一线治疗后与维持治疗及二线治疗后的 CT 对比

【诊疗小结】

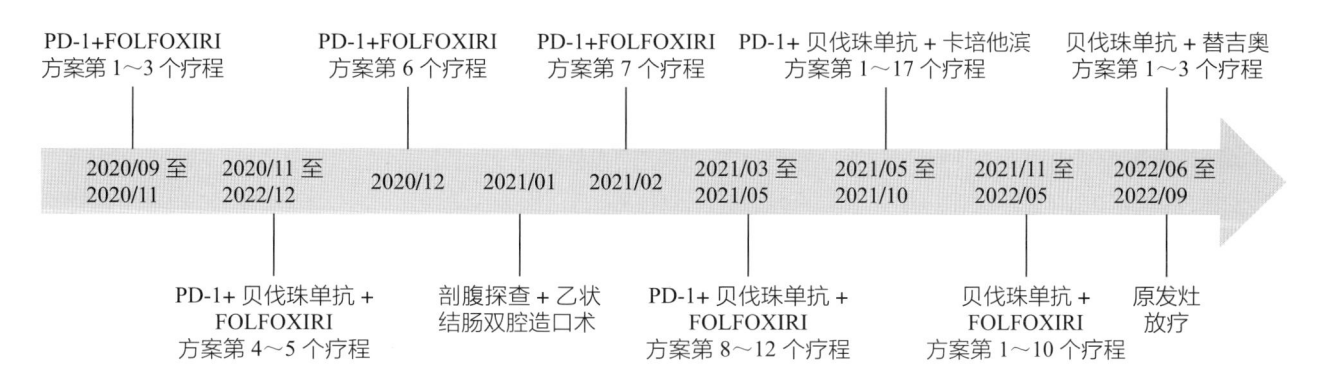

时间	方案
2020/09 至 2020/11	PD-1+FOLFOXIRI 方案第 1~3 个疗程
2020/11 至 2022/12	PD-1+ 贝伐珠单抗 +FOLFOXIRI 方案第 4~5 个疗程
2020/12	PD-1+FOLFOXIRI 方案第 6 个疗程
2021/01	剖腹探查 + 乙状结肠双腔造口术
2021/02	PD-1+FOLFOXIRI 方案第 7 个疗程
2021/03 至 2021/05	PD-1+ 贝伐珠单抗 +FOLFOXIRI 方案第 8~12 个疗程
2021/05 至 2021/10	PD-1+ 贝伐珠单抗 + 卡培他滨方案第 1~17 个疗程
2021/11 至 2022/05	贝伐珠单抗 +FOLFOXIRI 方案第 1~10 个疗程
2022/06 至 2022/09	贝伐珠单抗 + 替吉奥方案第 1~3 个疗程；原发灶放疗

【诊疗心得】

该患者为中年男性，MSS 型左半结肠癌，肝多发转移，初始不可切，合并出血、不全肠梗阻、肾积水，NRAS 突变。初治时，患者荷瘤大，症状多，分子分型差，预后差。一线在三药化疗联合靶向和免疫的基础上，肿瘤持续缩小。靶向联合免疫、卡培他滨维持治疗近半年，总体疾病稳定，但因反复出现Ⅲ级免疫相关皮疹停用免疫治疗，之后二线选择了再挑战靶向联合三药化疗，目前二线治疗 5 个疗程，肝脏病变仍持续缩小，原发灶稍有增大，总体疾病稳定，且患者目前一般状况可，ECOG 0 分，治疗耐受性可。对于晚期肠癌，目前已知 MSI-H/dMMR 患者可从免疫治疗获益，但在临床中，这部分患者仅占 5%，而 95%MSS 型肠癌患者，如何进一步提高其疗效需要引起更多关注。在 2021 年 ASCO 公布的Ⅱ期 Atzo TRIBE 研究结果中，免疫 plus 组 PFS 较靶向联合化疗组达到统计学意义，然而 ORR/R0 切除为阴性。在 2022 年 ASCO 公布的 CheckMate 9X8 研究中，NIVO+SOC 较 SOC 组，12 个月后的 PFS 率有提高，ORR 明显提高。相信随着未来更多Ⅲ期研究数据的公布，将为 MSS 型 mCRC 患者提供更好的一线治疗选择。

（徐慧婷）

病例 39　MSS 晚期结肠癌三线免疫联合靶向治疗

【病例汇报】

患者，女性，54 岁。主诉上腹部胀痛 2 个月。基线查体：浅表未触及肿大淋巴结，心肺无阳性体征，腹软，轻度压痛，无反跳痛，肝脾肋下未触及。家族史：无特殊。

2020年3月26日腹部CT示（图39-1）：①升结肠癌累及周围系膜，约4.3cm×4.0cm，右肾前筋膜受累待排；②周围系膜、肝门区、门腔间隙多发淋巴结转移，较大者短径为1.6cm；③肝多发转移瘤，大者3.9cm×2.7cm，肝中静脉、门脉右后支及肝包膜受累可能。胸部CT无异常。

肠镜：升结肠近盲肠肿物。活检：腺癌。IHC：MLH1（+），PMS2（+），MSH6（+），MSH2（+）。分子检测：*KRAS* Exon2 G13D突变，*NRAS/BRAF* 野生型。

【初诊印象】

该患者为中年女性，ECOG 1分，右半结肠癌，伴肝多发转移（6枚），pMMR，*KRAS*突变。结合上述检测结果，患者诊断为：右半结肠癌 cT$_{4b}$N+M$_1$（肝多发M）Ⅳ期，*KRAS*突变，NRAS/BRAF

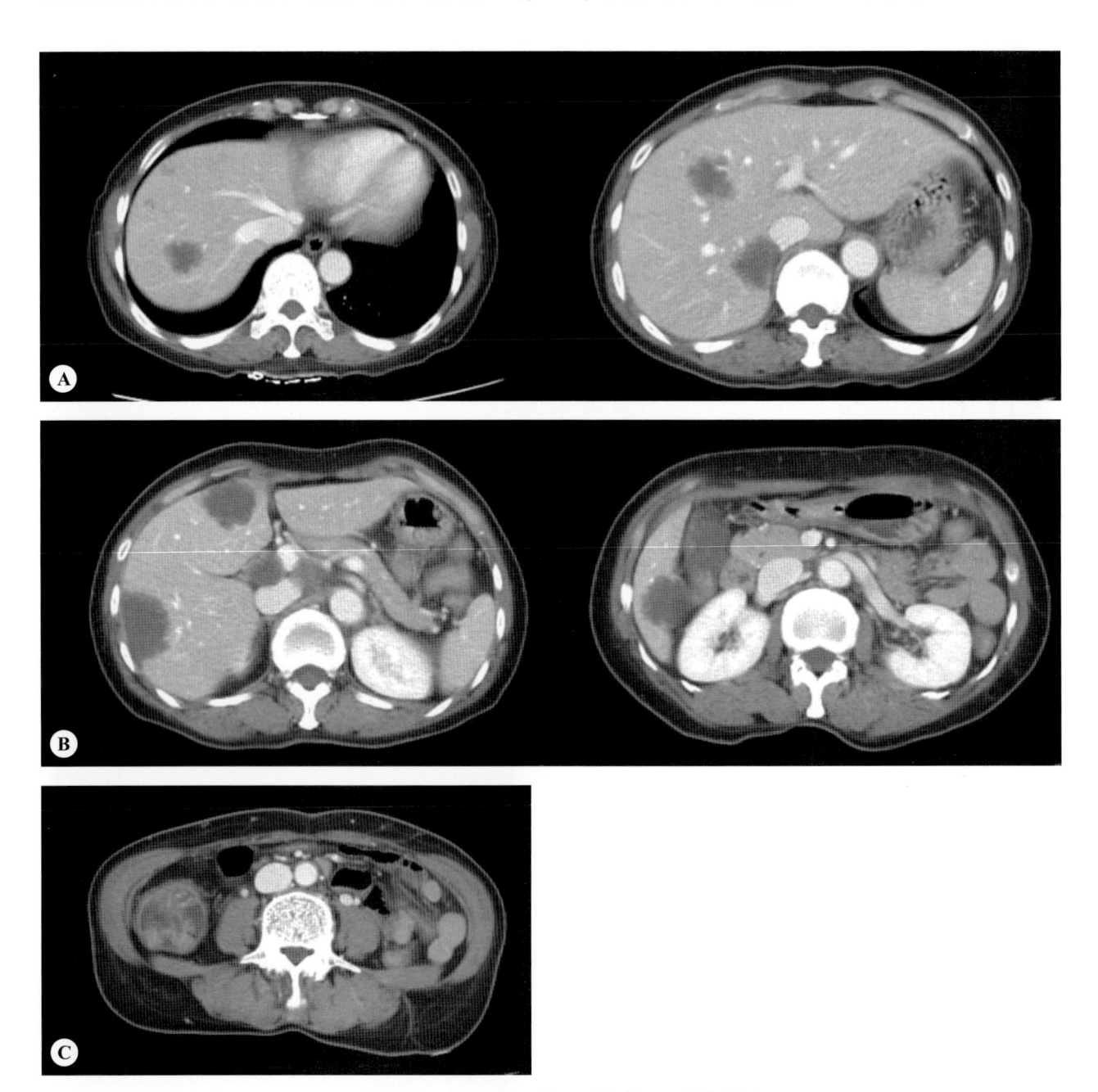

▲ 图39-1 2020年3月26日腹部CT检查结果

(-), pMMR。

患者为右半结肠癌Ⅳ期，肝脏多发转移，初始不可切，*KRAS*突变型，CRS 3分。治疗目标为争取转化，获得NED。一线治疗推荐靶向联合三药化疗。

【一线治疗及不良反应】

2020年4月至7月开始行贝伐珠单抗+FOLFOXIRI方案第1~7个疗程治疗。期间Ⅱ级胃肠道反应，Ⅱ度骨髓抑制。7个疗程治疗后复查腹部CT：①升结肠肿瘤较前缩小（4.3cm×4.0cm→4.0cm×2.2cm）；②周围系膜、肝门区、门腔间隙多发淋巴结转移，部分较前稍缩小；③肝脏多发转移瘤，较前稍缩小（3.9cm×2.7cm→3.9cm×2.5cm）。疗效评估缩小SD（转化失败，无法耐受三药治疗，后期治疗以姑息减症为主）（图39-2）。

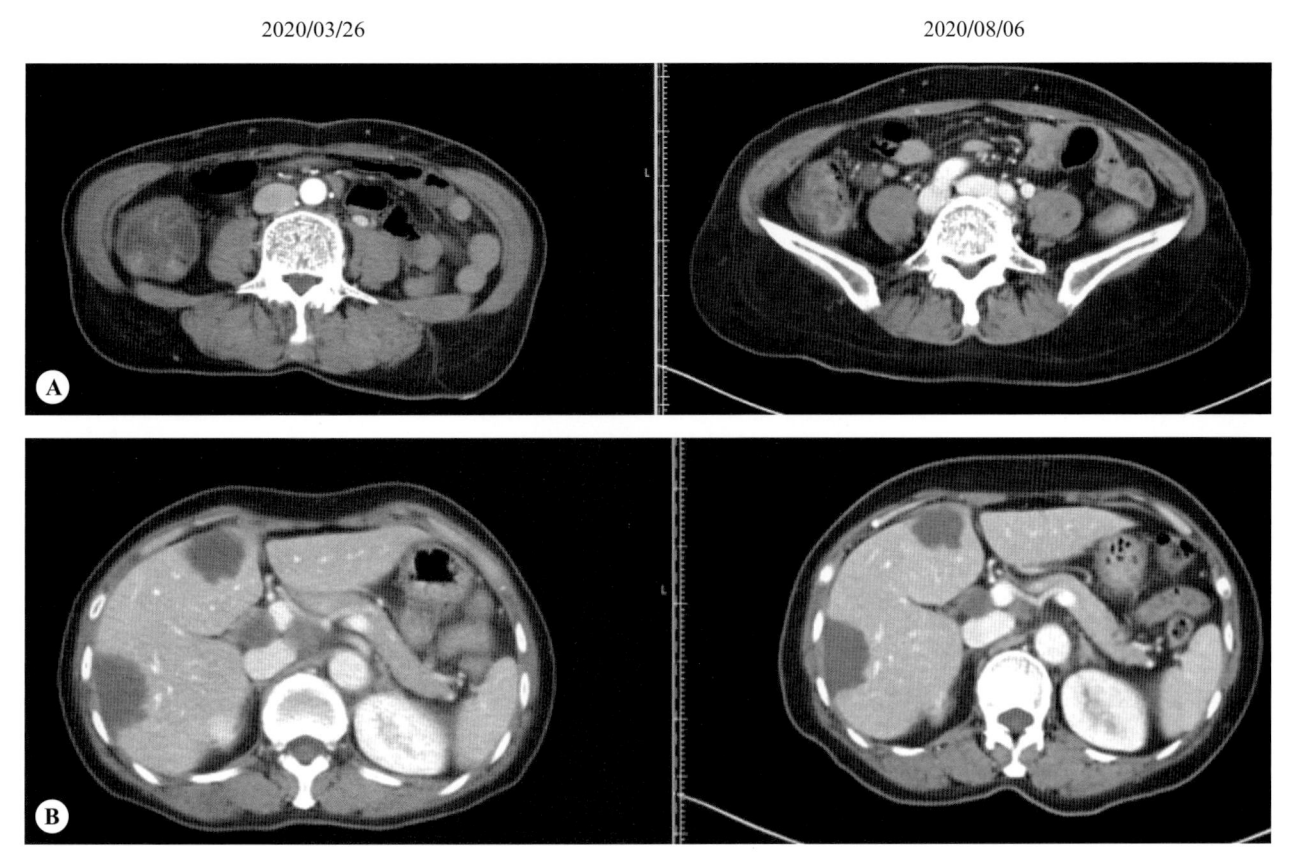

▲ 图39-2 一线治疗前后CT结果对比

【二线治疗及不良反应】

考虑患者肝病变主要位于肝包膜下，行肝动脉泵置入术，间断行5-氟尿嘧啶给药，全身行贝伐珠单抗+伊立替康方案，第1~4个疗程治疗。期间Ⅱ级胃肠道反应，Ⅰ度骨髓抑制。4个疗程治疗后复查：①升结肠肿瘤较前稍增大（4.0cm×2.2cm→4.6cm×2.5cm）；②周围系膜、肝门区、门腔间隙多发淋巴结转移，部分较前稍增大（1.6cm→1.8cm）；③肝脏多发转移瘤较前无变化。胸部CT：左肺舌段新发结节，大小约0.8cm，考虑转移。疗效评估PD（图39-3）。

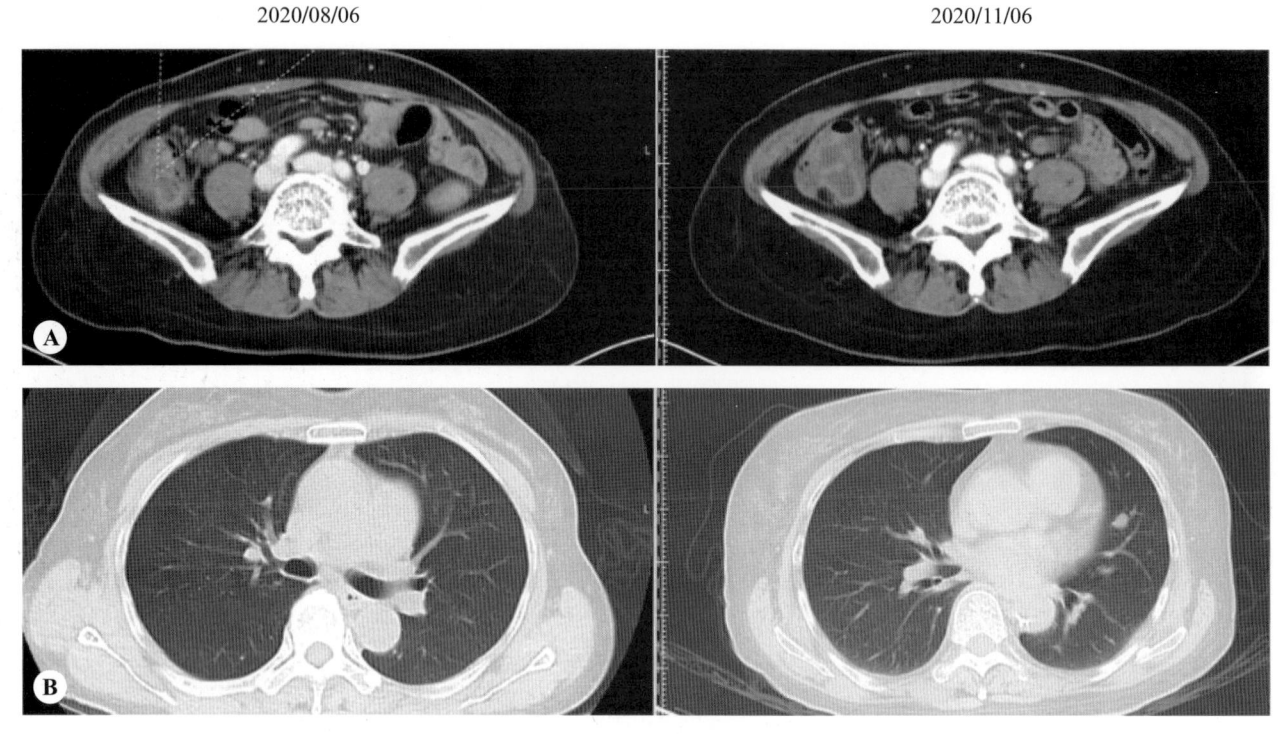

2020/08/06　　　　　　　　　　　　　　　2020/11/06

▲ 图 39-3　二线治疗前后 CT 结果对比

【三线治疗】

2019 年 ASCO 会议首次公布 REGONIVO 研究结果，对于晚期结直肠癌患者，96% 为 MSS 型，至少二线治疗失败后接受纳武利尤单抗联合瑞戈非尼可获得 36%ORR，疗效明显优于常规三线 TKI 药物治疗。因此，针对该患者，三线治疗选择靶向联合免疫治疗。2020 年 11 月至 2021 年 6 月开始行瑞戈非尼联合纳武利尤单抗第 1~10 个疗程治疗，期间行肝脏肿瘤冷冻消融治疗 2 次。影像学检查示：肝脏病变稳定，肺部结节缓慢增大，总体评估 SD，末次复查（2021 年 7 月）肝脏转移瘤较前增多增大，左侧胸膜下新发结节，考虑转移，评估 PD（图 39-4）。期间Ⅱ级手足综合征。

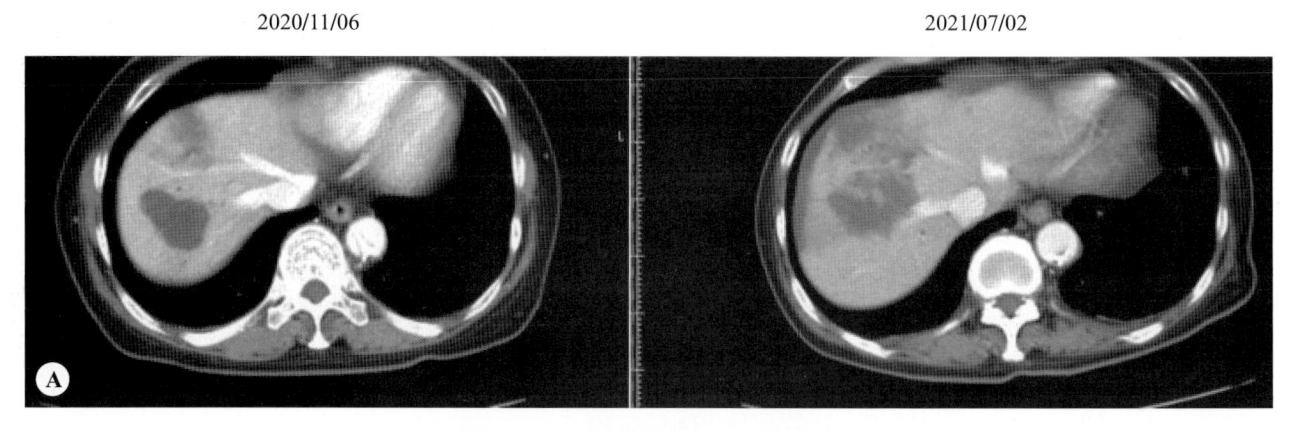

2020/11/06　　　　　　　　　　　　　　　2021/07/02

▲ 图 39-4　三线治疗前后 CT 结果对比

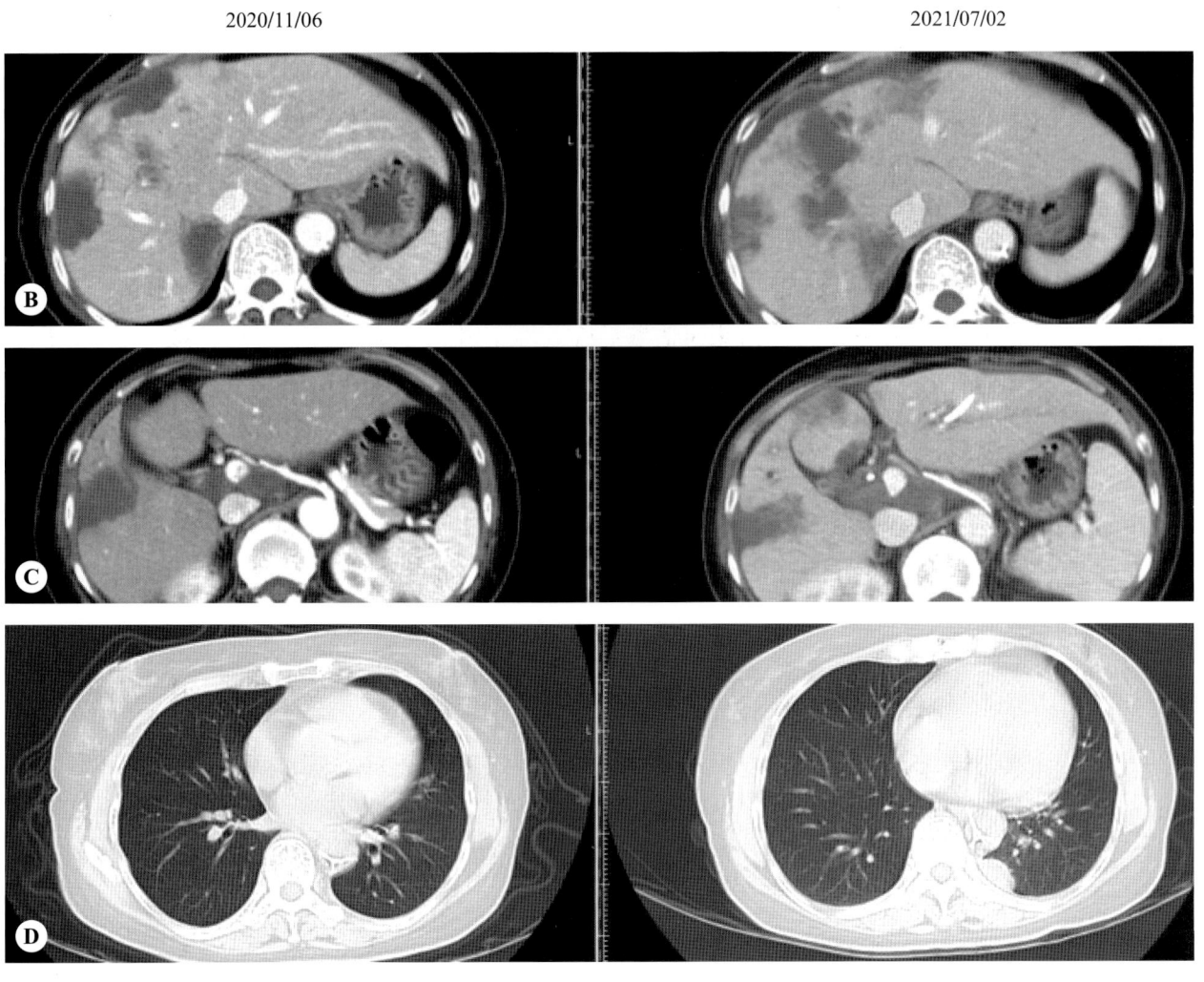

2020/11/06　　　　　　　　　　　　　　　2021/07/02

▲ 图 39-4（续）　三线治疗前后 CT 结果对比

【诊疗小结】

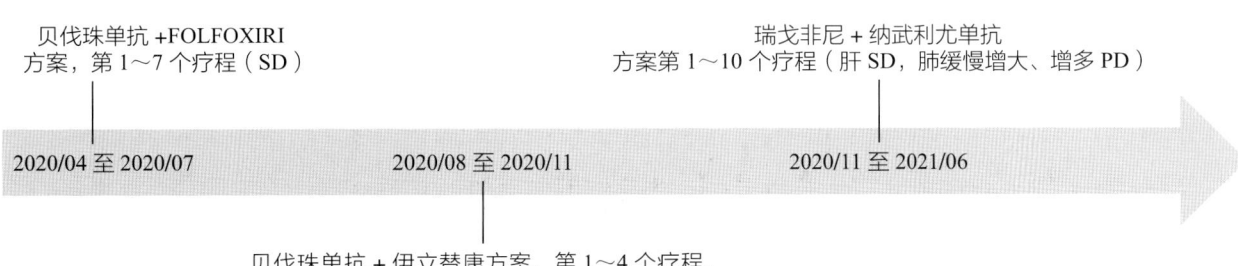

贝伐珠单抗 +FOLFOXIRI
方案，第 1~7 个疗程（SD）

瑞戈非尼 + 纳武利尤单抗
方案第 1~10 个疗程（肝 SD，肺缓慢增大、增多 PD）

2020/04 至 2020/07　　　　　2020/08 至 2020/11　　　　　2020/11 至 2021/06

贝伐珠单抗 + 伊立替康方案，第 1~4 个疗程，
联合肝局部介入治疗（肝 SD，肺新发 PD）

【诊疗心得】

该患者为中年女性，MSS 型右半结肠癌，肝多发转移，初始不可切，*KRAS* 突变，一线行贝伐珠单抗联合三药化疗 7 个疗程，疗效评估 SD，转化失败，无法耐受三药化疗。二线行贝伐珠单抗 + 伊立替康治疗 4 个疗程，同时行肝动脉泵置入术，间断行 5- 氟尿嘧啶给药，期间肝脏稳定，肺 PD。三线治疗选择瑞戈非尼联合纳武利尤单抗治疗，PFS 7 个月，对比三线 TKI（PFS 约为 3.5m），获益明

显。虽然 2019 年日本首次公布的 REGONIVO 研究获得显著疗效，但 2021 年 ASCO 报告的北美人群的"REGONIVO 研究"，以及 2022 年 ASCO 报道的"瑞戈非尼+帕博利珠单抗"却均未获得阳性结果。然而，在李进教授牵头的"呋喹替尼联合信迪利单抗"的研究数据中，获得阳性结果，ORR 达到 22.7%。上述这些研究也提示晚期 MSS 型肠癌患者，后线免疫联合靶向治疗的方案，在药物的选择搭配上，以及如何筛选出优势人群可能更应该引起临床医生的关注，而不应该一概而论。

（徐慧婷）

病例 40 MSS 直肠癌三线 PD-1 联合瑞戈非尼部分缓解

【病例汇报】

患者，男性，46 岁。2018 年 3 月无明显诱因出现大便带血，量少，鲜红，大便次数增多，每天 5~7 次。于湖南中医药大学第一附属医院就诊，肠镜示：距肛门 8cm 以下有一肿块。病检：（直肠）印戒细胞癌。2018 年 4 月 5 日至中南大学湘雅二医院外科住院，行 CT 检查示：直肠管壁增厚并肠周多发小淋巴结。完善检查后无明显手术禁忌证，于 2018 年 4 月 11 日在全麻下行直肠癌根治术，术中经肛门探查距肛门约 3cm 处可扪及约 5cm×4cm 大小质硬肿块。手术顺利，术后病检：（直肠）低分化腺癌，部分为黏液腺癌，部分为印戒细胞癌，侵犯肠壁全层达外膜脂肪，两手术切缘未见癌侵犯。肠旁淋巴结（18 枚中有 17 枚）可见癌转移。免疫组化：Ki-67（30%+），MLH1（+），MSH2（+），MSH6（+），PMS2（+），（根据免疫组化）提示 pMMR。2018 年 5 月 4 日在行基因检测：*KRAS*（2/3/4 外显子）+*NRAS*（2/3 外显子）+*BRAF* 基因（600 密码子）均为野生型。术后中南大学湘雅二医院予以卡培他滨单药口服化疗 1 个疗程。基线查体：浅表淋巴结（−），腹部平坦，下腹可见一长约 12cm 手术瘢痕，愈合可，左下腹可见一造瘘口，黏膜红润，周围皮肤无破溃，肛门已缝合。

【治疗经过】

患者为局部晚期直肠癌，按照标准的治疗患者应该接受新辅助放化疗–手术–辅助化疗的三明治疗法，但患者及家属手术意愿强烈，因此方案选择手术–术后辅助治疗。术后病理分期：直肠低分化腺癌 $pT_{4a}N_{2b}M_0$ ⅢC 期，pMMR，*KRAS*、*NRAS*、*BRAF* 均为野生型。于 2018 年 6 月 5 日开始予以 mFOLFOX6 方案治疗 8 个疗程，期间于 2018 年 8 月 6 日行放化疗，放疗剂量：DT 50Gy/25F。

患者 2019 年 7 月 10 日复查 CT 提示腹膜后多发肿大淋巴结（图 40-1）。2019 年 7 月 21 日完善 PET/CT：①直肠呈术后改变，局部未见明确异常放射性浓聚影及异常密度肿块影；②腹膜后淋巴结转移可能性大；③右侧第 3 前肋出现转移瘤。该结果提示病情进展，于 2019 年 7 月 25 日开始改行西妥昔单抗+FOLFIRI 方案治疗 4 个疗程后，于 2019 年 10 月 15 日复查 CT，提示腹膜后多发肿大淋巴结较前增大，左下肺小结节，转移瘤待排（图 40-2 和图 40-3）。提示病情再次进展。

患者一线、二线治疗失败，根据 REGONIVO 研究结果，PD-1 联合瑞戈非尼可以提高患者的 ORR、PFS 及 OS，但患者因经济原因无法使用纳武利尤单抗，所以选择国产 PD-1（信迪利单抗）联合瑞戈非尼。治疗期间密切监测免疫治疗不良反应。

【三线治疗及不良反应】

2019 年 10 月 21 日，患者开始行信迪利单抗 200mg 联合瑞戈非尼 120mg 治疗，过程顺利。2019

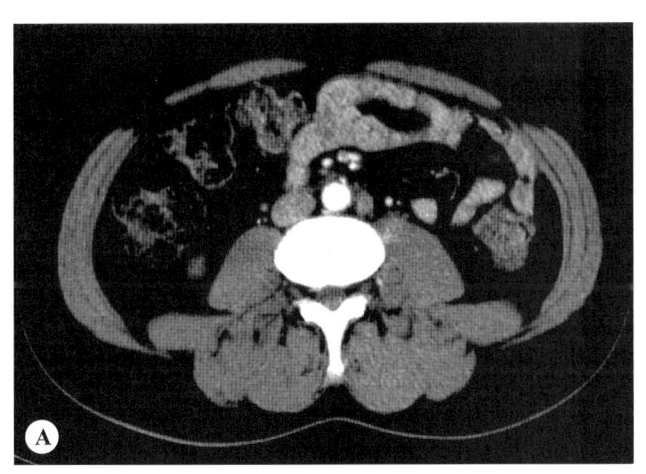

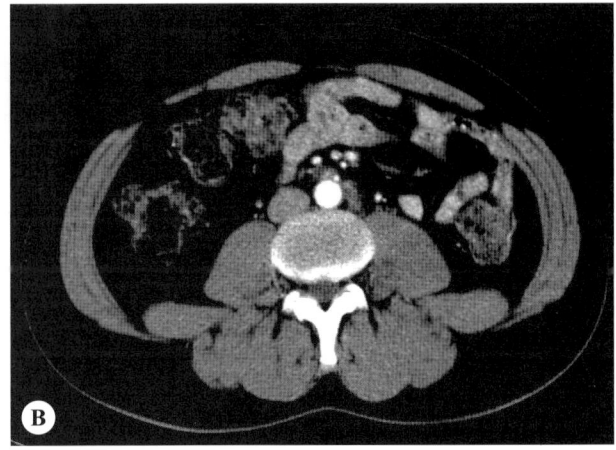

▲ 图 40-1　2019 年 7 月 10 日 CT 提示腹膜后多发肿大淋巴结

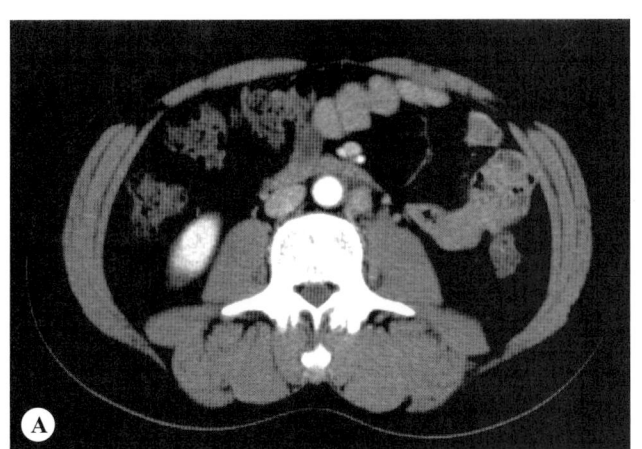

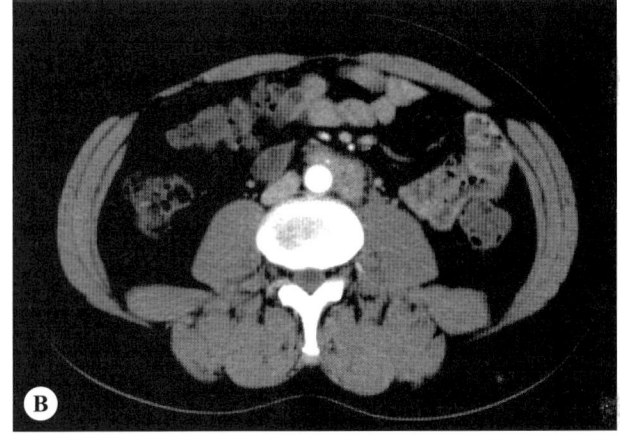

▲ 图 40-2　2019 年 10 月 15 日 CT 提示腹膜后多发肿大淋巴结较前增大

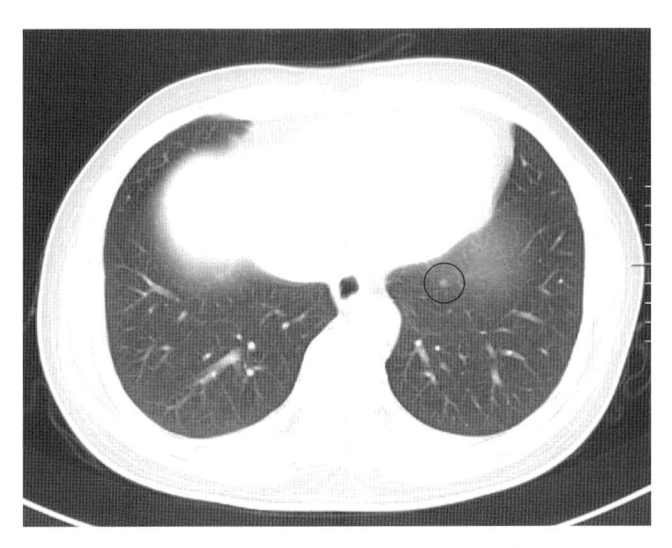

▲ 图 40-3　CT 提示左下肺小结节

年12月4日甲状腺功能检测六项：甲状腺球蛋白（TG）151.00ng/ml，甲状旁腺素80.97pg/ml。2019年12月31日复查甲状腺功能检测六项：甲状腺球蛋白（TG）234.00ng/ml，甲状腺素16.45μg/dl，三碘甲状腺原氨酸2.50ng/ml，促甲状腺素0.01μU/ml。临床考虑为"免疫治疗相关甲状腺功能亢进"，嘱患者至综合医院内分泌科，予以对症支持治疗后，再次复查甲状腺功能相关指标无异常。期间复查CT，未见肿瘤复发（图40-4至图40-7）。

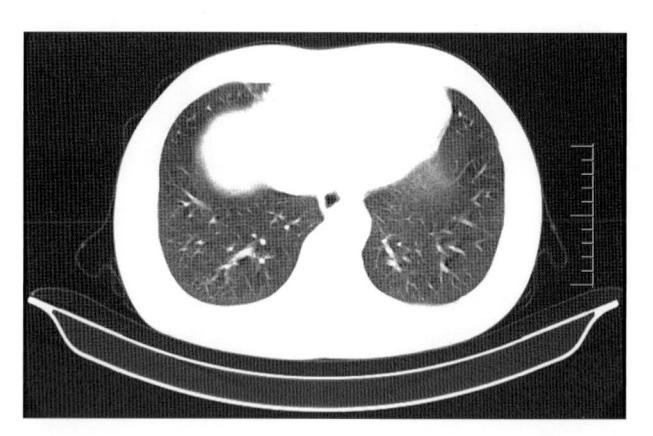

▲ 图40-4 2020年4月9日CT提示左下肺结节显示不清

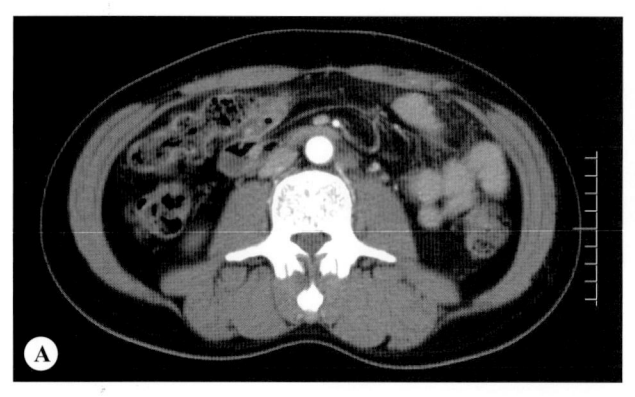

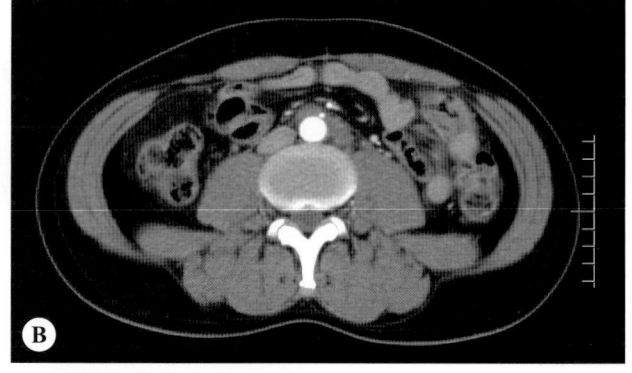

▲ 图40-5 2020年6月23日CT提示腹膜后淋巴结较前缩小

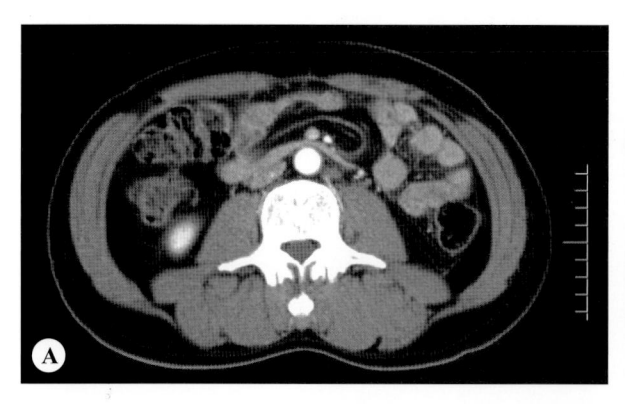

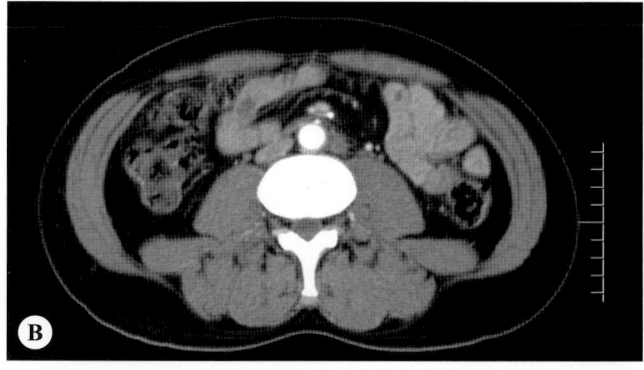

▲ 图40-6 2020年9月2日CT提示腹膜后淋巴结较前缩小

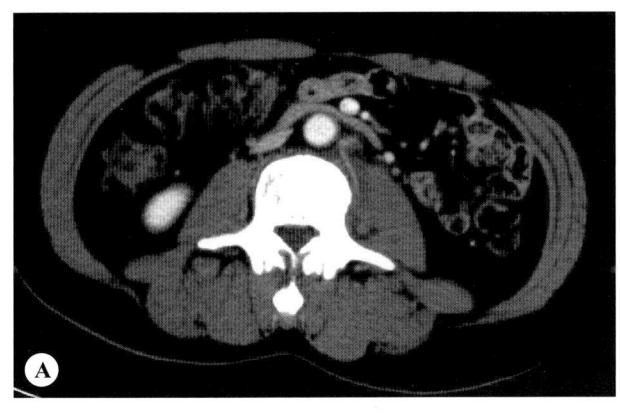

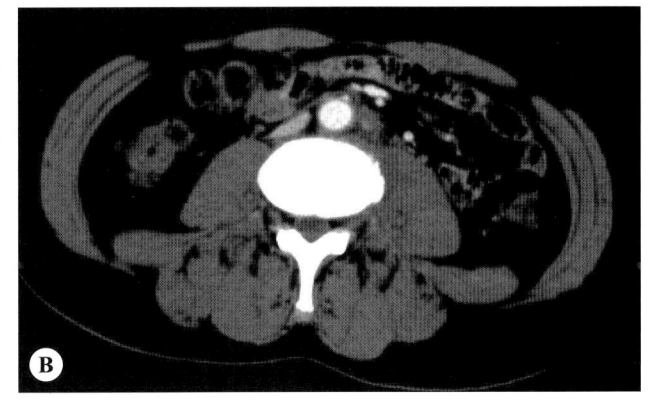

▲ 图 40-7　2020 年 11 月 16 日 CT 提示腹膜后淋巴结较前缩小

2021 年 2 月 1 日复查 CT 提示右锁骨上数个增大肿大淋巴结，考虑淋巴结转移瘤，提示病情进展，遂停止信迪利单抗联合瑞戈非尼治疗。免疫联合靶向期间疗效评估为 PR。

【诊疗小结】

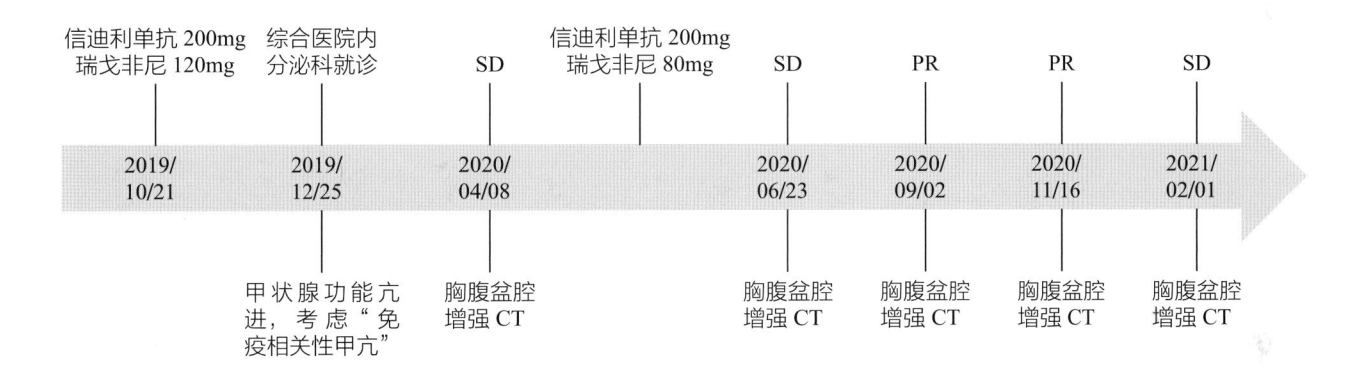

信迪利单抗 200mg 瑞戈非尼 120mg	综合医院内分泌科就诊	SD	信迪利单抗 200mg 瑞戈非尼 80mg	SD	PR	PR	SD
2019/10/21	2019/12/25	2020/04/08	2020/06/23	2020/09/02	2020/11/16	2021/02/01	
	甲状腺功能亢进，考虑"免疫相关性甲亢"	胸腹盆腔增强 CT		胸腹盆腔增强 CT	胸腹盆腔增强 CT	胸腹盆腔增强 CT	胸腹盆腔增强 CT

【诊疗心得】

患者为局部晚期直肠癌，经过手术治疗、辅助放化疗后复发，予标准一线、二线化疗联合靶向治疗。2019 年 10 月复查 CT 考虑病情再进展，根据 REGONIVO 研究结果，PD-1 联合瑞戈非尼可以提高患者的 ORR、PFS，但患者因经济原因无法使用纳武利尤单抗，所以选择国产 PD-1（信迪利单抗）联合瑞戈非尼治疗。治疗期间复查 CT，疗效评估为 PR，PFS 15 个月。治疗期间出现"免疫治疗相关甲状腺功能亢进"，治疗后甲状腺功能恢复正常。该患者为 MSS 型直肠癌，对免疫治疗不敏感，遂给予血管靶向联合免疫治疗，疗效较显著。提示血管靶向联合免疫治疗有可能给部分 MSS 型直肠癌晚期患者带来较好的治疗效果。

（刘振洋）

病例 41　多线进展 MSS 晚期肠癌 TAS-102 联合免疫治疗临床获益

【病例汇报】

患者，男性，53 岁。2019 年 2 月因大便带血就诊当地医院，肠镜检查示：直肠占位；病理示：腺癌。CT 检查示：肝脏占位病变。无遗传性疾病及肿瘤家族史。诊断为直肠癌Ⅳ期，肝转移。于 2019 年 2 月 12 日行"腹腔镜经腹会阴联合直肠癌前切除术 + 肠粘连松解术"，术后病理：（直肠）腺癌，Ⅱ级，浸润肠壁固有肌层深层，两切缘净，淋巴结内见癌转移（12 枚中有 1 枚），*KRAS/BRAF* 野生型，*NRAS* 突变型。术后 1 个月参加临床试验用贝伐珠单抗类似物 +XELOX 联合方案化疗 4 个疗程，不良反应轻，2 个疗程化疗后复查 CT 评估（缩小型）稳定。4 个疗程化疗后复查 CT：肺部转移灶明显增大，肝脏病灶和之前相当，评估进展。调整化疗方案为贝伐珠单抗 +FOLFIRI 方案化疗 2 个疗程，2 个疗程化疗后评估稳定（增大性），2020 年 3 月复查评估进展（图 41-1）。穿刺肝脏肿瘤组织 PD-L1 免疫组化（22C3）TPS＜1%，MLH1（+），PMS2（+），MSH2（+），MSH6（+）。基因检测：*KRAS/BRAF* 野生型，*NRAS* 突变型。HER2、NTRK 均为阴性。后口服瑞戈非尼治疗 2 个疗程，2 个疗程化疗后复查肝脏病灶缓慢进展。一般情况良好，PS 1 分。

【初诊印象】

患者为中年男性，直肠癌Ⅳ期 $T_2N_1M_1$，PD-L1 免疫组化（22C3）TPS＜1%，MLH1（+），PMS2（+），MSH2（+），MSH6（+）。NGS 基因测序结果示：*NRAS* 突变，MSS 型。三线治疗进展。

患者 *NRAS* 突变，MSS 型。既不能从抗 EGFR 靶向治疗中获益，同时免疫单药治疗无效。既往已经接受过贝伐珠单抗联合两药化疗及贝伐珠单抗跨线治疗、瑞戈非尼三线单药化疗，均出现病情进展。

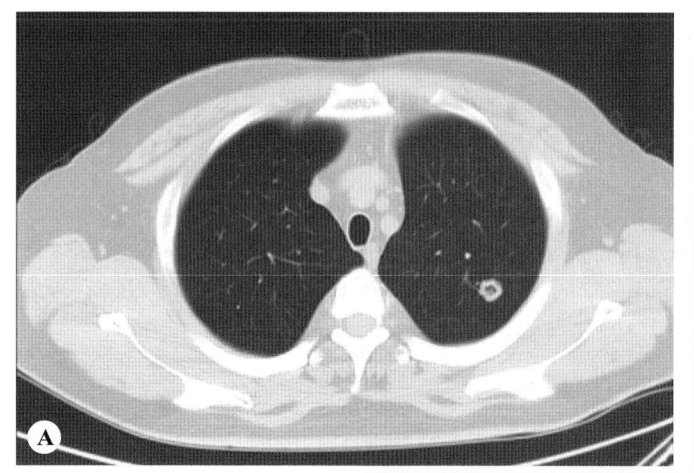

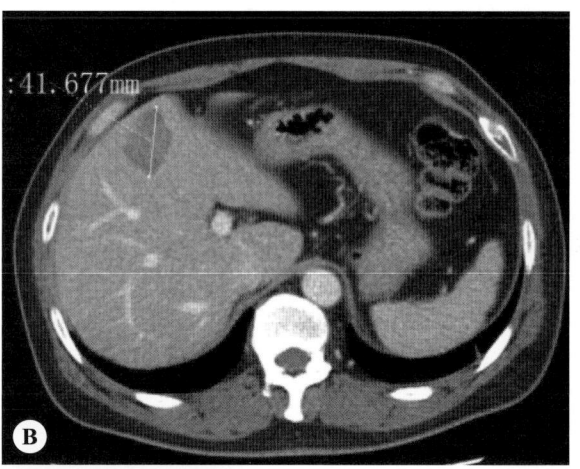

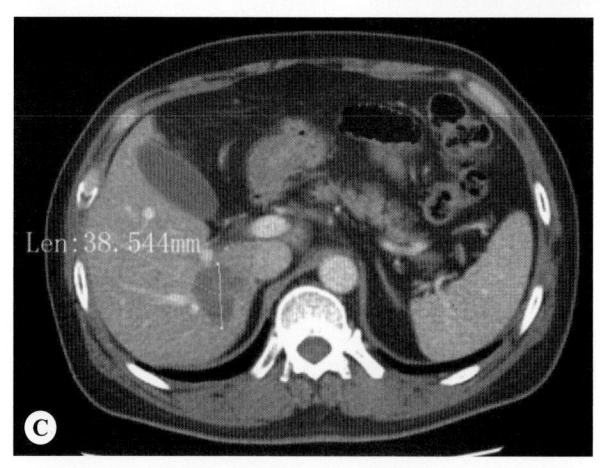

▲ 图 41-1　2020 年 3 月胸腹部增强 CT：肝多发占位，大者长径约 41.7mm；两肺多发结节；考虑多发转移

瑞戈非尼单药治疗，在三线治疗中的主要价值是能够延长患者的疾病控制时间，缩瘤效果和客观缓解率均不理想。但患者 PS 仍能 1 分，一般情况允许继续应用抗肿瘤治疗，并且还有可能从中获益。遗憾的是进入四线已经没有标准治疗方案。然而在日本 REGONIVO 研究中，选取的患者均属于比较特殊、多线治疗失败者现有治疗效果差的情况。虽然是小样本的Ⅰb期研究，瑞戈非尼联合免疫检查点抑制药纳武利尤单抗的 ORR 超过 30%，并且 ORR 获益在后续随访中也成功地转化无进展生存期和总生存期的获益，中位 PFS 达 7.9 个月。设计类似的 REGOTORI 研究，提示特瑞普利单抗联合瑞戈非尼用于 pMMR/MSS/MSS-L mCRC 患者三线及以上治疗，截至 2020 年 7 月，ORR 为 15.2%（33 例中有 5 例），DCR 为 36.4%（33 例中有 13 例），虽然也是小样本的研究，但表现出了充满希望的安全性、耐受性及初步疗效。因此这两个研究所提供的方向值得我们进一步探索和验证。

【四线治疗方案及后果】

由于纳武利尤单抗价格昂贵，我们选择了特瑞普利单抗。2020 年 5 月调整为特瑞普利单抗联合瑞戈非尼治疗 6 个疗程，期间患者出现痰中带血，下调瑞戈非尼剂量为 80mg，期间曾行肝脏病灶伽马刀治疗。3 个疗程治疗后复查 CT 见肝脏病灶增大的 SD。6 个疗程后，患者腹胀腹痛症状加重，复查 CT 评估疾病进展（肝病灶明显增大）（图 41-2），PS 为 2 分，患者体力较好，治疗欲望强烈，但是拒绝接受再次穿刺组织行 NGS 基因检测。

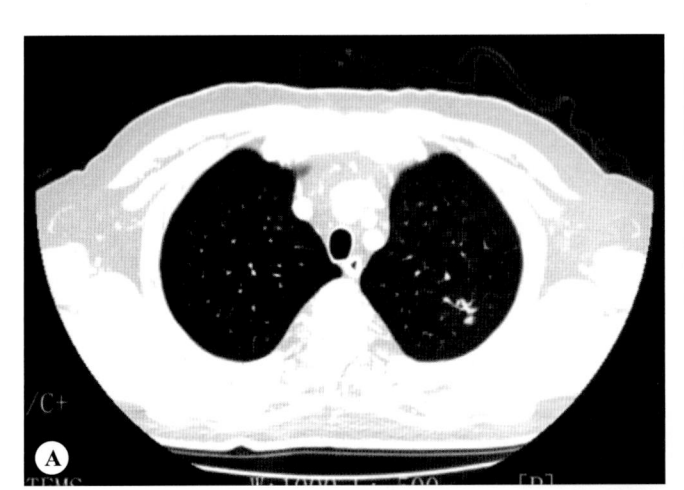

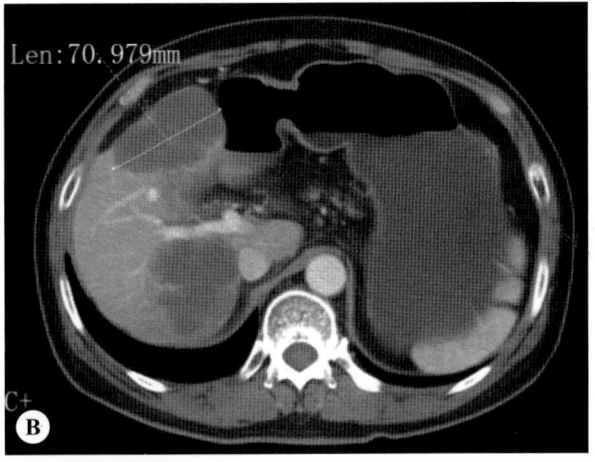

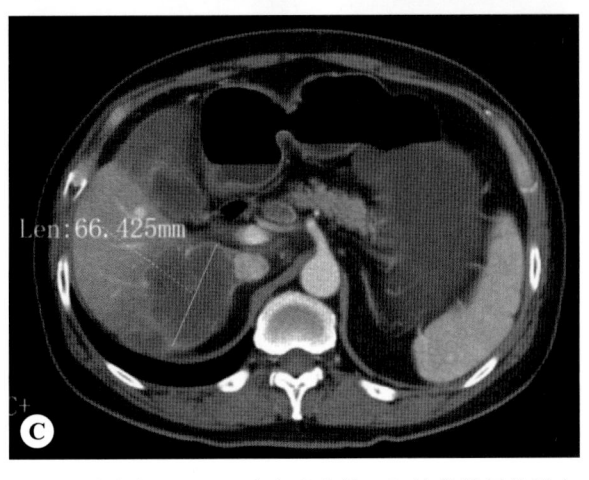

▲ 图 41-2　2021 年 1 月胸腹部 CT：肝肺多发占位，肝转移灶显著增大，大者长径 71mm

【再次分析】

2020年ESMO会议REGOTORI研究报道的PFS为2.6个月，而且有肝转移的ORR差于无肝转移的。患者四线靶向联合免疫治疗再次进展，且以肝病灶进展为主，与前者描述的现象吻合。虽然四线治疗期间肝病灶也采取了局部干预，但显然伽马刀的联合治疗未达到期望的目标。晚期肠癌治疗可用药物有限，但TAS-102还没有用过。RECOURSE研究及TERRA研究发现，TAS-102可延长难治性结直肠癌患者的OS，且无论患者年龄，*RAS*突变状态等因素，均观察到这一获益。此外，TAS-102还显示了可管理的安全性，并不会对患者的生活质量造成影响。但这两个研究也发现了同样的问题，TAS-102单药应用PFS、OS提高幅度有限，因此联合治疗的探索十分必要。此时，患者获得了特瑞普利单抗的免费赠药。

【五线治疗方案及后果】

经过反复斟酌，最终在2021年2月19日后调整为特瑞普利单抗联合TAS-102靶向治疗5个疗程，过程顺利。让人惊喜的是，患者自觉肝区疼痛症状较前减轻，2个疗程及4个疗程治疗后复查CT评估稳定。2021年6月复查CT评估疾病缓慢进展（肝肺病灶均增大）（图41-3），后至外院肝病灶介入治疗并中药治疗（具体不详），并停止了其他全身性用药。2021年10月黄疸明显加重、血小板下降，2021年11月合并消化道出血、梗阻性黄疸及弥漫性血管内凝血等，对症治疗效果欠佳，相关CT结果见图41-4和图41-5。最终，患者于2021年12月死亡。

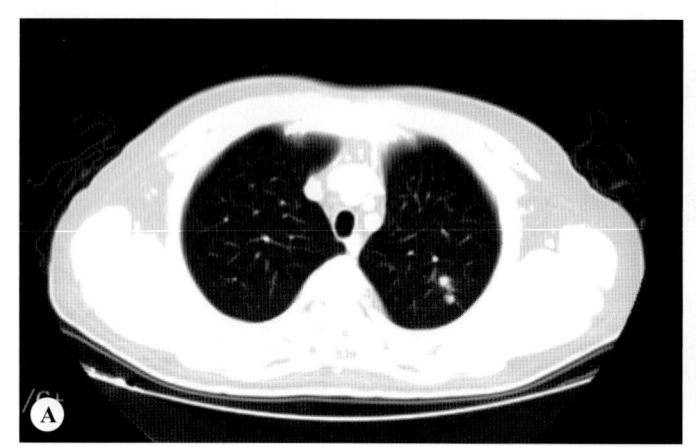

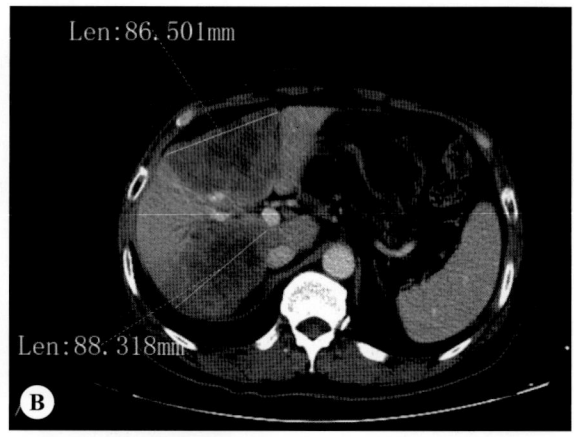

▲ 图41-3　2021年6月胸腹部CT：肝肺多发占位，肺部病灶增多；肝转移灶显著增大，大者长径88.3mm

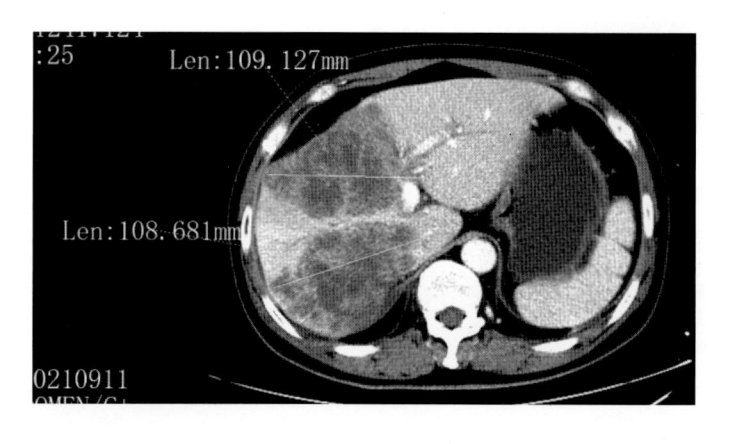

◀ 图41-4　2021年9月CT：肝脏转移灶再次显著增大，大者长径109.1mm

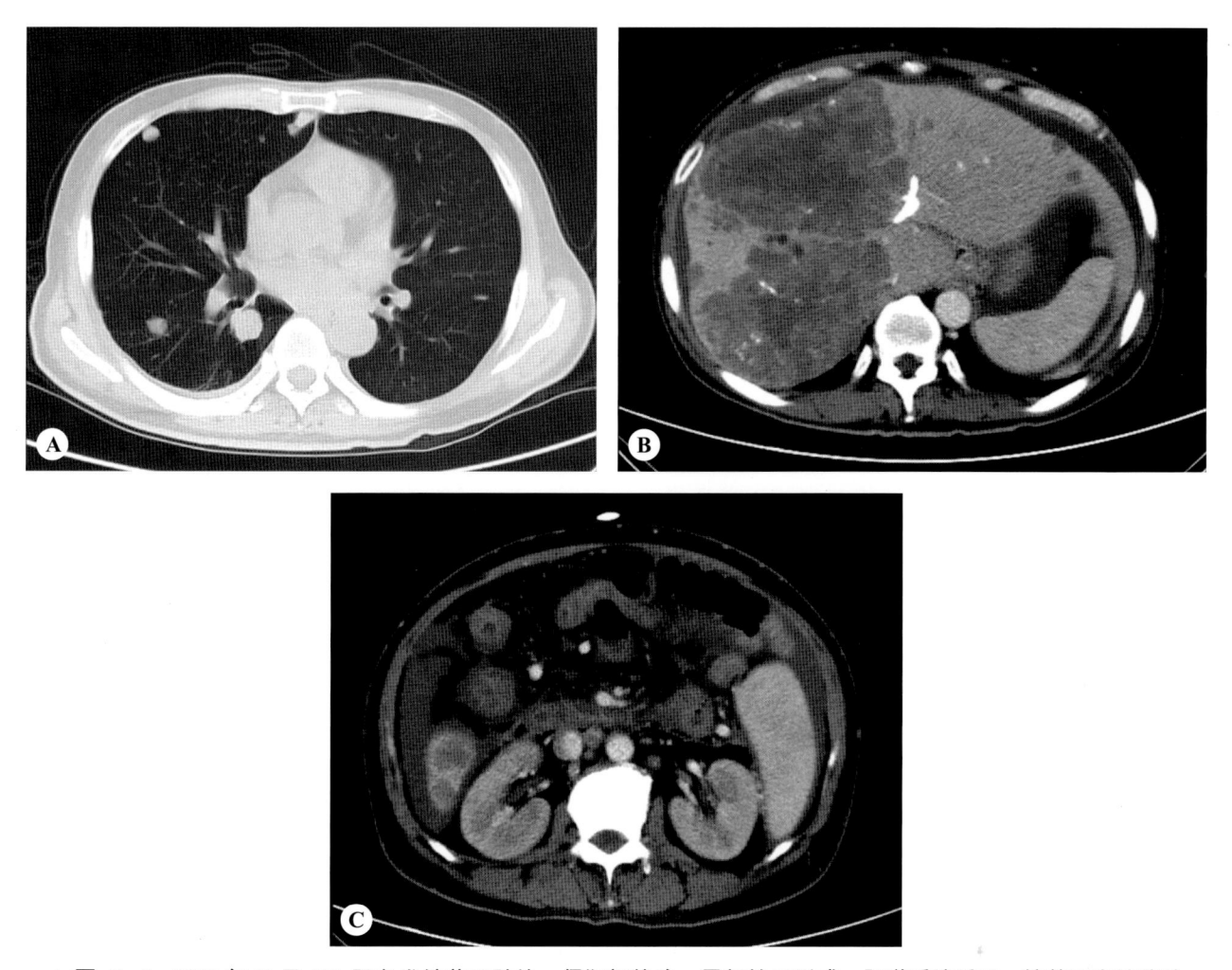

▲ 图 41-5 2021 年 11 月 CT：肝多发结节及肿块，侵犯门静脉，局部栓子形成，胆道系统受压；较前肝内转移灶明显增多、增大网膜增厚、多发结节，较前新发；腹、盆腔积液；两肺多发转移瘤，较前增多

【诊疗小结】

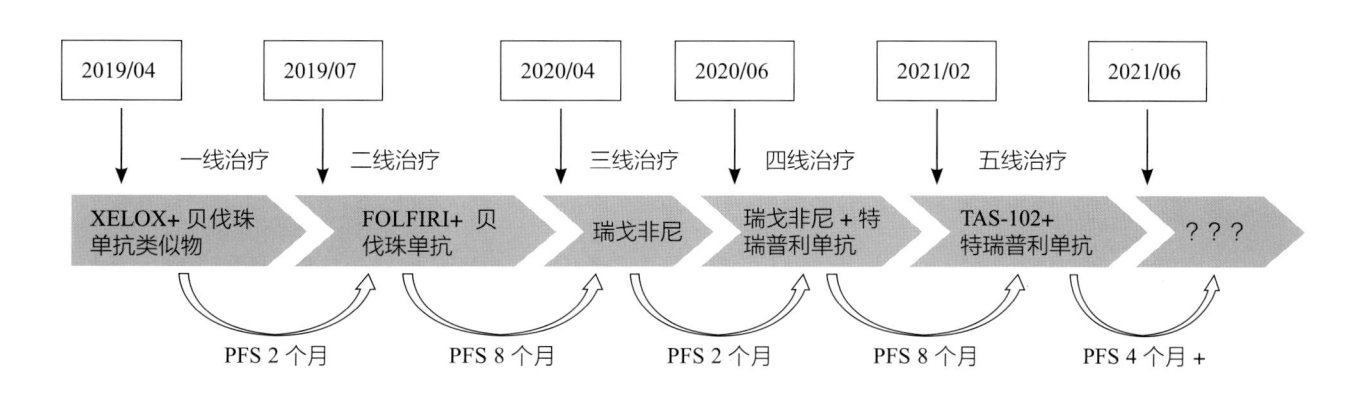

2019/04	2019/07	2020/04	2020/06	2021/02	2021/06
	一线治疗	二线治疗	三线治疗	四线治疗	五线治疗
XELOX+贝伐珠单抗类似物	FOLFIRI+贝伐珠单抗	瑞戈非尼	瑞戈非尼+特瑞普利单抗	TAS-102+特瑞普利单抗	？？？
	PFS 2 个月	PFS 8 个月	PFS 2 个月	PFS 8 个月	PFS 4 个月+

【诊疗心得】

患者为肝、肺转移的Ⅳ期肠癌，一线、二线、三线治疗进展后，已经没有标准方案。四线治疗期间虽然 PFS 达到 8 个月，但一直都是肝病灶缓慢进展，而且即便在局部干预后，肝病灶也没有停止增长。观察一线、二线、三线治疗期间的影像变化，发现肝病灶不断增大，相比之下肺部病灶长期保持稳定，该结果提示以下内容：①肝转移病灶和肺转移病灶生物学行为存在显著差异；②肝病灶的局部干预不及时。此外，由于没有进行肺穿刺并 NGS 检测，因此无法从基因层面解释肝肺转移病灶生物学行为差异的原因。TAS-102 作为一种口服细胞毒抗肿瘤药物，消化道吸收后首先进入肝脏代谢，可能对肝脏转移的病灶有较好的控制。在本例患者身上也发现 TAS-102 联合免疫五线治疗竟然还获得了 4 个月的 PFS。TAS-102 和 PD-1 单抗是否存在协同作用，需要进一步的基础与临床研究。对于结肠癌，在免疫治疗进展后该如何选择，目前也没有定论。一般认为 PD-1 单抗进展后，改用 PD-L1 单抗可能更容易获得疗效。但对于既往 PD-L1 单抗治疗效果优秀的、病灶进展缓慢的，同时安全性良好的，或许跨线应用也可以作为一种选择。但是这种跨线，至少应该提倡联合的搭档进行相应的调整。然而在全身性治疗的同时，对于某些始终控制不佳的、生物学行为恶劣的，如肝脏转移病灶，积极的局部干预，可能对提高 PFS 及 OS，甚至对患者的生活质量，都有更加正面的影响。

（袁 媛）

病例 42　*ARID1A* 突变 MSS 结肠癌免疫治疗

【病例汇报】

患者，男性，49 岁。2019 年 11 月无明显诱因出现夜晚上腹部胀痛，持续时间约 1h，自行于腹部涂"双飞人药水"后缓解。于深圳市中医院就诊行胃镜检查提示：胃底 SMT；浅表性胃炎（Ⅲ级）。肠镜示：距肛门约 70cm 肝曲处见菜花样肿物，质硬，占肠腔 3/4 周，镜身可通过。活检病理示：中分化腺癌。CT 检查结果示：结肠肝曲肠壁不规则增厚，考虑恶性，侵犯浆膜层，病灶局部与十二指肠降部分界欠清，伴系膜淋巴结转移可能，余腹腔未见可疑肿瘤性病变。患者拟行手术治疗转至我院。基线查体：腹平软，未触及异常包块，肛门指检未触及异常，肿物浅表淋巴结（–），肠鸣音 4 次 / 分。

2019 年 12 月 12 日，患者于我院经外院影像学会诊和病理会诊，MDT 讨论后行"腹腔镜探查 + 扩大右半结肠切除术"，术程顺利。术后 CT 结果示：右半结肠切除术后改变，吻合口肠壁稍增厚；腹腔内多发小淋巴结，腹盆腔少量积液（图 42-1）。

【初诊印象】

患者为中年男性，手术意愿较为强烈，病理会诊提示结肠中分化腺癌，外院影像学会诊及腹腔镜探查未发现肿瘤远处转移，按照 NCCN 指南规范行"根治性扩大右半结肠切除术"，术后病理：（右半结肠）中分化腺癌，侵及肠壁全层并突破浆膜层并癌结节形成（3 枚），淋巴管内见癌栓，送检（LN1、

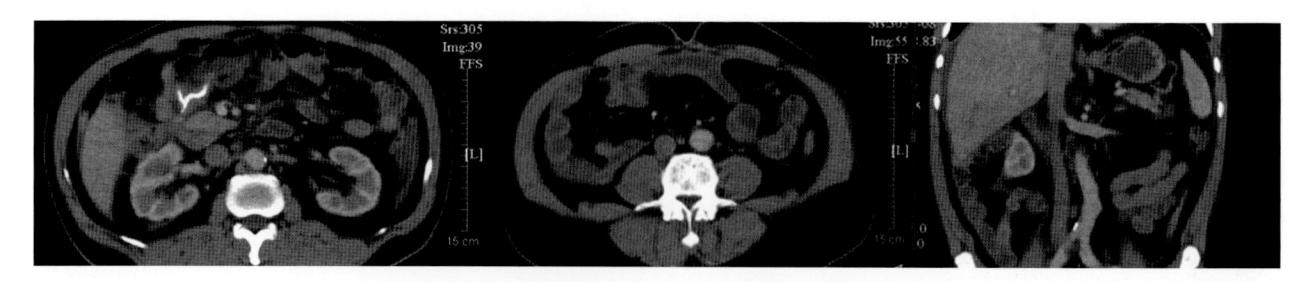

▲ 图 42-1　术后 CT：右半结肠切除术后改变，吻合口肠壁稍增厚；腹腔内多发小淋巴结，腹盆腔少量积液

LN2、LN3）淋巴结均见癌转移（1/10、1/7、11/23）。免疫组化：BRAF V600E（+），MSS，HER-2（0）。结合上述检测结果，患者术后诊断为：结肠肝曲癌（$pT_{4a}N_{2c}M_0$ BRAF+）；慢性浅表性胃炎（Ⅲ级）。

【术后病理】

肉眼所见：送检（LN1）全取3盒；（LN2）全取3盒；（LN3）全取6盒；（网膜）灰黄色网膜组织1堆，大小共约17cm×8cm×6cm，触及结节1枚，取1盒；（右半结肠）灰红色肠管1段；小肠长约15cm，周径约4cm；结肠长约19cm，周径约6cm；阑尾长约7cm，直径约0.6cm；距结肠切缘约8cm。距回盲瓣约5cm处见一溃疡型肿物，环周生长，大小约7cm×6cm×1.2cm，浆膜面粗糙，目测突破浆膜。

光镜所见：送检（右半结肠）组织内见瘤细胞呈不规则腺样或筛网状排列，浸润性生长，侵及肠壁全层并突破浆膜层，见淋巴管内癌栓，未见血管及神经侵犯，细胞界限不清，核浆比失调，核大而浓染，极向消失，核膜清晰，染色质浓集，核分裂象可见，间质纤维结缔组织增生伴炎细胞浸润；局部可见大量坏死；送检（LN1、LN2、LN3）淋巴结均见瘤转移（1/10、1/7、11/23），并见癌结节3枚；（网膜）为纤维脂肪组织，未见瘤浸润；阑尾慢性炎，未见瘤浸润。

免疫组化（22#）：MLH1（+）、PMS2（+）、MSH2（+）、MSH6（+）、BRAF V600E（+）、HER2（0）、CD31（未见血管内癌栓）、S-100（未见神经侵犯）、D2-40（淋巴管内见癌栓）。

患者为局部晚期结肠癌行根治性术后，2020年1月14日至2月28日按照标准的术后化疗方案行1~3个疗程治疗：mFOLFOX6（奥沙利铂150mg/dl+左亚叶酸钙350mg/dl+氟尿嘧啶0.75g静脉注射+氟尿嘧啶4g泵注）。复查CT：右半结肠切除术后改变，原吻合口肠壁稍增厚较前减轻；腹腔内及腹膜后多发新发肿大淋巴结，较大者2.1cm×1.4cm。疗程评估：PD（图42-2）。

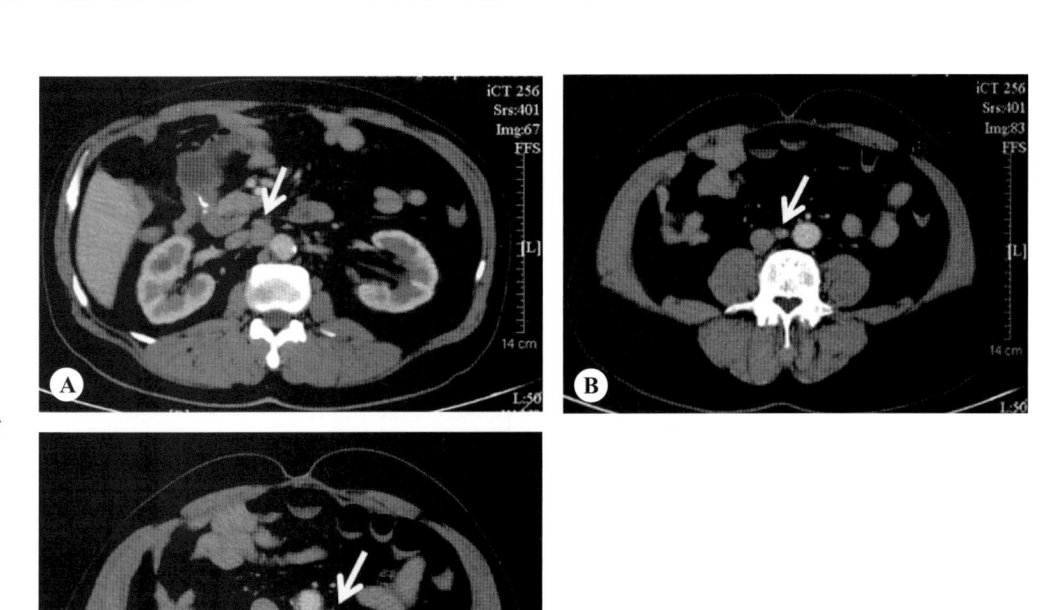

2020年3月13日（3个疗程一线治疗后）

▲ 图42-2 右半结肠切除术后改变，原吻合口肠壁稍增厚较前减轻；腹腔内及腹膜后多发新发肿大淋巴结，较大者2.1cm×1.4cm（PD）

遂于 2020 年 3 月至 4 月行 1~2 个疗程术后二线化疗：FOLFOXIRI+ 贝伐珠单抗（奥沙利铂 150mg/dl+ 左亚叶酸钙 350mg/dl+ 氟尿嘧啶 0.75g 静脉注射 + 氟尿嘧啶 4g 泵注 + 伊立替康 300mg/dl+ 贝伐珠单抗 0.4g）。2020 年 4 月 22 日复查 PET：结肠癌术后及化疗后，吻合口及残余结直肠未见明显恶性肿瘤征象；右侧髂外血管旁、右侧髂总血管旁、腹膜后区、腹部肠系膜间、双侧膈肌脚深面、左后纵隔（降主动脉旁）及左侧锁骨上窝见多发淋巴结增大，代谢增高，较大者 2.9cm×1.8cm。疗效评估：PD（图 42-3）。

2020 年 4 月 22 日（2 个疗程二线治疗后）

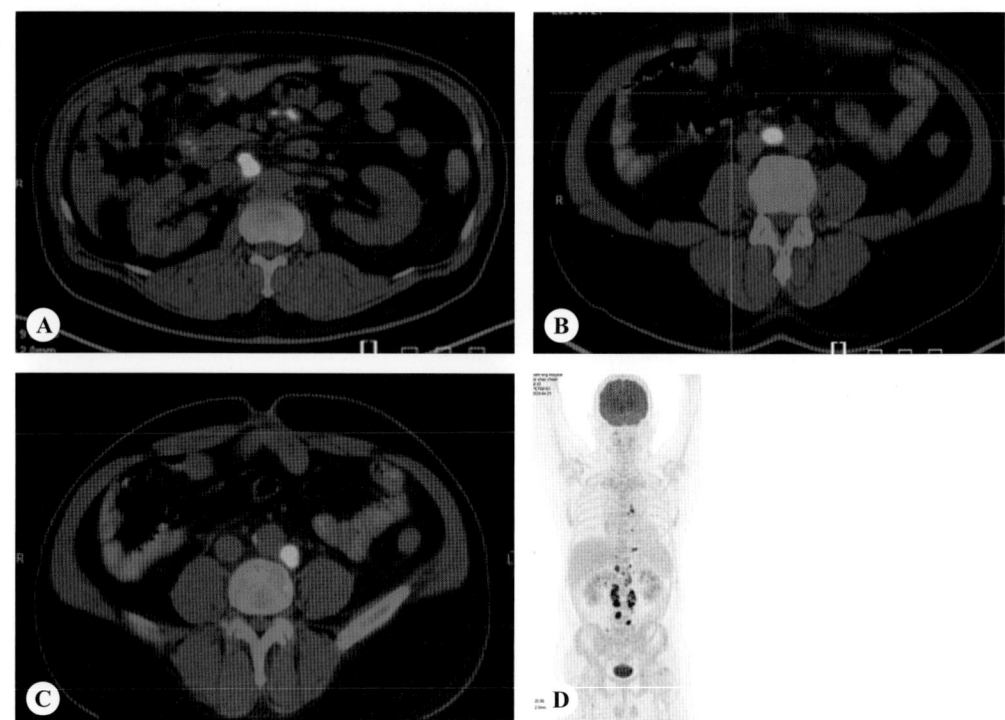

▲ 图 42-3　结肠癌术后及化疗后，吻合口及残余结直肠未见明显恶性肿瘤征象；右侧髂外血管旁、右侧髂总血管旁、腹膜后区、腹部肠系膜间、双侧膈肌脚深面、左后纵隔（降主动脉旁）及左侧锁骨上窝见多发淋巴结增大，代谢增高，较大者 **2.9cm×1.8cm（PD）**

本例患者对细胞毒性药物及靶向治疗不敏感，三线治疗的药物选择需综合评估。考虑到 *BRAF* 突变 CRC 是一种特殊类型肠癌，患者中位 OS 差，复发及远处转移的风险尤其高，需明确更加精确的治疗靶点。因此，我们对患者的肿瘤样本行基因检测，结果：*BRAF*、*ARID1A*、*PIK3CA*、*SMAD4* 突变，MSS，TMB：9.5mut/Mb。肿瘤微环境分析提示肿瘤周围 T 细胞富集明显。2018 年 Shen 等在 *Nature Medicine* 发表的研究发现 ARID1A 表达失活和 MMR、PD-L1 和免疫微环境相关，ARID1A 蛋白表达缺失肿瘤中 CD8 和 PD-L1 显著增加，其肿瘤对免疫检查点抑制药更敏感。同时，*Clin Cancer Res* 发表的一项研究也发现在 MSS 肠癌患者中，相比 *ARID1A* 野生型，*ARID1A* 突变型与免疫微环境中浸润更多的 T 淋巴细胞及更高肿瘤突变负荷相关。本例患者存在 *ARID1A* 突变，肿瘤负荷较高，肿瘤周围 T 细胞富集明显，可能对免疫检查点抑制药的治疗敏感，与患者充分沟通及结合患者的意愿，决定行三线免疫治疗，治疗期间密切监测免疫治疗不良反应。

【三线及后线免疫治疗及不良反应】

2020年5月起行三线免疫治疗，具体方案：信迪利单抗200mg，第1天，每3周一次。2个疗程后复查CT：腹腔内及腹膜后多发肿大淋巴结，较前缩小，现较大者1.7cm×1.0cm。疗效评估：PR（图42-4）。

2020年6月23日（2个疗程三线免疫治疗后）

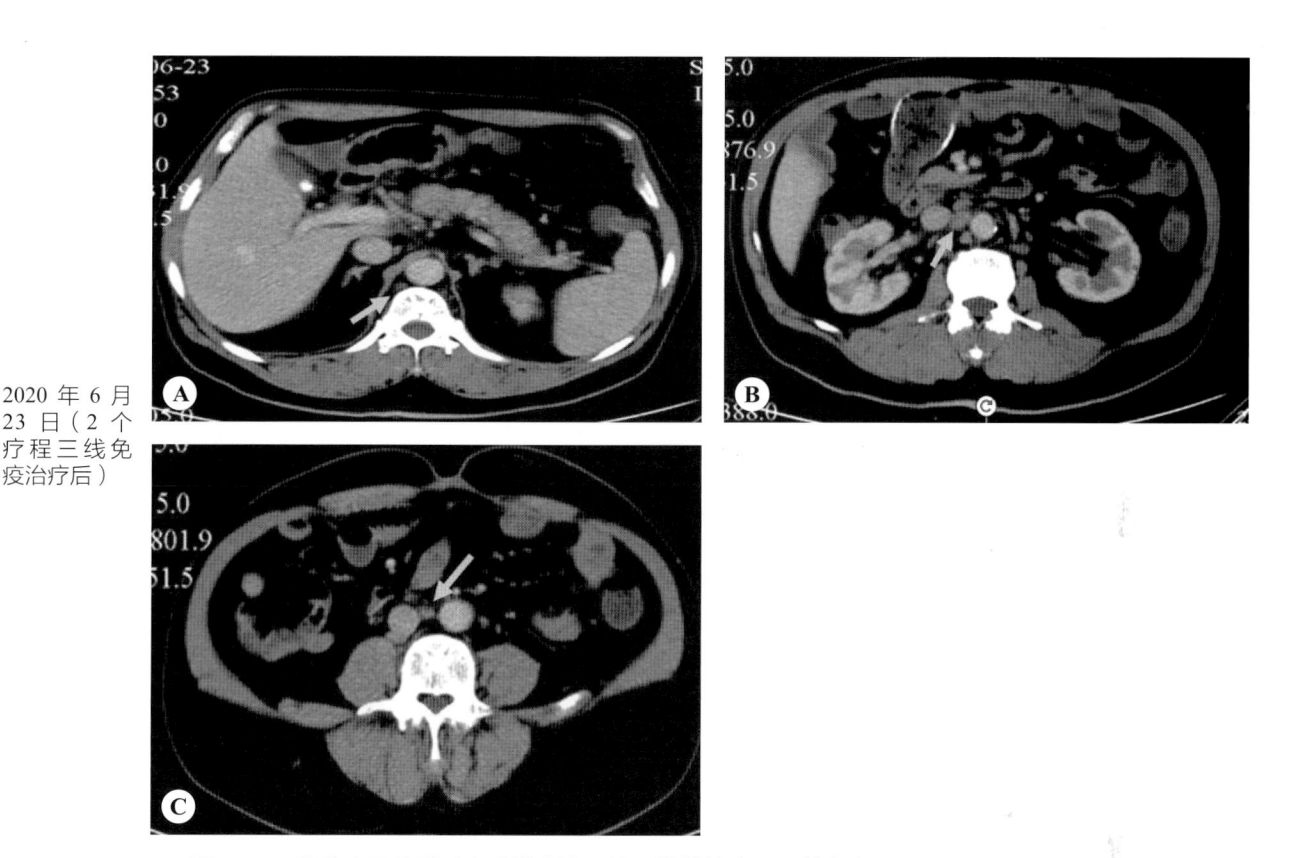

▲ 图42-4 腹腔内及腹膜后多发肿大淋巴结，较前缩小，现较大者1.7cm×1.0cm（PR）

5个疗程后复查PET（2020年8月27日）：结肠癌术后及化疗后，吻合口及残余结直肠未见明显恶性肿瘤征象，右侧髂外血管旁、右侧髂总血管旁、腹膜后区、左后纵隔（降主动脉旁）及左侧锁骨上窝见多发淋巴结，部分淋巴结代谢轻度增高，考虑为淋巴结转移灶治疗后肿瘤明显受抑制，与上次显像（2020年4月22日）相比病灶数量明显减少、缩小，代谢明显降低。疗效评估：CR（图42-5A）。

9个疗程后复查PET（2020年11月30日）：结肠癌术后及化疗后，吻合口及残余结直肠未见明显恶性肿瘤征象，中下腹部腹膜后区、髂总血管分叉处及右侧髂总血管旁见多发结节状高代谢病灶，考虑为多发淋巴结转移灶，与上次显像（2020年8月27日）比较病灶稍增大、代谢增高。疗效评估：PD（图42-5B）。

2020年12月起行四线治疗，具体方案：信迪利单抗200mg，第1天，每3周一次＋贝伐珠单抗0.6g，5个疗程后复查PET（2021年3月31日）提示左后纵隔、中下腹部腹膜后区、髂血管分叉处及右侧髂总血管旁见多发结节状高代谢灶，较前次显像（2020年11月30日）病灶稍增大、大部分代谢增高。疗效评估：PD（图42-5C）。

因患者仍然拒绝细胞毒性药物的治疗，考虑到替雷利珠单抗在药物结构上有 Fc 段改造的特征，因此建议患者更改治疗方案为：①替雷利珠单抗 + 瑞戈非尼治疗；② PD-1 抑制药 +CTLA-4 抑制药 + 瑞戈非尼行后线治疗。经考虑后患者仅接受了替雷利珠单抗的治疗，第 1 个疗程开具的瑞戈非尼并未服用。

2021 年 4 月起行五线治疗，具体方案：替雷利珠单抗 200mg，第 1 天，每 3 周一次。4 个疗程后复查 PET（2021 年 8 月 20 日）提示肿瘤稳定，较前无明显变化。疗效评估为 SD（图 42–5D）。

患者在三线免疫治疗的 1、2 个疗程 PD-1 用药后出现甲状腺功能亢进（G2），第 3 个疗程治疗时已恢复正常。末次 PET 检查为五线治疗 8 个疗程后（2021 年 12 月 18 日）（图 42–6），结果示：结肠癌术后免疫治疗后，对比前片，未见吻合口及残余结直肠肿瘤征象，腹部淋巴结稳定无明显变化。末次治疗为 2022 年 4 月 6 日（五线治疗第 11 个疗程），目前患者身体状态良好，仍规律在本中心维持治疗，末次疗效评估为 SD，随访观察中。

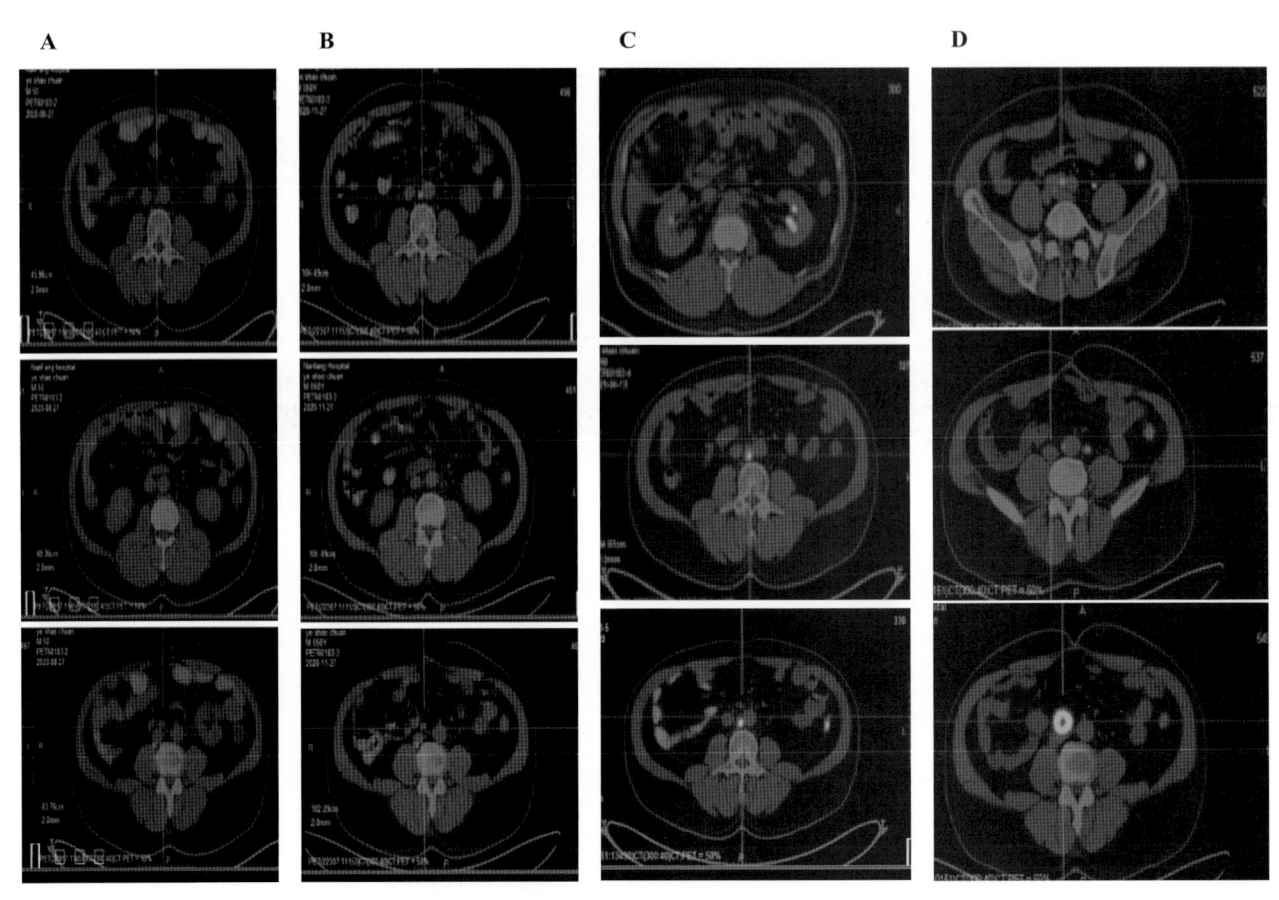

▲ 图 42–5　三线及后线免疫治疗后的影像学结果
A. 三线免疫治疗 5 个疗程后（CR）；B. 三线免疫治疗 9 个疗程后（PD）；C. 四线免疫治疗 5 个疗程后（PD）；D. 五线免疫治疗 4 个疗程后（SD）

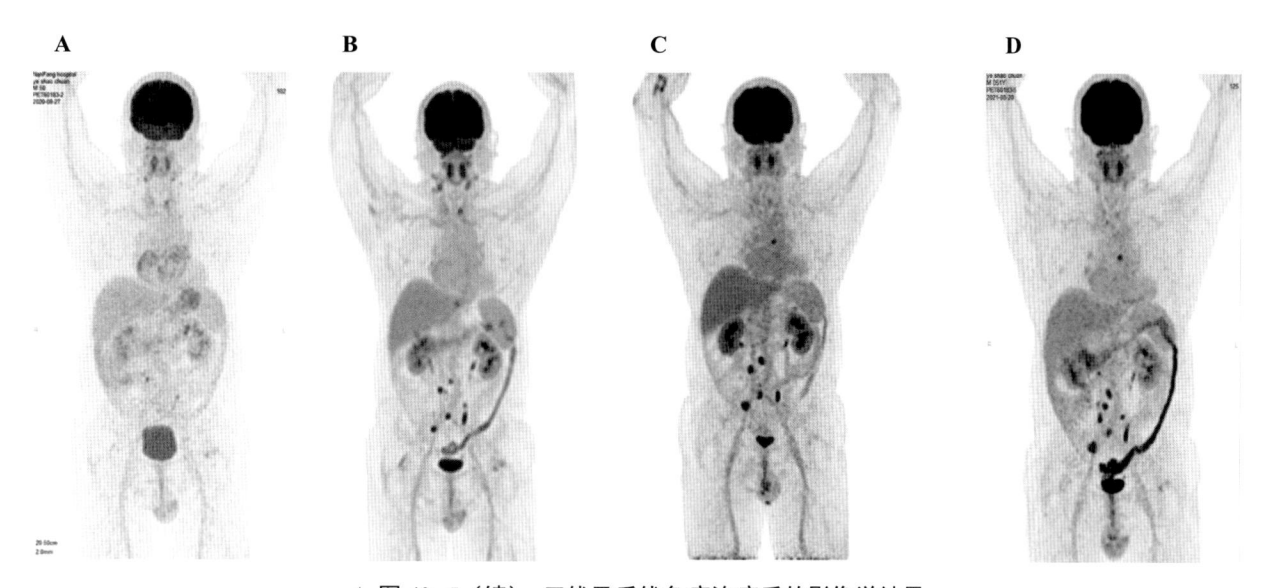

▲ 图 42-5（续） 三线及后线免疫治疗后的影像学结果

A. 三线免疫治疗 5 个疗程后（CR）；B. 三线免疫治疗 9 个疗程后（PD）；C. 四线免疫治疗 5 个疗程后（PD）；D. 五线免疫治疗 4 个疗程后（SD）

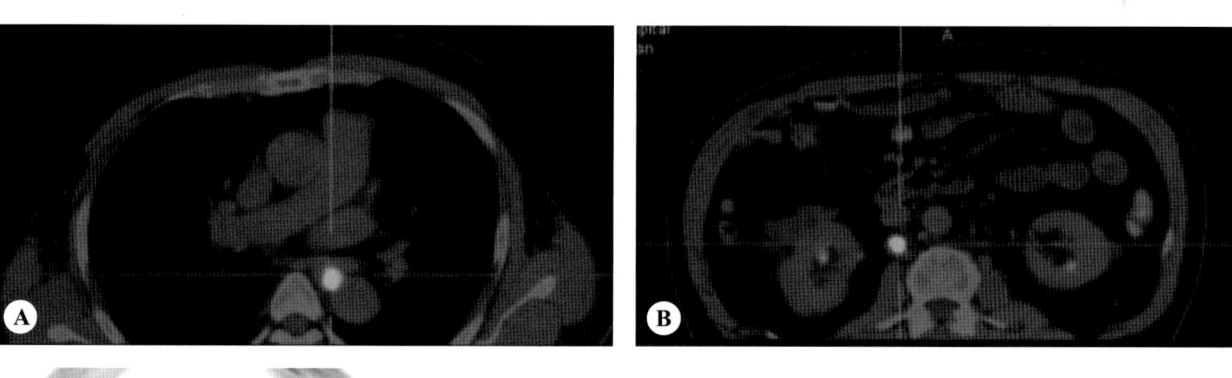

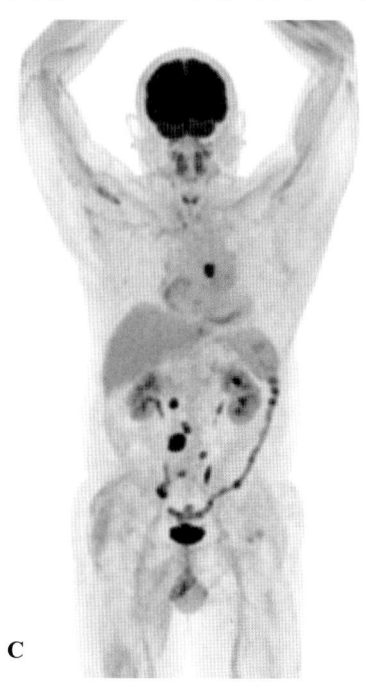

◀ 图 42-6 末次 PET（2021 年 12 月 18 日）：结肠癌术后及化疗后，吻合口未见肿瘤复发征象；左后隔、中下腹部腹膜后区、髂血管分叉处及右侧髂总血管旁见多发结节状高代谢灶，较前无明显变化；腹膜转移灶经治疗后处于明显抑制状态（SD）

【诊疗小结】

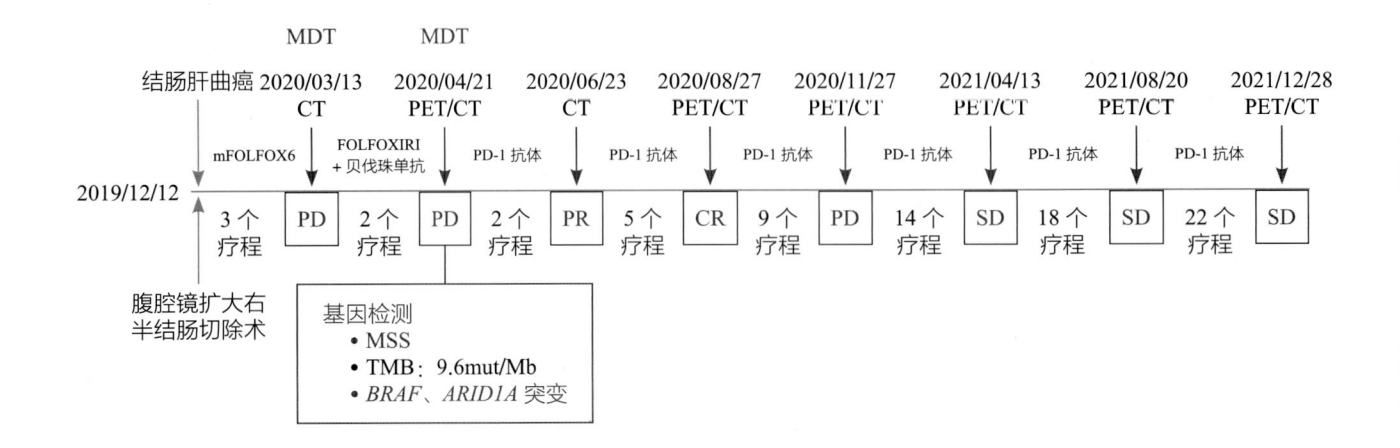

时间	2019/12/12	2020/03/13 CT	MDT 2020/04/21 PET/CT	MDT 2020/06/23 CT	2020/08/27 PET/CT	2020/11/27 PET/CT	2021/04/13 PET/CT	2021/08/20 PET/CT	2021/12/28 PET/CT
治疗	腹腔镜扩大右半结肠切除术	mFOLFOX6 3个疗程	FOLFOXIRI+贝伐珠单抗 2个疗程	PD-1抗体 2个疗程	PD-1抗体 5个疗程	PD-1抗体 9个疗程	PD-1抗体 14个疗程	PD-1抗体 18个疗程	PD-1抗体 22个疗程
评估	—	PD	PD	PR	CR	PD	SD	SD	SD

结肠肝曲癌

基因检测（2020/04/21 MDT）：
- MSS
- TMB：9.6mut/Mb
- *BRAF*、*ARID1A* 突变

【诊疗心得】

患者局部晚期结肠癌，影像学检查和腹腔镜探查未见肿瘤远处转移，按照标准治疗方案：根治性扩大右半结肠切除术＋术后辅助化疗。但术后病理组化提示 *BRAF* V600E、*ARID1A* 突变，MSS。*BRAF* 突变 CRC 作为一种特殊类型肠癌，患者预后较差，复发转移风险高。患者行2个疗程标准化疗后就出现复发转移，对传统的细胞毒性药物不敏感，"三靶向"药物有效率低且不可及。根据既往研究发现 *ARID1A* 突变患者免疫治疗获益可能性较高。本例患者三线使用 PD-1 单药5个疗程后肿瘤明显退缩，疗效评估为 cCR。尽管患者在9个疗程后出现肿瘤进展，但考虑到免疫治疗的疗效反应存在一定的滞后性，本例患者对免疫治疗敏感，并且免疫治疗相关并发症少且轻，故继续维持 PD-1 治疗，肿瘤仍有反应退缩。目前距离确诊已2年余，末次复查评估为 SD，患者身体情况良好，仍继续于本中心维持治疗。*BRAF* 突变 MSS 肠癌是临床中的治疗难点，患者对传统细胞毒性药物不敏感，免疫治疗为这部分患者带来希望，能否将免疫治疗用于此类患者的前线治疗仍有待研究。同时，患者免疫治疗显著获益评价"进展"后，是否需继续维持免疫治疗，也值得进一步探索。

（梁华元　赵丽瑛）

病例43　多线治疗后，呋喹替尼联合信迪利单抗肺部病灶持续完全缓解

【病例汇报】

患者，女性，49岁。2019年6月无明显诱因下出现便血，未予重视，2019年12月16日至当地医院查肠镜：直肠占位。病理结果示：腺癌。基线查体：浅表淋巴结（−）。患者既往体健。家族史无特殊。

入我院后查胸腹盆 CT：两肺多发小结节，直肠占位伴周边多发肿大淋巴结。盆腔增强 MR：直肠下段癌，骶前间隙内、双侧腹股沟区多发肿大淋巴结影。肝脏普美显磁共振未见异常。患者组织 NGS 检测提示 *KRAS* G12D 突变，*NRAS*、*BRAF*、*NTRK* 均未见突变。MSS。PD-L1 阴性。TMB 2.94mut/Mb。

【初诊印象】

患者为青年女性，以便血起病。CT 及 MRI 检查提示直肠癌局部淋巴结转移。肺结节较小，无法确定是否转移。病理组织 NGS 检查为 *KRAS* 突变。故以贝伐珠单抗为主的联合方案治疗，并定期随访肺部情况。

【多线放化疗经过】

12 月 27 日予贝伐珠单抗联合 FOLFOX6 化疗 6 次，2020 年 3 月复查直肠 MRI：缓解不佳；直肠癌复查，骶前、周围系膜多发淋巴结增大；两侧腹股沟淋巴结多发稍大；双肺多发小结节，多考虑转移可能；肺部结节较前增大，临床确定为肺转移（图 43-1 至图 43-3）。

2020 年 5 月 21 日起予以 XELIRI 化疗，2020 年 6 月 9 日起行直肠局部放疗，期间同步口服卡培他滨化疗，出院后口服卡培他滨至 8 月 11 日。2020 年 9 月 7 日 CT：双肺多发结节，部分较前（2020 年 7 月 27 日）增大。直肠增强 MRI 提示：直肠及盆腔淋巴结较前相仿。

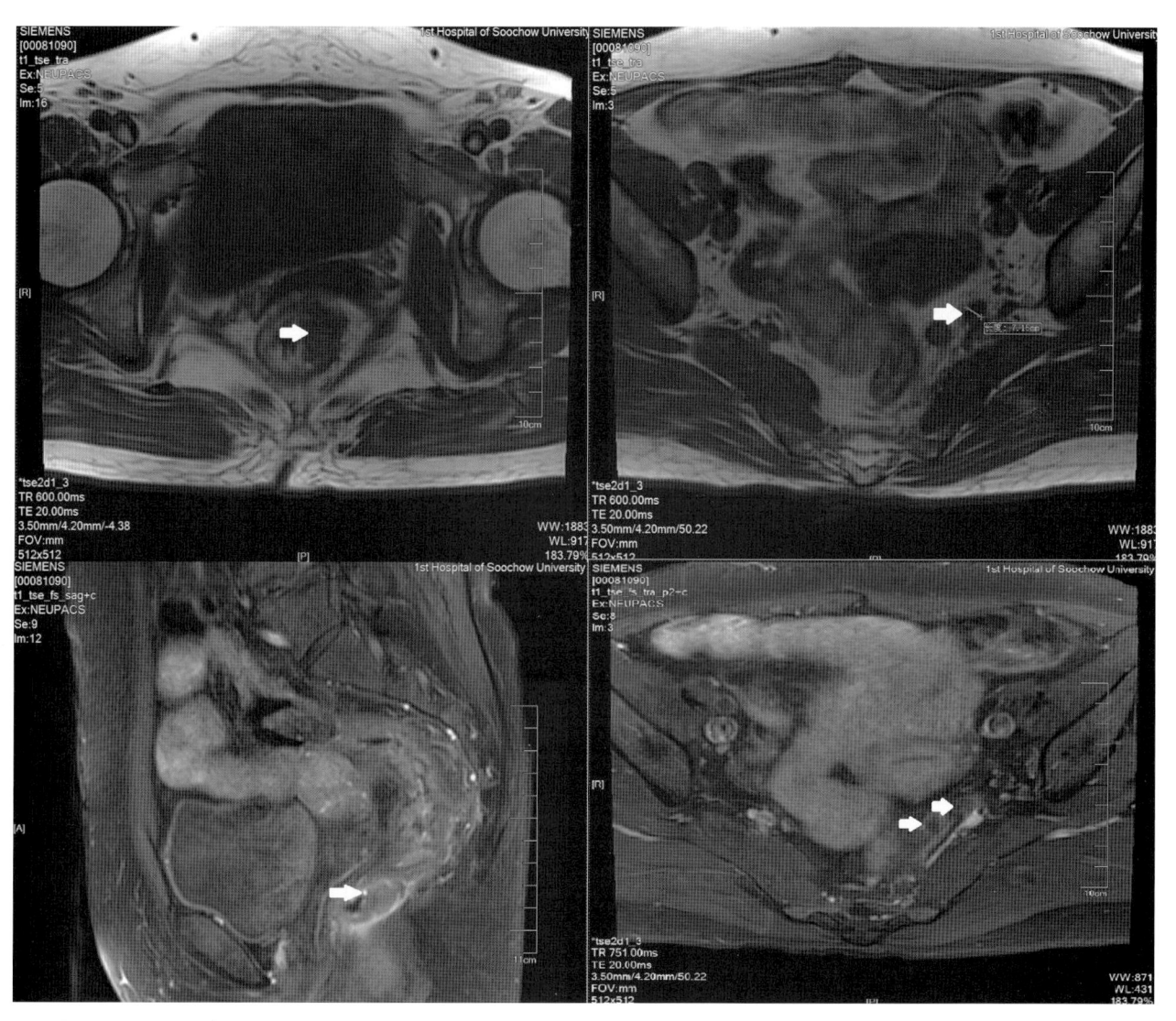

▲ 图 43-1　2020 年 3 月 25 日直肠 MRI：直肠下段癌，骶前间隙内、双侧腹股沟区多发肿大淋巴结影，考虑部分转移可能

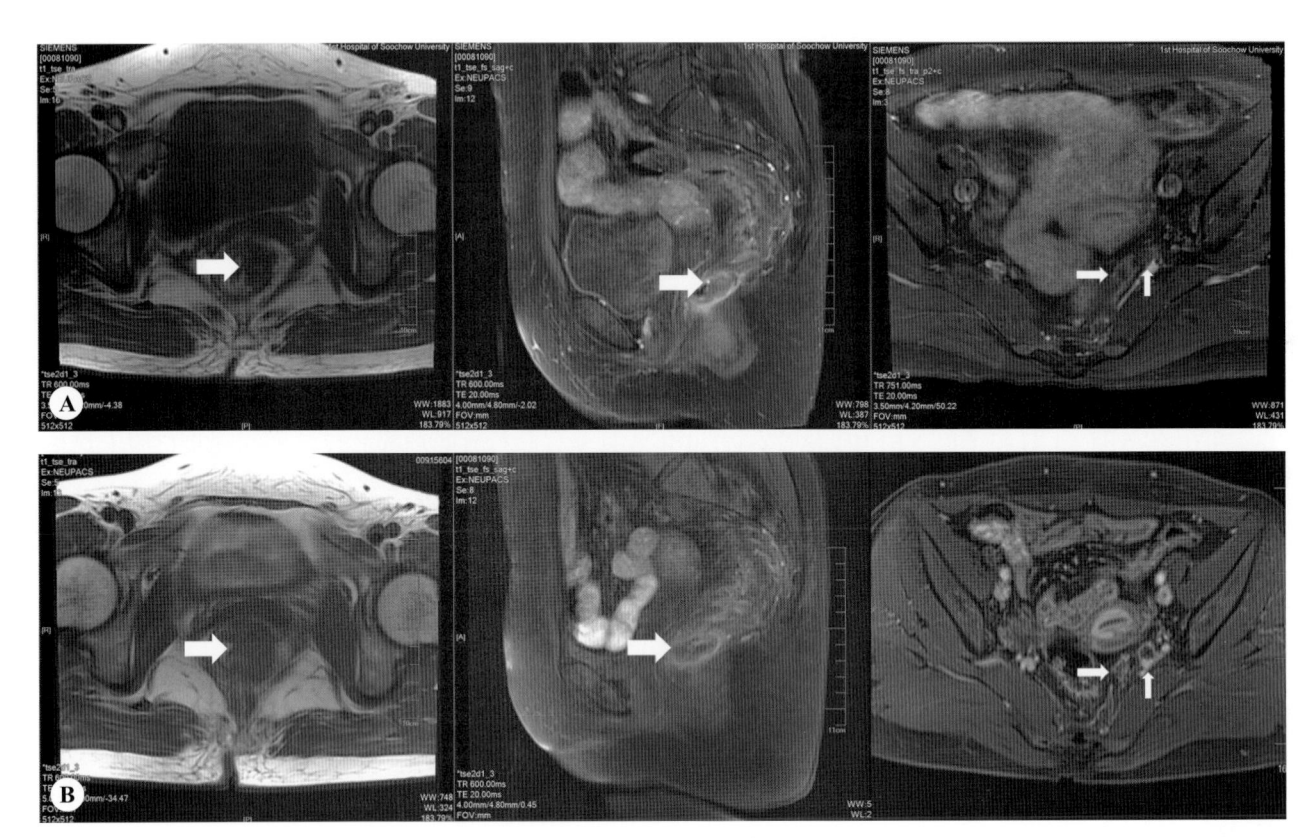

▲ 图 43-2　A. 2020 年 3 月磁共振检查结果；B. 2020 年 5 月复查磁共振，病灶缓解不佳

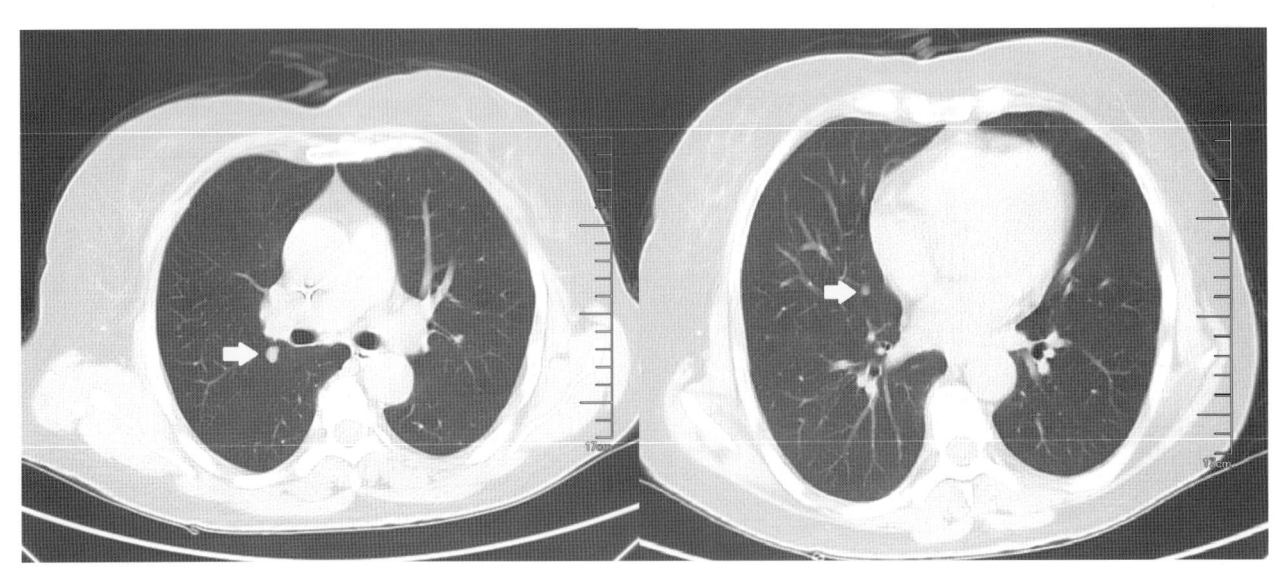

▲ 图 43-3　2020 年 5 月 14 日胸腹部增强 CT

2020 年 9 月 9 日因解便时肛门口疼痛明显，在全麻下行横结肠双腔造口术。2020 年 10 月 11 日起予伊立替康联合雷替曲塞、贝伐珠单抗化疗 3 个疗程。2020 年 12 月 22 日复查增强 CT 示双肺多发结节增大并出现新病灶。

下篇 实战病例

【免疫治疗】

2020年12月30日至2022年4月予信迪利单抗200mg+呋喹替尼3mg，第1～12天，方案治疗1年余，2021年4月复查CT提示双肺病灶近CR（图43-4）。2022年4月16日复查胸腹部CT提示：双肺多发微小结节，心包积液（图43-5）。2022年4月16日直肠MRI提示：直肠放化疗后复查，病变较前稍减小。

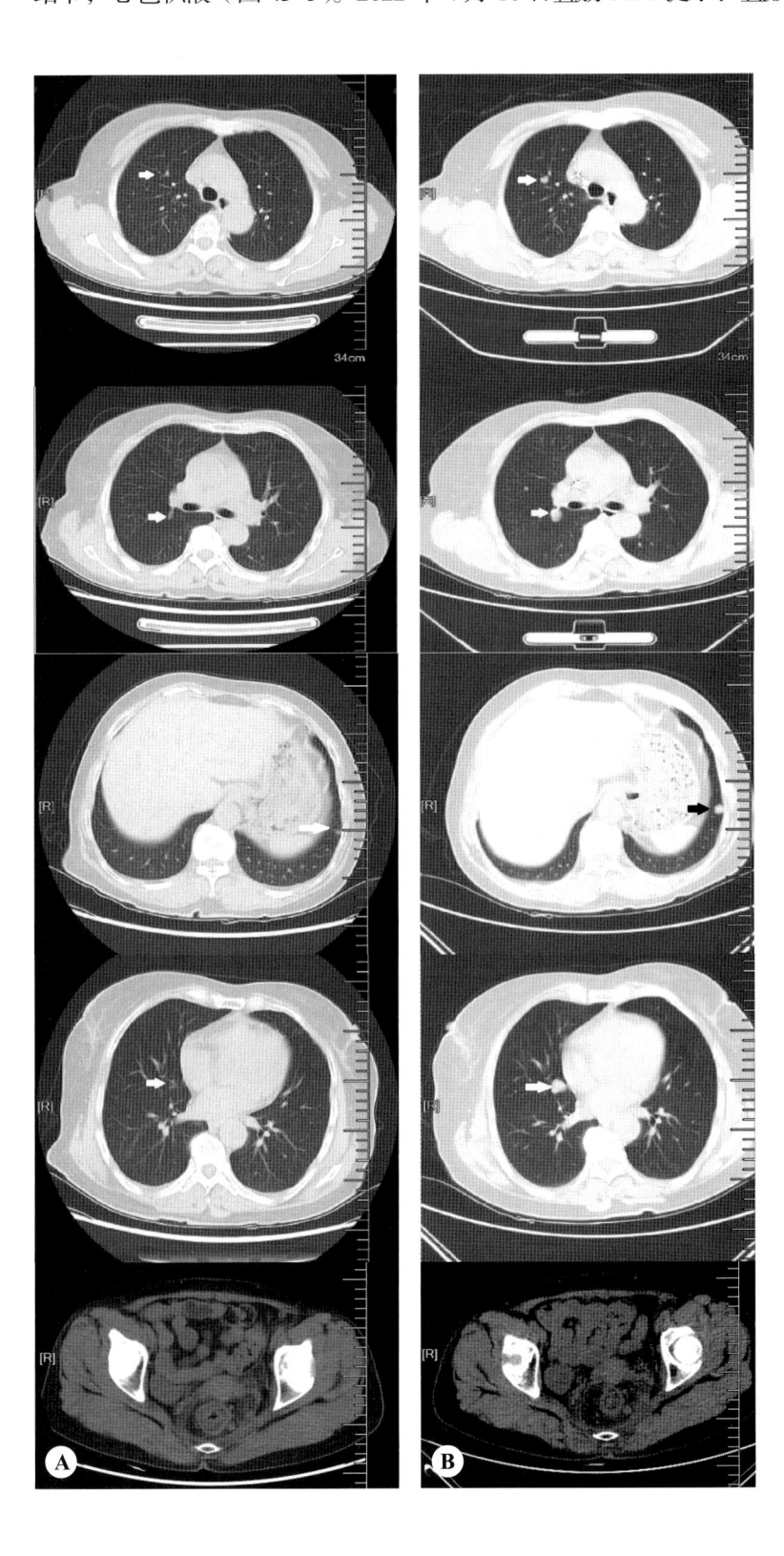

◀ 图 43-4 胸腹部 CT 提示肿瘤近 CR
A. 2021年4月1日CT检查结果；B. 2020年12月22日基线CT结果

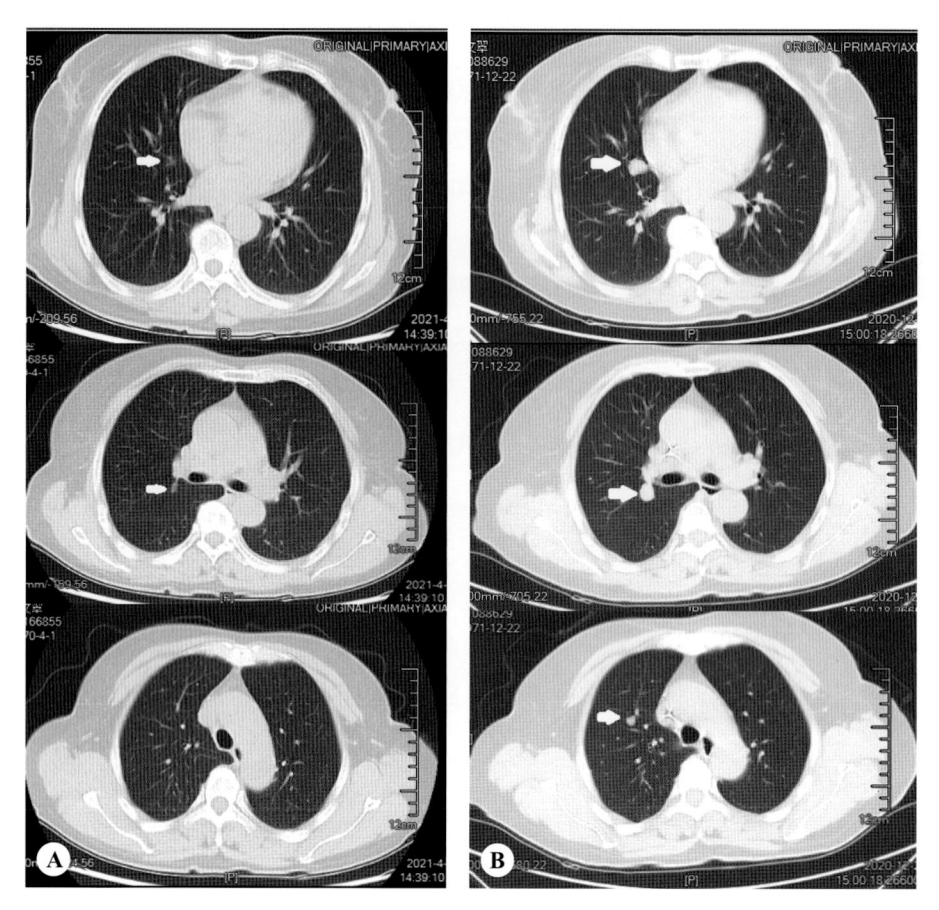

▲ 图 43-5 肺部病灶持续 CR 中
A. 2022 年 4 月 CT；B.2020 年 12 月基线 CT

【诊疗小结】

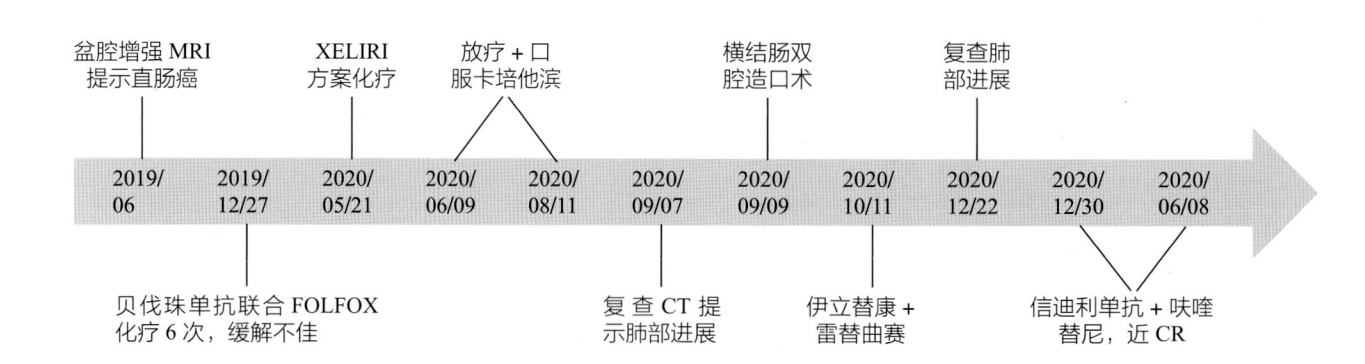

盆腔增强 MRI 提示直肠癌 — 2019/06
贝伐珠单抗联合 FOLFOX 化疗 6 次，缓解不佳 — 2019/12/27
XELIRI 方案化疗 — 2020/05/21
放疗 + 口服卡培他滨 — 2020/06/09、2020/08/11
复查 CT 提示肺部进展 — 2020/09/07
横结肠双腔造口术 — 2020/09/09
伊立替康 + 雷替曲赛 — 2020/10/11
复查肺部进展 — 2020/12/22
信迪利单抗 + 呋喹替尼，近 CR — 2020/12/30、2020/06/08

【诊疗心得】

国内外多项前瞻性单臂研究均在探索免疫联合抗血管生成 TKI 治疗在 MSS mCRC 三线治疗的疗效，包括瑞戈非尼联合 PD-1/PD-L1 单抗的日本及北美 REGONIVO、REGOMUNE、中国中山大学肿瘤防治中心 REGOTORI 研究，呋喹替尼联合 PD-1 单抗的多项中国研究，以及仑伐替尼联合帕博利珠单抗的 LEAP-005 研究。日本 REGONIVO 研究在 MSS 型 mCRC 中 ORR 达 33.3%。然而北美 REGNIVO Ⅱ 期研究中未能重复出日本研究，ORR 仅为 7%。在北美 REGNIVO 及中国 REGOTORI 等多个研究中基于转移器官的亚组分析发现，伴非肝转移患者预后好于肝转移患者。本例患者仅有肺转移，也印证了这一点。

VOLTAGE-A 研究是探索放化疗序贯免疫治疗在 MSS 直肠癌新辅助治疗的研究。研究纳入 37 例 MSS 患者，结果显示在 37 例中 14 例（38%）取得了 MPR，另有 1 例 cCR。放疗与免疫治疗具有一定的协同作用。该患者局部放疗也是免疫治疗疗效较好的因素之一。

MSS 晚期肠癌免疫治疗疗效相关生物标志物尚不清楚。目前所知，PD-L1 表达与免疫疗效无关。POLE/POLD 与免疫治疗的疗效有明显的相关性。携 POLE/POLD 基因突变肠癌基本为 MSS 型，具有高肿瘤突变负荷的特征。TMB 是潜在有意义的生物标志物，CCTG CO.26 研究后续分析显示 TMB＞28mut/Mb 的患者更获益；而 TAPUR 研究显示帕博利珠单抗治疗 TMB＞9mut/Mb 具有较高的 1 年生存率。然而，不同研究基于不同检测平台和 panel，对于如何确定最佳临界值尚未得出结论。

（李大鹏）

病例 44　TMB-H MSS 型转移性结肠癌免疫治疗后完全缓解

【病例汇报】

患者，男性，62 岁。2018 年 10 月因大量便血致失血性休克在外院就诊。CT 提示：结肠癌伴腹腔转移（未获得外院影像资料），肠镜检查未见肿瘤。腹腔镜探查术中见右半结肠肿块伴周围粘连，手术风险较大，家属拒绝手术，未行组织活检。临床诊断：右半结肠癌伴腹腔转移，Ⅳ期。未明确病理，家族无相关疾病史。

2018 年 10 月起，患者在外院行 XELOX 方案化疗 6 个疗程，一线治疗期间疗效评价为 SD。2019 年 1 月，患者出现"肠梗阻"，考虑疾病进展，于外院行姑息性改道手术。2019 年 2 月起，在外院行 FOLFIRI 方案二线化疗 10 个疗程，疗效评估为 SD，后予卡培他滨维持治疗。

2020 年 3 月患者出现腹部疼痛不适，CT 提示：右侧腹壁肿块。行超声引导下腹壁肿瘤穿刺活检术，术后病理未见肿瘤细胞。2020 年 3 月起，患者于外院行三线伊立替康单药化疗 8 个疗程，期间评估为 SD。

2020 年 7 月初患者反复出现便血，至我院就诊。于介入科行经导管选择性动脉造影与栓塞术后，便血症状好转。2020 年 7 月 9 日查 CT 提示：结肠肝曲肠壁黏膜增厚，周围多发小淋巴结（图 44-1）。

【初诊印象】

患者为老年男性，临床诊断为结肠癌伴腹腔转移，原发灶位于右半结肠。既往于外院予一线 XELOX 方案化疗、二线 FOLFIRI 方案化疗、三线伊立替康单药化疗。

患者在既往诊治过程中，还是存在一些遗憾的。首先，患者虽然历经腹腔探查术、消化道姑息性改道手术、腹壁转移灶穿刺活检术，但却始终未能明确病理诊断。而且，患者的肠镜检查未见肿瘤、肠癌化疗方案的疗效均不佳，不能排除其他肿瘤可能。其次，患者在一线至三线的治疗中，均未联合靶向药物。虽然患者 RAS、BRAF 基因状态不明，但晚期右半结肠癌患者，无论 RAS、BRAF 突变型还是野生型，靶向药均可首选贝伐珠单抗。外院未联合贝伐珠单抗，可能是顾忌到患者既往出现过消化道出血。最后，患者三线治疗采用伊立替康单药，该方案并非指南中优先推荐的肠癌三线治疗方案。

综上，我们为患者制订了如下诊治方案：首先，考虑到穿刺活检取得的组织较少，建议患者行腹

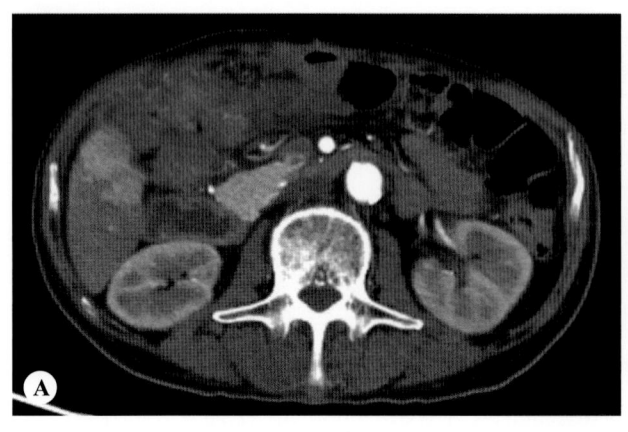

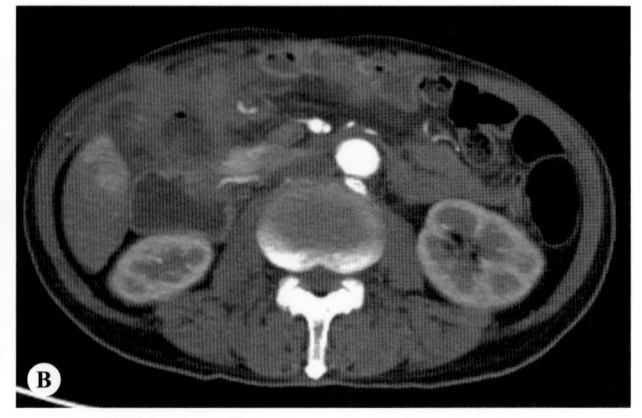

▲ 图 44-1 2020 年 7 月 9 日 CT 检查：结肠肝曲肠壁黏膜增厚，周围多发小淋巴结

壁转移灶切除活检，从而明确病理诊断，并完善 MLH1、MSH2、MSH6、PMS2、HER2 等蛋白的免疫组化。其次，完善 NGS 检测，明确 RAS、BRAF 基因状态，以及 TMB、MSI、HER2 等基因状态。最后，患者尚未使用过的肠癌治疗药物和方案，包括雷替曲塞、瑞戈非尼、呋喹替尼、TAS-102 ± 贝伐珠单抗等，考虑到患者存在消化道出血症状，暂不考虑雷替曲塞、瑞戈非尼、贝伐单抗等加重出血风险的药物，也暂不考虑 TAS-102 等口服化疗药物，拟明确病理诊断后，予雷替曲塞单药化疗。

【明确诊断】

2020 年 7 月 23 日患者于局麻下行"腹壁肿瘤切除术"，标本进行病理检测及 NGS 检测。腹壁肿瘤术后病理：转移性腺癌，结合免疫组化考虑消化道来源。

2020 年 7 月 24 日患者再次出现便血，并伴有呕血，出血症状较前加重。经内科治疗、介入治疗后，消化道出血症状无明显缓解。经 MDT 讨论，并与患者及家属充分沟通后，2020 年 8 月 11 日行"胰十二指肠切除术 + 右半结肠切除术 + 小肠部分切除术 + 腹腔粘连松解术"。术后病理提示：结肠中 - 低分化腺癌，侵及全层，局灶侵及周边横纹肌组织，小肠浆膜层至黏膜层见癌累及，各切端及阑尾未见癌累及，12 枚肠周淋巴结均未见癌转移，2 枚胃周淋巴结均未见癌转移，2 枚胰周淋巴结均未见癌转移。免疫病理：癌细胞 MLH1（+），PMS2（+），MSH6（+），MSH2（弱+），HER2（1+），Ki-67（+，热点区 60%）。

腹壁肿瘤的 NGS 检测及 PD-L1 检测（2020 年 8 月 24 日）：肿瘤体细胞变异（651 个基因的全部外显子，65 个基因的部分内含子）：肿瘤相关基因变异 9 个（KRAS G12V、AXIN2 E230*、DNMT3B D33A、ITK F4V、MUC16 L2722H、PIK3R1 L570_D578del、POLE R249Q、SHOC2 E428A、SMAD3 E228G），意义不明变异 9 个；胚系变异（63 个基因的全部外显子）：可能的可遗传胚系致病变异 1 个（SPINK1 c.194+2T>C，剪接位点变化）；肿瘤突变负荷（TMB）：22.1mut/Mb（百分位：≥90%；TMB-H）；微卫星不稳定性（MSI）：微卫星稳定（MSS）；PD-L1（22C3）蛋白表达：CPS：阳性，5。

基于上述检测，诊断已明确：右半结肠癌伴腹腔转移、腹壁转移，Ⅳ期，KRAS 突变型（G12V），MSS 型，TMB-H。

【进一步治疗】

2020 年 8 月 26 日患者引流管口出现渗血，急查血常规：血红蛋白 88g/L；腹盆腔 CT 提示肝下缘异常密度影，考虑腹腔内出血可能。复查血常规发现，血红蛋白及红细胞持续下降，血压降低、心率加快，考虑患者失血性休克可能，急诊行"剖腹探查术+止血术"，术中伤口难以缝合予纱条填塞，术后转入ICU进一步监护治疗。2020年8月28日患者出现寒战高热，血培养为革兰阳性菌，予万古霉素等抗感染治疗。2020年9月1日实验室检查提示，胆红素进行性升高，肝酶呈下降趋势，胆酶分离明显，急性肝衰竭诊断明确；凝血因子合成障碍，凝血功能紊乱。患者病情危重，与家属反复沟通后，于2020年9月4日在全麻下行剖腹探查术，留置右腹腔双套管、T管、左肝下及左吻合口下引流管各一枚，术后转入ICU治疗。经积极抢救，患者生命体征逐渐平稳，2020年9月10日转入普通病房，继予对症及营养支持。因患者经历多次手术、失血性休克、急性肝衰竭等重大创伤，术后未进行抗肿瘤治疗，仅予最佳支持治疗。

2020年12月患者手术切口处可见新生物长出。2020年12月4日患者复查CT：腹壁见多发结节灶，考虑转移（图44-2A）。超声：腹壁脐右下腹直肌占位，考虑转移。此时，患者的一般情况及体能状态，较术后已有所恢复，无出血等并发症。复查血常规、生化，无明显化疗禁忌证，ECOG评分3分。综

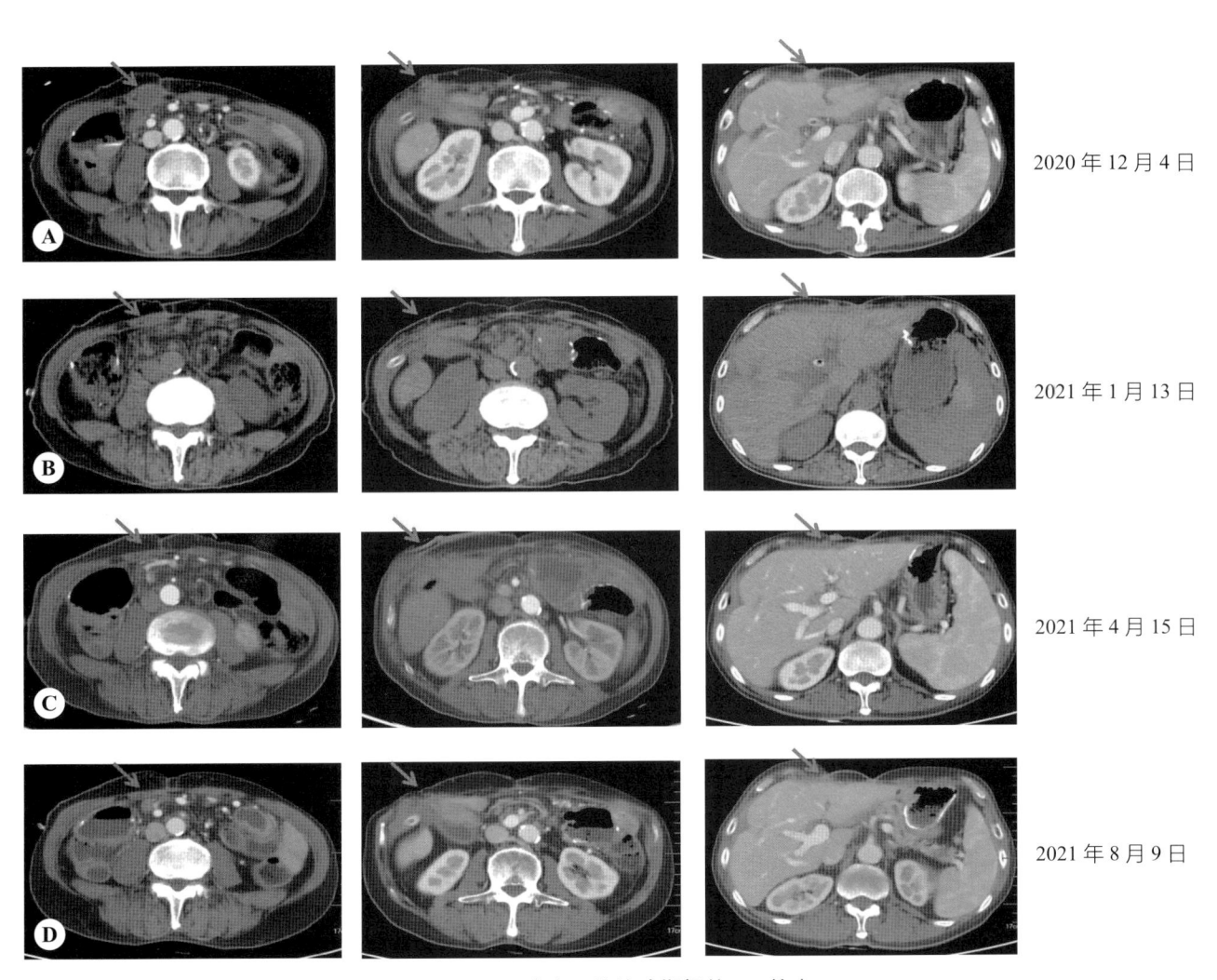

▲ 图44-2 患者四线治疗期间的CT检查
A.患者四线治疗开始前的基线CT；B.四线治疗第一次疗效评价；C.四线治疗第二次疗效评价；D.四线治疗期间最后一次疗效评价

合考虑患者既往治疗方案、体能状态、安全性、TMB-H的基因状态，并与患者及家属充分沟通后，于2020年12月8日起予"低剂量单药化疗＋抗血管TKI＋免疫检查点抑制药"治疗模式的四线治疗，具体方案为："雷替曲塞2mg，第1天，每21天一次＋卡瑞利珠单抗200mg，第1天，每21天一次＋呋喹替尼4mg，第1~21天，每28天一次"方案。

2021年1月患者一般情况及体能状态较前改善。2021年1月13日患者复查CT：腹壁多发结节灶较前明显缩小（图44-2B），ECOG评分2分，结合病情考虑PR。因患者既往化疗疗效不佳，一线XELOX方案化疗、二线FOLFIRI方案化疗、三线伊立替康单药化疗的疗效评价均仅为SD，而四线方案第一次疗效评价即达到PR的疗效，考虑治疗获益来自低剂量雷替曲塞单药化疗的可能性较小，故于2021年2月起予"卡瑞利珠单抗200mg，第1天，每21天一次＋呋喹替尼4mg，第1~21天，每28天一次"的去化疗方案继续治疗。2021年3月17日患者再次出现消化道出血，予对症处理后好转。考虑到出血风险，暂停呋喹替尼治疗。2021年4月起，予"卡瑞利珠单抗200mg，第1天，每21天一次"单药治疗，治疗期间患者出现反应性皮肤毛细血管增生症（reactive cutaneous capillary hyperplasia，RCCEP）。2021年4月15日复查CT，第二次疗效评估为CR（图44-2C）。ECOG评分1分。

因卡瑞利珠单抗RCCEP不良反应（图44-3），患者拒绝继续使用卡瑞利珠单抗。2021年5月起改予"信迪利单抗200mg，第1天，每21天一次"单药治疗。治疗后影像学结果见图44-2D。末次治疗时间为2021年9月17日。此后，患者诉乏力症状明显，时有发热，停用信迪利单抗。免疫治疗共持续10个月。停药后定期复查CT，均评估为CR。

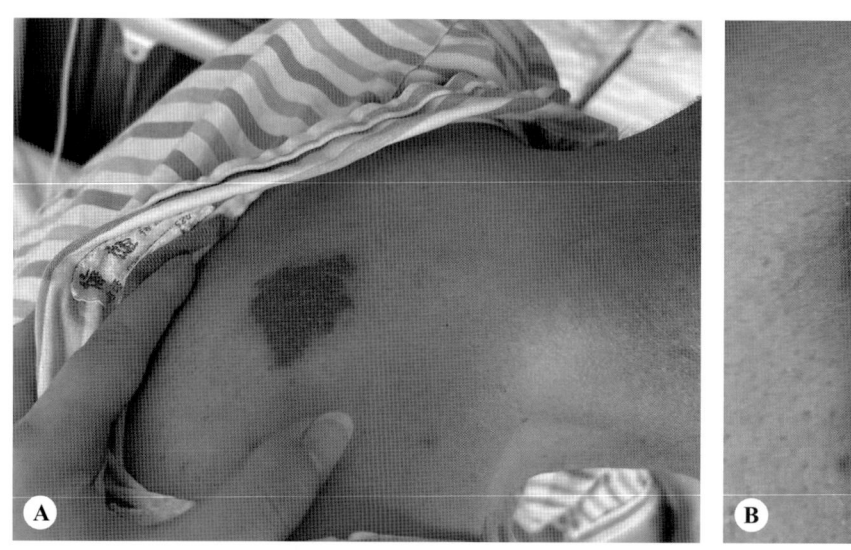

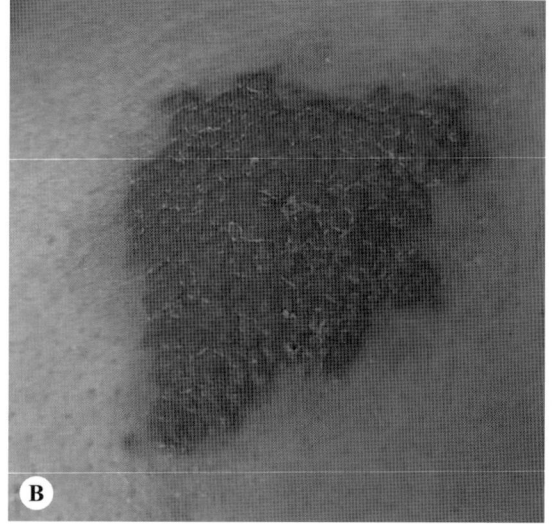

▲ 图44-3 卡瑞利珠单抗单药治疗期间出现反应性皮肤毛细血管增生症

【免疫治疗相关不良反应】

2022年3月初，患者开始出现严重的乏力、食欲缺乏、畏寒等症状，ECOG评分3分。2022年3月10日复查CT，疗效评估仍为CR。2022年3月12日查垂体全套提示：ACTH（促肾上腺皮质激素）2.63pg/ml（参考值：7~65pg/ml），Cor（皮质醇）0.12μg/dl（参考值：6.02~18.4μg/dl），余均正常。头颅MRI未见明显异常（图44-4）。结合病情考虑免疫相关垂体炎（继发性肾上腺皮质功能减退症），3级。立即

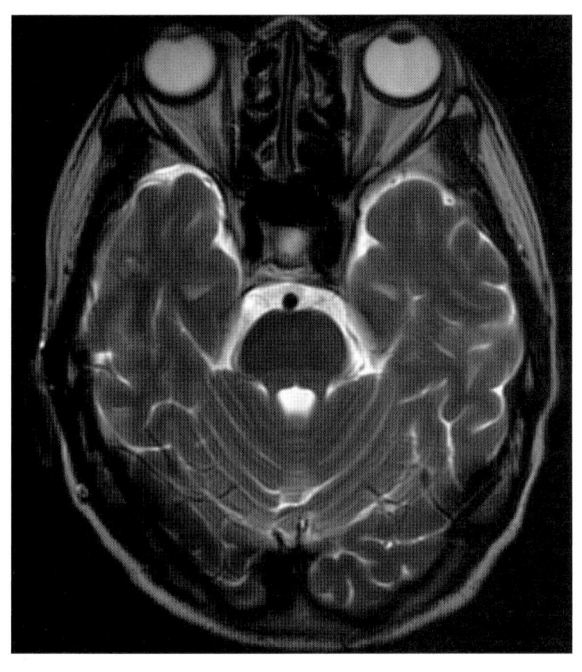

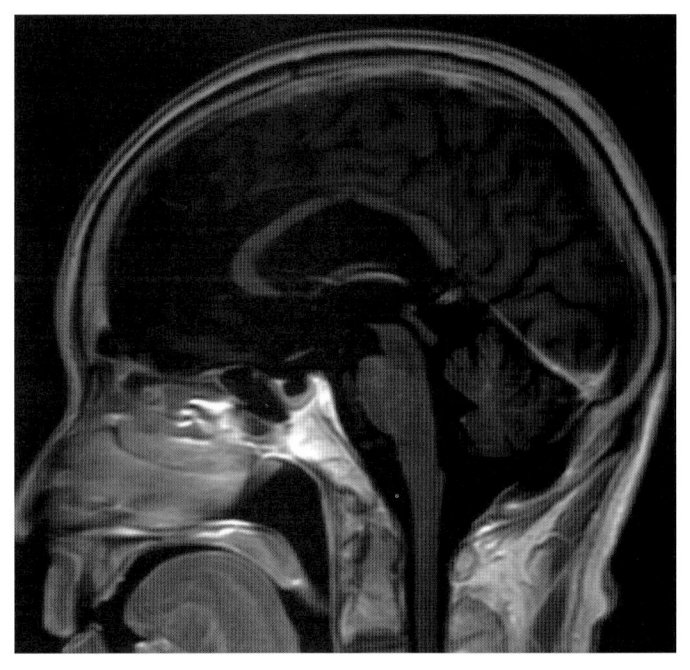

▲ 图 44-4 2022 年 3 月 14 日头颅 MRI：未见明显异常

予氢化可的松 40mg，每 8 小时一次，口服治疗后，患者上述症状明显好转，再次恢复正常生活，后氢化可的松逐步减量至 20mg 每天一次，口服，维持。

【诊疗心得】

患者为老年男性，结直肠癌合并腹腔转移，既往多次检查未获取肿瘤组织，在此基础上多线化疗并未取得良好疗效。在获取肿瘤组织完善病理诊断并进行 NGS 检测后，发现患者的基因类型为 MSS、TMB-H 型，为潜在的免疫治疗获益人群。及时调整治疗方案，改用 PD-1 单抗治疗后，疗效达到 CR，足见精准诊断对于精准治疗的重要意义。

免疫治疗最优的持续时间，目前尚无定论，通常为 2 年或直至疾病进展或不耐受不良反应。对于免疫治疗获益的患者，往往免疫检查点抑制药停药后仍可观察到持续缓解。当停药后出现疾病进展，患者是否能够从免疫治疗再挑战中获益，也尚有争议。既往研究提示，若因免疫不良反应导致停药，如果停药前疗效已达到 PR/CR，疾病进展后进行免疫治疗再挑战，疗效有限；而停药前疗效未达到 PR/CR，疾病进展后进行免疫治疗再挑战，仍有部分患者获益。但在黑色素瘤中，既往研究显示，使用免疫检查点抑制药再挑战的获益有限。2022 年 ASCO GI 会议上报道了 NIPICOL II 期临床研究的长期随访结果。该研究针对免疫优势的 MSI-H/dMMR 转移性结直肠癌，采用纳武利尤单抗联合伊匹木单抗联合治疗 1 年，而非普遍的 2 年。免疫治疗 1 年后，继续随访 1 年。随访的 1 年中，仅 9.5%（42 例中有 4 例）的患者出现疾病进展。出现疾病进展的 4 例患者中，有 1 例患者由于免疫相关不良反应，未进行免疫再挑战，其余 3 例患者，均再次接受了纳武利尤单抗治疗。在这 3 例患者中，2 例患者疗效达到 PR，另 1 例患者疾病稳定（SD）。NIPICOL 研究提示，对于免疫优势人群的晚期结直肠癌患者，1 年的免疫治疗即可达到满意的临床获益，在停药后的 1 年中，90% 以上的患者不会出现疾病进展，即使出现疾病进展，免疫再挑战仍能够达到较好的疾病控制。因此，对于免疫优势人群来说，如果免疫治疗获益显著，及早停药或许是可行的方案。本例患者在免疫治疗后，第一次疗效评价达到PR，第二次疗效评价达到CR。免疫治疗共持续10个月左右。因乏力症状停药，停药后，仍保持CR状态，持久获益。

免疫检查点抑制药治疗相关性垂体炎（immune-related hypophysitis，irH）在使用CTLA-4抗体治疗的患者中相对多见，发生率为1.5%～17.0%，可能与CTLA-4的异位表达有关；而使用PD-1/PD-L1抑制药治疗患者中相对罕见（<1%）。免疫相关垂体炎可以引起全垂体功能减退或孤立垂体前叶激素缺乏，伴或不伴垂体增大。垂体炎可导致垂体功能减退，包括中枢性肾上腺皮质功能不全、中枢性甲状腺功能减退、中枢性性腺功能减退。中枢性肾上腺皮质功能不全被定义为低皮质醇（血清皮质醇<5μg/dl），低于正常及异常促肾上腺皮质激素（adrenocorticotropic hormone，ACTH），或者在没有外源性糖皮质激素使用的情况下出现异常ACTH刺激试验（正常结果定义为在注射ACTH前或之后血清皮质醇≥18μg/dl）。irH的影像学改变表现为，MRI发现腺体高度与基线相比变化>2mm、鞍上隆起、柄增厚、异质性增强和鞍旁延伸，当出现至少两项时判定为irH阳性。但值得注意的是，影像学改变在CTLA-4抗体导致的irH中更为常见，而PD-1/PD-L1抑制药治疗导致的irH可以不表现为影像学改变。即便是CTLA-4抑制药诱发的垂体炎，也有约23%的患者，MRI正常。因此不能因为影像学正常而排除irH的诊断。本例患者缺乏影像学改变，但实验室检查发现ACTH（促肾上腺皮质激素）2.63pg/ml（参考值：7～65pg/ml），Cor（皮质醇）0.12μg/dl（参考值：6.02～18.4μg/dl），符合中枢性肾上腺皮质功能不全的诊断。免疫相关垂体炎的临床表现缺乏特异性，常有头痛、乏力、恶心、呕吐、心动过速等表现，临床上易被忽视。严重垂体炎可出现危及生命的肾上腺危象，典型临床表现有低血压或休克、发热、恶心、呕吐、意识障碍、电解质紊乱等。本例患者irH表现为严重乏力，自理能力严重受损，诊断为3级irAE。治疗策略以氢化可的松治疗为主。本例患者经激素替代治疗后症状明显缓解。

（徐彩华　李　伟）

病例45　PS状态差伴恶病质MSS型结肠癌免疫治疗获得持续缓解

【病例汇报】

患者，男性，58岁。2021年2月患者因"排便习惯改变3个月余"在外院肠镜检查发现：距肛门3～6cm处见肿物环腔生长，内镜不能通过。病理：（直肠）中分化腺癌。免疫组化：pMMR。患者到我院就诊，体格检查未见异常表现。家族史：家族中无肿瘤病史。2022年3月22日，外院PET/CT示：直肠中上段-乙状结肠远段肠腔内肿块，代谢活跃，疑肠癌，突破浆膜层，肿瘤侵犯双侧输尿管致双侧输尿管及双肾扩张，肿块累及膀胱、前列腺，双侧精囊腺分界不清，不排除侵犯可能。盆腔腹膜稍增厚，肠腔多发结节，代谢活跃，考虑转移。腹膜后及双侧髂血管多发小淋巴结，代谢活跃，转移待排。患者于2022年4月5日至我院就诊，肛门指检：肛门周围见黄白色分泌物，入肛3cm处可及肿物下极，活动较固定，指套退出无血染。2022年4月7日我院MR（图45-1）：直肠中上段-乙状结肠肠壁增厚，局部巨大肿块形成，符合直肠癌；病灶与膀胱、前列腺、双侧精囊腺分界不清；双侧输尿管下段受推压及包绕，其以上输尿管轻度扩张、积液。直肠系膜内肿大淋巴结，考虑转移。双侧髂总及髂内血管旁多发淋巴结，可疑转移。直肠系膜筋膜（MRF）阳性。肠壁外血管侵犯（EMVI）阳性。盆腔少量积液。2022年4月12日肿瘤基因检测结果：TMB-L（10.56mut/Mb），MSS，*KRAS*

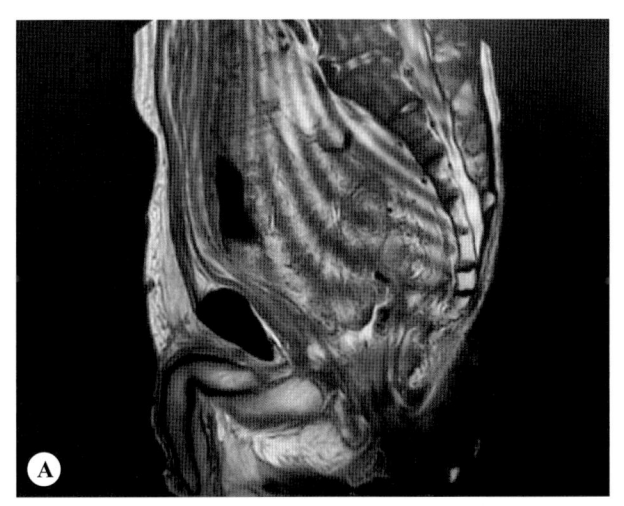

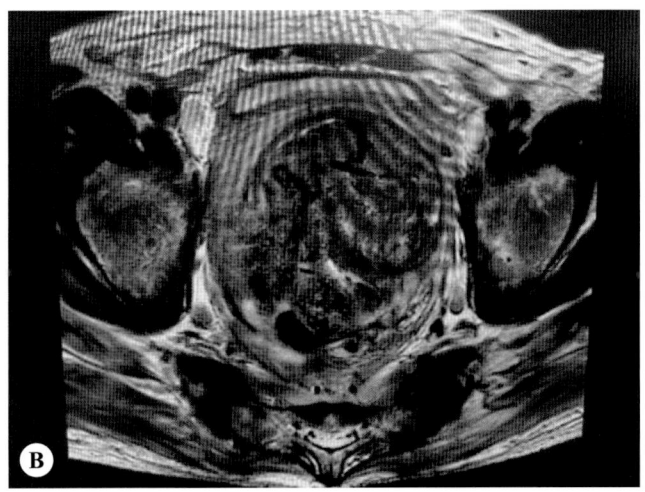

▲ 图 45-1 2022 年 4 月 MR（治疗前）

p.G12V 27.6%，未见错配修复基因胚系致病突变。

【初诊印象】

患者诊断为直肠癌伴腹膜后淋巴结转移（ⅣA 期），基因检测提示 MSS，*KRAS* 突变，按目前指南可以接受术后辅助化疗。患者一般情况欠佳，ECOG 评分 3 分，近 3 个月体重下降 5kg，不能耐受化疗。而美国 FDA 根据 Keynote-158 研究结果批准了帕博利珠单抗用于肿瘤突变负荷（TMB）＞10mut/Mb 且既往治疗后疾病进展的无法切除或转移性实体瘤患者。同时，REGONIVO 等研究显示 MSS 型转移性结直肠癌标准治疗失败后 PD-1 抗体联合抗血管生成 TKI 能使部分患者获益。考虑到患者肿瘤负荷较大，且患者 TMB 为 10.56mut/Mb，提示患者可能能从免疫治疗联合 TKI 中获益。

【初始治疗】

患者入院后出现发热，最高体温达 39.6℃，血培养见革兰阴性菌，血常规示血红蛋白 53g/L，予抗感染、输血、静脉营养等治疗，并于 2022 年 4 月 8 日行腹腔镜下回肠造口术，术中探查示：直乙交界巨大肿物，表面与左侧盆壁、大网膜紧密粘连，肿瘤下部与双侧输尿管分不清，少量淡黄色稍浑浊腹水，可疑既往穿孔后炎症导致大网膜粘连、包裹，未见肝、腹膜后淋巴结、盆底转移，术程顺利，术后恢复可。

后患者于 2022 年 4 月 20 日至 10 月 9 日行"信迪利单抗 + 呋喹替尼"治疗 7 个疗程，总体耐受可，未见免疫相关不良反应。

2022 年 6 月 13 日 MR：直肠癌治疗后复查，对比 2022 年 4 月 2 日 MR 检查：直肠中上段 - 乙状结肠肠壁增厚，软组织肿块形成，符合直肠癌，范围较前缩小，病灶累及右侧梨状肌、盆壁，与膀胱、前列腺分界不清。直肠系膜内肿大淋巴结，考虑转移，较前缩小。双侧髂血管旁多发淋巴结，考虑转移，较前缩小。盆腔少量积液。右下腹壁呈造口术后改变（图 45-2）。

2022 年 8 月 28 日 MR（图 45-3）：直肠癌免疫、靶向治疗后复查，对比 2022 年 6 月 12 日 MR：直肠中上段 - 乙状结肠肠壁增厚，软组织肿块形成，符合直肠癌，范围较前缩小。直肠系膜内、直肠上动脉旁肿大淋巴结，考虑转移，部分较前明显缩小。双侧髂血管旁多发淋巴结，考虑转移，部分较前明显缩小。原盆腔少量积液现未见明确显示。右下腹壁呈造口术后改变。

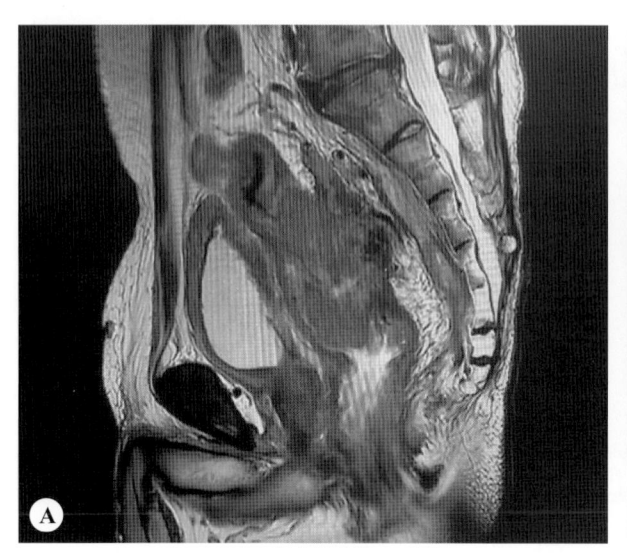

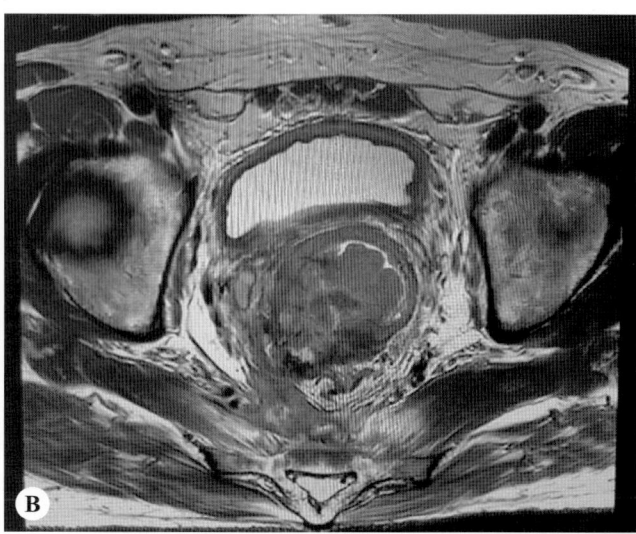

▲ 图 45-2 2022 年 6 月 MR（治疗后第一次复查）

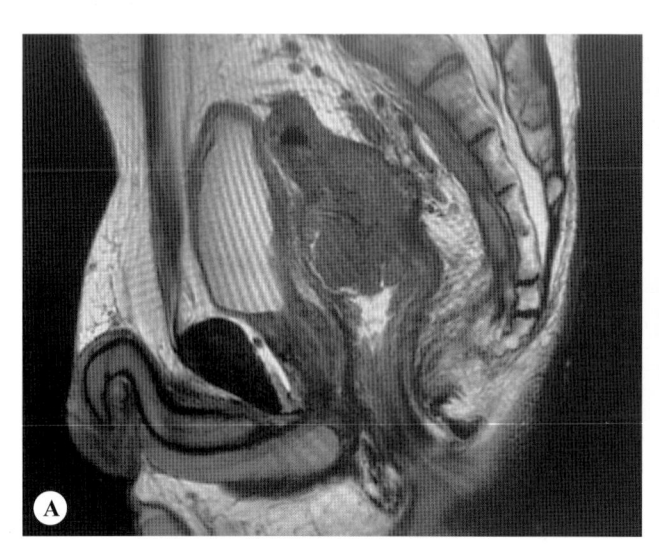

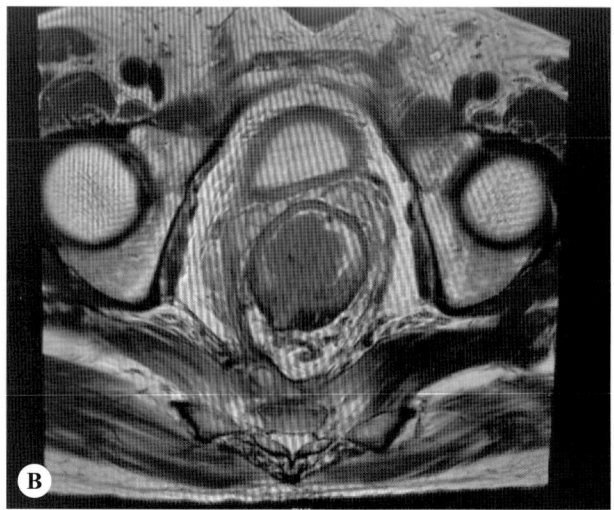

▲ 图 45-3 2022 年 8 月 MR（治疗后第二次复查）

2022 年 8 月 25 日肠镜（图 45-4）：距肛门 5～15cm 直肠见隆起型肿物，累及全周，局部肠腔狭窄，内镜尚可通过，质脆，易出血；其余所见黏膜光滑，未见明显异常。检查诊断：直肠癌。

【后续治疗】

结合 MR 及内镜结果，病变范围缩小，建议复查后进一步评估；必要时行放化疗后再争取手术。

【诊疗心得】

MSS 型结直肠癌是典型的冷肿瘤。研究显示，呋喹替尼等多靶点的血管生成抑制药与免疫检查点抑制药存在协同或叠加效应。一方面，血管生成抑制药可通过 CSF-1R 调节肿瘤相关巨噬细胞、VEGFR 调节 Treg 细胞等，具有改善肿瘤免疫微环境的作用，从而促进淋巴结浸润肿瘤组织和肿瘤抗原递呈。另一方面，肿瘤血管内皮细胞递呈肿瘤抗原，也是抗原特异性细胞毒性 T 细胞的靶细胞之一。

本例患者为直肠癌伴腹膜后淋巴结转移（ⅣA 期）的 pMMR 患者。根据 Keynote-15 及 REGONIVO

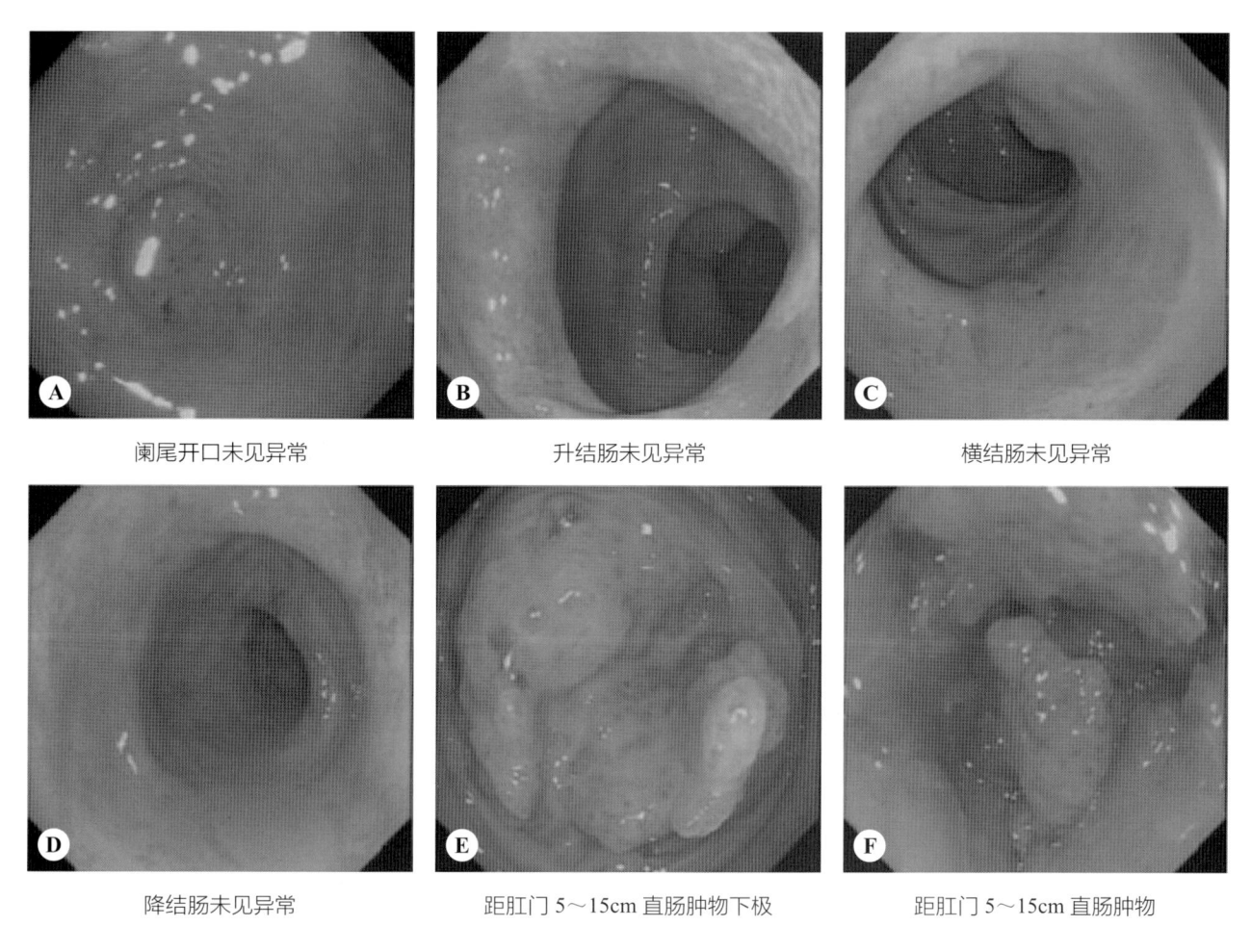

A 阑尾开口未见异常	B 升结肠未见异常	C 横结肠未见异常
D 降结肠未见异常	E 距肛门5~15cm直肠肿物下极	F 距肛门5~15cm直肠肿物

▲ 图 45-4　2022 年 8 月肠镜结果示直肠癌

和 REGOTORI 等研究，考虑到患者 PS 状态差无法耐受常规放化疗，且患者 TMB 为 10.56mut/Mb，提示患者可能能从免疫治疗联合 TKI 中获益。患者初始全身 PS 状态差，在予以积极的抗感染、营养支持、消化道改道等对症处理后，尽快开始接受"信迪利单抗 + 呋喹替尼"治疗，7 个疗程后获得持续缓解，总体耐受可，未见免疫相关不良反应。本病例为部分 TMB 升高的 MSS 型肠癌患者，由于 PS 状态差无法耐受化疗时，提供了可行的治疗选择。

（丁培荣）

病例 46　高龄 MSS 结肠癌多发转移免疫治疗

【病例汇报】

患者，男性，86 岁。2021 年 9 月因肝曲结肠癌术后 4 年肝、腹腔多发转移，于 2021 年 9 月就诊。2017 年 5 月 31 日行右半切除术，术后病理 $pT_3N_1M_0$，ⅢB 期，术后卡培他滨辅助化疗 8 个疗程后未返院复查（于 2017 年 12 月结束）。2021 年 6 月出现消瘦、食欲缺乏，于 2021 年 8 月肠镜行息肉切除，未见占位。肛门检查：入肛 7cm 未及直肠肿物，指套无血染。家族史：弟弟患肠癌。2021 年 9 月 1 日胸腹盆 CT（图 46-1）：肝内多发结节，肝左叶胆管阻塞性扩张，门静脉左支、肝左静脉可疑受侵；食管旁、胰头旁、胰尾部不规则结节，考虑转移。2021 年 9 月 2 日肿瘤标志物：CEA 29.1ng/ml；CA19-9 91.3ng/ml。2021 年 9 月 21 日 NGS（原发灶手术标本）：MSS，*NRAS* 突变，*PIK3CA* 突变，TMB 12.48mut/Mb。

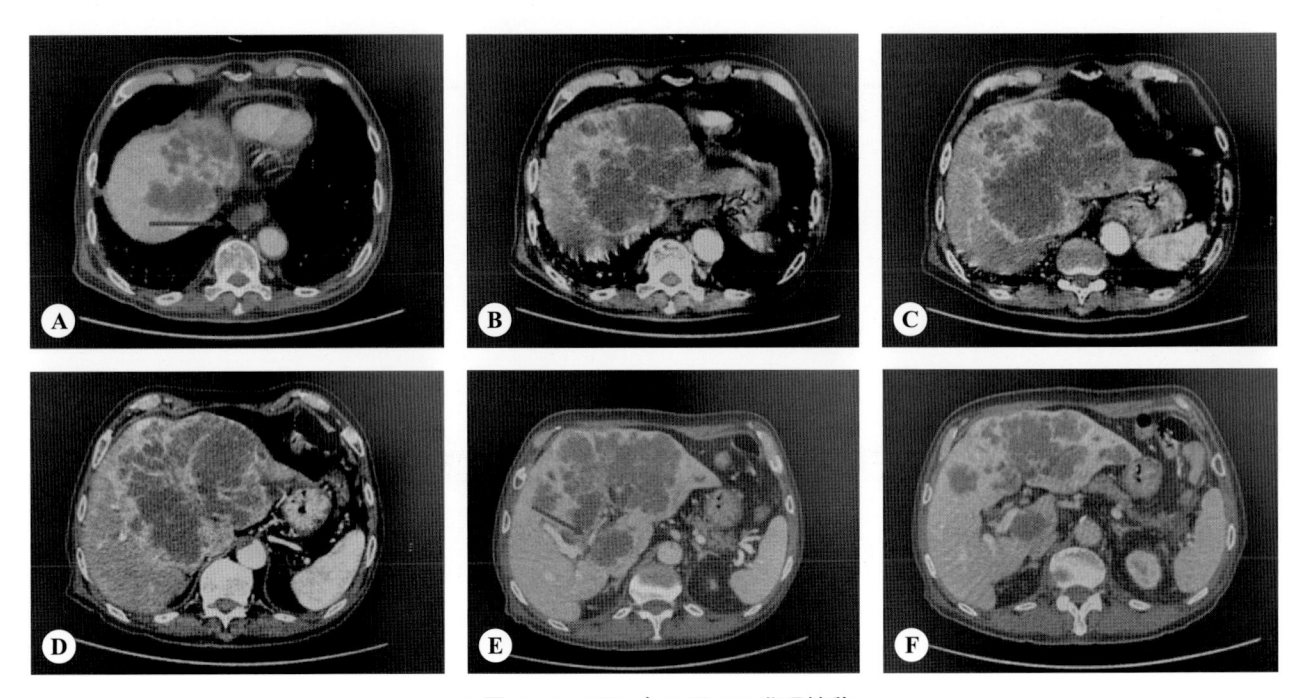

▲ 图 46-1 2021 年 9 月 CT 发现转移

【初诊印象】

患者为结肠肝曲癌术后多发肝，腹腔转移（Ⅳ期），基因检测提示 MSS，*NRAS* 突变，*PIK3CA* 突变。按目前指南可以行化疗。而美国 FDA 根据 Keynote-158 研究结果批准了帕博利珠单抗用于肿瘤突变负荷（TMB）>10mut/Mb 且既往治疗后疾病进展的无法切除或转移性实体瘤患者。同时 REGONIVO 等研究显示 MSS 型转移性结直肠癌标准治疗失败后 PD-1 抗体联合抗血管生成 TKI 能使部分患者获益。患者 TMB 为 12.48mut/Mb，提示患者可能能从免疫治疗联合 TKI 中获益，可作为后线治疗。

【晚期一线治疗】

2021 年 9 月 13 日、2021 年 9 月 27 日行减量 FOLFOX+ 贝伐珠单抗化疗 2 个疗程（奥沙利铂 108mg、5- 氟尿嘧啶 3.5g、贝伐珠单抗 300mg），期间化疗反应大，乏力、恶心、呕吐，C1 后患者体重下降 6%（63kg 降至 58.8kg）。

2021 年 10 月 28 日复查 CT（图 46-2）：肝内多发结节、肿块，考虑转移，部分较前增大，余较前相仿；食管旁小结节可疑转移较前缩小；门静脉、肝左静脉显示不清，较前相仿；胰头旁、胰尾部结节较前相仿。

肿瘤标志物：CEA 30.4ng/ml；CA19-9 123ng/ml。进一步升高。

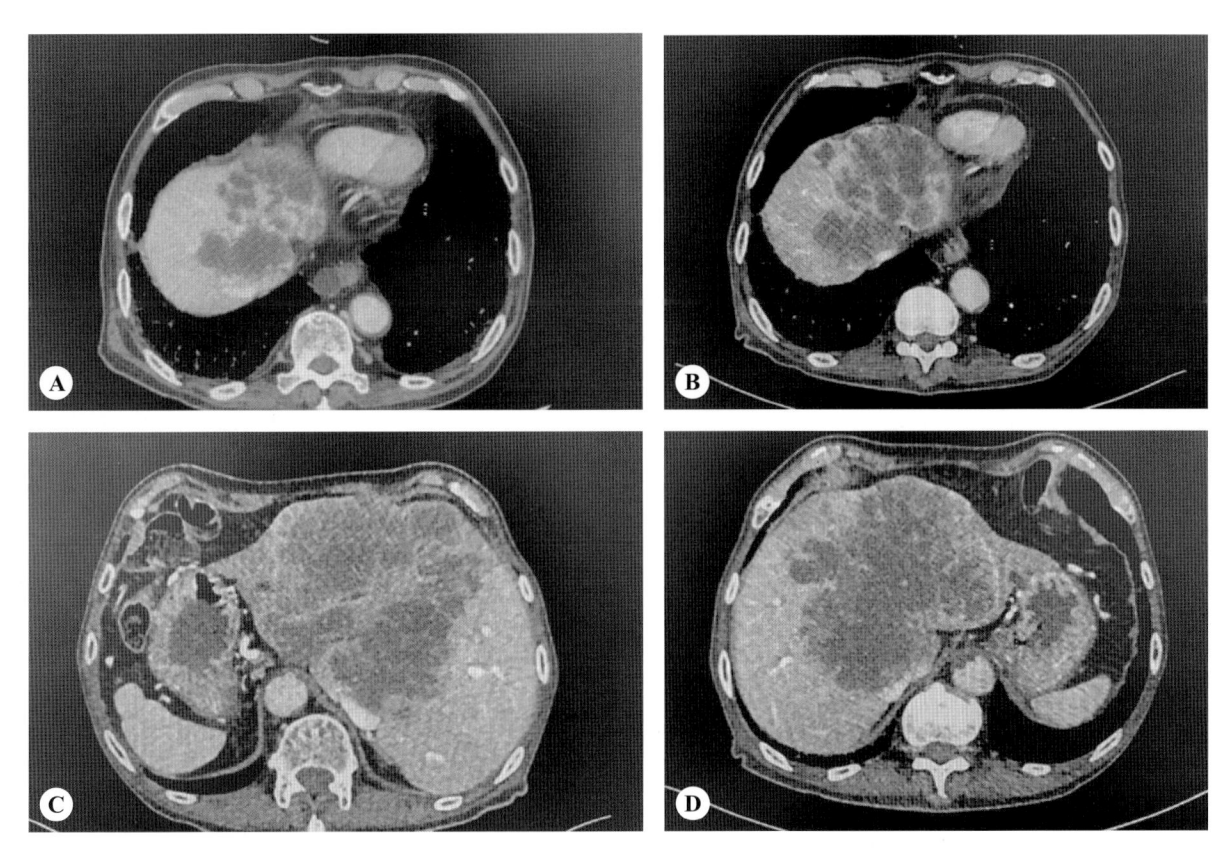

▲ 图 46-2　一线治疗 2 个疗程后复查 CT

【免疫治疗】

考虑患者年龄较大，消化道反应重，无法耐受化疗，肝转移瘤增大、肿瘤指标升高，且 TMB 12.48mut/Mb（图 46-3），建议行 PD-1 抗体 +TKI ± 卡培他滨治疗。

患者分别于 2021 年 11 月 2 日至 2022 年 6 月 6 日接受 PD-1 抗体（替雷利珠单抗 200mg）+ 呋喹替尼（3mg，每天一次，口服，第 2 个疗程起加至 5mg）治疗 10 个疗程。治疗中曾出现皮疹、瘙痒、肝功能不全等不良反应，间断停用呋喹替尼。

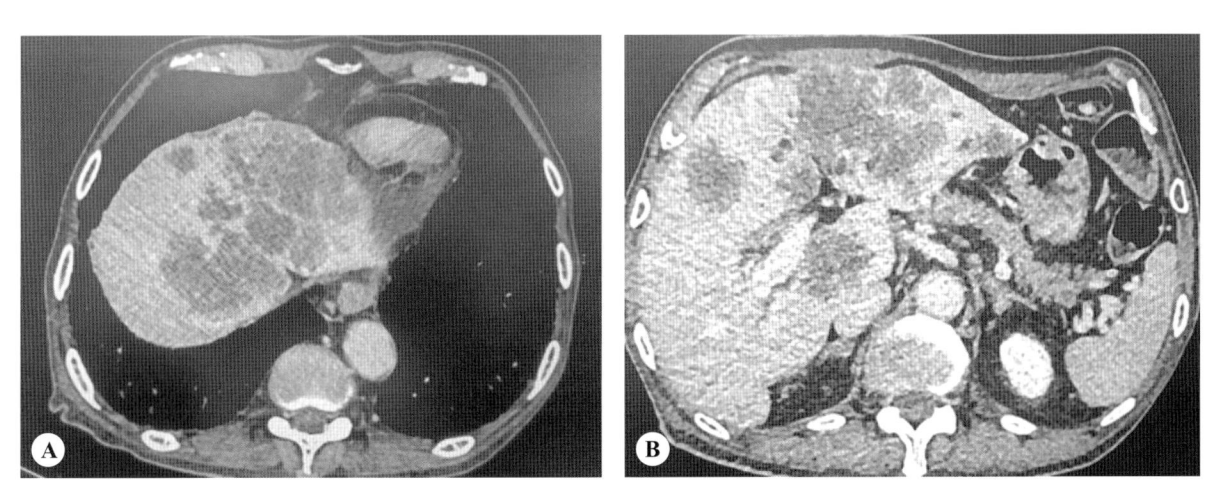

▲ 图 46-3　免疫治疗前影像学结果

2022年5月12日（9个疗程后）复查CT（评价PR，缩小31%；图46-4）：肝内多发结节较前缩小；门静脉左支变细、肝左静脉显示不清，较前相仿；胰头旁、胰尾部结节较前相仿。CEA 7.57ng/ml；CA19-9 5.08ng/ml，均显著下降。

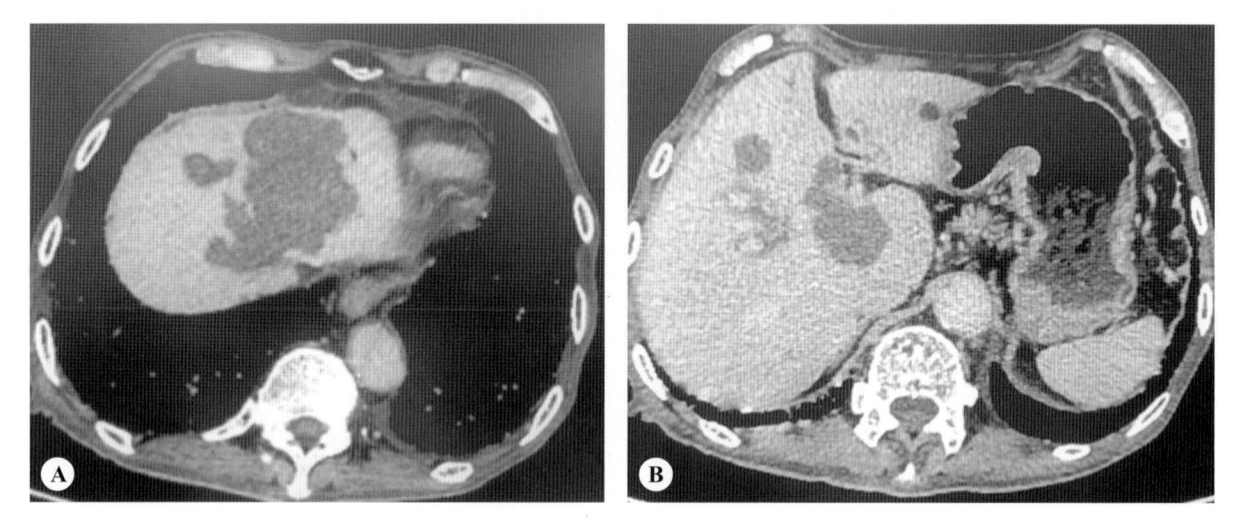

▲ 图46-4 免疫治疗后影像学结果

【诊疗小结】

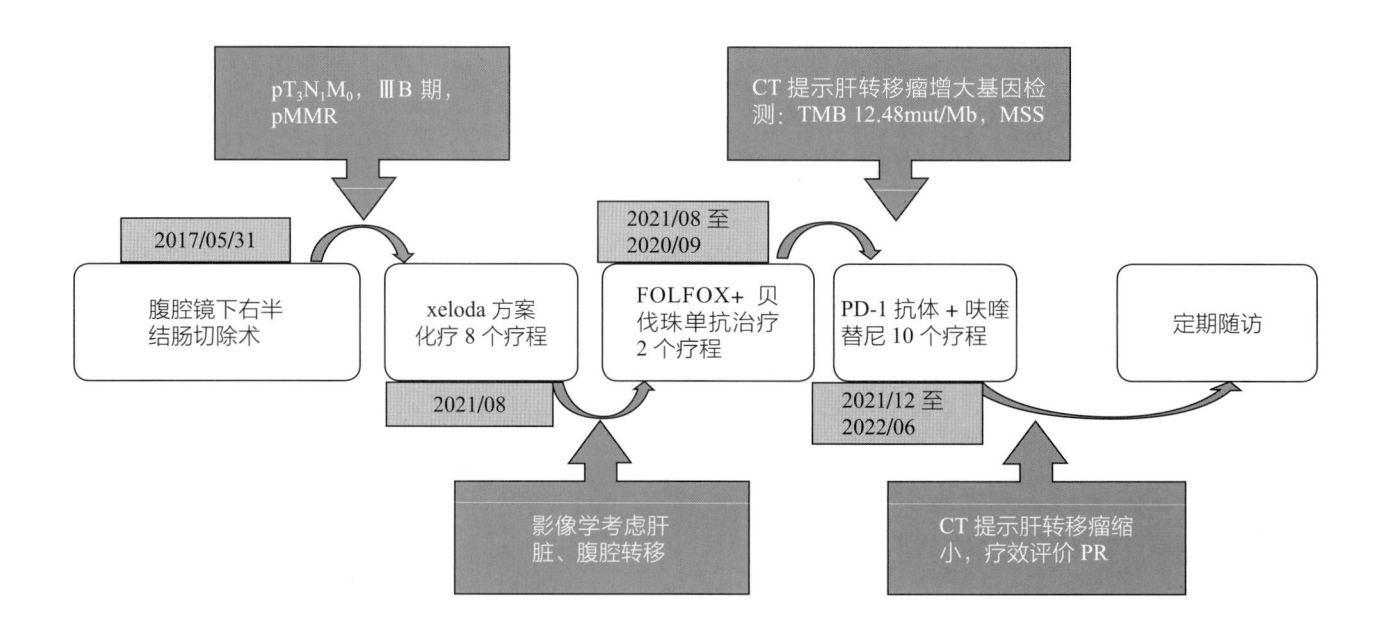

【诊疗心得】

基于Keynote-158研究结果，美国FDA批准PD-1抗体可瑞达治疗TMB＞10mut/Mb的泛瘤种治疗。但是，Keynote-158研究没有入组MSS大肠癌，PD-1抗体治疗TMB＞10mut/Mb转移性大肠癌的疗效尚有争议。呋喹替尼和瑞戈非尼是抗血管生成的多靶点小分子药物，药物代谢存在肠肝循环，肝组织药物浓度相对较高。PD-1抗体联合抗血管生成药物的药效相互叠加，REGONIVO、REGOTORI等研究支持PD-1抗体联合抗血管生成TKI治疗MSS胃癌和大肠癌，其作用机制可能与血管生成抑制药通过CSF-1R调节肿瘤相关巨噬细胞、VEGFR调节Treg细胞等，具有改善肿瘤免疫微环境的作用，从而促进淋巴结浸润肿瘤组织和肿瘤抗原递呈。

患者结肠癌术后肝脏、腹腔多发转移，基因检测提示MSS，按目前指南建议行化疗+靶向治疗，但患者无法耐受，并且肿瘤继续进展。考虑患者TMB＞10mut/Mb，予以PD-1抗体+TKI治疗。治疗后肝病灶明显缩小，腹腔病灶维持稳定，提示免疫治疗可使部分MSS结直肠癌患者获益，为今后MSS结直肠癌的治疗提供新的思路。值得注意的是既往几乎所有PD-1抗体联合抗血管生成药物治疗MSS肠癌的研究都非常一致地显示肝转移或不能从该治疗模式中获益。但这里患者肝和腹腔病灶都获得了很好的控制而且疗效较持久，其机制值得进一步的探讨。

（丁培荣　张晓实）

病例47　*POLE*基因变异晚期结肠癌免疫治疗后获完全缓解

【病例汇报】

患者，男性，38岁。2020年11月因左下腹隐痛于外院就诊，查肠镜发现乙状结肠占位，病理考虑为腺癌。当时未予治疗，后腹痛症状加剧，于2021年2月到我院就诊，查体：消瘦，浅表淋巴结（-），心肺（-），入肛门7cm未触及肿物。家族史：伯父55岁患食管癌。2021年2月24日查胸腹盆CT示：降结肠病变，考虑结肠癌，累及后腹膜可能；肠周小淋巴结，考虑转移瘤可能性大。腹主动脉旁散在淋巴结，可疑转移。2021年2月24日病理会诊结果：（距肛门26～30cm肿物活检）镜下为中分化腺癌。2021年3月1日MSI检测结果：D5S346、BAT25、BAT26、D17S250、D2S123位点无阳性标记，判断为微卫星稳定（MSS）。2021年3月4日基因检测结果：MSS，TMB-H（356.16mut/Mb），*POLE*突变c.857C＞G（p.P286R），*KRAS*突变，*NRAS*无突变，*BRAF*意义未明变异。

【初诊印象】

患者为年轻男性，临床诊断为：乙状结肠癌腹主动脉旁淋巴结转移cT$_3$N$_x$M$_{1a}$，MSS，TMB-H，*POLE*突变，*KRAS*突变。乙状结肠癌合并同时性腹主动脉旁淋巴结转移罕见，文献报道为1%～2%，属于Ⅳ期，预后较差，拟先行新辅助治疗后再行原发灶切除+腹主动脉旁淋巴结清扫。患者基因检测结果虽为MSS，但存在*POLE*突变，且TMB-H（356.16mut/Mb），极有可能从免疫治疗中获益。

【治疗决策MTB讨论】

1. TMB-H对ICI治疗敏感　MSS/TMB-H患者是一组独特的人群，研究显示大约3%的MSS结直肠癌表现为TMB-H。2020年发表的Keynote-158研究评估了帕博利珠单抗在11种实体瘤中的疗效。结果表明，无论是ORR还是PFS，TMB-H的患者都表现出更高的获益，而且安全性良好。加拿大的CCTGCO.26研究使用CTLA-4单抗（Tremelimumab）联合PD-L1单抗（度伐利尤单抗）用于难治性MSS型mCRC的末线治疗，对比安慰剂，OS从4.1个月延长到6.6个月。进一步的分析发现，仅有TMB＞28mut/Mb的患者能从免疫治疗获益。

2. *POLE*突变患者对ICI治疗敏感　*POLE*基因编码DNA聚合酶ε的催化亚基，该酶具有DNA修复及DNA染色体复制的作用。*POLE*和*POLD1*基因突变会使DNA修复活性受损，导致肿瘤高突变负荷，预测对免疫治疗可能敏感。中山大学肿瘤防治中心徐瑞华教授团队通过对基因组大数据分析发现，结直肠癌患者携带 POLE 或 POLD1 突变的频率约为 7.37%。在接受了 ICI 治疗的实体瘤患者群体中，携带 POLE 或 POLD1 突变的患者总生存显著优于未携带者（中位生存期 34 个月 vs. 18 个月，$P=0.0038$）。其中 74% 的 POLE/POLD1 基因突变的 MSS 患者的生存获益仍然十分显著（28 个月 vs. 16 个月，$P=0.025$）。多因素分析也证实 POLE 或 POLD1 基因突变是 ICI 治疗获益的独立预测因子（$P=0.047$）。

3. 年轻患者可耐受三药化疗 由氟尿嘧啶、奥沙利铂、伊立替康联合的 FOLFOXIRI 三药方案是一种治疗结直肠癌的高强度化疗方案，具有疗效显著但毒性较大等特点。目前已有多项Ⅲ期随机对照研究证明，相比传统的 FOLFOX 或 FOLFIRI，三药方案治疗晚期结肠癌患者在 ORR、PFS、OS 方面都具有更好的疗效。三药方案也已成为 NCCN、ESMO、CSCO 等指南推荐的晚期结直肠癌治疗方案之一。本例患者年轻，一般情况可，可在使用免疫治疗的同时联合三药化疗。

【最终方案决策】

患者虽为晚期直肠癌，但转移灶与原发灶可同期切除，考虑到肿瘤负荷大，建议先行新辅助治疗。患者年轻，一般情况尚可，基因检测显示 POLE 基因突变，MSS/TMB-H，因此方案选择需要追求高肿瘤退缩率，建议患者使用 FOLFOXIRI+ICI 新辅助治疗，治疗期间密切监测不良反应。

1. 新辅助治疗（第 1~4 个疗程） 2021 年 3 月 5 日至 4 月 19 日行 4 个疗程 FOLFOXIRI+ 纳武利尤单抗治疗。2021 年 5 月 6 日第 4 个疗程后复查 CT（图 47-1）提示：结肠病灶较前缩小，肠周小淋巴结较前缩小，腹主动脉旁淋巴结较前缩小，疗效评价 PR。

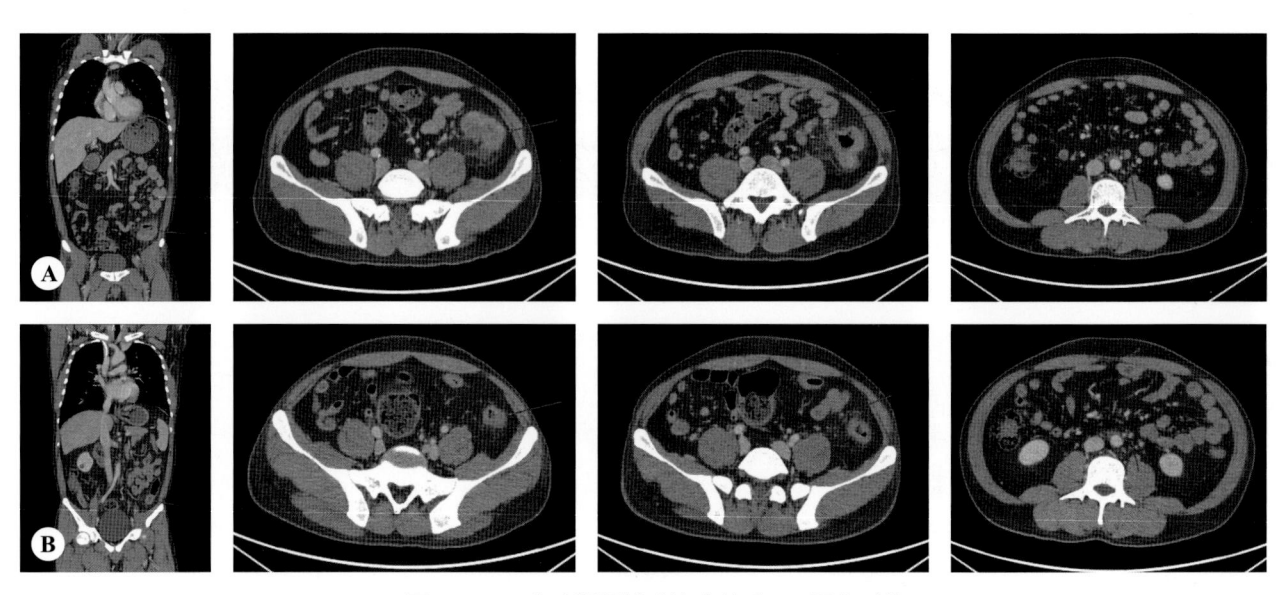

▲ 图 47-1　4 个疗程新辅助治疗前后 CT 图像对比
A. 2021 年 2 月 24 日 CT 结果；B. 2021 年 5 月 6 日 4 个疗程后复查 CT 结果

2. 第 4 个疗程后治疗决策 前 4 个疗程治疗后疗效评价为 PR，疗效显著，此时可考虑手术治疗或继续新辅助治疗以求病灶进一步退缩。与患者沟通后，患者选择继续新辅助治疗。因三药化疗方案已行 4 个疗程，建议行纳武单抗单药治疗 2 个疗程后评估是否手术。

3. 新辅助治疗（第 5~6 个疗程） 患者于 2021 年 5 月 8 日、2021 年 5 月 31 日行纳武利尤单抗 2

个疗程，过程顺利。2021年6月7日第6个疗程复查CT（图47-2）提示：结肠病灶较前缩小，肠周小淋巴结较前稍缩小，腹主动脉旁淋巴结较前相仿，疗效评价PR。

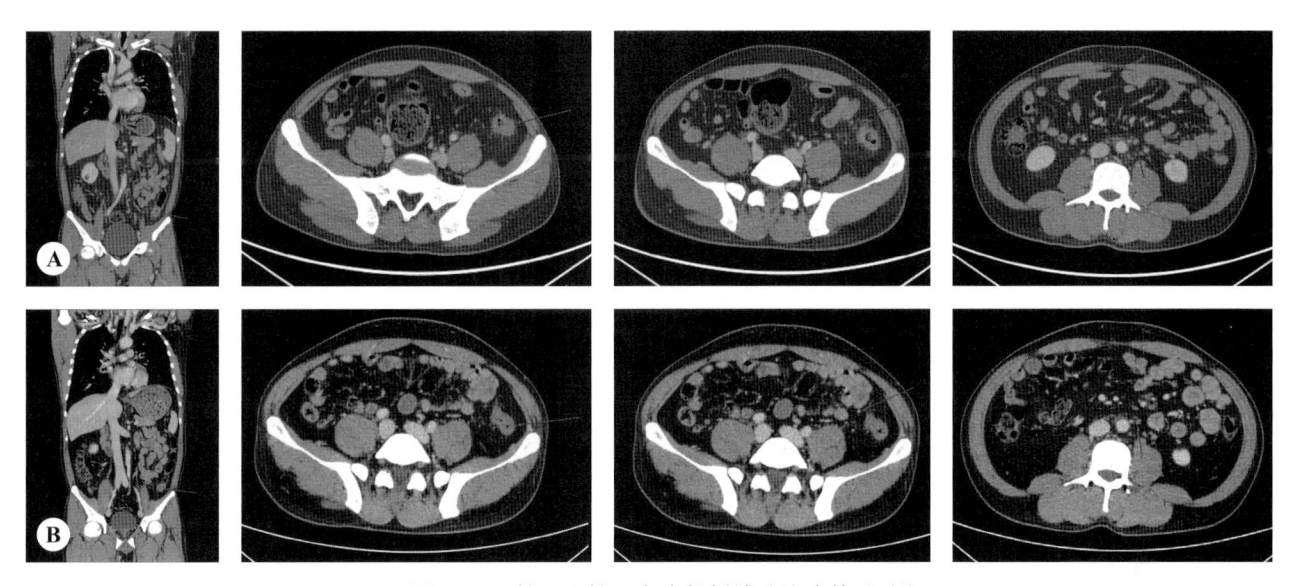

▲ 图47-2 第5和第6个疗程新辅助治疗前后对比
A. 2021年5月6日第4个疗程后复查CT结果；B. 2021年6月7日第6个疗程后复查CT结果

4. **第6个疗程后治疗决策** 患者第6个疗程新辅助治疗后，原发灶及淋巴结转移灶有缩小，但缩小程度较前变小，且目前已行6个疗程的新辅助治疗，考虑继续行新辅助治疗收益较低。目前为手术治疗的好时机，与患者沟通后，同意行手术治疗。

5. **手术治疗及病理** 2021年6月23日行腹腔镜下左半结肠切除+腹膜后淋巴结清扫术。术后病理示：肠壁见纤维组织增生及灶类炎性细胞浸润，未见癌残留，TRG-0（完全反应），送检39枚淋巴结均未见转移。术后分期：pCR。

6. **术后治疗** 患者术后病理提示pCR，考虑到患者术前行6疗程PD-1治疗疗效较好，术后予信迪利单抗治疗4个疗程。后患者定期复查随访，术后至今2年余未见复发转移征象。

【诊疗心得】

患者为乙状结肠癌合并同时性腹主动脉旁淋巴结转移，虽然MSI检测提示为MSS，但基因检测结果发现*POLE*基因突变及TMB-H（356.16mut/Mb），结合既往研究及诊疗经验，建议患者使用免疫治疗，同时为提高治疗有效率联合三药化疗，患者行纳武利尤单抗治疗6个疗程（前4个疗程联用FOLFOXIRI化疗）后原发灶及淋巴结转移灶退缩良好，术后病理评估实现pCR。术后再行4个疗程信迪利单抗辅助治疗，使总疗程达到半年。患者术后至今2年未见复发转移征象。该案例也提示*POLE*基因突变是独立于微卫星不稳定状态的免疫治疗预测标志物。

2021年结直肠癌分子检测高通量测序中国专家共识推荐将*POLE/POLD1*突变作为泛癌种免疫检查点抑制剂疗效预测标志物。*POLE/POLD1*突变在结直肠癌中的突变率为5%～8%，对于晚期患者，在治疗之前应常规行该基因位点及TMB检测，如有*POLE/POLD1*突变伴TMB-H应尽早开始试用免疫治疗。虽然对于*POLE/POLD1*突变伴TMB-H患者从免疫治疗获益已有共识，但是最佳治疗策略尚有待探索。本例患者采用免疫治疗联合化疗的方案,是早期相对谨慎的策略。随着我们对该分子分型认识的加深,我们认为单纯的 PD-1 抗体很可能也可获得良好的效果。

(梅伟健　周　驰　丁培荣)

病例 48　靶免治疗联合放疗作为 MSS 型转移性肠癌后线治疗且获得长时间控制

【病例汇报】

患者,男性,68 岁。因大便习惯改变 1 个月余于 2019 年 9 月至我院就诊。查体:浅表淋巴结阴性,心肺腹部检查阴性,肛查:入肛 7cm 未及直肠肿物,指套无血染。家族史:哥哥肝癌病史。

【辅助检查】

超声肠镜(图 48-1):距肛门 18~20cm 直肠近端环周隆起型肿物,内镜可勉强通过,诊断:直肠癌 $UT_{4a}N_2$。活检病理:中分化腺癌。盆腔 MR(图 48-2):直肠肿物下缘距肛缘约 13cm,长约 9.2cm,累及 3/4 周径;肿瘤在腹膜反折上方;考虑为 T_{4a},累及腹膜反折;肛管未受累;直肠系膜内淋巴结,考虑转移;MRF(-);EMVI(+)。全腹 CT:左髂总血管旁、下腔静脉旁淋巴结,转移待排。

入院诊断:直肠癌 $cT_{4a}N_2M_1$。初始治疗:2019 年 10 月 9 日行腹腔镜下 DIXON+腹主动脉旁淋巴结清扫术。术后病理:(直肠)中至低分化腺癌,穿透固有肌层达结直肠旁组织(pT_3),脉管内癌栓:(+),神经束侵犯:(+),切缘:(-)。淋巴结情况:中央淋巴结(4 枚),未见癌;肠旁淋巴结(15 枚),(12 枚)见腺癌转移;中间淋巴结(5 枚),(3 枚)见腺癌转移、腹主动脉旁淋巴结(8 枚),(2 枚)见腺癌转移。淋巴结外肿瘤种植结节 5 枚。免疫组化:pMMR,BRAF V600E(-),HER2(0),Ki-67(80%+)。

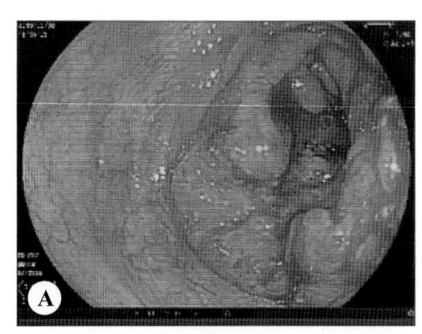

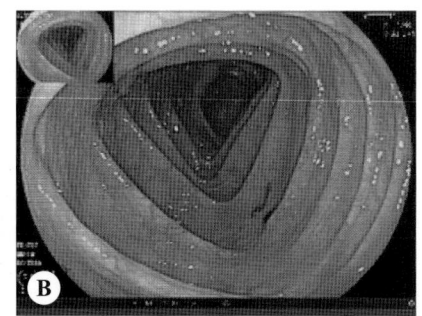

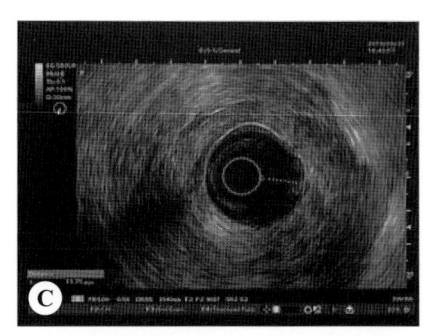

直肠肿物

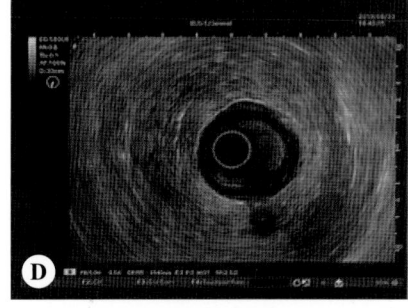

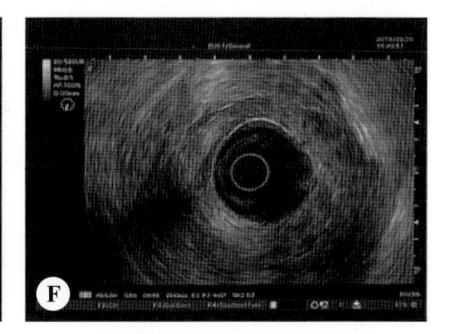

直肠旁淋巴结　　　　　　　　　　　　　　　　　　　　　　　　直肠肿物类及浆膜层

▲ 图 48-1　术前超声肠镜(2019 年 9 月)

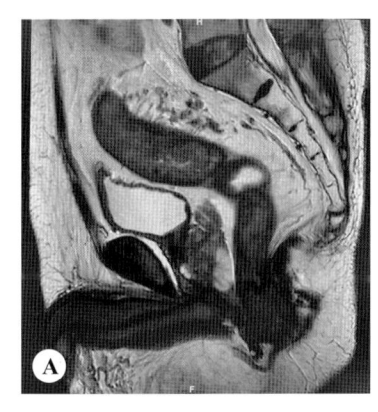

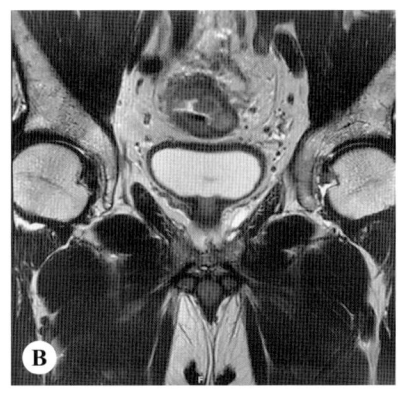

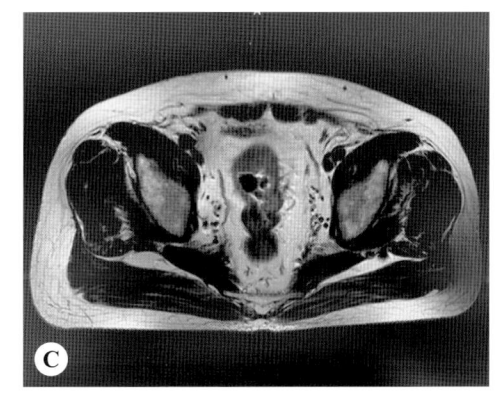

▲ 图 48-2 术前 MR 检查结果（2019 年 9 月）

基因检测：MSS，TMB-L（9.6mut/Mb）；*KRAS* 突变（p.G12D EX2），*PIK3CA* 突变（p.H1047R EX21）。

术后诊断：直肠癌 $pT_{4a}N_{2b}M_{1a}$ ⅣA 期，MSS。

术后治疗：术后建议行辅助化疗 + 靶向治疗，2019 年 11 月 6 日予 XELOX 方案化疗 1 个疗程后患者因个人原因拒绝继续接受辅助治疗。

【转移及后续治疗】

2020 年 6 月 27 日复查 CT（图 48-3）：左肺尖及下叶后基底段结节，考虑转移瘤可能性大，较前新增，左下气管旁及左肺门淋巴结，考虑转移，较前新增；2020 年 7 月 1 日 PET/CT：左肺门及纵隔淋巴结代谢活跃，左肺尖及下叶后基底段数个结节代谢活跃，考虑转移。

患者仍然拒绝接受化疗，考虑患者 TMB 接近 10mut/Mb，予 PD-1 抗体 +TKI 治疗。分别于 2020 年 7 月 7 日、7 月 28 日、8 月 18 日、9 月 8 日、9 月 28 日、10 月 20 日予帕博利珠单抗 200mg 治疗 6 个疗程，并予呋喹替尼 3mg，每天一次，治疗（期间因腹泻、头痛等不良反应改予瑞戈非尼 120mg，

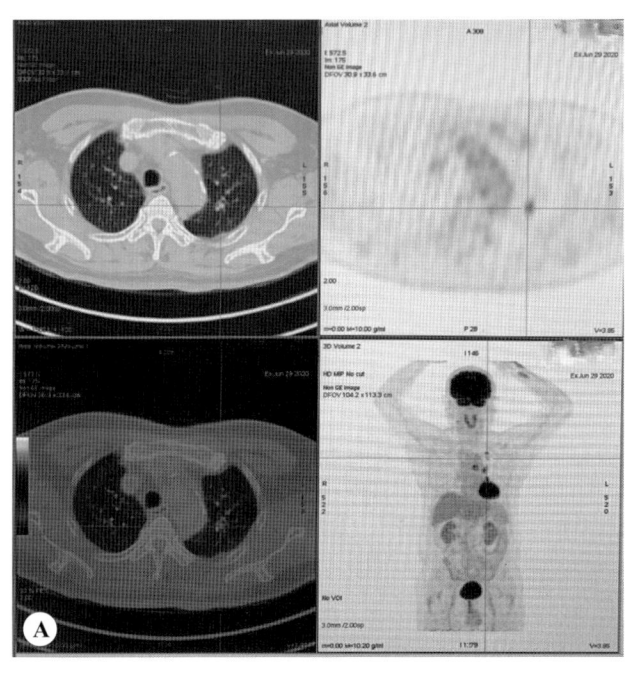

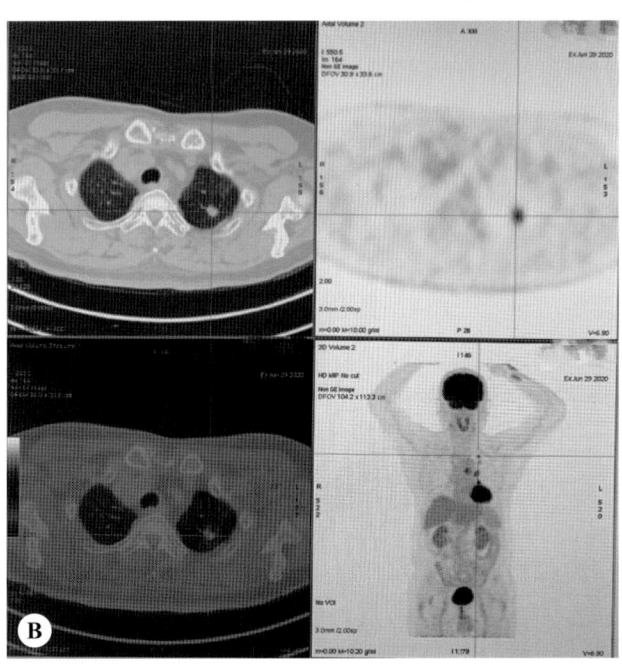

▲ 图 48-3 复查 PET/CT（2020 年 7 月）

每天一次治疗，后仍反复出现头痛，于 2020 年 10 月停用）。

2020 年 9 月 1 日复查 CT：左肺尖及下叶后基底段结节，考虑转移瘤可能性大，较前稍缩小；左下气管旁及左肺门淋巴结，考虑转移，较前缩小。

2020 年 11 月 5 日复查 CT：左肺尖及下叶后基底段结节，考虑转移瘤可能性大，较前稍缩小；左下气管旁及左肺门淋巴结，考虑转移，较前缩小；右侧肾上腺结节状增粗，较前新增，不排除转移可能。

2020 年 12 月 16 日复查 CT（图 48-4）：左肺尖及下叶后基底段结节同前，可疑转移；左下气管旁及左肺门淋巴结，可疑转移，大致同前；右侧肾上腺肿物，考虑转移瘤可能性大，较前增大。随后于 2020 年 12 月 24 日、2021 年 1 月 13 日、2021 年 2 月 2 日予以帕博利珠单抗 200mg 治疗 3 个疗程。

2021 年 2 月 19 日复查 CT（图 48-5）：左肺尖及下叶后基底段结节，可疑转移，左肺尖结节较前稍缩小，余大致同前；左下气管旁及左肺门淋巴结，稍缩小，可疑转移；右侧肾上腺肿物，考虑转移瘤可能性大，较前增大。

【肾上腺转移灶治疗】

考虑肺部病灶控制稳定，右肾上腺结节较前增大，于 2021 年 3 月 5 日行腹腔镜下右肾上腺肿物切

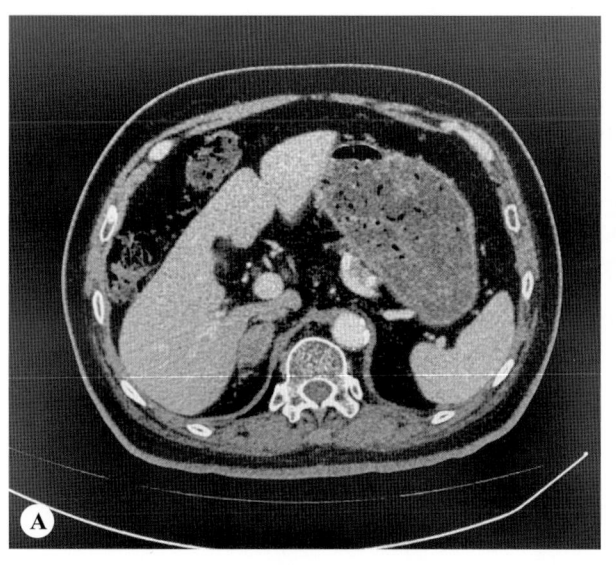

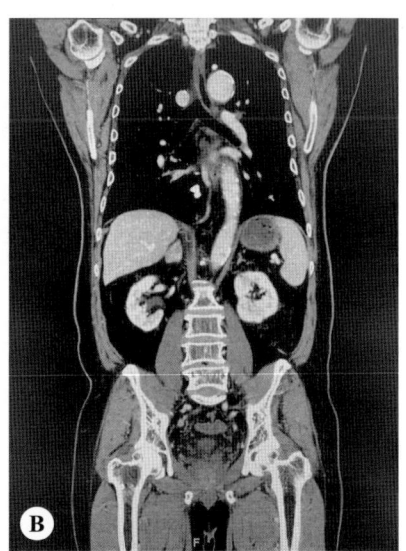

▲ 图 48-4　治疗后 CT 复查结果（2020 年 12 月）

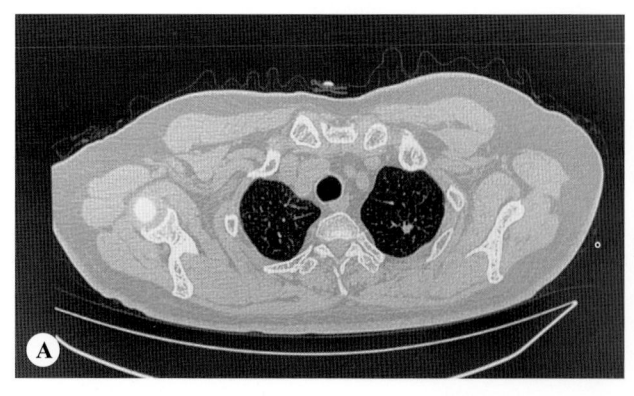

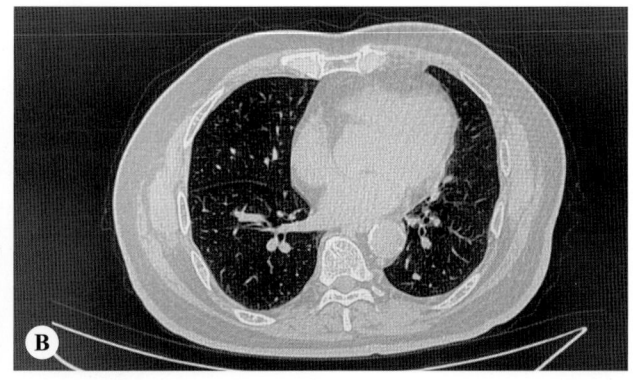

▲ 图 48-5　治疗后复查（2021 年 2 月）

除术，术后病理：（右肾上腺及肿瘤）中-低分化腺癌，符合肠腺癌转移，免疫组化：HER2-G（0），CK20（+），CDX2（+），SATB2（-），Melan-A（-），CgA（-），SF-1（少量+），Ki-67（90%+）。

【后续治疗】

分别于2021年3月29日、2021年4月19日、2021年5月10日、2021年5月31日继续予帕博利珠单抗200mg免疫治疗4个疗程，患者拒绝口服卡培他滨联合化疗。

2021年5月17日复查CT：左肺尖及下叶后基底段结节，考虑转移，其中左肺下叶后基底段结节较前稍增大；左肺上叶、右肺水平裂、左肺下叶、右肺中叶小结节，性质待定，较前增多。

2021年6月11日至6月23日行肺部A段SBRT放疗（为左下肺病灶，PTV11 54Gy/6F，PTV12 45Gy/6F）。2021年7月14日至7月26日予以肺部B段SBRT放疗；48Gy/6F。SBRT完成后建议患者继续接受PD-1抗体+TKI治疗，患者拒绝，要求定期复查。

2023年3月7日复查CT（图48-6）：未见明显肿瘤残留。

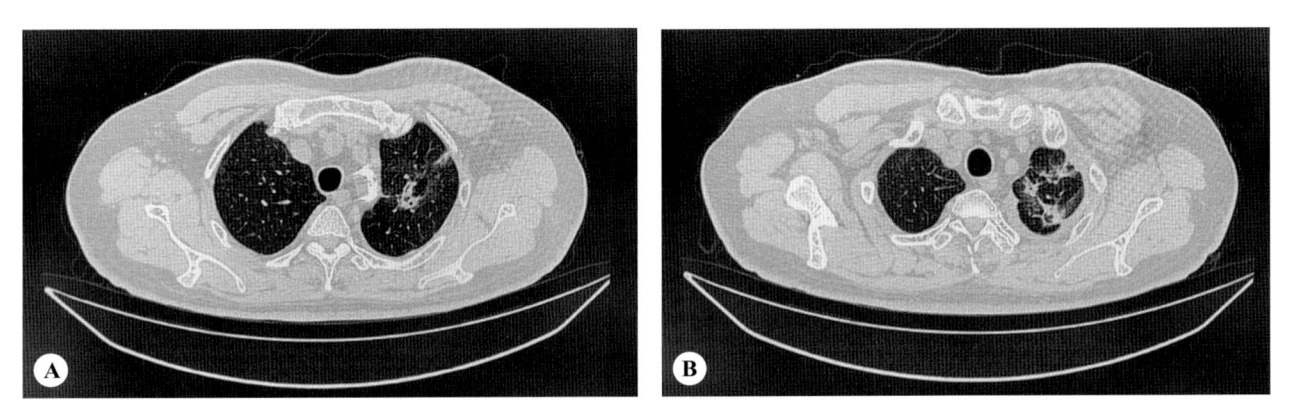

▲ 图48-6 末次复查CT结果（2023年3月）

【诊疗小结】

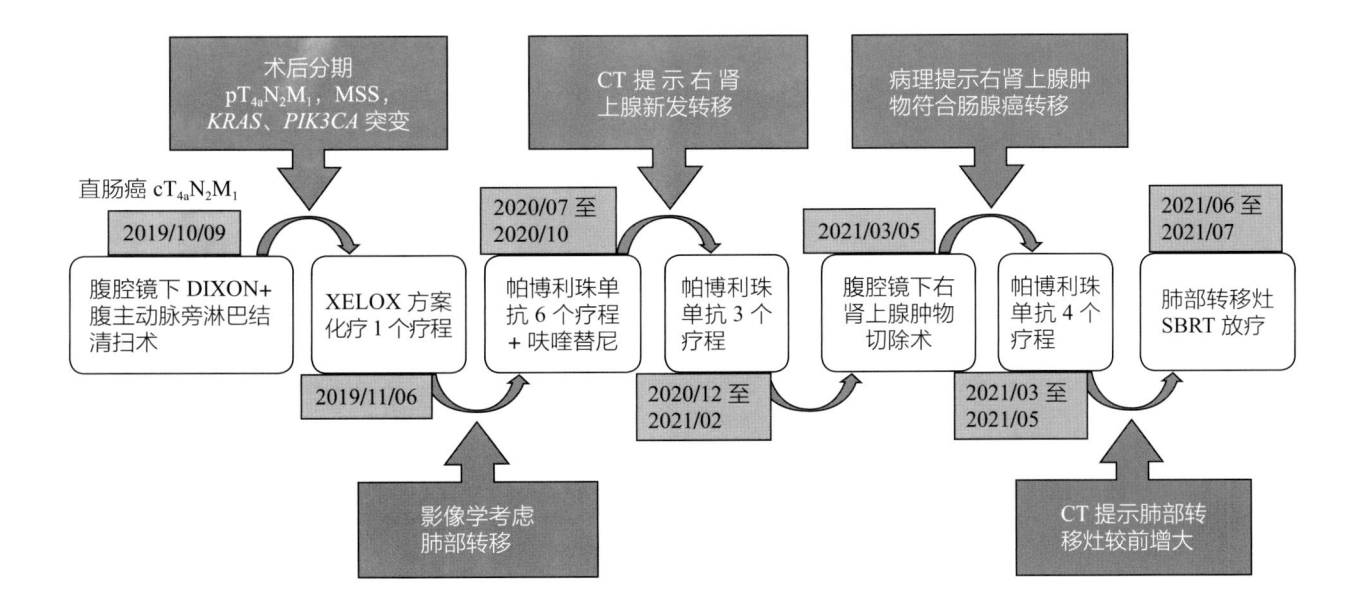

患者术前诊断直肠癌 $cT_{4a}N_2M_1$，Dixon 术后考虑分期为ⅣA期，基因检测示 MSS，TMB-L（9.6mut/Mb），行 1 个疗程 XELOX 方案化疗后患者拒绝继续接受辅助治疗。术后 8 个月复查发现肺转移，予帕博利珠单抗＋呋喹替尼 / 瑞戈非尼治疗 6 个疗程后（期间因不良反应明显停用 TKI）复查肺部病灶稳定，新发右肾上腺转移灶，继续予帕博利珠单抗治疗 3 个疗程后行右肾上腺肿物切除，术后继续予 PD-1 治疗 4 个疗程，复查提示肺部转移灶增大，遂行肺转移灶 SBRT。放疗结束后患者拒绝继续接受 PD-1 治疗，定期复查，无瘤生存至今。

【诊疗心得】

患者初始治疗后诊断为直肠癌伴腹膜后淋巴结转移（ⅣA 期），R0 切除，基因检测提示 MSS，*RAS* 突变，按目前指南应该接受术后辅助化疗，但接受一程化疗后拒绝继续化疗。发现肺转移后仍然拒绝常规化疗。美国 FDA 根据 Keynote-158 研究结果批准了肿瘤突变负荷（TMB）＞10mut/Mb 且既往治疗后疾病进展的无法切除或转移性实体瘤患者。该研究显示，高 TMB 组的 ORR 高达 30.3%，高 TMB 非 MSI-H 组 ORR 为 27.1%，而非高 TMB 组的 ORR 只有 6.7%。另外，REGONIVO 等研究显示 MSS 型转移性结直肠癌标准治疗失败后 PD-1 抗体联合抗血管生成 TKI 能使部分患者获益，其中肺转移患者是获益的主要人群。考虑患者 TMB 接近 10mut/Mb 且病灶均局限于肺，因此选择予 PD-1 抗体＋TKI 治疗。治疗后虽然出现右侧肾上腺转移，但肺部病灶控制尚稳定，经局部手术（肾上腺）和放疗后（肺部）获得无瘤生存，提示免疫治疗可能使 MSS 直肠癌中 TMB 相对较高的患者获益，为今后 MSS 直肠癌的治疗提供新的思路。

有研究显示，肾上腺是免疫耐受器官，当黑色素瘤发生肾上腺转移时，免疫治疗的应答明显低于其他转移部位。本例患者的治疗经过也印证了其他瘤种的发现。出现肾上腺转移整体评价为治疗进展，按照常规的治疗策略应该是更换方案治疗。但细致的分析发现，本例患者的转移特点是局限进展，即仅仅是免疫耐受器官出现肿瘤进展，其他转移灶控制良好，本团队认为这种局限性进展应该区别对待。积极的局部治疗可去除局限性耐药病灶，为患者继续免疫治疗提供机会。同样，在全身治疗有效的情况下，积极通过局部治疗毁损控制良好的转移灶（肺）是所有转移性结直肠癌应该遵循的治疗策略。

临床上存在部分患者因为客观或主观原因（高龄、伴发病、化疗反应及个人意愿等）未能接受标准化疗，可能会使疗效受到一定的影响。但患者仍有接受治疗的意愿，因此如何根据患者的生理功能情况、治疗的潜在毒性和患者意愿制订一个能被接受和执行的方案是很有挑战性的任务。本例患者是一个代表性的案例，因为自身极其抗拒化疗而使治疗面临中断和疾病持续进展的风险。但是本团队在充分理解患者的意愿和身体生理功能状态的情况下，根据分子特点及目前有限的研究数据为患者提供了备选方案，并最终取得了较理想的疗效。

（余杰海　丁培荣）

病例 49　MSS 型 *POLE* 突变晚期结肠癌免疫治疗

【病例汇报】

患者，男性，48 岁。因急性左上腹痛进行性加重伴恶心，于 2020 年 5 月 4 日到当地医院完善腹部

CT（图49-1）：考虑急性重型胰腺炎（？）、局限性腹膜炎（？），给予禁食、抗炎等治疗，复查腹部CT并行腹腔穿刺：考虑急性弥漫性腹膜炎。无肿瘤家族史。既往慢性乙型肝炎病史，规律服用抗病毒药物。

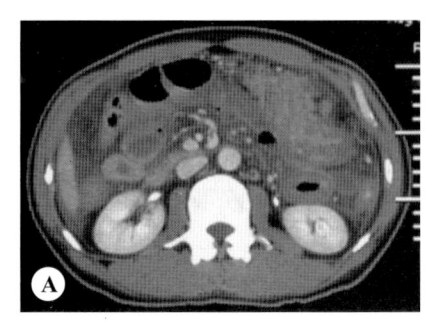

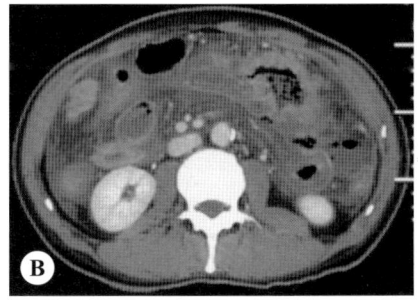

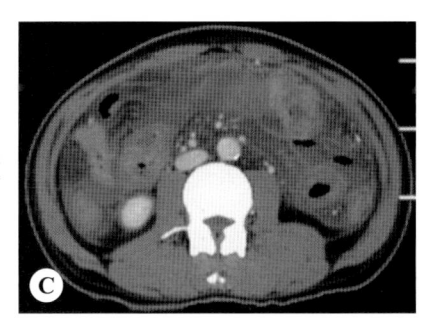

▲ 图49-1 2020年5月4日腹部CT：考虑急性重型胰腺炎（？）、局限性腹膜炎（？）

【治疗经过】

患者于外院行急诊手术：左半结肠切除 + 横结肠造口，术中见横结肠近脾曲10cm×8cm肿物，突破浆膜，肿物表面可见以0.5cm破裂口，内有脓性分泌物流出。病理结果：癌组织弥漫浸润至肠壁全层达浆膜层；筋膜内见癌结节；10枚淋巴结均未见转移灶；切缘阴性；网膜组织未见癌；病理分期：$pT_{4a}N_{1c}$；IHC：pMMR。

2020年6月至8月患者在当地行CAPEOX方案（卡培他滨1.5g，每天两次，第1～14天 + 奥沙利铂200mg，第1天，每12天一次）化疗4个疗程；术前未查肿瘤标志物，术后监测CEA、CA19-9正常。

2020年8月11日外院复查腹部CT及肝脏MRI：肝脏多发转移瘤，局部侵犯胆管可能。

2020年8月基因检测：TMB 507.26mut/Mb，MSS，*POLE* A456P突变伴多个体细胞基因突变（表49-1）。

2020年8月和9月，患于者外院行肝脏介入治疗2次。

2020年10月于外院行PET/CT（图49-2）检查：肝内结节状或条片状高代谢灶，SUVmax 4.8，考虑肿瘤残存；近胃贲门部及胰体走行区高代谢，SUVmax 9.7，与胰腺体部、胃壁分解不清，考虑转移。

2020年10月患者就诊北京大学肿瘤医院，完善病理会诊：中分化腺癌；2020年10月23日行腹盆增强CT（图49-3）：腹膜弥漫稍厚，胃体后方软组织结节，与胃体及胰腺分界不清；肝介入治疗后，肝内见多发低强化灶，较大者约23mm×17mm，腹盆腔少量积液。2020年10月27日行腹部MRI：肝介入治疗后，局部仍有活性可能。肝内多发转移，较大位于S2，约18mm×18mm，考虑转移；胃体后方见稍长T_2信号结节，约24mm×16mm，与胰腺病灶分界不清，考虑转移。腹膜稍厚，肝周、脾周少量腹水，腹膜转移可能。

【初诊印象】

患者为年轻男性，以"肠穿孔"为初始表现，在外院经过原发灶手术（$pT_{4a}N_{1c}$，pMMR）及术后辅

表 49-1 2020 年 8 月基因检测显示 TMB 507.26mut/Mb，MSS，POLE A456P 突变伴多个体细胞基因突变

受检者突变负荷分析结果	
突变负荷（mut/Mb）	在结肠癌患者中的排序
507.26	高（低于 0.26% 的结肠癌患者）

与肿瘤发生发展相关的基因变异		
基　因	检测结果	突变丰度 / 拷贝数
PBRM1	p.R710* Exon17	27.57%
POLE	p.A456P Exon14	24.94%
RANBP2	p.E2770* Exon24	16.24%
	p.E1384* Exon20	10.07%
RASA1	c.2926-1G>T	27.34%
RUNX1	p.C16* Exon2	27.80%

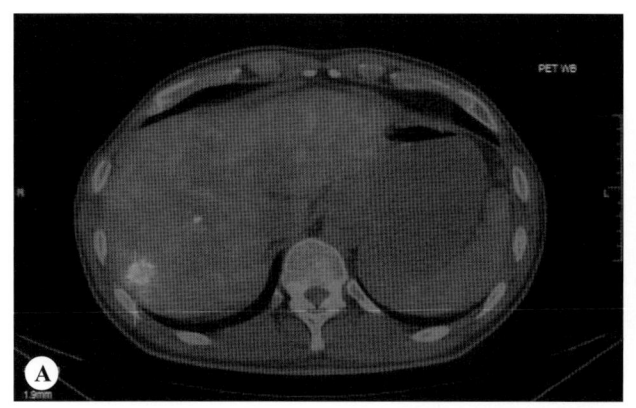

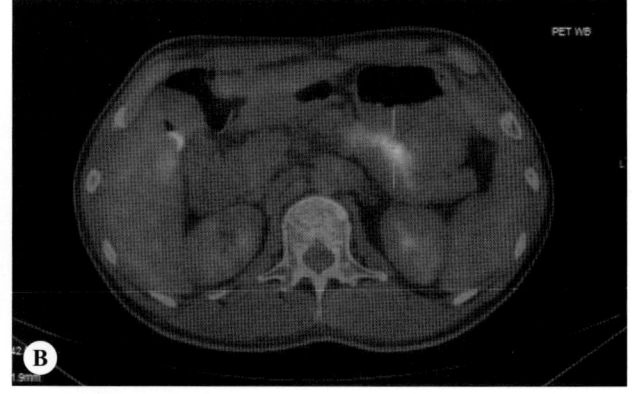

▲ 图 49-2　2020 年 10 月外院 PET/CT 结果

助治疗，并在化疗期间疾病进展，出现肝转移和腹膜转移，结合患者 NGS 检测结果，患者诊断为：结肠脾曲中分化腺癌术后 pT$_{4a}$N$_{1c}$ ⅢB 期→Ⅳ期肝多发转移腹膜转移，TMB 507.26mut/Mb，MSS，POLE A456P 突变，RAS/BRAF 野生型。患者目前存在肝转移和腹膜转移，应以全身治疗为主。

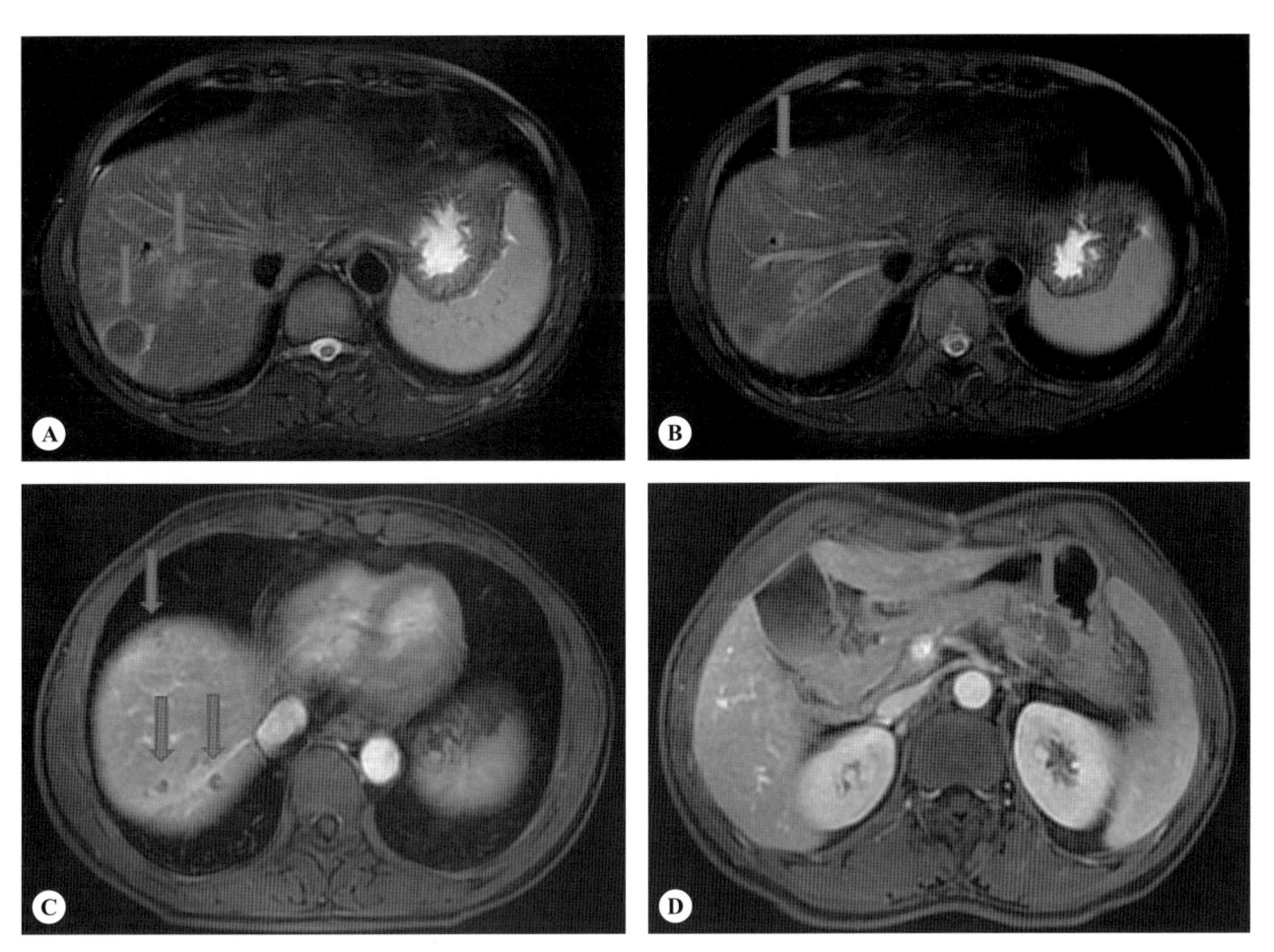

▲ 图 49-3 2020 年 10 月 23 日腹盆增强 CT 结果

【文献学习】

POLE 基因是编码 DNA 聚合酶 ε 的催化亚单位，主要发挥 DNA 链的复制延长和校正功能。POLE 具有校正活性的结构域为其核酸外切酶区，能识别并切除复制过程中发生错误的碱基。当核酸外切酶区发生致病性基因突变，将导致其校正功能缺失，突变基因在细胞中大量累积，出现甚至高于微卫星不稳定型肿瘤的突变负荷，被称为超突变负荷（图 49-4）；核酸外切酶区主要突变位点包括 P286、V411、L242、D275 等，但其他结构域的部分突变位点也可能伴高 TMB，如 C810、E978 等，提示其他结构域也可能参与 DNA 校正（图 49-5）。

部分 POLE 突变与高 TMB 相关的特征，使其被认为是除外 MSI 免疫治疗的另一非常有前景的分子标志物。中山大学肿瘤防治中心徐瑞华教授团队通过公共数据库检索了 47 721 例肿瘤患者并进行分析显示：结直肠癌 POLE 和（或）POLD1 突变频率为 7.37%（2674 例中有 197 例）。在所有接受免疫检查点抑制药（ICI）治疗的实体瘤患者中，突变患者的总生存期显著优于野生型患者（34 个月 vs. 18 个月，P=0.0038），虽然其中 26% 的患者合并 MSI-H，但去除这部分患者后其生存获益仍十分显著（28 个月 vs. 16 个月），多因素分析也证实 POLE 或 POLD1 突变可作为预测 ICI 治疗获益的独立指标

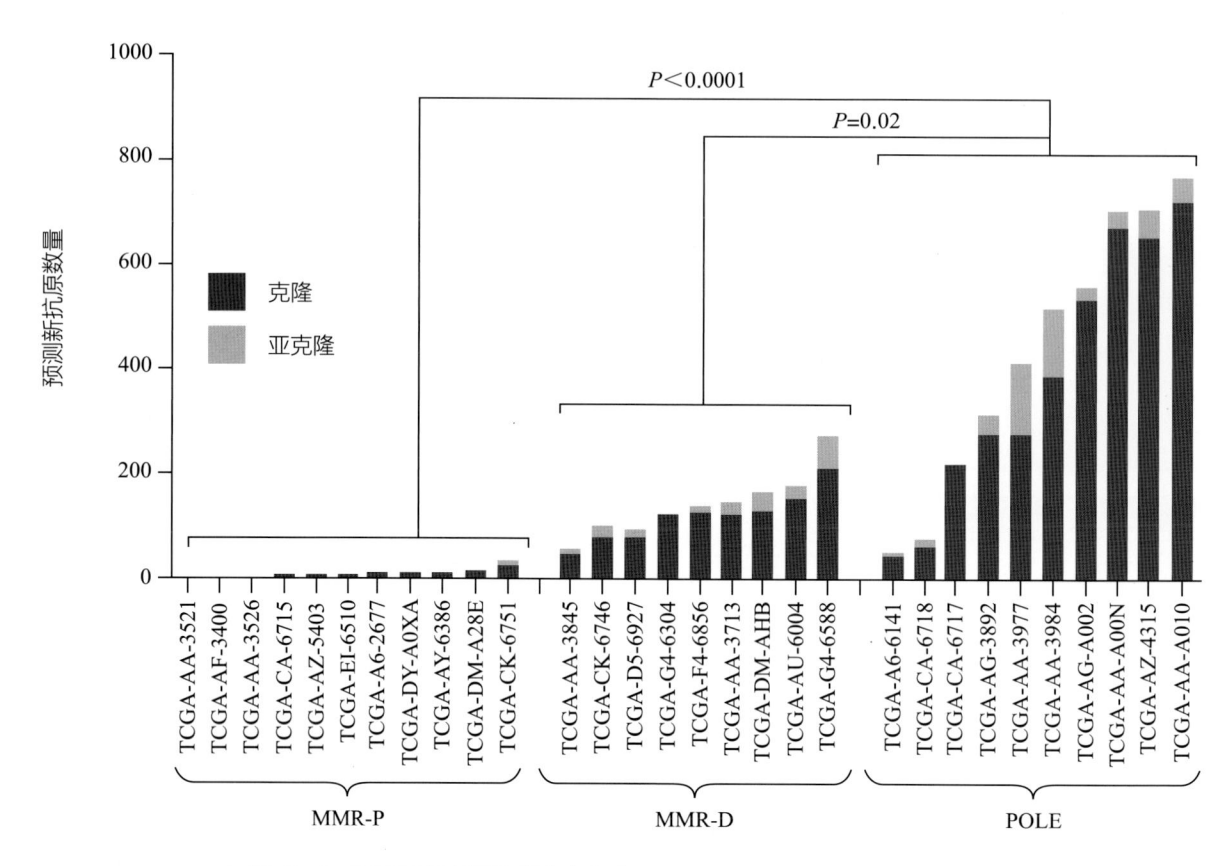

▲ 图 49-4　*POLE* 突变导致超突变负荷 [J Pathol. 2018 Jul; 245(3): 283-296.]

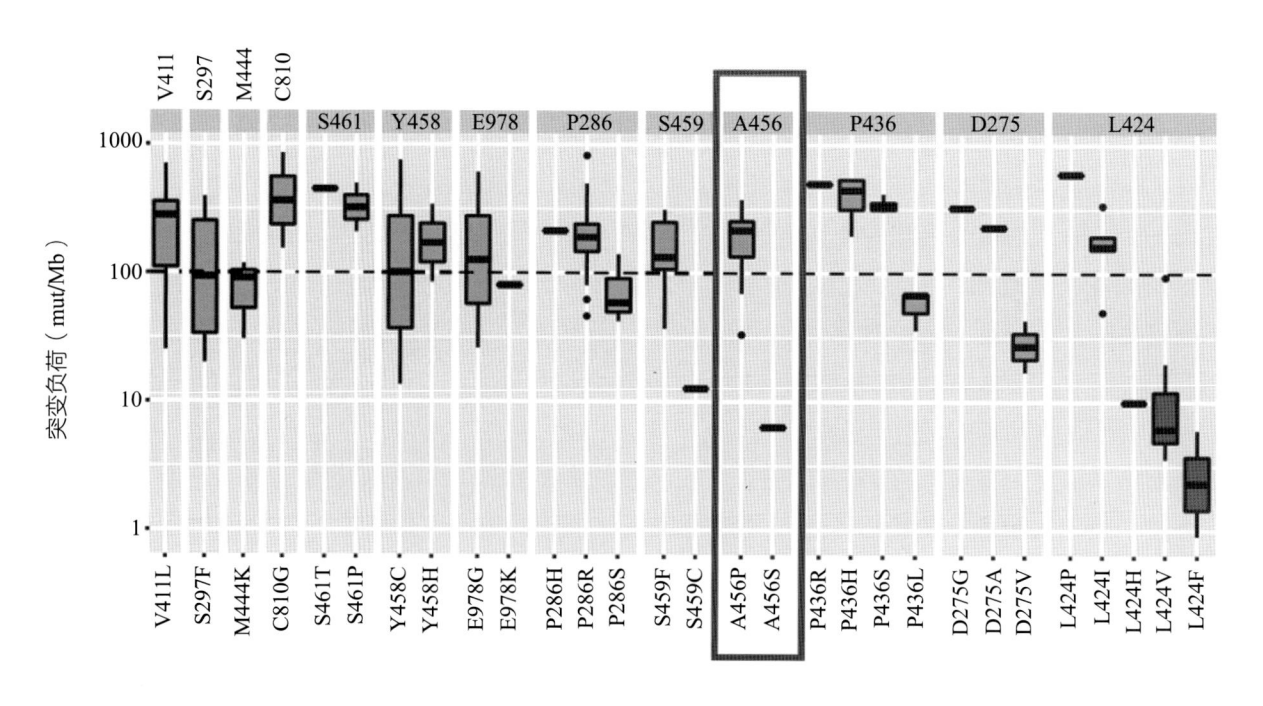

▲ 图 49-5　*POLE* 常见致病突变位点与突变负荷 [Cell. 2017 Nov 16; 171(5):1042-1056.]

（P=0.047）（图49-6）。

2020年ASCO报道的一项研究显示在14 299例患者中3.4%检出的携带 POLE 突变，其中454例有明确临床信息的患者中，结直肠癌是最常见的瘤种之一；而检测出的大部分是意义未明突变，仅15.9%为致病性或可能致病性突变；致病性突变较非致病性突变伴高TMB可能性更大（P=0.012）；而致病性 POLE 突变（n=15）较良性突变（n=18）对免疫检查点抑制药有效的可能性更高（P=0.017），预后更佳（图49-7）。

该病例报道了1例81岁男性，右半结肠癌术后 $pT_3N_0M_0$→Ⅳ期吻合口复发系膜淋巴结及腹膜后淋巴结转移 KRAS 突变，MSS，一线4个疗程FOLFOX治疗后5-FU+贝伐珠单抗维持11个疗程进展，二线1个疗程FOLFIRI+贝伐珠单抗治疗后因3度乏力，因治疗不耐受停药。此时对既往手术标本进行二代测序，结果显示：TMB 122mut/Mb，MSS，PLOE V411L突变；后患者开始接受帕博利珠单抗200mg，第1天，每21天一次；治疗后肿物明显缩小（图49-8）；截至文章时，患者已接受8个疗程（半年）治疗并仍继续治疗中。

结合上述研究结果，同时为尽可能增加免疫治疗疗效，基于抗血管治疗本身在结直肠癌中的充足证据，并且有研究表明血管的正常化可改善抑制型免疫微环境。经与患者充分知情和沟通后，建议患者使用抗PD-1联合贝伐珠单抗治疗。

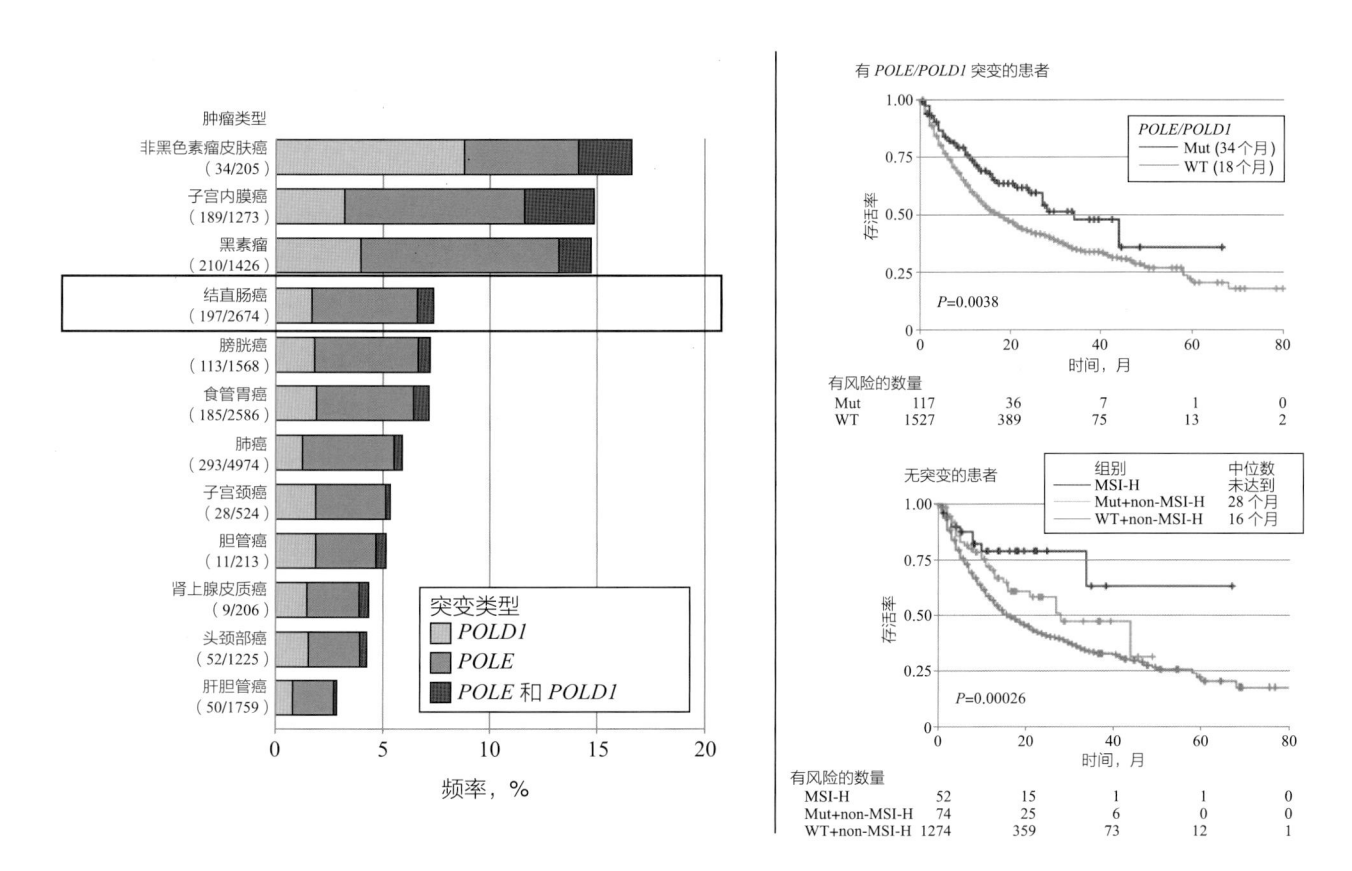

▲ 图49-6 大样本泛瘤种数据支持 POLE 突变免疫治疗获益 [JAMA Oncol. 2019 Aug 15; 5(10): 1504-1506.]

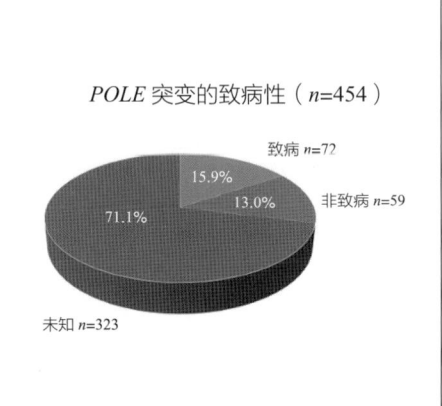

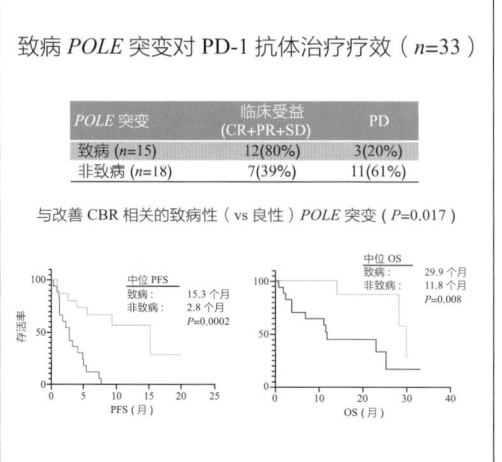

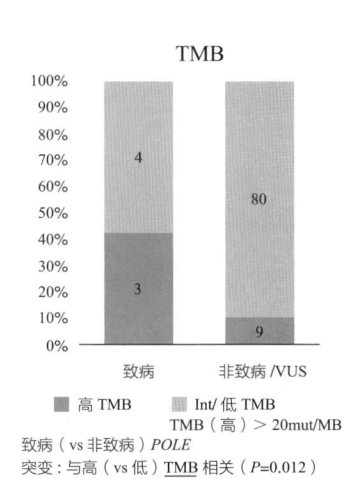

▲ 图 49-7　致病 POLE 突变与非致病 POLE 突变（2020 ASCO presented by Benjamin Garmezy）

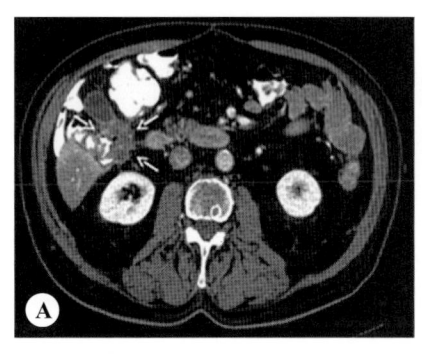

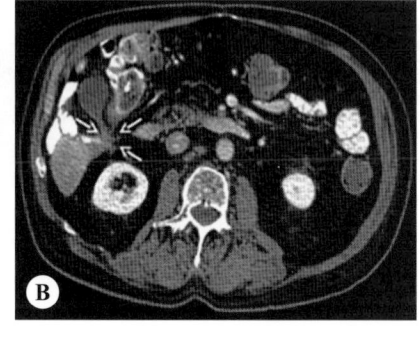

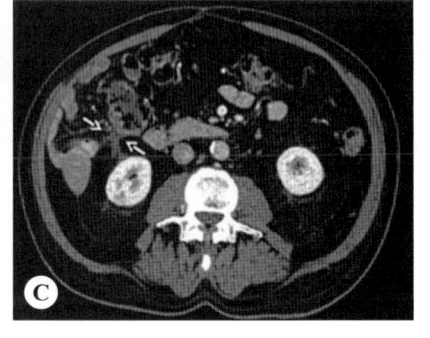

▲ 图 49-8　POLE 突变的 MSS mCRC 对 PD-1 治疗敏感 [J Natl Compr Canc Netw. 2017 Feb; 15(2):142-147.]

【诊疗经过】

2020 年 11 月 19 日起予以卡瑞利珠单抗 200mg，第 1 天 + 贝伐珠单抗 500mg，第 1 天，每 21 天一次治疗 16 个疗程。期间出现反应性毛细血管增生症 2 级，对症处理后控制可。第 2、4、6、9、12、15 个疗程评效 PR。末次治疗时间 2021 年 12 月 7 日；经全科查房讨论，考虑患者免疫联合抗血管治疗已 1 年，可暂予停药，定期复查。截至末次复查时间 2022 年 2 月 14 日，患者身体状态良好，病情平稳，疗效评估维持 PR，目前随访观察中（图 49-9）。

【诊疗心得】

患者转移性结肠癌，以肝转移和腹膜转移为主，基因检测提示 MSS，但存在可引起高 TMB 的 POLE 突变，结合文献学习，建议患者使用免疫治疗，同时为提高治疗有效率联合贝伐珠单抗，治疗 1 年，最佳疗效达到 PR，停药观察随访患者仍维持疾病稳定状态。目前 POLE 突变肿瘤患者使用免疫治疗的前瞻性研究正在开展，本案例初步证实了致病性 POLE 突变是肠癌中除 MSI-H/dMMR 外又一个免疫治疗非常有前景的标志物，进一步扩大了其免疫治疗的适应人群。

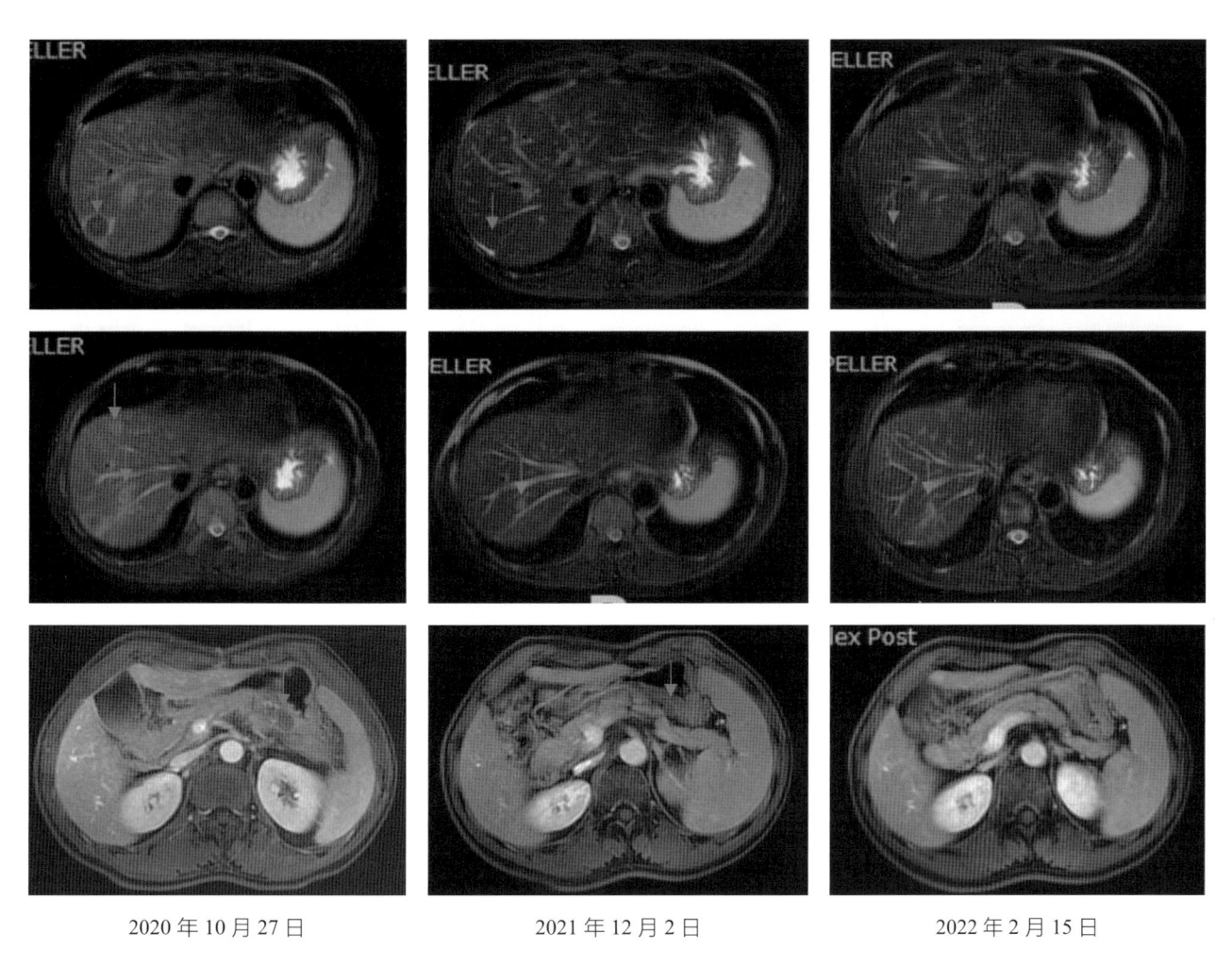

2020 年 10 月 27 日　　　　　　　2021 年 12 月 2 日　　　　　　　2022 年 2 月 15 日

▲ 图 49-9　患者治疗前后 CT 结果对比

（王晰程　张　琪　李　健）

病例 50　*POLE* 突变晚期肠癌患者免疫治疗

【病例汇报】

患者，男性，63 岁。于 2013 年 1 月 9 日于中山大学附属第二医院确诊乙状结肠癌并肝转移，行乙状结肠癌切除＋肝转移癌切除术。术后行化疗 5 次，方案为"奥沙利铂＋卡培他滨"。基线查体：浅表淋巴结（-），腹平软，无压痛、反跳痛及肌紧张，肝脾未及肿大，肛门指检阴性。既往史、个人史、家族史：无特殊。

2014 年 12 月 3 日复查 CT 示：肝 S5 低密度影，可疑转移瘤。2014 年至 2018 年反复肝脏转移瘤进展和反复肝肿瘤 RFA 消融治疗，一线治疗方案：口服卡培他滨治疗。2018 年 2 月 6 日复查 MRI：T$_2$ 椎体破坏，考虑转移瘤。肿物向前突出椎前间隙，向后突出椎管，脊髓明显受压。考虑 T$_2$ 脊椎转移并不完全瘫痪，于中山大学附属第二医院行手术治疗。二线治疗方案：2018 年 4 月至 2018 年 12 月给予贝伐珠单抗＋盐酸伊立替康治疗。三线治疗方案：2019 年 1 月至 2019 年 8 月给予伊立替康联合西妥西单抗治疗。2019年7月检测KRAS均未见检出变异。四线治疗方案：2019年9月至2019年10月给予雷替曲塞和奥沙利铂治疗。五线治疗方案：2019年11月至2020年4月使用瑞戈非尼单药治疗。

2020年3月30日外院PET/CT提示：①乙状结肠癌及肝转移综合治疗后，肝左、右叶（S4，S5段）不规则结节状及团块状混杂稍低密度占位，中央代谢缺损，边缘代谢增高，考虑为肿瘤治疗后改变；②右膈上及右侧上腹部肠系膜多发高代谢肿大淋巴结，考虑转移；③双肺弥漫性多发转移灶，第1胸椎、第2胸椎和第5胸椎多发骨转移；④肝左叶（S2、S3段）低密度灶，代谢减低，考虑为肿瘤治疗后活性受抑制改变；⑤乙状结肠吻合口肠壁稍增厚，伴代谢增高，多考虑吻合口炎；⑥右侧内乳区、双侧肺门及纵隔淋巴结多发增大淋巴结，不除外转移。

基因检测：2020年4月15日行CT引导下的肝病灶穿刺活检术，病理报告提示：（肝病灶穿刺标本）结合临床病史及免疫组化结果，符合肠腺癌肝转移。IHC：CK7（-）、CK20（+）、CDX-2（+）、SATB2（+）。NGS检测提示：KRAS野生，POLD1基因p.V214M 8.24%变异。

【初诊印象】

患者为中年男性，既往外院原发灶及肝转移灶切除后Ⅰ度达到NED，后肝转移复发及骨、肺及淋巴结转移，多线化疗联合靶向治疗，间歇性行肝病灶消融治疗，到我院寻求六线治疗方案。

患者经多线综合治疗后建议活检穿刺转移病灶，行基因检测，如有靶点或提示免疫治疗有效生物标志物，可行靶向治疗或免疫联合治疗。POLE和POLD1基因编码的效应蛋白对DNA复制的校对和保真至关重要，如发生胚系或体系突变可导致DNA修复缺陷进而引起肿瘤发生。该患者外周血出现POLD1基因意义未明突变，根据中山大学肿瘤防治中心发表于JAMA Oncology的一项回顾性分析发现，POLE/POLD1突变型较野生型有更长的OS。因此，此患者从第3个疗程开始在常规化疗加靶向治疗的基础上加用PD-1抗体。

靶向治疗相关变异分类（表50-1和表50-2）。

表50-1 具有临床意义的变异（Ⅰ类/Ⅱ类）

突变基因	变异情况	变异率（%）/外周血拷贝数	相关药物	敏感性	证据等级
KRAS	野生型	—	• 西妥昔单抗 • 帕尼单抗	敏感	A
NARS					
BRAF					
EGFR	p.S492R	0.72	西妥昔单抗	耐药	D
			• 帕尼单抗 • Sym004	敏感	D

表50-2 临床意义不明的变异列表（Ⅲ类）

基因	转录本号	外显子	碱基变化	氨基酸变化	变异率（%）/外周血拷贝数
CSMD3	NM 052900	exon36	c.5695G＞A	p.A1899T	34.99
TP53	NM 000546	exon8	c.916C＞T	p.R306*	21.12

（续表）

基　因	转录本号	外显子	碱基变化	氨基酸变化	变异率（%）/外周血拷贝数
SOX9	NM 000346	exon1	c.343T>G	p.W115G	20.88
APC	NM 000038	exon16	c.3340C>T	p.R1114*	10.42
PRKDC	NM 006904	exon45	c.5919-1G>A	p.?	8.9
POLD1	NM 002691	exon6	c.640G>A	p.V214M	8.24
APOB	NM 000384	exon25	c.4047A>C	p.Q1349H	6.03
LRP1B	NM 018557	exon78	c.12076G>A	p.A4026T	1.76
SYNE1	NM 033071	exon119	c.21784T>G	p.L7262V	1.23
EPAS1	NM 001430	exon10	6.1421G>C	p.S474T	0.52
SMAD4	NM 005359	exon6	c.767 778delinsC	p.Q256Pfs*4	12.28

【免疫联合治疗及不良反应】

2020年4月14日至4月29日共给予第1~2个疗程A+FOLFOXIRI：奥沙利铂150mg 静脉滴注，伊立替康300mg 静脉滴注，CF 750mg 静脉滴注，5-FU 4.5g 泵注48h，贝伐珠单抗400mg 静脉滴注，14天重复。

2020年5月15日至9月2日共给予第3~8个疗程A+FOLFOXIRI+PD-1：剂量同前，联合卡瑞利珠单抗200mg 静脉滴注，每2周一次。

2020年9月20日至2021年4月14日，第9个疗程改为维持化疗，贝伐珠单抗400mg 静脉滴注，卡培他滨1500mg 口服，一天两次，第1~14天；卡瑞利珠单抗200mg 静脉滴注，每3周一次。

反应性毛细血管增生症（RCCEP）1级，胃肠道反应Ⅰ级。

【治疗效果】

2020年12月30日脑胸腹CT（图50-1）：与2020年8月7日相比，双肺多发结节，部分较前缩小（大小约10mm×9mm变为9mm×6mm），考虑转移瘤；肝右叶术区低密度灶较前稍增大（大小约27mm×13mm变为27mm×18mm），考虑转移瘤可能。

2021年3月24日脑胸腹CT（图50-2）：与2020年12月30日相比，双肺多发结节（大小约9mm×6mm变为10mm×7mm），部分结节较前稍增大；肝右叶术后改变，肝右叶术区低密度灶伴周围团块较前略增大（大小约27mm×18mm变为27mm×30mm）。

2021年5月7日胸腹CT（图50-3）：与2021年3月24日相比，双肺多发结节，大部分较前增大（大小约10mm×7mm变为10mm×8mm）；肝右叶术区肿块较前增大（大小约27mm×30mm变为81mm×48mm）并累及腹壁，考虑转移；肝门、腹膜后多发肿大结节，考虑转移。

【进一步治疗】

2021年5月6日至6月17日予以呋喹替尼5mg 口服，每天一次，服2周停1周，联合卡瑞利珠单抗200mg 静脉滴注，21天重复，持续3个疗程。

2021年7月9日胸腹CT（图50-4）：双肺多发结节，部分较前增大（大小约10mm×8mm变为

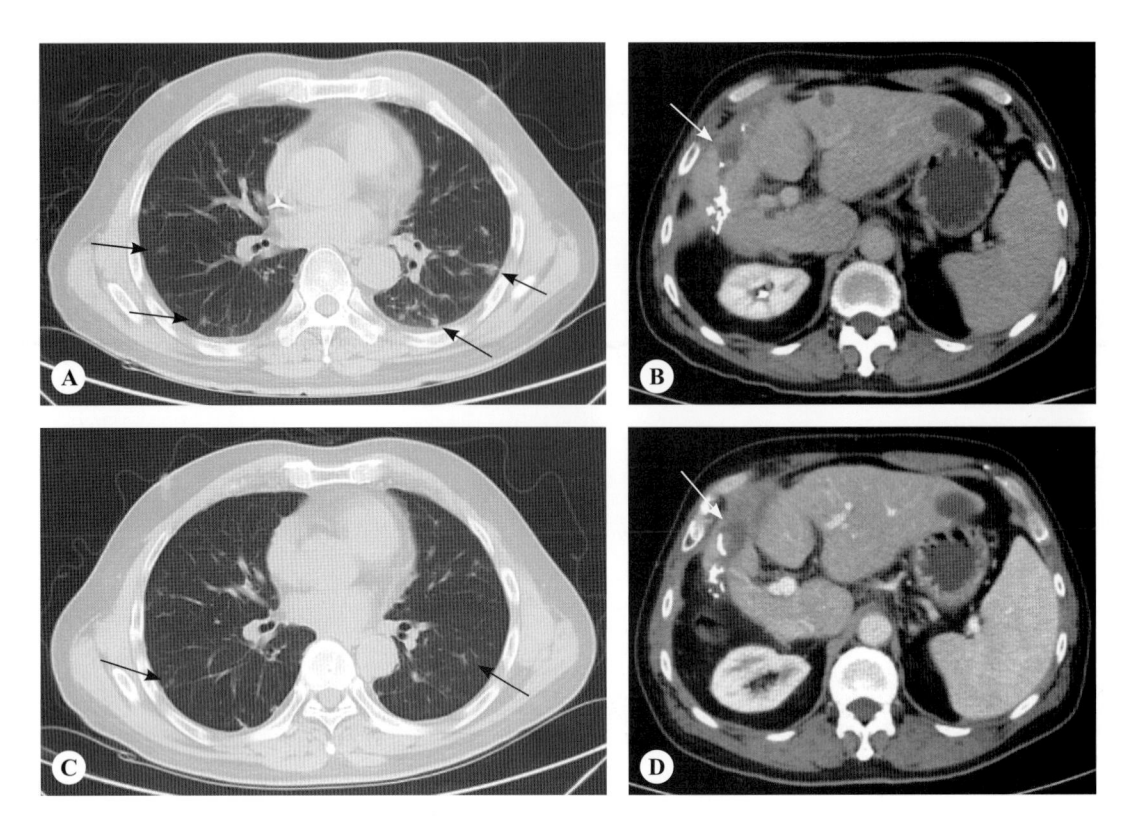

▲ 图 50-1 2020 年 12 月与 2020 年 8 月脑胸腹 CT 对比

A 和 B. 2020 年 12 月脑胸腹 CT 结果；C 和 D. 2020 年 8 月脑胸腹 CT 结果。疗效评价：缩小 SD

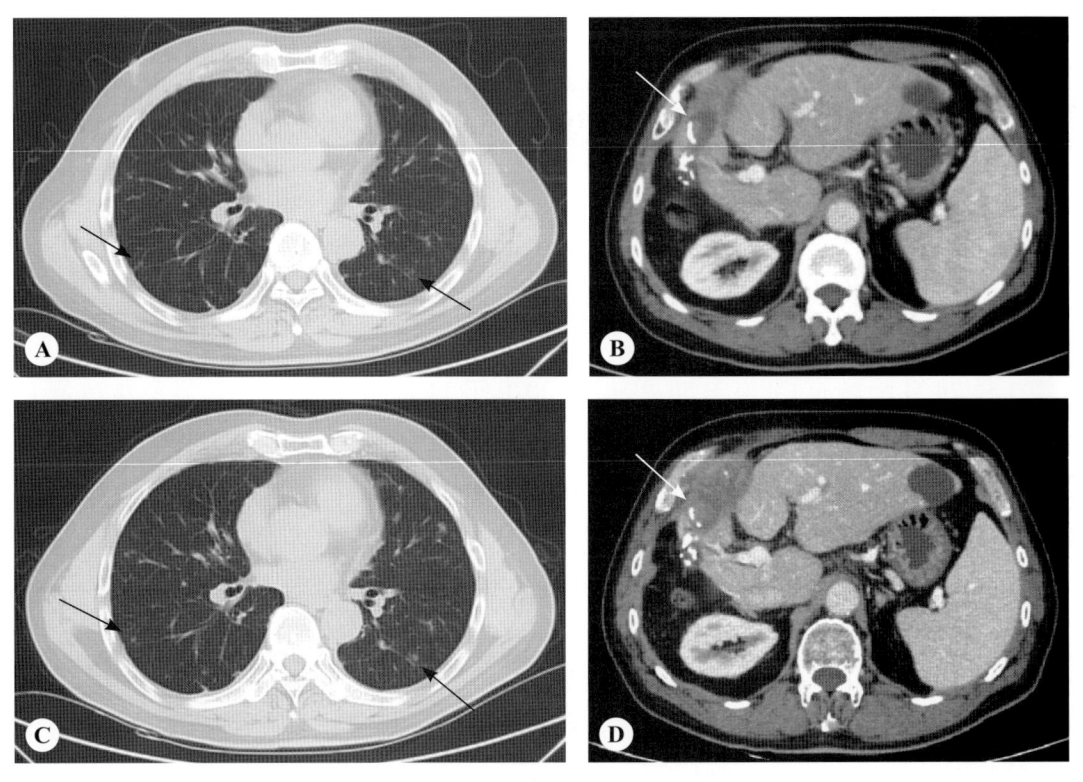

▲ 图 50-2 2020 年 12 月与 2021 年 3 月脑胸腹 CT 对比

A 和 B. 2020 年 12 月脑胸腹 CT 结果；C 和 D. 2021 年 3 月脑胸腹 CT 结果。疗效评价：增大 SD

下篇 实战病例

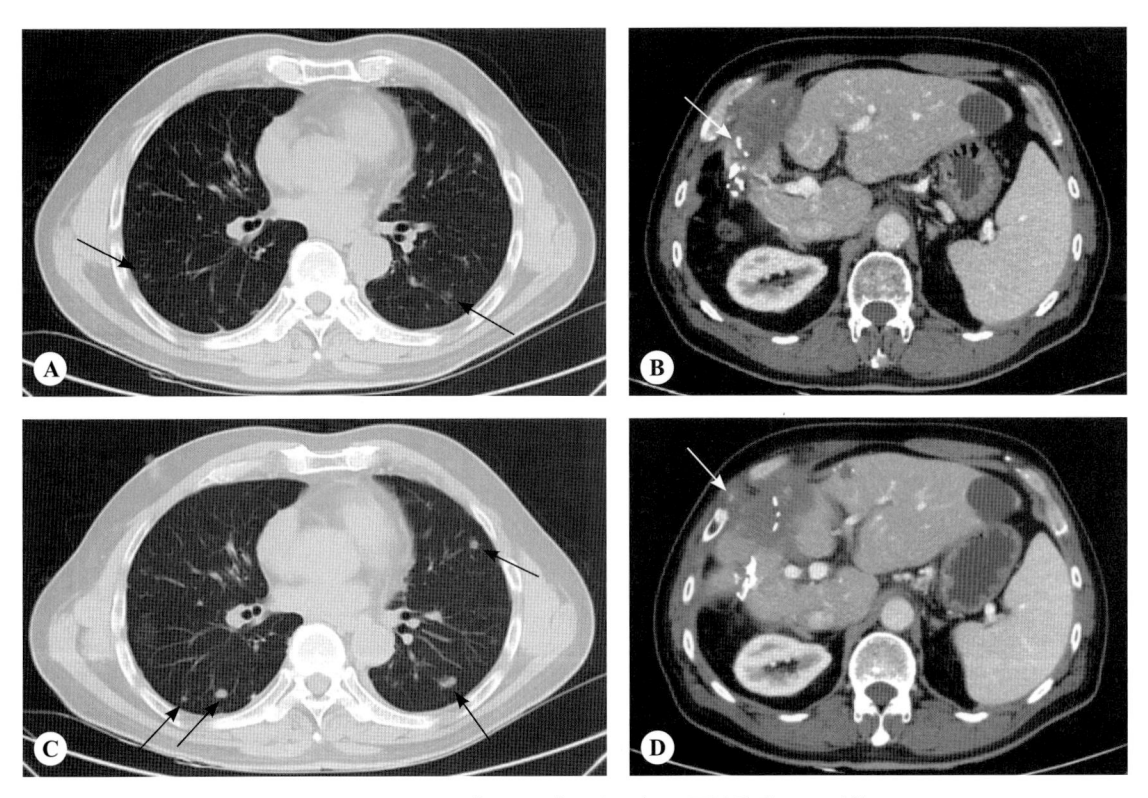

▲ 图 50-3 2020 年 12 月与 2021 年 3 月脑胸腹 CT 对比
A 和 B. 2020 年 12 月脑胸腹 CT 结果；C 和 D. 2021 年 3 月脑胸腹 CT 结果。疗效评价：PD

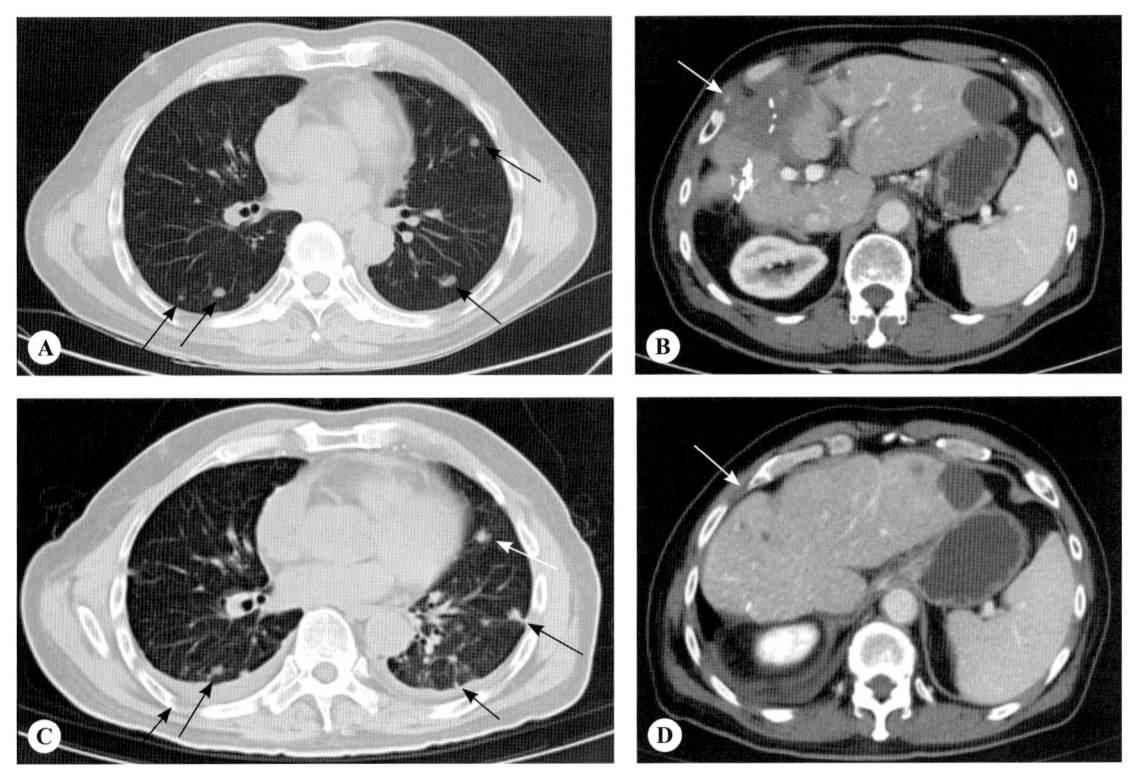

▲ 图 50-4 2021 年 5 月与 2021 年 7 月脑胸腹 CT 对比
A 和 B. 2021 年 5 月脑胸腹 CT 结果；C 和 D. 2021 年 7 月脑胸腹 CT 结果。疗效评价：PD

12mm×9mm），考虑转移；双肺小叶间隔增厚，考虑癌性淋巴管炎可能；新见胸膜腔积液；肝右叶术区肿块同前相仿（大小约81mm×48mm变为80mm×45mm）并累及腹壁、胆囊；肝门、腹膜后淋巴结转移同前。

血常规（2021年7月8日）：血小板计数为53.00×10⁹/L（↓）。甲状腺功能（2021年7月8日）：三碘甲状腺原氨酸为0.44nmol/L（↓）、甲状腺素为6.63nmol/L（↓）、促甲状腺激素为144.19mU/L（↑）、游离三碘甲状腺原氨酸为2.500pmol/L（↓）、游离甲状腺素为1.82pmol/L（↓）。肝功能（2021年7月8日）：谷草转氨酶64U/L（↑）。

请内分泌科会诊后建议予以甲状腺素片治疗，同时暂停呋喹替尼治疗，予以TPO升血小板治疗。2021年7月15日复查血常规：白细胞计数3.31×10⁹/L（↓），血红蛋白浓度103g/L（↓），血小板计数46×10⁹/L（↓），建议患者加用阿伐曲泊帕口服升血小板治疗。患者因血小板未能恢复，食欲缺乏，乏力，恶病质而未再就诊，停止抗肿瘤治疗，肿瘤持续进展（图50-5），后电话随访，家属告知患者于2021年11月在家中死亡。

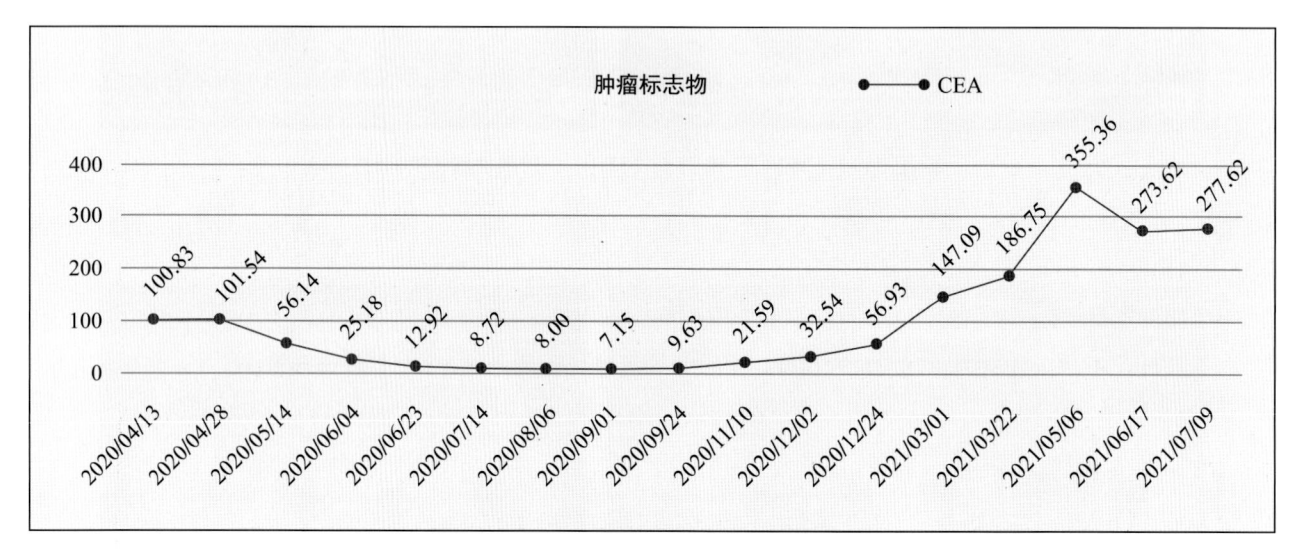

▲ 图50-5 患者肿瘤标志物检查结果示意

【诊疗小结】

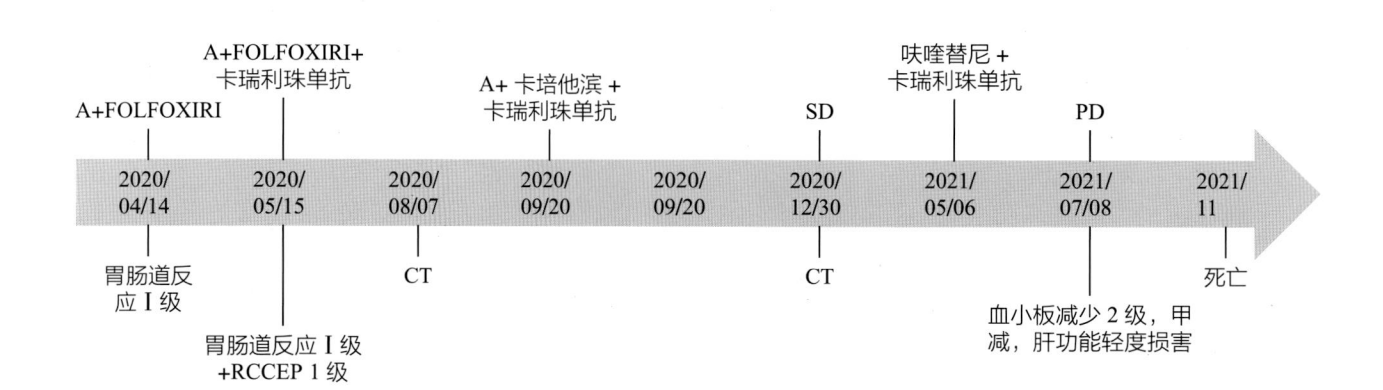

【诊疗心得】

晚期多线结肠癌患者，根据基因检测结果提示 *POLD1* 基因突变，在第6线治疗中不仅大胆采用 FOLFOXIRI 联合贝伐珠单抗的尝试，同时个体化地强强联合，加用 PD-1 抗体，取得1年的 PFS，肿瘤出现小幅度的肿瘤缩小，肿瘤标志物也下降处于低水平范围，最佳疗效评估 SD。

POLE/POLD1 基因突变曾报道出现在子宫内膜癌、非小细胞肺癌、结直肠癌患者中，这类患者对 PD-1 抗体敏感，2019年，*JAMA Oncol* 在线发表了中山大学肿瘤防治中心徐瑞华教授团队关于 *POLE* 和 *POLD1* 基因突变可作为泛癌种免疫治疗疗效预测的独立生物标志物的研究成果，提示我们日常工作中除了关注 dMMR/MSI-H 之外，还需在晚期患者中注重再活检，从 NGS 分析得到 *POLE/POLD1* 的突变状况，从而找出免疫可能获益的人群。

（何　婉）

病例51　MSI-H 结肠癌免疫治疗原发耐药及继发耐药

【病例汇报】

患者，男性，27岁。因黑便5个月，加重2天于2017年3月12日行腹部 CT 检查，考虑升结肠癌肝脾转移，不全肠梗阻。2017年3月20日在全麻下行右半结肠切除术，术后病理示：其中一个肿物病变为低分化腺癌（印戒细胞癌），另一个病变为中分化腺癌，可见淋巴结癌组织转移（14枚中有8枚），另可见癌结节多枚。IHC：MLH1（+）、PMS2（+）、MSH2（-）、MSH6（-）、Ki-67（60%+）、CgA（-）、Syn（-）、CD56（-）。基因检测：*KRAS*（-）、*NRAS*（-）、*BRAF V600E*（-）。诊断为结肠癌肝、脾、淋巴结转移（腺癌）（pT$_4$N$_3$M$_{1c}$，Ⅳ期）。于2017年4月13日始按 FOLFIRI 方案化疗12个疗程（末次治疗时间2017年9月21日），其中第3个疗程始加用贝伐珠单抗，期间最佳评价 PR（术区未见新发病灶，肝脾转移瘤缩小31%）。2017年10月10日因脐下疼痛复查腹部 CT 提示 PD（术区邻近软组织及邻近腹壁软组织新发，大小约28mm×24mm），于2017年10月20日、2017年11月4日予贝伐珠单抗+mFOLFOX 方案化疗2个疗程，脐下疼痛加重，NRS 评分3分上升至5分。基线查体：腹部可见一约25cm 手术瘢痕，愈合可，手术切口下段可触及皮下软组织肿块，大小约2cm×2cm，边界不清，伴轻压痛，质稍硬，无活动。家族史：大伯40余岁诊断肠癌（具体部位及病理类型不详），姑姑50余岁诊断宫颈癌。

【初诊印象】

此病例为年轻患者，免疫组化提示：MLH1（+）、PMS2（+）、MSH2（-）、MSH6（-），家族史二级亲属中两位患有 HNPCC 相关癌，基因测序：胚系 *MSH2* 疑似致病突变（p.K110X），微卫星高度不稳定（MSI-H），综合以上结果，根据 Lynch 综合征的阿姆斯特丹标准Ⅱ，患者诊断为 Lynch 综合征，结肠腺癌肝、脾、淋巴结转移（pT$_4$N$_3$M$_{1c}$，Ⅳ期）*RAS* 野生型，*BRAF* 野生型。根据结肠癌2017年 NCCN 指南，转移性结肠癌一线治疗选择贝伐珠单抗+FOLFIRI 方案，治疗12个疗程后术区新发病灶，考虑局部进展，二线治疗选择贝伐珠单抗+FOLFOX 方案化疗2个疗程，患者腹痛症状加重，自行停用原方案。

【三线治疗】

根据 NCCN 指南抗 PD-1 免疫治疗可用于 MSI-H/dMMR 结肠癌的后线治疗，2017 年 11 月 23 日、2017 年 12 月 16 日予"帕博利珠单抗 200mg 第 1 天联合卡培他滨 1.5g，每天两次，第 1~14 天，每 21 天一次"方案治疗 2 个疗程，腹痛进一步加重，NRS 评分升至 8 分，且无法进食，ECOG 评分为 3 分。

2017 年 12 月中旬肠癌术后组织标本全外显子检测结果示：TMB 154mut/Mb（High），TNB 13/Mb，JAK2（R133Q+），MDM2/4 阴性，考虑免疫原发耐药与 JAK2 突变有关，加用 JAK2 抑制药鲁索替尼联合帕博利珠单抗，同时加用贝伐珠单抗及小剂量氟尿嘧啶，选择免疫联合抗血管+化疗的治疗模式（图 51-1A），2018 年 2 月腹部术区软组织肿瘤缩小 55%（图 51-1B），NRS 疼痛评分 0 分，体力状况 ECOG 评分 1 分。

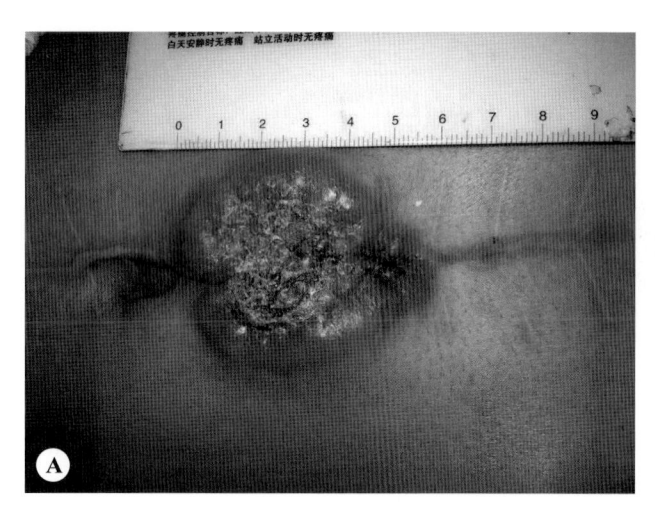

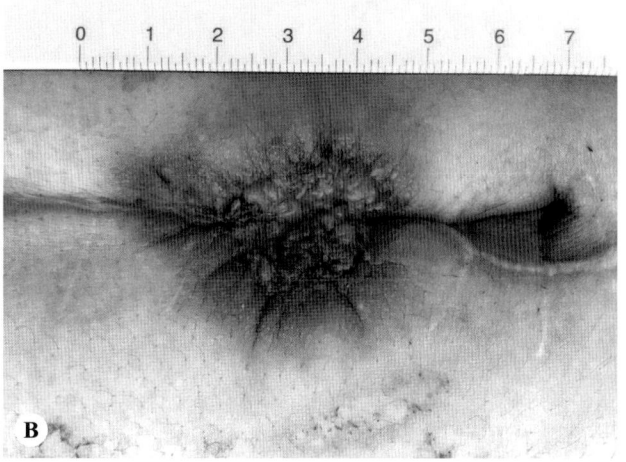

▲ 图 51-1 患者手术前后腹部肿瘤对比
A. 2017 年 12 月腹部肿瘤大小示意；B. 2018 年 2 月腹部肿瘤大小示意

2018 年 5 月始肿瘤标志物 CA19-9、CA242 缓慢升高（图 51-2），每 2 个月定期复查胸腹部 CT，2018 年 9 月胸腹部 CT 提示肠道新发肿物，肝转移瘤增大 120%，脾转移瘤增大 170%（图 51-3 和图 51-4）。

【进一步治疗】

2018 年 9 月行肠镜+活检，肝脏穿刺、脾脏穿刺活检分别行病理检查，结肠病理示中-低分化管状腺癌，肝组织穿刺病理符合肝转移性腺癌，脾脏组织穿刺病理符合转移性腺癌。结肠肠道、肝、脾病灶分别行基因检测，结果具体如下（表 51-1）。

2018 年 10 月底肠道肿物侵犯软组织导致皮肤破溃，形成窦道（图 51-5），伴感染，予引流并抗感染治疗后疾病稳定，2018 年 11 月 12 日开始行"帕博利珠单抗+西妥昔单抗+FOLFIRI"方案治疗 2 个疗程后出现粒细胞缺乏伴发热及Ⅲ级消化道反应，因呛咳误吸，肺部感染，后多脏器衰竭，于 2018 年 11 月 29 日 00:57 死亡。

【诊疗心得】

患者为青年男性，中-低分化腺癌，RAS 野生型，BRAF 野生型，MSI-H，Lynch 综合征，经全外

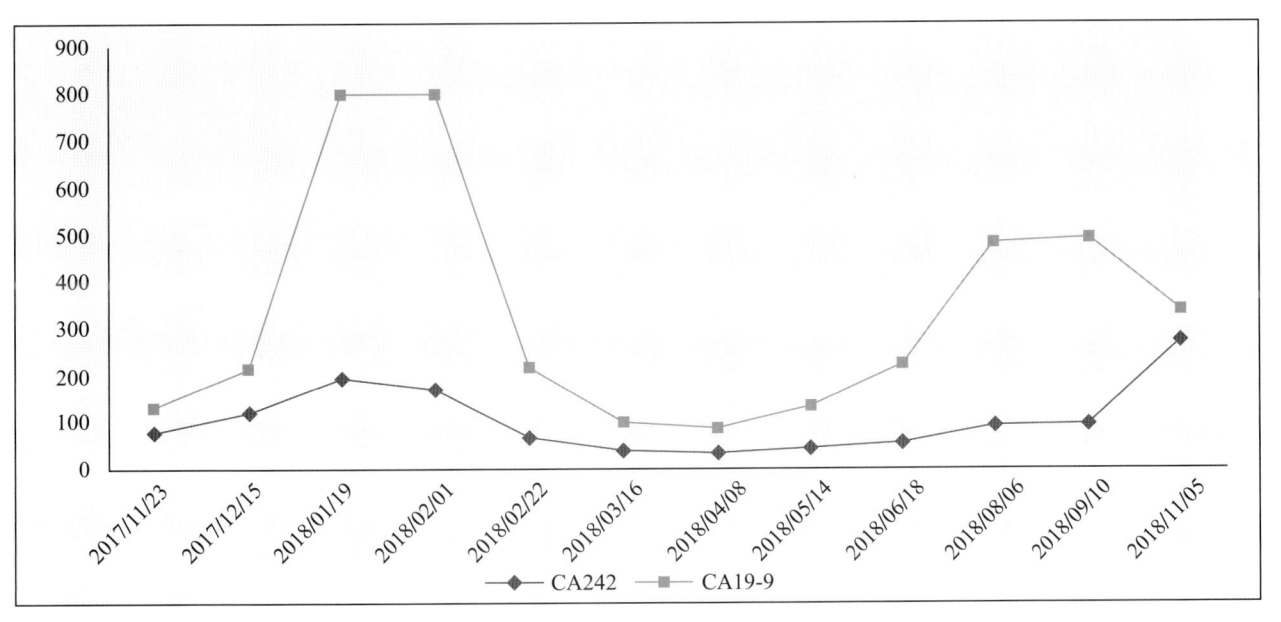

▲ 图 51-2 肿瘤标志物变化

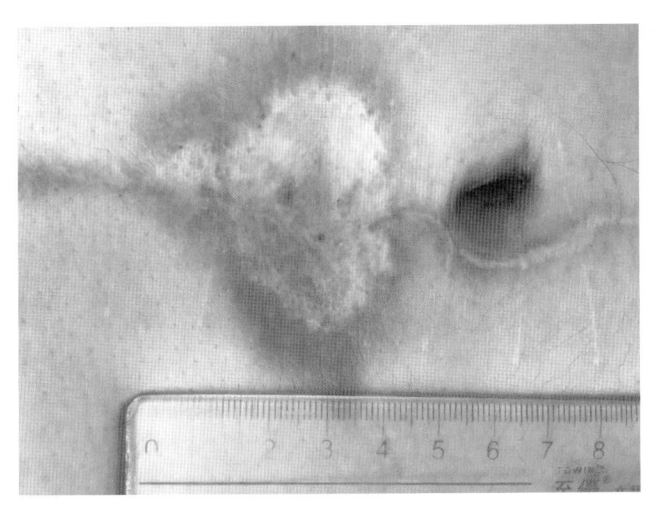

▲ 图 51-3 2018 年 9 月术后腹部肿瘤示意

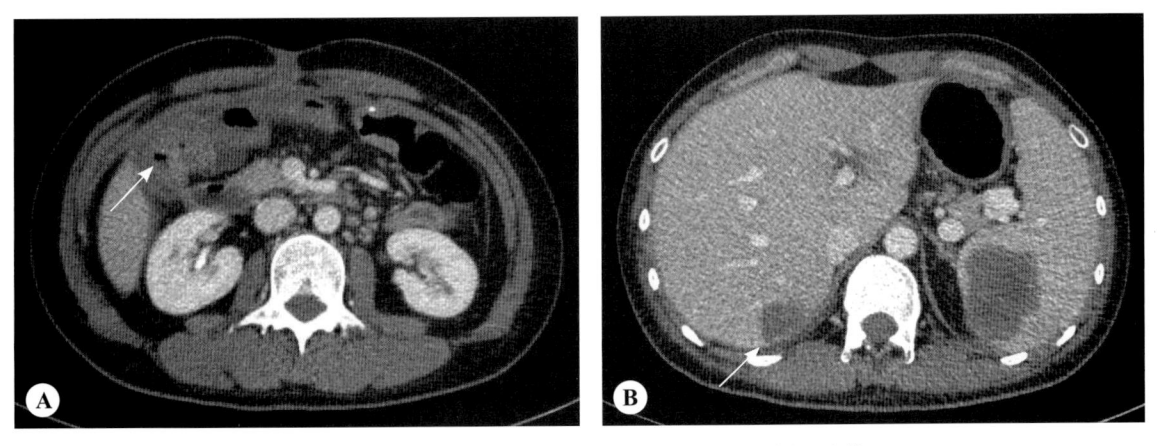

▲ 图 51-4 2018 年 9 月胸腹部 CT 提示肠道新发肿物

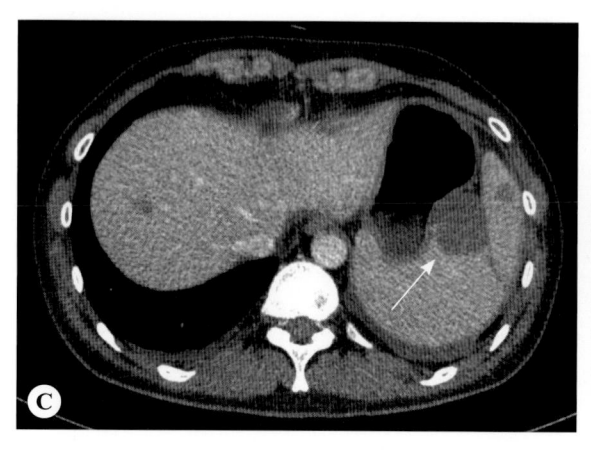

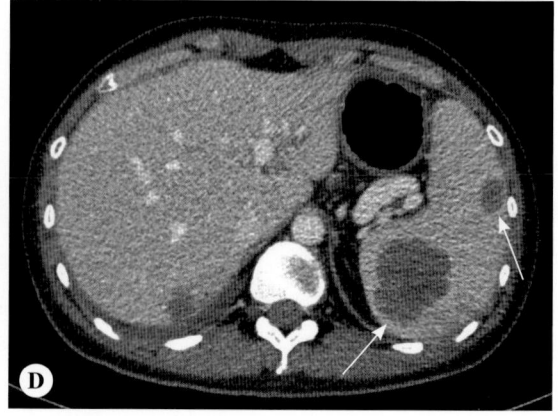

▲ 图 51-4（续） 2018 年 9 月胸腹部 CT 提示肠道新发肿物

表 51-1 结肠肠道、肝、脾病灶基因检测结果

组织名称	突变耐药基因
肠穿刺组织	*APC*，*CTNNB1*，*STAT1*
肝穿刺组织	*APC*，*STAT1*，*CTNNB1*，*CD274*
脾穿刺组织	*APC*，*LAG3*，*STAT1*，*PRKN*，*CTNNB1*，*HLA-B*

肝穿刺组织中发现 1 个新的耐药基因突变：*CD274* 基因响应 IFN-γ 编码 PD-L1，形成免疫逃逸。脾穿刺组织发现 2 个新的耐药基因突变：*LAG3* 可以增加 Treg 活性促进 IDO 上调，减少 T 细胞存活和功能。*HLA-B* 基因突变会影响抗原呈递。这些新的耐药基因突变可能是该患者此次病情进展的原因

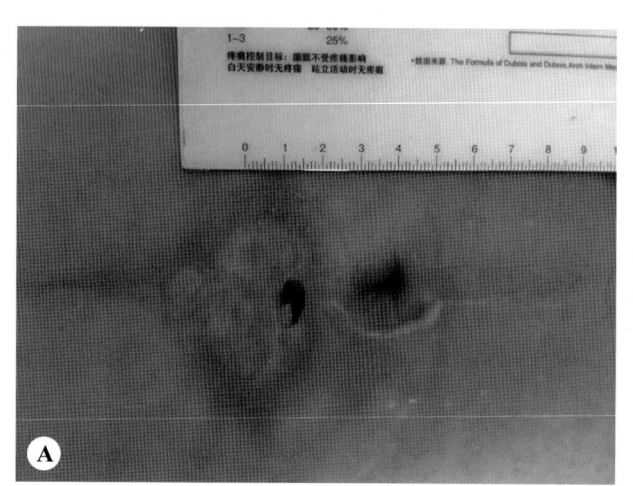

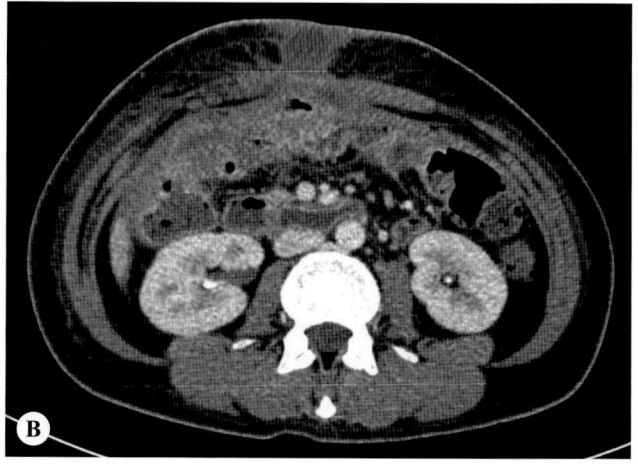

▲ 图 51-5 窦道形成

显子基因检测后存在 *JAK2* 突变，*JAK1/2* 基因突变对 γ 干扰素的抵抗有助于免疫抵抗与逃逸，治疗出现原发耐药，使用免疫治疗联合 JAK1/2 抑制药，PFS 10 个月，疾病再次进展后经过多个转移病灶活检并基因检测后发现肿瘤转移灶之间存在异质性，肿瘤的异质性造成了亚群之间细胞表面抗原的表达存在显著差异，表现出不同水平的蛋白免疫原性，免疫治疗耐药最直接的原因之一就是缺乏高免疫原性

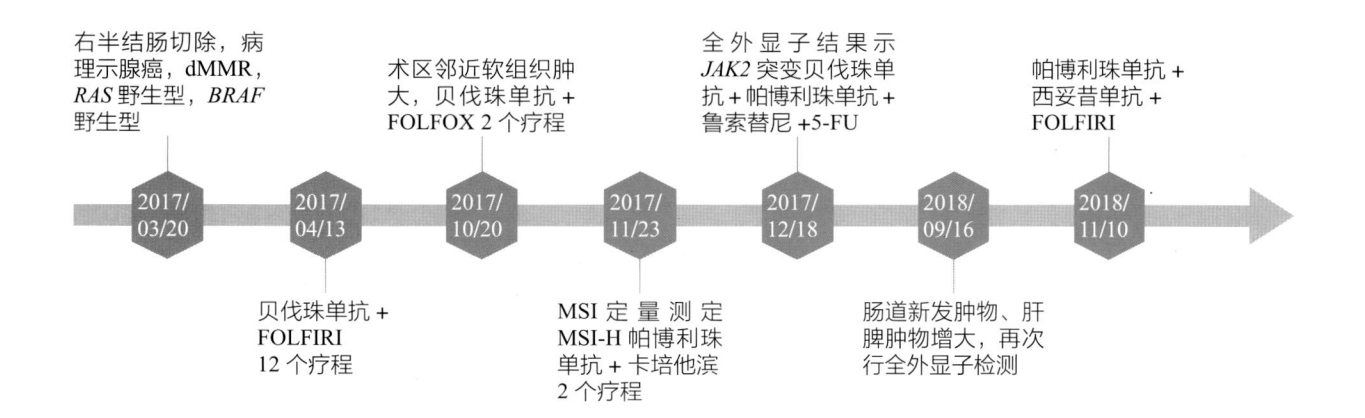

```
右半结肠切除,病                                      全外显子结果示
理示腺癌,dMMR,         术区邻近软组织肿          JAK2突变贝伐珠单              帕博利珠单抗+
RAS野生型,BRAF         大,贝伐珠单抗+           抗+帕博利珠单抗+              西妥昔单抗+
野生型                  FOLFOX 2个疗程            鲁索替尼+5-FU                 FOLFIRI

  2017/      2017/      2017/      2017/      2017/      2018/      2018/
  03/20      04/13      10/20      11/23      12/18      09/16      11/10

             贝伐珠单抗+            MSI定量测定                 肠道新发肿物、肝
             FOLFIRI               MSI-H 帕博利珠              脾肿物增大,再次
             12个疗程              单抗+卡培他滨               行全外显子检测
                                   2个疗程
```

的肿瘤特异性抗原,导致T细胞无法识别。另外,持续抗原刺激导致T细胞耗竭,而T细胞衰竭是免疫抑制肿瘤微环境和肿瘤抗原长期存在导致的功能失调状态,$CD8^+T$细胞耗竭被认为是肿瘤免疫抵抗最重要的原因之一。同时肿瘤细胞诱导周围环境抑制抗肿瘤免疫,免疫抑制细胞、细胞因子和肿瘤代谢产物构成了肿瘤耐药的外在因素。综上,肿瘤免疫治疗受肿瘤微环境、TMB、T细胞活性,肿瘤抗原递呈等多种因素影响。此病例提示我们在诊疗过程中需要全面及全程关注患者的个体基因变异情况,肿瘤基因组学分析助力临床诊疗方案的精准制订。

(周启明)

病例52　dMMR晚期结直肠癌PD-1抗体原发耐药

【病例汇报】

患者,女性,52岁。于2018年8月30日在行全麻下右半结肠根治术,术后病理:回盲部黏液腺癌,累及全层,切缘-,淋巴结6/11。2018年10月23日免疫组化病理:PD-L1肿瘤、间质(-),PD-1(-),PMS2(-),MSH6(-),MSH2(20%+),MLH1(-)。患者术前检查(2018年8月28日)全腹部CT增强提示左侧附件囊肿可能。2018年10月5日复查提示左侧附件囊性病灶较术前明显增大,考虑转移瘤可能,故于2018年10月6日至11月24日行mFOLFOX6(L-OHP 100mg,CF 0.6+5-FU 0.6+5-FU 3.5,泵注46h)方案化疗联合腹腔灌注化疗(DDP 40mg+香菇多糖2mg)4个疗程。2018年12月12日复查CT提示左侧附件囊性灶较前缩小,评价为PR。2018年12月24日行全麻下"全子宫+双附件切除",术后病理提示:双侧卵巢、子宫肌壁间、宫颈见低分化腺癌/印戒细胞癌浸润,脉管见癌栓,结合病史考虑肠癌转移,左侧输卵管(-)。2019年1月25日起行伊立替康(0.27mg,静脉滴注,第1天)化疗1个疗程。2019年3月出现小肠梗阻,2019年4月外院行小肠支架置入后梗阻缓解。2019年5月患者出现腹水,2019年5月21日起口服阿帕替尼0.25mg,每天一次,后复查病情进展。疾病史:否认高血压、糖尿病、冠心病等病史。家族史:否认家族性肿瘤性疾病病史。

【初诊印象】

患者中年女性,结肠癌伴盆腔多发转移,术后出现附件转移灶增大(图52-1)。免疫组化结果提示:PMS2(-),MSH6(-),MSH2(20%+),MLH1(-),为dMMR晚期结肠癌。患者无家族性肿瘤相关疾病病史,故考虑为散发型dMMR晚期结肠癌。具体诊断为:结肠癌术后、子宫卵巢转移瘤

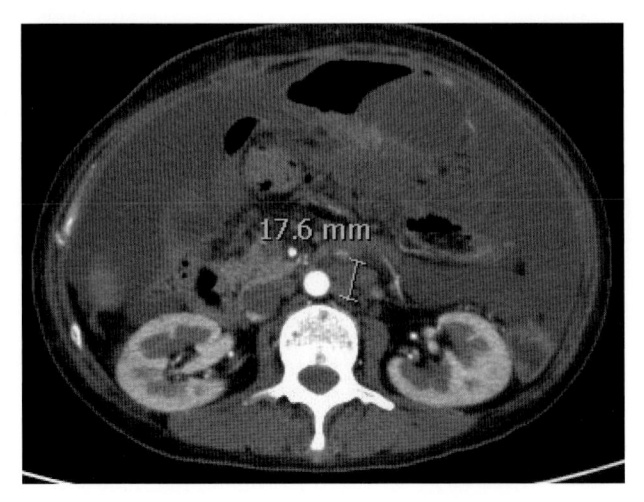

▲ 图 52-1 2019 年 7 月基线影像

切除术后（回盲部黏液腺癌）pT₄N₂M₁（M：附件、子宫、宫颈）、rT₄N₂M₁（M：附件、子宫、宫颈、腹膜、腹腔及后腹膜淋巴结），Ⅳ期 ECOG-PS 评分 1 分。该患者标准治疗未失败，但患者一般情况欠佳，拒绝行进一步化疗。

基于 2015 年 ASCO 报道 LBA100 结果，显示 PD-1 单抗能够使 MSI-H 结直肠癌患者明显获益，DCR 达到 92%。因此，结合患者意愿及上述研究结果，给予患者抗 PD-1 单抗免疫治疗，治疗期间密切监测免疫治疗不良反应。

【免疫治疗及不良反应】

2019 年 7 月 14 日，患者开始接受 PD-1 单抗治疗，共行 3 个疗程治疗。用药期间监测患者血常规、肝肾功能、甲状腺功能、皮质醇、心肌酶等均正常，未出现免疫检查点抑制药相关不良反应。2019 年 9 月 3 日复查，患者新增胸腔积液，腹膜后淋巴结明显增大，病情进展，后停用免疫治疗（图 52-2）。

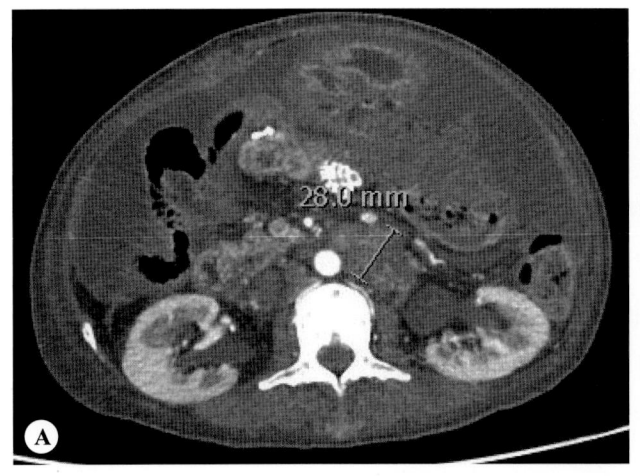

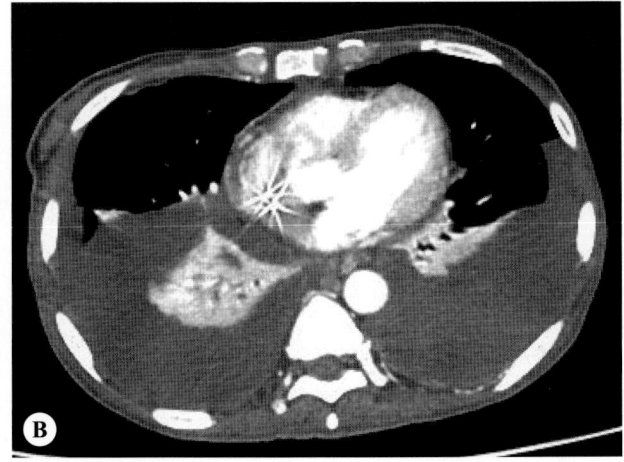

▲ 图 52-2 2019 年 9 月复查 CT 结果
A. 复查结果显示腹膜后淋巴结 PD；B. 新增双侧胸腔积液

【诊疗小结】

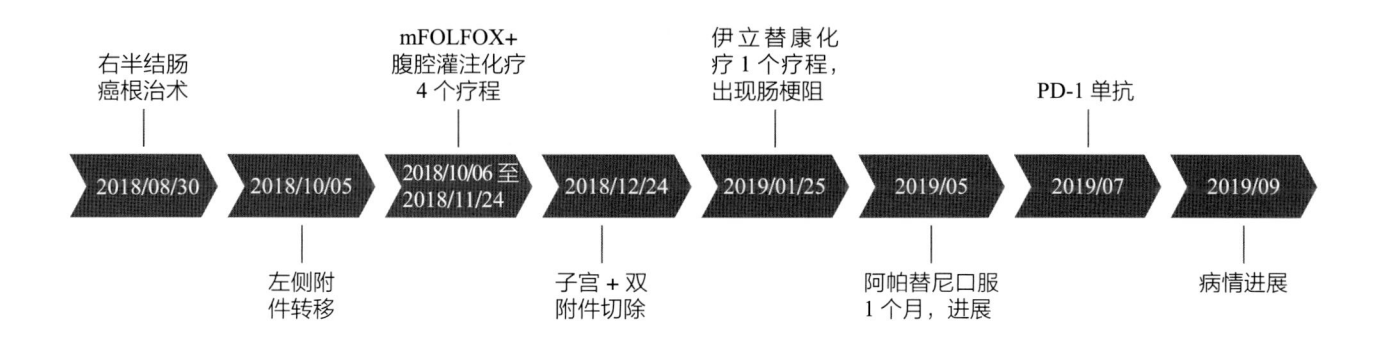

右半结肠癌根治术 — 2018/08/30
2018/10/05 — 左侧附件转移
mFOLFOX+腹腔灌注化疗4个疗程 — 2018/10/06至2018/11/24
2018/12/24 — 子宫+双附件切除
伊立替康化疗1个疗程，出现肠梗阻 — 2019/01/25
2019/05 — 阿帕替尼口服1个月，进展
PD-1单抗 — 2019/07
2019/09 — 病情进展

【诊疗心得】

患者为晚期左半结肠癌，dMMR，尽管标准治疗未完全失败，但患者体力较差，拒绝行进一步化疗。依据Keynote-164、CheckMate-142等临床研究结果，对晚期dMMR结直肠癌患者，支持临床应用PD-1单抗进行免疫治疗。然而，该患者在接受3个疗程PD-1单抗治疗后，病情出现进展。关于该患者是否为PD-1单抗治疗后所致的超进展或假进展案例，依据患者靶病灶增大的比例，且在用药3个疗程后进展，不符合超进展定义。而后期对患者的随访显示，患者未出现肿瘤缩小，故排除假进展可能，结合病史，该患者属于PD-1单抗原发耐药病例。

关于PD-1单抗的原发耐药机制，有研究认为PD-L1表达在介导肿瘤原发耐药中发挥了重要作用。此外，介导免疫的关键信号、肠道微生物、肿瘤突变负荷等均与PD-1单抗原发耐药有关。因此，在dMMR晚期结直肠癌患者中，如何进一步细化分层，寻找敏感的预测因子，筛选免疫治疗敏感人群，仍是未来针对dMMR结直肠癌患者需探讨问题之一。

（薛俊丽）

病例53　MSI-H肠癌免疫治疗超进展

【病例汇报】

患者，女性，74岁。2021年1月因右下腹隐痛半个月来院就诊，无便血、便秘、腹泻等不适，肠镜检查发现降结肠占位，肿物环绕一周，肠镜不能通过，活检提示降结肠炎性坏死渗出物及肉芽组织内查见高级别上皮内瘤变（重度异型增生，癌变）。腹部CT提示结肠脾曲段恶性肿瘤，伴大网膜、系膜、腹膜多发转移，盆腔积液（图53-1）。胸部CT未见明确转移。患者腹痛逐步加重，并出现不全梗阻表现。家族史：父母均已过世，病因不详。既往史：高血压10年，糖尿病5年，均规律服药，控制良好。

【初诊印象】

患者为老年女性，左半肠癌伴腹腔广泛转移，临床分期cT_4N+M_1，Ⅳ期。有肠梗阻表现，拟先行左半肠癌手术干预。

患者于2021年1月行肠癌根治术，术中发现肿瘤位于结肠脾曲，腹腔内大量鱼肉样转移灶团块，

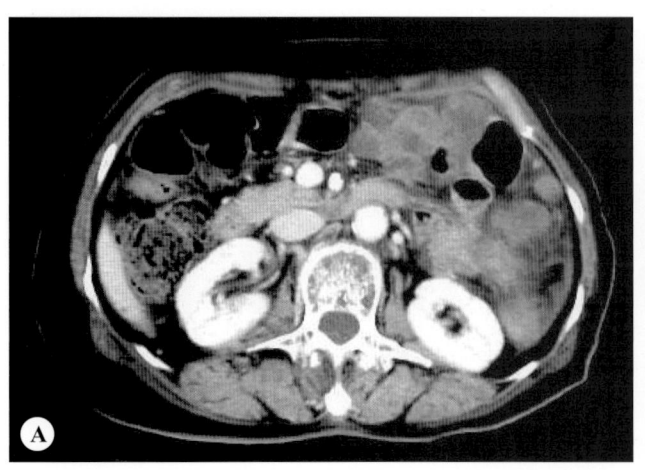

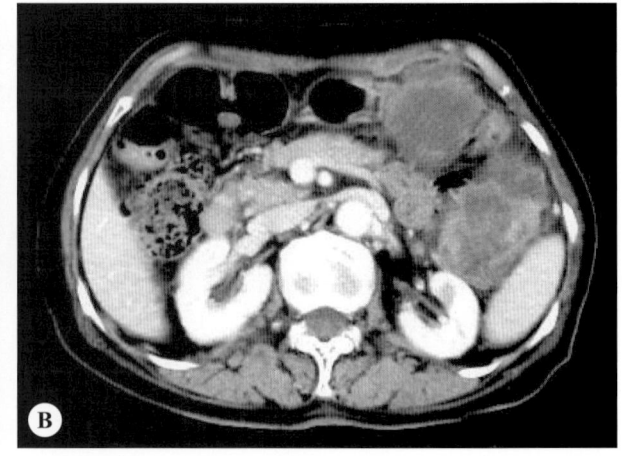

▲ 图 53-1 基线腹部 CT 提示结肠脾曲占位，伴腹腔多发转移

广泛分布于肠管、系膜、网膜、腹壁等处。术后病理提示：肿瘤大小 7cm×6.5cm，侵出外膜，自检肠周 13 枚淋巴结有 3 枚癌转移，另见多枚癌结节，大网膜标本内见黏液腺癌浸润。免疫组化：MSH2(+)，MSH6(+)，PMS2(–)，MLH1(–)。基因检测：*KRAS/NRAS/BRAF/PIK3CA* 均为野生型，MSI-H。

患者于 2021 年 3 月开始行 PD-1 单药免疫治疗，治疗 2 个疗程后，患者腹壁病灶显著增大，伴疼痛加重，予影像学复查证实 PD（图 53-2）。2021 年 4 月开始行 FOLFOX+ 西妥昔单抗全身治疗，3 个疗程后 PD（图 53-3 和图 53-4）。2021 年 6 月行氟尿嘧啶 + 贝伐珠单抗治疗，2 个疗程后疾病仍持续进展，后于 2021 年 8 月去世（图 53-5）。

【诊疗心得】

MSI-H 肠癌占所有结直肠癌的 15%，而在晚期结直肠癌中这个占比下降至 4%~5%。Keynote-177 提示一线 PD-1 治疗可以使 MSI-H 晚期结直肠癌患者生存明显获益，然而仍有约 30% 的患者初始治疗进展，呈现免疫治疗耐药状态。本例患者经免疫治疗后快速出现进展，提示免疫治疗原发耐药。并且后续全身系统化疗持续不获益，疾病进展迅速，无论是 Keynote-177 研究还是新辅助 FOXTROT 研究均提示，MSI-H 肠癌对传统化疗不敏感。在临床上如何筛选潜在免疫获益患者以及如何克服 MSI-H 免疫

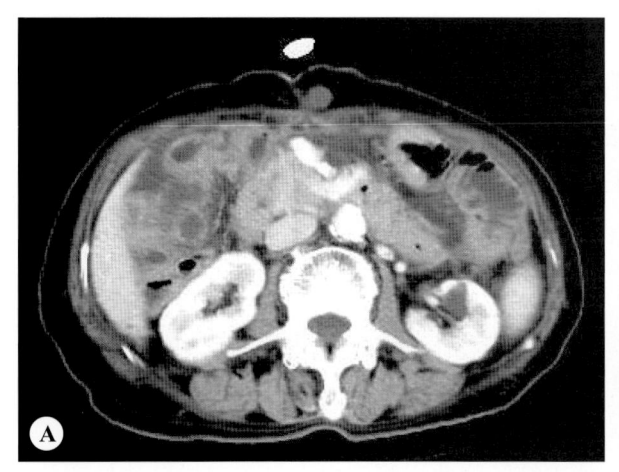

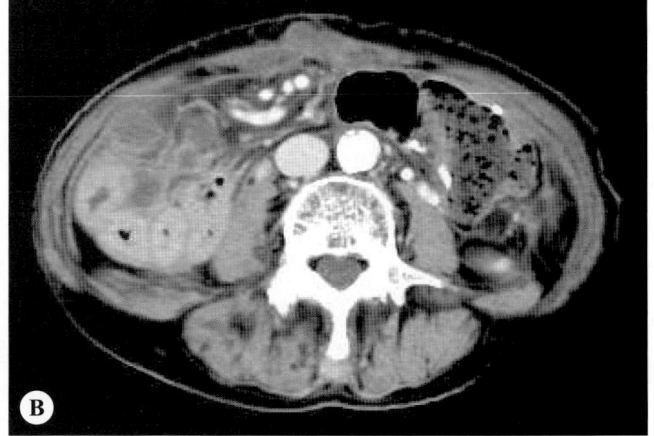

▲ 图 53-2 2021 年 3 月免疫治疗前腹部影像学结果

下篇　实战病例

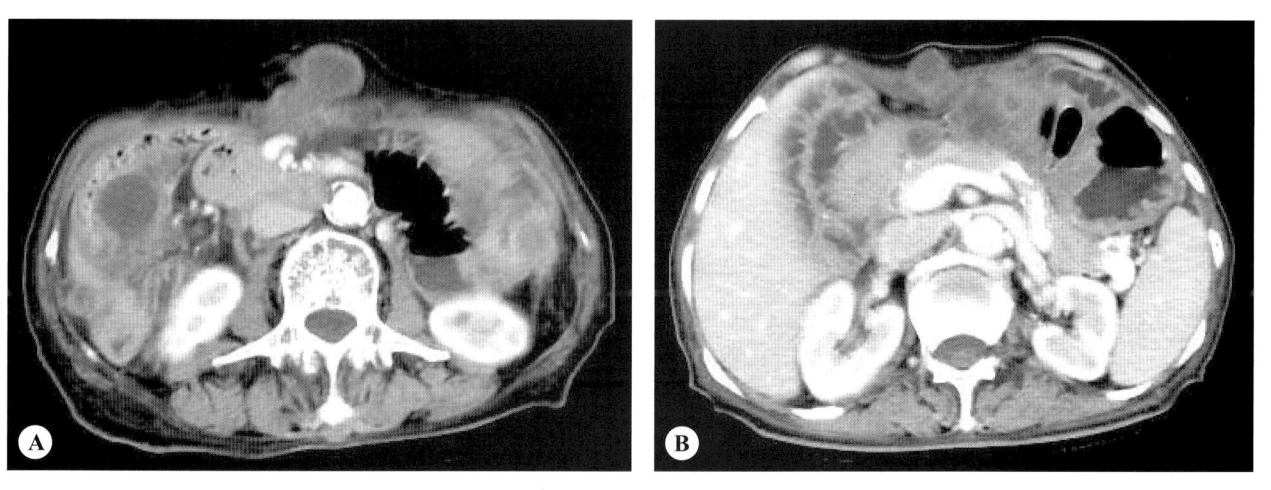

▲ 图 53-3　2021 年 4 月免疫治疗后腹部影像学结果

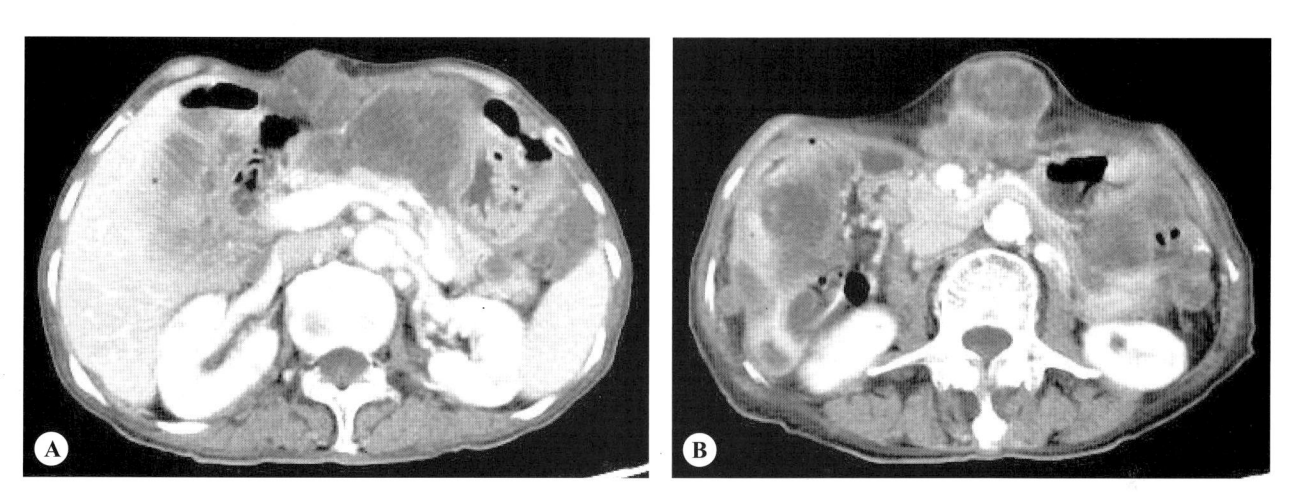

▲ 图 53-4　2021 年 6 月化疗后腹部影像学结果

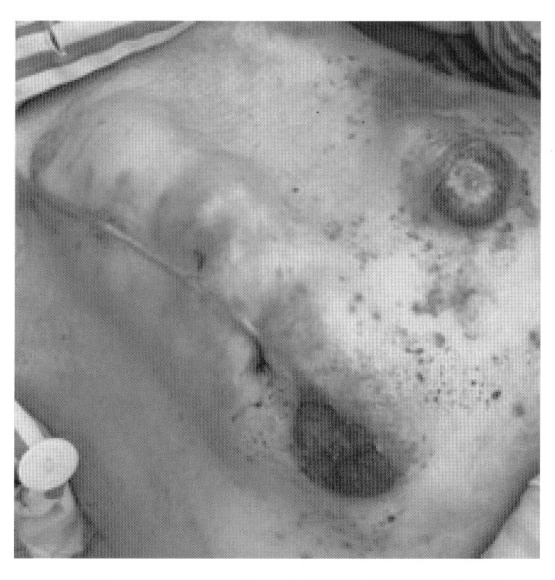

▲ 图 53-5　2021 年 6 月腹壁病灶进展迅速

257

治疗耐药问题是未来急需研究的方向。

（方维佳）

病例 54　分子分型为 pMMR/MSS 的 Lynch 综合征 PD-1 抗体疗效欠佳

【病例汇报】

患者，男性，29 岁。2019 年 2 月无明显诱因出现右上腹部疼痛感，伴食欲下降，无便秘，无恶心、呕吐，无伴大便性状改变，未予特殊注意。症状进行性加重，遂于 2019 年 4 月 30 日就诊于深圳市某医院，查肠镜提示：横结肠可见溃疡狭窄型肿物，内镜无法通过，活检病理提示低分化腺癌，大部分呈印戒细胞改变。现为进一步治疗入院。基线查体：浅表淋巴结（−），腹部平软，右上腹可触及腹腔内包块，无明显压痛及反跳痛。家族史：伯父、叔叔均有肠癌，其中伯父同时患有肠癌及肺癌，并且基因检测为 *MLH1* 致病变异。

2019 年 5 月 15 日 CT（图 54-1）：结肠肝曲、横结肠管壁不均匀增厚，符合结肠癌，可疑浸润肠周间隙，邻近肠周间隙多发淋巴结，考虑淋巴结转移，右侧结肠旁沟腹膜多发网格样改变，不排除腹膜种植。2019 年 5 月 15 日 CEA 61.60ng/ml（↑），CA19-9 正常。2019 年 5 月 21 日 PET/CT（图 54-2）：结肠肝曲及横结肠病灶代谢活跃，符合结肠癌；周围腹膜条片影及小结节影代谢略活跃，疑转移。会诊当地医院病理：（横结肠）镜下：送检肠黏膜见印戒细胞癌浸润。MLH1（+），PMS2（+），MSH2（+），MSH6（+）。微卫星检测为 MSS（荧光 PCR 检测法）。遗传检测提示：*MLH1* 致病性变异；*RAS*、*BRAF* 野生型。

【初诊印象】

患者非常年轻，有明显的家族史，基因检测为 *MLH1* 胚系突变，但是微卫星检测为 MSS，并且免疫组化示：MLH1（+），PMS2（+），MSH2（+），MSH6（+）。后经病理科重新阅片考虑 PMS2 和

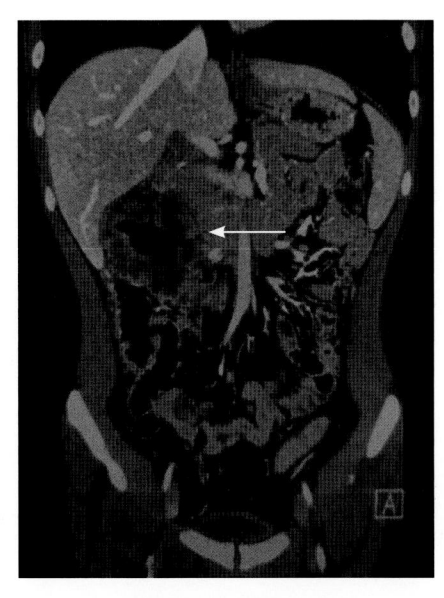

▲ 图 54-1　初诊 CT

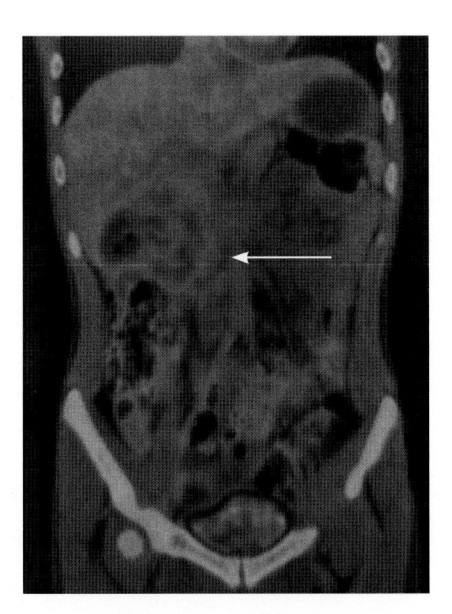

▲ 图 54-2　初诊 PET/CT

MLH1可能为阴性。结合上述检测结果，患者诊断为：Lynch综合征；横结肠印戒细胞癌伴腹膜转移 cT_3N+M_{1c} ⅣC期 MSS型。

患者为晚期结肠癌伴有腹膜转移，基因检测为 *MLH1* 胚系突变，免疫组化PMS2和MLH1可能为阴性，建议使用XELOX+PD-1单抗方案治疗，治疗期间密切监测化疗及免疫治疗不良反应。

【一线治疗后进展】

2019年6月6日、2019年6月28日使用XELOX+PD-1（信迪利单抗）治疗2个疗程，疗效评价PD（2019年7月22日，图54-3）。MDT会诊建议：①目前未到PD-1抗体起效作用时间，可继续原方案治疗；②建议肿瘤组织送检测公司，分析是否存在PD-1抗体耐药基因突变，再调整方案。C2（第2个疗程）复查肠镜，活检病理：未见癌，遂未行耐药基因检测。2019年7月26日继续原方案XELOX+PD-1（信迪利单抗）治疗第3个疗程。C3（第3个疗程）后复查肿瘤标志物较前继续升高（CEA由67ng/ml升到103ng/ml）。

【二线改用双免治疗再次进展】

考虑肿瘤进展，更改治疗方案为纳武利尤单抗（每3周一次）+伊匹木单抗（每6周一次）治疗。因患者出现发热，延期至2019年9月3日开始纳武利尤单抗+伊匹木单抗治疗第1个疗程（治疗后患者出现发热，体温最高38.5℃）；2019年9月24日行纳武利尤单抗治疗第2个疗程。2019年10月17日行纳武利尤单抗+伊匹木单抗治疗第3个疗程。2019年11月1日、2019年11月2日行纳武利尤单抗治疗第4～5个疗程。第2个疗程（2019年10月7日；图54-4）及第5个疗程（2019年12月3日；图54-5）复查均为缓慢进展。

【三线化疗+靶向治疗】

MDT会诊考虑患者影像学病灶增大，肿瘤标志物上升，评价PD，可尝试姑息手术或改行FOLFIRINOX+西妥昔单抗治疗后再复查评估手术，与患者及家属沟通后决定先行全身化疗。于2019年12月13日、2019年12月26日行FOLFIRINOX+西妥昔单抗治疗2个疗程。再次评价疗效为SD（2020年1月7日；图54-6），遂于2020年1月10日行FOLFIRINOX化疗1个疗程候床手术（2020年2月4日；图54-7）。

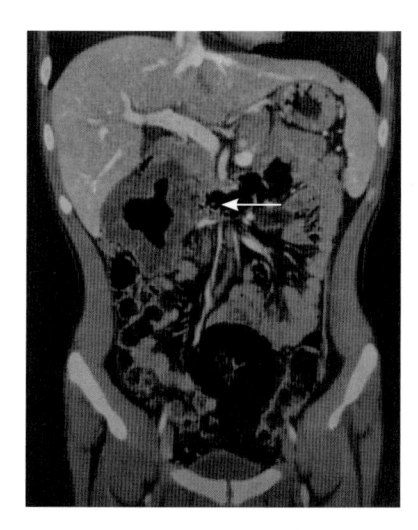

▲ 图54-3 一线治疗2个疗程后CT

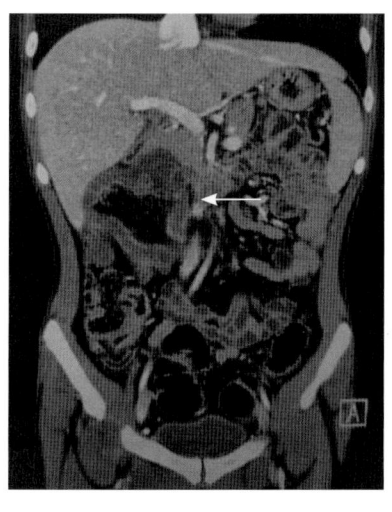

▲ 图54-4 二线治疗2个疗程后CT

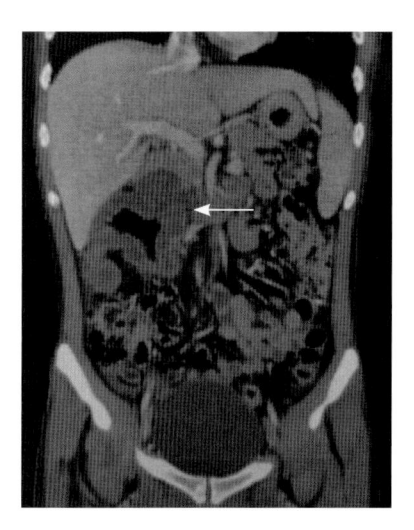

▲ 图54-5 二线治疗5个疗程后CT

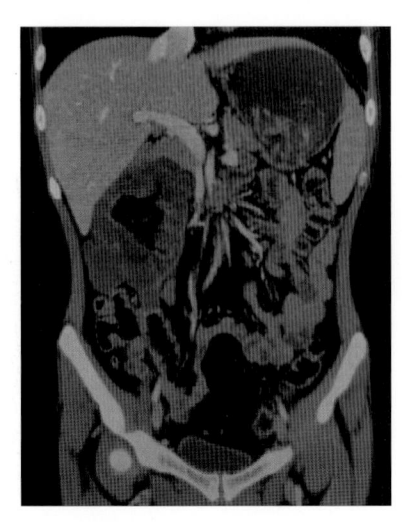

▲ 图 54-6 三线治疗 2 个疗程后 CT

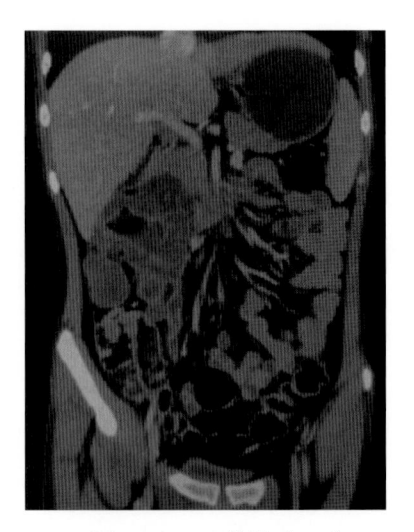

▲ 图 54-7 三线治疗 3 个疗程后 CT

【手术及术后治疗】

2020 年 3 月 5 日行"右半结肠切除 + 胰腺部分切除 + 腹膜部分切除"，术后第 1 天行腹腔热灌注化疗（5-FU）。术后病理分期：升结肠癌综合治疗后 ypT$_3$N$_0$M$_{1c}$ ⅣC 期 pMMR（腹腔种植结节）。

术后于 2020 年 4 月 1 日、2020 年 4 月 15 日、2020 年 4 月 29 日、2020 年 5 月 16 日行 FOLFIRINOX 辅助化疗 4 个疗程。

【术后腹腔复发】

2020 年 6 月 2 日 CT：肝 S3 包膜结节，转移可能。2020 年 10 月 30 日上腹部 MR（图 54-8）：肝 S3 包膜结节，较前增大。

2020 年 12 月 14 日行"腹腔镜探查 + 腹腔肿物切除术。"术后病理：（肝 S3 包膜结节）腺癌转移。2023 年 2 月 16 日外院 CT 复查未见复发征。

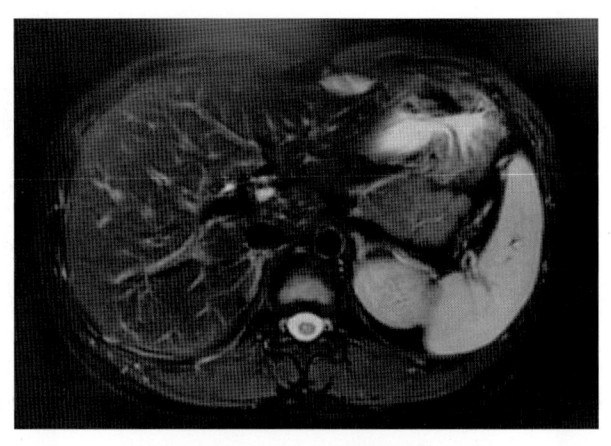

▲ 图 54-8 上腹部 MR

【诊疗小结】

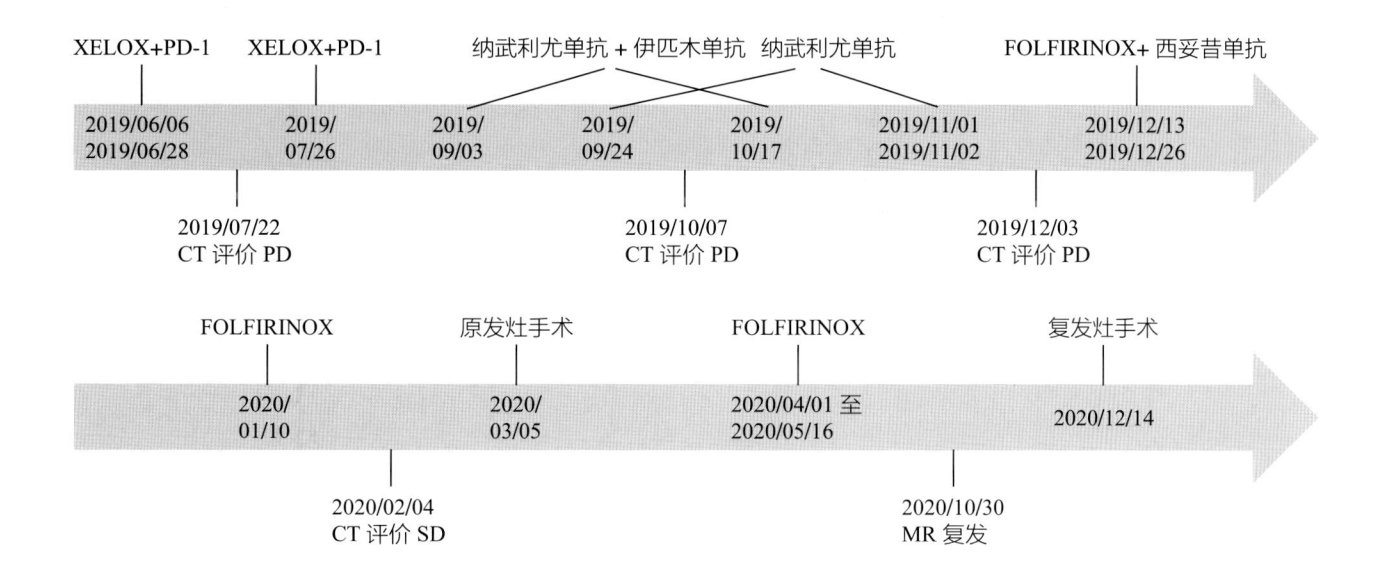

XELOX+PD-1　　　XELOX+PD-1　　　纳武利尤单抗+伊匹木单抗　纳武利尤单抗　　　　　　　FOLFIRINOX+西妥昔单抗

2019/06/06　　　2019/　　　　2019/　　2019/　　　2019/　　2019/11/01　　　2019/12/13
2019/06/28　　　07/26　　　　09/03　　09/24　　　10/17　　2019/11/02　　　2019/12/26

　　　　　　　2019/07/22　　　　　　　　2019/10/07　　　　　　　　　　2019/12/03
　　　　　　　CT 评价 PD　　　　　　　　CT 评价 PD　　　　　　　　　　CT 评价 PD

　　　FOLFIRINOX　　　　原发灶手术　　　　　FOLFIRINOX　　　　　　　　复发灶手术

　　　2020/　　　　　　2020/　　　　　　2020/04/01 至　　　　　　　　2020/12/14
　　　01/10　　　　　　03/05　　　　　　2020/05/16

　　　　　　　　　　2020/02/04　　　　　　　　　　　　2020/10/30
　　　　　　　　　　CT 评价 SD　　　　　　　　　　　　MR 复发

【诊疗心得】

患者为晚期右半结肠癌伴腹腔种植转移，胚系基因检测确诊为 Lynch 综合征，但是微卫星不稳定性检测提示为 MSS，免疫组化提示 pMMR，复阅病理提示 PMS2 和 MLH1 可能为阴性。从发病机制分析，患者可能在 Lynch 综合征的遗传背景下发生了散发肠癌。基于对印戒细胞癌腹膜转移治疗效果差的顾虑，结合患者的 Lynch 综合征的诊断及免疫组化提示可疑 PMS2 和 MLH1 阴性，因而一线治疗中采用化疗联合 PD-1，希望能发挥 PD-1 的抗肿瘤作用，遗憾的是肿瘤出现了进展。原因可能有以下三个方面：①参考本中心免疫治疗的经验，当 MMR 免疫组化检测结果和 MSI 检测结果不符合时，免疫治疗效果差；②患者腹膜转移及印戒细胞癌的免疫治疗疗效相对较差；③该肠癌确实为 pMMR 表型，免疫治疗耐受。一线治疗失败后，采用有效率最高的三药联合靶向治疗，肿瘤稳定，争取了手术治疗的机会。再次出现腹腔转移后及时的局部治疗为患者获得了长期的无瘤生存。这个病例提示我们，腹膜转移性结直肠癌即使全身治疗退缩欠佳，满意的减灭手术仍有可能为患者获得长期的疗效。

（洪志岗　丁培荣）

病例 55　分子分型为 dMMR/MSS 的 Lynch 综合征患者免疫治疗进展

【病例汇报】

患者，男性，17 岁。2017 年 5 月因便血、腹泻至外院行 "Dixon+ 横结肠造口术"。术后病理：黏液腺癌，9cm×7cm×7cm，侵犯肠壁全层，脂肪组织形成癌结节，腹膜反折、环周切缘均见癌，淋巴结：15/17；分子检测：*MSH6* 胚系突变。术后治疗不详。

2017 年 12 月（术后半年）外院腹盆 CT 提示：右髂血管旁软组织密度影，最大 7cm×5cm；2017 年 12 月至 2018 年 1 月外院行 3 个疗程 XELOX 方案化疗；2018 年 2 月复查髂血管旁肿块增大进展；

2018年3月复查胸腹CT提示：骶前软组织影增厚，腹膜弥漫低密度影，肝周肿块压迫肝实质，右腹壁见3cm×2cm占位。

2018年3月改用二线卡培他滨+伊立替康化疗1个疗程，不良反应为不能耐受，遂改抗PD-1单抗治疗；2018年4月至7月行PD-1单抗每3周一次治疗6个疗程，第2、4、6个疗程复查评价SD；2018年7月行右侧腹壁占位穿刺术，术后病理：直肠癌转移。

2018年10月至2018年12月行PD-1单抗+贝伐珠单抗治疗6个疗程，2018年12月复查CT考虑肿瘤缓慢进展；2018年12月开始改用卡培他滨+伊立替康+奥沙利铂+贝伐珠单抗化疗3个疗程；2019年2月复查CT提示：骶前间隙软组织增厚，腹盆多发转移，腹膜弥漫转移较前增大。后患者为求进一步治疗来我院就诊。

【初诊印象】

患者非常年轻，外院检测提示MSH6胚系突变，确诊为Lynch综合征，肿瘤表现为dMMR、MSS，但TMB较高。外院免疫治疗后影像及肿瘤标志物提示疾病进展，MDT会诊后建议双免疫抗体抑制药治疗。遂于2019年6月至10月行抗PD-1单抗联合CTLA-4单抗治疗4个疗程，PD-1单药1个疗程。

2019年8月患者出现抽搐，我院MR考虑左额叶异常信号，毛细性星形细胞瘤（？）。其他医院考虑原发肿瘤；神经外科会诊建议药物预防癫痫发作，优先治疗肠癌，择期行颅脑手术。

2019年10月19日我院复查：腹腔、腹膜后、双膈下多发结节、肿块，考虑种植转移，较前增多、增大，左输尿管盆段受压，其以上肾盂及输尿管扩张、积液，左肾排泌功能减低。下腔静脉后新见稍低密度灶，考虑转移，局部下腔静脉可疑受侵。第11胸椎、第12胸椎右旁低密度灶，考虑转移。双侧腹壁肌间隙及皮下脂肪间隙内低密度肿块、结节，考虑转移，较前增大。

【进展后决策】

双免治疗后疾病发生进展，拟行肿物穿刺活检并送基因检测，以指导进一步治疗。2019年10月24日在超声引导下行腹壁肿物穿刺活检，二代测序检测结果：TMB-H（349mut/Mb）；MSS；*MSH6*胚系致病突变。

外院基因检测结果：① TMB-H：151mut/Mb；② MSS，*MSH6*胚系突变；③ *B2M*、*JAK1*、*JAK2*、*APLNR*、*EGFR*检测到突变。

外院及我院基因检测结果均提示TMB-H，MSS，*MSH6*胚系突变，遂于2019年11月开始行纳武利尤单抗+瑞戈非尼治疗6个疗程（因足底起疱，瑞戈非尼间断不连续使用）。

【治疗后再次复查】

6个疗程后复查：2020年5月我院复查MR提示左额叶星形细胞瘤，较前增大（4.5cm×3.8cm）。

对比2019年10月19日CT和2019年10月20日MR片（图55-1）：腹盆腔、腹膜后、双膈下多发结节、肿块，部分较前稍增大，左输尿管盆段受压，其以上肾盂及输尿管扩张、积液，左肾排泌功能减低；下腔静脉后稍低密度灶，考虑转移，局部下腔静脉可疑受侵，较前变化不大；第11胸椎、第12胸椎右旁低密度灶，考虑转移，较前相仿；双侧腹盆壁肌间隙及皮下脂肪间隙内低密度肿块、结节，考虑转移，较前稍增大；右中肺外侧段、水平裂、斜裂类结节，考虑增殖灶可能性大，较前变化不大。

下篇 实战病例

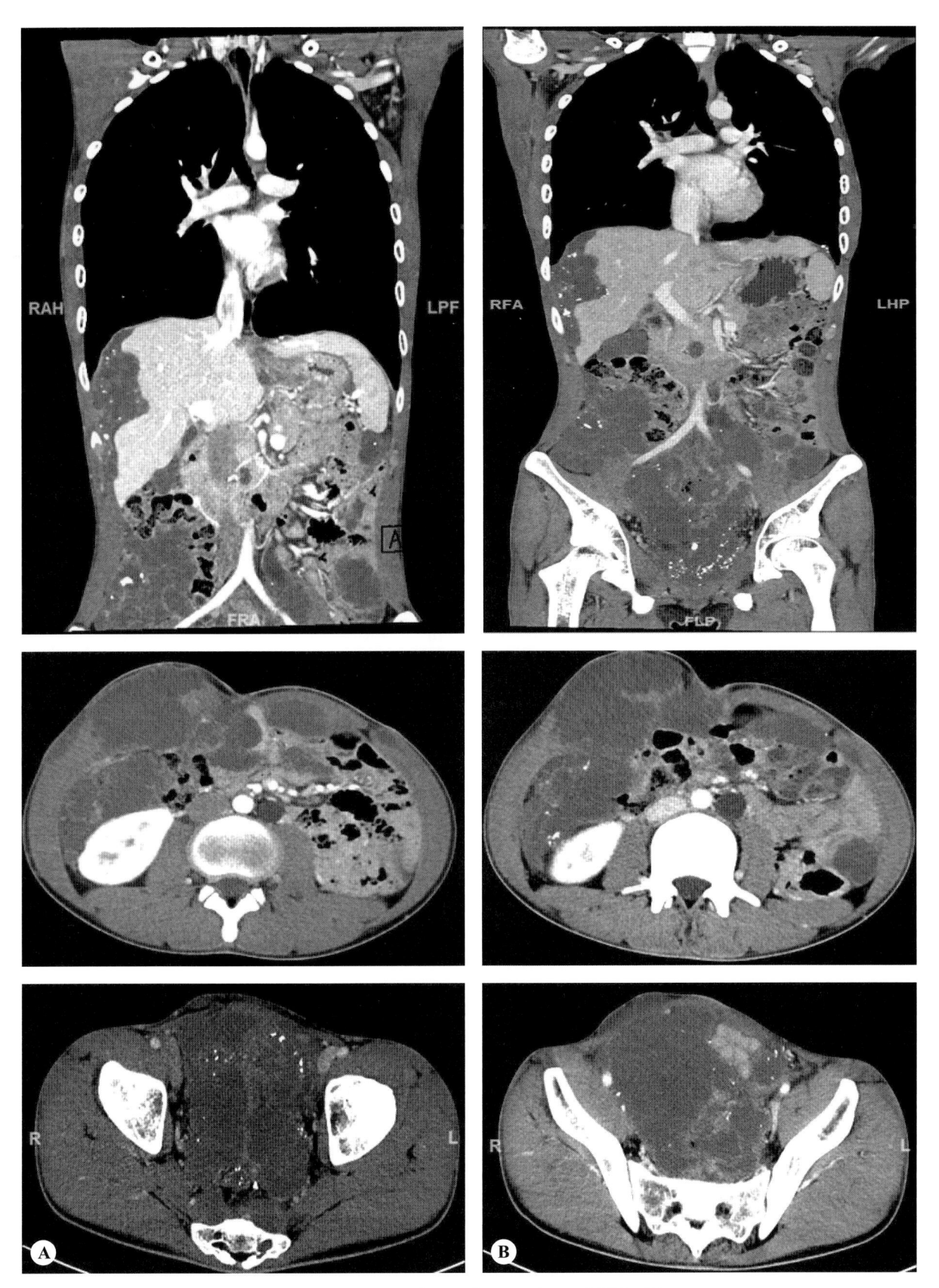

▲ 图 55-1 2020 年 5 月与 2019 年 10 月影像对比
A. 2019 年 10 月影像；B. 2020 年 5 月影像

263

结合肿瘤标志物及患者症状（图55-2），考虑目前治疗有效，结合病史，考虑治疗获益主要来源于PD-1单抗治疗。2020年5月患者返回当地治疗，行纳武利尤单抗＋瑞戈非尼2个疗程后，因足底溃烂，改为纳武利尤单抗＋呋喹替尼。2020年10月自行停用PD-1单抗，改为中药治疗，肿瘤标志物上升，肛门流出白色黏液，腹痛症状频繁，下腹较前膨隆。后患者未再来我院就诊。

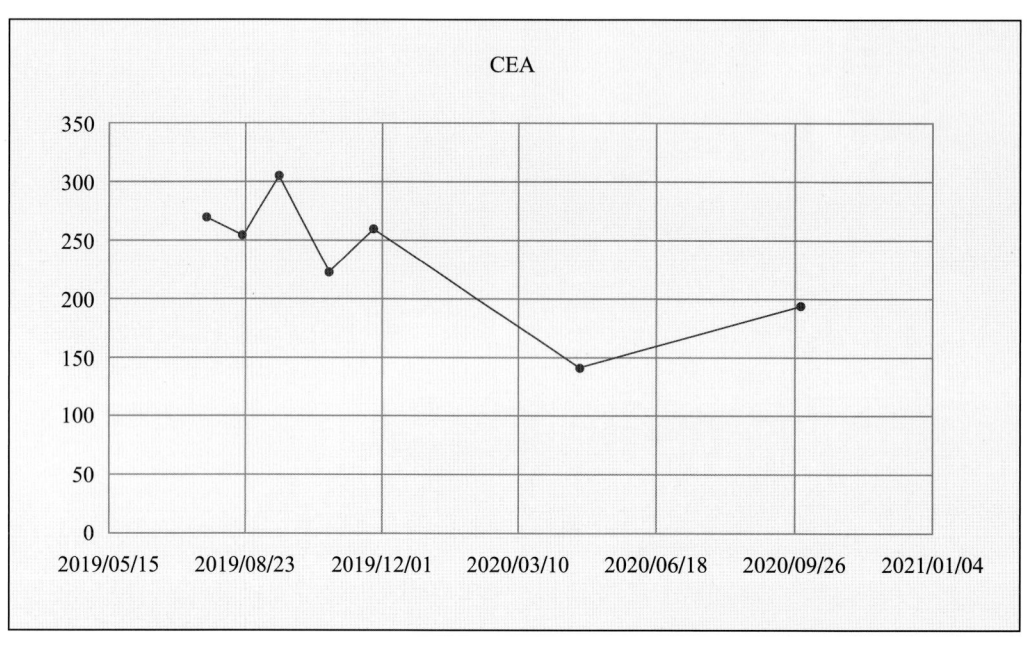

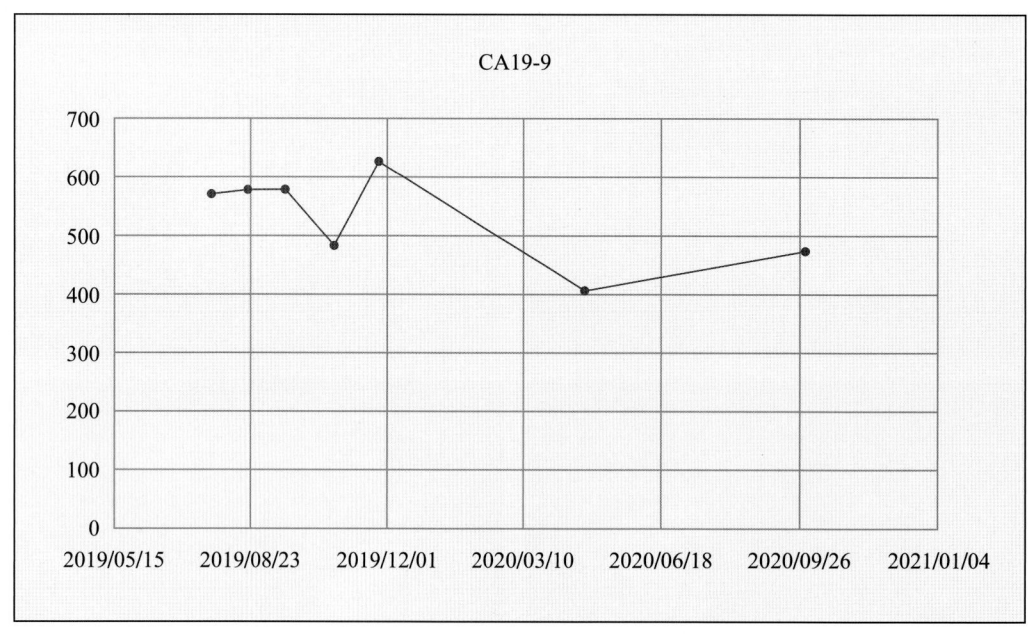

▲ 图55-2 患者治疗前后不同肿瘤标志物的数值变化

【诊疗小结】

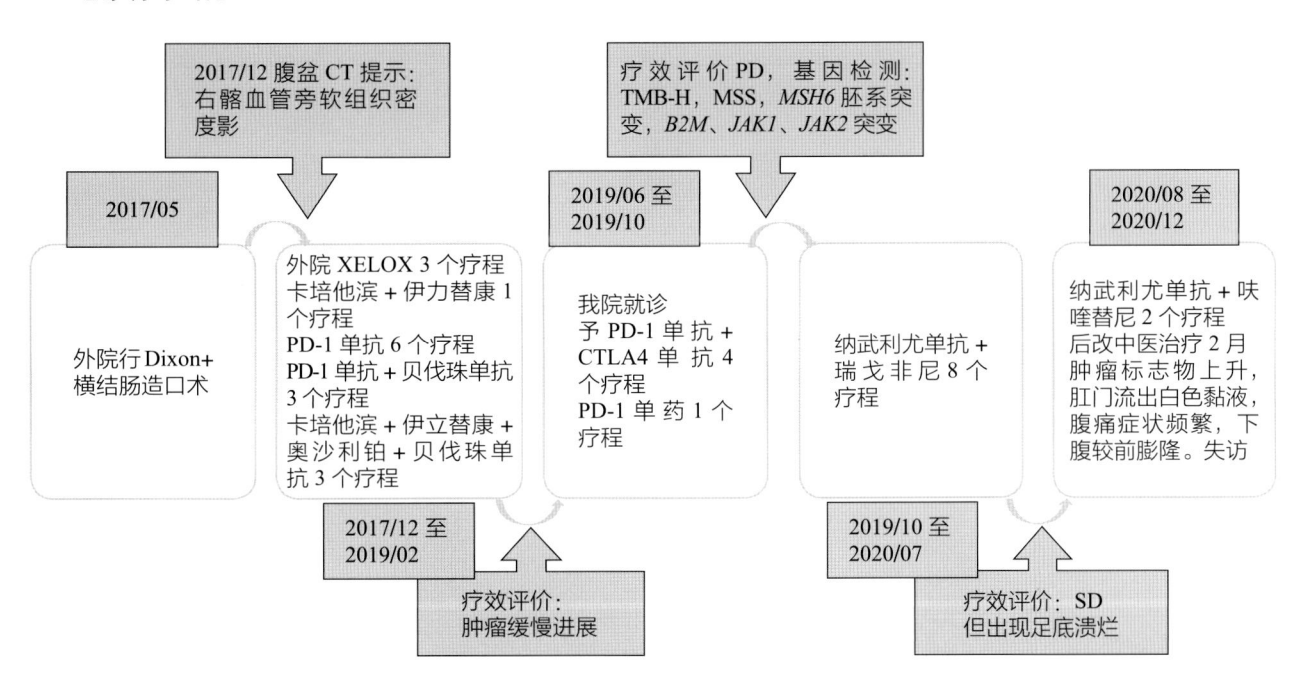

```
2017/05
外院行 Dixon+
横结肠造口术
```

2017/12 腹盆 CT 提示：右髂血管旁软组织密度影

```
外院 XELOX 3 个疗程
卡培他滨＋伊力替康 1 个疗程
PD-1 单抗 6 个疗程
PD-1 单抗＋贝伐珠单抗 3 个疗程
卡培他滨＋伊立替康＋奥沙利铂＋贝伐珠单抗 3 个疗程
```

2017/12 至 2019/02 疗效评价：肿瘤缓慢进展

疗效评价 PD，基因检测：TMB-H，MSS，*MSH6* 胚系突变，*B2M*、*JAK1*、*JAK2* 突变

```
2019/06 至 2019/10
我院就诊
予 PD-1 单抗＋CTLA4 单抗 4 个疗程
PD-1 单药 1 个疗程
```

```
纳武利尤单抗＋瑞戈非尼 8 个疗程
```

2019/10 至 2020/07 疗效评价：SD 但出现足底溃烂

```
2020/08 至 2020/12
纳武利尤单抗＋呋喹替尼 2 个疗程后改中医治疗 2 月肿瘤标志物上升，肛门流出白色黏液，腹痛症状频繁，下腹较前膨隆。失访
```

【诊疗心得】

该病例为年轻的 Lynch 综合征肠癌患者，初诊时已为局部晚期，术后短时间内便出现腹腔广泛转移，肿瘤生物学行为恶性程度高。患者存在黏液腺癌、腹腔转移、MMR 与 MSI 状态不一致及 *B2M*、*JAK1*、*JAK2* 突变等多个原发耐药危险因素，对 PD-1 抗体反应欠佳。

PD-1 抗体进展后的挽救治疗是 MSI-H 转移性结直肠癌治疗的难点，目前并无共识。有小样本队列研究显示双免疫治疗对 PD-1 抗体单药治疗失败有效。也有个案报道 PD-1 抗体联合 TKI 获得部分缓解。本患者对 PD-1 单抗治疗及联合 CTLA-4 的双抗治疗均不敏感，但瑞戈非尼成功逆转了其原发耐药，控制时间近 1 年。遗憾的是由于不良反应等原因，自行停药而进展。

该病例展示的难治性 MSI-H 转移性结直肠癌在临床中有一定的代表性，治疗难度大、预后差。最佳治疗模式仍有待进一步研究。

（梅伟健　丁培荣）

病例 56　MSI-H 结肠癌免疫治疗后甲状腺毒症

【病例汇报】

患者，女性，66 岁。2019 年 11 月无明显诱因出现大便带血，量少，4～6 次/天，色暗红，无凝血块，2019 年 12 月就诊于当地市人民医院，行肠镜提示：右半结肠占位。病理活检示腺癌。遂转入我院胃肠外科。基线查体：浅表淋巴结（−），腹部未触及包块，无压痛及反跳痛。肛门指检未见异常。家族史：否认家族遗传病史，家族性肿瘤史。

入我院后完善相关术前检查，2019 年 12 月 31 日腹盆腔 CT 平扫＋增强（图 56-1）：升结肠近肝区肠壁增厚，考虑结肠癌可能，伴周边肿大淋巴结；2020 年 1 月 2 日钡剂灌肠造影（图 56-2）：

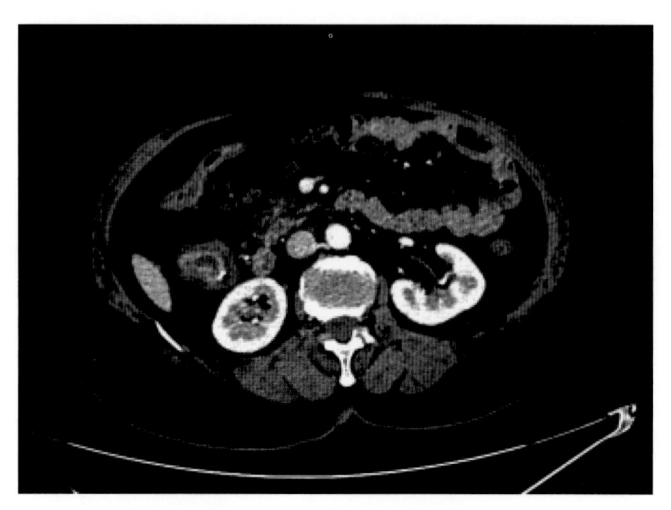

▲ 图 56-1 术前腹盆腔增强 CT

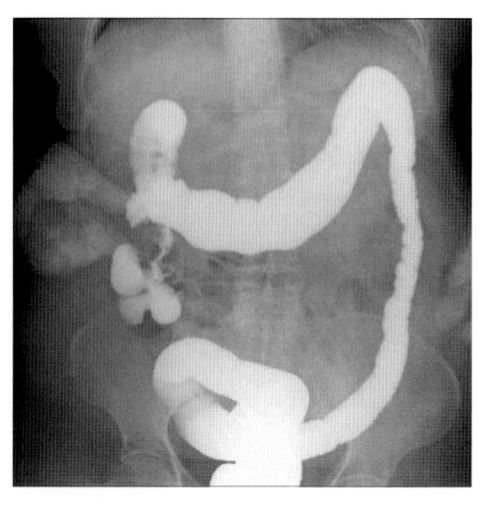

▲ 图 56-2 术前钡剂灌肠造影

右半结肠中段占位，考虑结肠癌。排除手术禁忌，于 2020 年 1 月 7 日在全麻下行"根治性右半结肠切除术"。术后病理：右半结肠 + 吻合口：（升）结肠溃疡浸润型中 - 低分化腺癌，肿块大小：5.0cm×3.5cm×1.4cm，侵及浆膜下，脉管癌栓（+），神经侵犯（+）；另送吻合口 2 圈及环周切缘均未见癌；肠周淋巴结 5/17（+）。慢性阑尾炎。结直肠癌 AJCC 分期第 8 版 pTNM 分期：$T_3N_{2a}M_0$，ⅢB 期。免疫组化结果：MLH1（+），MSH2（-），MSH6（-），PMS2（+），BRAF V600E（-），TPS＜1%。血液胚系基因检测：微卫星高度不稳定（MSI-H）。

术后于 2020 年 2 月 12 日行"奥沙利铂 200mg+ 卡培他滨 1.5g，口服，每天两次"辅助化疗 1 个疗程。2020 年 3 月 16 日腹盆腔 CT 示：腹腔、腹膜、肝包膜下多发结节状软组织影，考虑转移。

【初诊印象】

患者术后分期为 $T_3N_{2a}M_0$，ⅢB 期。免疫组化示：MMR 缺陷，微卫星不稳定。无家族史，术后 2 月余即出现多发转移。免疫组化检查结果：MLH1（+），MSH2（-），MSH6（-），PMS2（+），BRAF V600E（-）。基因测序结果示：*KRAS* 突变（p.G12C）、*NRAS*（野生型）、*BRAF*（野生型），TPS＜1%。血液胚系基因检测：微卫星高度不稳定（MSI-H）。结合上述检测结果，最终诊断为：结肠腺癌伴多发转移Ⅳ期。

患者为结肠腺癌伴多发转移，肿瘤负荷大，*KRAS* 突变（p.G12C），按照以往标准的治疗（2020 年 CSCO 指南）患者应该接受贝伐珠单抗联合两药或三药的强化疗方案，但患者为 MSI-H，在 2020 年 6 月 29 日，FDA 批准帕博利珠单抗一线治疗高度微卫星不稳定 / 错配修复缺陷（MSI-H/dMMR）的不可切除或转移性结直肠癌。该批准是基于 2020 年 ASCO 年会上公布的Ⅲ期 Keynote-177（NCT02563002）研究结果：与目前标准治疗（化疗 ± 贝伐珠单抗或西妥昔单抗）相比，帕博利珠单抗一线治疗给 MSI-H 型转移性结直肠癌患者带来了具有临床意义及统计学意义 PFS 显著改善，中位 PFS 从 8.2 个月延长至 16.5 个月，疾病进展或死亡的风险降低了 40%。

根据 2020 版 NCCN 指南推荐，结合患者意愿及上述研究结果，建议使用 PD-1 单抗免疫治疗，考虑患者经济情况，选择信迪利单抗免疫治疗。2020 年 4 月 28 日、5 月 20 日、6 月 10 日行信迪利单抗 200mg 免疫治疗三次，过程顺利。肿瘤治疗逐渐下降至正常，影像学评估达到 PR 状态（图 56-3 和图 56-4）。

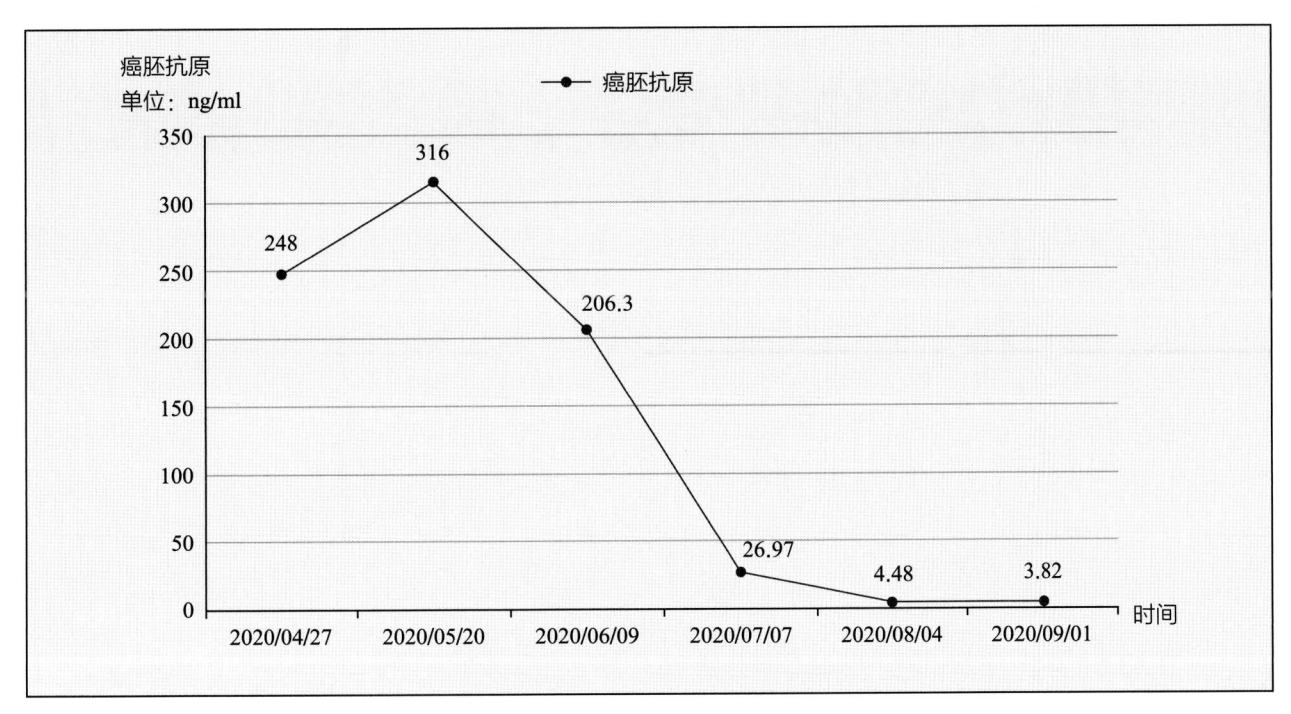

▲ 图 56-3 癌胚抗原治疗前后对比

2020 年 4 月 30 日

2020 年 7 月 7 日

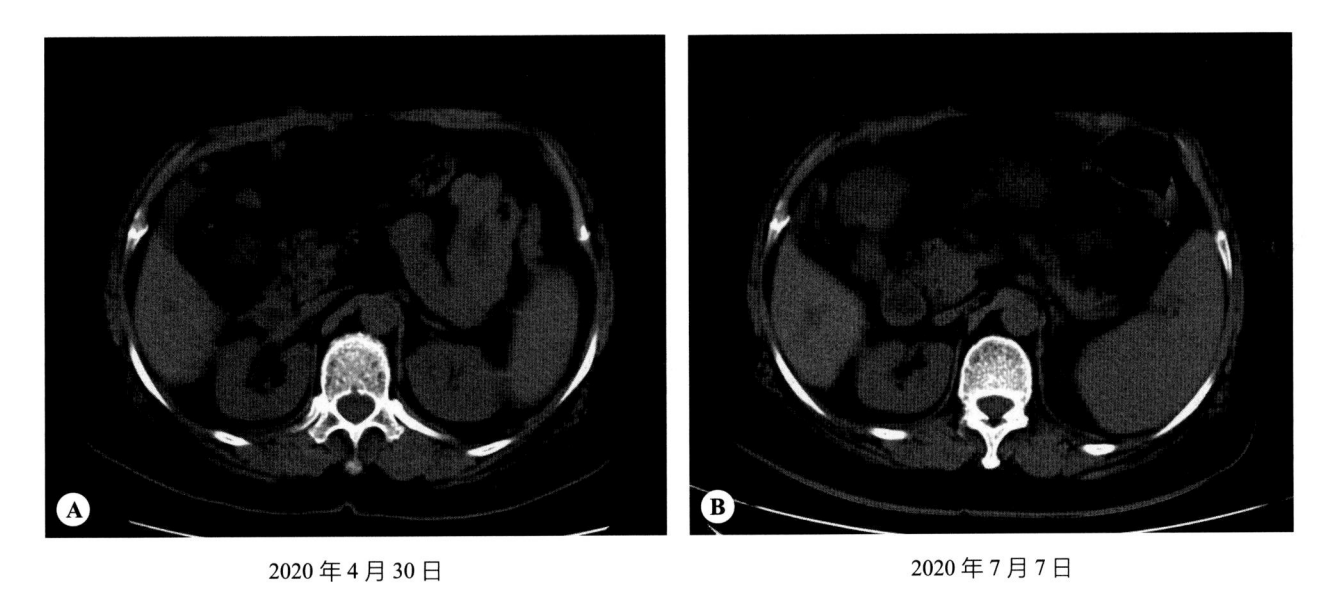

▲ 图 56-4 治疗前后影像学对比

【不良反应】

免疫治疗 3 个疗程后，2020 年 7 月 7 日检查患者甲状腺功能三项：血清促甲状腺激素（TSH）0.099mU/L，血清游离三碘甲状原氨酸（FT$_3$）8.8pmol/L；血清游离甲状腺素（FT$_4$）20.77pmol/L。检测 TG 和 TGAB 为正常范围，考虑免疫性甲状腺炎，根据 CSCO 免疫检查点抑制药相关毒性管理指南分级为 G1，故患者于 7 月 9 日继续使用免疫治疗。但本次免疫治疗三天后，患者在家出现明显多汗，心慌尤甚，伴焦虑、急躁、易激动、夜间失眠。当地医院心电图未见异常并未特殊处理。患者症状急剧加重于 2020 年 8 月 5 日再次入住我科,患者甲状腺功能三项检查结果示:血清促甲状腺激素＜ 0.01mU/L,血清游离三碘甲状原氨酸(FT$_3$)26.92pmol/L;血清游离甲状腺素(FT$_4$)83.66pmol/L。检测 TG 正常范围,TGAB 为 231.1U/ml(正常值 115U/ml),进一步检查甲状腺 B 超:甲状腺弥漫性病变(图 56-5 至图 56-7)。内分泌科会诊提示免疫治疗相关的甲状腺毒症。

对历次检测结果进行回顾可以发现以下几点:①患者 CD4$^+$T 细胞 /CD8$^+$T 细胞值每次住院检查都高(图 56-8),本院常用的正常参考值为 0.9～2.1。一般其比值＞2.5 表明细胞免疫功能处于"过度活跃"状态,一方面可以认为对肿瘤的免疫治疗效果较好,另一方面也容易出现自体免疫反应。②免疫治疗药物引起甲状腺功能障碍的发病机制尚不明确,其后续结局可以演变为甲状腺功能减退或甲状腺恢复正常。免疫治疗导致的甲功障碍与甲状腺抗体之间的联系也没有完全阐明,但文献提示免疫治疗 80% 的甲状腺功能障碍患者中 TPOAB 和 TGAB 抗体呈阳性,本例患者也表现为明显的 TGAB 增高,

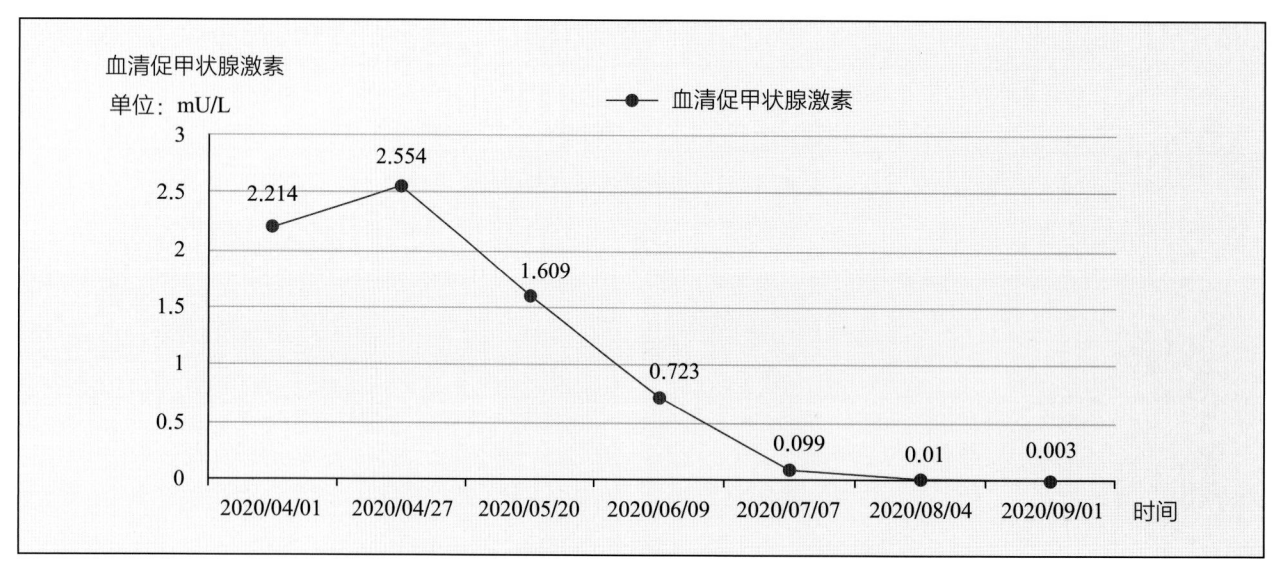

▲ 图 56-5 患者血清促甲状腺激素历次住院变化情况

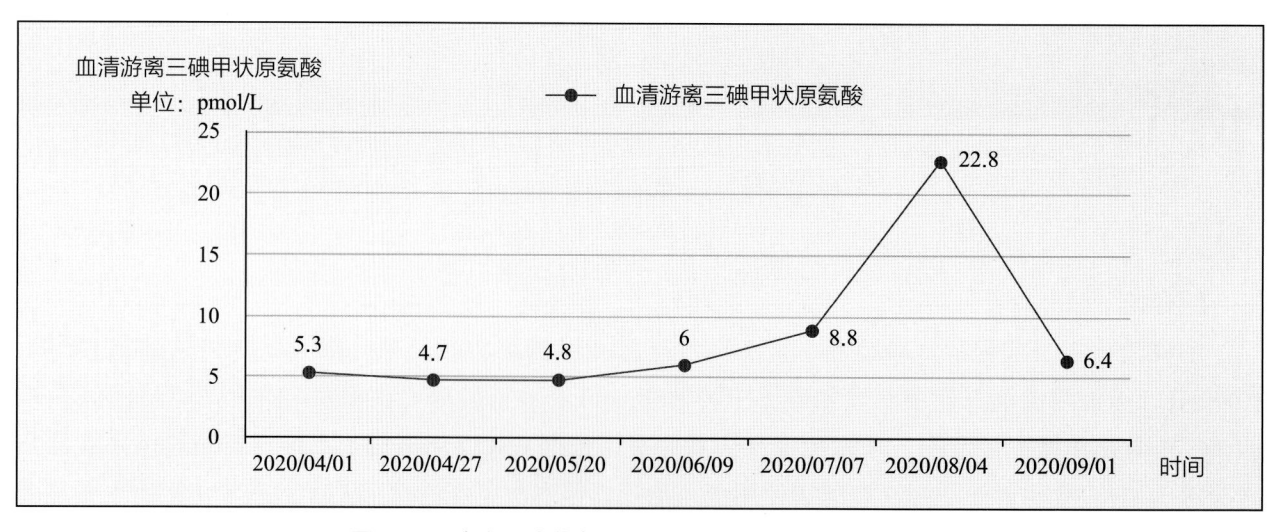

▲ 图 56-6 患者血清游离三碘甲状原氨酸历次住院变化情况

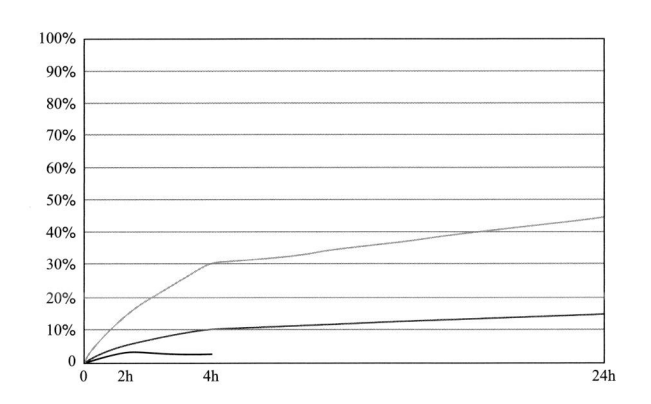

测量时间	摄碘率	正常参考值
2h	2.6%	5%～15%
6h	1.9%	10%～30%
24h		15%～45%

意见：2h 甲状腺摄碘率低于正常值
6h 甲状腺摄碘率低于正常值

▲ 图 56-7　患者甲状腺摄碘率情况

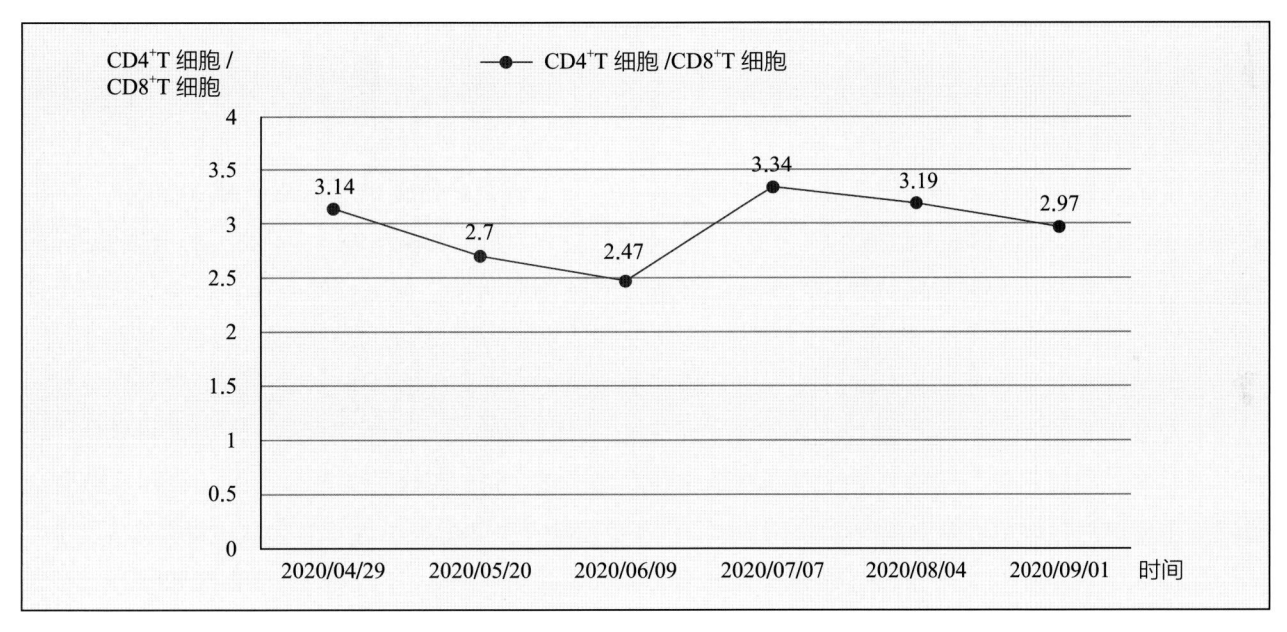

▲ 图 56-8　$CD4^+T$ 细胞 /$CD8^+T$ 细胞值自免疫治疗后一直较高

这与 Graves 病有明显区别。③患者摄碘率明显低于正常。这也符合甲状腺自身免疫疾病的特点，这也与 Graves 病有明显区别，但与桥本甲状腺病的摄碘率有类似之处。

综合病史及 MDT 分析，毒性分级为 G3，治疗上予以服用普萘洛尔控制心率，同时建议予暂停免疫治疗并激素冲击治疗，患者症状明显好转。根据 CSCO 免疫治疗毒性指南，好转后再次启用免疫治疗（信迪利单抗 200mg）。过程顺利。

【进一步治疗】

按照规范患者继续免疫治疗，患者未达到 CR，与患者充分沟通后，继续使用信迪利单抗 200mg，每 3 周一次维持治疗，末次用药时间为 2021 年 3 月。期间多次复查，肿瘤均稳定。治疗期间患者曾出现胸闷、心悸等症状，均可自行缓解，未再出现免疫治疗相关并发症。

2021年3月后，进入观察等待，因特殊原因在当地医院末次影像学检查为2022年1月，对比前片，肿瘤较前稍缩小。目前患者身体状态良好，疗效评估为PR，2022年1月后患者提因为特殊原因及经济原因未再入院治疗，电话随访仍存活（随访时间2022年11月）。

【诊疗小结】

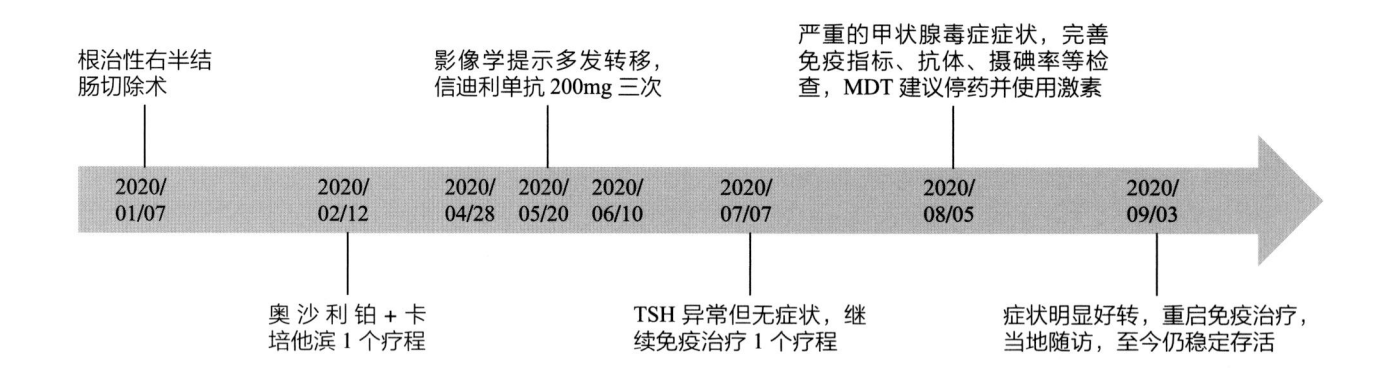

2020/01/07	2020/02/12	2020/04/28	2020/05/20	2020/06/10	2020/07/07	2020/08/05	2020/09/03
根治性右半结肠切除术		影像学提示多发转移，信迪利单抗200mg三次				严重的甲状腺毒症症状，完善免疫指标、抗体、摄碘率等检查，MDT建议停药并使用激素	
	奥沙利铂+卡培他滨1个疗程			TSH异常但无症状，继续免疫治疗1个疗程			症状明显好转，重启免疫治疗，当地随访，至今仍稳定存活

【诊疗心得】

1. 患者为晚期多发转移的结肠癌，患者体质相对较差，对化疗比较排斥，结合MMR缺陷，微卫星不稳定。使用PD-1抑制药免疫治疗3个疗程后肿瘤缩小，疗效评估为PR。因治疗期间出现明显的免疫性甲状腺毒症（级别G3），予激素治疗后缓解，继续重启治疗，获得长期生存。患者身体情况良好，已停药进入正常生活状态。免疫治疗为MSI-H晚期结直肠癌复发患者提供了有力治疗武器。

2. 甲状腺是人体重要的内分泌器官，也是接受免疫治疗的患者最易产生不良反应的器官，甲状腺功能紊乱发生率为5%～10%，远远大于其他免疫不良反应。但是因为症状不典型，有时能自然转归正常，故临床上重视不够。我科入院常规检测甲状腺功能三项，可以早期发现异常，如出现甲状腺毒症及时给予甲泼尼龙琥珀酸钠激素治疗，不影响下一步免疫治疗。多学科会诊及时参与也很必要。

3. 临床出现免疫相关甲状腺毒症的检查要全面。如本患者的$CD4^+T$细胞/$CD8^+T$细胞检查、甲状腺功能五项、自身免疫抗体检测、甲状腺超声检查、甲状腺摄碘率检查。如果中枢性甲状腺减退，还需要垂体MR检查。

4. 免疫治疗导致的甲状腺毒症有独特的表现和转归，推测是一种静息性、损伤性甲状腺炎，免疫治疗相关甲亢的后续转归为甲状腺功能减退或恢复正常。其抗体一般表达TGAB，与桥本甲亢极其类似。甲状腺摄碘率是评价甲状腺功能状态的重要检查，与之不同的是，Graves病甲亢的摄碘率是高的，亚急性甲状腺炎时可显著降低，桥本甲状腺炎患者不同阶段可正常、降低或升高，这一点值得临床重视。

（孙 鑫）

病例 57　免疫检查点抑制药相关严重不良反应致治疗中止最终患者死亡

【病例汇报】

患者，女性，66 岁。诊断为ⅢB 期右半结肠癌，接受了结肠癌根治术和 6 个疗程的 XELOX 术后辅助化疗。4 个月后发现左肺和纵隔淋巴结转移，行基因检测示 *KRAS* 突变和 MSS 型。遂接受伊立替康+雷替曲塞+贝伐珠单抗方案化疗 4 个疗程直至疾病进展。考虑到患者强烈的治疗意愿，她接受了信迪利单抗+瑞戈非尼作为同情治疗方案。信迪利单抗注射后的第 15 天，患者出现躯干及四肢广泛皮疹伴发热，明显乏力，咳嗽咳痰，呼吸困难，抬眼困难，视物模糊，胸闷心悸，双下肢水肿（图 57-1）。

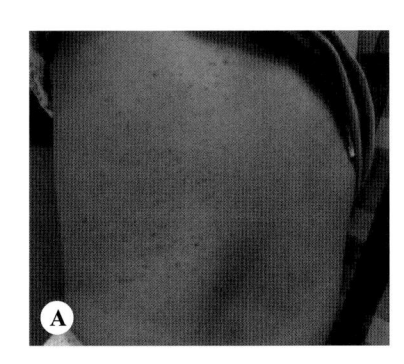

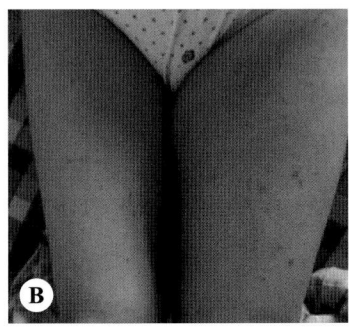

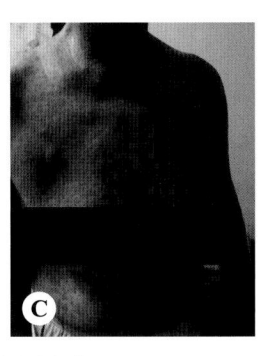

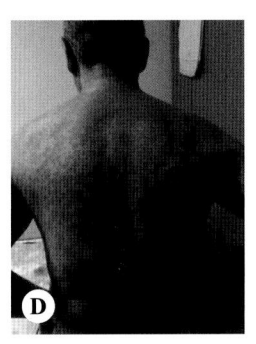

▲ 图 57-1　治疗后患者出现广泛皮疹
A 和 B. 8 月 23 日第 1 天全身散在皮疹；C 和 D. 8 月 25 日第 3 天皮疹迅速加重

【初诊印象】

患者接受了右半结肠癌根治术，辅助化疗后 4 个月即复发，经历了奥沙利铂、伊立替康为主的化疗方案，结合基因检测结果，也接受过抗血管靶向治疗，疾病进展后选择免疫检查点抑制药联合瑞戈非尼，从方案选择上是没有问题的。患者治疗后 15 天，出现躯干及四肢广泛皮疹伴发烫，明显乏力，咳嗽咳痰，呼吸困难，抬眼困难，视物模糊，胸闷心悸，双下肢水肿，考虑为严重的免疫检查点抑制药不良反应。

【进一步治疗】

患者在出现胸闷不适后即至急诊就诊，转氨酶升高，予辅酶 Q10 营养心肌、甲泼尼龙琥珀酸钠 500mg 冲击 3 天、复方甘草酸苷联合还原性谷胱甘肽保肝等对症处理，后立即收至我科治疗。入住我科后，诊断上考虑免疫性心肌炎、免疫性肝炎、免疫性皮炎、免疫相关性肌炎，立即请心脏科、皮肤科、神经科、内分泌科会诊，继续甲泼尼龙琥珀酸钠激素冲击，配合保肝、护胃、心肌营养、抗生素预防感染治疗，同时改用胰岛素泵，动态监测血糖。患者目前治疗重点在免疫相关性心肌炎，再次完善相关检查，患者 B 型利钠肽前体高达 4313pg/ml，高敏肌钙蛋白 T 高达 469.7ng/L，肌酸激酶同工酶 62.1U/L，肌红蛋白 172μg/L。心电图：窦性心律不齐频发房性期前收缩，短阵房性心动过速完全性右束支阻滞 QⅢ、avF＞1/4R，结合临床部分导联 ST-T 改变（STⅡ、Ⅲ、aVF、V4-V6 压低≥0.05mv，

TⅡ、Ⅲ、aVF、V4-V6倒置、双向）。此时腿部水肿明显，考虑免疫相关性心肌炎所致心衰，减少入量，给予利尿药治疗，调整甲泼尼龙琥珀酸钠剂量从250mg至140mg［2mg/（kg·m²）］，并予丙种球蛋白+白蛋白治疗。根据该患者情况：年龄＜70岁，BMI＜30kg/m²，存在心衰，正在接受激素治疗，活动性癌症，已知的血栓形成倾向（抗凝血酶，蛋白C或S缺乏等），评估该患者Padua非手术患者VTE风险评分＞10分，高危。请血管外科会诊，加用低分子肝素抗凝。经密切监测及及时对症治疗，患者不良反应逐渐好转，甲泼尼龙琥珀酸钠逐渐减量，治疗20天治疗，患者出院（图57-2）。遗憾的是，由于不良反应，患者后续未接受全身抗肿瘤治疗，最终出现脑转移。在发现脑转移后，患者接受了放疗和最佳支持治疗，在放疗后1个月，患者去世。

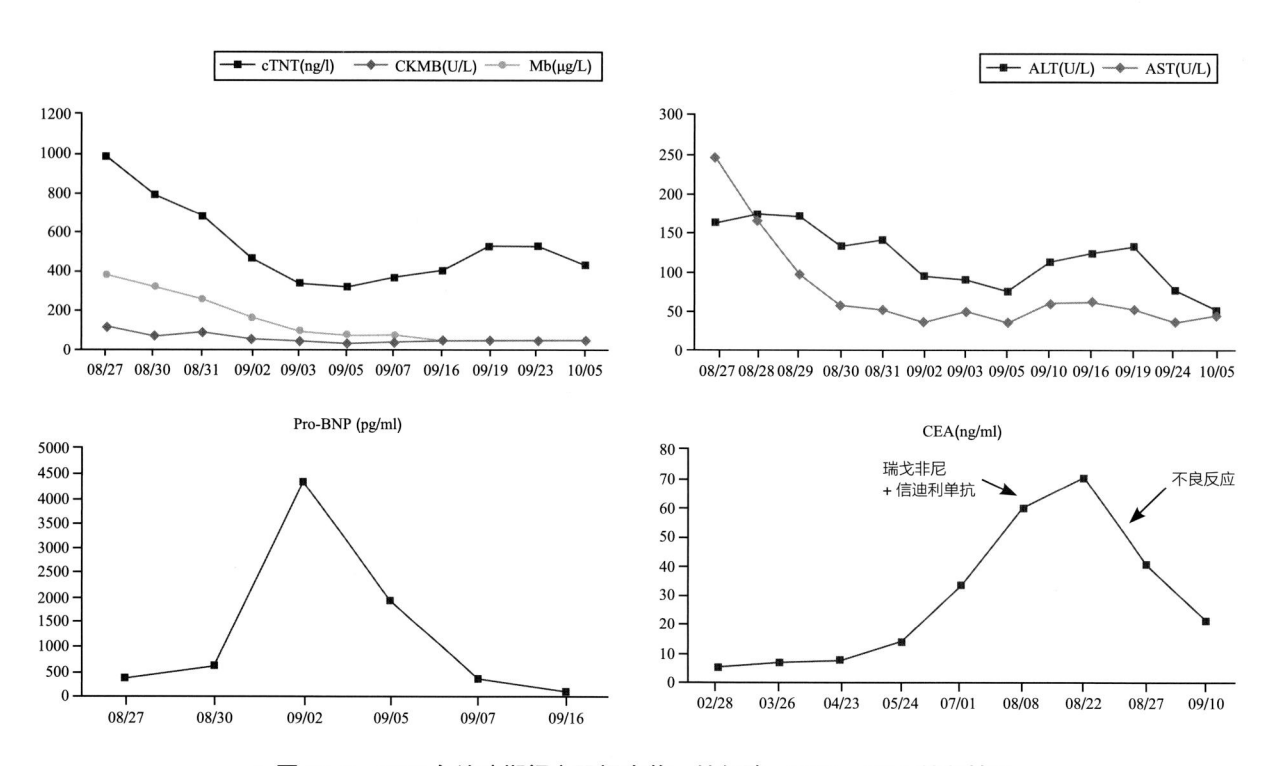

▲ 图57-2 2019年治疗期间心肌标志物、转氨酶、BNP、CEA转归情况

【患者转归】

通过激素与免疫球蛋白的使用，以及积极的对症治疗和最佳支持治疗，所有不良反应都得到了逆转。尽管未发现影像学肿瘤退缩的证据，但患者CEA水平显著降低。然而由于2个月未接受抗肿瘤治疗，患者最后出现脑转移并接受了放疗和最佳支持治疗。最终，患者于放疗后1个月死于脑转移（图57-3）。

下篇 实战病例

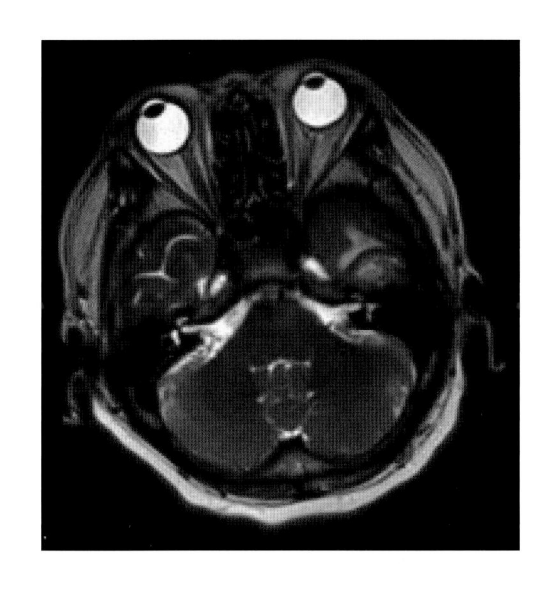

◀ 图 57-3 2019 年 10 月 4 日头颅 MR：两侧大脑、小脑见多发类圆形稍长 T_1 稍长 T_2 信号，信号不均匀，DWI 见环状稍高信号，周围见片状水肿带，较大者直径约 1.4cm，左侧脑室后角受压。脑内多发占位，考虑转移瘤

【诊疗小结】

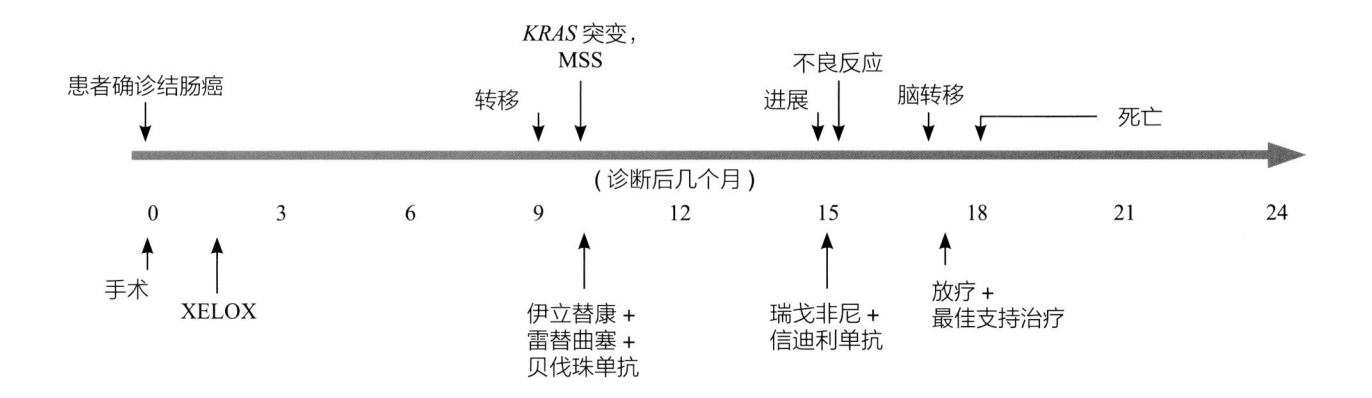

患者确诊结肠癌 → 转移 → KRAS 突变，MSS → 不良反应 进展 → 脑转移 → 死亡

(诊断后几个月)

0　　3　　6　　9　　12　　15　　18　　21　　24

手术　XELOX　　　伊立替康+雷替曲塞+贝伐珠单抗　　瑞戈非尼+信迪利单抗　　放疗+最佳支持治疗

【诊疗心得】

免疫检查点抑制药（ICI）改变了肿瘤治疗格局，ICI 通过解除免疫抑制、活化 T 细胞功能，增强免疫，提高对肿瘤细胞的杀伤作用；同时，活化的 T 细胞攻击正常组织、自身抗体增加、细胞因子增加等诱发自身免疫炎症，产生一系列免疫治疗相关不良反应（irAE）。irAE 由于其特殊的机制和临床表现，也给肿瘤患者的临床诊疗带来了全新的挑战。irAE 可涉及全身各个器官或系统，包括皮肤、结肠、内分泌器官、肝和肺等。在这个患者身上，免疫相关性心肌炎、肌炎、重症肌无力、皮炎、肝炎都出现了。尽管通过激素与免疫球蛋白的使用，以及积极的对症治疗和最佳支持治疗，所有不良反应都得到了逆转，但是由于免疫治疗的严重不良反应，导致抗肿瘤治疗中止，患者最终出现脑转移并死亡。考虑到仅有一部分患者对其能响应，并且可能导致治疗中止的 irAE，如何平衡免疫治疗的获益和风险，也是一个棘手的问题。遗憾的是，临床还未完全了解 irAE 的发生机制。目前认为，irAE 的主要发生原因之一是 T 细胞活性的异常，体液免疫反应和 B 细胞也被证实可能与 irAE 相关，因此，在治疗前，如何筛选能从免疫疗法获益的患者群体，以及增强疗效、克服耐药和不良反应的治疗策略显得尤为重要。目前，肿瘤突变负荷（TMB）、微卫星不稳定性（MSI）及错配修复缺陷（dMMR）作为生物

标志物预测免疫检查点抑制药应答的价值已得到多项研究的支持。另外，在权衡获益与发生 irAE 风险之间的利弊中，肿瘤科医生也"摸着石头过河"。已有多项研究为发掘 irAE 的发展及严重程度相关的潜在生物标志物而努力，以便为高危患者制订监测策略从而早期干预。目前不良反应的潜在生物标志物有可能包括肠道微生物菌群，外周血中免疫信号的变化，如 $CD8^+T$ 细胞、IL-17 水平、IL-6 水平等。因此，在选择免疫治疗的过程中，不仅要筛选能从 ICB 治疗中获益的患者，更应重视不良反应的筛选和早期干预。

（顾艳宏　邱天竹）

病例 58　pMMR 转移性直肠癌免疫治疗后并发免疫性肺炎、免疫性心肌炎

【病例汇报】

患者，男性，62 岁。2020 年 3 月 12 日因排便次数增多，5~6 次/天并便血 1 个月就诊，外院肠镜提示：近肛门 10cm 直肠处见环周肿瘤累及。肠镜病理：（直肠）低分化腺癌。基线查体：右侧腹股沟区可触及一枚大小约 3cm×1.5cm 肿大淋巴结，质硬，位置固定。肛门指诊：距肛门约 1cm 可触及环周肿物，固定，指套染血，因触痛明显，拒绝继续进指。家族史：否认肿瘤家族史。

2020 年 3 月 30 日转诊我院，病理会诊：低分化腺癌，未能完全排除神经内分泌癌；IHC：MLH1（+），PMS2（+），MSH2（+），MSH6（+）。盆腔 MR：距肛缘 2.1cm 以上肛管、直肠壁呈环形增厚，累及 3/4 以上肠周，病灶骑跨腹膜反折，肿瘤突破肌层，侵入直肠系膜，其距环周筋膜切缘＜1mm，骶前、直肠系膜内、盆腔及双侧腹股沟见多发肿大淋巴结，最大者见右侧腹股沟区 1.5cm×3.0cm。骨 ECT：右后第 8 肋骨、左侧髋臼上缘骨转移可能。基因检测：*KRAS* 突变，*NRAS* 野生型，*BRAF* 野生型。

【初诊印象】

患者为老年晚期直肠癌，体力状况可，PS 1 分。诊断：cT_3N+M_1 Ⅳ期 EMVI（+），MRF（+）；pMMR，*KRAS* 突变。肿瘤分期晚，合并 *KRAS* 突变预后较差的分子分型，总体评估预后极差。

mCRC 一线治疗决策制订的驱动因素包括：患者特征、肿瘤特征、治疗特征，需要综合考虑患者的年龄、体力状况、器官功能、肿瘤部位、肿瘤负荷、分子特征及方案毒性等。Mayo Clinic 和 MD Anderson Cancer Center 既往的一项回顾性研究数据显示，入组 2953 例进行 *RAS*、*RAF* 检测的 mCRC 患者，研究发现，对年龄、性别和肿瘤部位进行校正后的多变量分析显示，*BRAF* 突变患者预后最差、*RAS* 突变者次之，预后最佳者为野生型患者。一项 Meta 分析纳入接受贝伐珠单抗一线治疗 mCRC 的临床试验，包括 6 项随机对照 Ⅱ/Ⅲ 期一线研究，共 3060 例患者，贝伐珠单抗联合化疗一线治疗晚期 CRC 显著延长生存。

综合上述，与患者及家属充分沟通预后、治疗方案，决定一线使用贝伐珠单抗+化疗。根据患者耐受性及疗效必要时做出调整。

【治疗及相关不良反应】

于 2020 年 4 月 1 日开始予贝伐珠单抗+XELOX 方案，治疗共 3 个疗程。于 2020 年 6 月复查提示病情进展（淋巴结、骨），遂于 2020 年 6 月 19 日至 9 月 25 日调整为贝伐珠单抗+FOLFOXIRI 方案治疗共 7 个疗程（第 5 个疗程因肿瘤出血暂停贝伐珠单抗治疗 1 个疗程）。期间于 2020 年 8 月 21 日复查

发现骨转移瘤范围较前增大，余病灶稳定。*KRAS*突变，靶向药物可及性有限；pMMR，单纯免疫检查点抑制药获益受限；在仅有的药物可及性，以及当下处于靶病灶稳定、非靶病灶（骨转移瘤）进展的前提之下，做出在原方案基础上再联合ICI，以期望化疗+靶向+免疫能带来进一步的肿瘤控制。患者分别于2020年8月22日、2020年9月12日接受替雷利珠单抗200mg静脉滴注，第1天，每3周一次治疗，共2次。2020年10月4日出现肠梗阻，考虑贝伐珠单抗与手术间隔期的把握，暂予内科保守治疗，静脉营养、奥美拉唑及生长抑素抑制消化液分泌、胃管及肛管置入行胃肠减压。期间因直肠病灶出血量大，药物止血效果差，于2020年10月26日在全麻下行腹腔镜探查+乙状结肠双腔造口+直肠上动脉结扎+腹膜结节活检术。

患者于2020年11月2日突发胸闷、气促、大汗，血氧饱和度下降，急查血气、心肌酶等，心内科、呼吸科及重症医学科综合会诊，考虑：①急性呼吸衰竭；②急性冠脉综合征；③肺炎。转入重症医学科进一步治疗，实验室指标CK-MB、LDH、HBDH、TNT-HS、NT-ProBNP持续升高（图58-1）；肺部CT提示肺水肿并间质性炎症改变（图58-2）；动态心电图提示频发性房早、频发性室早。综合上述，临床考虑免疫治疗后相关性肺损伤及心肌损伤。治疗包括：①给予甲泼尼龙80mg每天一次进行抗炎治疗；②给予毛花苷C、胺碘酮进行抗心律失常；③给予头孢他啶、替加环素及甲硝唑进行抗细菌治疗，给予氟康唑进行抗真菌治疗；④给予西维来司他钠以减轻肺损伤。经以上治疗，患者在2020年11月6日后咳嗽咳痰、胸闷气促较前显著改善，2020年11月13日基本缓解，间质性肺炎及心肌炎治疗有效（图58-3）。

后续患者仍有间断有便血，于2020年11月26日17:50在局麻下行直肠上动脉栓塞术，于2020年11月27日10:20在局麻下行双侧髂内动脉栓塞术。后经临床对症治疗无效，于2020年12月17日16:52宣布临床死亡。

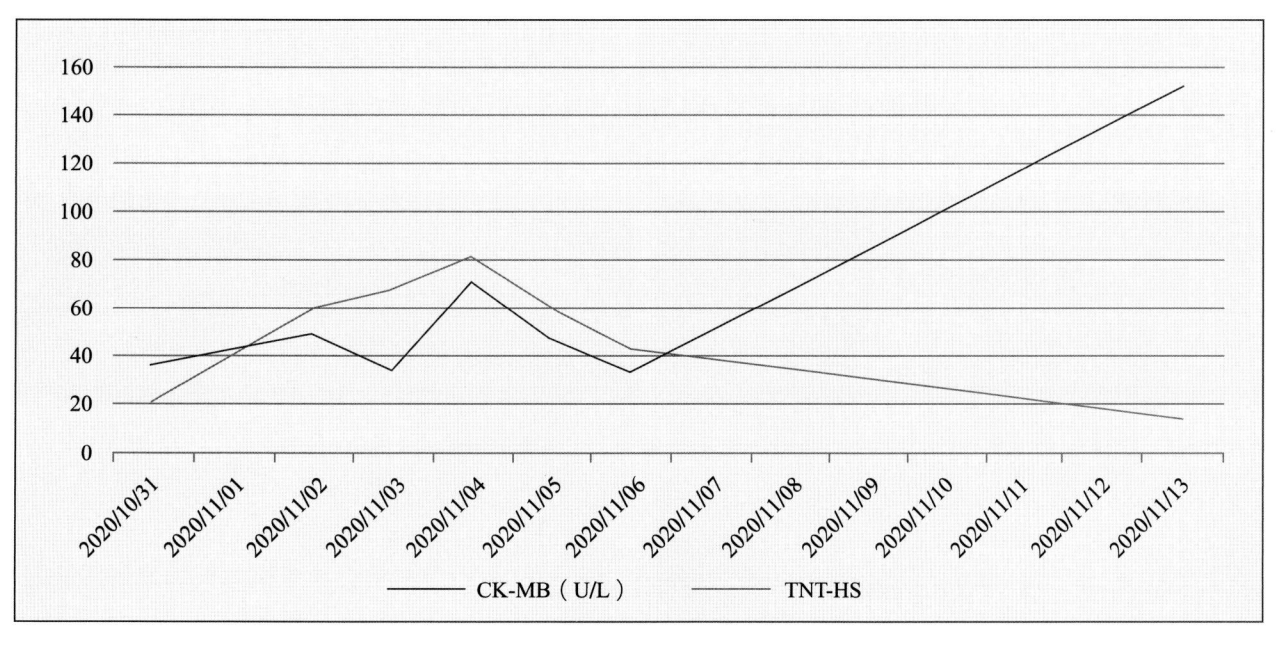

▲ 图58-1 心肌酶变化情况

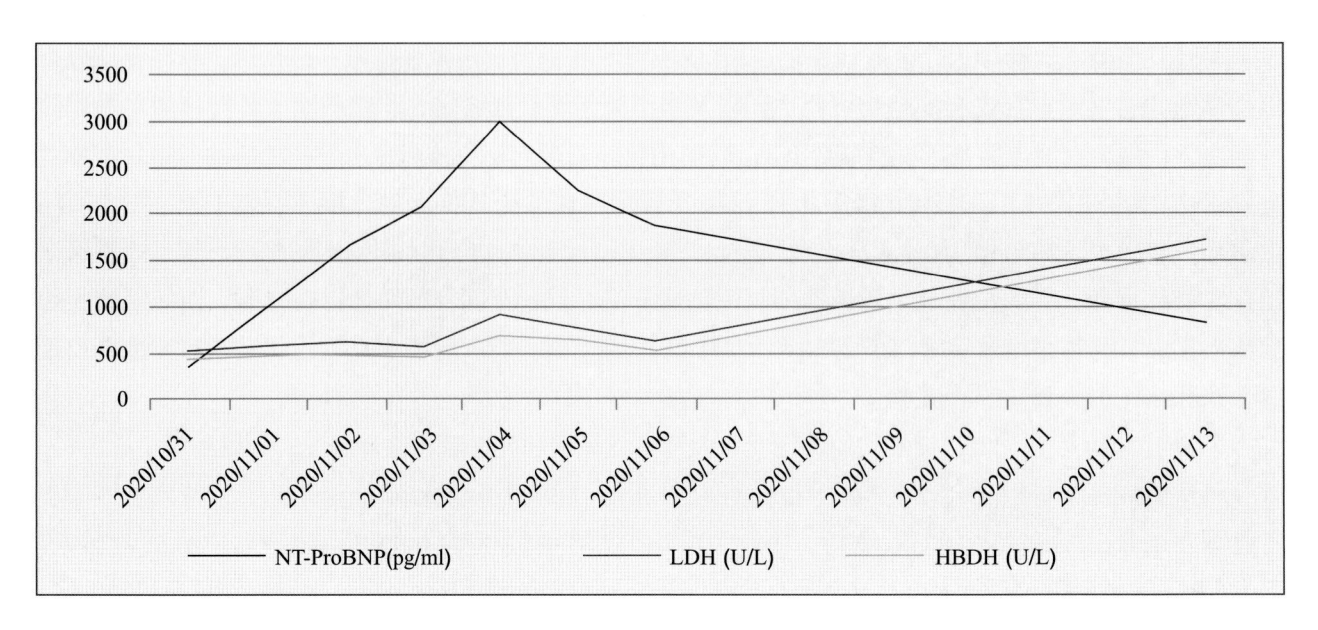

▲ 图 58-1（续） 心肌酶变化情况

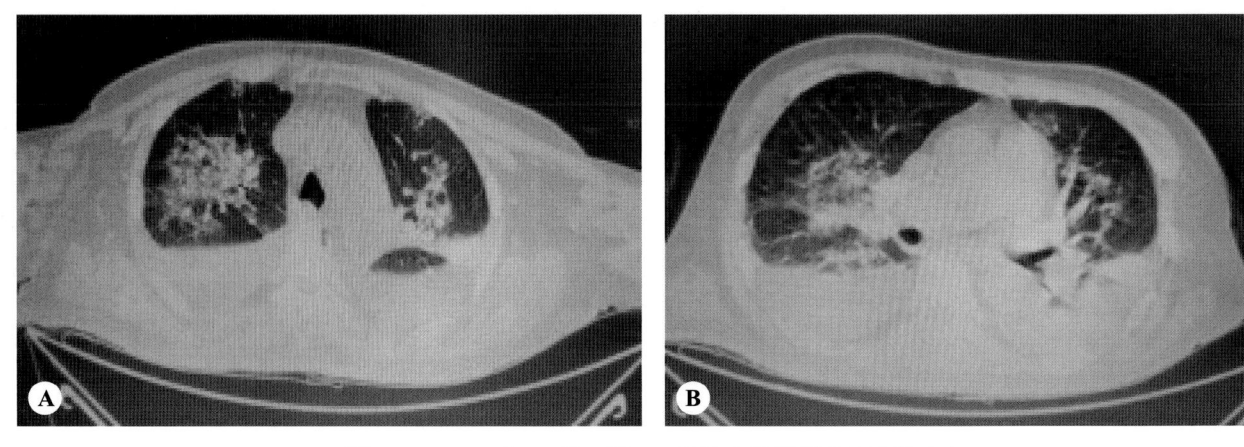

▲ 图 58-2 2020 年 11 月 3 日 CT 示肺水肿并间质性肺炎改变

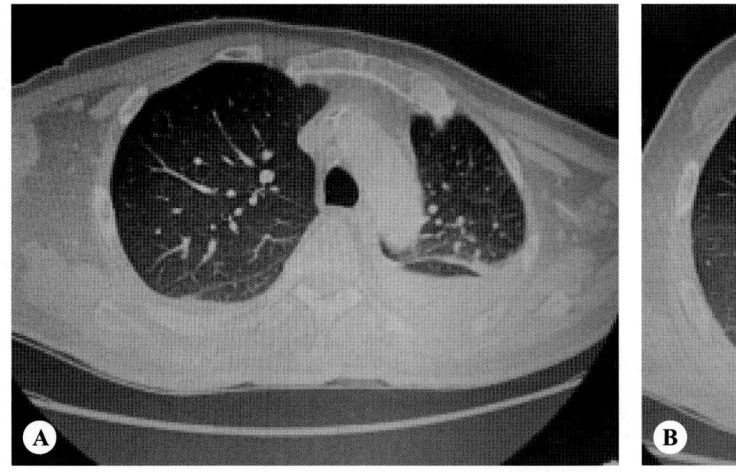

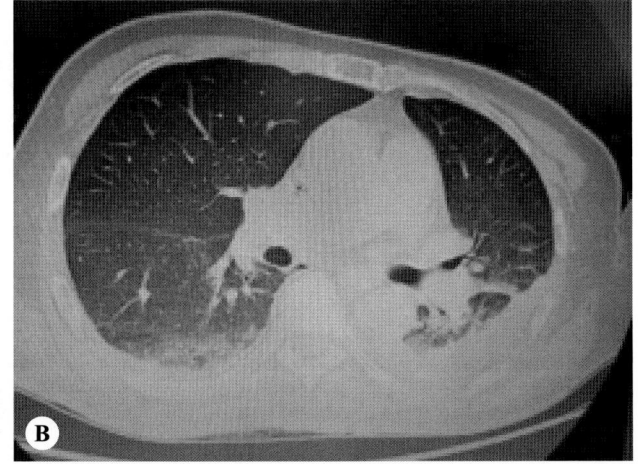

▲ 图 58-3 在 2020 年 11 月 6 日 CT 双肺炎症较前明显减少

【诊疗小结】

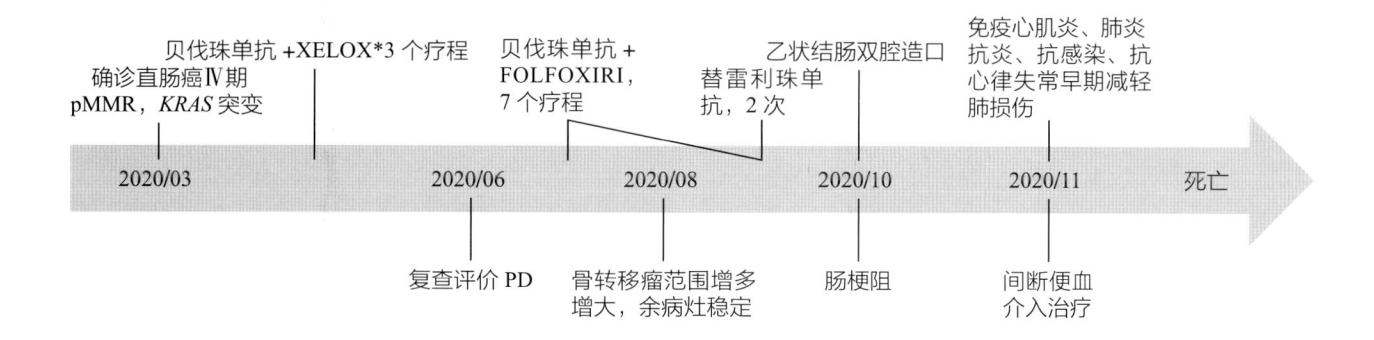

```
2020/03 —— 确诊直肠癌Ⅳ期 pMMR，KRAS 突变
2020/03~ —— 贝伐珠单抗+XELOX*3 个疗程
2020/06 —— 复查评价 PD
        —— 贝伐珠单抗+FOLFOXIRI，7 个疗程
2020/08 —— 骨转移瘤范围增多增大，余病灶稳定
        —— 替雷利珠单抗，2 次
2020/10 —— 乙状结肠双腔造口
        —— 肠梗阻
2020/11 —— 间断便血 介入治疗
        —— 免疫心肌炎、肺炎 抗炎、抗感染、抗心律失常早期减轻肺损伤
死亡
```

【诊疗心得】

该病例为晚期直肠癌患者，从确诊至死亡，病程仅仅 8 个月。一线根据分子分型选用抗血管生成药物+两药化疗，肿瘤未达到有效控制；二线即选用治疗强度较大的贝伐珠单抗+FOLFOXIRI 三药化疗，仅达到靶病灶稳定、非靶病灶进展。对于 pMMR 或 MSS 晚期肠癌，单纯免疫检查点抑制药治疗获益有限。免疫治疗在该类冷肿瘤中的探索，有联合抗血管生成药物、有联合放疗、有双免疫，还有联合化疗，纵观偶有惊喜，但总体比率不高。本患者在贝伐珠单抗+FOLFOXIRI 的基础上再联合替雷利珠单抗，未达到有效肿瘤控制，反而经两个疗程免疫治疗后出现免疫性肺炎、免疫性心肌炎，在强有力的抗感染、激素治疗后有所缓解。从该患者的诊疗中进行反思：临床仍需更有效的生物特征或生物标志物去早期识别肿瘤生物学行为极差的病例；免疫检查点抑制药相关不良反应的早期识别至关重要，及时并足量的激素治疗，联合全覆盖的抗感染，可使患者的不良反应得到逆转；免疫检查点抑制药对于冷肿瘤治疗的探索至今仍无止境。

（蒙 燕）

病例 59　PD-L1 联合溶瘤病毒治疗引起免疫性肺炎

【病例汇报】

患者，女性，53 岁。主诉排便次数增多伴便血 1 周。2017 年 9 月 10 日于外院就诊，肠镜：降结肠新生物。基线查体：浅表未触及肿大淋巴结，心肺腹（-）。家族史：无特殊。

2017 年 9 月 13 日于我院就诊，病理会诊：结肠腺癌。胸腹盆 CT：结肠脾区肠壁似增厚，余无异常。2017 年 9 月 19 日行"腹腔镜辅助下结肠癌根治术"。术后病理：①（左半结肠）中-低分化腺癌，浸润深肌层；②脉管癌栓（+），神经侵犯（-），上下切缘、系膜切缘、系膜根部及网膜均未见癌；③肠系膜淋巴结（14 枚中有 2 枚）可见癌转移；④IHC：MSH2（+）、MSH6（+）、MLH1（±）、PMS2（+）。基因检测：KRAS exon2 G13D 突变。病理诊断：左半结肠腺癌 pT$_2$N$_1$M$_0$，pMMR，KRAS 突变型，NRAS/BRAF（-）。术后辅助 4 个疗程 CAPEOX 方案化疗（末次化疗结束时间为 2018 年 1 月）。2018 年 7 月 4 日胸部 CT（图 59-1）：右下肺近叶间胸膜新发结节，转移可能。腹部 CT：肝Ⅷ段新发结节（大小约 2.2cm×1.8cm），考虑转移瘤；肝Ⅳ段包膜下结节，考虑转移瘤（大小约 0.8cm）。

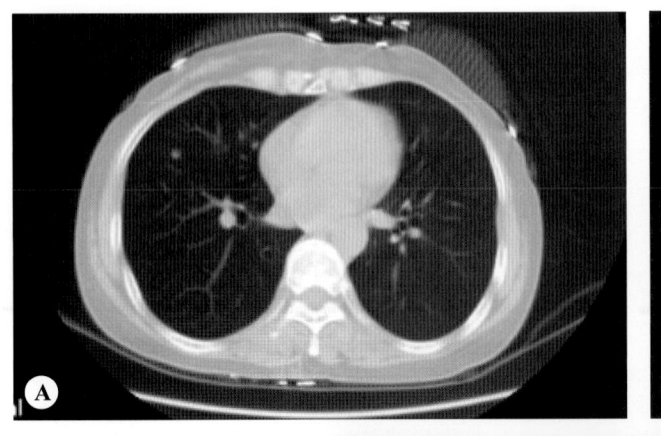

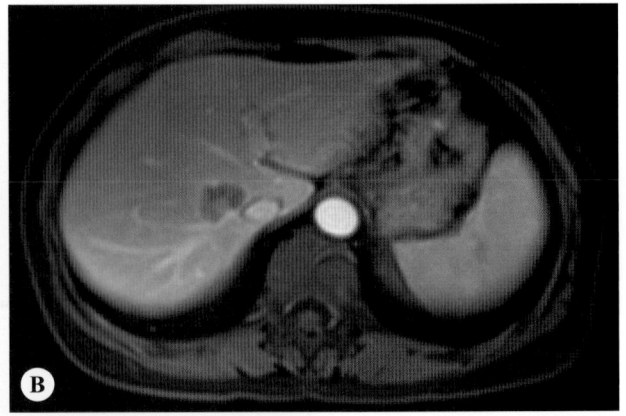

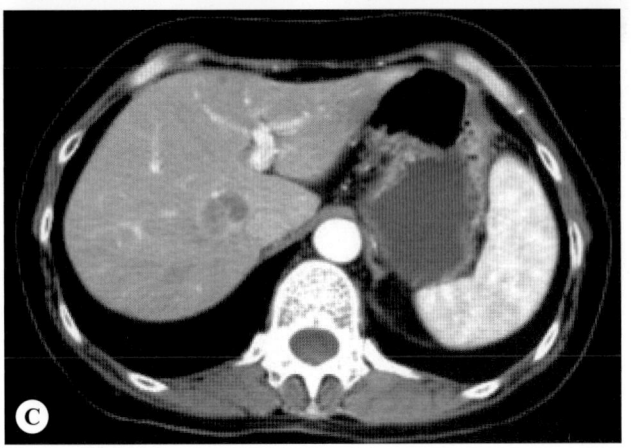

▲ 图 59-1 胸部 CT 示右下肺近叶间胸膜新发结节存在转移的可能

【初诊印象】

该患者为中年女性，ECOG 1 分，左半结肠癌术后肝、肺转移，pMMR，*KRAS* 突变。结合上述检测结果，患者诊断为左半结肠癌术后复发 rpT$_2$N$_1$M$_1$（肝、肺 M）Ⅳ期，pMMR，*KRAS* 突变。

患者为左半肠癌术后，辅助化疗结束后半年肝、肺转移，为同时性转移，且肝转移瘤 2 枚，肺转移瘤 1 枚，符合寡转移，评估初始可切，治疗目标为 NED，但其 CRS 3 分，*KRAS* 突变，预后不佳，建议先行全身靶向联合化疗，依据治疗疗效情况，针对局部情况，在肝部行手术/射频，在肺部行射频/放疗。

【一线治疗及不良反应】

2018 年 8 月至 11 月行贝伐珠单抗 +mXELIRI 方案第 1~3 个疗程治疗，FOLFIRI 方案第 4~5 个疗程治疗。期间 Ⅱ 级胃肠道反应，Ⅰ 度骨髓抑制，第 4 个疗程评估肺部及肝脏均有缩小，疗效评估 SD（图 59-2）。

2018 年 12 月 13 日行"肝转移瘤切除术（S4+S8）+动脉置泵术"。术后病理：（肝）转移性腺癌伴灶性坏死、钙化及纤维化，炎性细胞浸润，符合治疗后中度反应（TRG2），结合病史及形态，符合肠癌肝转移。术后于 2019 年 1 月至 3 月行贝伐珠单抗 +FOLFIRI 方案第 6~8 个疗程治疗。期间 Ⅱ 级胃肠道反应。2019 年 3 月 29 日胸部 CT：右侧叶间胸膜旁小结较前增大（0.7cm），左上肺及右中肺新发微

2018年7月4日　　　　　　　　　　　　　　　2018年12月5日

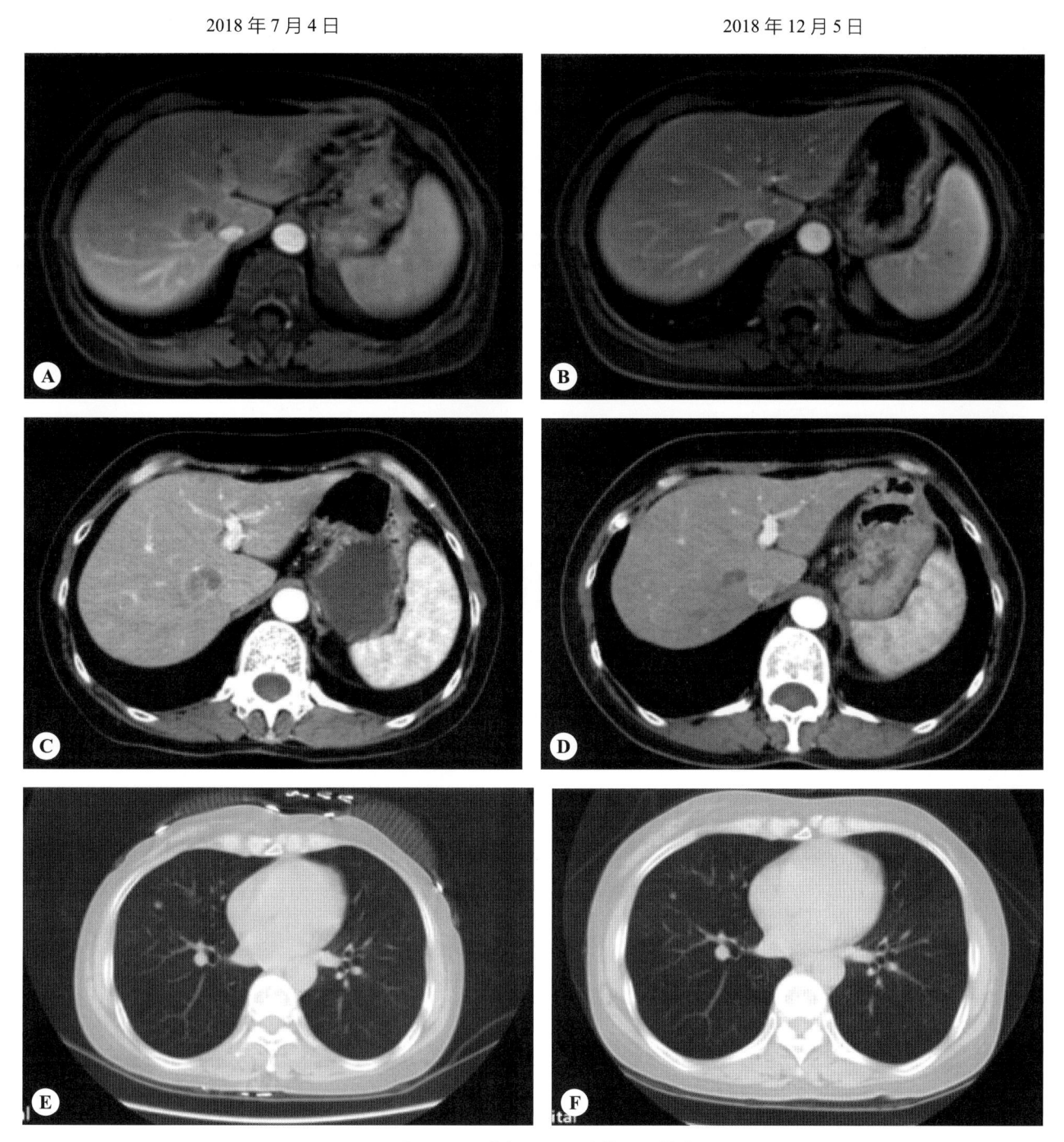

▲ 图 59-2　胸部 CT 示结节明显缩小

小结节，考虑转移（图 59-3）。肝脏 MRI 术后改变。影像学评估 PD（肺部新发）。

【二线治疗及不良反应】

2019 年 4 月至 6 月行贝伐珠单抗 +FOLFOX6 方案第 1～4 个疗程治疗，期间复查肺部病变稳定。2019 年 6 月 17 日至 6 月 28 日行左右肺部病变 SBRT 治疗（PTV 50Gy/5Gy/10F）。2019 年 8 月至 2020 年 6 月患者拒绝静脉化疗，间断口服卡培他滨片。2020 年 7 月 22 日返院复查，肺部病变 PD（图 59-4）。

2019年1月17日　　　　　　　　　　　　2019年3月29日

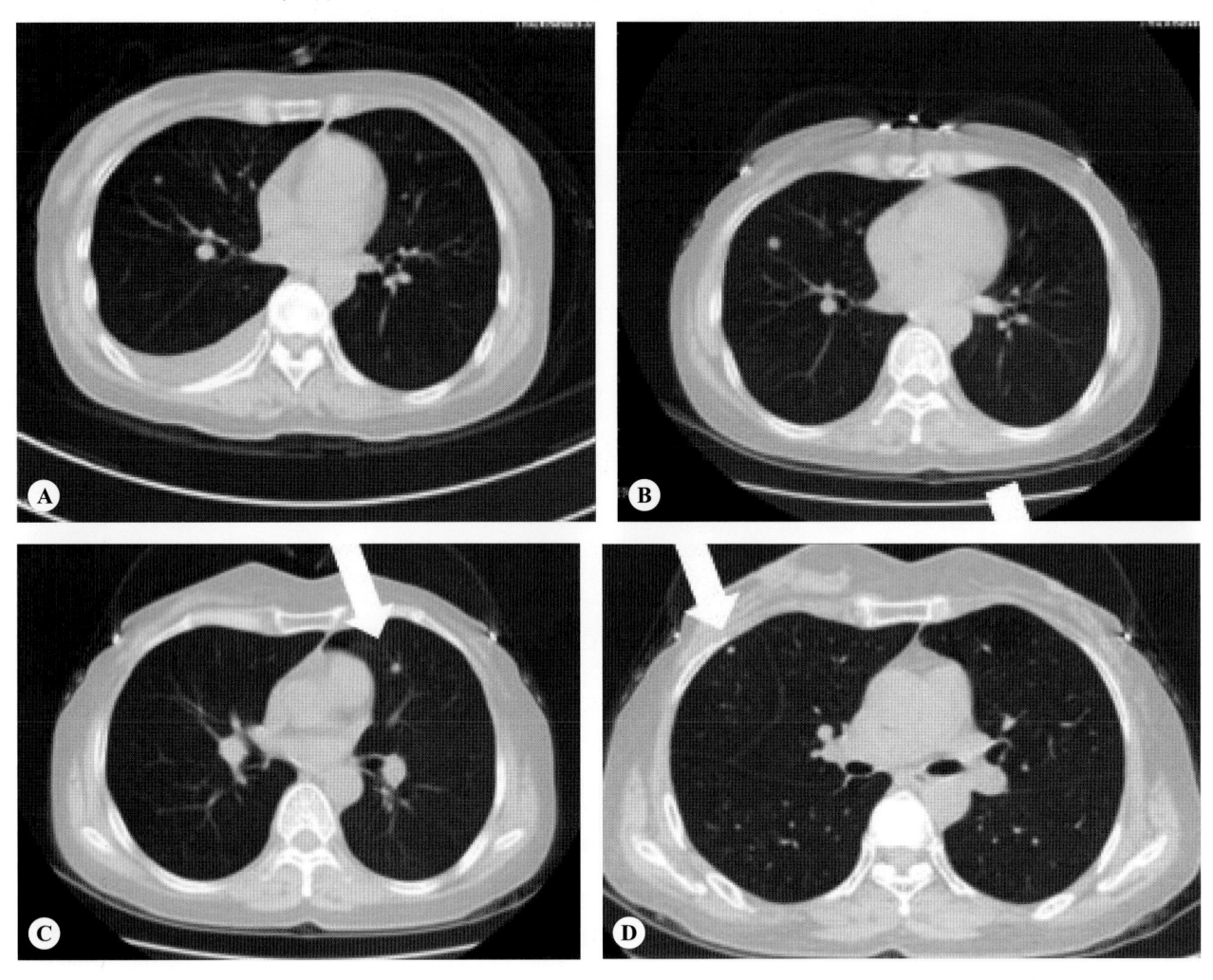

▲ 图 59-3　胸部 CT 示右侧叶间胸膜旁小结较前增大，左上肺及右中肺新发微小结节，考虑转移

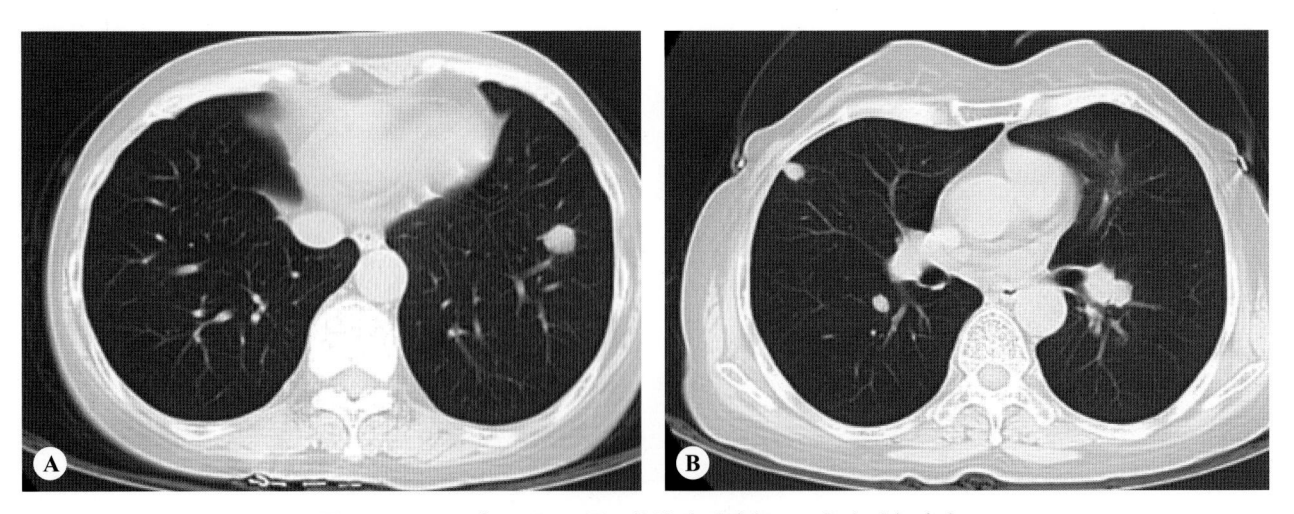

▲ 图 59-4　2020 年 7 月 22 日二线治疗后胸部 CT 复查肺部病变 PD

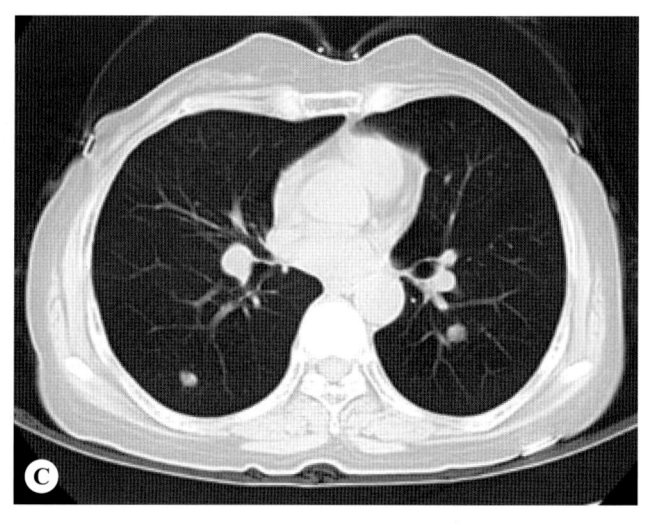

▲ 图 59-4（续） 2020 年 7 月 22 日二线治疗后胸部 CT 复查肺部病变 PD

【三线治疗及不良反应】

2020 年 8 月至 2021 年 2 月口服呋喹替尼靶向治疗，期间因间断蛋白尿（3+），Ⅲ级手足综合征停药。2021 年 3 月复查肺部疾病 PD（图 59-5）。

【四线治疗及不良反应】

经筛选入组临床试验（重组人源化抗 PD-L1 单克隆抗体 LP002 联合溶瘤病毒局部给药治疗消化系统实体瘤的 Ⅰ 期临床试验）。2021 年 3 月至 5 月行免疫治疗第 1~3 个疗程，2021 年 5 月患者突发出现咳嗽、咳痰伴胸闷喘气，肺部 CT 示大面积间质性肺炎（图 59-6），立即行甲泼尼龙琥珀酸钠 240mg 冲击治疗，患者症状缓解不明显，后联合吗替麦考酚酯和丙种球蛋白治疗后，患者症状逐渐好转，肺部炎症有减轻，之后患者未行抗肿瘤治疗。

2020 年 7 月 22 日　　　　　　　　　　　　2021 年 3 月 10 日

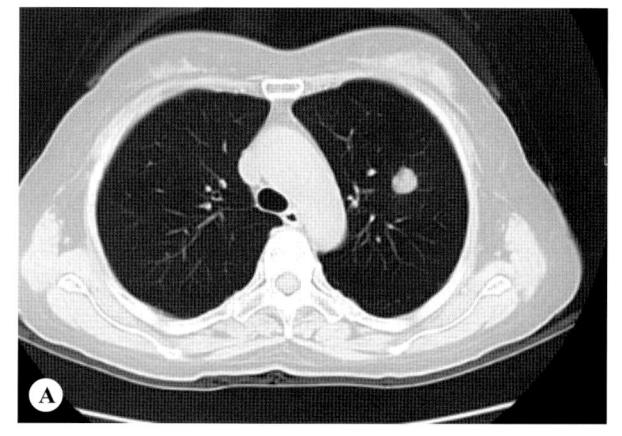

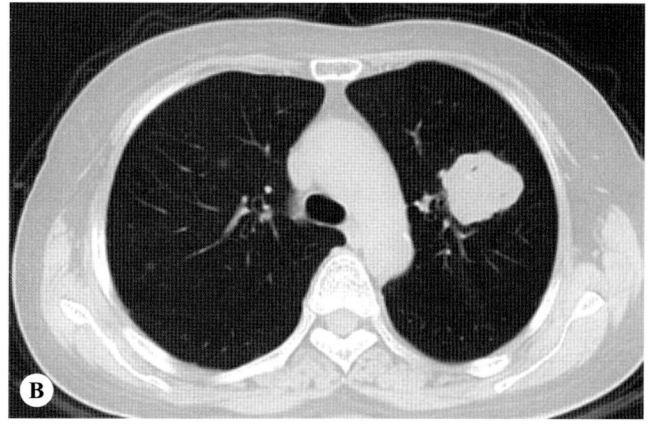

▲ 图 59-5 三线治疗后复查胸部 CT 示肺部疾病 PD

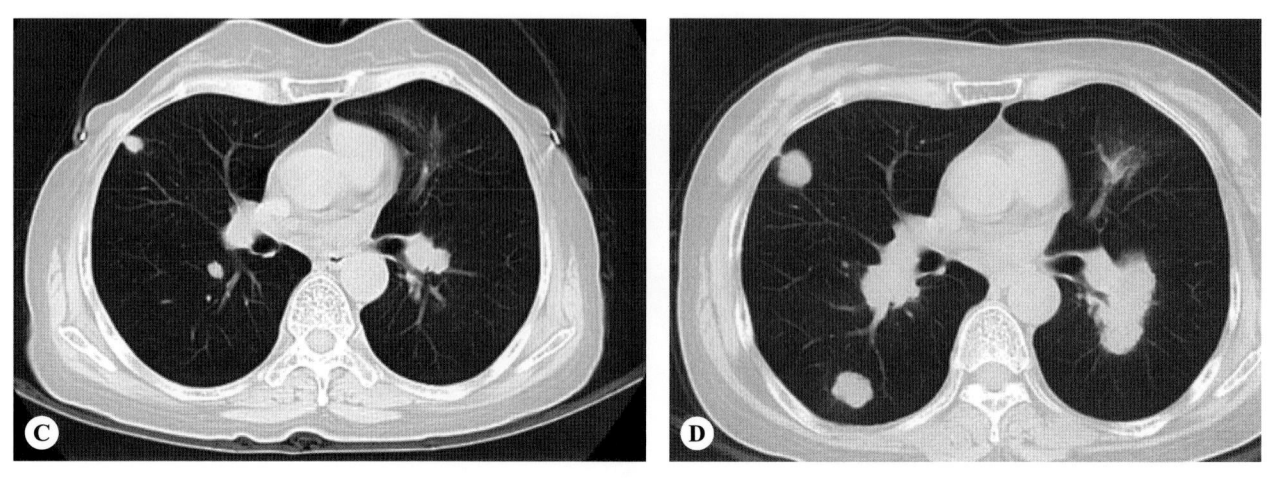

▲ 图 59-5（续） 三线治疗后复查胸部 CT 示肺部疾病 PD

2021 年 5 月 6 日　　　　　　　　　　　　　　2021 年 5 月 31 日

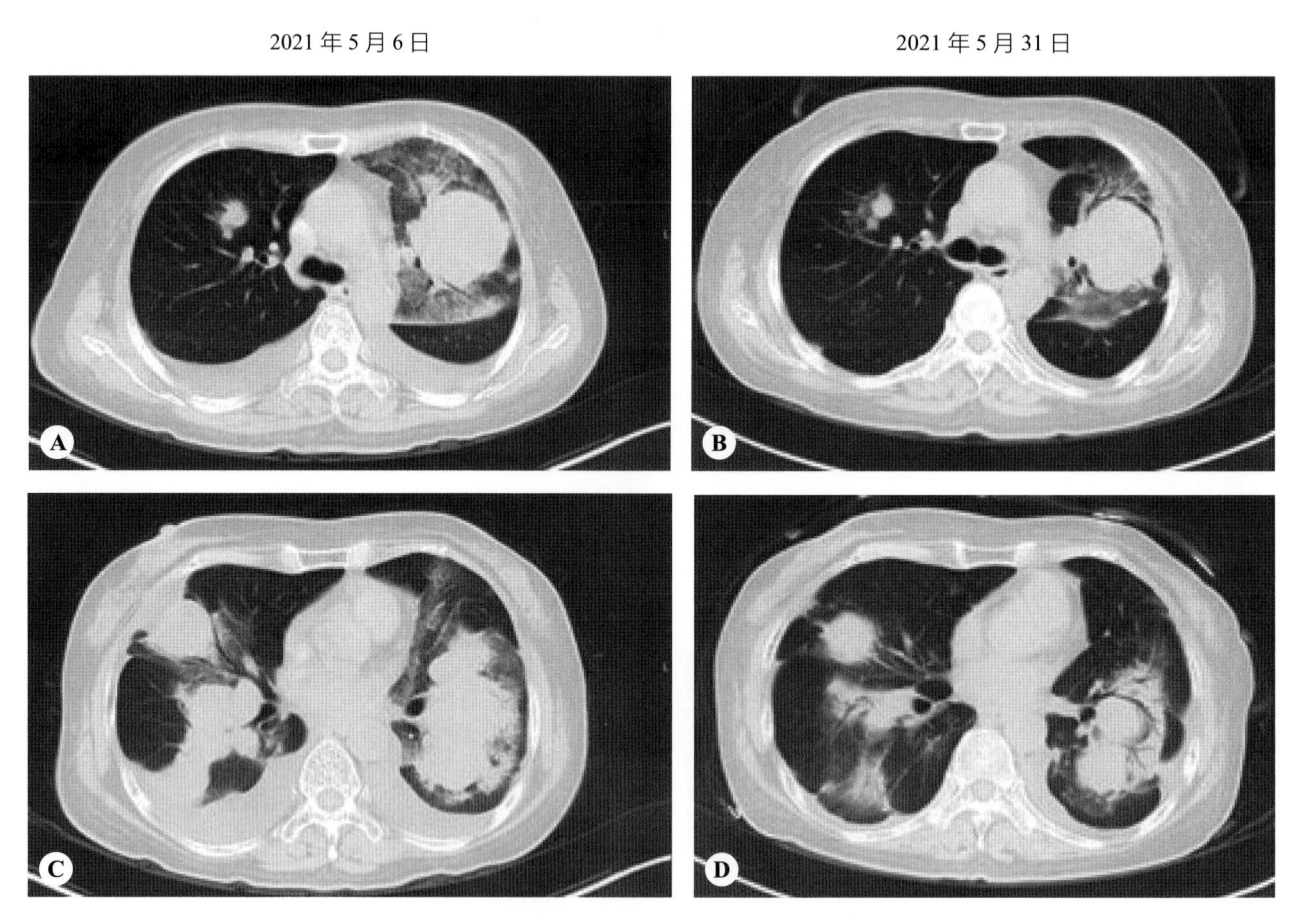

▲ 图 59-6　四线治疗后胸部 CT 示大面积间质性肺炎

【诊疗小结】

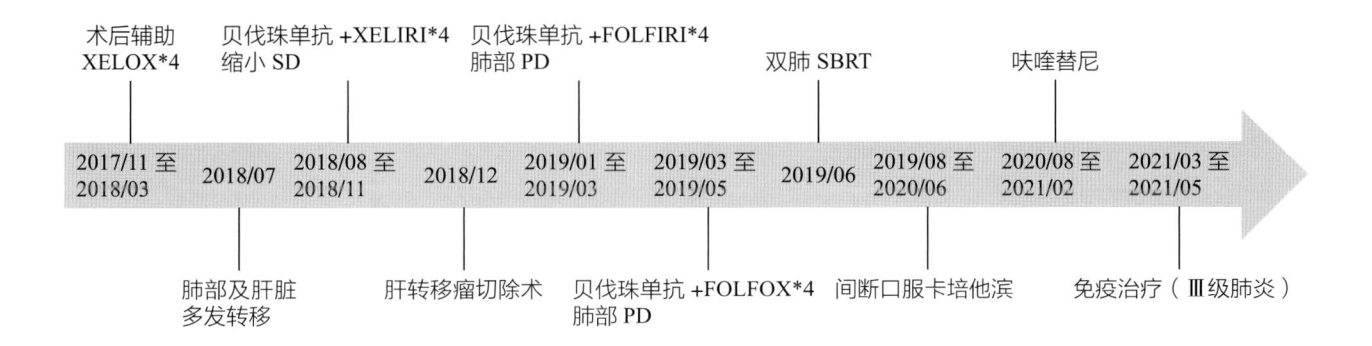

2017/11 至 2018/03	术后辅助 XELOX*4
2018/07	肺部及肝脏多发转移
2018/08 至 2018/11	贝伐珠单抗+XELIRI*4 缩小 SD
2018/12	肝转移瘤切除术
2019/01 至 2019/03	贝伐珠单抗+FOLFIRI*4 肺部 PD
2019/03 至 2019/05	贝伐珠单抗+FOLFOX*4 肺部 PD
2019/06	双肺 SBRT
2019/08 至 2020/06	间断口服卡培他滨
2020/08 至 2021/02	呋喹替尼
2021/03 至 2021/05	免疫治疗（Ⅲ级肺炎）

【诊疗心得】

该患者为中年女性，MSS 型左半结肠癌，术后半年出现肺、肝转移，*KRAS* 突变，CRS 3 分，预后不佳。前线接受靶向联合化疗，疾病控制不佳，但整体进展缓慢，符合肠癌肺转移的生物学特点。该患者在三线瑞戈非尼治疗失败后四线参加临床试验，接受免疫联合溶瘤病毒治疗 3 个疗程后出现Ⅲ级免疫相关间质性肺炎，早期甲泼尼龙琥珀酸钠冲击治疗效果欠佳，联合吗替麦考酚酯和丙种球蛋白后患者症状逐步缓解，考虑该患者免疫相关间质性肺炎除免疫治疗外，前期双肺 SBRT 也是其发生诱因之一。在临床应用免疫药物前，排查可能增加免疫相关性肺炎因素，对于严重免疫相关肺炎，应早期行激素冲击治疗，对于激素抵抗型，应及时联合免疫抑制药治疗。

（徐慧婷）

病例 60　晚期肠癌靶向免疫联合治疗相关的急性心肌炎

【病例汇报】

患者，男性，52 岁。2021 年 1 月因便血于当地医院就诊。行肠镜检查提示：距肛门 28～30cm 处可见不规则隆起病变，占据管腔 1/2。当地医院病理活检查见中分化腺癌。2021 年 1 月 28 日行下腹部 MRI：距肛门 6cm 处乙状结肠管局限性狭窄，管壁不规则增厚约 15cm，病变长约 5cm，浆膜层模糊。胸部 CT 检查提示未见肿瘤。2021 年 1 月 30 日于外院行"乙状结肠癌根治术"，术后病理诊断为乙状结肠溃疡性中分化腺癌（$pT_{4a}N_{2b}M_0$ ⅢC 期）。免疫组化呈 CDX2（＋）、CgA（灶＋）、Syn（－）、Ki-67（约 70%＋）；MLH1（＋）、MSH2（＋）、MSH6（＋）、PMS2（＋）。基因检测示：*NRAS/KRAS* 野生型、*BRAF V600E* 突变。2021 年 3 月 2 日就诊四川大学华西医院行胸腹部 CT 增强扫描（图 60-1）提示："乙状结肠癌术后"，术区吻合口未见确切肿瘤复发征象；肝胃韧带、大网膜及腹主动脉旁淋巴结增多，部分增大，不除外转移可能；盆腔少量积液。于 2021 年 3 月 18 日至 4 月 25 日在外院行 3 个疗程 mFOLFOX6 方案化疗。2021 年 5 月 13 日复查胸腹增强 CT 提示肝胃间隙、门腔间隙及腹主动脉旁淋巴结较前增大，考虑转移，评估为增大 SD，考虑患者 *BRAF* 基因突变，于 2021 年 5 月 17 日至 6 月 26 日行 3 个疗程贝伐珠单抗+mFOLFOX6 方案治疗，2021 年 7 月 6 日复查胸腹部 CT 提示出现肝转移，疗效评价 PD。患者无肿瘤家族史和遗传史，肝炎史及慢性呼吸、心血管疾病史。

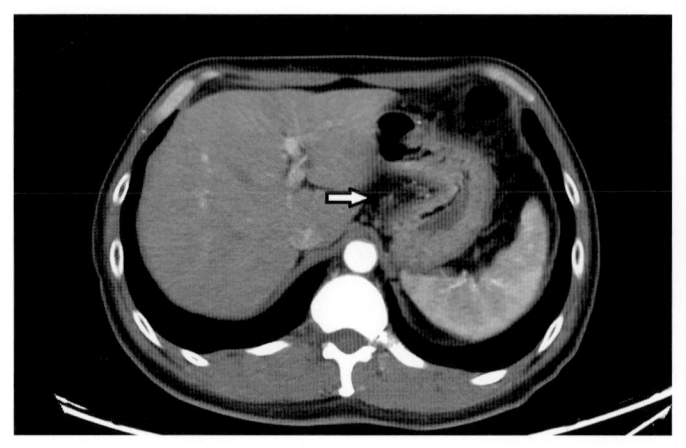

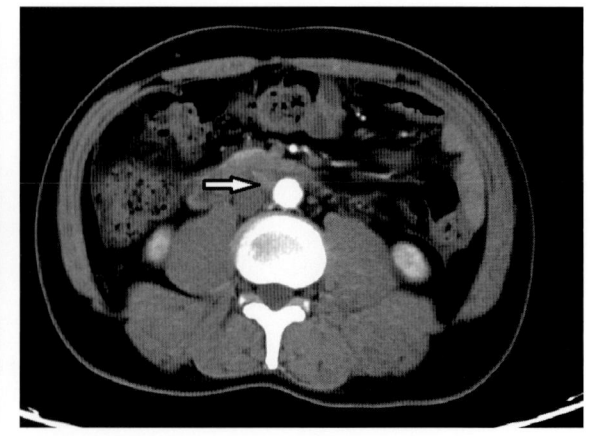

▲ 图 60-1 2021年3月2日全腹增强CT提示肝胃韧带及腹主动脉旁淋巴结增多，增大

【基线查体】

ECOG为0分，浅表淋巴结未触及肿大，心脏大小正常，无杂音，双肺呼吸音清晰，无干、湿啰音；腹软，见手术瘢痕，肝脾未扪及，移动性浊音阴性。

【初诊印象及治疗思路】

该患者为中年晚期乙状结肠癌患者，一线行mFOLFOX联合贝伐珠单抗方案化疗无效，3个月快速进展，新发肝转移、腹主动脉旁淋巴结包绕。基因检测的结果提示pMMR，MSS型，*NRAS*、*KRAS*野生型，*BRAF V600E*突变。目前诊断：乙状结肠腺癌术后伴肝、腹主动脉旁淋巴结转移（pMMR，MSS型，*BRAF V600E*突变）ⅣB期化疗后进展。

BRAF V600E/MSS型转移性肠癌患者的预后极差，贝伐珠单抗联合两药或三药化疗是国内外指南推荐的一线治疗方案。既往研究表明抗BRAF抑制药单药无效，而针对RAS-RAF-MEK通路多靶点抑制是可能有效的策略。目前证明有效的方案包括SWOGS1406研究的VIC方案（维莫非尼+西妥昔单抗+伊立替康）、BEACON方案（恩考替尼+西妥昔单抗±比美替尼），BEACON研究中两药与三药靶向方案PFS/OS相近。*BARF V600E*突变肠癌在分子背景方面也存在异质性，有研究根据通路依赖和对免疫治疗的疗效分为BM1型和BM2型。在恶黑中已表明BRAF抑制药+MEK抑制药联合PD-1单抗是有效的联合策略。而在肠癌中已有基础及临床研究表明西妥昔单抗具有ADCC效应、诱导免疫原性细胞死亡、促进免疫细胞浸润等免疫调节作用，与PD-1单抗存在协同效应。四川大学华西医院正在开展一项BRAF V600E/MSS型转移性肠癌中联合运用BARF抑制药、西妥昔单抗及PD-1单抗的临床研究。患者签署知情同意书后参加临床研究。于2021年7月15日行第1个疗程PD-1单抗（卡瑞利珠单抗200mg，静脉滴注，第2周一次）+西妥昔单抗（860mg，静脉滴注，第1天，第2周一次）+维莫非尼（960mg，每天一次）治疗。

【治疗及不良反应】

患者使用PD-1单抗联合治疗后第12天出现发热，最高体温达39.0℃。第13天出现呼吸困难，患者及其家属未予重视。第16天呼吸困难明显加重，给予甲泼尼龙琥珀酸钠80mg治疗，急查胸部CT提示双肺弥漫渗出性改变伴胸水。查血提示ALT 910U/L、AST 449U/L，肾小球滤过率为72.46（min·1.73m^2），肌钙蛋白-T为130.3ng/L，B型钠尿肽为29 198ng/L。经多学科会诊考虑患者为免疫治疗相关的心肌炎（危重型），急性心力衰竭伴有肝、肾、肺等脏器损害，不排除合并免疫性肺炎可能，建议治疗以纠正心衰为主，予以大剂量激素冲击治疗。于 2021 年 8 月 1 日开始甲泼尼龙琥珀酸钠 240mg 冲击治疗，同时给予呋塞米利尿、纠正心衰、抗感染、保肝、吸氧等对症治疗。2021 年 8 月 4 日患者症状无明显好转，在原治疗基础上增加甲泼尼龙琥珀酸钠剂量至 300mg，新增苏麦卡利尿药和丙种球蛋白冲击治疗，患者每天尿量保持在 3000ml 以上，患者自觉症状缓解不明显且呼吸短促，纯氧吸入氧饱和度仍持续低下（＜90%），经多学科再次会诊后加用无创呼吸机后氧饱和度保持在 95%～98%。2021 年 8 月 6 日自觉症状明显减轻，复查胸部 CT 提示双肺渗出明显好转（图 60-2），肌钙蛋白 -T、B 型钠尿肽显著降低（图 60-3），脱机可保持氧饱和度在 95% 以上。2021 年 8 月 10 日患者症状明显好转，血液学相关指标进一步趋于正常，遂降低甲泼尼龙琥珀酸钠用量至 120mg，直至 2021 年 8 月 16 日患者症状完全缓解，PS 评分恢复至 0 分，出院后改为口服激素治疗和呋塞米、螺内酯利尿治疗。

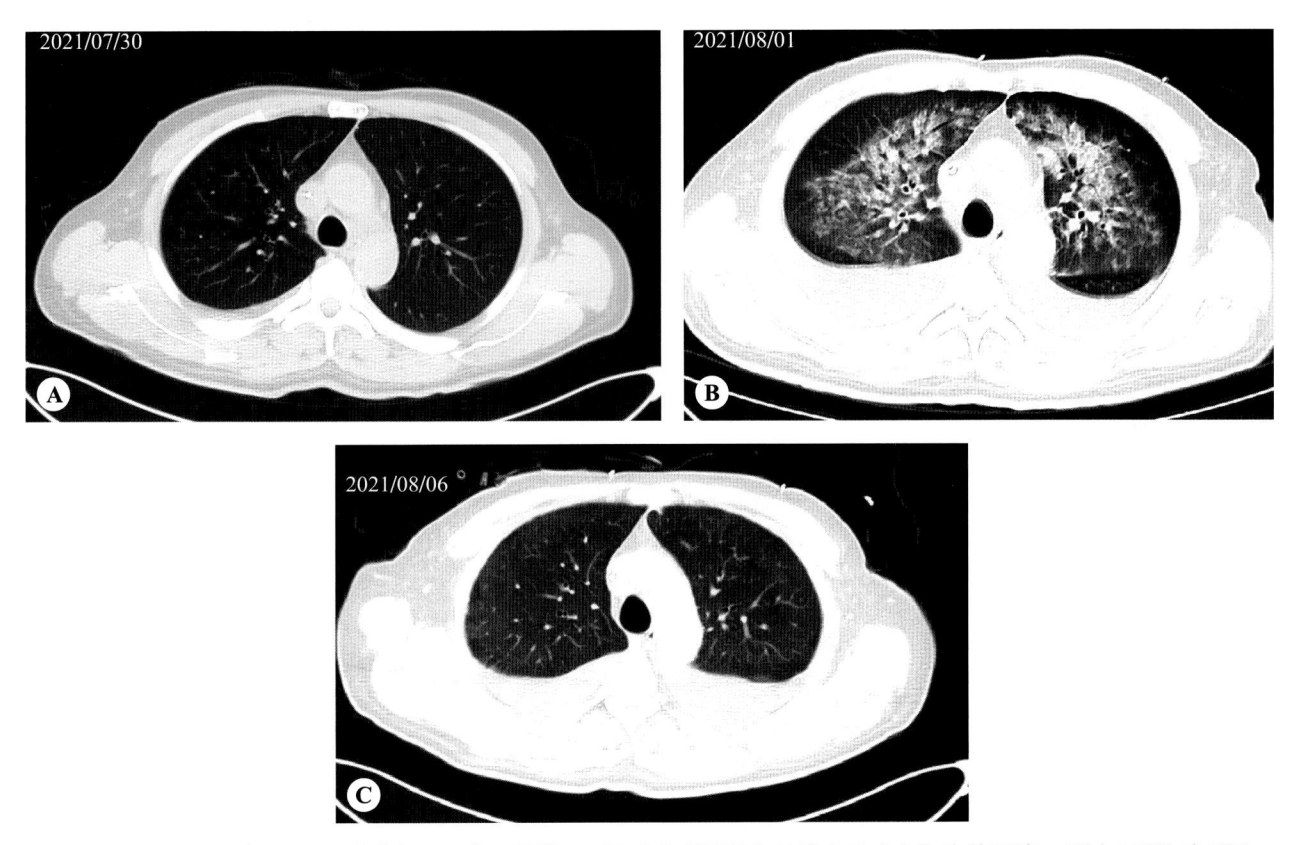

▲ 图 60-2　2021 年 7 月 30 日胸部 CT 未见异常，2 天后出现双肺急性渗出性改变和胸腔积液，经过 5 天治疗后双肺渗出显著好转

【后续治疗】

2 个月后患者症状消失，各项血液学指标基本恢复正常，PS 评分为 0 分。于 2021 年 10 月 27 日行 FOLFOXIRI 方案联合贝伐珠单抗治疗至 2022 年 2 月 23 日，共使用 6 个疗程，期间疗效评估为 SD。

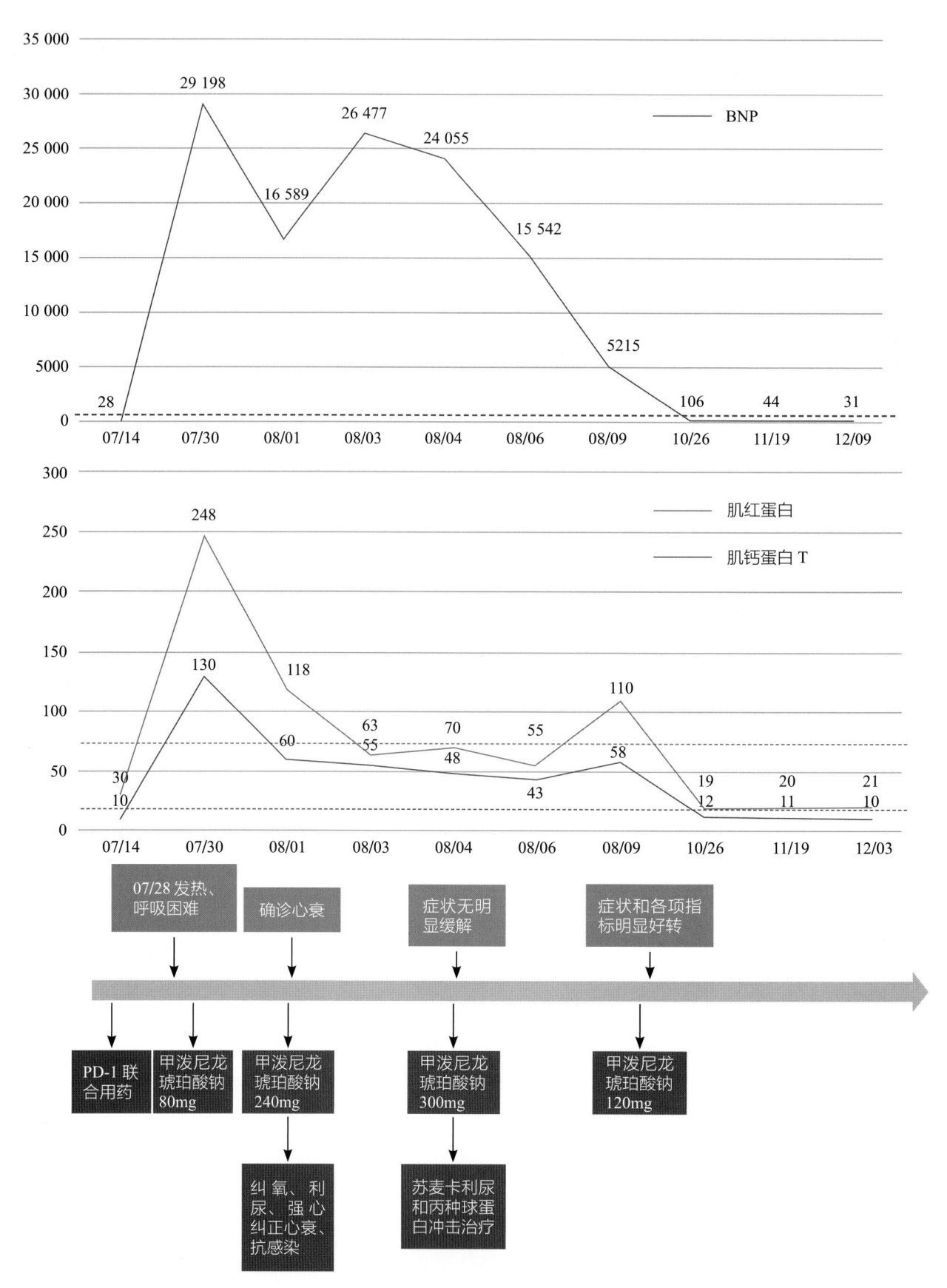

▲ 图 60-3　患者急性心衰期间血液学检查指标变化和诊疗过程

【诊疗心得】

该病例为左半结肠腺癌伴肝、腹主动脉旁淋巴结转移（pMMR，MSS 型，*BRAF V600E* 突变）ⅣB 期，一线 mFOLFOX6 方案联合贝伐珠单抗治疗后快速进展的患者。既往研究表明在 BRAF V600E 型转移性肠癌患者抗 BRAF 抑制药单药无效，针对 RAS-RAF-MEK 通路多靶点抑制是可能有效的策略。患者接受试验方案 PD-1 单抗 + 西妥昔单抗 + 维莫非尼治疗，治疗后不到两周患者出现急性心力衰竭伴多发脏器损害。多发脏器损害系急性心衰引起或由免疫治疗直接导致，在临床上尚无诊断标准。免疫治疗引起同时性的脏器损伤发病率极低（≤1%），急性心力衰竭继发的多器官功能损害在临床上很常见。无论哪种因素引起的多器官损伤，治疗上是相似的：纠正心力衰竭是首要任务，同时给予其他对症支持治疗。激素在免疫引起的心肌炎治疗方面扮演着更重要的角色。指南推荐对于重型的心肌炎患者的激素用量是甲泼尼龙琥珀酸钠 1000mg/d 冲击治疗 3~5 天。在加强其他治疗的基础上是否真需要如此大的剂量？该患者初始治疗量是 80mg [1.5mg/（kg·d）]，明确诊断后在使用激素的基础上加用呋塞米利尿、强心、镇痛，保肝、抗感染等对症治疗。但是患者心衰症状无明显缓解，我们将激素量增大至 300mg [5mg/（kg·d）]，采用了更强的利尿药（托伐普坦），同时使用了丙种球蛋白冲击治疗后患者症状明显得到控制，各项血液学指标迅速恢复正常。此外，该例患者的检查结果显示 BNP 在发生心衰后的变化程度是显著高于肌钙蛋白 -T 等其他指标，当治疗效果不明显时有轻度增高，随着治疗的有效性也呈现显著下降。在临床诊疗过程中，不能只关注肌钙蛋白 -T 的变化趋势，肌钙蛋白 -T 敏感性强，但是特异性差，可能在治疗好转后部分患者出现轻微波动。临床上还是需要根据发生心脏毒性的类型综合考虑，必要时建议行心脏磁共振检查，当然病理诊断才是明确诊断的金标准。患者出院后长期口服利尿药和激素维持治疗 1 个月后逐渐减量，体能恢复正常，并且能承受后续更强的化疗方案。在整个抢救治疗过程中，免疫不良反应多学科诊疗团队起到了至关重要的决策作用，采用了多种治疗手段，包括激素调整、利尿药的选择、有创呼吸机的使用等，保证了该名重症免疫性心肌炎患者的成功诊治。

（周裕文　邱　萌）

病例 61　化疗联合免疫治疗一线治疗 MSI-H 患者

【病例汇报】

患者，男性，66 岁。2020 年 5 月 13 日因直肠脱垂无法回纳 2 月余于当地医院就诊，腹部增强 CT 提示（图 61-1）：考虑乙状结肠癌，伴肝脏多发转移，乙状结肠系膜淋巴结肿大，膀胱受侵可能；肛门处肿块影，考虑直肠脱垂。肠镜取乙状结肠距肛门 30cm 处 6 块组织送检，其中 1 块黏膜肌层内见少量腺癌成分。2022 年 5 月 20 日查肿瘤标志物：CEA 为 303.28ng/ml ↑，CA19-9 为 818.2U/ml ↑，CA242＞200U/ml ↑，CA50 为 46.62U/ml ↑。

当地肿瘤基因测序结果：*BAT25*（-），*BAT26*（-），*NR21*（+），*NR24*（-），*NR27*（+），提示微卫星高度不稳定（MSI-H）；*NRAS*、*KRAS*、*BRAF* 均为野生型。

患者于 2020 年 5 月 29 日转入我院治疗。既往史：高血压 30 余年，血压最高 145/90mmHg。查体：痛苦面容，心肺无明显异常，肝肋下可触及，腹部轻压痛，直肠脱出。身高 1.71m，体重 62kg，体表面积 1.73m^2，ECOG 评分 1 分。

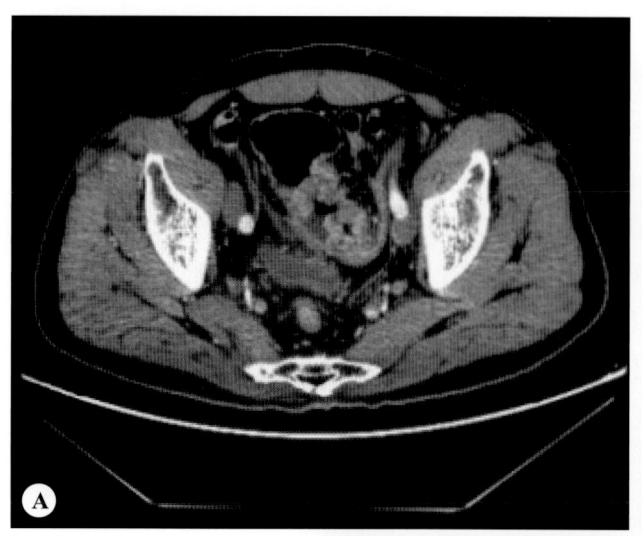

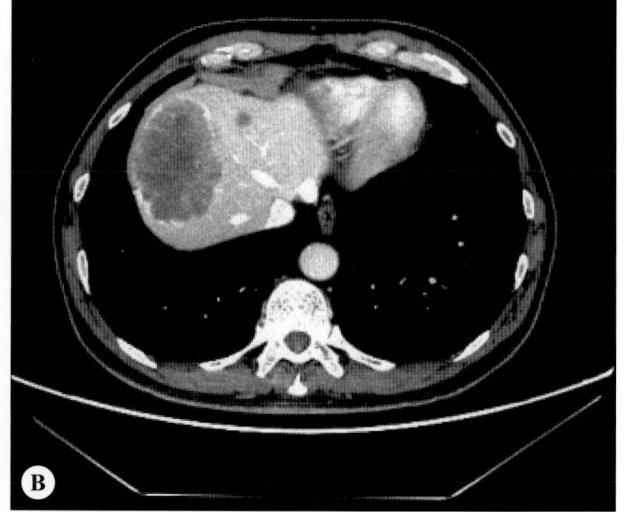

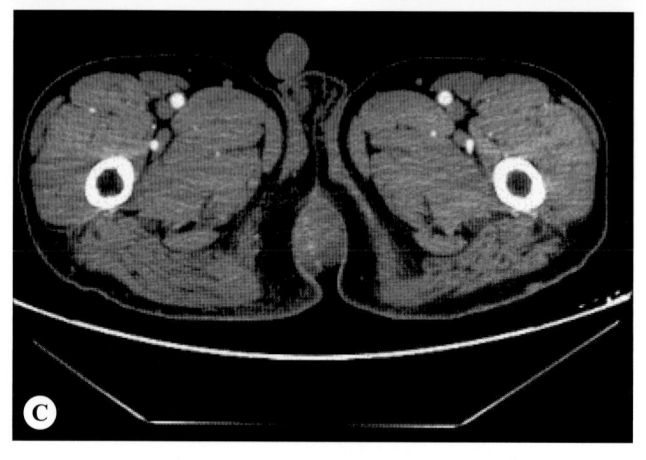

▲ 图 61-1　腹部增强 CT 结果
A. 结肠癌原发病灶；B. 肝脏转移灶；C. 直肠脱垂

【初诊印象】

结合患者病史、外院检查结果及基因测序结果，患者入院时诊断为：①乙状结肠恶性肿瘤（Ⅳ期，肝转移），MSI-H；②直肠脱垂；③高血压 1 级。

患者 ECOG 评分 1 分，肿瘤已有转移且初始无法行根治性切除，但考虑患者直肠脱垂无法回纳，严重影响生活质量，且若直接进行药物治疗，可能出现腹泻等不良反应，从而导致局部症状进一步加重，因此建议先切除乙状结肠原发病灶，同时将脱出的直肠拉回进行固定，后续再行药物治疗。

【手术治疗】

患者 2020 年 5 月 29 日行腹腔镜下乙状结肠肿瘤原发灶切除术 + 淋巴结清扫（Hartmann 术），同时行直肠脱垂悬吊术。探查可见乙状结肠肿瘤已侵犯膀胱且与侧腹膜粘连，术中将肿瘤与膀胱壁与侧腹膜分离，清扫肠系膜根部淋巴结，切除肿瘤后将乙状结肠近端于左腹部行单腔造口。此外，肛门处病损予以部分切除，并将部分脱垂直肠肛管黏膜悬吊。

患者术后恢复情况良好。切除标本术后病理提示：腺癌，中 - 低分化，溃疡型，癌组织侵及浆膜，肠周淋巴结（13 枚中有 2 枚）转移；pTNM 分期：$pT_4N_1M_1$。免疫组化结果：CDX-2（3+）、MLH1

（2+）、PMS2（2+）、MSH2（2+）、MSH6（2+）、P53（-）、CEA（+）、CD31（血管+）、D2-40（脉管+）、HER2（2+）、CD56（-）、Ki-67（约70%+）。

【药物方案选择】

Keynote-177研究旨在评估帕博利珠单抗单药对比标准化疗一线治疗晚期微卫星高度不稳定/错配修复缺陷（MSI-H/dMMR）结直肠癌患者的疗效及安全性。截至2020年2月，免疫治疗组的中位PFS（16.5个月 vs. 8.2个月，HR=0.60，P=0.0002）和ORR（43.8% vs. 33.1%）均显著优于化疗组。研究虽在整体上呈现阳性结果，然而在免疫治疗组中，43.8%的缓解率绝对数值并不算高，疾病进展率高于化疗组（29.4% vs. 12.3%），这说明免疫治疗仅仅对部分人群较有效，同时也对部分患者几乎无效。此外，PFS的K-M曲线前段在约6个月时交叉，免疫治疗组在曲线交叉过后才逐渐显示优势，这也说明，6个月内部分免疫治疗无效患者出现快速进展。亚组分析提示，对于高龄（＞70岁 vs. ≤70岁）、ECOG评分较差（1 vs. 0）、KRAS或NRAS突变的人群，免疫治疗获益不明显。

该患者肿瘤基因检测结果为MSI-H，而术后免疫组化结果提示错配修复完整（pMMR），这可能是由于参与错配修复的蛋白不限于本例行免疫组化的MLH1、PMS2、MSH2、MSH6，或者错配修复相关突变导致蛋白功能异常但不影响其抗原结构等所致。但是该种情况终究较为少见，且患者基因检测于当地进行，报告并未提供错配修复基因突变数据，患者因经济原因拒绝重复测序，因此MSI-H结果的可靠性不能完全保证。该患者MSI-H不典型，又考虑到患者ECOG评分为1分，同时肿瘤负荷较大，结合Keynote-177研究数据，决定采用免疫联合化疗的方案，以避免因为单用免疫药物导致耽误患者治疗的风险，为患者提供"双保险"。由于既往研究提示MSI-H结直肠癌对奥沙利铂较不敏感，因此最终选择伊立替康+卡培他滨作为化疗方案与卡瑞利珠单抗联合。

【药物治疗及不良反应】

1. 第1～5个疗程　2020年6月24日患者于我院接受5个疗程的化疗联合免疫治疗，具体方案为"伊立替康240mg，第1天+卡培他滨1.5g，每天两次，第1～14天+卡瑞利珠单抗200mg，第1天，每3周一次"。2个疗程和4个疗程后复查增强CT，肝脏多处转移病灶均较前次检查缩小。4个疗程后肝内最大病灶从用药前的83mm×68mm缩小至48mm×30mm（图61-2）。肿瘤标志物方面，CEA在前2个疗程

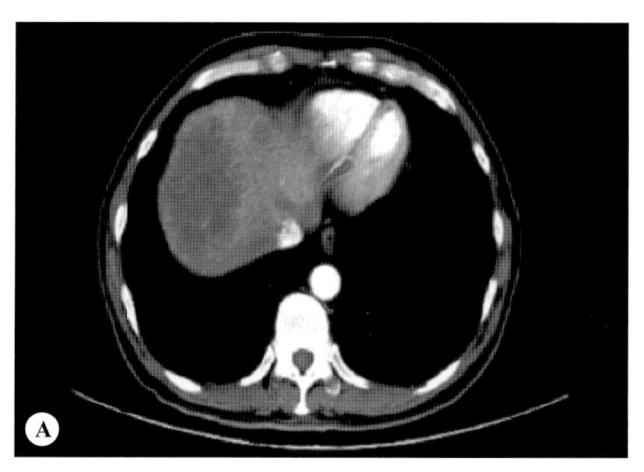

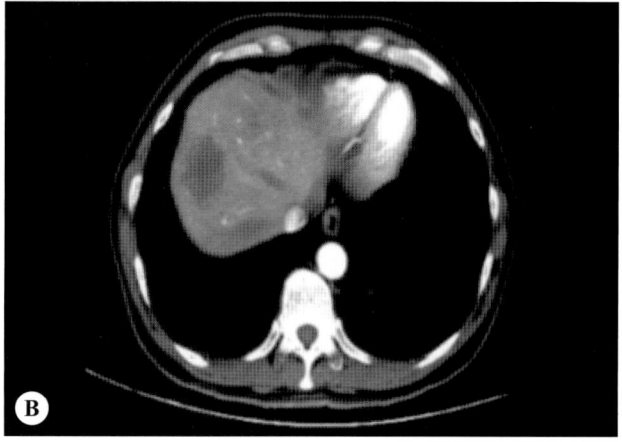

▲ 图61-2　前5个疗程治疗前后患者肝CT结果
A. 术后药物治疗前肝转移灶；B. 药物治疗4个疗程后肝转移灶

出现较大幅增高，但4个疗程后下降；CA19-9、CA242、CA50治疗期间均呈下降趋势（表61-1）。

在不良事件方面，患者2020年8月（2个疗程后）查甲状腺功能示：TSH为14.087μU/ml↑，TPOAb＞1300U/ml↑，TGAB为147.6U/ml↑，经内分泌科会诊考虑"桥本甲状腺炎"，予以左甲状腺素每日25μg口服。患者2020年9月（3个疗程后）出现空腹血糖增高，经内分泌科会诊予以胰岛素控制血糖：门冬胰岛素餐前皮下注射，早10U，中8U，晚8U；地特胰岛素睡前皮下注射，10U。

2. 第6～17个疗程　第5个疗程结束之后，患者回到当地医院治疗。第6～8个疗程，患者基本沿用原先的三药方案，第9个疗程开始在当地医院加用西妥昔单抗，具体方案见表61-2。

表61-1　前5个疗程治疗期间患者肿瘤标志物变化

	CEA（ng/ml）	CA242（U/ml）	CA50（U/ml）	CA19-9（U/ml）
2020年6月23日（术后）	228.00	＞200	163.70	364.40
2020年7月17日（1个疗程后）	380.50	NA	NA	356.78
2020年8月7日（2个疗程后）	588.00	＞200	82.75	197.67
2020年9月25日（4个疗程后）	551.00	77.22	41.03	66.45

表61-2　前17个疗程药物治疗方案

时　段	地　点	疗程	具体方案
2020年6月24日至10月19日	本院	1～5	伊立替康240mg，第1天+卡培他滨1.5g，每天两次，第1～14天+卡瑞利珠单抗200mg，第1天，每3周一次
2020年10月20日至12月7日	当地	6～7	伊立替康240mg，第1天+卡培他滨1.5g，每天两次，第1～14天+卡瑞利珠单抗200mg，第1天，每3周一次
2020年12月8日至12月28日	当地	8	伊立替康240mg，第2天+卡培他滨1.5g，每天两次，第2～15天+卡瑞利珠单抗200mg，第1天，每3周一次
2020年12月29日至5月26日	当地	9～15	伊立替康240mg，第2天+卡培他滨1.5g，每天两次，第2～15天+西妥昔单抗700mg，第2天+卡瑞利珠单抗200mg，第1天，每3周一次
2021年5月27日至7月7日	当地	16～17	卡培他滨1.5g，每天两次，第2～15天+西妥昔单抗700mg，第2天+卡瑞利珠单抗200mg，第1天，每3周一次
2021年7月8日至8月3日	当地	/	未治疗

第6～15个疗程，患者多次复查CT（最后一次为2020年5月27日），疗效评估均为疾病稳定（SD）（图61-3）。肿瘤标志物方面，CEA和CA19-9前期呈下降趋势，而后趋于稳定（图61-4）。患者于2021年2月出现甲沟炎，炎症范围较大，累及全部足趾，部分甲周甚至可见脓疱，考虑为西妥昔单抗所致的皮肤不良反应。经皮肤科会诊予以碘伏浸泡、外用抗生素软膏等处理，效果不理想。

自第16个疗程开始，患者因胃肠道反应较大，且考虑进入维持治疗阶段，故停用伊立替康。第16

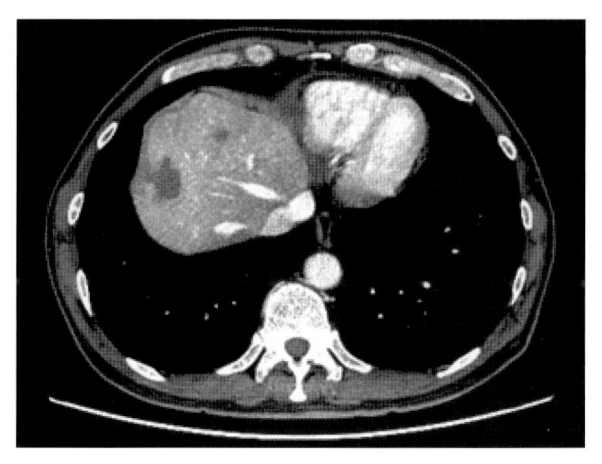

▲ 图 61-3 2021 年 5 月 27 日腹部增强 CT 结果

个疗程后患者肿瘤标志物稍增高（图 61-4），第 17 个疗程结束后，患者因个人原因未及时行下 1 个疗程治疗。患者在近 1 个月未治疗后于 2021 年 8 月 2 日复查 CT，评估为疾病进展（PD）（图 61-5），同时查肿瘤标志物大幅增高（图 61-4）。

3. **第 18 个疗程至今（截至 2022 年 4 月）** 患者 2021 年 8 月 4 日于当地重新开始治疗。从该疗程（总计第 18 个疗程）开始，由于患者依从性较差等因素，用药较不规律，具体方案见表 61-3。例如，第 18 个疗程因卡瑞利珠单抗赠药满 1 年故未用免疫药物，第 24 个疗程又仅单用免疫药物。此外，多次因严重甲沟炎按家属要求停用西妥昔单抗。从第 27 个疗程开始，当地医院使用贝伐珠单抗代替原方案的西妥昔单抗。

从第 18 个疗程开始直至 2022 年 4 月，患者仅复查两次 CT，第一次时间为 2021 年 10 月 7 日，提示较 2021 年 8 月 2 日部分肝转移灶缩小；第二次为 2022 年 1 月 25 日，评估为 PD（肝、腹腔）。由于

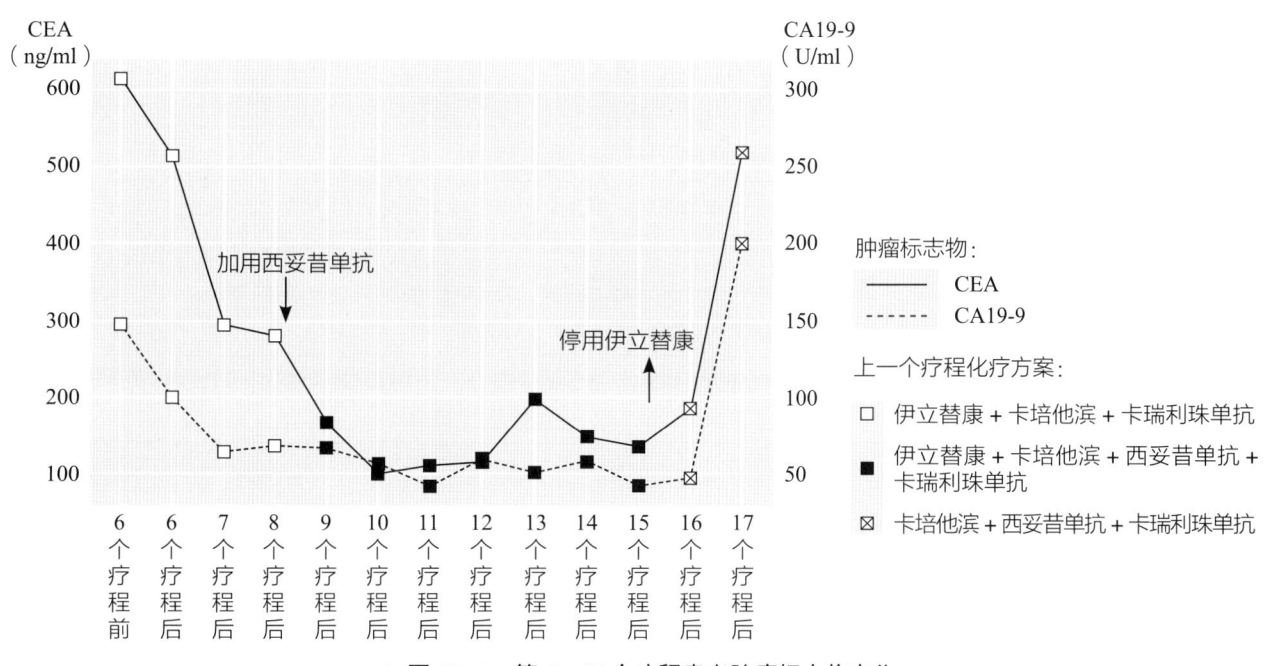

▲ 图 61-4 第 6～17 个疗程患者肿瘤标志物变化

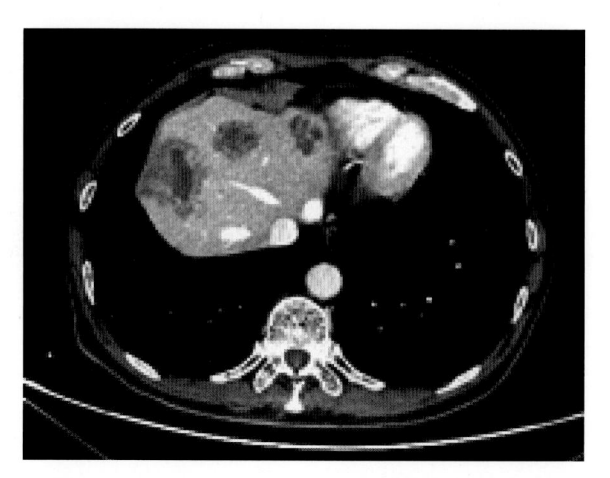

▲ 图 61-5　2021 年 8 月 2 日腹部增强 CT 评估为 PD

表 61-3　第 18 至第 28 个疗程药物治疗方案

开始时间	地点	疗程	具体方案
2021 年 8 月 4 日	当地	18	伊立替康 240mg，第 2 天 + 卡培他滨早 1.0g 晚 1.5g，第 2~15 天 + 西妥昔单抗 700mg，第 1 天，每 3 周一次
2021 年 8 月 27 日	当地	19	伊立替康 240mg，第 2 天 + 卡培他滨早 1.0g 晚 1.5g，第 2~15 天 + 卡瑞利珠单抗 200mg，第 1 天，每 3 周一次
2021 年 9 月 17 日	当地	20	伊立替康 240mg，第 2 天 + 卡培他滨 1.5g，每天两次，第 2~15 天 + 西妥昔单抗 700mg，第 2 天 + 卡瑞利珠单抗 200mg，第 1 天，每 3 周一次
2021 年 10 月 8 日	当地	21	卡培他滨 1.5g，每天两次，第 2~15 天 + 西妥昔单抗 700mg，第 2 天 + 卡瑞利珠单抗 200mg，第 1 天，每 3 周一次
2021 年 11 月 2 日	当地	22	伊立替康 240mg，第 2 天 + 卡培他滨 1.5g，每天两次，第 2~15 天 + 西妥昔单抗 700mg，第 2 天 + 卡瑞利珠单抗 200mg，第 1 天，每 3 周一次
2021 年 11 月 23 日	当地	23	卡培他滨 1.5g，每天两次，第 2~15 天 + 西妥昔单抗 700mg，第 2 天 + 卡瑞利珠单抗 200mg，第 1 天，每 3 周一次
2021 年 12 月 14 日	当地	24	卡瑞利珠单抗 200mg，第 1 天，每 3 周一次
2022 年 1 月 5 日	当地	25	伊立替康 240mg，第 2 天 + 卡培他滨 1.5g，每天两次，第 2~15 天 + 西妥昔单抗 700mg，第 2 天 + 卡瑞利珠单抗 200mg，第 1 天，每 3 周一次
2022 年 1 月 25 日	当地	26	卡培他滨 1.5g，每天两次，第 2~15 天 + 西妥昔单抗 700mg，第 2 天 + 卡瑞利珠单抗 200mg，第 1 天，每 3 周一次
2022 年 2 月 16 日	当地	27~28	伊立替康 240mg，第 2 天 + 卡培他滨 1.5g，每天两次，第 2~15 天 + 贝伐珠单抗 400mg，第 2 天 + 卡瑞利珠单抗 200mg，第 1 天，每 3 周一次

期间患者多次拒查 CT，加上用药方案较不规律，因此药物疗效较难评估。

在肿瘤标志物方面，患者全程监测 CEA 与 CA19-9，具体见图 61-6。患者 CEA 和 CA19-9 变化趋势总体较为一致，可观察到 CEA 与 CA19-9 水平波动较大，但具有明显规律性，一旦该周期停用西妥昔单抗，肿瘤标志物水平就会上升，加用后则下降；改用贝伐珠单抗后的 2 个疗程，患者 CEA 和

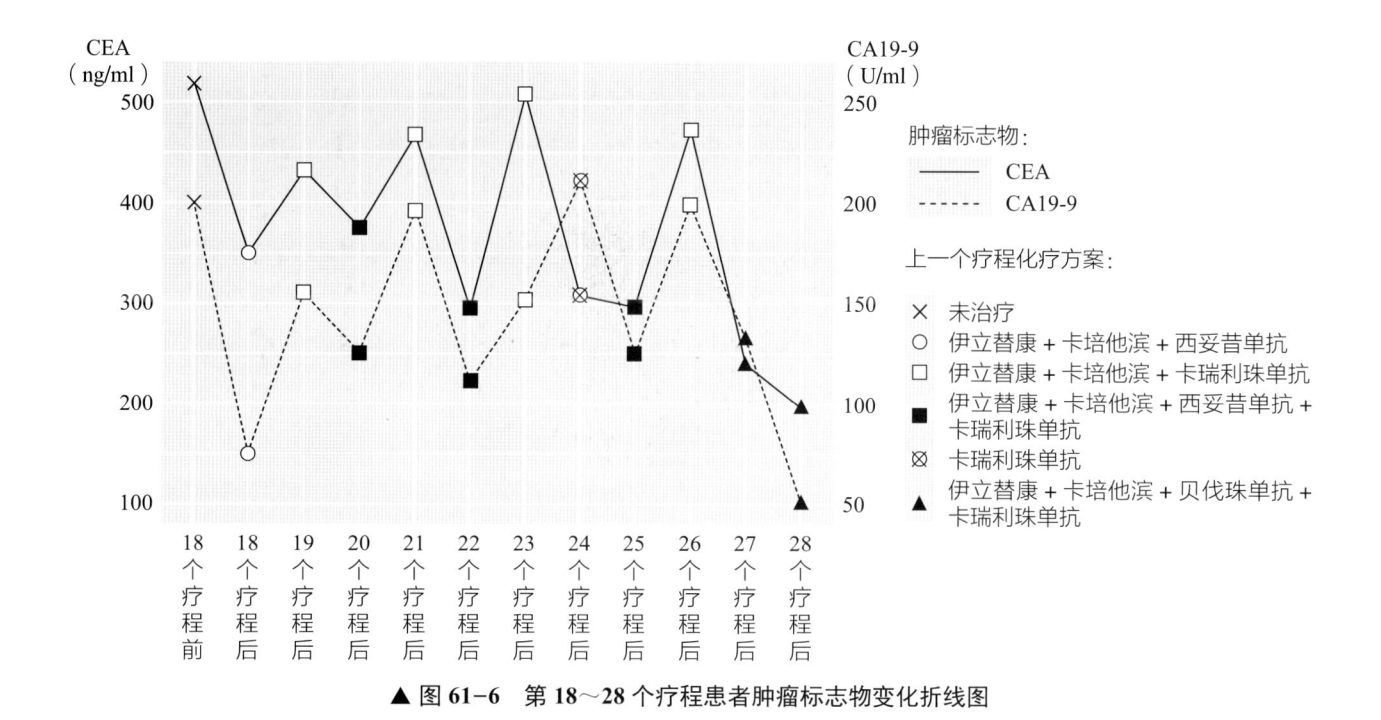

▲ 图 61-6 第 18～28 个疗程患者肿瘤标志物变化折线图

CA19-9 均有显著下降，但缺乏影像学评估肿瘤变化；第 24 个疗程患者仅单用免疫药物，该周期 CEA 与 CA19-9 变化不一致，CEA 显著下降，而 CA19-9 升高。截至 2022 年 4 月，患者仍生存。

【诊疗心得】

1. 患者在一线免疫治疗的选择上，采用了化疗联合免疫治疗，既有出于对患者当地医院检测与本院免疫组化检测不一致的担心，又有对患者肿瘤负荷大的顾虑，需要尽可能地增加有效率、避免早期进展风险的考虑。准确的分子诊断至关重要，现实却是市面上检测机构的水平参差不齐，不同等级医院的检测能力也有良莠之分。

2. 虽然目前没有对 MSI-H 患者进行化疗联合免疫治疗的研究结果报告，但对于某些患者，尤其是 Keynote-177 研究中显示的 ECOG 1 分，*KRAS* 突变，以及肿瘤负荷大的患者，化疗联合免疫治疗可能是一个更好的方式。这个患者有没有真正从免疫治疗中获益其实很难界定，但化疗肯定是非常重要的。

3. 对于 *RAS* 野生型患者，西妥昔单抗是一个非常有效的药物。该患者后期使用西妥昔单抗获得了较好的疾病控制，虽然 CT 评估不及时，但是肿瘤标志物的检测基本反映了加用西妥昔单抗的效果。

（陈晓锋）

病例 62　PD-1 抗体联合呋喹替尼后免疫治疗相关性肺炎诊治

【病例汇报】

患者，男性，56 岁。2015 年 9 月 28 日行 "直肠癌根治术"，病理：（直肠）浸润溃疡型低分化癌，癌组织侵及外膜，手术上下切缘未见癌组织，检出癌周淋巴结（12 枚中有 1 枚）可见转移癌，免疫组化：MLH1（+）、MSH2（+）、MSH6（+），PMS2（+）、Ki-67（80%）、CD31（+）、D2-40（+）。术后给予 8 个疗程的 "SOX 方案" 辅助化疗，期间行盆腔三维适型放疗，DT：5040cGy/28F。后定期复查病情稳定。2018年9月胸部CT："右下叶软组织强化团块影"，穿刺活检病理："（右肺）形态学支持腺癌，不排除消化道转移"。基因检测："KRAS突变型，NRAS野生型，BRAF野生型"，明确诊断："直肠癌综合治疗后复发（低分化腺癌，rT$_x$N$_0$M$_{1a}$，ⅣA期，pMMR，RAS突变，BRAF野生）"。给予8个疗程"贝伐珠单抗+XELOX"治疗，4个疗程"贝伐珠单抗+卡培他滨"维持治疗，期间疗效评价PR，Ⅰ级胃肠道反应，Ⅰ度骨髓抑制，Ⅱ度神经毒性，Ⅱ度肝功能损害。后续因COVID-19大流行未进一步治疗。2020年7月9日胸部CT："双肺多发结节，部分结节增大"，疗效评价PD，给予3个疗程"贝伐珠单抗+mXELIRI"治疗（图62-1），Ⅰ级胃肠道反应，Ⅲ度骨髓抑制，2个疗程疗效评价SD。第3个疗程口服化疗期间因急性附睾炎中断后续抗肿瘤治疗。

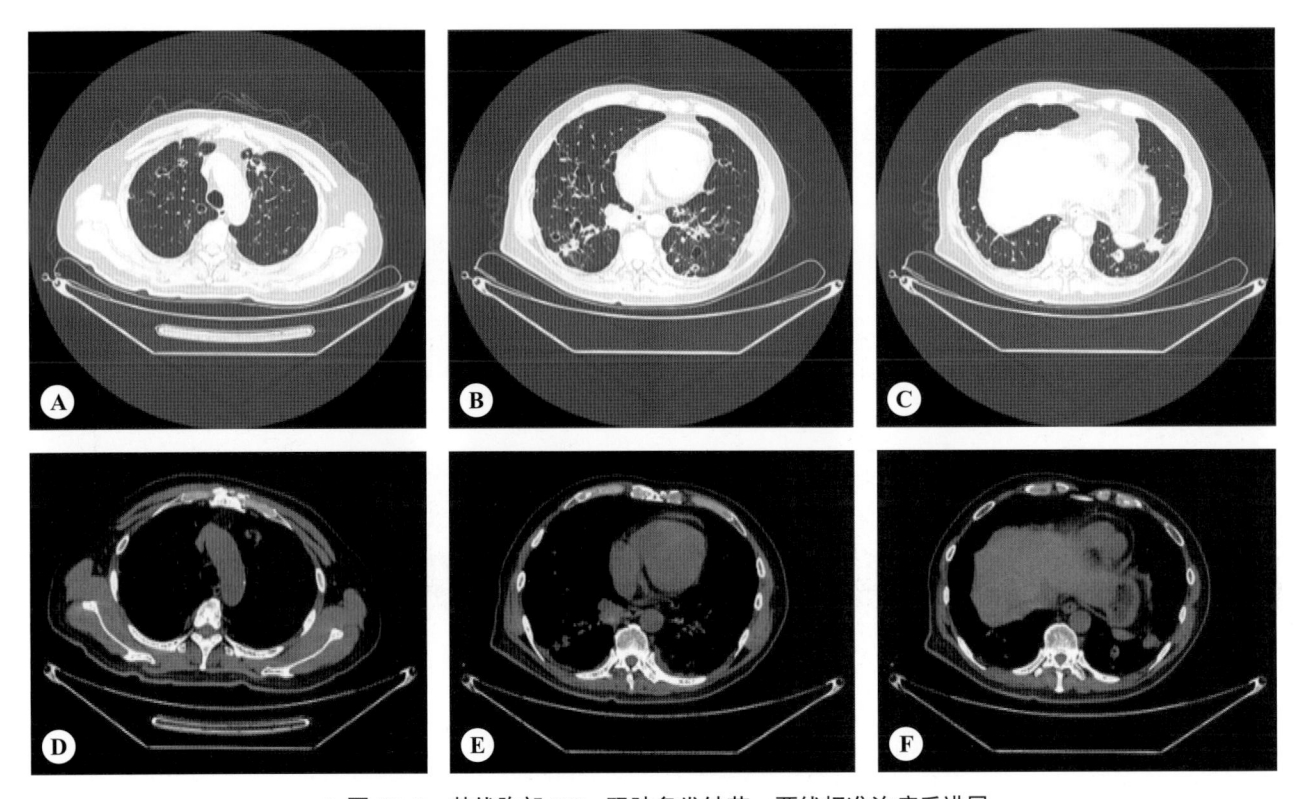

▲ 图62-1 基线胸部CT：双肺多发结节，两线标准治疗后进展

【初诊印象】

患者为中年男性，距肛门6cm直肠腺癌。术前分期cT$_3$N+M$_0$，Ⅲ期，未行术前新辅助放化疗，行"直肠癌根治术"，术后诊断："直肠癌根治术后（低分化腺癌，pT$_3$N$_1$M$_0$，ⅢA期，pMMR）"。术后给予放疗及辅助化疗。3年后出现胸部转移，经穿刺活检："（右肺）形态学支持腺癌，不排除消化道转移"。基因检测：KRAS突变型，NRAS野生型，BRAF野生型。给予标准含贝伐珠单抗一线、二线及维持治疗，PFS 24个月。

患者进入三线后，治疗该怎么选择？现有指南推荐瑞戈非尼/呋喹替尼/曲氟尿苷替匹嘧啶（Ⅰ级），临床研究（Ⅱ级）。随着2015年免疫元年的开启，免疫治疗在高度微卫星不稳定性的转移性结直肠癌患者中取得显著疗效。根据目前研究可以推测，免疫治疗可以覆盖肠癌治疗的各个阶段，包括新辅助、辅助及晚期一线、二线。但在微卫星稳定型结直肠癌中，Keynote-016 研究表明微卫星稳定型患者对单一免疫治疗基本无效。如何突破微卫星稳定型肠癌治疗瓶颈，免疫联合治疗（靶向、化疗、放疗等）是潜在有效的临床策略。其中免疫联合抗血管生成治疗，特别是免疫联合 TKI 备受关注，多项前瞻性单臂研究均在探索免疫联合抗血管生成 TKI 治疗在 MSS mCRC 三线治疗的疗效，总体来看，目前免疫联合抗血管生成 TKI 作为 mCRC 三线治疗的 ORR 为 7%～33%，DCR 为 39%～80%，OS 为 7.5～15.5 个月，交叉与既往三线治疗 TKI 研究比较疗效还是有一定程度的提高，在北美 REGNIVO 及中山大学肿瘤防治中心 REGOTORI 等多个研究中基于转移器官的亚组分析发现，伴肝转移的患者疗效明显差于非肝转移者。此患者仅有肺转移，结合患者既往治疗经过及上述研究结果，建议使用 PD-1+ 呋喹替尼治疗。

【三线治疗】

2020 年 11 月 20 日，患者开始"特瑞普利单抗联合呋喹替尼"三线治疗：特瑞普利单抗 240mg 静滴，第 1 天，每 3 周一次；呋喹替尼 5mg 口服，第 1～21 天，每 4 周一次。乏力 1 级，腹泻 2 级。2 个疗程、4 个疗程后疗效评价 PR。2021 年 2 月 19 日行胸部 CT 示："双肺多发类圆形薄壁透亮影"，考虑免疫抑制药肺毒性不除外，暂停免疫治疗动态观察，呋喹替尼继续原剂量使用（图 62-2）。

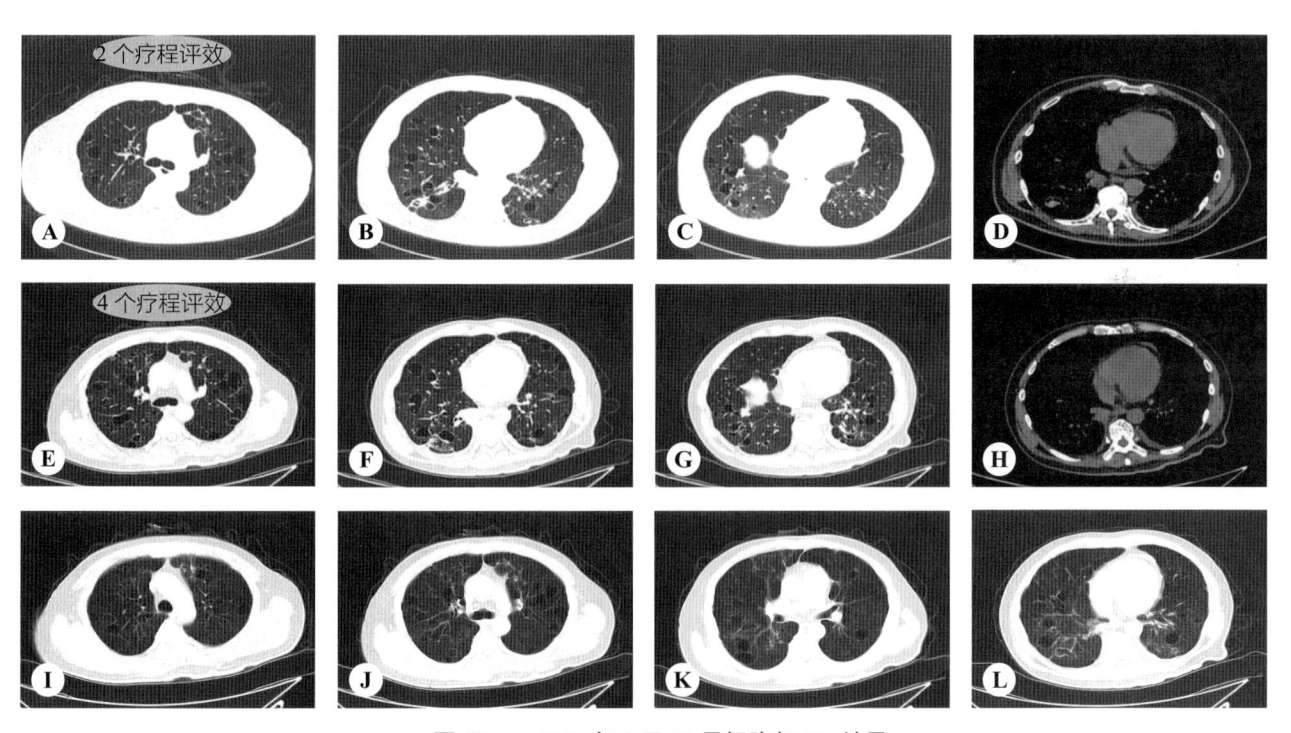

▲ 图 62-2 2021 年 2 月 19 日行胸部 CT 结果

【进一步治疗】

2021 年 3 月患者出现活动后气短，进行性加重。动脉血气分析：SO_2 为 62mmHg；肺功能检查：DLCO 为 55%，FEV_1 为 50%。胸部 CT 可见双肺多发囊泡状透亮区，部分呈纤维化改变。依照 CSCO 免疫抑制药相关不良反应专家共识，考虑免疫相关性肺毒性（CTCAE 2 级），给予甲泼尼龙琥珀酸钠

1.5～2.0mg/kg 冲击治疗 2 周后，气短明显好转，复查胸部 CT 提示纤维化改变略有改善，转为院外口服激素治疗（图 62-3）。2022 年 5 月复查胸部 CT 提示双肺囊泡状透亮区范围减少，肺功能恢复正常（图 62-4）。2022 年 7 月胸腹部 CT 可见双肺多发转移数目增多，体积增大，新发肝 S8 段片状低密度影，考虑复发（图 62-5）。患者拒绝抗肿瘤治疗，给予最佳支持治疗。随访至 2022 年 10 月患者病逝。

【诊疗心得】

患者复发晚期直肠癌，标准三线单药治疗 mOS 为 6.4～9.3 个月，更多的研究希望能提高晚期大肠癌患者生存期。免疫治疗作为继手术、化疗和放疗之后的第四种肿瘤治疗模式——肿瘤生物学治疗方法，具有广阔应用前景。在肠癌中，微卫星高度不稳定（MSI-H）型 CRC 为"热肿瘤"，对 ICI 治疗反应良好；而微卫星稳定（MSS）型 CRC 为"冷肿瘤"，对 ICI 治疗反应不佳。随着研究的不断深入，发现异常的肿瘤血管系统会诱导形成免疫抑制性肿瘤微环境，影响 ICI 的疗效；而抗血管生成治疗可将肿瘤微环境从"免疫抑制"转变为"免疫支持"，同时可与 ICI 形成免疫重编程和肿瘤血管正常化的正反馈，起到协同增效的作用。因此，患者使用 PD-1 联合呋喹替尼治疗 4 个疗程后，疗效评价 PR。但治疗期间出现免疫相关性肺毒性，此患者免疫相关性肺毒性，与既往报道不同，表现为双肺多发囊泡状透亮

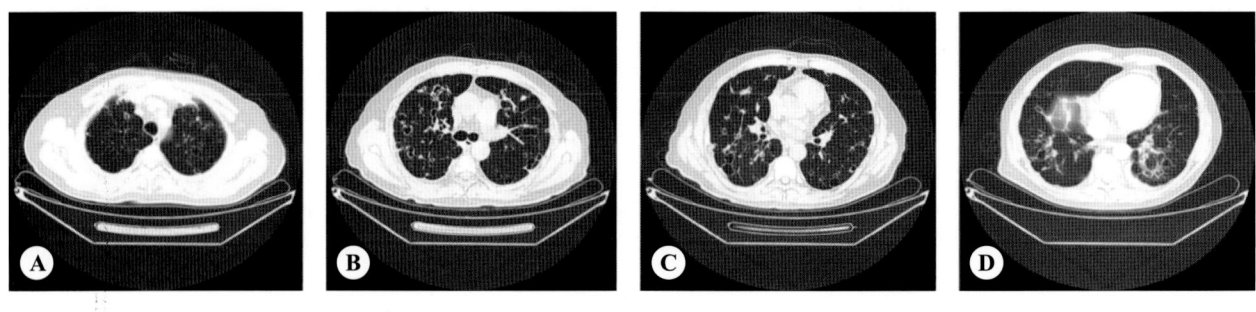

▲ 图 62-3 2022 年 3 月诊断免疫相关性肺炎（CTCAE 2 级）

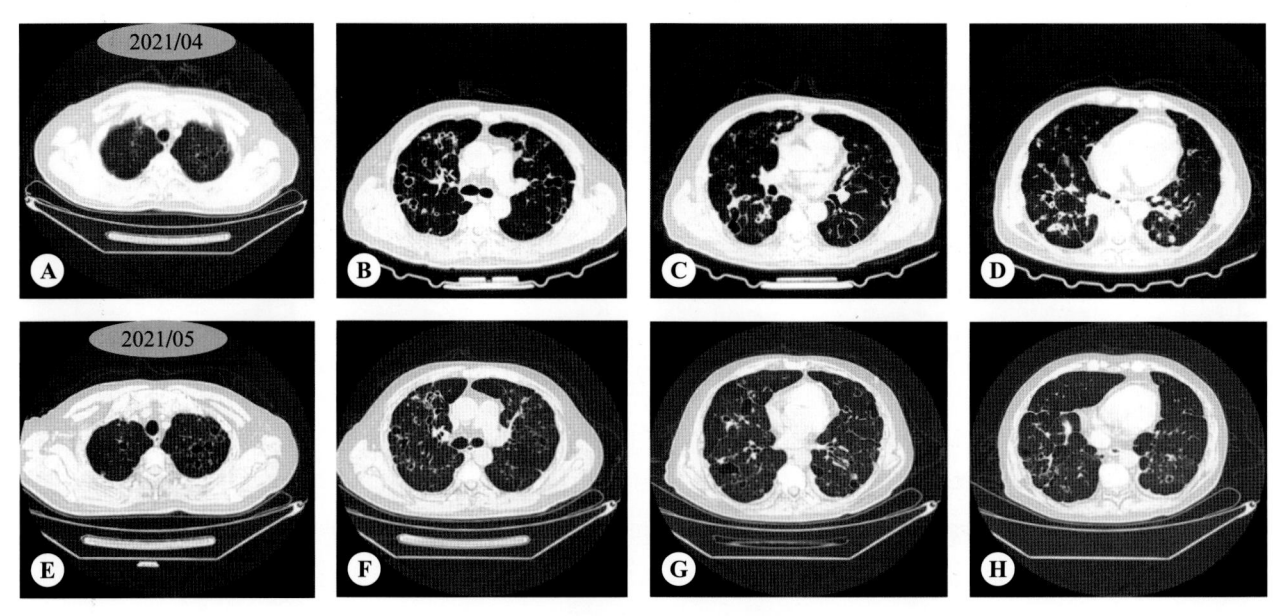

▲ 图 62-4 激素治疗期间定期复查 CT

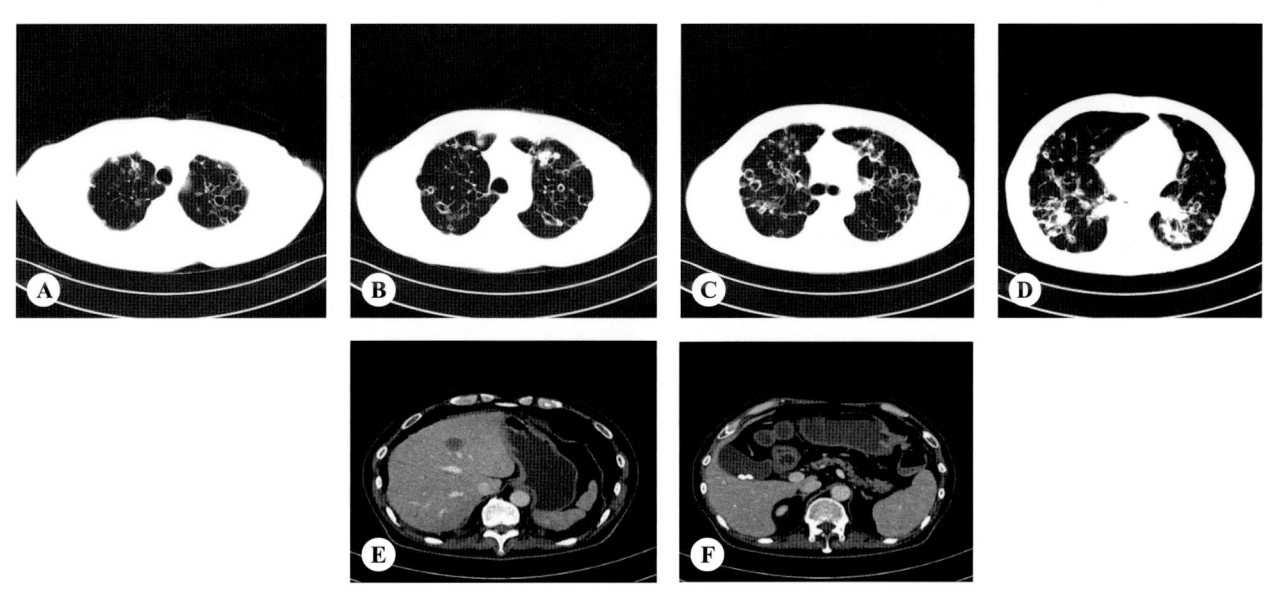

▲ 图 62-5 2022 年 7 月三线治疗后进展

区，部分呈纤维化改变，予以大剂量激素冲击治疗后症状有所缓解，但此不良反应仍影响了患者后续抗肿瘤治疗。在免疫治疗时代，我们希望能为 pMMR/MSS 型晚期 / 复发性结直肠癌患者寻找到更加理想的治疗方案，在免疫治疗时我们更要关注不良反应。

（马守成）

病例 63 MSS 型直肠癌靶免联合治疗后大疱性皮炎诊治

【病例汇报】

患者，男性，60 岁。2012 年 8 月 23 日在外院行直肠癌根治术（Dixon）+ 回肠末端造口术，术中快速病理示：直肠绒毛状腺瘤癌变（中 - 低分化腺癌），侵及全层。术后行辅助放化疗（XELOX）及回肠造口回纳术，恢复尚可。2015 年 12 月 9 日外院腹部 CT 示：直肠癌术后改变，直肠管壁增厚，考虑复发可能，但进一步肠镜示：直肠距肛门 5cm 处有一黏膜破坏灶，表面高低不平，有渗血，边界不清，管腔狭窄，考虑直肠癌复发。局部黏膜活检病理示：（直肠，活检）镜下见少量条索状平滑肌组织，纤维结缔组织及少量肠黏膜组织。2015 年 12 月 28 日外院直肠 MRI 示：直肠癌术后，吻合口后方窦道形成伴炎症可能，复发不能完全除外；2016 年 4 月 7 日外院再次复查示：直肠癌术后，吻合口部后方异常信号灶较前缩小，炎症可能，随访。因未找到肿瘤复发证据，自 2015 年 12 月以来未行任何抗肿瘤治疗。

2017 年 12 月 4 日（DFS：5 年余）因盆部胀痛不适到院查 MR 提示（图 63-1）："直肠癌术后"改变，直肠中段右侧壁穿孔伴盆腔炎（局部脓肿形成，脓肿局部累及左侧臀中肌），盆壁软组织水肿。2017 年 12 月 5 日进一步行肠镜检查示：直肠结构紊乱，直肠后壁见瘘口，瘘口外脓腔内大量粪便及脓液，予冲洗后见脓腔表面覆盖黄色脓液。肠镜病理示：腺上皮呈中 - 重度不典型增生及坏死渗出。2017 年 12 月 15 日因腹胀腹痛查 CT 提示：直肠癌术后累及周围组织，结肠扩张，考虑肠梗阻。于

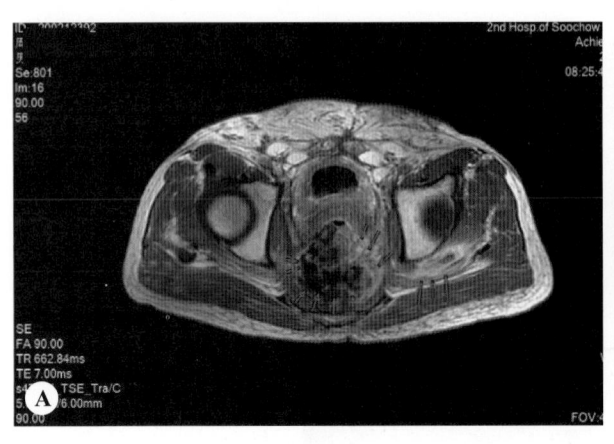

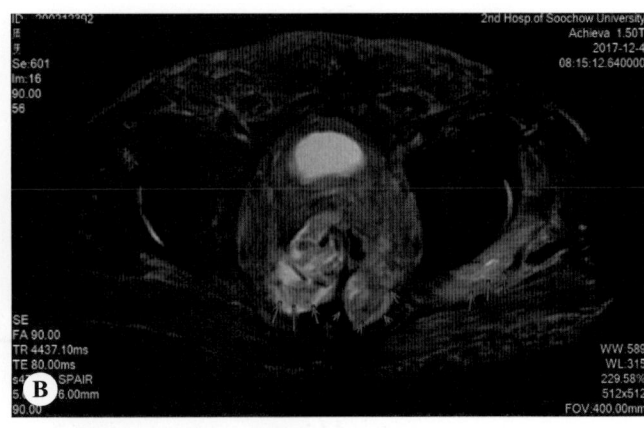

T₁WI/C/TRA　　　　　　　　　　　　　T₂WI-SPAIR

▲ 图 63-1　2017 年 12 月 4 日磁共振结果

2017 年 12 月 20 日行腹腔镜探查转开放手术，术中见小肠、乙状结肠与骶前粘连穿孔，盆腔巨大肿块无法手术切除。予行肠粘连松解术 + 小肠部分切除术 + 乙状结肠造口术，术中放置盆腔脓肿引流管。术后病理见：（盆腔组织）坏死组织中见腺癌组织，小肠、乙状结肠活检未见肿瘤组织。

【初诊印象】

患者为直肠癌术后盆腔内复发，伴有直肠瘘口形成及盆腔脓肿，2017 年 12 月的手术缓解了肠梗阻，但局部肿瘤无法切除，术后需行抗肿瘤治疗，因局部曾行放射治疗，结合目前患者的疾病状态，不适合再次放疗，抗肿瘤治疗以内科系统治疗为主。对其肿瘤组织基因检测结果显示：*KRAS* 2 号外显子 G13D 突变，*NRAS*、*BRAF*、*HER-2*、*NTRK* 基因未见突变，MSS。患者 *KRAS* 2 号外显子 G13D 突变，通常不建议使用抗 EGFR 单抗治疗，但由于患者有穿孔、瘘口及感染存在，使用贝伐单抗具有禁忌，加用靶向治疗似乎不可行。据 2010 年发表在 *JAMA* 和 2015 年发表在 *Molecular Clinical Oncology* 的两项研究显示，*KRAS* p.G13D 突变的患者在化疗的基础上加用西妥昔单抗可以有生存获益，因此与家属充分沟通后给予化疗联合西妥昔单抗治疗。

【晚期一线治疗及不良反应】

2018 年 1 月 26 日起患者开始行西妥昔单抗联合 FOLFIRI 方案化疗，截至 2019 年 8 月，共进行了 14 个疗程的化疗，期间多次复查 CT 及 MRI 提示病情评估 SD。患者盆腔脓腔外引流管每日予以生理盐水冲洗，间断有大量脓性及坏死分泌物流出。

2019 年 8 月高热，考虑盆腔脓肿引起，予以肠镜检查见近肛门乳头样增生性病灶，堆积堵塞直肠，后发现巨大瘘口，肠镜进入脓腔，反复冲洗。冲洗后患者仍有发热，热峰均高于 38℃。2019 年 8 月 21 日在 CT 引导下更换盆腔脓肿引流管，加强冲洗引流后体温恢复正常。2019 年 9 月 27 日复查 CT 及 MRI 提示盆腔肿块较前增大（图 63-2），疾病进展（PFS：20 个月）。

【晚期二线治疗及不良反应】

依据 NCCN 及 CSCO 指南，一线 FORFIRI 方案治疗失败后的二线治疗可考虑奥沙利铂联合氟尿嘧啶类药物的化疗方案，但该患者由于盆腔脓肿高热反复发作，一般情况较差，难以耐受两药联合化疗，单药氟尿嘧啶类药物预期效果较差。2019 年 ASCO 会议报道的 REGNIVO 研究则显示肠癌三线治疗药

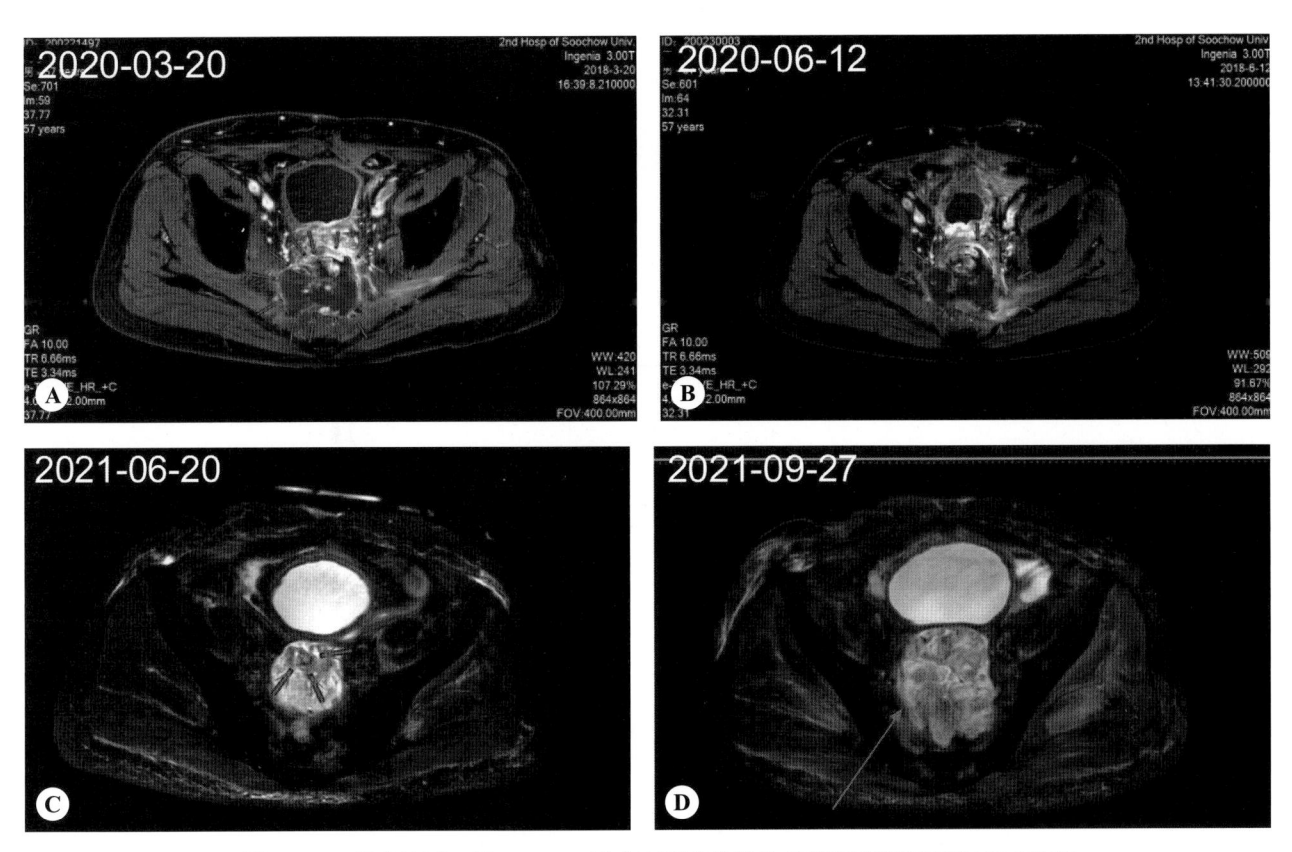

▲ 图 63-2 患者接受一线 FOFIRI 联合西妥昔单抗治疗期间定期复查的 MRI 影像

物瑞戈非尼联合纳武利尤单抗在 MSS 型肠癌中的 ORR 达 33%，PFS 为 7.9 个月，为 MSS 型肠癌患者的治疗带来了新的希望。经与患者及家属沟通后，于 2019 年 10 月 29 日起予卡瑞利珠单抗（因经济原因未使用纳武利尤单抗而采用卡瑞利珠单抗作为免疫治疗的替代）联合瑞戈非尼方案治疗，具体用药为：卡瑞利珠单抗 200mg，第 1 天 + 瑞戈非尼 80mg 口服，每天一次，每 3 周为一疗程。治疗期间给予盆腔引流管每日冲洗，间断有大量脓性及坏死分泌物流出。多次复查 CT 及 MRI 均显示病情较前缓解。2021 年 3 月（PFS 为 19 个月）患者出现全身广泛皮疹伴有表皮脱落，瘙痒明显，伴有局部多处水疱形成，病情逐渐加重，综合患者病史，考虑免疫性皮肤毒性反应，分级 G3，给予甲泼尼龙琥珀酸钠冲击治疗，卤米松局部外涂，口服依巴斯汀片等抗过敏药物，并予营养支持、输蛋白对症处理，病情皮肤状况逐渐好转（图 63-3）。患者同时出现明显的手足综合征，予停用卡瑞利珠单抗和瑞戈非尼，改盐酸安罗替尼口服抗肿瘤治疗，患者于 2021 年 6 月死亡（OS：8.8 年）。

【诊疗心得】

早期肠癌患者术后辅助治疗后的定期随访很重要，该患者于 2015 年 12 月出现肿瘤复发迹象，其后未再进一步密切随访，直至 2017 年 12 月出现盆底部疼痛不适再次就诊，错失了早期手术和其他治疗的时机。

患者疾病复发后存在盆腔脓肿无法通过手术去除，每日的冲洗引流是保证患者能够顺利接受抗肿瘤治疗的基础，但同时也是贝伐珠单抗治疗的相对禁忌证，对此类患者使用抗血管生成药物需要谨慎考量。*KRAS* 突变患者是使用抗 EGFR 单抗的负性指标，但并不是所有的 *RAS* 突变都不能使用抗 EGFR

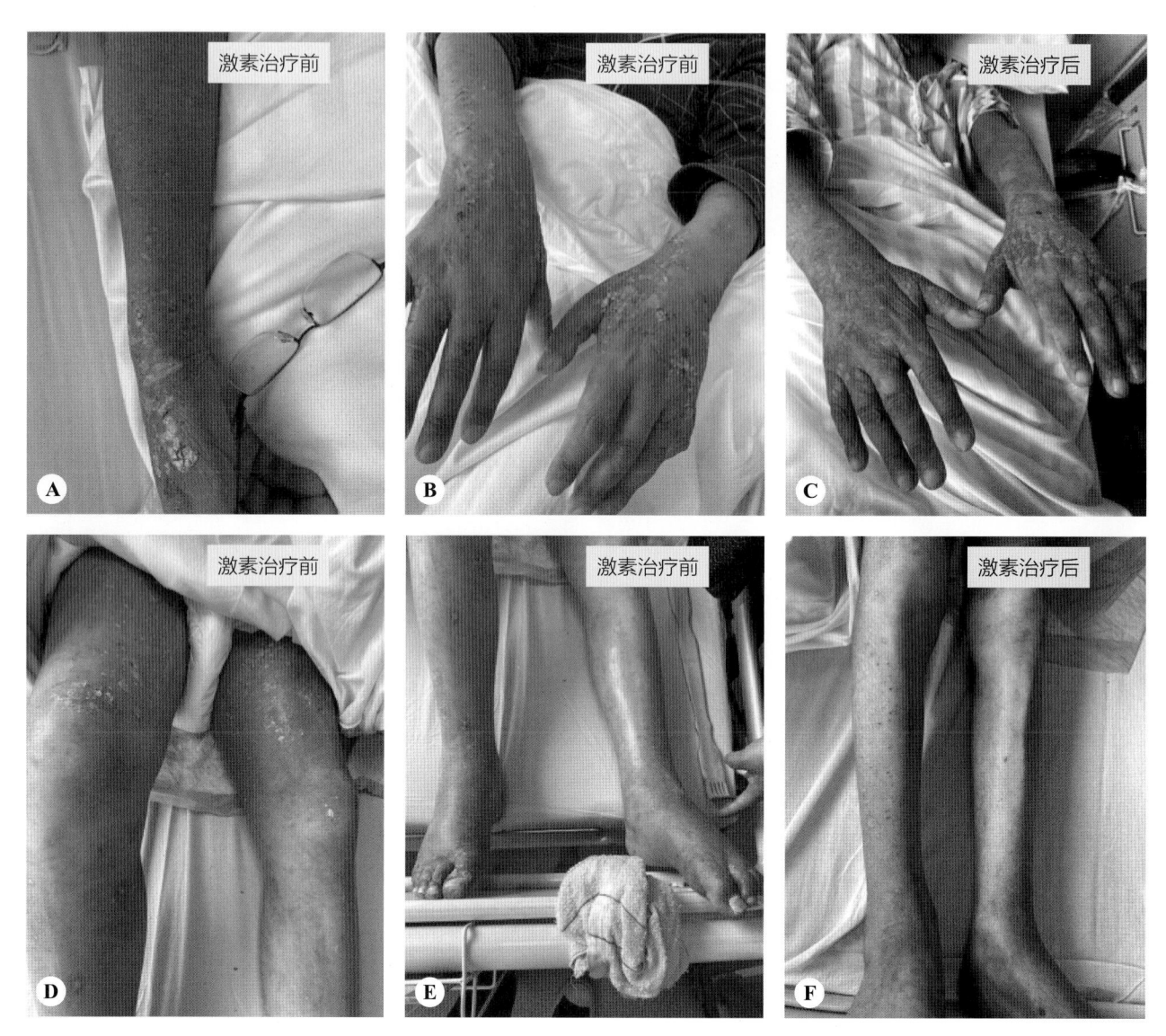

▲ 图 63-3 免疫治疗引起的皮肤不良反应及甲泼尼龙琥珀酸钠治疗后

单抗，部分 KRAS G12D 突变的患者仍然能够从抗 EGFR 单抗中获益，该患者两药联合西妥昔单抗获得了 20 个月 PFS。

免疫检查点抑制药的不良反应是使用免疫治疗中需要特别关注的问题，免疫相关性皮肤不良反应是 PD-1 抑制药最常见的不良反应，但通常为Ⅰ～Ⅱ级，Ⅲ～Ⅳ级的发生率<10%。皮肤不良反应发生的时间通常在治疗的初期，但也可能延迟至治疗后数月。该患者在治疗后 19 个月才出现皮肤不良反应，主要表现为超过全身体表面积 30% 的水疱、斑丘疹及瘙痒灼痛，因此分级为Ⅲ级。免疫治疗相关皮肤不良反应的处理以激素治疗为主，Ⅲ级皮肤不良反应可使用甲泼尼龙 1～2mg/（kg·d），该患者给予甲泼尼龙琥珀酸钠 100mg/d 治疗后皮肤不良反应明显好转。由于患者的Ⅲ级皮肤不良反应可归为大疱性皮炎，因此建议永久停用免疫治疗。对其他类型的Ⅲ级不良反应还是可以考虑再次使用免疫治疗。

（张玉松）

病例 64　晚期结肠癌抗血管联合免疫治疗后继发垂体功能不全诊治

【病例汇报】

患者，男性，68 岁。于 2015 年 3 月 19 日行乙状结肠癌根治术，术后病理示：（乙状结肠）隆起型腺癌，分化Ⅲ级，癌组织浸润至肠壁浆膜层，脉管（+），切缘（-），淋巴结 2/16，另见癌结节 2 枚；免疫组化示：EGFR（±）、Ki-67（70%+）、ERCC-1（20%+）。术后 2015 年 4 月至 8 月行 XELOX 方案化疗 6 个疗程，后定期复查。2017 年 7 月复查胸部 CT 提示肺部磨玻璃影结节，考虑肺转移。行卡培他滨单药化疗 1 个疗程。2018 年 8 月外院行腹腔镜下左上肺楔形切除术，术后病理示：腺癌，伴坏死，脉管（+），符合肠癌转移；免疫组化示：HER2（30%+），Ki-67（70%+）、MLH1（+）、MSH3（+）、MSH6（+）、PMS2（+）、PD-1（-）、PD-L1[肿瘤（-）、间质（-）]、PD-L1[肿瘤（2%+）、间质（-）]。基因检测示：*NRAS* 第 3 外显子点突变，*KRAS*、*BRAF*、*PIK3CA* 未见突变。术后定期随访。2019 年 5 月 10 日 PET/CT 复查提示新增左上肺叶区转移灶，病情进展。2019 年 5 月至 10 月行奥沙利铂+卡培他滨方案化疗 6 个疗程，后进展，2019 年 11 月至 2020 年 3 月 14 日行贝伐珠单抗+FOLFIRI 方案化疗 8 个疗程。疾病史：有高血压病史 30 余年，2 型糖尿病病史 20 余年。否认家族史。基线查体：ECOG 1 分，浅表淋巴结（-），心肺腹无殊，双下肢不肿。

【初诊印象及诊断依据】

2020 年 4 月 17 日应用呋喹替尼联合信迪利单抗治疗。2020 年 4 月 30 日至 9 月 24 日应用呋喹替尼 5mg，每天一次口服，联合信迪利单抗 200mg，第 3 周一次，静脉滴注治疗，2020 年 10 月 13 日患者出现恶心、间断性发热、食欲缺乏、乏力、腹泻等症状，2020 年 11 月 9 日收住入院。患者入院后乏力、食欲缺乏明显，伴恶心、腹泻，后完善影像学检查及消化内镜检查，未发现相关器质性疾病。头颅磁共振检查排除颅内转移可能（图 64-1）。经对症支持治疗后患者乏力、食欲缺乏、恶心症状无好转，故不能排除免疫检查点抑制药所致的内分泌功能紊乱，因此安排相关生化检查进一步明确。2020 年 11 月 10 日激素水平的相关结果见表 64-1。

患者入组后每个疗程 PD-1 给药前进行甲状腺功能监测，2020 年 6 月 9 日患者出现 TSH 升高 4.45μU/ml（正常为 0.27～4.2μU/ml），T_3、T_4 均正常；2020 年 10 月 13 日复测甲状腺功能提示 TSH 0.07μU/ml↓，T_3、T_4 均正常。在停用 PD-1 单抗后甲状腺功能恢复正常。2021 年 4 月 20 日患者再次出现甲状腺功能异常，TSH 为 57.8μU/ml↑，FT_3 为 1.4pg/ml↓，TT_3 为 0.54ng/ml↓，FT_4 为 0.4ng/ml↓，TT_4 为 3.56μg/dl↓。

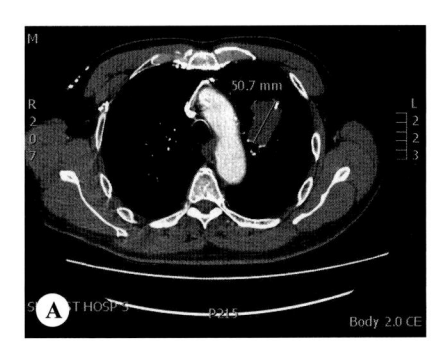

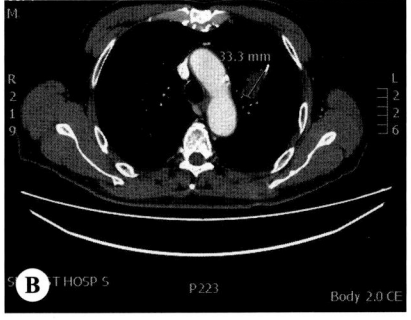

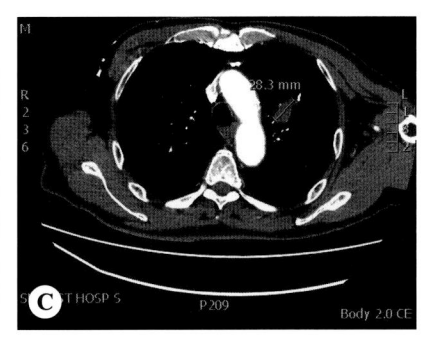

▲ 图 64-1　患者用药期间影像学检查
A. 2020 年 4 月 28 日基线影像；B. 2020 年 10 月 13 日停用 PD-1 前；C. 2021 年 2 月 18 日随访影像

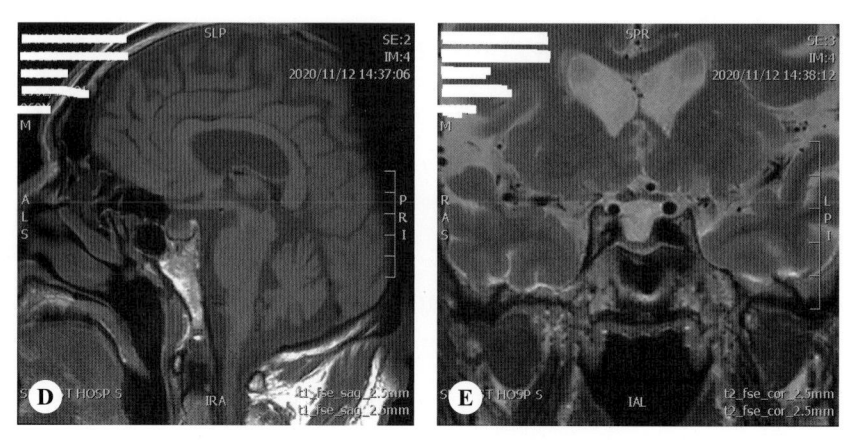

▲ 图 64-1（续） 患者用药期间影像学检查
D 和 E. 2020 年 11 月 12 日垂体磁共振影像

表 64-1 2020 年 11 月 10 日相关激素水平结果

		8:00am	4:00pm	0:00am
血清促肾上腺皮质激素（ACTH）		1.1 ↓	1.0 ↓	1.0 ↓（pmol/L）
皮质醇		6.5 ↓	4.9 ↓	5.5 ↓（nmol/L）
24h 尿皮质醇（游离皮质醇）		<0μg/24h ↓（正常范围：30~350μg/24h）		
尿 17- 羟皮质类固醇		<1.0mg/24h ↓（正常范围：2~10mg/24h）		
尿 17- 酮类固醇		<2.0mg/24h ↓（正常范围：6~25mg/24h）		
性激素水平	促黄体生成素（LH）	0.6mU/ml ↓（正常范围：1.7~8.6mU/ml）		
	垂体泌乳素（PRL）	2.1ng/ml ↓（正常范围：4.04~15.2ng/ml）		
	睾酮、孕酮、雌二醇、促卵泡生成素	正常		

予以左甲状腺素替代治疗后，逐步恢复正常。

患者 ACTH、皮质醇、尿皮质醇明显降低，节律消失；性腺轴中 LH、PRL 降低；甲状腺轴中 TSH 降低，替代治疗后好转。后请内分泌科会诊，诊断继发性垂体功能低下，停用 PD-1 单抗，予泼尼松 7.5mg 每日一次口服，后患者症状缓解，2 周后复查，ACTH、皮质醇水平较前升高，甲状腺功能逐步恢复正常。后续治疗予呋喹替尼维持。

【诊疗小结】

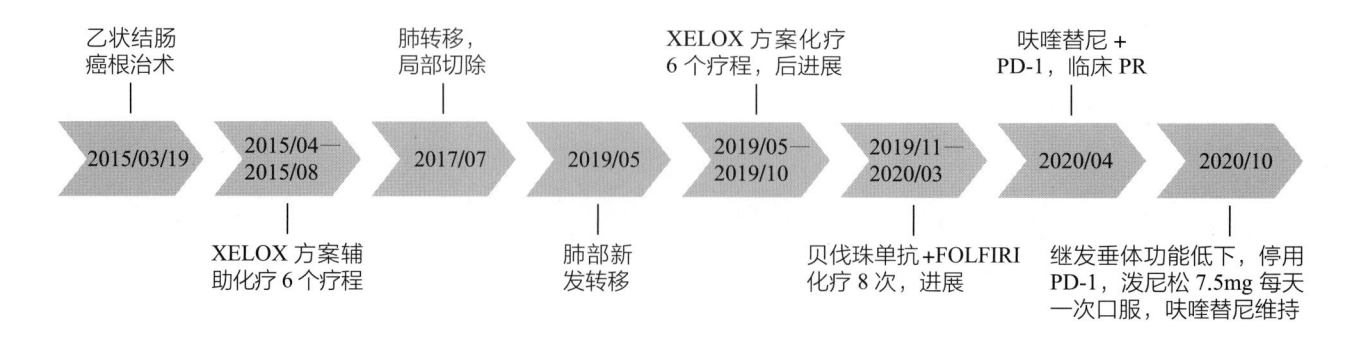

2015/03/19	2015/04—2015/08	2017/07	2019/05	2019/05—2019/10	2019/11—2020/03	2020/04	2020/10
乙状结肠癌根治术		肺转移，局部切除		XELOX 方案化疗 6 个疗程，后进展		呋喹替尼 + PD-1，临床 PR	
	XELOX 方案辅助化疗 6 个疗程		肺部新发转移		贝伐珠单抗 +FOLFIRI 化疗 8 次，进展		继发垂体功能低下，停用 PD-1，泼尼松 7.5mg 每天一次口服，呋喹替尼维持

【诊疗心得】

pMMR 晚期结肠与 dMMR/MSI-H 结直肠癌患者不同，尚不能从单药免疫检查抑制药治疗中获益。抗血管生成治疗与免疫检查点抑制药存在协同增效作用，近年来，包括 REGONIVO、"可乐"组合、"双艾"方案、REGOTORI 等，均不同程度证明抗血管生成药物联合 PD-1 单抗在 pMMR/MSS 结直肠癌中的初步疗效。该患者应用呋喹替尼联合 PD-1 单抗显示出了良好的疗效，肿瘤退缩明显。然而，用药半年后患者出现了较为明显的乏力、食欲缺乏症状，临床相关生化检查提示垂体–肾上腺轴、垂体–性腺轴、垂体–甲状腺轴均有功能低下，垂体磁共振排除原发性垂体占位性病变所致的功能低下，最终考虑为免疫相关性垂体功能低下，在停用 PD-1 单抗，积极进行激素替代治疗后复查激素水平好转。不过，患者在停用 PD-1 单抗半年后，口服呋喹替尼过程中再次出现 TSH 升高，T_3、T_4 水平降低。因患者出现垂体–甲状腺轴功能异常，经停用 PD-1 并左甲状腺素替代治疗后，患者甲状腺功能恢复正常。因此，后续出现甲状腺功能减退判断与呋喹替尼有关。总之，抗血管生成联合免疫检查点抑制药的治疗模式，为 pMMR/MSS 结直肠癌患者治疗带来一定希望。不过，在应用免疫检查点抑制药过程中，需注意监测免疫相关不良反应，依据免疫检查点抑制药不良反应管理指南，做好患者宣教，做到自我监测、全程管理、早期预防、全面评估、积极治疗，减少免疫治疗相关不良作用。

（薛俊丽）

病例 65 晚期恶性肿瘤免疫治疗进展合并免疫性肝炎的诊治

【病例汇报】

患者，女性，62岁。2021年9月因右下腹胀痛2年余伴加重1月余就诊我院大肠外科。2021年10月7日在全麻下行"阑尾恶性肿瘤根治＋盆腔转移瘤切除术"。术后病理（图 65-1）：（阑尾）黏液腺癌，部分低分化腺癌；巨检肿瘤穿孔：阳性；浸润深度：浆膜；淋巴–血管、神经侵犯：阳性。区域淋巴结：14 枚中有 2 枚阳性。（腹膜肿物）增生纤维组织中见黏液腺癌。pTNM（AJCC 第 8 版）：$pT_4N_1M_1$。MLH1 存在，PMS2 存在，MSH2 缺失，MSH6 缺失（dMMR）。

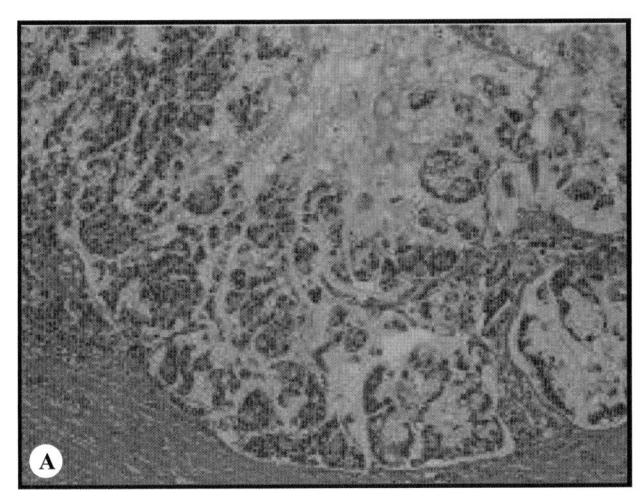

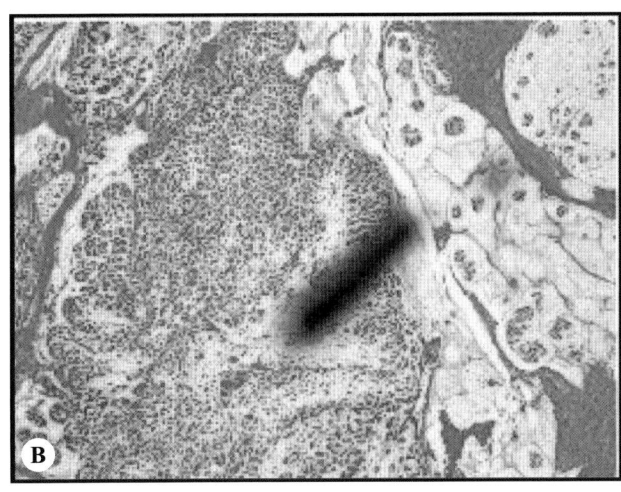

▲ 图 65-1 术后病理结果

术后 2021 年 10 月 29 日复查腹部 CT 及盆腔 MRI（图 65-2 和图 65-3）：阑尾黏液腺癌腹腔镜探查＋腹部盆腔病损切除术后改变，腹盆腔渗出积液，系膜网膜浑浊，较前 2021 年 10 月 13 日积液稍增多。肝包膜旁多发斑片状影，盆腔结节，网膜及腹膜结节，结合病史，考虑转移。

2021 年 11 月 1 日，患者开始行帕博利珠单抗 200mg 免疫治疗，并顺利完成第 2、3 个疗程的治疗。在第 3 个疗程完成后，患者开始出现全身及巩膜黄染，2022 年 1 月 5 日至外院行进一步治疗。复查肝脏 MRI 增强提示：肝 Ⅱ、Ⅲ 段切除术后改变，肝周腹膜及左侧腹膜多发结节、肿块，考虑转移，腹水，较前进展。肝肾功能检验提示：总胆红素为 287.8μmol/L↑、直接胆红素为 193.1μmol/L↑、间接胆红素为 94.7μmol/L↑、谷丙转氨酶为 91U/L↑、谷草转氨酶为 141U/L↑、肌酐 88.0 为 μmol/L↑；肝炎标志物阴性。给予退黄护肝等对症治疗后胆红素仍进行性升高。2022 年 1 月 11 日入肿瘤内科，复查 CT：腹膜广泛播散转移瘤，以左侧卵巢、肝周腹膜、盆腔大网膜及道格拉斯窝腹膜为著，伴大量腹水，较前片 2021 年 10 月 29 日进展（图 65-4）。

综合患者既往治疗情况，考虑为免疫性肝炎，2022 年 1 月 12 日予甲泼尼龙琥珀酸钠 40mg/d 治疗 3 天后，胆红素仍有上升趋势，2022 年 1 月 14 日改为甲泼尼龙琥珀酸钠 80mg/d 治疗，2022 年 1 月 15

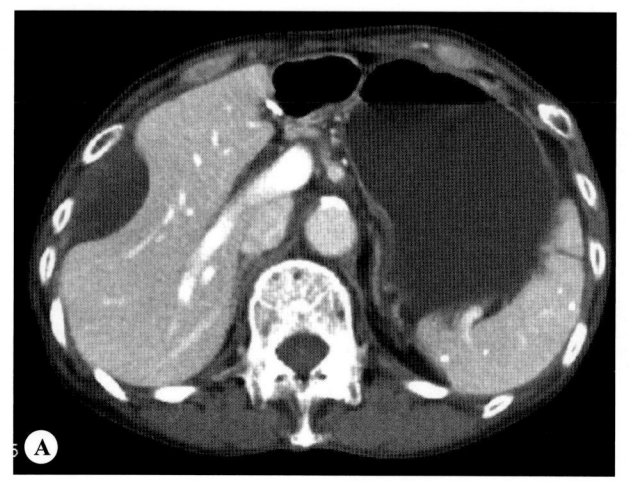

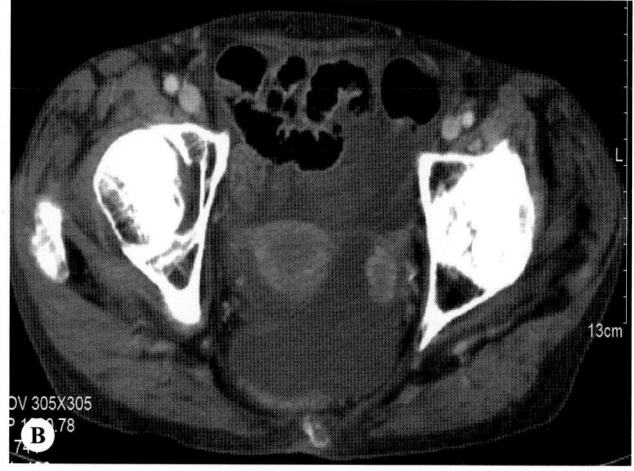

▲ 图 65-2 全腹部增强 CT（2021 年 10 月）提示网膜、腹膜、盆腔结节，考虑转移

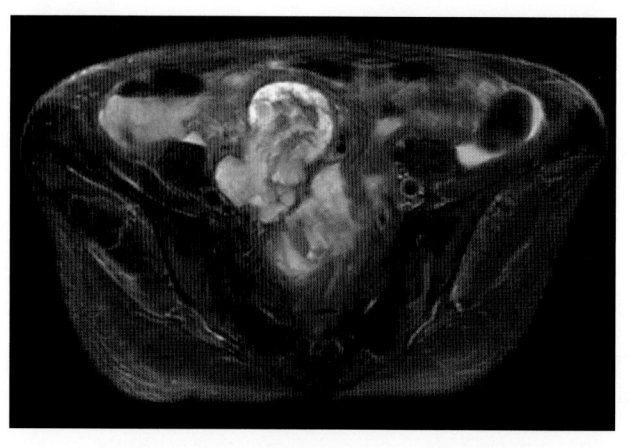

▲ 图 65-3 盆腔增强 MRI（2021 年 10 月）提示盆腔结节，考虑转移

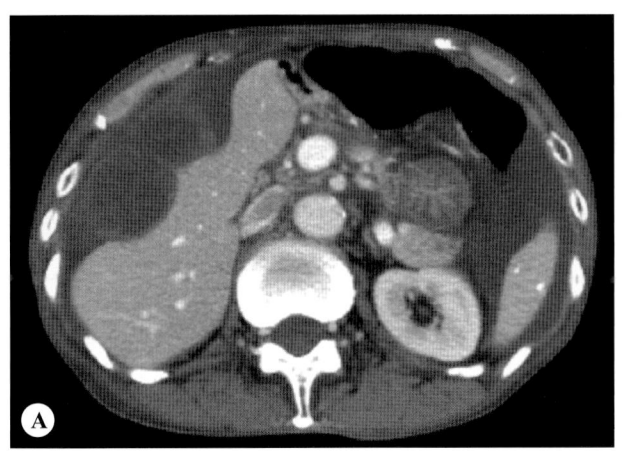

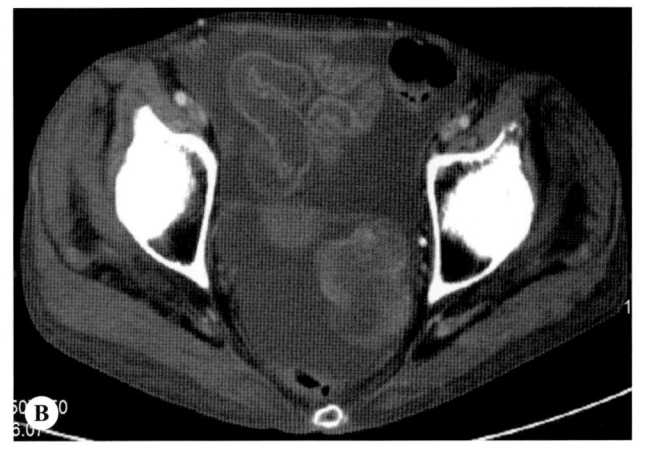

▲ 图 65-4 腹腔增强 CT（2022 年 1 月）提示：腹膜广泛播散转移瘤，以左侧卵巢、肝周腹膜、盆腔大网膜及道格拉斯窝腹膜为著，伴大量腹水，较前片（2021 年 10 月 29 日）进展

日加用丙种球蛋白、麦考酚酯治疗。2022 年 1 月 17 日胆红素略有下降，但 2022 年 1 月 20 日复查肝功能，总胆红素再次升高为 343.5μmol/L ↑，遂至浙江大学医学院附属第一医院肝病科就诊，行人工肝治疗。后续电话随访，患者于 2 月初过世。既往史：患系统性红斑狼疮、慢性肾炎 23 年余，糖尿病 27 年，甲状腺功能减退数年。

【诊疗心得】

该病例为晚期恶性肿瘤患者，接受 3 个疗程的帕博利珠单抗免疫治疗后出现疾病进展，同时伴有免疫相关肝毒性。免疫相关肝毒性是免疫治疗中潜在的严重并发症之一，可发生于首次用药后任意时间，最常出现在首次用药后 8～12 周。抗肿瘤免疫治疗后出现肝功能异常的原因很多，需明确诊断。常用的检查手段包括病毒血清学检测、影像学检查及肝活检等。在抗肿瘤免疫治疗过程中发现肝功能异常，需要排查其他药物、疾病本身及相关基础疾病等引起的肝损伤，快速判定免疫相关肝炎并治疗。但是该患者由于早期没有立即识别免疫性肝炎并予以激素等治疗，后续激素及丙种球蛋白等治疗效果较差。鉴于此，在临床抗肿瘤免疫治疗过程中如发现对症处理无效的肝功能异常，要及时鉴别是否为抗肿瘤免疫治疗的不良反应，并予以及时处理。若无法排除免疫相关肝炎，在无禁忌证的情况下，也可与患方商议后经验性治疗。

（袁 瑛）

病例 66　免疫检查点抑制药相关性心肌炎、肺炎、肝炎并重症肌无力的诊治

【病例汇报】

患者，女性，57 岁。2021 年 4 月因腹痛 3 周于外院行结肠镜检查，活检病理示：黏膜内癌。基线查体：双侧锁骨上区可触及肿大淋巴结，肛门指检未及结节肿物。家族史无特殊。

2021 年 4 月 13 日 PET/CT 示：结肠脾曲癌；肠旁淋巴结代谢稍活跃，考虑转移；腹膜后腹主动脉旁、左侧髂总动脉 - 髂内外动脉旁及上纵隔、双侧锁骨上多发淋巴结转移；肝多发转移瘤；第 1～3 胸椎骨转移（图 66-1）。

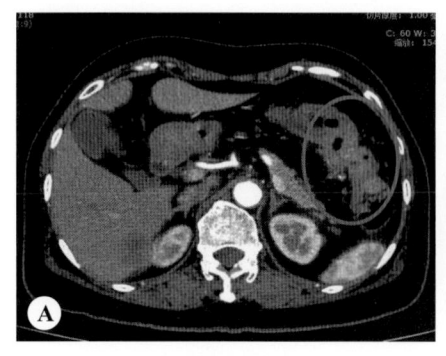

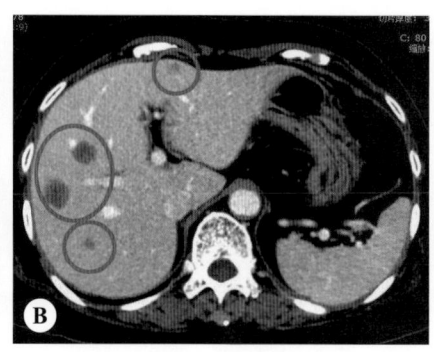

| 结肠脾曲原发灶 | 肝多发转移瘤 | 第 1~3 胸椎骨转移 |

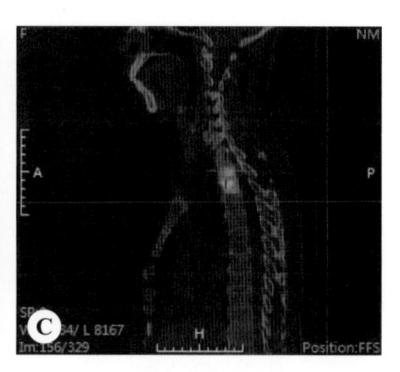

▲ 图 66-1　初始肿瘤范围

2021 年 4 月 19 日行腹腔镜下左半结肠切除术，术后病理：中分化腺癌，局部突破浆膜层（T_{4a}），脉管内见癌栓，神经束见癌浸润，淋巴结 22 枚有 16 枚见癌转移，另见癌结节 1 枚；MLH1（＋）、MSH2（＋）、MSH6（＋）、PMS2（＋）。基因检测：*KRAS*，*NRAS* 和 *BRAF* 野生型。

2021 年 5 月 22 日至 7 月 23 日，患者于外院接受了贝伐珠单抗 +FOLFOX 方案化疗 5 个疗程，第 4 和第 5 个疗程化疗联用 PD-1 抗体。2021 年 8 月 1 日，患者在家中出现胸闷、气促、不能平卧，当地医院急诊 CT 示：支气管炎伴双下肺感染、心影增大，伴心包积液。高敏肌钙蛋白（HsTnI）、肌酸激酶同工酶（CKMB）和谷草转氨酶（AST）显著升高，考虑免疫治疗相关不良反应。8 月 5 日转入我院 ICU。

【初诊印象】

患者为中老年女性，结肠脾曲腺癌全身多发转移（MSS，*RAS* 和 *BRAF* 野生型），无完整切除可能，一般采用靶向药物和化疗药物为主的姑息治疗策略。目前接受了 PD-1 抗体治疗后，出现了严重的不良反应，考虑以大剂量激素冲击，联合丙球和免疫抑制药进行抢救。

【抢救治疗】

2021 年 8 月 5 日入院情况：意识不清；全身皮肤湿冷，四肢发绀；瞳孔对光反射迟钝；点头样呼吸，25~27 次 / 分。血压 121/60mmHg，心率 120 次 / 分。听诊心律齐，双肺呼吸音减弱。实验室指标：血红蛋白 115g/L，白细胞 7.87×10⁹/L，血小板 123×10⁹/L，B- 型脑尿钠肽 125.2pg/ml，HsTnI 为 4.722ng/ml，CK-MB 为 171.86U/L，谷丙转氨酶（ALT）为 155.89U/L，AST 为 506.37U/L，pH=6.99，氧分压（PO_2）为 225mmHg，二氧化碳分压（PCO_2）124mmHg。心电图结果示：①窦性心动过速；② T 波改变；③胸导联低电压；④ QTc 延长。心脏彩超结果示：左室舒张功能欠佳，左室收缩功能尚可，左室射血分数：57%。床边胸部 X 线片提示双肺炎症，心影增大，心胸比＞0.5（图 66-2）。

多学科会诊（肿瘤内科、心血管内科、内分泌科）后，考虑患者既往无心血管、内分泌及自身免疫性疾病，此次发病于免疫治疗后 1 周余，诊断考虑免疫检查点抑制药（ICI）相关心肌炎、心包炎、肺炎及肝损伤。免疫球蛋白 5g，每天两次，第 1~10 天。注射用甲泼尼龙琥珀酸钠，250mg 每 6 小时一次，第 1~3 天；250mg 每 12 小时一次，第 4~8 天；250mg 每天一次，第 8 天；120mg 每天一次，第 9 天；60mg 每天一次，第 10~13 天；40mg 每天一次，第 14~15 天；20mg 每天一次，第 16~18 天。甲泼尼龙片 20mg，每天一次维持口服。治疗期间复查 CK、CK-MB、MYO、HnTNI 均有不同程度下降（图 66-3）后症状好转出院。

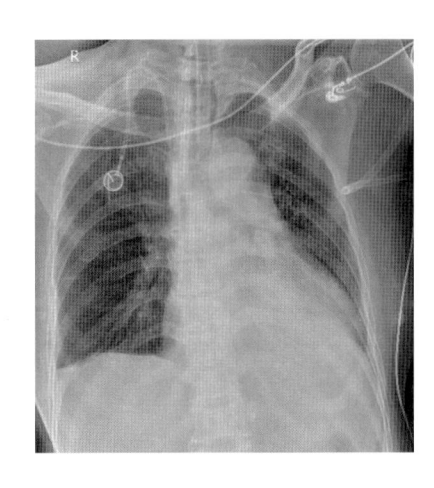

图 66-2　床边胸部 X 线片提示心影增大

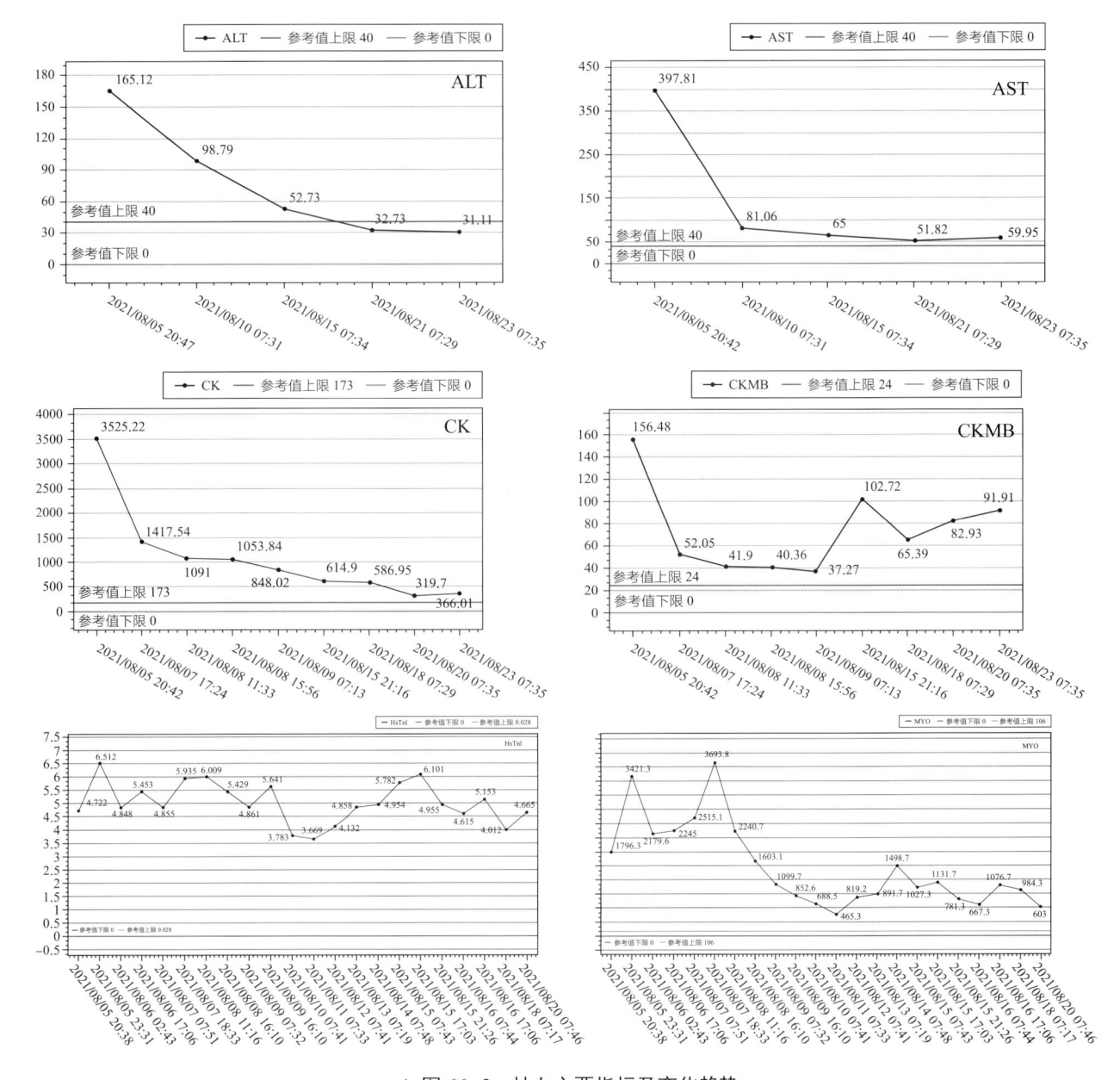

图 66-3　抽血主要指标及变化趋势

【后续抗肿瘤治疗】

2021 年 11 月 12 日 PET/CT：全身多发淋巴结部分较前增大、增多；肝多发转移瘤较前增多；全身多发骨转移较前明显增多；右肺多发结节影，较前增多，考虑肿瘤进展。遂行西妥昔单抗 +FOLFOXIRI 方案 1～4 个疗程，后出现奥沙利铂过敏。2022 年 2 月 13 日行西妥昔单抗 +FOLFIRI 方案姑息化疗 1 个疗程。因患者诉颈项部疼痛加剧，癌胚抗原（CEA）较前升高，2022 年 2 月 16 日复查胸腹盆 CT 示：肝脏多发转移瘤较前变化不大，腹膜后、纵隔稍大淋巴结较前缩小、减少。2022 年 3 月 2 日、3 月 19 日改行贝伐珠单抗 +FOLFIRI 方案姑息化疗 2 个疗程，过程顺利，未出现化疗相关不良反应。后患者自行放弃抗肿瘤治疗。

【诊疗小结】

【诊疗心得】

近年来，免疫检查点抑制药（ICI）应用越来越多，在给患者带来获益的同时，免疫相关不良反应（irAE）也逐渐显现。irAE 多为轻度，主要见于皮肤、胃肠道、内分泌系统、呼吸系统、神经系统、肌肉关节等，并且多为可逆性。致命性 irAE，如神经系统病变（发生率为 3.8%，3～4 级 irAE 发生率更低，<1%）和心肌炎（发生率为 0.1%～0.2%，死亡率为 20%～50%）。本病例发病于首次免疫治疗后第 26 天，考虑心肌炎、肺炎和肝炎与免疫治疗相关。早期、足量、足疗程使用甲泼尼龙琥珀酸钠冲击治疗，500～1000mg/d，持续 3～5 天，能有效抑制免疫应答、减少过度炎症反应。ICI 是一把双刃剑，它给患者带来临床获益的同时，潜在的 irAE 风险也不容忽视。我们在使用 ICI 时要保持敬畏之心，时刻警惕多系统损伤 irAE 的发生，做到早期识别，及时救治，多学科之间密切合作，谨慎制订治疗策略，定能让 ICI 更好地造福肿瘤患者。

（肖　健）

病例 67　Lynch 综合征相关性子宫内膜癌免疫治疗后多系统免疫不良反应

【病例汇报】

1. **第一原发肿瘤**　患者，女性，50 岁。2020 年 7 月因其子诊断为肠癌行 Lynch 综合征肿瘤家族性基因突变位点检测示：检测出与先证者相同的突变 [*MLH1*:NM-0002493:C>T（pR487*）]。遂于 2020 年 10 月 20 日在我院行结肠镜 + 息肉切除术（图 67-1），病理示：（横结肠息肉）中低分化腺癌，部分印戒细胞癌。未遵嘱行子宫内膜癌筛查，无特殊不适，查体（-）。家族史：一子肠癌，姐姐鼻咽癌，母亲肠癌，一表姐子宫内膜癌。

A	B	C
阑尾开口	升结肠息肉	横结肠侧向发育型息肉
D	E	F
横结肠侧向发育型息肉活检后	降结肠	直肠息肉

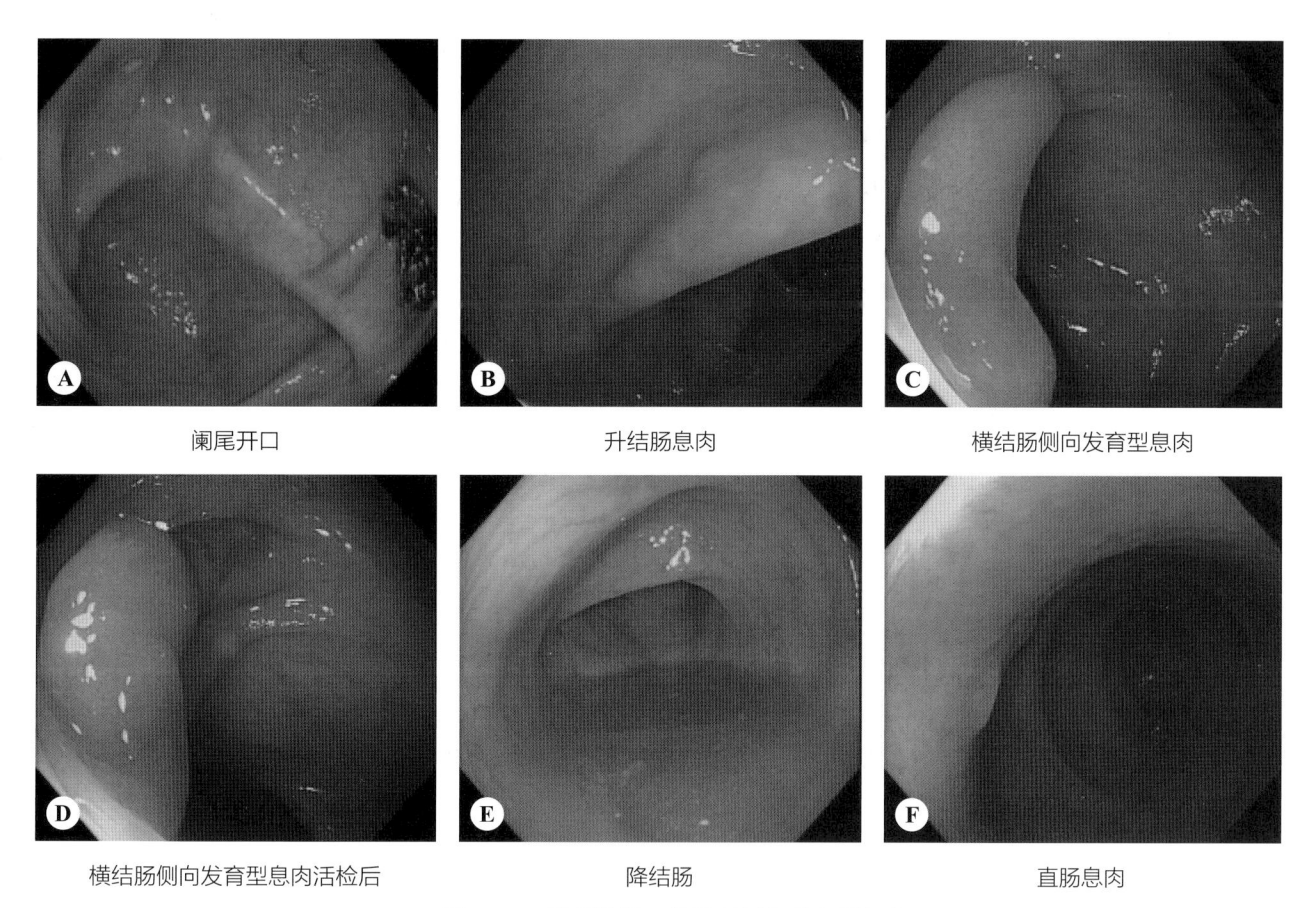

▲ 图 67-1 结肠镜提示横结肠侧向发育型息肉

2020 年 12 月 23 日在结直肠科行腹腔镜下右半结肠切除术，术后病理示：pT₁N₀M₀ 期，术后定期复查。

2. 第二原发肿瘤 2021 年 2 月，患者无明显诱因出现绝经后阴道点滴出血，量少，呈暗褐色，淋漓不净。2021 年 6 月 21 日 CA125：93.0ng/ml，CA19-9：84.4U/ml，阴道 B 超提示可疑子宫内膜癌。遂于 2021 年 7 月在全麻下行宫腔镜检查 + 诊刮术，病理示：子宫内膜样腺癌。同期胸腹盆 CT 示：①子宫内膜癌；②右侧髂血管旁淋巴结，性质待定，建议随诊；③盆底少量积液；④左肺上叶尖后段磨玻璃结节，性质待定，建议随诊；⑤腹膜后多个淋巴结，性质待定，建议随诊复查（图 67-2）。

2021 年 8 月 12 日在妇科全麻下行"全子宫双附件切除术 + 双盆腔淋巴结清扫术 + 双腹主动脉旁淋巴结清扫术"，术后病理示：子宫内膜癌Ⅲ C2 期，dMMR。2021 年 9 月 1 日至 9 月 22 日予以辅助 TC 方案（紫杉醇 135～175mg/m² + 卡铂 AUC5-6）方案化疗 2 个疗程，出现Ⅲ度白细胞下降，Ⅲ度血小板下降，Ⅲ级胃肠道反应，疲乏。

【免疫辅助治疗及不良反应】

患者为局部进展期子宫内膜癌，按照标准的辅助治疗无法耐受，鉴于患者为 Lynch 综合征，子宫内膜癌分子分型为 dMMR。Keynote-158 研究显示，帕博利珠单抗单药在 dMMR 转移性子宫内膜癌患者中显示出强大而持久的抗肿瘤活性，有效延长无进展生存期及总生存率。虽然辅助性免疫治疗暂无数据，但患者分期晚，而且不能耐受标准化疗，可考虑尝试辅助免疫治疗。充分知情同意后于 2021 年

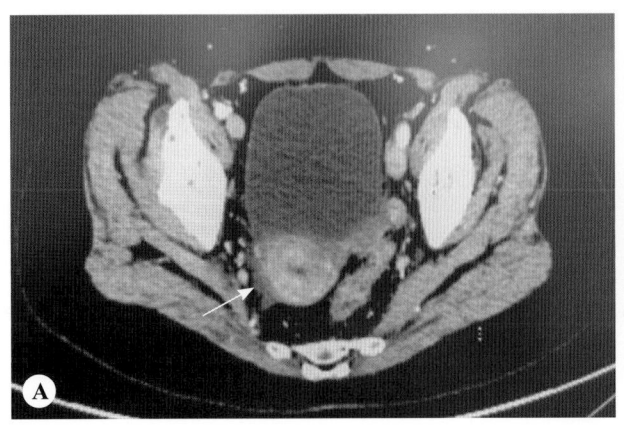

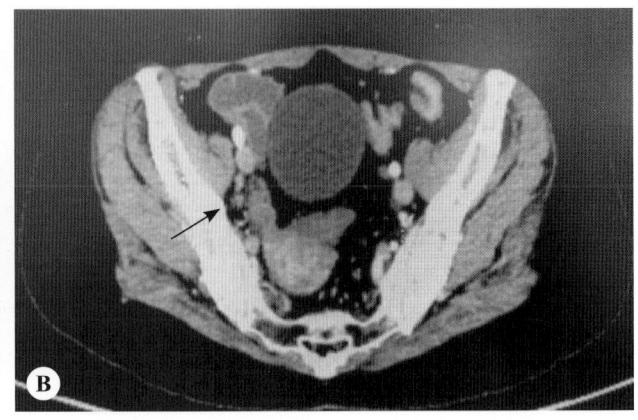

▲ 图 67-2　CT 提示子宫内膜增厚，右侧髂血管旁淋巴结肿大

10 月 21 日至 11 月 12 日，予帕博利珠单抗 200mg 免疫治疗 2 个疗程。

2021 年 11 月中旬后患者反复出现发热、咳嗽、少痰，抽血提示白细胞升高 $10.76×10^9$/L，复查 CT 提示：双肺胸膜下多发条索、网格状影，下叶为著，考虑炎性病变较前增多；余未见明显复发转移征象，考虑肺部感染可能，予莫西沙星口服抗感染，甘草合剂等对症治疗后好转。2021 年 11 月下旬起患者诉肌肉酸痛、疲乏、双下肢无力、稍有活动后气紧，抽血提示谷草转氨酶：188.9U/L，肌酸激酶：2964U/L，乳酸脱氢酶：546U/L，谷丙转氨酶：108.3U/L，α- 羟丁酸脱氢酶：397U/L，心型脂肪酸结合蛋白：55.50ng/ml，缺血修饰白蛋白：88.01U/ml，超敏肌钙蛋白 1：0.028ng/ml，肌红蛋白：> 1200.00ng/ml。2021 年 12 月 2 日复查胸部 X 线片：双下肺模糊斑片影，考虑炎症。结合病史，考虑免疫相关性肌炎、免疫相关性肺炎、免疫相关性肝功能损害及免疫相关性亚临床心肌炎等多系统损害，遂停用后续 PD-1 抗体治疗，予甲泼尼龙琥珀酸钠 60mg 持续 3 天后转为 40mg，免疫抑制治疗后好转出院，激素减量后患者 CK、ALT 及 AST 复升，双下肢乏力持续，出现视物模糊，再次入院予对症处理后好转出院。现院外逐渐减量甲泼尼龙片。

【诊疗小结】

第一原发肿瘤	第二原发肿瘤	辅助化疗	免疫辅助治疗
2020/12/23 腹腔镜下右半结肠切除术，术后病理示：$pT_1N_0M_0$ 期	2021/08/12 全子宫双附件切除术 + 双盆腔淋巴结清扫术 + 双腹主动脉旁淋巴结清扫术 术后病理示：子宫内膜癌 ⅢC2 期	2021/09/01 至 09/22 辅助 TC 方案 2 个疗程 Ⅲ度白细胞下降，Ⅲ度血小板下降，Ⅱ级胃肠道反应，疲乏	2021/10/21 至 11/12 帕博利珠单抗 200mg 免疫治疗 2 个疗程 免疫相关性肌炎、免疫相关性肺炎、免疫相关性肝功能损害及免疫相关性亚临床心肌炎等多系统损害

【诊疗心得】

本例患者为中年女性，因其子确诊 Lynch 综合征相关肠癌而行肠镜筛查，发现早期横结肠癌并行右半结肠切除。半年后患者即确诊子宫内膜癌，尽管做了根治性切除，但已是中晚期。临床中对于

Lynch 综合征患者，需注意筛查肠外肿瘤，特别是子宫内膜癌，因其难以在早期通过影像学检查发现。PD-1 抗体对于泛瘤种的 dMMR 晚期肿瘤均有显著疗效，在子宫内膜癌中的疗效也得到了临床试验的证实，但本例患者为ⅢC2 期，没有足够证据支持辅助治疗中使用免疫治疗。考虑到 dMMR 肠癌对细胞毒性药物不敏感，ⅢC2 期子宫内膜癌复发率高，而免疫治疗对于 dMMR 肿瘤无论是在晚期或新辅助治疗中均取得惊人疗效，因此给予该患者帕博利珠单抗，作为一种"超前概念"治疗，患者至今未见复发转移征。值得注意的是，本例患者出现了多种免疫相关性不良反应，包括免疫性肺炎、肝炎、肌炎和心肌炎等多系统损害，其中肺炎、肌炎缺乏特征性临床表现，难以及时诊断，在免疫治疗中应给予特别关注。

（丁培荣）

病例 68　新辅助免疫治疗后严重中枢神经毒性的诊治及免疫治疗再挑战

【病例汇报】

患者，女性，19 岁。2018 年 12 月无明显诱因出现大便习惯改变，2～4 次/天，稀便，伴血块，量少，色暗红。当地医院肠镜示：距肛门 3cm 处见肿物环壁生长，活检示腺癌。予卡培他滨口服化疗 1 个疗程后转至我院。基线查体：浅表淋巴结（－），入肛门 3cm 处可及直肠近环周肿物，后壁为主，质硬，固定，指套见血染；肛周压痛明显。家族史：爷爷 67 岁患结肠多发息肉，外公 50 余岁患肝癌。

2019 年 2 月 11 日，病理会诊示：中至低分化腺癌。MRI 示：直肠中下段不规则肿物，长度 58mm，累及肠管超 1/2 周径，骑跨腹膜反折，考虑为直肠癌 T_3，肛管未见受累；直肠系膜内、骶前、左侧髂内外血管旁淋巴结，考虑转移。超声肠镜检查提示（图 68-1）：距肛门 3～8cm 处有肿物，直肠癌 UT_3N（＋）。PET/CT：直肠下段不规则块状高代谢灶，考虑直肠癌，肿瘤浸润肠壁全层，局部突破浆膜层；直肠周围间隙、骶前区、乙状结肠系膜及左侧髂血管旁多发肿大淋巴结，代谢不均匀增高，考虑转移。

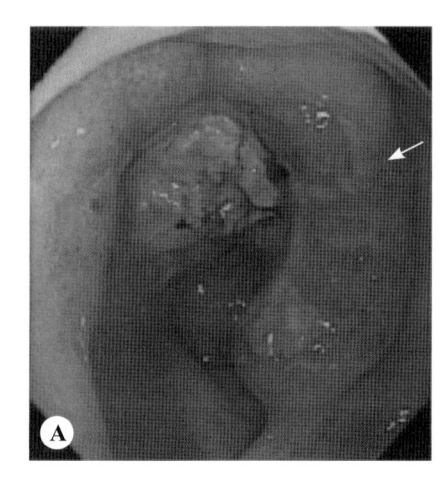

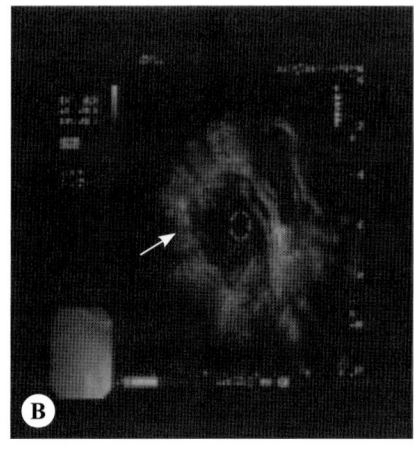

A	B	C
距离齿 3～8cm 肿物	直肠肿物侵及周围组织	直肠淋巴结与肿物分界不清

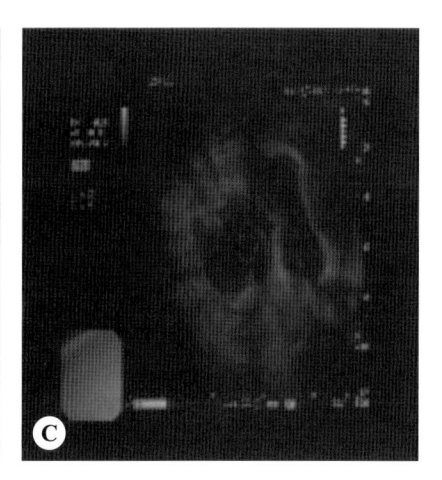

▲ 图 68-1　超声肠镜提示直肠癌 UT_3N（＋）

【初诊印象】

患者非常年轻，且爷爷曾患结肠多发息肉，尽管不符合阿姆斯特丹标准，但不除外遗传性肠癌可能，遂进行相关筛查，免疫组化示：MLH1（＋）、PMS2（＋）、MSH2（－）、MSH6（－）。基因测序结果示：*KRAS* 突变（p.G13D EX2），*PIK3CA* 突变（H1047R），*MSH2* 胚系致病突变（c.602dup，p.Leu201Phefs*31），TMB 51mut/Mb（High），微卫星高度不稳定（MSI-H）。结合上述检测结果，患者诊断为：Lynch 综合征，低位直肠腺癌 cT$_3$N$_{2b}$M$_0$ ⅢC 期 EMVI（＋）、MRF（＋）（图 68-2）；ESMO 危险分层：极高危组（极差组）。

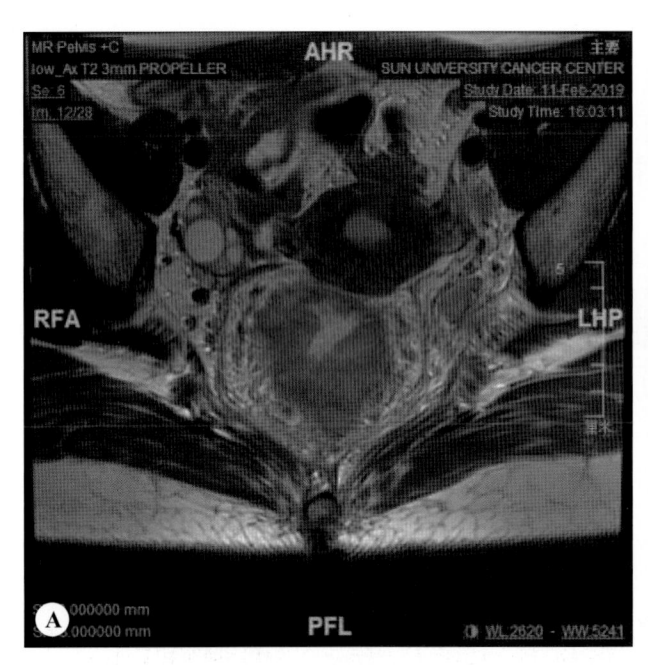

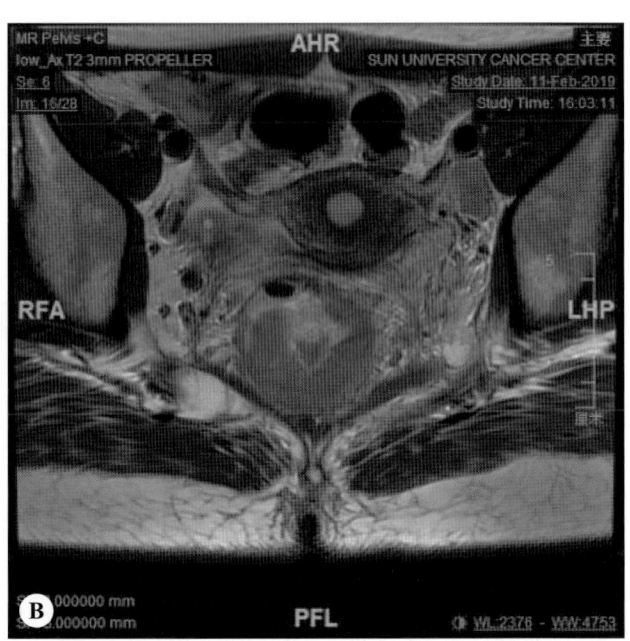

▲ 图 68-2　盆腔 MRI 提示直肠癌 T3，MRF（＋）、EMVI（＋）

患者局部晚期直肠癌，肿瘤负荷大，按照标准的治疗，患者应该接受新辅助放化疗 - 手术 - 辅助化疗的三明治疗法，但患者为年轻女性，保肛及保留生育功能的意愿较为强烈，因此方案选择需要在高肿瘤退缩率的基础上尽可能降低治疗毒性。

2015 年 ASCO 上首次报道 MSI-H 结直肠癌可以从 PD-1 单抗治疗中获益，开启了免疫治疗新时代。随后 2017 年 NCCN 指南将免疫治疗作为初始不可切除 CRC 一线方案；2018 年 ESMO 上报道的 NICHE 研究结果提示 dMMR 结直肠癌予抗 PD-1+ 抗 CTLA-4 新辅助免疫治疗后，100% 的患者明显退缩，且绝大多数患者的肿瘤出现了明显的消退。结合患者意愿及上述研究结果，建议使用抗 PD-1+ 抗 CTLA-4 双免疫治疗，治疗期间密切监测免疫治疗不良反应。

【新辅助治疗及不良反应】

2019 年 2 月 22 日，患者开始行帕博利珠单抗 200mg 新辅助免疫治疗，过程顺利；第 2、3 个疗程加用抗 CTLA-4 治疗（帕博利珠单抗 200mg+ 伊匹木单抗 50mg）。第 3 个疗程治疗后 4 天（2019 年 4 月 8 日），患者开始出现发热，体温最高 39.1℃，伴畏寒，无咳嗽，腹泻，当地医院予奥司他韦及塞来昔布治疗后热退。2019 年 4 月 17 日患者出现头痛伴呕吐、视力下降，眼底检查提示视盘水肿，颅脑

MRI、MRA、MRV 检查未见明确异常，临床考虑为免疫治疗相关中枢神经系统毒性，予停止免疫治疗并大剂量激素 + 对症治疗后好转。

2019 年 7 月，中止免疫治疗 3 个月后进行全面评估，直肠指检：未及明确肿物。MRI（图 68-3）：直肠中段壁增厚，下缘距肛门 78mm，累计肠管小于 1/2 周径，符合直肠癌，直肠系膜内、左侧髂内外血管旁淋巴结，较前缩小，MRF 可疑阳性。电子肠镜（图 68-4）：距离肛门 8～10cm 黏膜充血，凹凸不平，活检提示为肠黏膜慢性炎症改变。

【进一步治疗】

按照标准治疗方案患者应该接受根治性手术，由于肠镜上无法确认病灶位置，手术难以确定切除范围，患者保肛意愿强烈。与患者充分沟通手术风险及获益后，决定直肠病灶暂不行手术治疗，进入

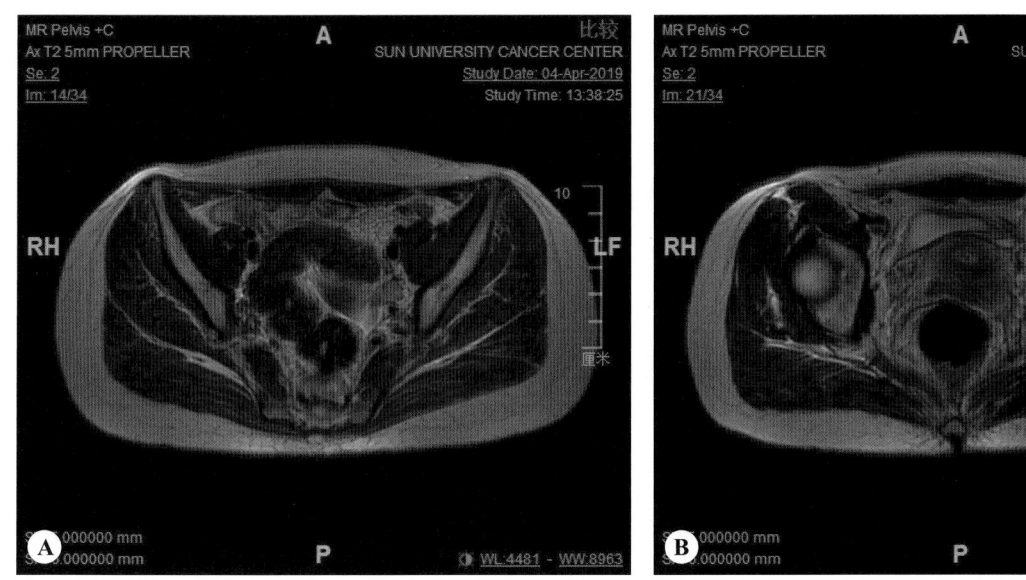

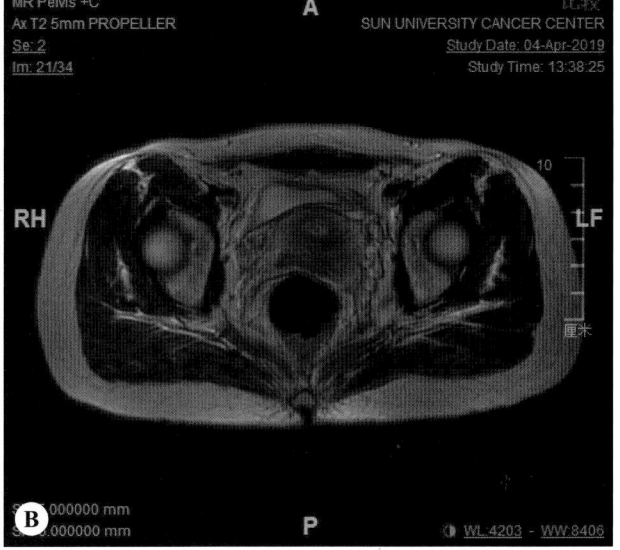

▲ 图 68-3　盆腔 MRI 示直肠中段壁增厚，下缘距肛门 78mm，累计肠管小于 1/2 周径，符合直肠癌，直肠系膜内、左侧髂内外血管旁淋巴结，较前缩小，MRF 可疑阳性

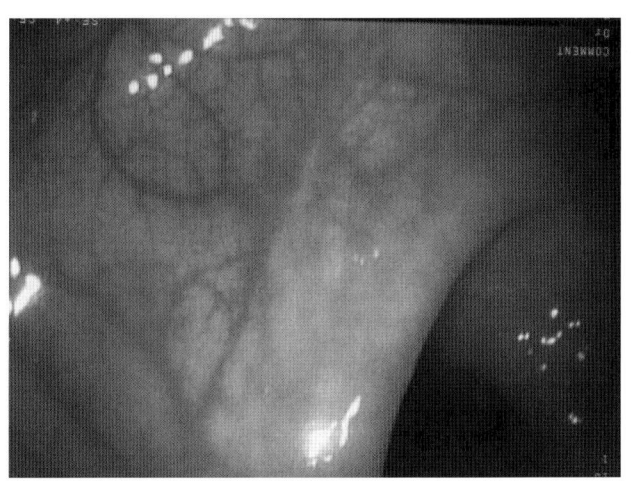

▲ 图 68-4　肠镜示距肛门 8～10cm 黏膜充血，病理为炎症

观察等待；考虑患者出现免疫治疗相关并发症，遂改 PD-1 抗体单药治疗。

2019 年 7 月起使用帕博利珠单抗 200mg，每 3 周一次维持治疗，末次用药期间为 2021 年 3 月，期间多次复查，均未见肿瘤复发。在治疗期间患者曾出现右侧颞部刺痛、窦性心动过缓等症状，均可自行缓解。末次肠镜检查为 2021 年 2 月 8 日，结果示：距肛门 4cm 处见一白色线状瘢痕，表面光滑，未见明显肿物；其余黏膜光滑，未见明显异常（图 68-5）；末次盆腔 MRI 复查时间为 2023 年 6 月，结果示：直肠癌治疗后，对比前片，直肠中段表现，考虑治疗后改变可能，未见肿物征象（图 68-6）。目前患者身体状态良好，疗效评估为 cCR，已停止治疗，随访观察中。

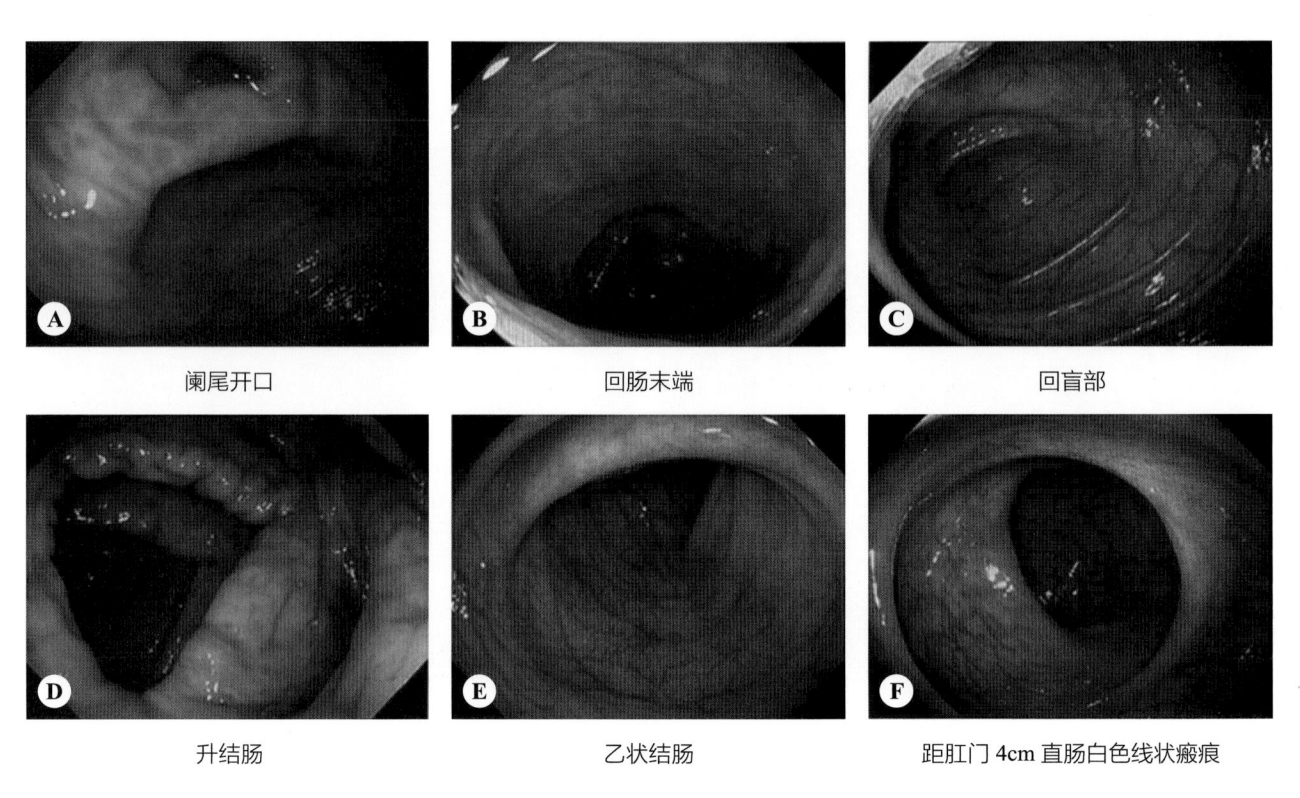

| A 阑尾开口 | B 回肠末端 | C 回盲部 |
| D 升结肠 | E 乙状结肠 | F 距肛门 4cm 直肠白色线状瘢痕 |

▲ 图 68-5　2021 年 2 月肠镜示距离肛门 4cm 处见白色线状瘢痕，未见明确肿物

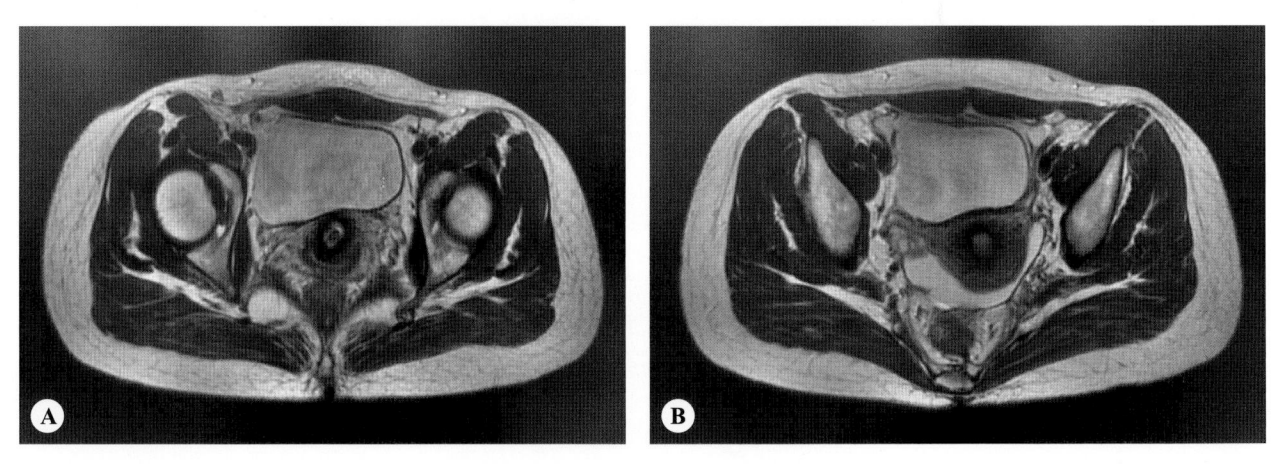

▲ 图 68-6　2021 年 8 月盆腔 MRI

【诊疗小结】

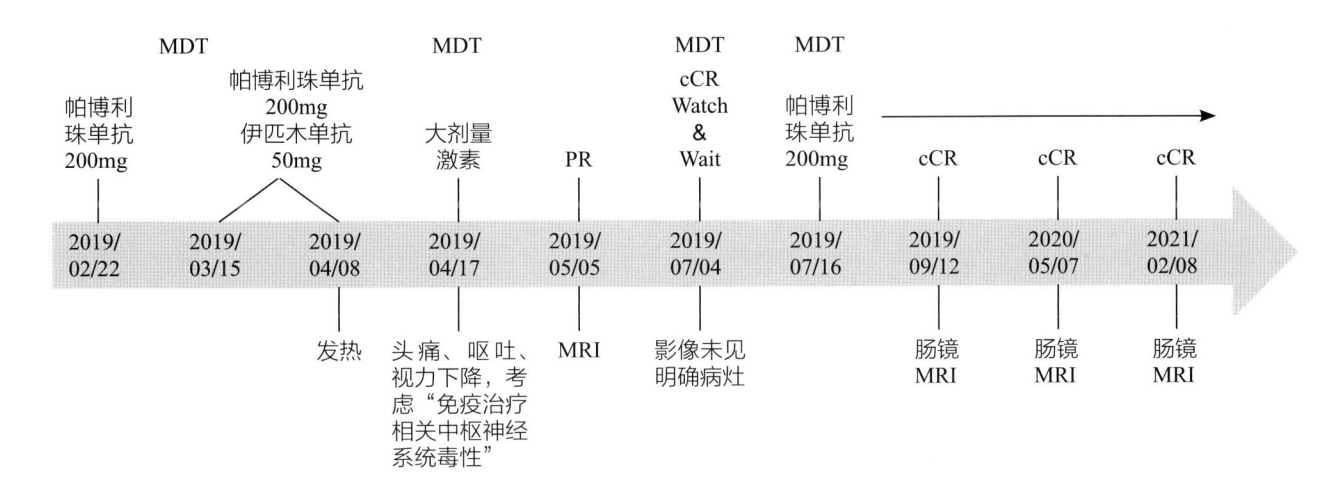

2019/02/22	2019/03/15	2019/04/08	2019/04/17	2019/05/05	2019/07/04	2019/07/16	2019/09/12	2020/05/07	2021/02/08
帕博利珠单抗 200mg	MDT 帕博利珠单抗 200mg 伊匹木单抗 50mg		MDT 大剂量激素	PR	MDT cCR Watch & Wait	MDT 帕博利珠单抗 200mg	cCR	cCR	cCR
		发热	头痛、呕吐、视力下降，考虑"免疫治疗相关中枢神经系统毒性"	MRI	影像未见明确病灶		肠镜 MRI	肠镜 MRI	肠镜 MRI

【诊疗心得】

患者为局部晚期直肠癌，肿瘤负荷大，按照当时的标准治疗患者应该接受新辅助放化疗 – 手术 – 辅助化疗的三明治疗法，但患者为年轻女性患者，放疗意味着永久性的失去卵巢功能和生育功能，而且对于极高危复发患者，即使接受全程新辅助治疗预后仍然不良。MMR 分子筛查为患者的治疗开了一扇希望之窗。使用抗 PD-1+ 抗 CTLA-4 双免疫治疗 3 个疗程后肿瘤明显退缩，疗效评估为 cCR，进入观察等待。因治疗期间出现免疫性脑炎，予以大剂量激素冲击治疗后缓解，维持治疗改用抗 PD-1 单药，并密切监测免疫治疗不良反应。目前距离确诊已 4 年余，末次复查评估为 cCR，患者身体情况良好，已停药进入正常生活状态。低位局部进展期直肠癌是结直肠肿瘤治疗的难点。对于这部分患者，我们不仅要力求彻底地根治肿瘤，而且要追求最大限度地保全患者的肛门功能。新辅助免疫治疗为 MSI-H 型低位直肠癌保全肛门提供了新的治疗选择。这个病例提醒我们，所有需要新辅助治疗的直肠癌，治疗之前应该确定 MMR 或 MSI 状态。

（韩　凯　丁培荣）

病例 69　dMMR 局晚结肠癌免疫治疗后瘢痕缩窄导致不全梗阻

【病例汇报】

患者，女性，38 岁。2021 年 2 月因腹痛、腹泻 5 个月在外院行肠镜检查，检查发现：距肛门 38cm 降结肠处可见溃疡型肿物，环腔全周，内镜不能通过。距肛门 9cm 直肠处可见一直径 1cm 亚蒂息肉，已钳除。病理：（降结肠）中分化腺癌；（直肠）管状腺瘤，中度异型增生。免疫组化：MLH1（+）、PMS2（+）、MSH2（–）、MSH6（+）。患者到我院就诊，体格检查未见异常表现。家族史：家族中无肿瘤病史。2021 年 3 月 8 日，PET/CT 示：降结肠病灶代谢活跃，符合结肠癌；病灶周围肠系膜数个淋巴结代谢较活跃，考虑转移。2021 年 3 月 17 日肿瘤基因检测结果：TMB-H（53.76mut/Mb）、MSI-H、*KRAS*、*NRAS* 及 *BRAF* 均为野生型，FBXW7 pR505C，FANCD2p.L307Pfs*20，未见错配修复基因胚系致病突变。

【初诊印象】

尽管患者不符合阿姆斯特丹标准，但患者较年轻，病理 IHC 提示 dMMR，仍应考虑 Lynch 综合征的可能性。胚系基因检测未见致病性 *MMR* 基因突变，因此诊断为散发性 dMMR 结肠癌。患者主观上对化疗及手术治疗抗拒，且分子表型为 dMMR/MSI-H，MSI-H 局晚期结肠癌可能从免疫治疗中获益，可考虑新辅助免疫治疗。结合上述检测结果，患者诊断为：降结肠中分化腺癌 cT_4N+M_0 ⅢC 期，dMMR，MSI-H。

【新辅助免疫治疗】

患者于 2021 年 3 月 11 日至 9 月 16 日行帕博利珠单抗 200mg，每 3 周一次治疗，8 个疗程，总体耐受可，未见免疫相关不良反应。患者于第 2 和第 3 个疗程治疗后出现阵发性腹部绞痛，伴腹胀、呕吐及停止排便，经糖皮质激素、抑酸等治疗好转。

2021 年 4 月 21 日 CT（图 69-1）：横结肠左份近结肠脾曲局部肠壁不均匀增厚，符合结肠癌，局部肠腔明显狭窄，其近端结肠扩张，考虑肠梗阻。邻近系膜数个淋巴结，转移？直肠上金属影，考虑治疗后改变。

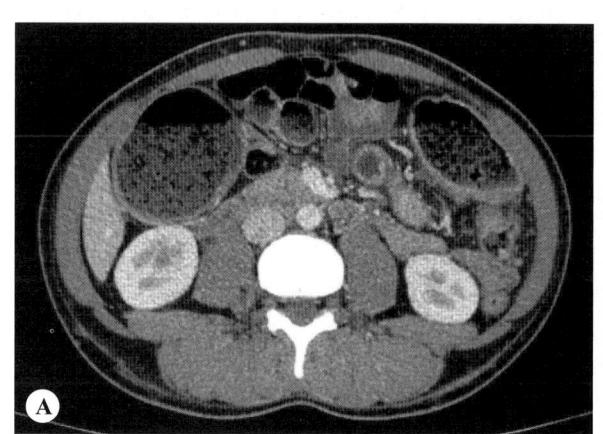

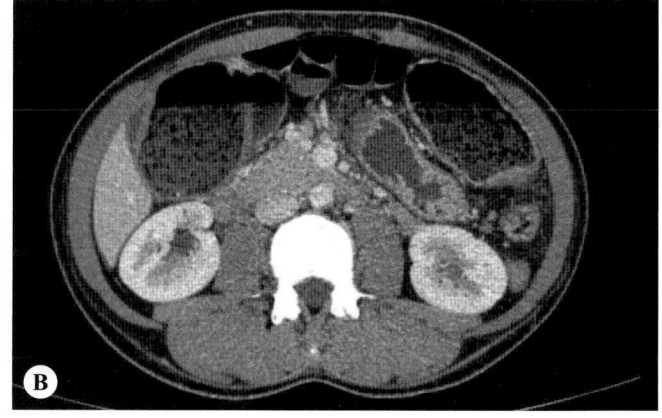

▲ 图 69-1　2021 年 4 月 CT 结果

2021 年 6 月 27 日 CT（图 69-2）：结肠癌免疫治疗后，横结肠左份近结肠脾曲局部肠壁不均匀增厚，较前稍缩小，符合结肠癌，局部肠腔狭窄，其近端结肠扩张，较前减轻，考虑合并肠梗阻。邻近系膜数个淋巴结，较前稍缩小，转移（？），未见直肠上金属影。

2021 年 9 月 4 日 PET 示：结肠癌多程免疫治疗后，降结肠脾曲病灶代谢未见明显异常，病灶周边肠系膜区斑片、条索、小淋巴结代谢未见明显异常，疑治疗后改变，较前明显好转。

2021 年 9 月 7 日肠镜（图 69-3）：送达部位距肛门约 50cm 结肠。降结肠距肛门约 50cm 结肠处肠腔瘢痕形成，肠腔狭窄明显，内镜无法通过。乙状结肠黏膜光滑，未见异常。直肠：距肛门约 3cm 处见一约 1.5cm×1.3cm 瘢痕形成；其余黏膜光滑，未见异常。结果示：降结肠癌化疗后改变。

【手术治疗】

结合 PET/CT 表现，结肠病灶代谢正常，预计达 cCR，但肠腔狭窄，内镜不能通过，患者多次出现肠梗阻，同时肿瘤近侧肠腔无法肠镜检查。因此建议患者行手术切除。2021 年 10 月 11 日因肿瘤近端结肠明显梗阻扩张，行腹腔镜扩大右半结肠切除术。术后病理：炎性肉芽组织，未见癌残留。术后

下篇 实战病例

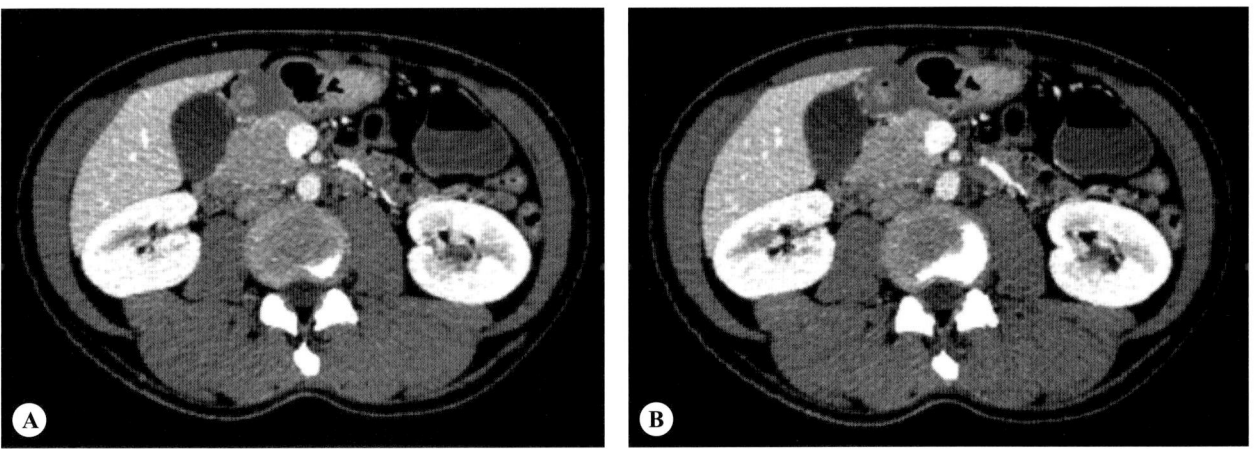

▲ 图 69-2 2021 年 6 月 CT

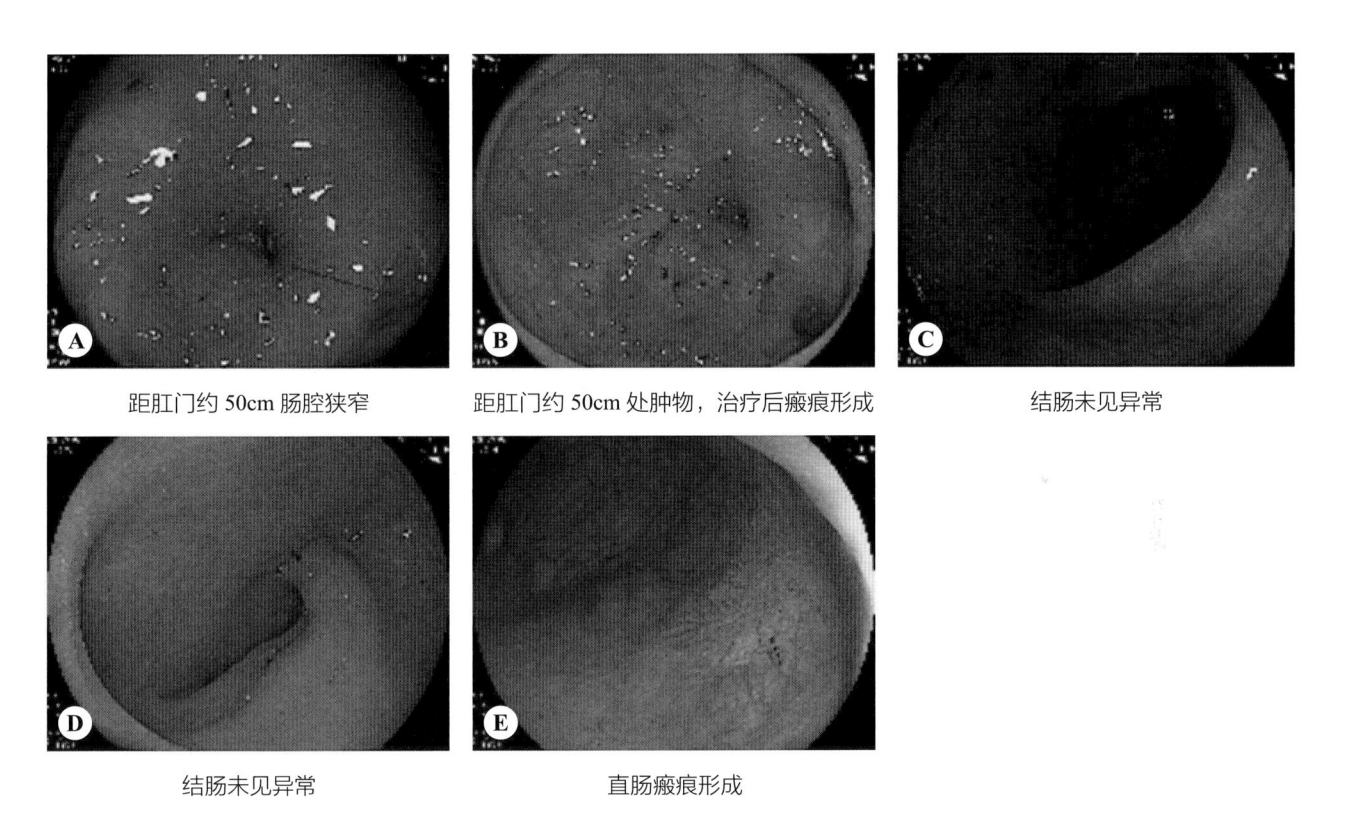

距肛门约 50cm 肠腔狭窄　　　距肛门约 50cm 处肿物，治疗后瘢痕形成　　　结肠未见异常

结肠未见异常　　　直肠瘢痕形成

▲ 图 69-3 2021 年 9 月肠镜结果示降结肠癌化疗后改变

恢复良好，疗效评估为 pCR，定期随访观察，未行辅助治疗。

【诊疗心得】

2015 年 ASCO 上首次报道 MSI-H 转移性结直肠癌可以从 PD-1 单抗治疗中获益，开启了免疫治疗新时代。随后 2017 年 NCCN 指南将免疫治疗作为不适合强度治疗的 MSI-H 初始不可切除 CRC 一线方案。2018 年 ESMO 报道的 NICHE 研究结果提示 dMMR 结肠癌予抗 PD-1+ 抗 CTLA-4 新辅助免疫治疗后 100% 病理退缩，且绝大多数患者的肿瘤出现了重大病理缓解。而 2021 年 ESMO 报道的 NCT04082572 研究结果提示，dMMR/MSI-H 局晚期实体癌予抗 PD-1 单药后退缩明显。结合患者意愿及上述研究结果，建议使用抗 PD-1 单药免疫治疗，治疗期间密切监测免疫治疗不良反应。患者经过 8 个疗程免疫治疗后，肿瘤明显退缩，符合治疗前的预期反应，PET/CT 更提示肿瘤代谢正常，临床考虑 cCR 可能。尽管肿瘤获得显著的退缩，患者也有接受观察等待的意愿，但是患者在治疗过程中多次出现因肿瘤部位引起的肠梗阻，最终患者决定接受手术。术后病理证实为 pCR。此病例对免疫治疗的反应性符合治疗前的预期，但估计免疫治疗引起的肿瘤退缩机制与传统细胞毒药物、放疗不同，其诱发的强烈局部炎症反应往往伴随高度瘢痕化，此反应对治疗前就已经出现环周狭窄的患者可能需警惕持续的肠梗阻。治疗前及治疗过程中要做好患者教育和饮食指导以降低梗阻的风险。

（杨万钧　丁培荣）

病例 70　*HER2* 扩增伴 TMB-H 转移性结肠癌免疫治疗

【病例汇报】

患者，男性，57 岁。体检发现 CEA 为 16.6ng/ml，外院行腹部 CT 示：乙状结肠癌，周围及系膜区及腹膜后多发淋巴结，考虑转移。2020 年 12 月 7 日肠镜示：距肛门 20cm 处见环周黏膜不规则隆起，表面黏膜糜烂。2020 年 12 月 14 日于南方医科大学深圳医院在全麻下行腹腔镜下乙状结肠切除术，降结肠直肠吻合术；术中探查发现：膈顶、盆底腹膜见多发转移结节，最大大约 1cm×1cm；小肠系膜多发散在结节；肝、胆囊、胃、肠系膜下动脉根部见肿大淋巴结，部分融合成团。术后病理：浸润性中分化腺癌，侵及肠壁全层达浆膜外，神经束侵犯（+）；脉管癌栓（+）；肠系膜淋巴结 1/15，另见癌结节 2 枚；免疫组化：MLH1（+）、MSH2（+）、MSH6（+）、PMS2（+）、BRAF（弱+）、p53（+）。2020 年 12 月分子检测：*KRAS* G13D 突变；*ERBB2* 扩增，拷贝数>20，*APC* 突变，*TP53* 突变，TMB-H（11.17mut/Mb），MSS。2021 年 1 月至 7 月外院行 FOLFOX+贝伐珠单抗治疗 12 个疗程。2021 年 7 月 24 日外院 MR 复查未见明显异常；2021 年 10 月 28 日复查 CT：乙状结肠癌术后改变，右侧肠壁局限性增厚并结节形成，考虑肿瘤复发可能。2021 年 12 月 8 日 PET/CT：乙状结肠术后改变，吻合口糖代谢未见异常；降结肠右侧壁肿块形成伴糖代谢增高，符合恶性病变特征，考虑转移性肿块或肠系膜转移性淋巴结；腹腔、盆腔肠系膜周围多枚肿大淋巴结伴糖代谢增高，考虑为转移性淋巴结。

患者为求进一步治疗于我院就诊。查体：浅表淋巴结（-），入肛门 7cm 未及肿物。家族史：否认癌症家族史。患者就诊时携带外院检查报告，未在我院行影像学检查。我院复测肿瘤组织 *HER2* 扩增阳性。

【初诊印象】

患者为中老年男性，无家族史，为乙状结肠癌腹膜转移综合治疗后肿瘤复发进展。基因测序结果示：*KRAS* G13D 突变，*ERBB2* 扩增，拷贝数>20，*APC* 突变，*TP53* 突变，TMB-H（11.17mut/Mb），MSS。结合上述检测结果，患者诊断为：乙状结肠癌综合治疗后腹盆腔种植、腹膜后淋巴结转移，TMB-H，*HER2* 扩增阳性。

患者术后予 FOLFOX+贝伐珠单抗治疗 12 个疗程，仍出现肿瘤进展，提示肿瘤恶性程度高，对该化疗方案不敏感。综合患者既往诊疗经过及目前影像学资料，目前不是手术探查的最佳时机，建议先行内科治疗，如有效控制肿瘤再争取手术探查，肿瘤细胞减灭术（cytoreductive surgery，CRS）+腹腔热灌注化疗（hyperthermic intraperitoneal chemotherapy，HIPEC）。目前治疗目标是争取达到 NED。

患者基因检测存在 *HER2* 扩增阳性，可考虑行抗 HER2 治疗。另外，患者虽为 MSS，但 TMB-H，可考虑使用 PD-1 单抗治疗。综合考虑后，建议患者采用曲妥珠单抗 + 帕妥珠单抗 +PD-1 抗体治疗。

【后续治疗】

患者于 2021 年 12 月至 2022 年 6 月行帕博利珠单抗 + 曲妥珠单抗 + 帕妥珠单抗方案 9 个疗程。2022 年 4 月 29 日 PET/CT 示（图 70-1）：乙状结肠癌综合治疗后，吻合口未见明显异常代谢活跃灶；直肠系膜数处增厚伴高密度影代谢未见明显异常，疑治疗后改变。盆腔内小肠局部代谢较活跃，建议随诊。双颈Ⅱ区小淋巴结炎症，左下肺纤维增殖灶，左输尿管结石，鼻窦炎。2022 年 6 月 23 日 CT 示：膀胱直肠间隙、右侧大网膜结节影，性质待定。肝门区、门腔间隙、腹腔干、腹主动脉旁多发小淋巴结，肠系膜根部多发结节影，性质待定。疗效评价 SD。建议手术切除，争取行 CRS+HIPEC。患者同意手术探查，拟择期手术，手术等待期间参照 Mypathway 研究予帕博利珠单抗 + 曲妥珠单抗 + 帕妥珠单抗方案治疗。

遂于 2022 年 7 月 12 日、2022 年 8 月 11 日予帕博利珠单抗 + 曲妥珠单抗 + 帕妥珠单抗方案 2 个疗程。过程顺利。

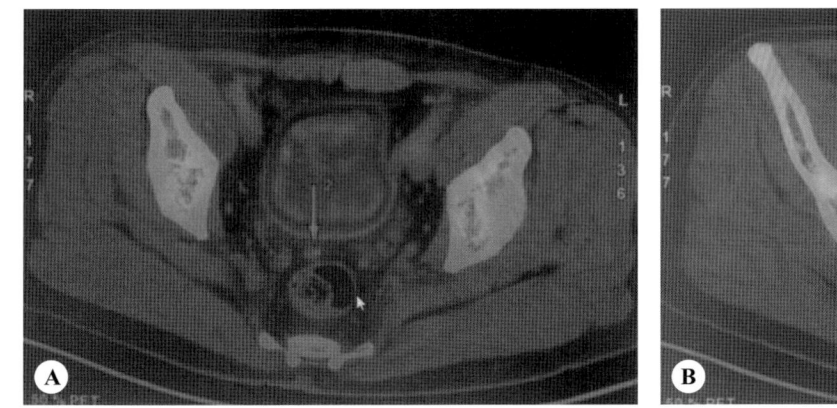

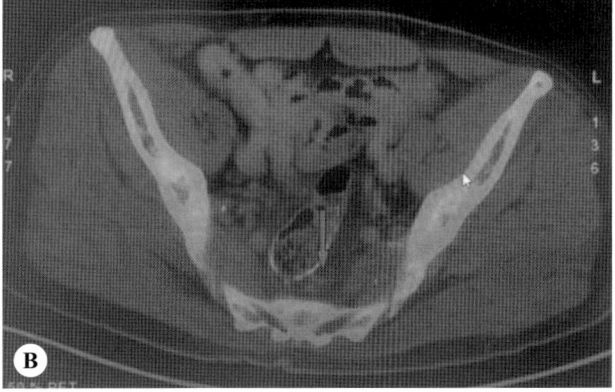

▲ 图 70-1　患者治疗后 PET/CT 结果

【诊疗小结】

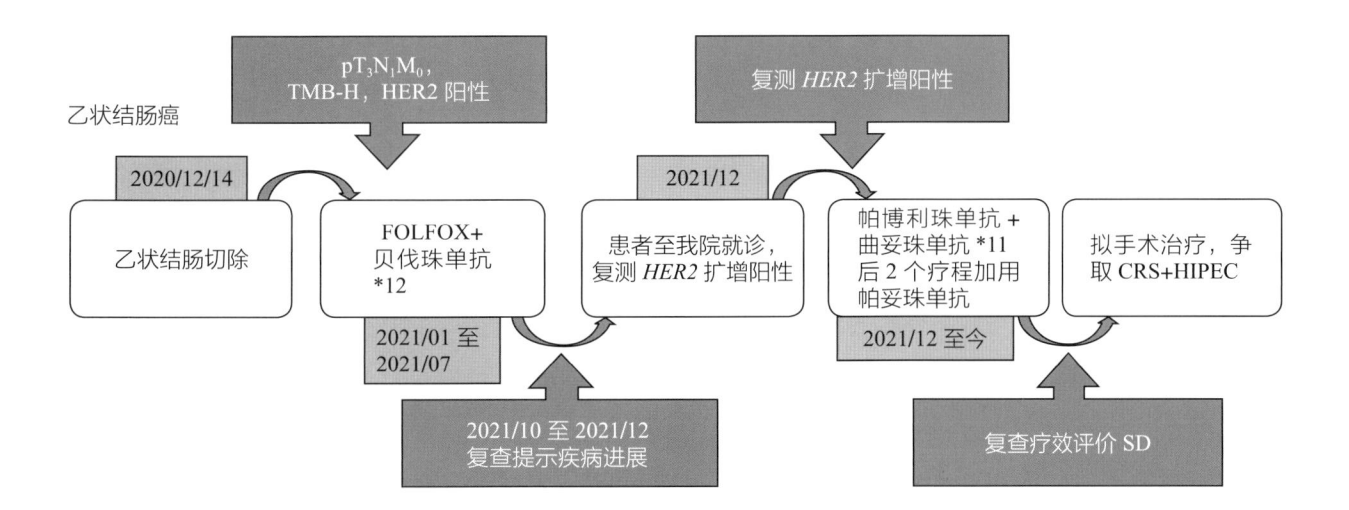

【诊疗心得】

在结直肠癌中，人表皮生长因子受体2（human epidermal growth factor receptor 2，HER2）发生变异的概率大约为5%，包括突变与扩增，多数发生在左半结肠或直肠，典型患者的转移路径是出现肺转移，继而出现脑转移。HER2阳性可能是结直肠癌的不良预后因子。*HER2*扩增，导致抗EGFR治疗失败。更有甚者，HER2阳性的结直肠癌患者，接受抗EGFR治疗（如西妥昔单抗和帕尼单抗）不仅没有疗效，生存期还会显著下降，PFS大幅度减少5~6个月。数年之前，抗HER2抗体药物曲妥珠单抗（Trastuzumab）与化疗联合干预，就已经在临床上成为胃癌的一线治疗方案。有报道指出，曲妥珠单抗可以增强HER2内化水平，促进HER2特异性T细胞响应；曲妥珠单抗还可以上调PD-1和其配基PD-L1的表达水平，诱导肿瘤浸润淋巴细胞分化，并且调控Ⅱ型主要组织相容性复合物表达，与免疫检查点抑制药可能有协同抗肿瘤作用。

2021年发表的Keynote-811研究，招募了434例HER2呈阳性，并患有胃恶性肿瘤的患者，以随机双盲原则，进行PD-1抗体药物与曲妥珠单抗和化疗联合用药，并发现此种干预方式相比较传统的曲妥珠单抗与化疗联合治疗，具有更好的治疗效果。Mypathway研究结果表明，曲妥珠单抗联合帕妥珠单抗在标准治疗失败的HER2阳性且*KRAS*野生型的晚期结直肠癌患者中客观有效率可达到40%，50%以上的患者存在不同程度的肿瘤退缩。

本例患者的一个分子特点是TMB-H，提示免疫治疗可能获益。考虑到肿瘤生物学行为差，更积极的免疫联合治疗有可能为患者争取减灭手术的机会。

（梅伟健　丁培荣）

病例71　dMMR/MSI-H晚期肠癌免疫治疗假进展

【病例汇报】

患者，女性，83岁。2020年1月开始无明显诱因出现反复右下腹隐痛，呈持续性隐痛，阵发性加重，无恶心、呕吐、腹泻等不适，2021年2月至外院就诊行腹部增强CT提示（图71-1）：右侧升结肠区团块状软组织影，病灶与升结肠分界欠清，升结肠壁可疑增厚，较厚处约1.9cm，病灶边缘模糊，邻近肠系膜、腹膜稍增厚，周围脂肪间隙密度增高，其内并见多发增大淋巴结影显示，性质（？）、肿瘤性病变（？）其他（？）；行无痛肠镜提示：升结肠中段见一巨大溃疡型新生物向腔内环周生长，管径狭窄，镜身尚能通过，表面覆秽苔，活检质脆，易出血，距肛门20cm处见一直径约0.4cm广基息肉。活检病理提示：送检组织内未见确切恶性成分。患者就诊四川大学华西医院胃肠外科，排除手术禁忌证后于2021年3月2日行"右半结肠癌切除术（D3）+回结肠吻合术+肠粘连松解术"，术中见：腹腔内少量淡黄色腹水，约50ml，腹腔广泛粘连，以右上腹及肠间为重，腹膜转移灶位于右侧腹膜，PCI评分2分，肝未探及明显转移结节，探查胆道、胰腺、脾、小肠无异常；肿瘤位于升结肠，占据肠腔全周，致肠腔明显狭窄及不全性肠梗阻，约14cm×13cm大小，活动度差，肿瘤浸透浆膜，系膜内扪及肿大淋巴结，肿大淋巴结位于肠旁、肠系膜根部（主淋巴结），最大者约0.6cm。术后病理提示：肿瘤大体体积：7.5cm×5cm×2cm；肿瘤大体分型：溃疡型。肿瘤部位：升结肠；显微镜检查：肿瘤组织类型：黏液腺癌，肿瘤分化程度：G3，肿瘤侵及层次：侵及浆膜pT$_{4a}$，脉管内癌栓：无。神经受侵：

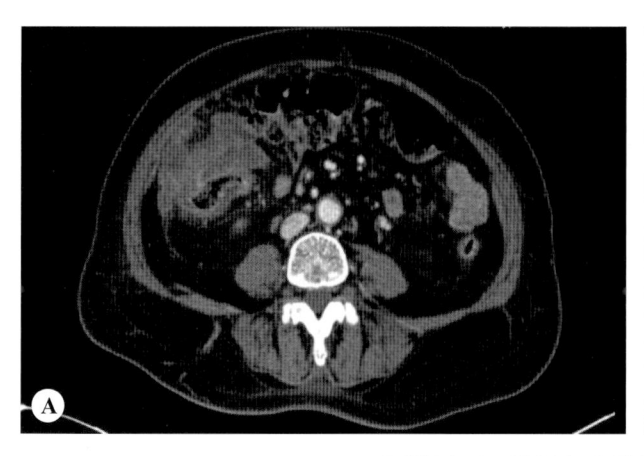

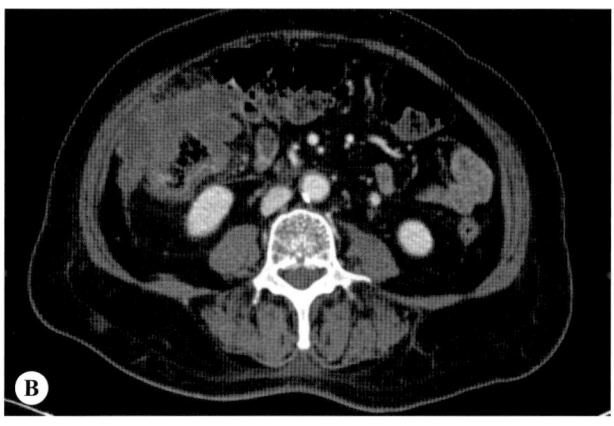

▲ 图 71-1 2021 年 2 月 26 日术前全腹部增强 CT

无。肠壁外脉管受侵犯：无。肿瘤侵出肌层距离约 18mm，近端断端受侵：无；远端断端受侵：无。受检淋巴结数：16 枚；阳性淋巴结数：1 枚。N 分型：pN_{1c}：癌结节。免疫组化：（升结肠）查见印戒细胞癌，免疫组化表型 PCK（+）、P53（+）、CDX2（+）。肿瘤细胞 MLH1（-）、MSH2（+）、MSH6（+）、PMS2（-）、Ki-67（90%+）；分期：$pT_{4a}N_1M_{1c}$。补充完善基因检测为 MSI-H，TMB 34mut/Mb，RAS 与 BRAF 基因野生型。术后因年龄未行术后辅助治疗。术后 3 个月逐渐出现右腹部疼痛，进行性加重，并自行扪及右下腹壁包块，有压痛。2021 年 5 月 28 日复查腹部 CT 提示（图 71-2）：结肠吻合口邻近大网膜密度增高，见多发强化小结节，右肝上间隙见斑片状软组织影，侵及邻近肝实质，盆底壁腹膜明显增厚强化，上述改变多系腹膜转移，肝十二指肠韧带淋巴结增大，多系转移。CEA 由正常升高至 15.6ng/ml。诊断：右半结肠癌 $pT_{4a}N_1M_{1c}$ 术后广泛腹膜转移、腹腔淋巴结转移。在院外行 XELOX 联合贝伐珠单抗化疗 1 个疗程，并出现不耐受而未完成治疗。

基线查体：PS 评分为 1 分，疼痛 NRS 评分为 4 分，腹部外形正常，全腹软，右下腹可扪及稍硬包块，约 3cm×3cm，轮廓不清，表面稍不光滑，活动性较差，局部有压痛，无反跳痛，肝、脾、双肾未触及，移动性浊音阴性。家族史无特殊。

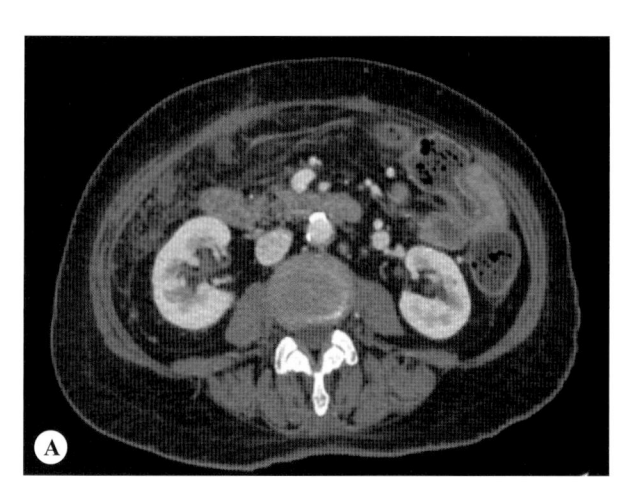

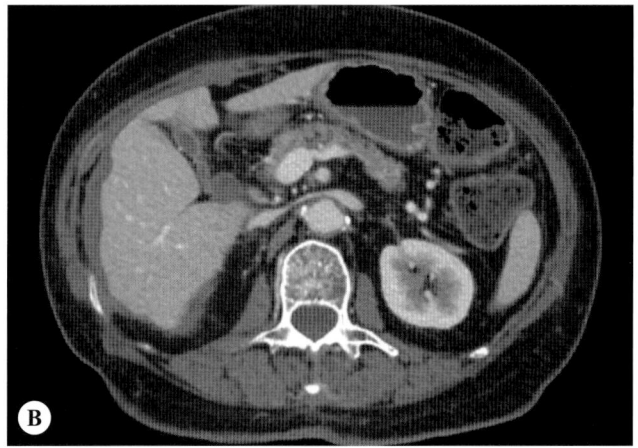

▲ 图 71-2 2021 年 5 月 28 日全腹部增强 CT 提示广泛腹膜转移

【初诊印象】

该患者为老年高龄女性，手术病理免疫组化提示 dMMR，基因检测为 MSI-H，为 $pT_{4a}N_1M_{1c}$ 晚期，行"右半结肠癌切除术"，术后 3 个月出现广泛腹腔转移灶伴明显疼痛，肿瘤负荷大，生活质量不佳，伴 CEA 明显升高，对强烈的化疗方案耐受程度差。

2020 年年底，Keynote-177 研究报道比较抗 PD-1 单抗帕博利珠单抗与标准化疗或联合靶向药物作为 dMMR/MSI-H 转移性结直肠癌患者一线治疗的疗效和安全性。结果显示与化疗组对比，帕博利珠单抗单药组明显提高了 dMMR/MSI-H 转移性结直肠癌患者的无进展生存时间［中位无进展生存期为 16.5 个月 vs. 8.2 个月；HR=0.60（95%CI 0.45～0.80）；P=0.0002］，基于 RECIST 标准的客观缓解率明显高于对照组（43.8% vs. 33.1%），3 年 PFS 达到 42%，以及延长总生存的趋势（NR vs. 36.7 个月）。同时，免疫治疗组的 3 级及以上的不良反应发生率较化疗组显著降低（22% vs. 66%）。此外，Keynote-016 和 Keynote-164 研究结果显示至少接受过一次系统治疗的晚期 dMMR/MSI-H 肠癌患者接受帕博利珠单抗的有效率仍可达 32.8%，36 个月的 PFS 达 34%，基于以上研究结果，帕博利珠单抗被批准用于 dMMR/MSI-H 晚期结直肠癌患者的一线及后线治疗。

结合该患者病史特点及以上研究结果，经结直肠癌 MDT 讨论，评估患者目前肿瘤为不可切除，一线化疗联合靶向不能耐受，建议使用帕博利珠单抗免疫治疗，期望缩小腹膜转移灶，控制肿瘤进展，改善患者生存质量。

【治疗经过】

患者自 2021 年 6 月 25 日开始接受帕博利珠单抗 200mg，第 1 天，每 3 周一次免疫治疗，以及曲马多缓释剂 0.1g，每 12 小时一次控制疼痛，用药 2 周后患者自诉右下腹疼痛明显减轻，逐渐停用镇痛药物，2021 年 8 月 13 日复查腹部 CT 提示（图 71-3）：大网膜、右肝上间隙、盆腔内、脾周腹膜转移病灶，心膈角及肝十二指肠韧带淋巴结转移病灶，对比 2021 年 5 月 28 日 CT，病变范围增多、增大，评估肿瘤体积增加＞50%，按照 RECIST1.1 疗效评估为 PD。血 CEA 6.52ng/ml，较前明显下降，综合评估考虑免疫治疗后假进展，因此继续使用帕博利珠单抗单药免疫治疗 1～2 个月后再次评估。再次于 2021 年 9 月 24 日复查腹部 CT 提示肿瘤变化不明显（图 71-4），疗效评价为 SD，CEA：8.88ng/ml

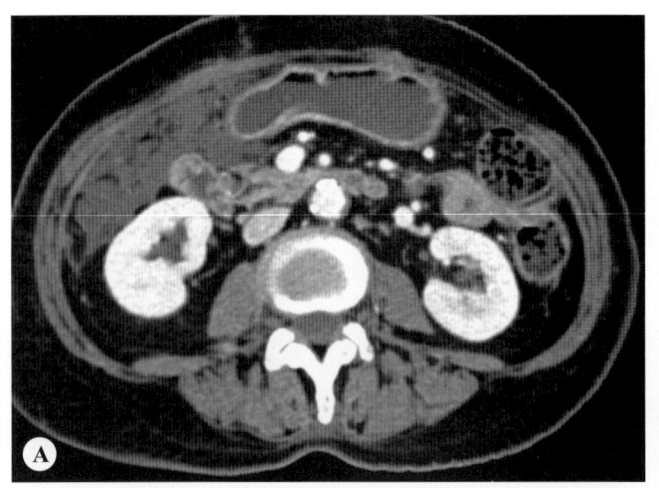

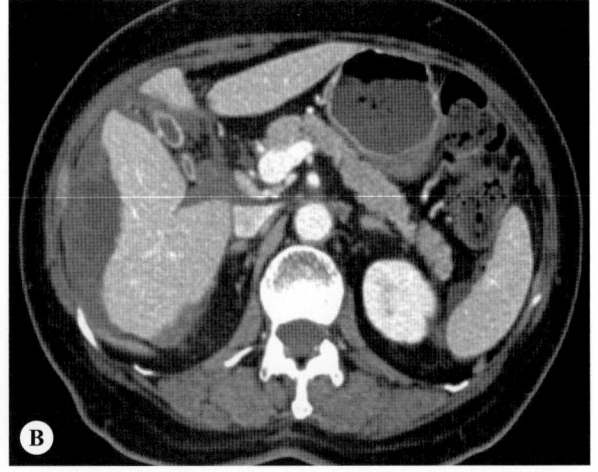

▲ 图 71-3　2021 年 8 月 13 日复查全腹部 CT 提示腹膜病灶明显增大增多，RECIST 1.1 疗效评估为 PD

（图71-5），继续持续运用帕博利珠单抗，规律每2个月复查CT评估，直至2022年3月22日复查（图71-6），肿瘤缓慢缩小、减少，无新发病灶，总体疗效评价为SD（缩小）。

【治疗及不良反应】

截至2022年6月28日患者已接受17个疗程帕博利珠单抗治疗，第2个疗程后，发生Ⅰ度腹泻和Ⅱ级皮疹，主要集中于腰背部、大腿上，予以康复新液、炉甘石洗剂对症后缓解，在第4个疗程治疗后，

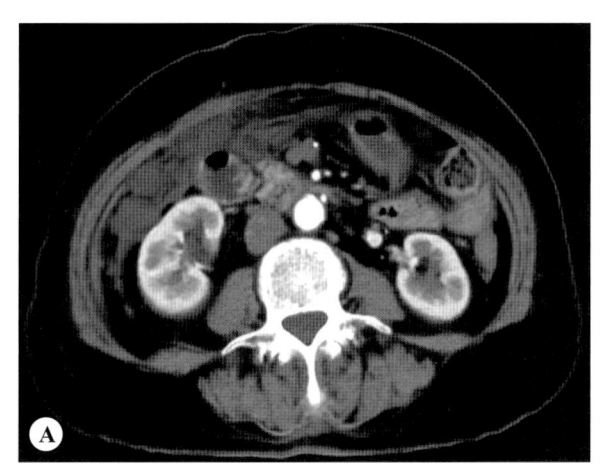

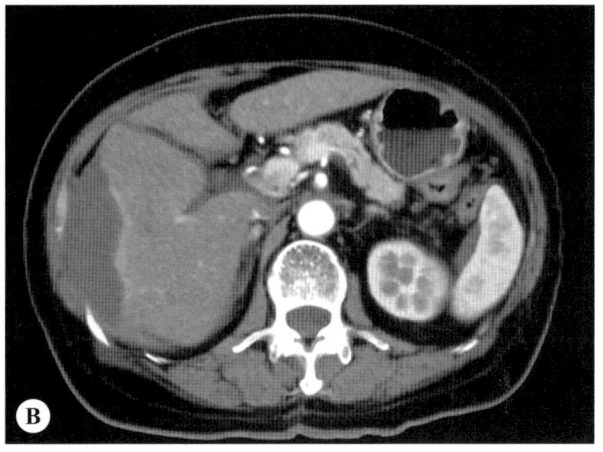

▲ 图71-4 2021年9月24日复查全腹部增强CT提示：大网膜、右肝上间隙、盆腔内、脾周腹膜转移，心膈角及肝十二指肠韧带淋巴结转移病灶，对比2021年5月28日CT，腹膜转移范围变化不大

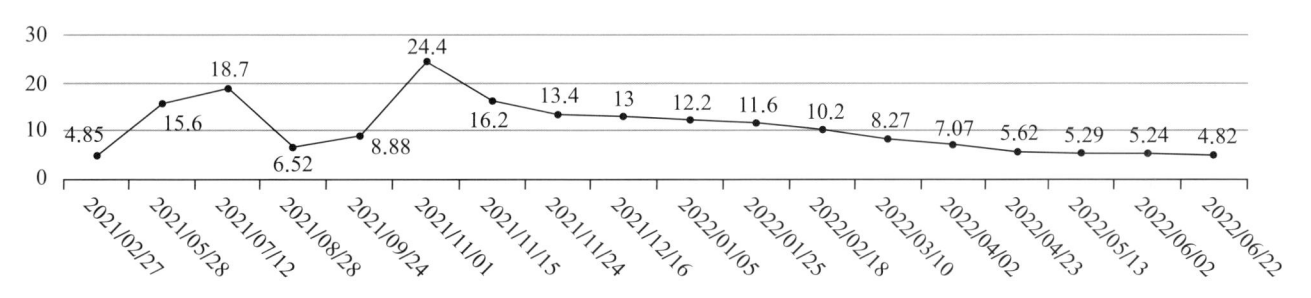

▲ 图71-5 血CEA变化情况

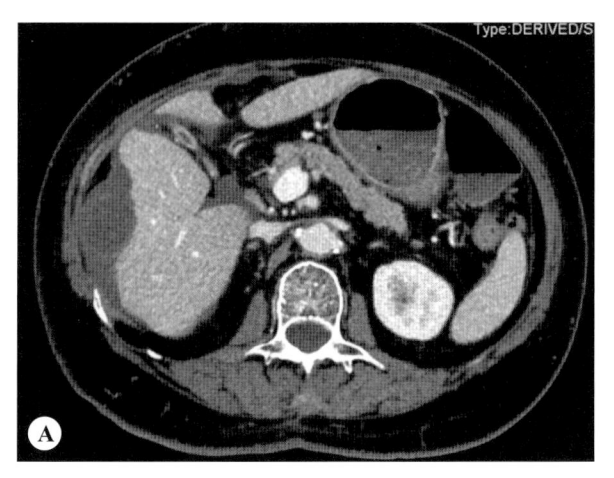

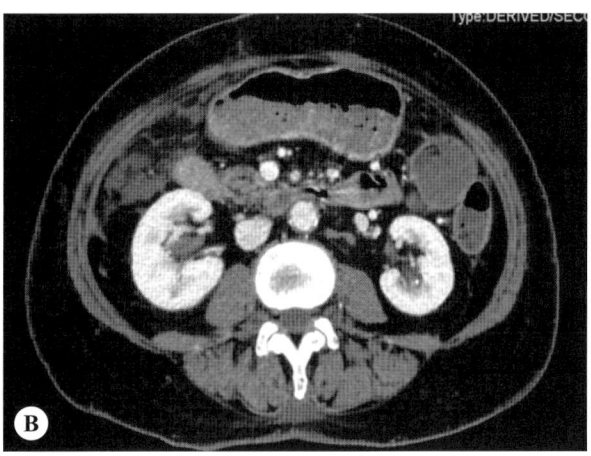

▲ 图71-6 2022年3月22日复查全腹部增强CT：疗效评价仍为缩小SD

患者出现Ⅱ级肝功能不全，表现为 ALT 为 296U/L，AST 为 212U/L，使用多烯磷脂酰胆碱胶囊及甘草酸二铵肠溶胶囊对症治疗后肝功恢复正常，未用激素治疗。患者疼痛评分为0分，不需服用镇痛药物。

【诊疗心得】

Keynote-177 研究结果显示免疫治疗组与对照组 PFS 生存曲线有早期交叉现象，免疫治疗组有 1/3 的患者在入组 6 个月内出现 RECIST1.1 标准评估为 PD，原因可能包括 MSI-H 肠癌患者存在异质性和部分患者存在原发免疫治疗耐药，以及肿瘤假进展等，RECIST1.1 标准被认为不是最佳免疫治疗疗效评估标准，临床上可采用 irRECIST 标准评估免疫治疗疗效，并结合患者的症状改善和肿瘤标志物变化来综合考量。该病例为 MSI-H 的不可切除、转移性右半结肠癌，接受右半结肠癌切除术后快速出现腹膜转移复发，肿瘤负荷大，高龄且化疗耐受性差，接受免疫治疗 2 个月后出现腹膜转移病灶增多及明显增大，甚至达到超进展，但结合患者临床症状改善及 CEA 下降，考虑假进展可能性大，选择继续使用 PD-1 单抗免疫治疗，后肿瘤逐渐缩小，总体疗效评价为持续 SD（缩小），最终腹膜转移病灶得到控制，显著改善患者生活质量，治疗过程中出现Ⅱ级皮疹及Ⅱ级肝功能不全，对症处理后均恢复正常，患者目前接受免疫单药治疗 PFS 已超过 12 个月，有望获得长期生存，必要时可加用 PET/CT 等辅助疗效判断，如后续治疗中再次出现肿瘤进展，可考虑进展病灶穿刺活检明确其 MSI 状态及基因特征指导后续治疗。

（韦桂霞　邱萌）

病例 72　MSS 型结肠癌肝转移免疫治疗后假性进展

【病例汇报】

患者，男性，55 岁。因腹部隐痛不适 1 年余，大便带血 1 周，于 2020 年 4 月份入院就诊，肠镜提示：距离肛门 35cm 处见不规则增生病变，管腔狭窄，活检示腺癌。2020 年 4 月 14 日查 CT 提示结肠癌伴周围淋巴结肿大（图 72-1）。于 2020 年 4 月 15 日在全麻下行腹腔镜降结肠癌根治术，术后病理提示中低分化腺癌，癌组织浸润肠壁浆膜下层，脉管内见癌栓，上下切缘未见癌组织浸润，肠旁淋巴结（20 枚中有 1 枚）见癌组织转移。免疫组化提示为 pMMR，为行术后辅助治疗至肿瘤内科就诊。入院时查体无阳性体征。家族史无特殊。

【初诊印象】

患者术后病理分期为 $pT_3N_1M_0$ ⅢB 期，根据 CSCO 指南Ⅰ级推荐为联合方案化疗，推荐的联合化疗方案包括 CAPOX 和 mFOLFOX。化疗前行基线检查，2020 年 5 月 1 日上腹部 MRI 平扫+增强：肝脏实质内见数枚结节状稍长 T_1 稍长 T_2 信号影，大者直径约 2.1cm，边界欠清，增强扫描示病灶呈环形强化，考虑转移瘤（图 72-2）。

【初诊治疗】

患者结肠癌术后出现肝脏多发转移，完善基因检测示：*KRAS* 2 号外显子突变，*KRAS* 3 号、*KRAS* 4 号外显子野生型，*BRAF* 野生型。因患者腹部切口未愈合，于 2020 年 5 月 18 日、2020 年 6 月 2 日予 mFOLFOX 双周方案化疗。后行动态心电图检查提示频发室早伴非持续性室速，与心内科沟通后调整化疗方案。2020 年 6 月 21 日起予：奥沙利铂+雷替曲塞 3 周方案化疗。后患者腹部伤口愈合，于

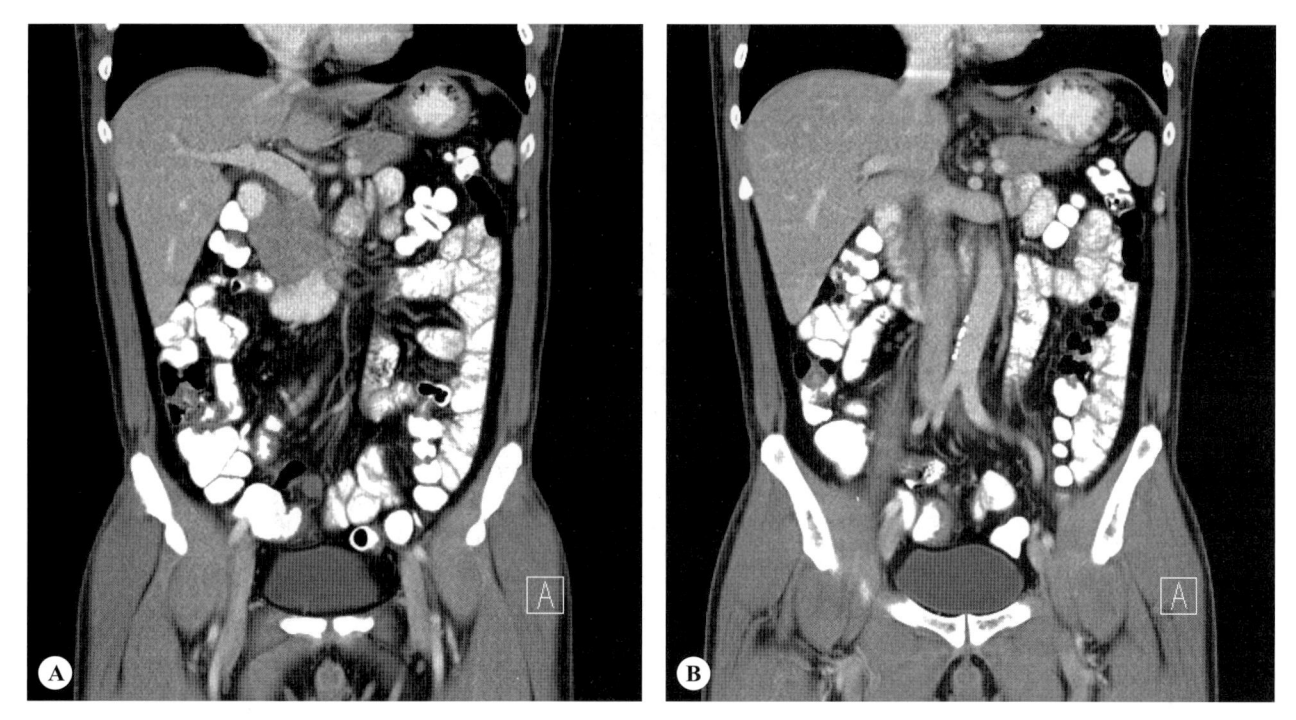

▲ 图 72-1 2020 年 4 月 14 日术前 CT 检查提示结肠旁淋巴结肿大

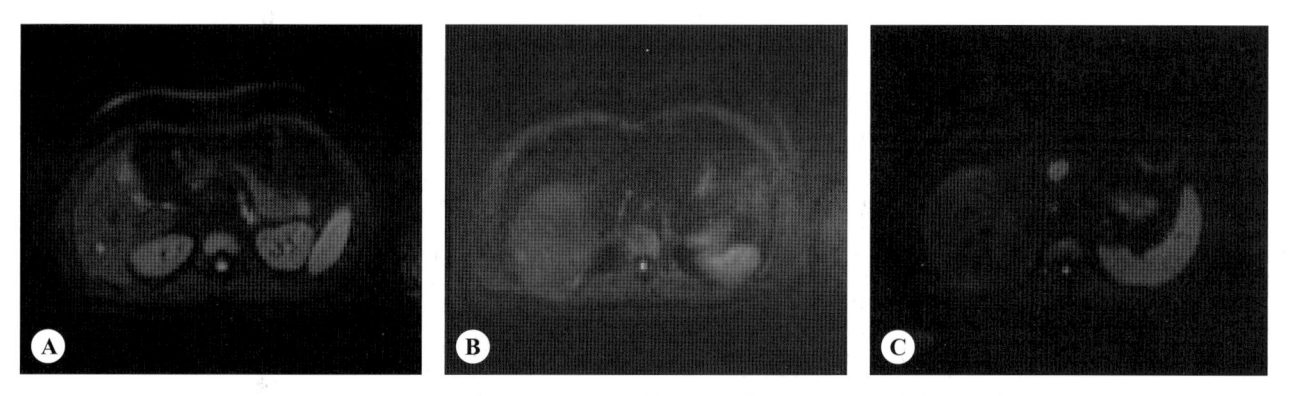

▲ 图 72-2 2020 年 5 月 1 日术后基线 MRI 提示肝占位，考虑转移瘤

2020 年 7 月 13 日予以贝伐珠单抗 + 奥沙利铂 + 雷替曲塞 3 周方案化疗。2020 年 8 月 5 日复查上腹部 MRI：肝实质内见数枚结节状稍长 T_1 稍长 T_2 信号影，DWI 高信号，大者直径约 3.2cm，增强扫描示环形强化，较 2020 年 5 月 1 日增大。

一线治疗后病情评估进展（PD），进入二线治疗，于 2020 年 8 月 6 日、2020 年 9 月 3 日予贝伐珠单抗 + 伊立替康 + 雷替曲塞 3 周方案化疗。2020 年 9 月 25 日复查 MRI：肝实质内数枚结节状稍长 T_1 稍长 T_2 信号影，增强病灶环形强化，肝多发占位，转移瘤可能大，较 2020 年 8 月 4 日明显增大增多（图 72-3）。

【三线诊疗】

按照标准的三线诊疗方案，患者应接受瑞戈非尼口服，但客观缓解率（ORR）低，无病生存期（PFS）及总生存期（OS）短，效果不令人满意。2019 年 ASCO 上报道的 REGONIVO 研究中，采用

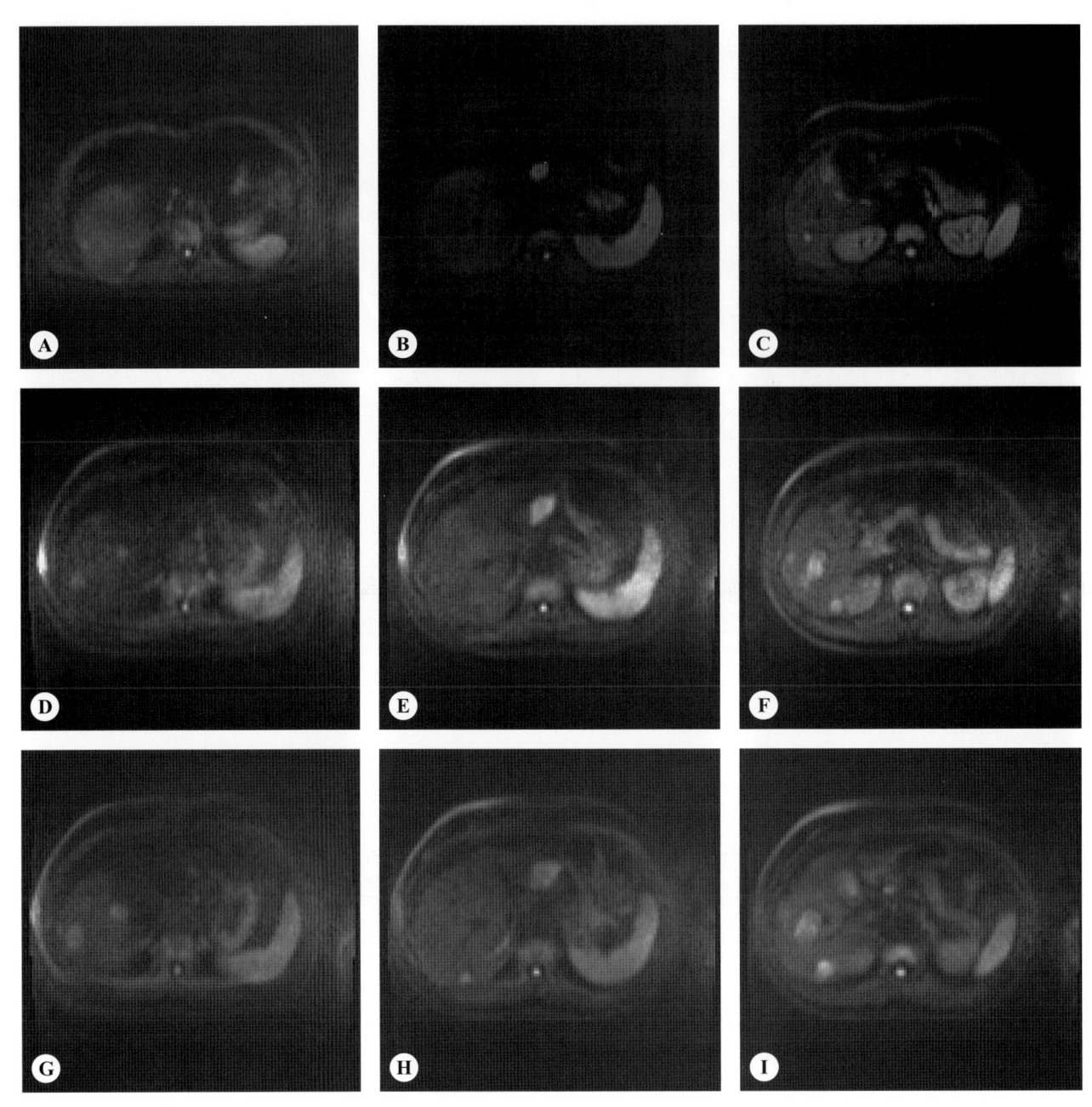

▲ 图 72-3 一线治疗、二线治疗后评估肝转移瘤持续进展

瑞戈非尼联合纳武利尤单抗后线治疗 MSS 型肠癌，ORR 达 33%，但对肠癌肝转移患者治疗效果较差。该患者一线、二线靶向联合化疗期间病情进展，预后极差，单药瑞戈非尼口服预期很难控制病情进展。与患者家属沟通后，患者及家属要求采取积极治疗手段，因经济原因要求将进口纳武利尤单抗更换为同类国产药品。于 2020 年 9 月 29 日、2020 年 10 月 21 日、2020 年 11 月 12 日予以信迪利单抗 + 瑞戈非尼治疗。2020 年 12 月 6 日复查示：肝多发占位，转移瘤可能性大，较前。2020 年 9 月 25 日病灶增大（图 72-4）。从影像学评估病情为进展，但监测患者血 CEA 呈下降趋势，考虑有可能存在免疫治疗假性进展可能，与患者及家属沟通后继续治疗。于 2020 年 12 月 8 日、2020 年 12 月 30 日、2021 年 1

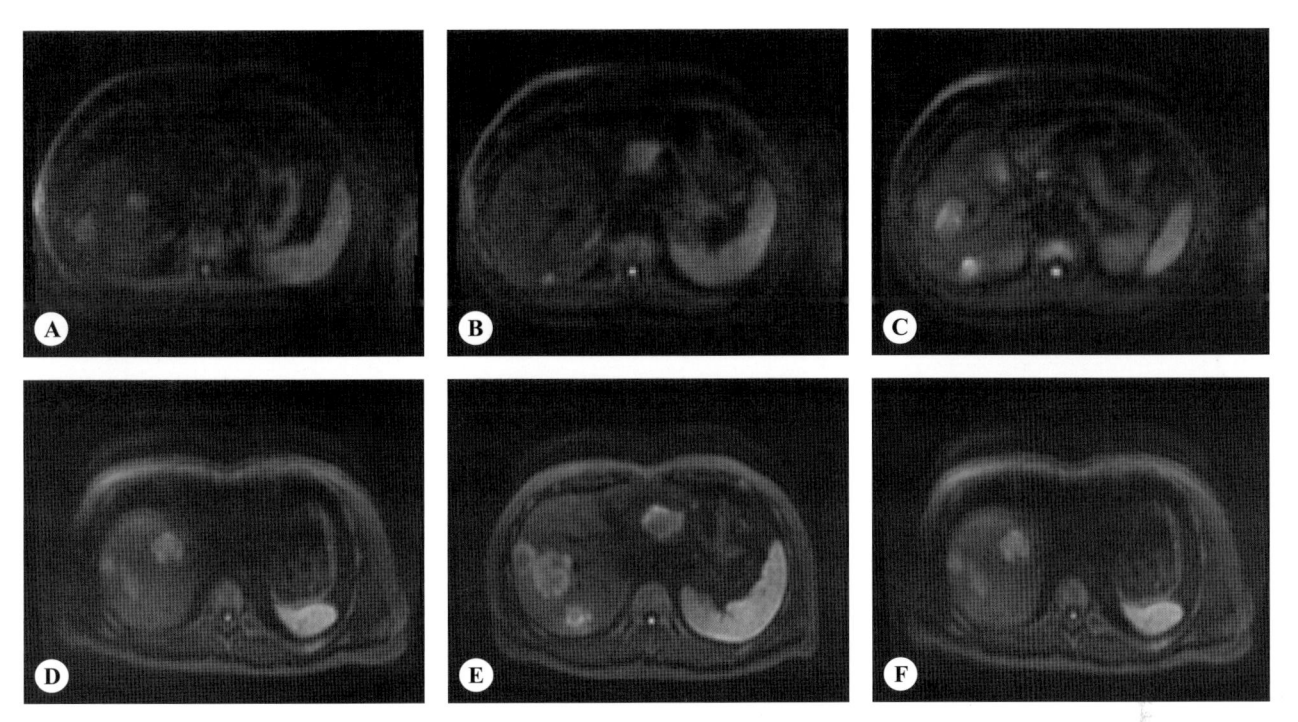

▲ 图 72-4 初期免疫治疗后影像学评价肝脏转移瘤进展

月 21 日继续予以信迪利单抗联合瑞戈非尼治疗。

2021 年 2 月 18 日复查示：肝多发低密度影，结合病史考虑转移癌。肝病灶稳定，但血肿瘤指标全部降至正常范围。于 2021 年 2 月 19 日、2021 年 3 月 12 日、2021 年 3 月 31 日继续予以信迪利单抗联合瑞戈非尼治疗。2021 年 4 月 21 日复查示肝内多发转移瘤，较前减小，后继续予以信迪利单抗联合瑞戈非尼治疗。末次治疗时间为 2022 年 3 月 13 日。期间复查提示肝病灶稳定减小，肿瘤几乎无活性（图 72-5）。血肿瘤指标持续正常中。目前仍在治疗中，拟瑞戈非尼逐渐减量后停药。信迪利单抗治疗至 2022 年 9 月满 2 年后停药。

【诊疗心得】

近年来，随着免疫治疗的应用，许多问题也随之出现，如免疫治疗过程中的假性进展。假性进展

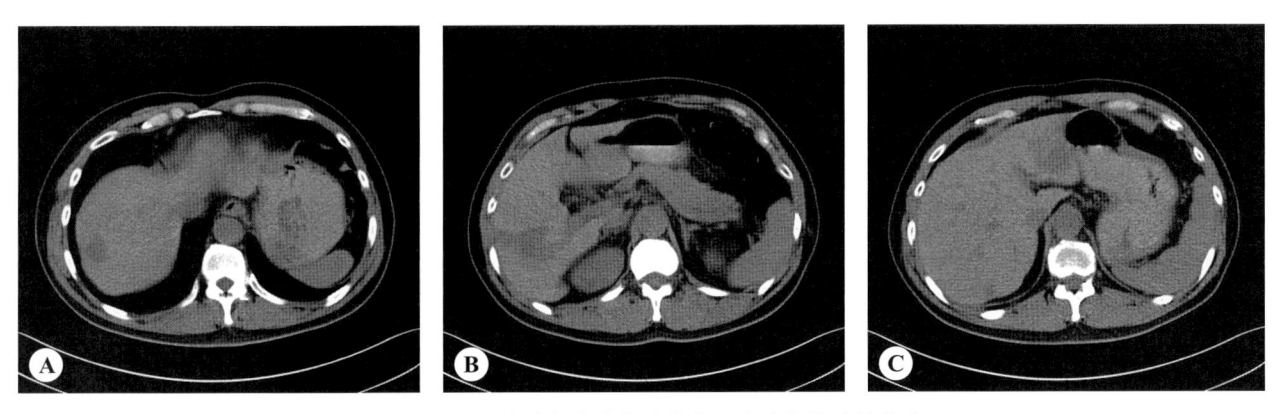

▲ 图 72-5 持续免疫联合瑞戈非尼治疗期间病情稳定

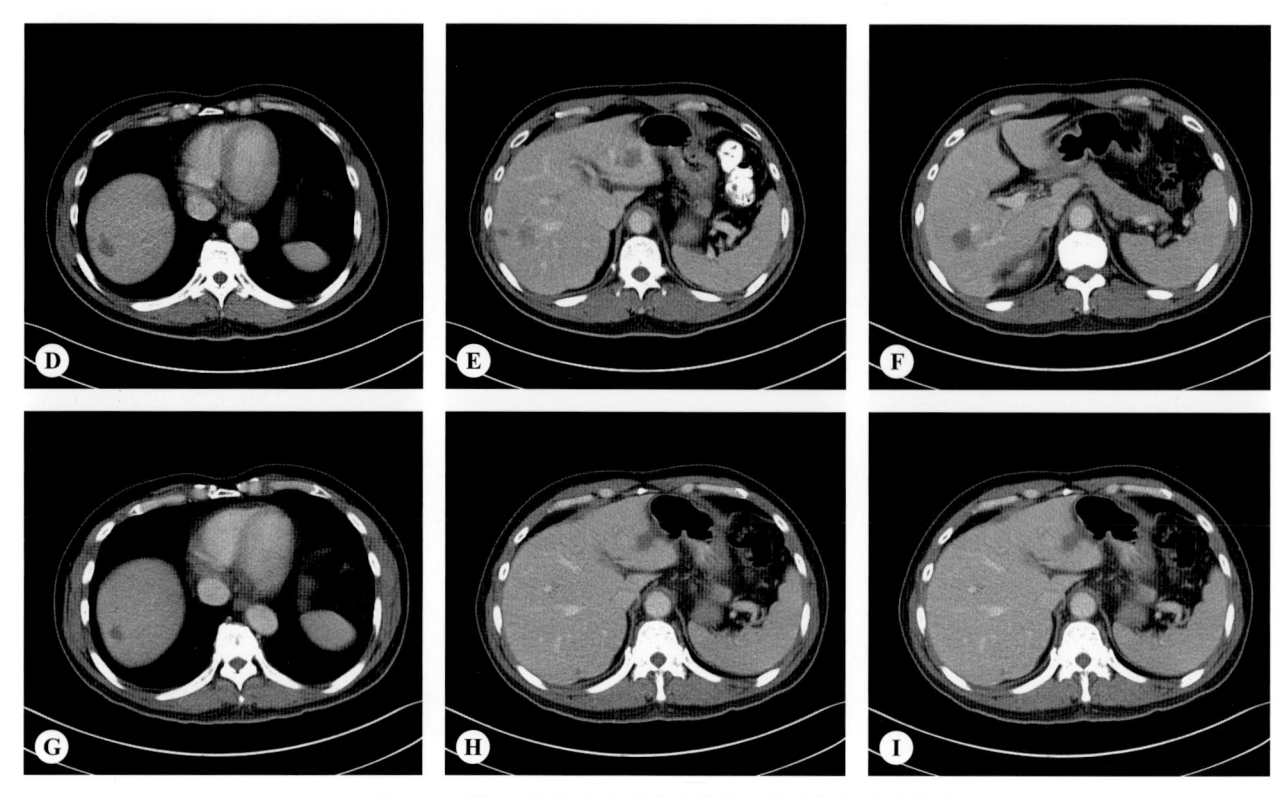

▲ 图 72-5（续） 持续免疫联合瑞戈非尼治疗期间病情稳定

指在免疫治疗初期观察到肿瘤原有病灶增大或出现新病灶，随后肿瘤负荷又出现减小的现象，这种特殊现象可能会使临床医生对疾病进展错误判断而导致治疗提前终止，为临床工作带来了困扰与挑战，因此，如何准确评估免疫治疗疗效是免疫治疗中面临的一大挑战。

在免疫治疗初期，大量 T 细胞被激活，活化的 T 细胞浸润至肿瘤组织中以杀死肿瘤细胞，肿瘤细胞死亡释放的抗原吸引更多炎症细胞浸润，造成了肿瘤病灶部分增大的假象。目前尚不明确假性进展的预测因素，循环肿瘤 DNA、血清 IL-8 水平、CT 影像组学、MRI 血管灌注成像、PET/CT 和病理组织活检等可能有助于区分假性进展和真性进展。该病例提示，在免疫治疗中，若出现影像学评估肿瘤增大，不能单纯地立即判断为疾病进展，一定要考虑到假性进展的可能，应尽可能地明确，可避免假性进展的患者过早终止免疫治疗。相反，如判断为真性进展，则需根据病情重新制订综合治疗方案。

（仲小敏）

病例 73　晚期结肠癌免疫治疗疗效分离合并肺结核

【病例汇报】

患者，女性，64 岁。2006 年以便血、腹痛起病，有长期药物、食物过敏史无其他肿瘤病史，无肿瘤家族史，2006年4月行肠镜见距肛门76cm炎性坏死组织中有少许核异质细胞，考虑腺癌，距肛门19cm腺瘤性息肉。2006年5月23日在北京三甲医院行腹腔镜下扩大右半结肠切除术+息肉切除术，术中探查肝、盆腹腔未见肿瘤种植，肿物位于横结肠近肝曲，术后病理：（右半）结肠溃疡型中分化腺癌，大小约4.2cm×3.6cm×0.4cm，侵及全层，上下断端未见癌，肠周脂肪组织内淋巴结（14枚）均未见癌；接受6个疗程术后辅助治疗：方案为4个疗程奥沙利铂+卡培他滨（XELOX），然后为2个疗程卡培他滨口服。

2013年8月复查腹部超声：脐上2cm处可见4.8cm×4.2cm低回声结节，腹部CT：胰头下方4.7cm×2.4cm转移灶，侵犯或包绕肠系膜静脉，PET/CT：回结肠吻合口内侧胰头下方肿块影3.5cm×2.2cm×3.8cm，右肝下缘结节影1.3cm×0.9cm×1.5cm考虑腹腔转移灶，因第一次使用贝伐珠单抗出现便血而停用，遂行一线单药治疗：卡培他滨口服4个疗程，共3个月；同时回结肠吻合口内侧胰头下方转移灶局部放疗，剂量不详，复查超声：脐右上方肠系膜上静脉右侧包块4.2cm×4.2cm低回声结节，评价稳定（SD），后定期随访。

2015年7月PET/CT提示（图73-1）：①胰腺下方、肝下方病灶仍见代谢活跃、肝内新发病灶，右肺内结节较前进展，并出现肝内、右肺转移灶；②回肠局部仍可见代谢活跃灶，局部侵犯不排除；③肠系膜及腹膜后多发代谢不活跃淋巴结，因肝、肺新发转移灶，疗效评价PD，一线PFS：23个月；患者在我院补充原发灶手术分子病理：*KRAS/NRAS/BRAF V600E*野生型，*PIK3CA* Exon20检出同义突变NM-006218:c.3075C＞T（p.T1025T），2015年8月29日至12月16日行西妥昔单抗+奥沙利铂+氟尿

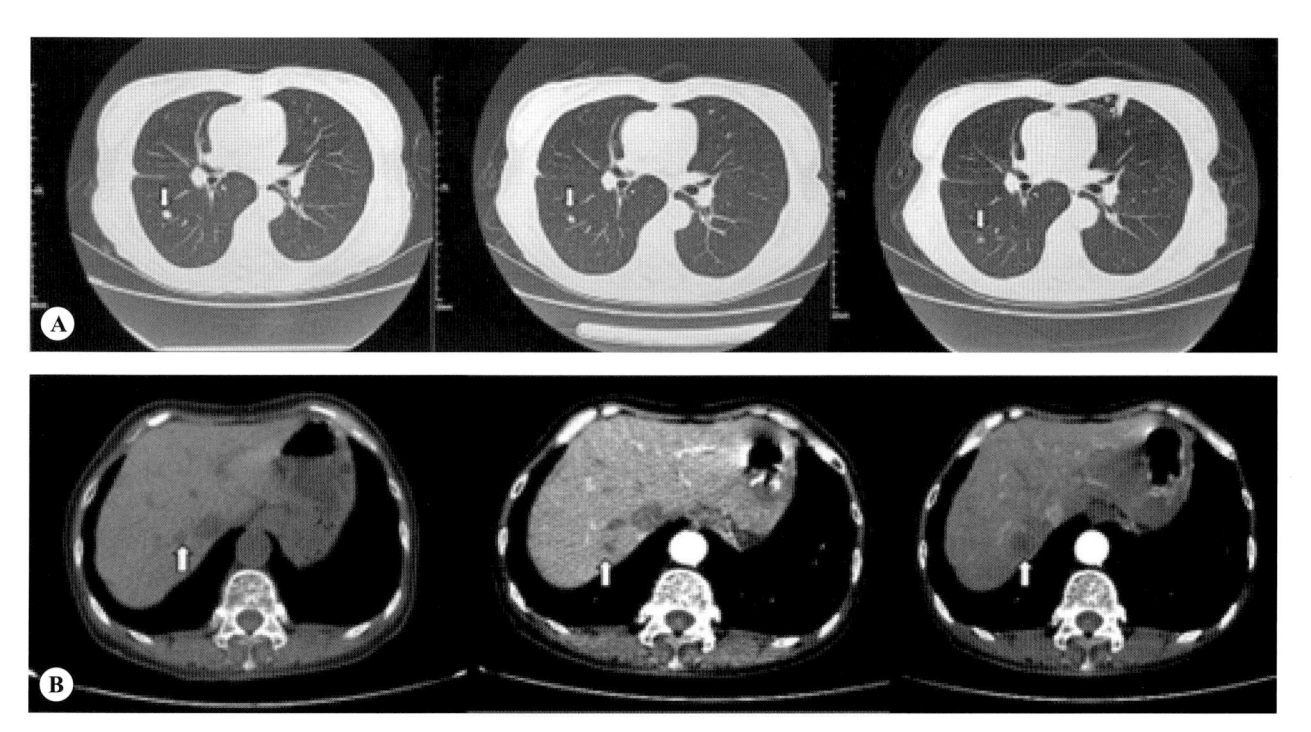

▲ 图73-1 免疫治疗期间肺转移（上）、肝转移（下）病灶变化

嘧啶 7 个疗程，药物不良反应包括：皮疹Ⅲ级、神经毒性Ⅰ级、血小板减少Ⅰ级，因出现皮肤瘙痒、颜面部麻木、喘憋等过敏症状，7 个疗程后停用奥沙利铂，西妥昔单抗 + 氟尿嘧啶类药物维持至 2017 年 7 月 15 日，期间多次肝转移消融术，肝转移进展，二线 PFS：33 个月。三线行 6 个疗程贝伐珠单抗 + 伊立替康，评价：肝转移灶缩小，因考虑多次出现骨髓抑制，患者自诉不能接受，三线换方案治疗贝伐珠单抗 + 雷替曲塞，方案可耐受，无明显不良反应，三线 PFS：9 个月，发现双肺转移给予四线曲氟尿苷替匹嘧啶口服，未控制肿瘤，疾病进展。

【用药前评估】

患者右半肠癌 RAS 野生型多线治疗后，诊断为右半结肠癌术后（$pT_3N_0M_{1b}$ ⅣB 期）腹腔及腹膜后淋巴结转移、肺转移、肝转移，根据我国结直肠癌指南及诊疗规范已经无标准治疗方案推荐使用，建议可考虑参加临床试验，但患者经筛查无符合条件的临床研究，同时患者一般状态较差，ECOG 评分 1~2 分，与患者沟通后选择靶向治疗药物瑞戈非尼联合 PD-1 单抗治疗。

【五线治疗及不良反应】

2019 年 7 月开始行 REGONIVO 方案治疗，具体用药：信迪利单抗 200mg，每 3 周一次；瑞戈非尼 80mg，口服 1 次 / 天，持续 21 天后休息 7 天。患者无骨髓抑制及皮肤瘙痒、肝肾功能异常，期间评效：肠癌肝转移灶增大，肺转移灶持续缩小，疗效分离。整体评效：2 个疗程后评价 SD，4 个疗程后评价 PD，PFS 4 个月。

2019 年 12 月 12 日行彩超引导下肝脏 S2 段偏高回声病灶穿刺活检手术病理：肝脏 S2 段穿刺肝组织中见中分化腺癌伴坏死，结合临床病史及免疫组化结果符合转移性结肠癌。免疫组化：CK7（-）、CK20（+）、CDX-2（+）、GPC-3（-）、CK19（+），行二代测序 KRAS 第 3 外显子错义突变，与原发灶的 RAS 野生型不一致，考虑进展应更改治疗方案。但发现患者同时明确诊断为原发性肺结核（图 73-2），判断免疫治疗前已经发病，免疫治疗期间肺部结核病灶进展迅速，患者转入呼吸疾病专科接受肺结核治疗，疾病经 4 个月治疗后好转，经专科医生建议继续抗肿瘤治疗，再次考虑引入化疗，但患者已经出现腹腔积液、黄疸，2020 年 5 月 24 日复查影像学提示肿瘤进展，行胆管引流、对症支持，未能接受抗肿瘤治疗，于 2020 年 6 月 12 日去世，自手术后复发至去世的晚期肠癌总生存时间为 6 年 10 个月。

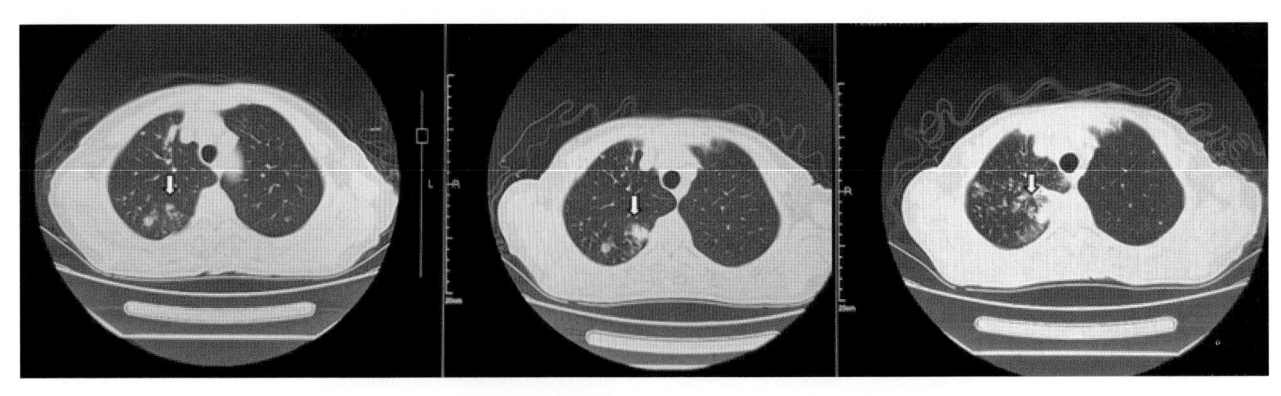

▲ 图 73-2 免疫治疗期间肺结核病灶变化：病灶变大并播散

【诊疗小结】

时　间	肺 CT 所见结核病灶	肺 CT 所见肺转移	腹 CT 所见肝转移
2019 年 7 月 10 日（基线）	右肺及左肺上叶舌段见多发小结节影及散在片状实变影，病变沿肺结构分布，以右肺上叶为著，右肺中上叶新增炎症，建议治疗后复查	右肺下叶外基底段见囊泡状结节影壁厚饱不均，边缘浅分叶 与 2019 年 5 月 7 日相比：两肺多发结节转移，部分较前增大	肝右叶及肝右前叶肝周处见约多个 15mm 以下结节，周边一定血供与 5 月 6 日 MR 比较大致相仿
2019 年 9 月 11 日（2 个疗程后评价 SD）	右肺上叶、中叶见多发小结节影及散在片状实变影，病变沿肺结构分布，局部出现树芽征	右肺下叶外基底段见囊泡状结节影，壁厚饱不均，内见小空泡，边缘浅分叶，周围见细毛刺，双肺多发小结节，阅片双肺转移部分缩小	肝内多发病灶治疗后改变与 7 月 11 日 CT 比较肝左叶病变较前增多增大，膈上、肠系膜走行区、腹膜后多发结节影考虑转移
2019 年 12 月 6 日（4 个疗程后分离效应）	与 2019 年 9 月 11 日比较：双肺上叶、下叶新出现（或增大）斑片状影及树芽征结节影，考虑合并结核可能性大，请临床进一步检查	双肺多发转移较前减小	肝内多发少血供病变与 9 月 11 日 CT 比较肝内病变较前增多增大，膈上、肠系膜走行区、腹膜后多发结节影考虑转移
2020 年 3 月 21 日 [停药抗结核（影像缺失）]	右肺上叶支气管截断、右肺上叶不张，建议必要时结合支气管镜检查；右上胸部积液较前增多；双肺斑片状及树芽征结节较前增多，请结合临床	双肺多发转移较前增大	肝左右叶<35mm 稍低密度灶，右侧肾上腺结节，肠系膜上动脉走行区软组织密度，腹膜后肿大淋巴结，腹腔积液
2020 年 4 月 29 日（抗结核治疗有效）	与 3 月 21 日比较右肺上叶支气管截断、右肺上叶不张较前好转；右上胸部积液较前减少；双肺斑片状及树芽征结节部分较前好转	与 3 月 21 日比较双肺多发转移较前增多、部分较前增大	肝多发少血供病变，直径 40mm，对比 3 月 21 日有所增大，考虑恶性转移可能，肠系膜区、腹膜后异常密度影，考虑恶性，转移可能较前略有增大，伴胰胆管扩张，邻近血管受累，腹腔积液

【诊疗心得】

患者一线至四线整体无疾病进展时间较长，充分证明 RAS 野生型患者生物学行为较好，后线在选择 REGONIVO 时出现两个情况：①患者因化疗感染肺结核，免疫治疗期间肺结核病灶增大，查阅国际临床研究中个案报道所披露的在使用 PD-1 单抗或 CTLA-4 联合 PD-1 单抗的临床试验中，新发肺结核的患者结核病灶均呈持续进展态势，均遵循停用抗肿瘤治疗改为抗结核治疗原则，部分患者治疗不敏感，结核持续进展导致死亡，部分患者抗结核治疗稳定后再次引入 PD-1 单抗又重新获得肿瘤部分缓解，该患者抗结核有效，但当时属于肿瘤终末期经多线治疗肿瘤已产生耐药，并转为 RAS 突变型进展迅速，未能赢得再次抗肿瘤机会便去世，未能提供抗结核后再化疗的治疗经验。②接受免疫治疗后出现疗效分离现象，肝转移灶属于寡转移，治疗期间缓慢增大至评价进展，肺多发转移灶缩小，患者在使用 PD-1+TKI 方案时肺肝转移敏感程度不一，符合目前国际临床研究的部分推测：结直肠癌肝转移对此方案敏感度低，而肺转移应答比例较高，有待 REGONIVO 三期研究进一步提供相关证据。

在我国结直肠癌是临床最常见的恶性肿瘤之一，2017年美国FDA相继批准两个PD-1单抗用于MSI-H/dMMR分子亚型的实体瘤治疗，而在肠癌中此类优势人群占比≤5%，大部分仍为微卫星稳定（MSS）型患者，2019年ASCO会议上报道的REGONIVO方案使免疫检查点抑制药联合小分子靶向药物成为MSS型肠癌后线治疗的探索方案之一，本例为RAS野生型、MSS型左半结肠癌患者，历经手术、放疗、靶向+化疗、射频消融、免疫+TKI等多线治疗，晚期带瘤生存时间近7年，在免疫治疗期间，肿瘤转移灶出现疗效分离现象〔肺转移缩小，肝转移稳定（SD增大）〕，确诊肺结核并加重接受专科治疗，通过该病例分享，希望为肿瘤科同仁实施肠癌后线免疫治疗反应模式及并发症的确诊提供参考、积累经验。

（韩 璐）

病例74 MSI-H肠癌免疫治疗疗效分离：原发灶消退，淋巴结阳性

【病例汇报】

患者，女性，65岁。2021年5月因反复腹痛、反酸、胃灼热1年于当地医院就诊，2021年5月13日查肠镜示：升结肠远端可见一黏膜隆起，内镜可通过，病理示：低分化腺癌，乙状结肠可见息肉2枚。腹部CT示：升结肠远端管壁增厚伴异常强化，肠镜可通过，考虑癌症的可能并侵犯邻近结构及周围小淋巴结。肝右叶小结节，考虑小血管瘤。两侧髂骨及右股骨头高密度影，建议复查。2021年5月20日为进一步治疗就诊我院。查体：浅表淋巴结（−），入肛门7cm未及肿物。家族史：哥哥40岁患直肠癌，70岁患腮腺癌（？）至今存活。姐姐70岁患脑瘤已去世。

胸部CT未见转移征象，上腹部MR示：肝S7异常信号灶，考虑血管瘤可能。会诊病理示：病变符合（升结肠）低分化腺癌。癌细胞免疫组化染色结果为CK（+）、CEA（+）、CK20少量（+）、Ki-67（80%+）、Muc2（−）、CD56（−）、CyA（−）、Syn（−）、MLH1（+）、PMS2（+）、MSH6（+）（备注：MSH2效果欠佳，建议MSH2和MSH6重做）。2021年6月2日补充报告：重做免疫组化标记MSH2和MSH6，并与第一次结果进行比较，两次结果一致，均为MSH2（−）、MSH6（+），且内对照和外对照均良好，该免疫组化表达结果罕见，建议行基因测序。2021年5月27日微卫星不稳定性（MSI）检测：D5S346、BAT25、BAT26、D17S250、D2S123位点出现阳性标记，判断为微卫星高度不稳定（MSI-H）。二代测序结果：TMB-H（201.6mut/Mb），MSI-H，*KRAS*、*B2M*、*PI3K3CA*存在突变；胚系测序*MSH2* EX1 c.86delA p.K29Sfs*35疑似致病突变；*MSH6* EX4 c.1085delC p.P362Lfs*9致病突变。

【初诊印象】

患者为老年女性，有肠癌及肿瘤家族史，不除外Lynch综合征可能。我们对其进行了MMR蛋白免疫组化检测、MSI检测及二代测序。免疫组化提示：MSH2（−），微卫星不稳定性检测提示：MSI-H。二代测序提示：TMB-H、MSI-H，*MSH2*疑似致病突变，*MSH6*致病突变。结合上述检测结果，患者诊断为：升结肠癌cT$_3$N+M$_0$，MSI-H，Lynch综合征。

患者为局部晚期结肠癌，TMB-H，Lynch综合征，建议参加PD-1抗体联合阿帕替尼新辅助治疗临床试验。

【后续治疗】

患者于 2021 年 6 月 3 日、2021 年 6 月 28 日、2021 年 7 月 20 日、2021 年 8 月 9 日接受卡瑞利珠单抗 200mg + 阿帕替尼 0.25g 联合治疗 4 个疗程，过程顺利，给药后出现Ⅰ度血压升高、Ⅰ度转氨酶升高，干咳，耳鸣，2 个疗程和 4 个疗程后复查 CT 疗效 SD（缩小）。

2021 年 9 月 1 日在结直肠科行"腹腔镜下右半结肠切除术"，术后病理显示浸润深度：T_0，无原发肿瘤证据；脉管内癌栓 + 神经束侵犯：（−）；标本上切缘：（−）；标本下切缘：（−）；环周切缘 / 放射状切缘：（−）；肿瘤治疗反应：0（完全反应）；淋巴结转移情况：转移数 / 淋巴结总数（14/17），淋巴结外肿瘤种植结节：无；（肠大体）镜下：肠黏膜见小灶溃疡形成伴肉芽组织增生，肠壁局灶纤维组织增生伴慢性炎症细胞浸润，结合病史，考虑为治疗后改变，未见明确癌组织残留；阑尾及小肠黏膜慢性炎。分期：$ypT_0N_2M_0$。

患者术后恢复尚可，术后建议 XELOX 方案联合 PD-1 抗体辅助治疗，但是由于担心化疗不良反应未接受化疗。于 2021 年 9 月 27 日、2021 年 10 月 9 日、2021 年 11 月 9 日、2021 年 11 月 30 日接受卡瑞利珠单抗 200mg 治疗 4 个疗程，治疗后出现反应性毛细血管增生症。2021 年 11 月 14 日 CT 结果：对比 2021 年 8 月 23 日 CT：升结肠术后缺失，术区未见肿瘤复发征象。

患者肿瘤标志物 CEA 进行性升高（CEA 由 2021 年 11 月 8 日的 11.50ng/ml 升高至 2021 年 11 月 30 日 28.50ng/ml；图 74-1），遂于门诊就诊，结合术后病理多发淋巴结转移，CEA 动态升高，考虑肿瘤活动可能，建议 XELOX 方案化疗。于 2021 年 12 月至 2022 年 4 月予以奥沙利铂 + 卡培他滨方案化疗 7 个疗程。

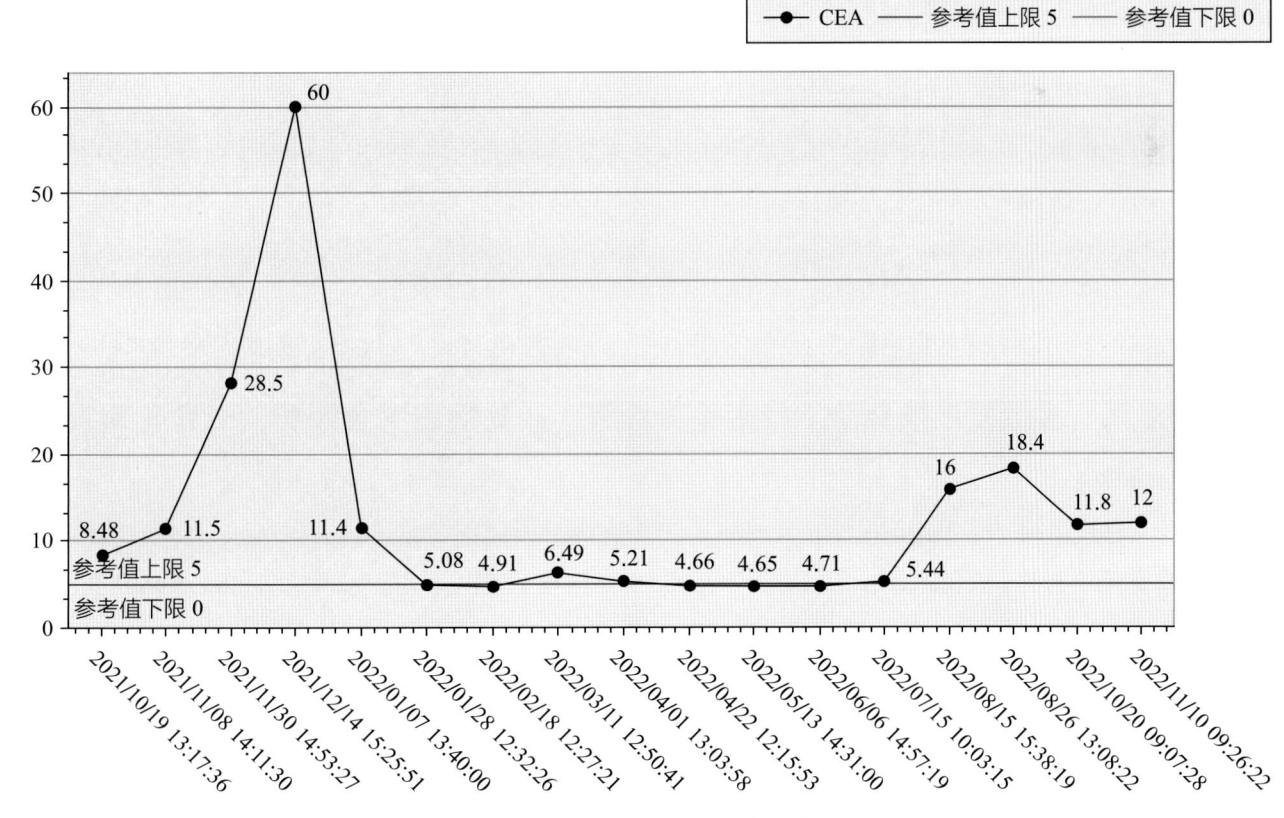

▲ 图 74-1 患者癌胚抗原变化趋势

【诊疗小结】

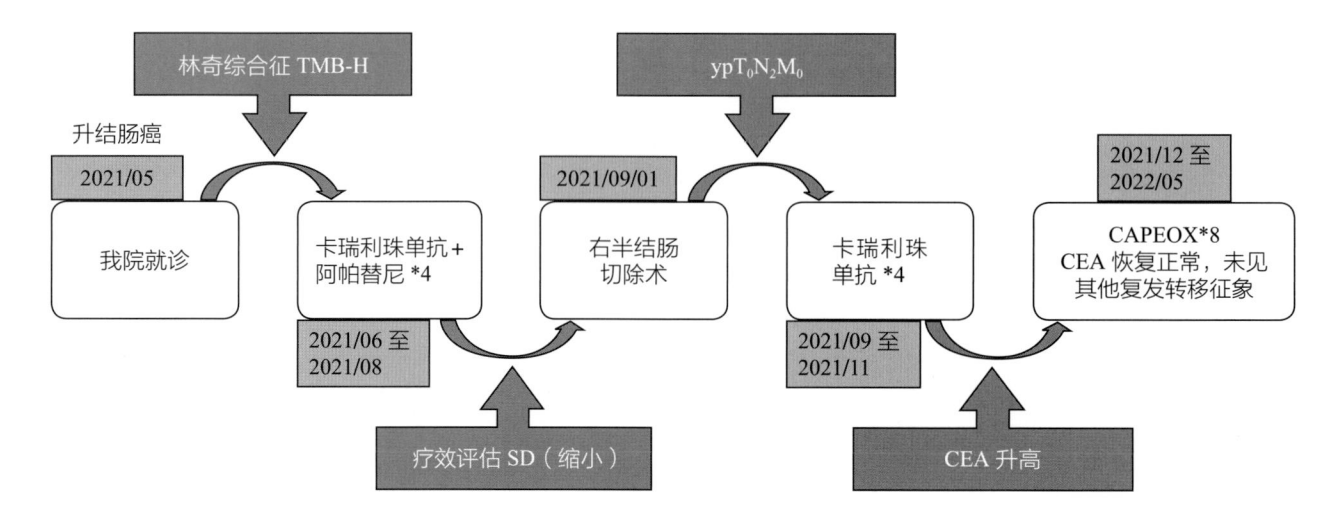

```
升结肠癌                林奇综合征 TMB-H                           ypT₀N₂M₀
2021/05
                                                                                              2021/12 至
                            ↓                                 ↓                               2022/05
  我院就诊  →  卡瑞利珠单抗+  →  2021/09/01  →  右半结肠  →  卡瑞利珠  →  CAPEOX*8
              阿帕替尼*4                         切除术         单抗*4        CEA 恢复正常，未见
                                                                            其他复发转移征象
              2021/06 至                          2021/09 至
              2021/08                             2021/11
                    ↑                                    ↑
              疗效评估 SD（缩小）                     CEA 升高
```

【诊疗心得】

直肠癌放化疗后肠壁病灶病例完全缓解而淋巴结仍有肿瘤细胞残留发生率约 5%。免疫治疗后肠壁完全缓解而淋巴结残留的现象罕有报道。该病例出现不一致的免疫治疗反应，原发灶病理提示完全缓解，但是区域淋巴结转移多（17 枚中有 14 枚），而且病理提示淋巴结中肿瘤细胞退缩不明显，提示淋巴结中肿瘤细胞对免疫治疗存在原发性耐药。研究认为淋巴结、肾上腺、卵巢属免疫豁免器官，对免疫治疗相对不敏感。同时，晚期患者由于转移灶发生更复杂的分子事件，因此比早中期患者原发耐药风险更高。由此推测淋巴结转移灶发生耐药的风险高于肠壁原发灶。虽然原发灶与淋巴结的分离缓解现象相对少见，但是在临床实践中不容忽视。特别是在免疫治疗后采用观察等待疗法时，需要细致评估淋巴结残留的风险，随访过程中密切观察区域淋巴结的变化情况。

新辅助免疫治疗后淋巴结残留患者的辅助治疗目前暂无研究数据。理论上可参考 III 期 dMMR 结肠癌的辅助化疗。既往研究显示，III 期 dMMR 患者可从含奥沙利铂的辅助化疗中获益。另外，亦可参考病理淋巴结肿瘤退缩的情况，如果病理退缩较好，沿用术前有效的治疗方案也是合理的选择。

（梅伟健　丁培荣）

病例 75　多原发肠癌免疫治疗后差异缓解：一处病理完全缓解，一处有残留

【病例汇报】

患者，男性，46 岁。自 2020 年 6 月起出现间断腹痛，大便次数增多，4~5 次/天，稀烂便、血便。外院肠镜检查提示距肛门 45cm 处出现结肠肿物，活检病理提示腺癌。距肛门 20cm 处出现乙状结肠息肉，大小约 1cm×0.8cm，病理提示腺瘤。距肛门 15cm 直肠 - 乙状结肠交界处出现肿物，大小 3cm×2.8cm，活检病理提示腺瘤伴低级别异型增生。患者既往有乙型肝炎病史，口服恩替卡韦抗病毒治疗中。肿瘤家族史：母亲 50 岁左右患直肠癌。后就诊于我院，2020 年 7 月 24 日 CT 示：降结肠癌可能性大，病灶周围小淋巴结，考虑转移可能（图 75-1）。2020 年 7 月 29 日肠镜示：直肠、降结肠癌；乙状结肠息肉（图 75-2）。活检病理示：①（距肛门约 40cm 降结肠环周隆起溃疡型肿物活检）镜

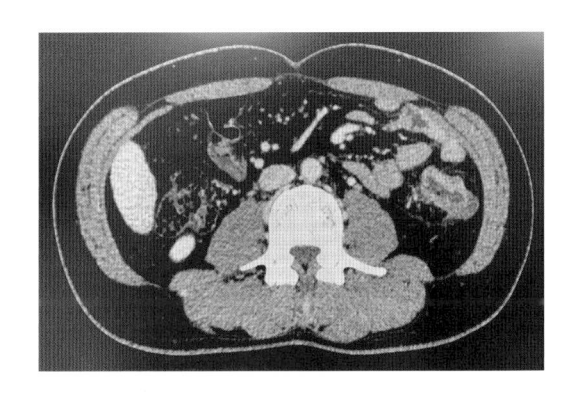

图 75-1 2020 年 7 月 24 日 CT 示降结肠癌可能性大，病灶周围小淋巴结，考虑转移可能

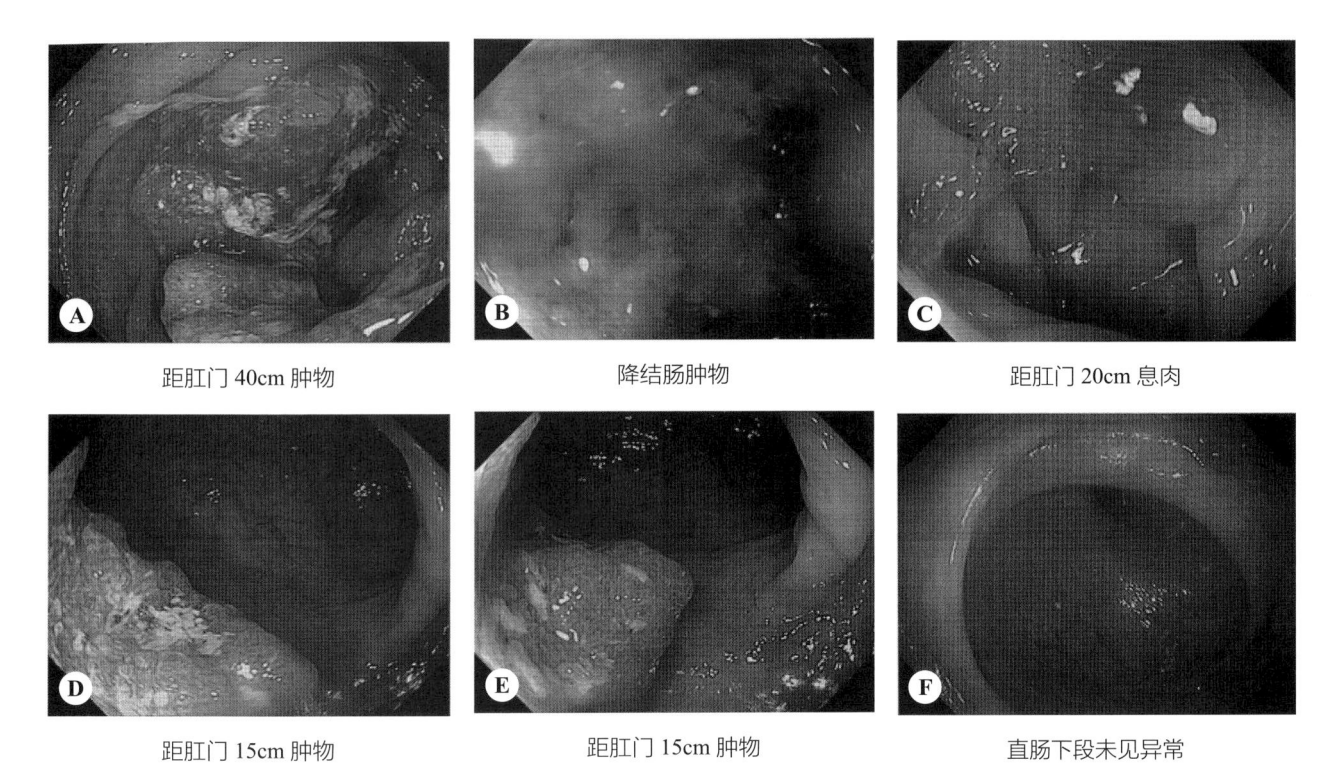

| A 距肛门 40cm 肿物 | B 降结肠肿物 | C 距肛门 20cm 息肉 |
| D 距肛门 15cm 肿物 | E 距肛门 15cm 肿物 | F 直肠下段未见异常 |

图 75-2 2020 年 7 月 29 日肠镜示直肠、降结肠癌；乙状结肠息肉

下：形态符合中分化腺癌；②（直肠距肛门约 15cm 肿物活检）镜检为管状 – 绒毛状腺瘤，局灶呈高级别上皮内瘤变。2020 年 7 月 31 日微卫星不稳定性（MSI）检测示：MSI-H。第三方二代测序检测结果：TMB-H（84.48mut/Mb），MSI-H，*MLH1* 意义未明胚系突变，*KRAS* p.G12D，*PIK3CA* p.H1047R。同源重组基因变异：*RAD50* p.K722Rfs*14，*ATM* p.F1774Vfs*8，*CHEK1* p.T226Nfs*19。

【初诊印象】

患者为中年男性，母亲有直肠癌病史，微卫星不稳定性（MSI）检测提示 MSI-H。第三方二代测序检测结果提示 TMB-H、MSI-H、*MLH1* 意义未明胚系突变。虽基因检测提示 *MLH1* 胚系突变为意义未明突变，但结合肠道多原发肿瘤、息肉病史及肿瘤家族史，该变异的致病风险极有可能被低估，患者应按照 Lynch 综合征进行管理。患者两处病灶均为局部晚期建议给予 PD-1 单抗新辅助免疫治疗。

【新辅助治疗】

患者于 2020 年 8 月 5 日、2020 年 8 月 19 日、2020 年 9 月 3 日、2020 年 9 月 21 日、2020 年 11 月 2 日给予特瑞普利单抗 240mg 免疫治疗 5 个疗程，过程顺利。

2020 年 10 月 15 日复查肠镜示：降结肠癌，直肠、乙状结肠息肉（图 75-3）。病理示：①（距肛门约 40cm 降结肠环周隆起溃疡型肿物活检）镜下：形态符合中分化腺癌；②（直肠距肛门约 15cm 肿物活检）镜检为管状 - 绒毛状腺瘤，局灶呈高级别上皮内瘤变。

2020 年 10 月 20 日 CT：降结肠癌治疗后复查，病变范围较前缩小；病肠周围小淋巴结，考虑转移可能，同前相仿（图 75-4）。

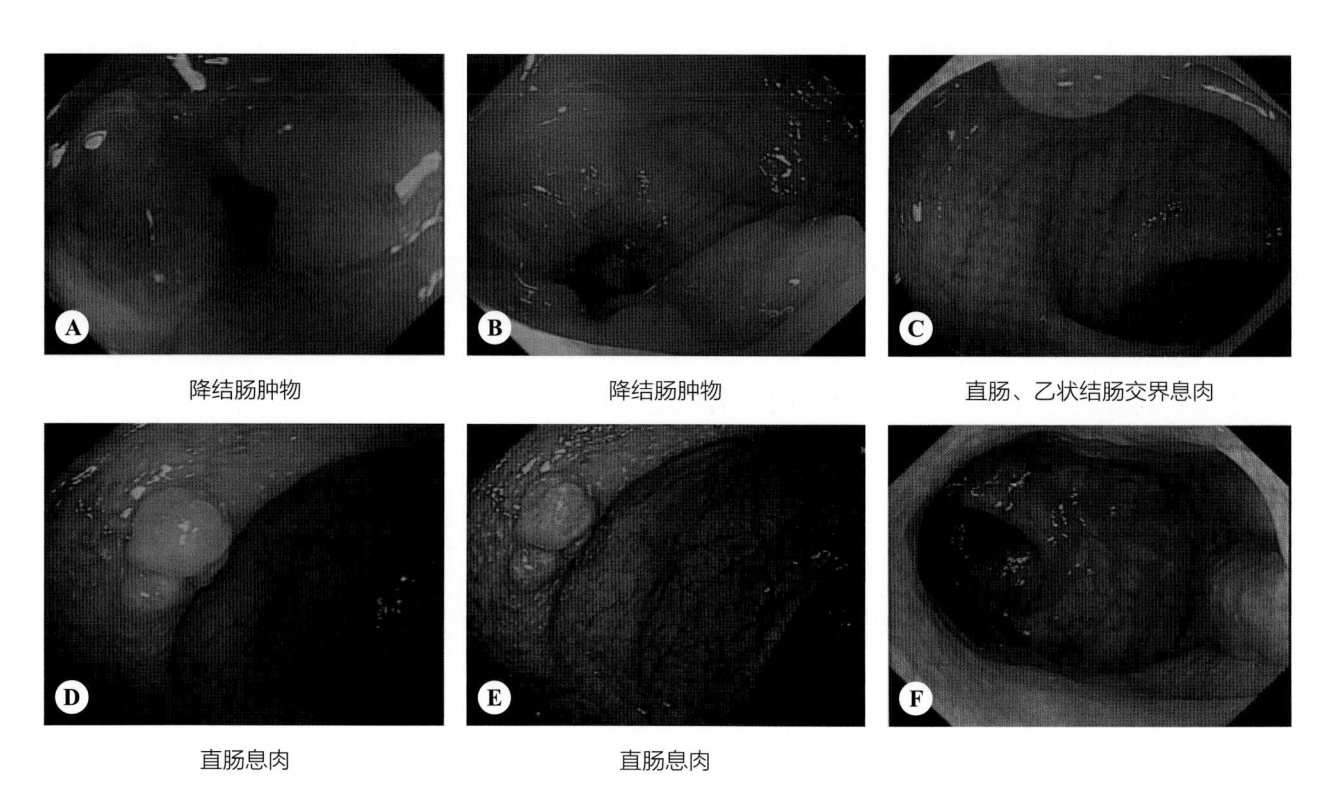

▲ 图 75-3 2020 年 10 月 15 日肠镜（4 个疗程 PD-1 单抗治疗后）示降结肠癌，直肠、乙状结肠息肉

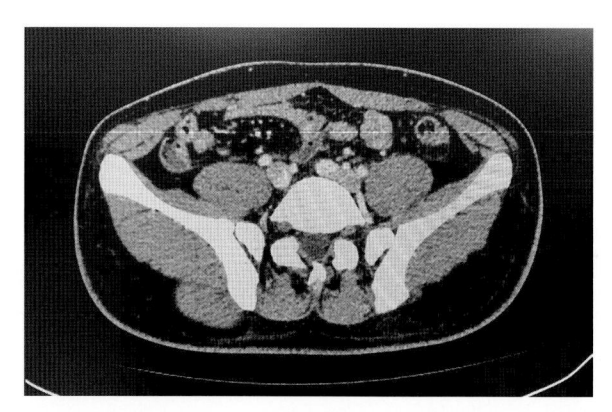

▲ 图 75-4 2020 年 10 月 20 日 CT（4 个疗程 PD-1 单抗治疗后）示病变范围较前缩小

【进一步治疗】

2020年12月3日在结直肠科行腹腔镜下Dixon+左半结肠切除术,术程顺利。术后病理示:(降结肠)中分化腺癌,伴大量黏液湖形成,浸润深度:T_3肿瘤穿透固有肌层到达结直肠旁组织;脉管内癌栓(−),神经束侵犯(−),切缘(−),TRG2,淋巴结转移情况:转移数/淋巴结总数(0/40);免疫组化:MLH1(部分+,请结合分子检测)、PMS2(−)、MSH2(+)、MSH6(+)、BRAF(−)、HER2(0)、Ki-67(70%+)。(直肠)肠黏膜局灶黏膜糜烂,黏膜肌层欠连续,黏膜固有层及黏膜下层见出血,伴纤维组织增生及泡沫样组织细胞浸润,并见少许黏液湖,结合病史,符合治疗后改变,未见明确肿瘤残留。

术后主要诊断:Lynch综合征,降结肠腺癌$ypT_3N_0M_0$,直肠癌ypCR。术后于2021年1月6日至4月9日行特瑞普利单抗240mg免疫治疗7个疗程,经过顺利。术后定期复查腹部彩超、肠镜、CT、CEA至今未见明显复查征象。末次复查时间为2022年10月21日。

【诊疗小结】

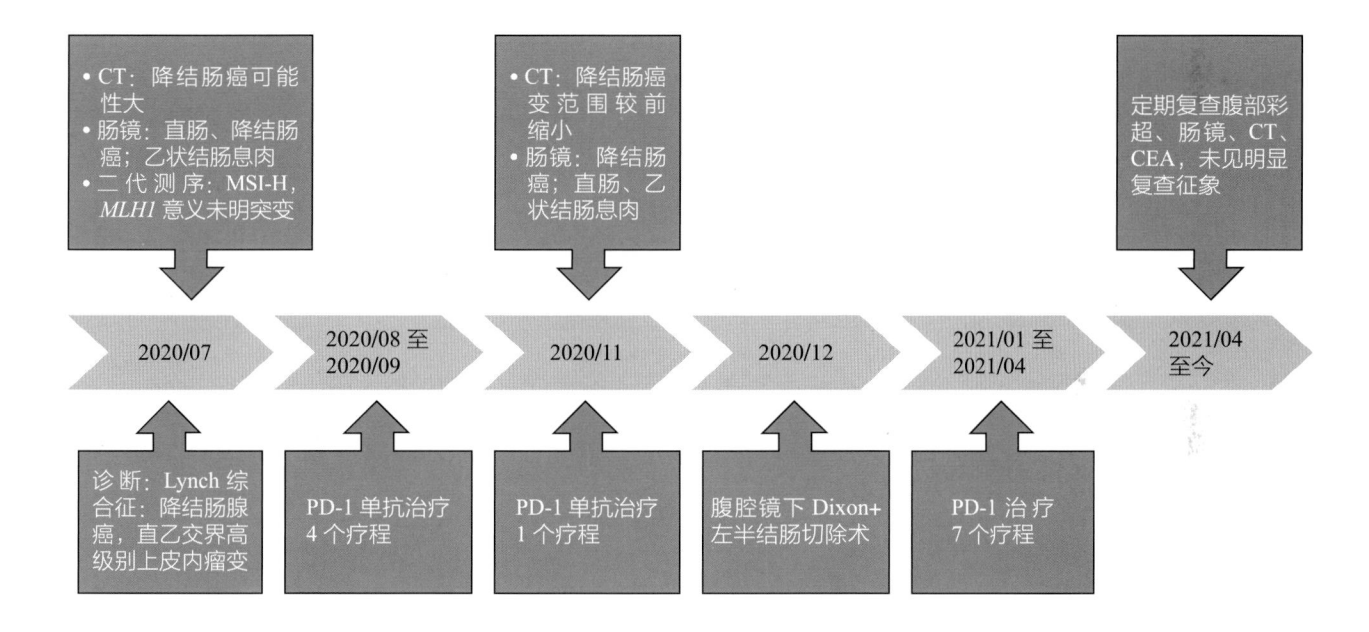

2020/07	2020/08至2020/09	2020/11	2020/12	2021/01至2021/04	2021/04至今
• CT:降结肠癌可能性大 • 肠镜:直肠、降结肠癌;乙状结肠息肉 • 二代测序:MSI-H,*MLH1*意义未明突变		• CT:降结肠癌病变范围较前缩小 • 肠镜:降结肠癌;直肠、乙状结肠息肉			定期复查腹部彩超、肠镜、CT、CEA,未见明显复查征象
诊断:Lynch综合征;降结肠腺癌,直乙交界高级别上皮内瘤变	PD-1单抗治疗4个疗程	PD-1单抗治疗1个疗程	腹腔镜下Dixon+左半结肠切除术	PD-1治疗7个疗程	

【诊疗心得】

免疫检查点抑制药治疗后部分病灶退缩,部分病灶稳定或增大的现象称为分离缓解。分离缓解是免疫检查点抑制药的一种特殊应答形式。假设本例肿瘤为错配修复基因胚系突变所致,结肠病灶和直肠病灶均具有高免疫原性。但是,在肿瘤进化过程中不同肿瘤细胞克隆演化出不同的免疫逃逸机制。推测直肠腺瘤主要依赖PD-1/PD-L1信号逃逸,对PD-1抗体单药应答良好。结肠病灶可能还存在其他免疫逃逸机制,导致结肠病灶对PD-1抗体无应答,治疗后的肿瘤组织Ki-67表达为70%。对于出现分离缓解的患者而言,推荐在系统性免疫治疗的基础上对无应答病灶进行局部治疗。

(余杰海 张晓实 丁培荣)

病例 76　免疫治疗出现疗效分离，外科干预局限性耐药病灶

【病例汇报】

患者，女性，35岁。2019年3月出现无明显诱因腹部疼痛，外院肠镜提示降结肠肿块状赘物，病理显示中低分化腺癌，CT结果考虑肝脏多发转移（图76-1）。完善检查后确诊为结肠癌伴肝转移 $cT_{4b}N_xM_{1a}$。

【初始治疗】

2019年3月至5月，患者在外院确诊为降结肠癌伴多发肝转移，拒绝接受化疗，其后出现肠穿孔及急性弥漫性腹膜炎，外院行腹腔冲洗引流＋横结肠造口。2019年5月来我院就诊，CT复查提示原发灶与肝转移灶较前增大。予以FOLFOX方案化疗1个疗程，期间同时进行基因检测。2019年6月3日基因检测结果回报：*KRAS*突变、*MLH1*致病突变、MSI-H。因此于2019年6月11日、2019年7月4日、2019年8月2日、2019年8月22日、2019年9月18日给予FOLFOX＋纳武利尤单抗方案化疗5个疗程。3个疗程之后复查评价肝病灶PR，原发灶SD。第4、第5个疗程中患者出现反复发热，最高39.5℃，内科考虑为免疫治疗相关不良反应，于是在2019年10月16日第6个疗程时仅给予FOLFOX

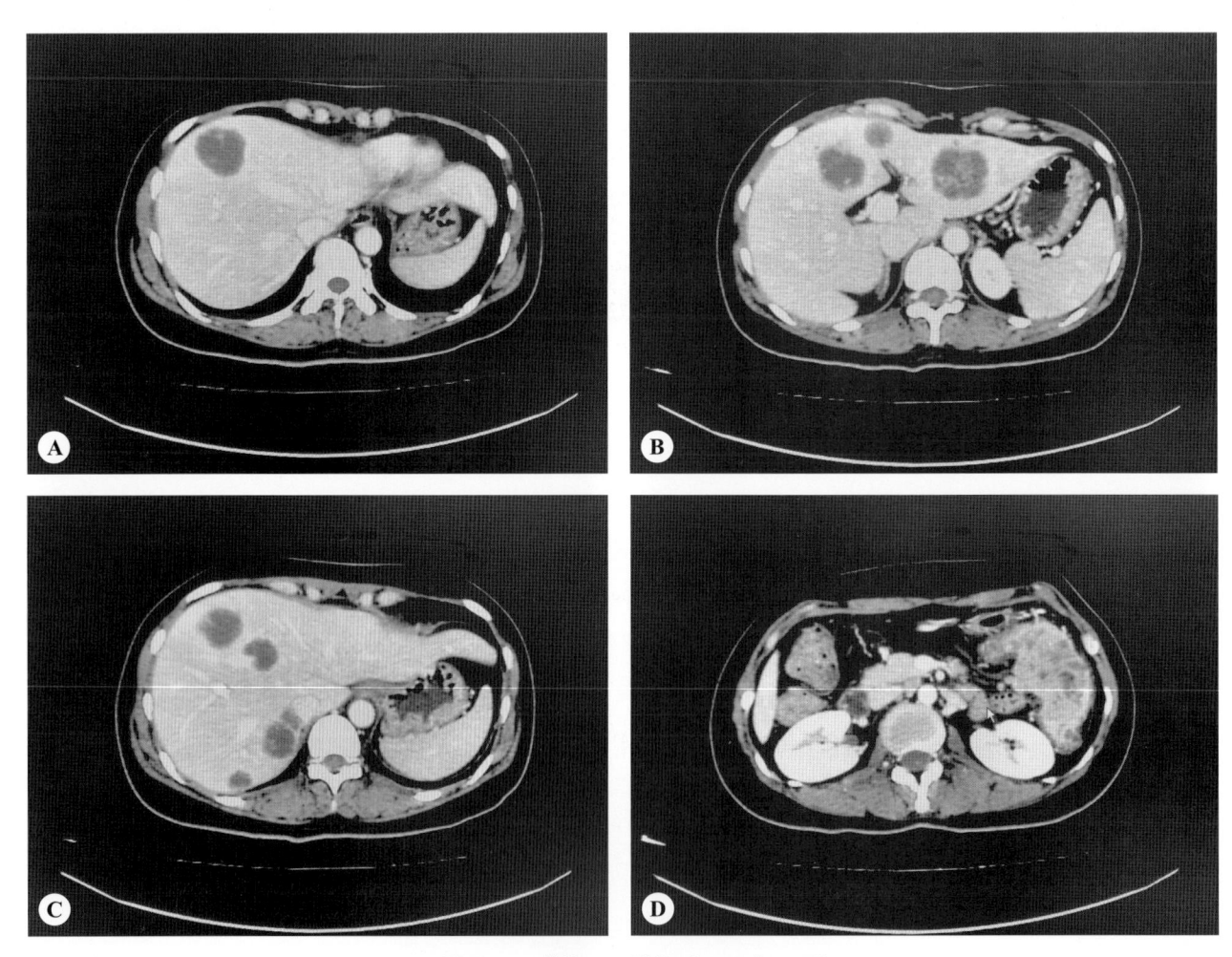

▲ 图76-1　基线CT影像（2019年3月）

方案，停用免疫治疗。2019年10月29日CT复查结果提示原发灶较前增大，但肝转移灶较前明显缩小（图76-2）。停用PD-1抗体后患者仍有反复发热，肿瘤标志物也较停用免疫治疗之前明显反弹，由主管医生提请参加多学科会诊。

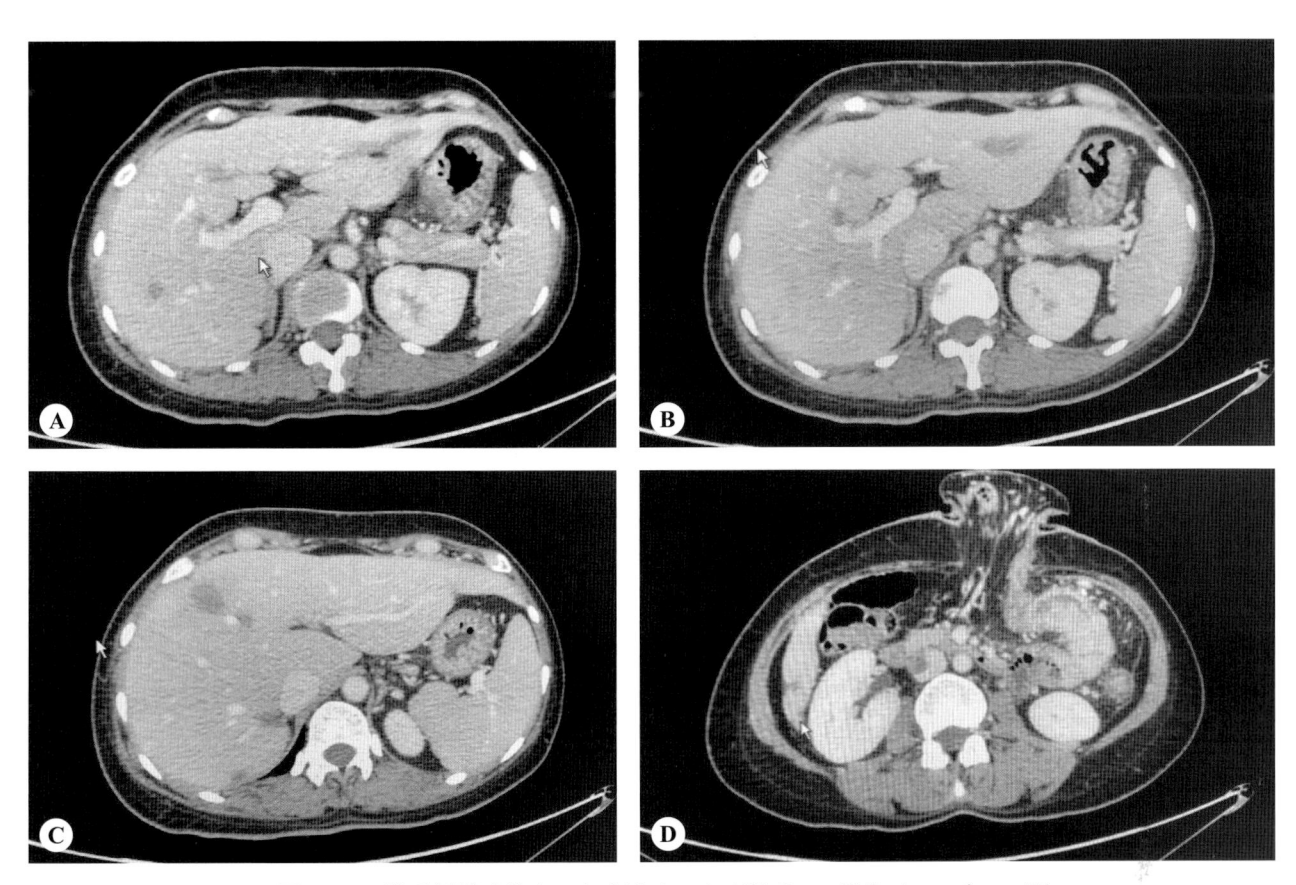

▲ 图76-2 接受新辅助化疗+免疫治疗6个疗程后CT影像（2019年10月）

【进一步诊疗】

2019年10月30日患者到结直肠科就诊，咨询能否行原发灶手术或局部处理。查体：浅表淋巴结未及肿大，腹部平软，全腹无压痛、反跳痛，未及包块，肝脾肋下未触及，肝区、双肾区无叩击痛，腹水征（-），肠鸣音正常。肛查：入肛7cm未及肿物，指套无染血。追问肿瘤家族史，否认家族中有恶性肿瘤病史。

【初诊印象】

患者经化疗+免疫治疗后，原发灶与转移灶呈现不同反应：转移灶明显缩小，但原发灶增大；目前主要问题：①前期治疗总体有效，考虑效果主要来自免疫治疗，后续治疗可考虑去除化疗。②反复发热，仔细阅读CT片并分析发热与PD-1抗体及使用抗生素的关系，考虑发热为原发灶穿孔处导致的腹腔局限性感染相关，可加强抗感染治疗。③原发灶呈现耐药状态，而且侵犯范围较广，切缘阳性可能性大，暂时不是最佳手术时机。考虑PD-1抗体治疗在原发灶未取得良好退缩的原因与局部炎症状态有关，可在加强抗感染的基础上重新使用PD-1抗体。如有条件可使用双免疫治疗，或者PD-1抗体联合局部放化疗。④最近一次 CT 检查（2019 年 10 月 29 日）提示双下肢静脉血栓，加强抗凝治疗。考虑患者一般情况欠佳，先用 PD-1 单药。治疗期间患者仍有间断的低热，口服塞来昔布后可退热。

【第二次讨论】

患者于 2019 年 11 月 21 日、2019 年 12 月 17 日、2020 年 1 月 16 日在生物治疗科行 3 个疗程帕博利珠单抗 200mg 免疫治疗，耐受可。治疗期间反复出现发热、皮疹等症状，对症处理后均可缓解。2020 年 3 月 3 日复查评估：肝脏肿瘤继续退缩，原发灶评估 PD（图 76-3），肿瘤标志物 CEA：21.32ng/ml；CA19-9：399U/ml（图 76-4 和图 76-5）。

讨论意见：肝病灶接近 CR，原发灶退缩不明显，考虑为局限性耐药，患者一般情况较前改善，应争取去除耐药病灶，为患者争取 NED 的机会。

2020 年 3 月 19 日丁培荣教授团队为患者施行"左半结肠切除 + 胃部分切除 + 胰腺部分切除 + 左肾周脂肪囊切除 + 空肠部分切除术"，术程顺利，术后病理提示切缘阴性，肿瘤退缩不良，术后患者恢复良好。

术后病理报告：癌组织穿透浆膜层累及空肠浆膜下层及胃浆膜层至黏膜下层；侵犯邻近器官：空肠、胃组织；脉管内癌栓：（+）；神经束侵犯：（−）；标本上切缘：（−）；标本下切缘：（−）；肿瘤治疗

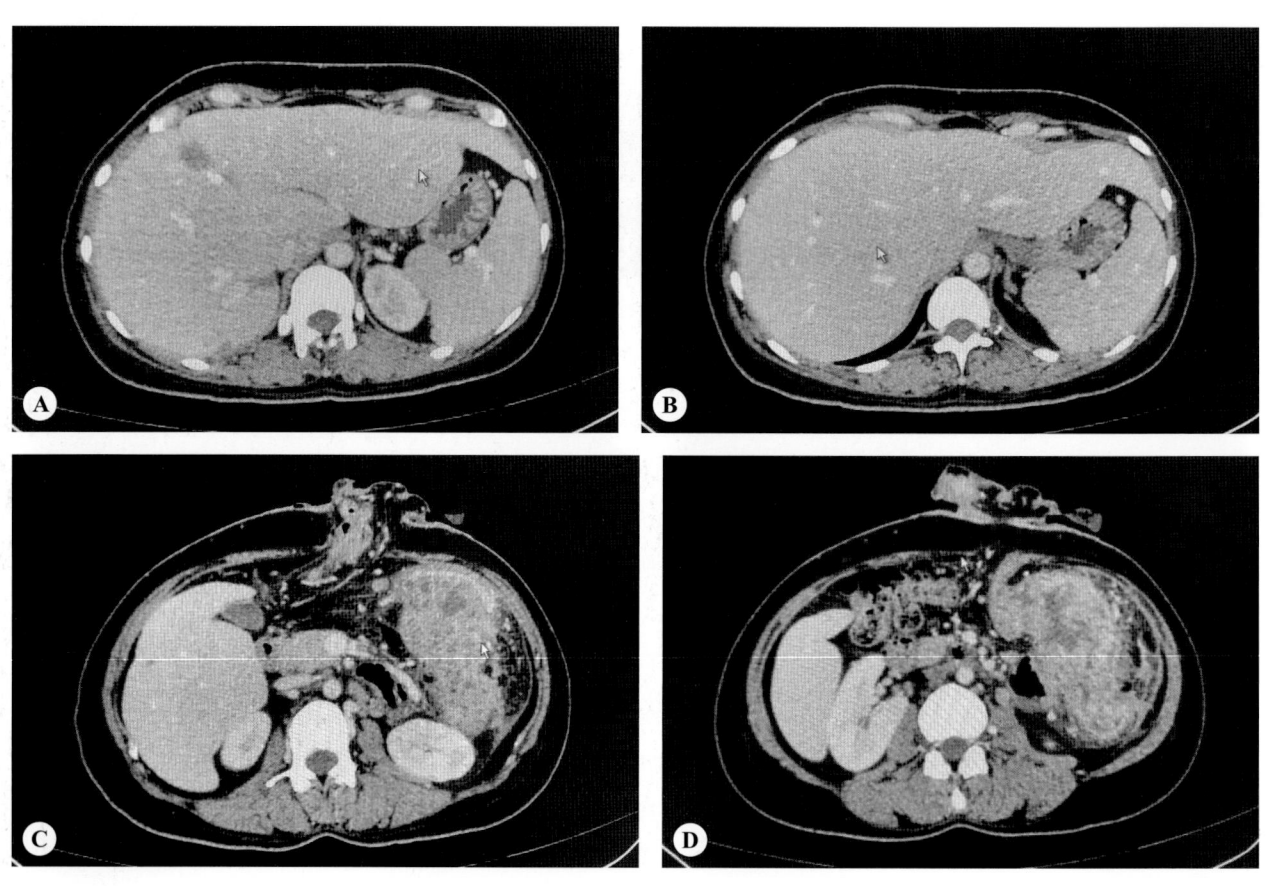

▲ 图 76-3　术前 CT 影像资料（2020 年 3 月）

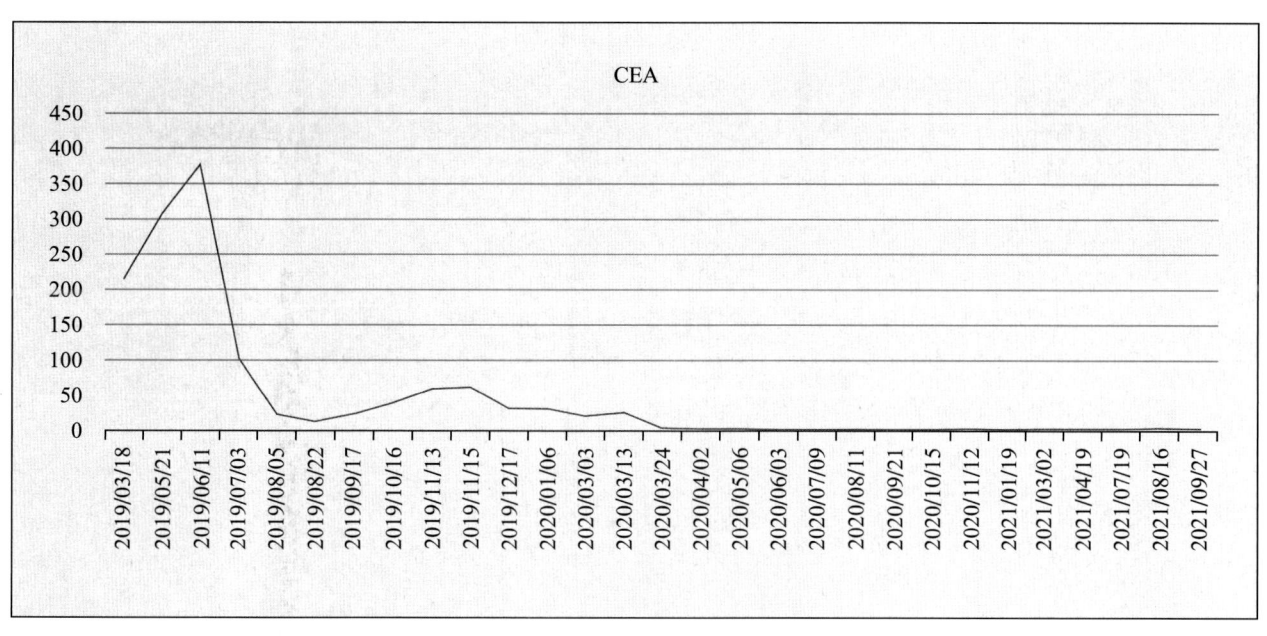

▲ 图 76-4 患者 CEA 变化曲线

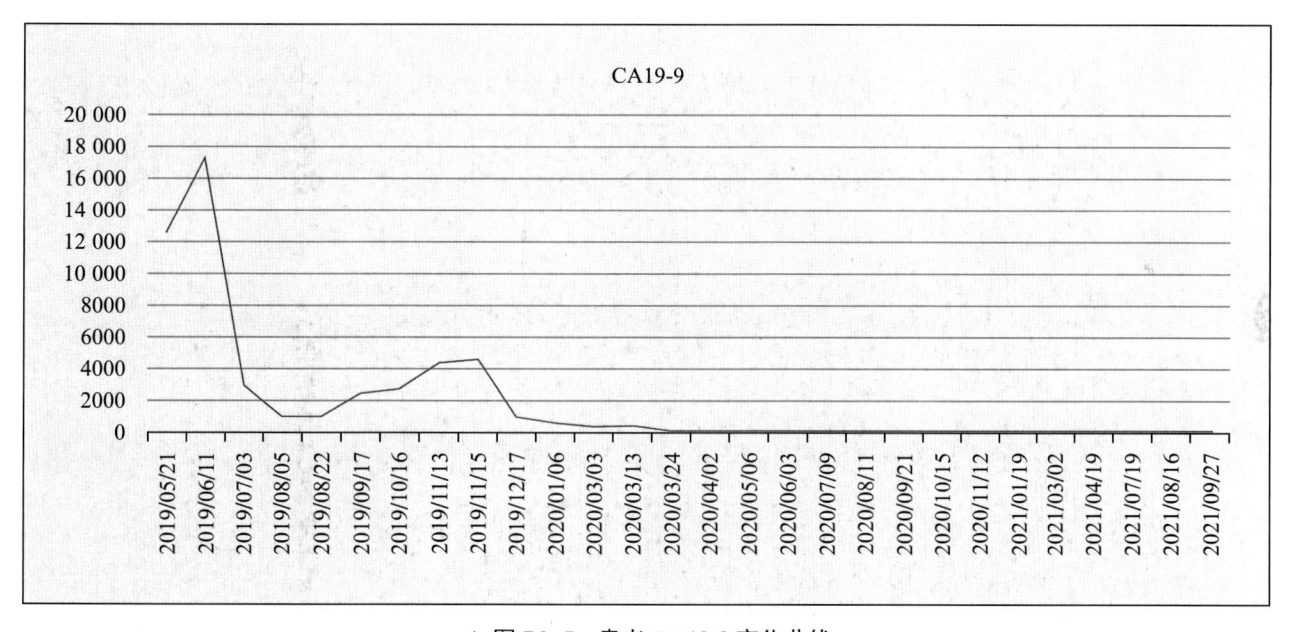

▲ 图 76-5 患者 CA19-9 变化曲线

反应：3（反应不良）；淋巴结转移情况：转移数/淋巴结总数（2/26）；淋巴结外肿瘤种植结节：无；免疫组化：MLH1（少数+）、PMS2（−）、MSH2（+）、MSH6（+）、HER2-G（0）、BRAF（−）、Ki-67（60%+）；说明：本例 MLH1 在个别癌细胞表达阳性，PMS2 阴性，建议行基因检测。

【后续诊疗】

术后患者继续接受免疫治疗，于 2020 年 4 月 2 日至 2021 年 3 月 2 日行帕博利珠单抗 200mg 治疗 11 个疗程。期间复查，疗效评价 SD。2021 年 3 月 3 日复查 CT 结果提示：肝内多个结节，无活性，考虑治疗后改变后续于 2021 年 3 月 26 日至 9 月 27 日继续予帕博利珠单抗 200mg 免疫治疗 6 个疗程，过程顺利。2021 年 7 月 20 日曾复查 PET/CT：结肠及胃 – 空肠吻合口未见异常代谢活跃灶；肝 S4 混杂密度结节代谢低下，专虑治疗后改变；左下肺前内基底段条片状影代谢略活跃，疑炎性病变，建议随诊（图 76-6）。患者在免疫治疗期间 CEA 一直稳定在正常水平，且影像上肝脏病灶考虑为治疗后改变，未见活性。综合评估考虑为 NED。此时患者接受免疫治疗已接近 2 年，与患者及家属充分沟通后，决定完成 2 年治疗后停药，并定期复查。

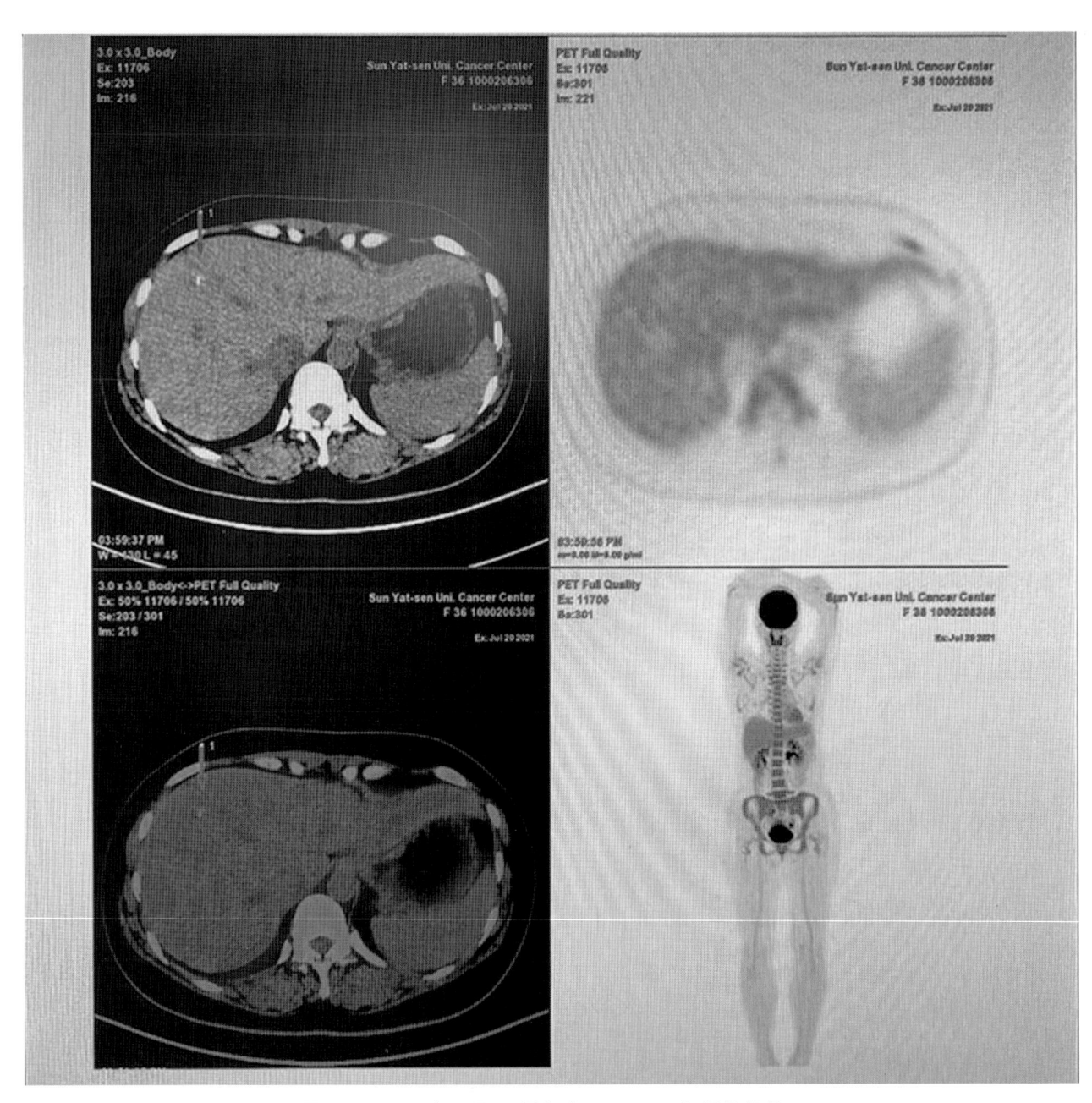

▲ 图 76-6　2021 年 7 月 20 日复查 PET/CT，经评估考虑 NED

【诊疗小结】

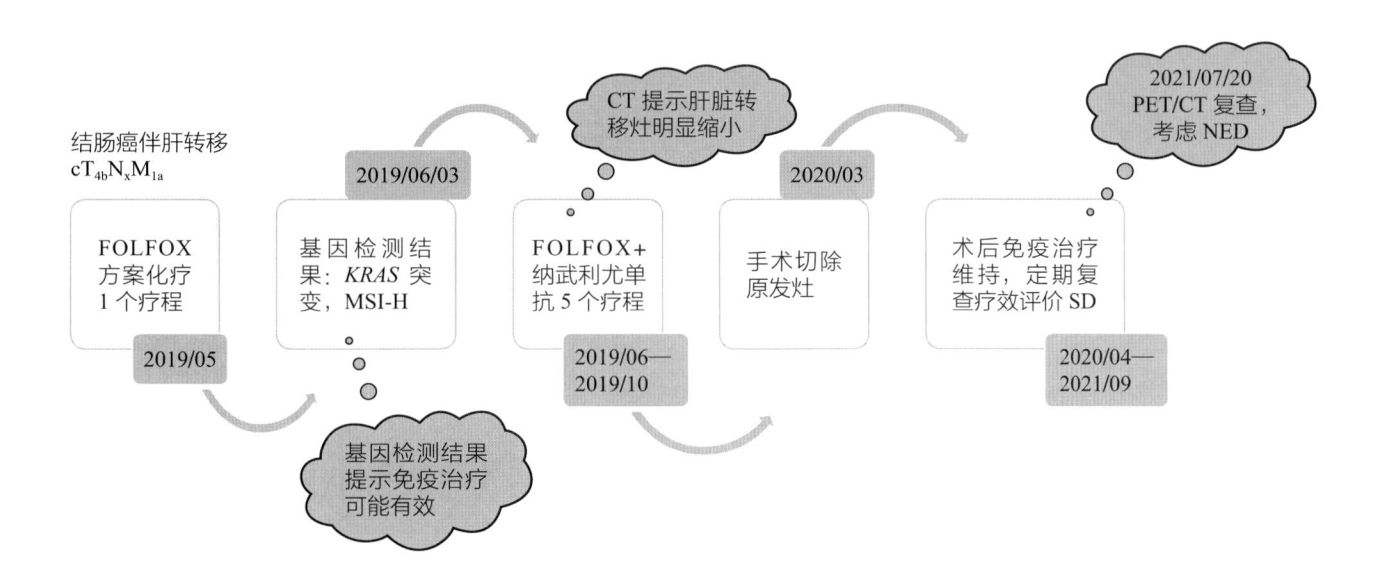

结肠癌伴肝转移 cT$_{4b}$N$_x$M$_{1a}$

- FOLFOX 方案化疗 1 个疗程（2019/05）
- 基因检测结果：*KRAS* 突变，MSI-H（2019/06/03）
  - 基因检测结果提示免疫治疗可能有效
- FOLFOX+纳武利尤单抗 5 个疗程（2019/06—2019/10）
  - CT 提示肝脏转移灶明显缩小
- 手术切除原发灶（2020/03）
- 术后免疫治疗维持，定期复查疗效评价 SD（2020/04—2021/09）
  - 2021/07/20 PET/CT 复查，考虑 NED

【诊疗心得】

团队接诊本例患者时面临多个错综复杂的问题：①发热是否为免疫治疗所致，是否继续停止免疫治疗；②前期治疗疗效的主要贡献者是免疫治疗还是化疗或是两者皆有；③严重的双下肢深静脉血栓；④最突出的矛盾是原发灶与转移灶呈现不同反应：转移灶明显缩小，但原发灶增大。经过抽丝剥茧式的细致分析，我们抓住主要矛盾，在积极抗感染的同时重新将治疗方案调整为免疫治疗单药，并积极治疗对患者生活质量造成明显影响的双下肢深静脉血栓。调整治疗方案后患者的症状和整体状态得到了明显的改善，肝转移灶持续缩小接近 CR，但原发灶仍未控制，最终积极的原发灶手术为患者获得了 NED 状态。

这例患者向我们展示外科干预对免疫治疗后局限性耐药的重要性。对于免疫治疗有效后部分持续存在的病灶要考虑局限性或继发性耐药的可能。积极的外科干预可能为患者获得长期无瘤生存的机会。

（张陈智）

病例 77　MSI-H 型结肠癌术后免疫辅助治疗

【病例汇报】

患者，男性，37 岁。2019 年 5 月 1 日因急性右下腹痛于外院就诊，腹部 CT 示：升结肠局部异常改变，考虑肿瘤性病变可能，周围多发肿大淋巴结。肠镜：升结肠新生物。病理：结肠黏液腺癌。完善术前准备，于 2019 年 5 月 13 日在腹腔镜下行"右半结肠癌根治术"。术后病理：①右半结肠中-低分化腺癌，局部呈黏液腺癌图像（肿块 9cm×6.5cm），癌组织侵及外膜外纤维脂肪组织，可见神经及脉管侵犯；② IHC 示：MLH1（-）、PMS2（-）、MSH6（+）、MSH2（+）、Ki-67（Li 约 70%）、PD-L1（-）；③手术两端未见癌；④肠周淋巴结 37 枚中有 9 枚可见癌转移，可见癌结节数枚；⑤网膜组织未见癌（图 77-1）。2019 年 5 月 23 日行基因检测（206 基因），结果示：*MLH1* p.T117、*KRAS* pG12D/

光镜所见：

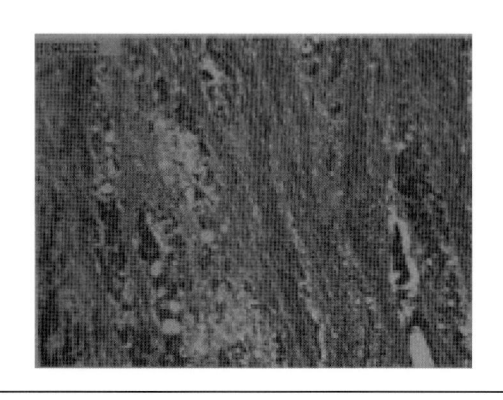

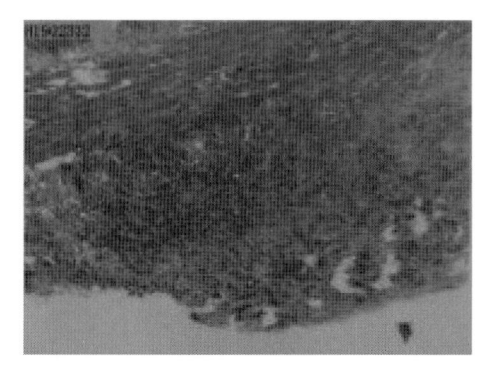

本院病理会诊意见：
（右半结肠）中 – 低分化腺癌，部分区为黏液腺癌；癌组织侵犯肠壁全层达浆膜，可见神经侵犯及脉管癌栓；回盲瓣黏膜下脉管内可见癌组织，回肠未见癌，两切端及网膜未见癌；
肠周淋巴结 37 枚中有 9 枚见癌转移，另可见癌结节。
原单位免疫组化示：MSH2（+）、MSH6（+）、MLH1（-）、PMS2（-），提示错配修复蛋白缺失，建议做 MSI 基因本测。

▲ 图 77-1 患者术后病理结果

G13D、*PIK3CA*、*NF1* 突变（图 77-2）。患者术后恢复可，为行进一步治疗就诊我院。基线查体：浅表淋巴结（-），心肺腹（-）。家族史：叔叔患小细胞肺癌病史。

2019 年 6 月 17 日，病理会诊 IHC 示：MSH2（+）、MSH6（+）、MLH1（-）、PMS2（-），符合错配修复蛋白缺失。遗传性结直肠癌基因筛查示：*POLD1* 突变。胸腹盆 CT 未见肿瘤残留。

遗传性结直肠癌基因检测报告

样本信息							
样品编号	姓　名	性　别	年　龄	样品类型	送检医院	送检医生	收样日期
19B0183803		男	37	全血		徐医生	2019/06/21
临床诊断及临床表现	癌症患者：临床表现及治疗情况；右腹疼痛不明显；已手术，未放化疗结肠癌。						
家族史	有　该亲属的发病年龄：52　该亲属的癌症类型：非小细胞肺癌　受检者与癌症患者的家庭亲属关系：叔叔。						

检测项目
DX1569　遗传性结直肠癌基因检测 v2

检测结果								
疾　病	基因（NM 号）	核苷酸改变	氨基酸改变	基因亚区	杂合性	功能改变	遗传方式	灾变类型
遗传性结直肠癌	*POLD1*（NM_002691）	c2978C>T	p.Thr993Met	CDS23	Het	Missense	AD	意义未明突变

备注：** 杂合性：Het 表示杂合突变；Hom 表示纯合突变。** 遗传方式：AD 表示常染色体显性遗传，AR 表示常染色体隐性遗传

▲ 图 77-2 患者遗传性结直肠癌基因检测报告

【初诊印象】

该患者为年轻男性,ECOG 0 分,右半结肠癌术后 5 周。免疫组化示:MLH1(-)、PMS2(-)、MSH6(+)、MSH2(+)。基因测序结果示:*KRAS* 突变,*MLH1* 体系致病突变。结合上述检测结果,患者诊断为:右半结肠癌术后 pT$_3$N$_{2b}$M$_0$ ⅢC 期,dMMR,*KRAS* 突变,*NRAS/BRAF* 野生型。

患者右半结肠癌ⅢC 期术后,标准治疗推荐术后辅助 8 个疗程 CAPEOX,但该患者年轻,病理呈现中-低分化腺癌,部分黏液腺癌,脉管及神经均侵犯,Ki-67 约 70%,*KRAS* 突变,均提示复发风险高,且结合患者分子分型,为 dMMR,建议可个体化选择治疗方案,最大程度降低肿瘤复发风险。

2015 年 Keynote-016 研究结果的发布,从此开启了 MSI-H/dMMR 肠癌的免疫治疗。各大指南推荐,免疫治疗可用于晚期肠癌的一线/二线/三线治疗。近年来也有免疫辅助治疗Ⅲ期 MSI-H 结直肠癌的研究正在开展,考虑到该患者目前的诊疗规范及个体化的治疗,故选择了抗 PD-1+CAPEOX 的联合治疗方案,期间密切监测治疗不良反应(表 77-1)。

表 77-1 靶向药物用药提示

变异	FDA 批准用于结直肠癌		FDA 推荐用于其他癌症	临床Ⅱ/Ⅲ期药物	其他相关药物
	可能敏感	可能耐药	可能敏感	可能敏感	研究结果存在争议
MLH1 RT117M	帕博利珠单抗(Pembrolizumab) 纳武利尤单抗(Nivolumab)+ 伊匹木单抗(Ipilimumab)	无	无	无	无
PIK3CA p.R93Q	无	西妥昔单抗(Cetuximab) 帕尼单抗(Panitumumab)	无	无	mTOR 抑制药 Apelsib
NF1 P.Q1820Nf*22	无	无	无	无	mTOR 抑制药 曲美替尼(Trametinib)
KRAS P.G12D	瑞戈非尼(Regorafenib)	西妥昔单抗(Cetuximab) 帕尼单抗(Panitumumab)	无	无	无
KRAS p.G13D					
FBXW7 DR505C	无	西妥昔单抗(Cetuximab) 帕尼单抗(Panitumumab)	mTOR 抑制药	无	无

【术后辅助治疗及不良反应】

2019 年 6 月至 9 月,给予卡瑞利珠单抗联合 CAPEOX 方案第 1~4 个疗程治疗(PD-1 200mg 第 1 天;L-OHP 250mg,第 1 天;CAP 1750mg 口服,每天两次,第 1~14 天)。2019 年 10 月至 2020 年 1 月行单药卡瑞利珠单抗第 5~8 个疗程治疗。期间Ⅲ级胃肠道反应,Ⅱ级毛细血管增生。之后定期随访至今,未见肿瘤复发。

【诊疗小结】

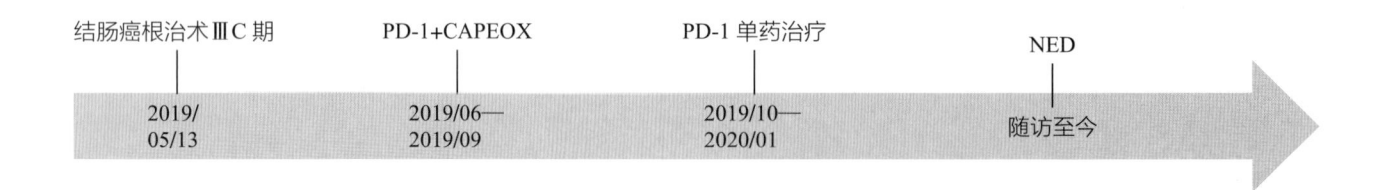

结肠癌根治术ⅢC期 —— 2019/05/13
PD-1+CAPEOX —— 2019/06—2019/09
PD-1 单药治疗 —— 2019/10—2020/01
NED —— 随访至今

【诊疗心得】

该患者为年轻男性，右半结肠癌术后ⅢC期，标准治疗推荐术后辅助8个疗程的CAPEOX方案化疗，考虑该患者分子分型为dMMR，术后辅助给予PD-1+CAPEOX 4个疗程联合治疗，4个疗程免疫单药治疗，总治疗疗程半年，患者耐受性可，不良反应轻，随访至今未见肿瘤复发。对于MSI-H/dMMR这部分患者，Ⅲ期的Keynote-177研究显示在晚期结直肠癌中，免疫单药优于靶向联合化疗。然而，免疫在MSH-H结直肠癌术后辅助治疗中的研究也已有相关临床试验正在开展。术后免疫单药或免疫联合短疗程化疗，在降低不良反应的情况下或许可与足疗程化疗获得相似的DFS率，这对一般状况欠佳、高龄、无法耐受足量化疗的患者可提供新的治疗选择，期待相关临床研究的结果。

（徐慧婷）

病例78 MSS结肠癌术后无疾病状态行免疫联合化疗ctDNA转阴

【病例汇报】

患者，男性，64岁。2019年10月无明显诱因出现大便糜烂不成形，1次/天，偶有血便，量少。患者因未予重视，未进行诊治。上述症状一直持续未能缓解，后出现腹部疼痛，以下腹部为主，持续隐痛，无胸背部放射痛。当地医院CT示：肝脏S8段占位，大小为23mm，考虑转移瘤；乙状结肠远端占位，考虑结肠癌可能，肠系膜淋巴结肿大。肠镜示：①结肠癌（？）；②直肠多发息肉（？）（图78-1）。无家族史。

2020年2月11日，上腹部MRI示：肝S8段占位，大小约25mm×14mm，结合病史，考虑转移可能性大（图78-2）。2020年2月28日行结肠病损切除术和肝病损射频消融术。术后病理（图78-3）：乙状结肠中分化腺癌，肿瘤最大直径为4.3cm，肿瘤浸润肠壁全层至浆膜下，肠系膜淋巴结可见癌转移（16枚中有8枚），未见脉管癌栓，未见神经束膜侵犯，分期pT$_3$N$_{2b}$，P53（+）、Ki-67（60%+）、PD-L1（22C3）（CPS＜1）、CerbB2（+）、EGFR（3+）、MLH1（+）、PMS2（+）、MSH2（+）、MSH6（+），*KRAS*、*NRAS*、*BRAF*基因野生型。

【初诊印象】

患者为晚期结肠癌伴肝转移，肝转移病灶已经行介入消融术。2020年3月27日胸腹CT示：乙状结肠术后改变；肝转移瘤消融术后；右肺中叶内侧段及左肺上叶下舌段少许纤维灶，同前；胆囊多发结石；双侧肾上腺结节样增粗同前，考虑增生可能，肿瘤指标CEA、CA19-9保持在正常范围内。

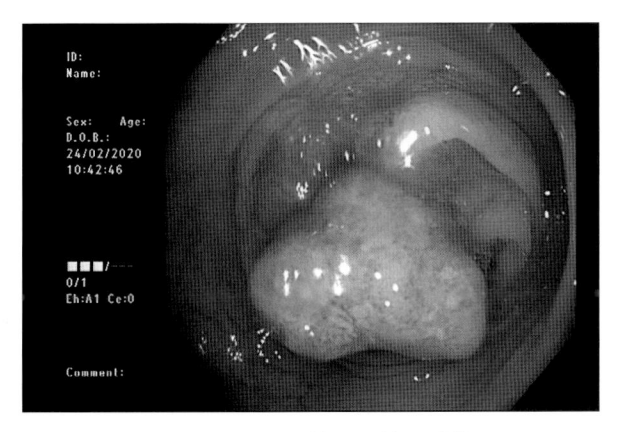

▲ 图 78-1 肠镜可见结肠肿块

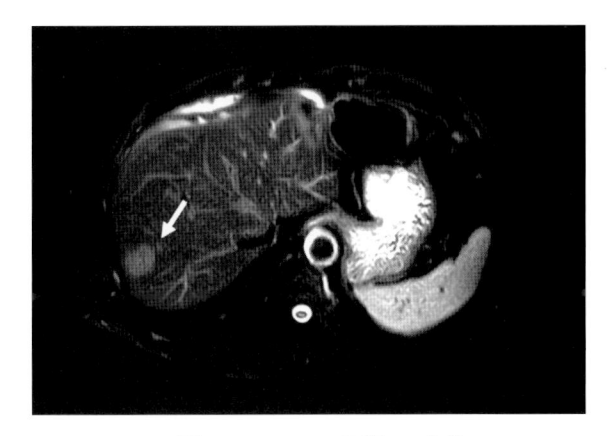

▲ 图 78-2 MRI 见肝 S8 占位

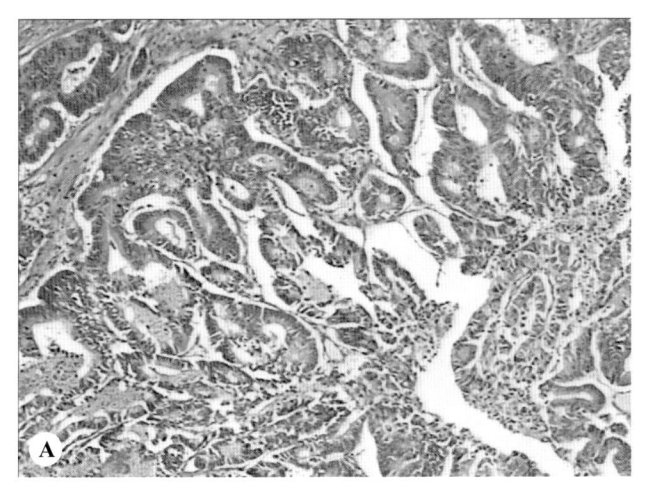

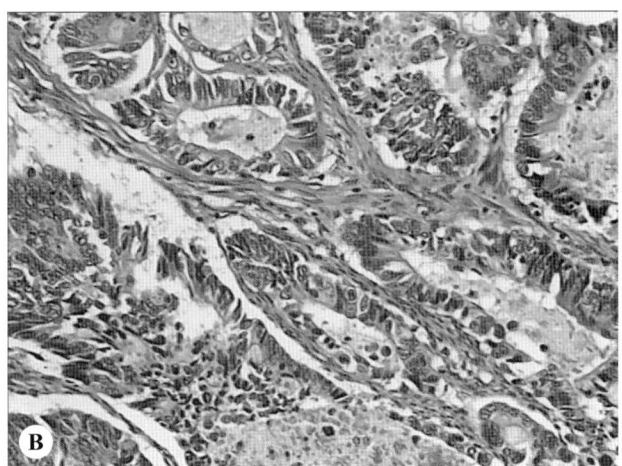

▲ 图 78-3 术后病理结果

【ctDNA 检测】

从术后复查结果看，患者在影像学以及肿瘤指标上已经达到临床无瘤状态（NED）。然而，当患者行循环肿瘤 DNA（ctDNA）检测时有不一样的发现。在 2020 年 3 月 30 日，结肠肿瘤组织样本基因检测发现 APC p.E1322Sfs*8 突变频率 59.94%；TP53 p.R273C 突变频率 71.94%；SOX9 p.T243Pfs*10 突变频率 21.86%；SRC 扩增 7；PTK6 扩增 6；GNAS 扩增 6；AURKA 扩增 6；ZNF217 扩增 6；同期外周血 ctDNA 检测，发现 APC p.E1322Sfs*8 突变频率 2.43%；TP53 p.R273C 突变频率 2.59%。综合分析基因检测结果，血液 ctDNA 阳性 APC p.E1322Sfs*8 和 TP53 p.R273C 为肿瘤驱动基因，判断患者术后 ctDNA 阳性，即肿瘤微残留（MRD）阳性，考虑还没有达到分子层面的完全缓解（NED）。APC 为 DNA 损伤修复（DDR）基因，大量基础研究结果提示 DDR 基因突变肿瘤的高抗原性以及对免疫治疗的潜在可能获益，综上分析及 MDT 讨论结果：基础化疗联合免疫检查点抑制药治疗，根据 ctDNA 结果调整治疗方案。

【化疗联合免疫辅助治疗】

综合患者上述的检查结果，自 2020 年 4 月 1 日起，开始予术后 FOLFOX 方案辅助性化疗联合信迪利单抗 200mg 免疫治疗 12 个疗程，过程顺利。5 个疗程后（2020 年 7 月 3 日）复查 CT，结果示：对比 2020 年 3 月 27 日 CT，乙状结肠术后改变，大致同前；肝转移瘤消融术后，术区范围较前缩小；其余同前（图 78-4）。2020 年 7 月 3 日复查外周血 ctDNA 检测，结果显示 ctDNA 转阴（表 78-1）。治疗期间 CEA、CA19-9 等肿瘤指标均保持在正常范围内（图 78-5）。2020 年 10 月 20 日复查外周血 ctDNA 持续阴性。

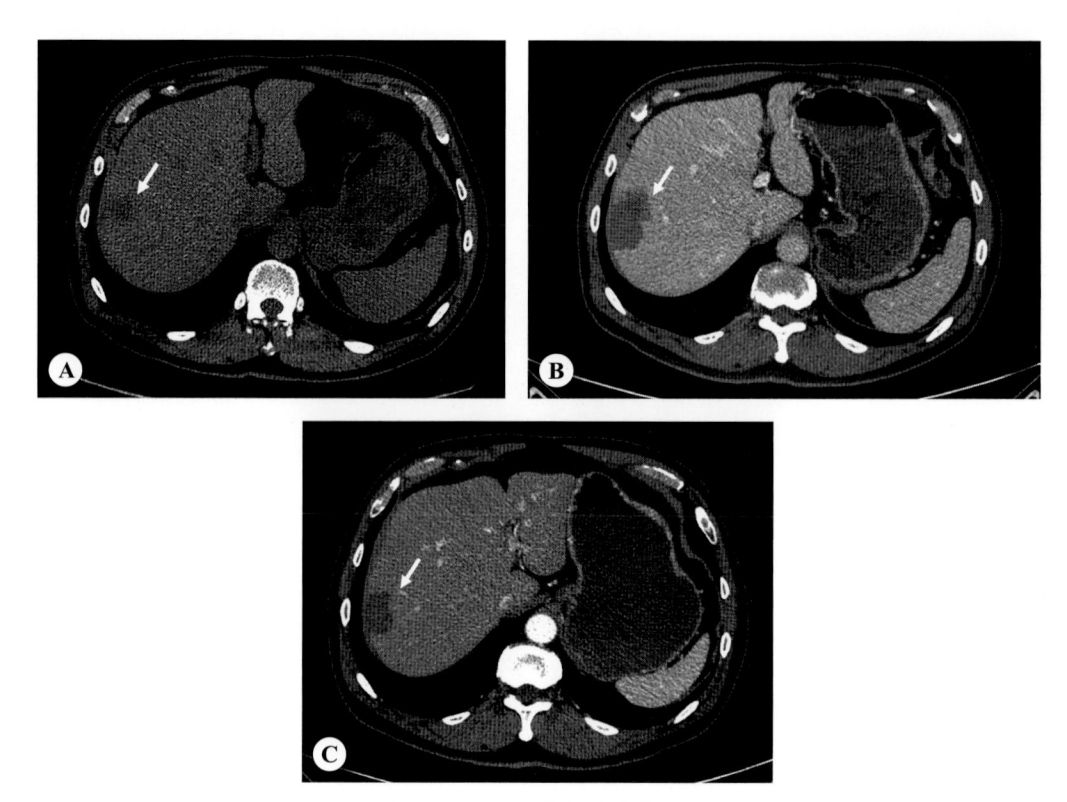

▲ 图 78-4 肝 S8 病灶治疗前后变化
A. 2020 年 2 月 19 日 CT 肝 S8 治疗前；B. 2020 年 3 月 27 日 CT 肝 S8 消融术后；C. 2020 年 7 月 3 日 CT 肝 S8 消融术后

表 78-1 DNA 检测结果

	2020 年 3 月 30 日肿瘤组织 733 基因	2020 年 4 月 1 日外周血 150 基因
APC p.E1322Sfs*8	59.94%	2.43%
TP53 p.R273C	71.94%	2.59%
SOX9 p.T243Pfs*10	21.86%	
SRC 扩增	7	
PTK6 扩增	6	
GNAS 扩增	6	
AURKA 扩增	6	
ZNF217 扩增	6	

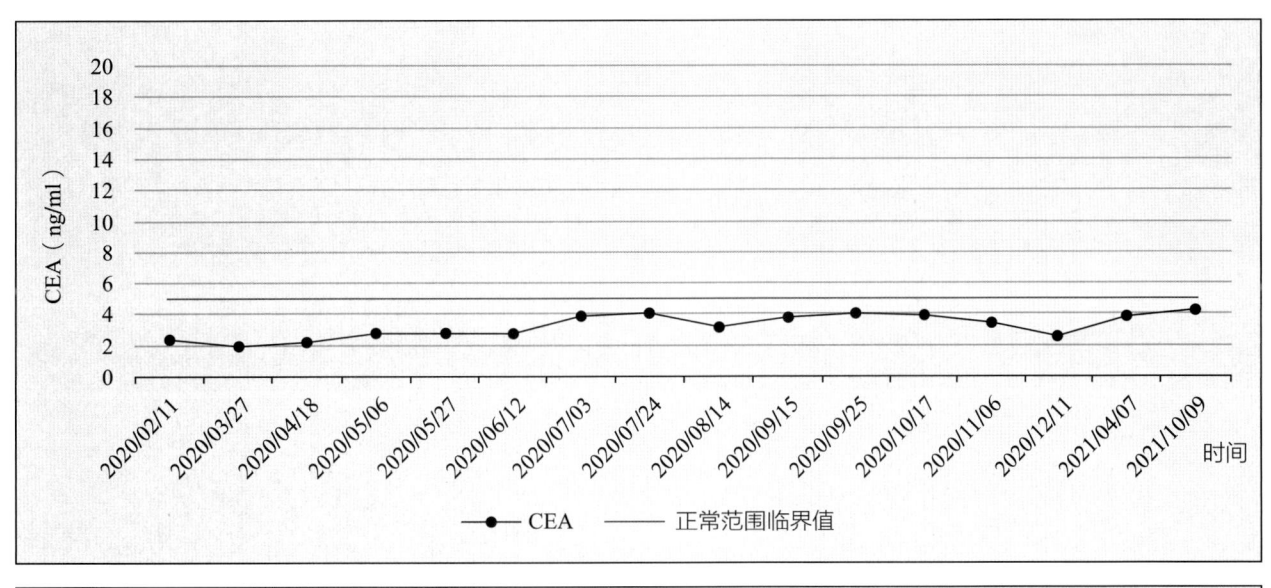

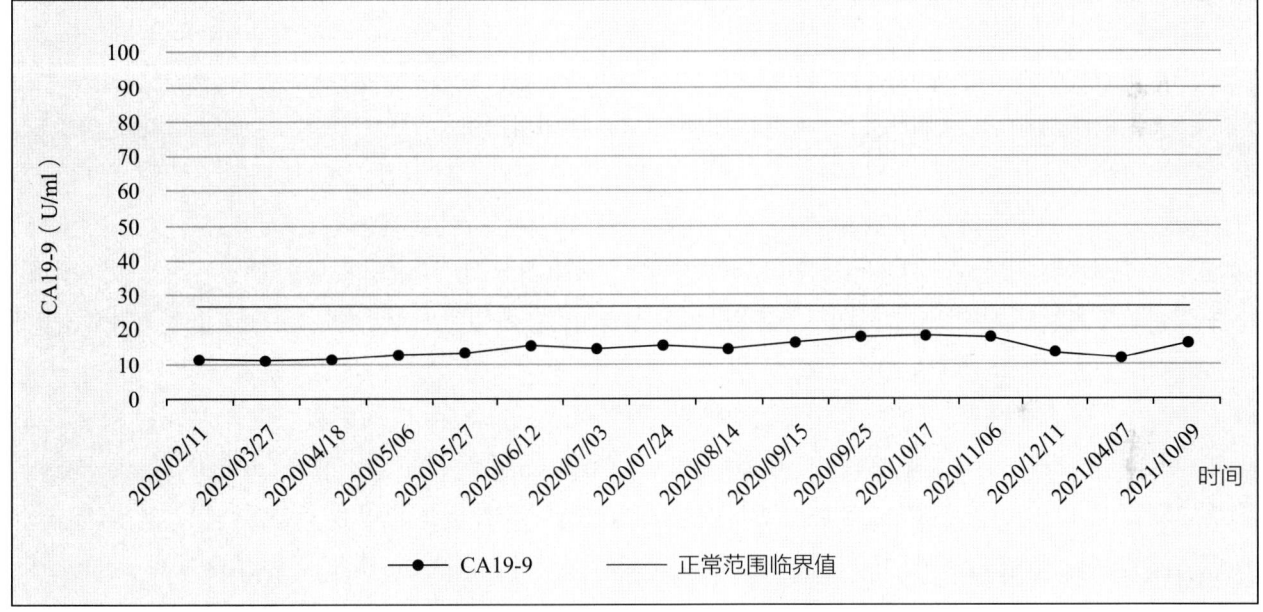

▲ 图 78-5 CEA、CA19-9 肿瘤指标

【维持治疗】

2020年12月10日复查胸腹CT示：乙状结肠术后改变，未见肿瘤复发；肝转移瘤消融术后，未见肿瘤残留及复发。2020年12月10日起，患者开始行卡培他滨+贝伐珠单抗维持治疗，末次治疗时间为2021年4月2日，后续定期返院复查。末次复查CT时间为2021年10月9日，结果示：对比2021年4月8日CT，乙状结肠术后改变，未见肿瘤复发；肝转移瘤消融术后，未见肿瘤残留及复发。2021年10月9日外周血ctDNA结果阴性。目前患者身体状态良好，PS=0，已停止治疗，随访观察中。

【诊疗小结】

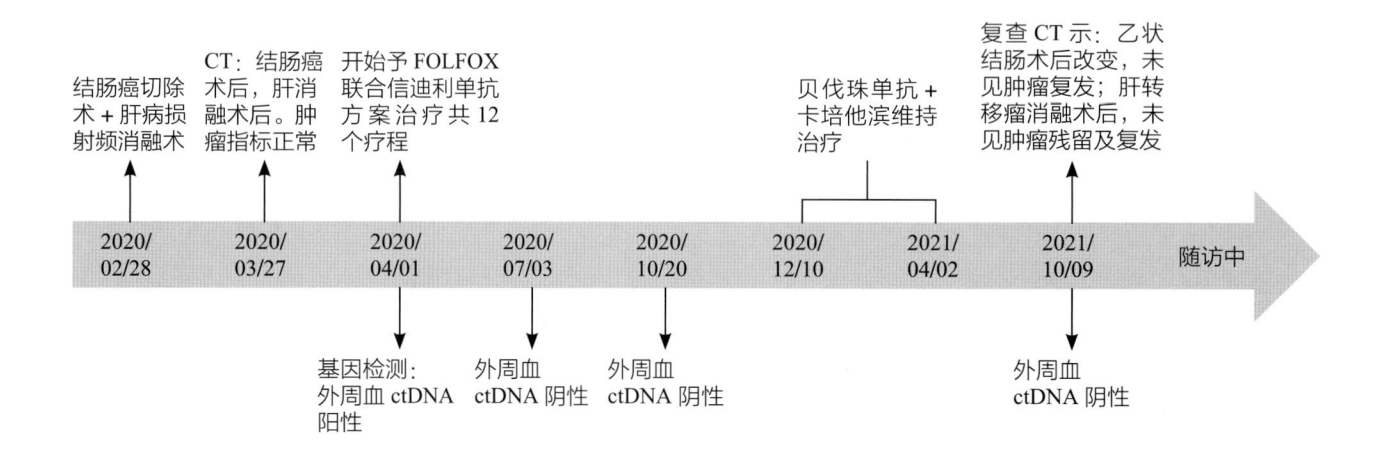

时间轴：
- 2020/02/28：结肠癌切除术+肝病损射频消融术
- 2020/03/27：CT：结肠癌术后，肝消融术后。肿瘤指标正常
- 2020/04/01：开始予 FOLFOX 联合信迪利单抗方案治疗共 12 个疗程；基因检测：外周血 ctDNA 阳性
- 2020/07/03：外周血 ctDNA 阴性
- 2020/10/20：外周血 ctDNA 阴性
- 2020/12/10—2021/04/02：贝伐珠单抗+卡培他滨维持治疗
- 2021/10/09：复查 CT 示：乙状结肠术后改变，未见肿瘤复发；肝转移瘤消融术后，未见肿瘤残留及复发；外周血 ctDNA 阴性
- 随访中

【诊疗心得】

患者为中年男性，诊断为乙状结肠癌伴孤立肝转移，PS=0。患者治疗目标为 NED，结肠癌根治术和孤立肝病损射频消融术后影像学检查未见肿瘤残留，同时肿瘤指标一直处于正常范围内。临床上对于此类患者，包括高危Ⅱ期及Ⅲ期结直肠癌术后是否已经达到无瘤状态，以及后续辅助化疗是否有助于患者达到长期缓解，是否可根据基因检测结果个性化联合靶向或免疫治疗，术后辅助治疗何时停药，能否根据 ctDNA 或 MRD 检测结果指导停药或继续维持治疗，目前尚无充足的临床研究证据，在临床上有争议。已有研究对于Ⅲ期结肠癌患者的辅助化疗通过根除 MRD 防止复发，*JAMA Oncology* 公布了 ctDNA 分析作为Ⅲ期结肠癌复发风险和辅助治疗效益的标志物的原始数据，提示术后 ctDNA 阳性患者尽管进行了常规辅助治疗，但预后较差，估计 3 年复发自由间隔仅为 47%，而术后 ctDNA 阴性患者为 76%（HR=3.8；$P<0.001$）。这些研究促进了化疗时间和强度由术后 ctDNA 结果决定的临床研究。对该患者结肠肿瘤组织及外周血的 ctDNA 检测发现，肿瘤组织 *APC* p.E1322Sfs*8 突变频率 59.94%；*TP53* p.R273C 突变频率 71.94%；术后血液 ctDNA 阳性 *APC* p.E1322Sfs*8 和 *TP53* p.R273C ctDNA 阳性，即 MRD 阳性，考虑还没有达到分子层面的完全缓解。同时考虑 APC 为 DNA 损失修复基因，基于 *DDR* 基因突变肿瘤的高抗原性，以及对免疫治疗的潜在可能获益，给予患者在化疗的基础上联合免疫检查点抑制药的个体化治疗。治疗后外周血 ctDNA 转阴，提示 ctDNA 在指导治疗决策上的潜在临床应用，如可在标准化疗的同时决定是否联合靶向药物或免疫检查点抑制药，形成个体化治疗，抑或根据 ctDNA 是否转阴调整复查随访的密集度，在达到长期 NED 的情况下，减少患者复查及返院的次数，为高危人群提供探索临床治愈的个性化方案，进一步改善结肠癌预后。

（黄 凌）

病例 79　MSI-H 多原发肠癌术后免疫治疗

【病例汇报】

患者，男性，42 岁。因反复腹泻 1 个月余于 2019 年 9 月就诊。查体：浅表淋巴结（−），心肺腹部检查（-），肛查：入肛 7cm 未及直肠肿物，指套无血染。既往史：2005 年患腹壁平滑肌肉瘤术后复发在我院行手术切除和术后放疗。家族史：父亲、大姑、二姑患胃癌，均在 35—40 岁死亡。奶奶在 70 岁时诊断为肠癌，已死亡。

2019 年 8 月 29 日当地医院肠镜检查：乙状结肠距肛门 25cm 可见一大小 25mm×25mm 广基隆起病变，内镜可通过，活检提示腺癌；升结肠可见巨大肿物，内镜尚可通过，活检腺癌。我院病理会诊：（升结肠、乙状结肠）中分化腺癌。

2019 年 9 月 6 日胸腹盆 CT 平扫+增强：结肠肝曲肿物，符合结肠癌，伴周围系膜淋巴结转移。乙状结肠局部增厚，溃疡形成，符合结肠癌。大网膜、右侧结肠旁沟腹膜增厚，考虑腹膜种植转移可能性大（图 79-1）。

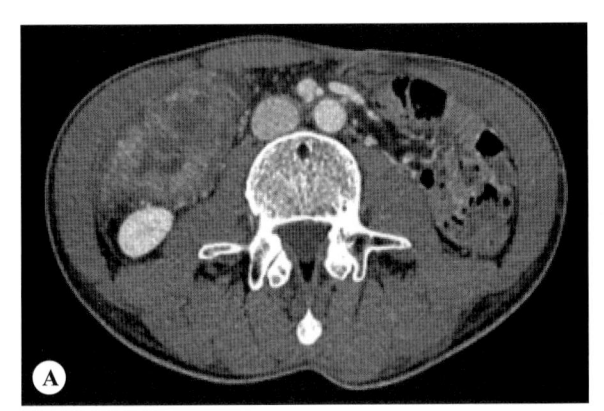

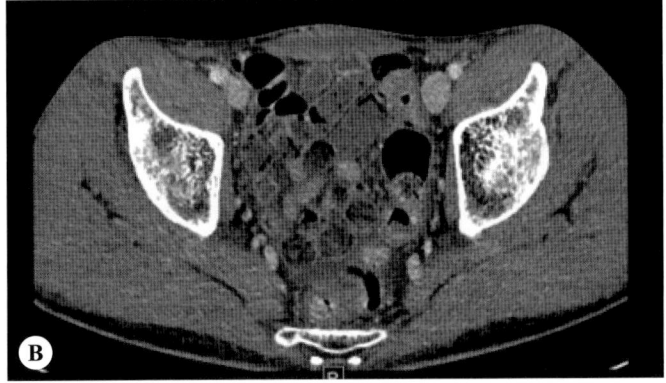

▲ 图 79-1　2019 年 9 月 6 日 CT（初诊）

【初诊印象】

患者结肠多原发癌明确，伴腹膜转移，考虑患者较为年轻，体力状态良好，KPS 为 90 分，预估可耐受较为强烈的化疗方案，建议行 FOLFOXIRI 方案化疗。患者年轻发病，又明确肿瘤家族史，不除外遗传性肠癌可能，建议完善基因检测。

【初步治疗】

患者于 2019 年 9 月至 2020 年 1 月 8 日行 FOLFOXIRI 方案化疗 8 个疗程。

2019 年 10 月 22 日基因检测（肿瘤组织）提示 *KRAS* G12D 突变，*PIK3CA* H1047R 突变，MSI-H，TMB 为 29.83mut/Mb；遗传性基因检测提示 *MLH1* R226Q 杂合性突变，为致病突变。

2019 年 11 月 14 日 CT 示（4 个疗程化疗后）：结肠肝曲肠癌化疗后，病灶较前缩小；周围系膜转移淋巴结，较前缩小；乙状结肠增厚，考虑结肠癌化疗后，病变范围较前缩小；大网膜、右侧结肠旁沟腹膜增厚，考虑腹膜种植转移可能，范围较前缩小（图 79-2）。

2020 年 1 月 17 日 CT 示（8 个疗程化疗后）：结肠肝曲肠癌化疗后，病灶较前缩小；原周围系膜转移淋巴结现显示不清。原乙状结肠病灶现显示不清，建议复查。大网膜、右侧结肠旁沟腹膜稍增厚，考虑腹膜种植转移可能，较前变化不明显（图 79-3）。

2020 年 2 月 17 日肠镜：升结肠近肝曲可见一隆起型肿物，肿物阻塞无法继续进镜；距肛门约

351

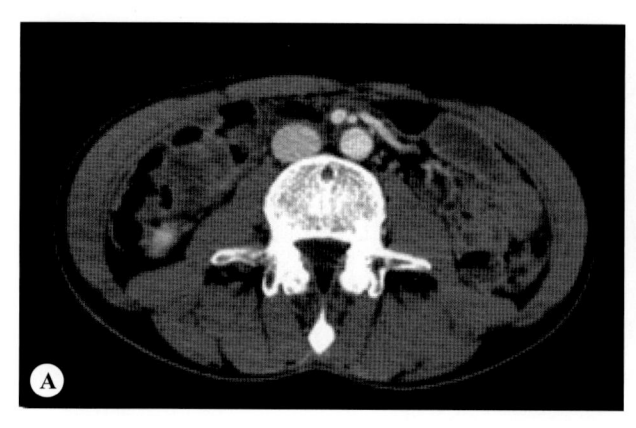

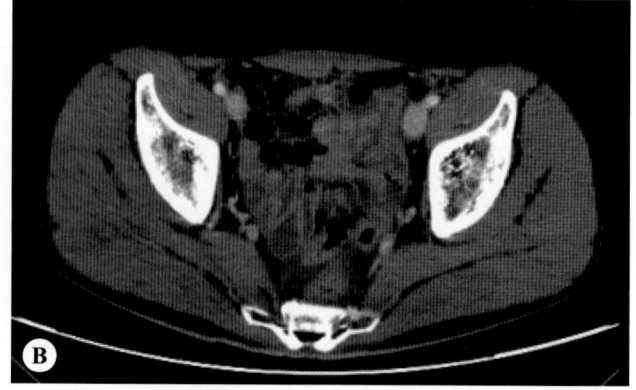

▲ 图 79-2　2019 年 11 月 14 日（4 个疗程化疗后）

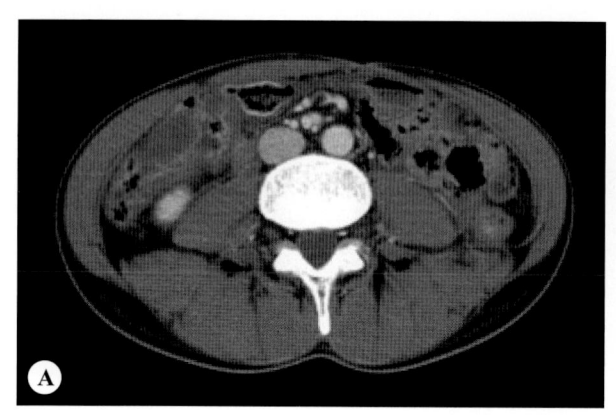

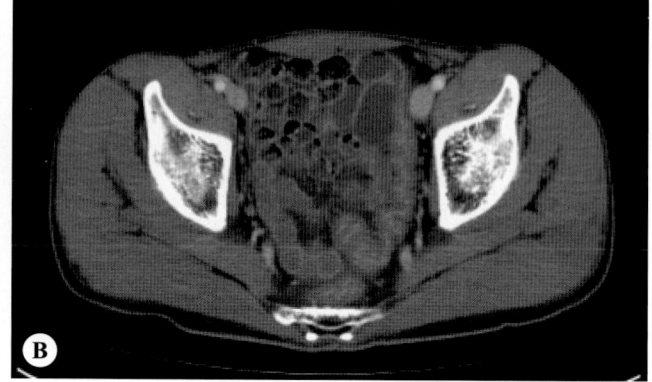

▲ 图 79-3　2020 年 1 月 17 日 CT（8 个疗程化疗后）

22cm 乙状结肠处可见一瘢痕形成，表面尚光滑。

【手术治疗】

2020 年 3 月 4 日行"腹腔镜下全结肠切除术 + 肠粘连松解术"。术中探查：大网膜与腹壁、结肠系膜多处粘连。盆底可见乳糜样浑浊腹水约 200ml，盆底腹膜见黏液样结节改变。肝表面光滑，其他腹腔脏器未见转移情况。

结肠肝曲肿物：中至低分化腺癌，pT$_3$，肿瘤治疗反应：2（轻度反应）；乙状结肠肿物：未见明确癌组织残留，肿瘤治疗反应：0（完全反应）。淋巴结转移情况：右半 0/23；左半：0/15。盆底腹膜：纤维脂肪组织表面伴大量炎症细胞浸润，未见癌。免疫组化：MLH1（-）、PMS2（-）、MSH2（+）、MSH6（+）、BRAF V600E（-）、HER2（0）、Ki-67（70%+）。基因二代测序检测结果：肿瘤突变负荷高（TMB-H，97.92mut/Mb），微卫星高度不稳定（MSI-H）。

【术后治疗】

患者术后分期考虑 ypT$_3$N$_0$M$_0$，治疗前肿瘤侵犯广泛，伴可疑腹膜种植，术中见盆底多发黏液性结节，建议术后辅助治疗。考虑患者目前有周围神经毒性Ⅱ度，且临床研究报道MSI-H/dMMR晚期结直肠癌患者接受PD-1单抗治疗后可达到持续的肿瘤控制，建议患者行免疫治疗半年。

【辅助免疫治疗】

患者自2020年3月至2020年11月接受"信迪利单抗200mg"免疫治疗12个疗程。

2020年7月31日、2020年10月25日、2021年3月26日复查CT均未见未见肿瘤复发及转移。

2021年3月26日复查肠镜：距肛门20cm处可见末端回肠–直肠吻合口，未见新生物。2021年5月24日CEA：65.50ng/ml（图79-4）。

2021年5月27日PET/CT：腹主动脉旁肿大淋巴结放射性较浓密，SUV约3.6，大小约1.4cm×1.7cm，可疑转移。

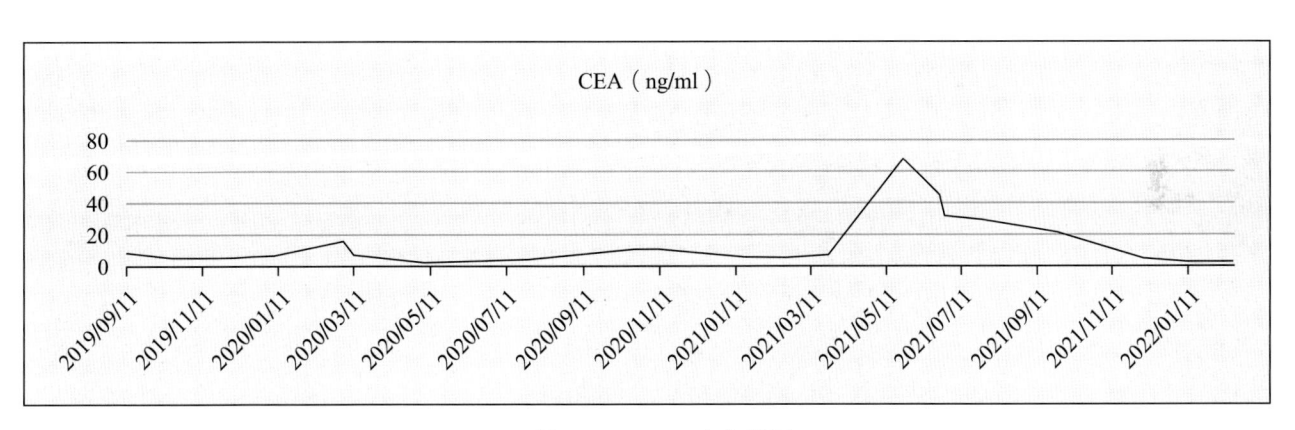

▲ 图79-4 CEA变化情况

【再次手术】

患者CEA明显增高，PET/CT检查考虑腹膜后淋巴结局限性转移，建议手术切除。

2021年6月24日行"腹腔镜辅助下腹膜后淋巴结清扫+左侧输尿管松解+肠粘连松解术"，术后病理（腹膜后淋巴结）镜下：梭形细胞结节状增生，结节包膜完整，结节内细胞呈栅栏状排列，细胞异型性不明显，间质伴多量炎症细胞浸润，结合免疫组化结果，病变诊断为神经鞘瘤；另见淋巴结6枚，未见肿瘤。

【术后治疗】

患者腹膜后淋巴结清扫范围满意，术后病理证实并非肠癌来源，提示患者目前未有肠癌复发，考虑患者已完成12个疗程的信迪利单抗辅助免疫治疗，建议患者密切随访。

【术后随访】

末次肠镜（2022年2月17日）：全结肠切除术后改变，未见新生物。末次CT（2022年2月17日）：全结肠切除术后，腹膜后肿物切除术后，未见明显肿瘤复发征象。

【诊疗小结】

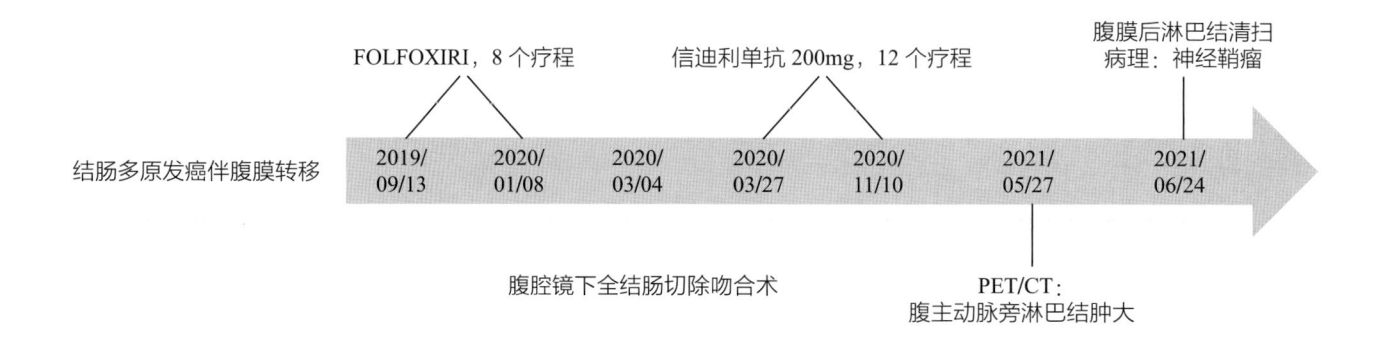

```
结肠多原发癌伴腹膜转移  2019/09/13 → 2020/01/08 → 2020/03/04 → 2020/03/27 → 2020/11/10 → 2021/05/27 → 2021/06/24
```

- FOLFOXIRI，8个疗程
- 信迪利单抗200mg，12个疗程
- 腹膜后淋巴结清扫 病理：神经鞘瘤
- 腹腔镜下全结肠切除吻合术
- PET/CT：腹主动脉旁淋巴结肿大

【诊疗心得】

MSI-H结直肠癌化疗有效率约为40%，与PD-1抗体单药的有效率相当。虽然化疗的疗效持久时间明显短于PD-1抗体，但是，PD-1抗体治疗MSI-H肿瘤存在腹膜、肾上腺等"免疫豁免区"，而化疗可以弥补PD-1抗体"免疫豁免区"这个薄弱环节。患者多原发肠癌伴腹膜转移，选择较为强烈的三药化疗方案后，成功获得转化并行手术治疗，考虑腹膜转移癌手术后复发风险高，而MSI-H型肠癌对免疫治疗敏感，可考虑按照转移性结肠癌进行治疗。遂使用抗PD-1单抗免疫治疗12个疗程。随访过程中虽出现肿瘤标志物增高和影像学检查提示腹膜后淋巴结肿大，术后病理提示并非肠癌来源。本例患者术后治疗的方案可能存在一定的争议，对于已接受根治手术的MSI-H型肠癌患者，辅助免疫治疗的价值还需要随机对照研究的数据支持。因此目前暂不推荐根治术后使用PD-1抗体进行辅助免疫治疗。但是，本例患者治疗前存在腹膜转移，复发风险高，因此参考转移性MSI-H肠癌进行免疫治疗有一定的合理性。这值得进一步的临床研究证实。

（周　驰　张晓实　丁培荣）

病例80　晚期MSI-H型右半结肠癌免疫治疗联合放疗

【病例汇报】

患者，男性，58岁。2015年9月25日于外院行"右半结肠根治性切除术"，术后诊断：结肠中分化黏液腺癌（$pT_{4b}N_1M_0$ Ⅲb期）。术后于2015年10月19日至2016年4月6日予以"XELOX"方案辅助化疗8个疗程。2016年5月发现左腹股沟鸡蛋大小肿物，2016年5月外院CT：左侧盆壁-腹股沟管走行区软组织影，考虑转移瘤。2016年6月1日我院PET/CT示：左侧腹股沟占位，考虑肿瘤转移可能性大。术后标本送基因检测（2016年6月6日）：*KRAS*突变型，*NRAS*、*BRAF*野生型。基线查体：左腹股沟可触及3.5cm×4.0cm大小肿物，质地韧，移动度欠佳，无压痛。家族史无特殊。

【入院诊断】

右半结肠中分化黏液腺癌术后（$pT_{4b}N_1M_0$ Ⅲb期）化疗后盆壁、左腹股沟转移（*KRAS*突变型，*NRAS*、*BRAF*野生型）。

【诊疗经过】

患者结肠癌术后化疗后仅 1 个月出现盆壁、左腹股沟转移，拟二线治疗，治疗上采用化疗联合靶向治疗，患者 *KRAS* 突变型，于 2016 年 8 月 1 日至 9 月 28 日予以"贝伐珠单抗＋FOLFIRI"方案治疗 5 个疗程。疗效评价疾病稳定。于 2016 年 10 月 25 日在全麻下行"左侧髂腹股沟淋巴结清扫＋左侧睾丸切除术"，术后病理：（左腹股沟肿物）纤维脂肪结缔组织中见中分化腺癌浸润，并累及精索，结合病史及组化，符合肠癌转移。检出淋巴结 5 个未见转移癌。免疫组化（immunohistochemistry，IHC）：程序性死亡配体 -1（PD-L1）肿瘤（－），间质（5%＋）；MLH1（＋）、PMS2（部分＋）、MSH6（－）、MSH2（弱＋）。于 2016 年 11 月 18 日至 2017 年 2 月 4 日予以"FOLFIRI"方案治疗 3 个疗程。2018 年 2 月 23 日复查 PET/CT 左腹股沟再发肿物，考虑转移。

【诊疗印象】

患者右半结肠癌根治术后化疗后仅 1 个月出现盆壁、左腹股沟转移，予二线"贝伐珠单抗＋FOLFIRI"方案治疗 5 个疗程后疗效评价 SD，转外科行"左侧髂腹股沟淋巴结清扫＋左侧睾丸切除术"，术后继续予以"FOLFIRI"方案治疗 3 个疗程。现左腹股沟再发肿物，考虑转移。患者腹股沟转移灶 IHC 提示错配修复缺陷（dMMR），自 2015 年开始，无论是帕博利珠单抗还是纳武利尤单抗均在微卫星高度不稳定（MSI-H）晚期结直肠癌患者的后线治疗中显示出疗效。但因费用问题，患者无法承担免疫治疗费用。

2018 年 3 月 5 日患者入组"肿瘤特异性抗原肽负载的 DC 细胞（TSA-DC）联合 PD-1 单抗治疗晚期胃肠道恶性肿瘤的临床研究"。检测腹股沟转移灶肿瘤组织为 MSI-H。2018 年 3 月 21 日临床研究基线左腹股沟病灶（图 80-1）2018 年 3 月 28 日至 2019 年 4 月 11 日行 TSA-DC 疫苗注射联合纳武利尤单抗治疗。2018 年 9 月 16 日根据 IRECIST 标准评价待证实的疾病进展（immune unconfirmed

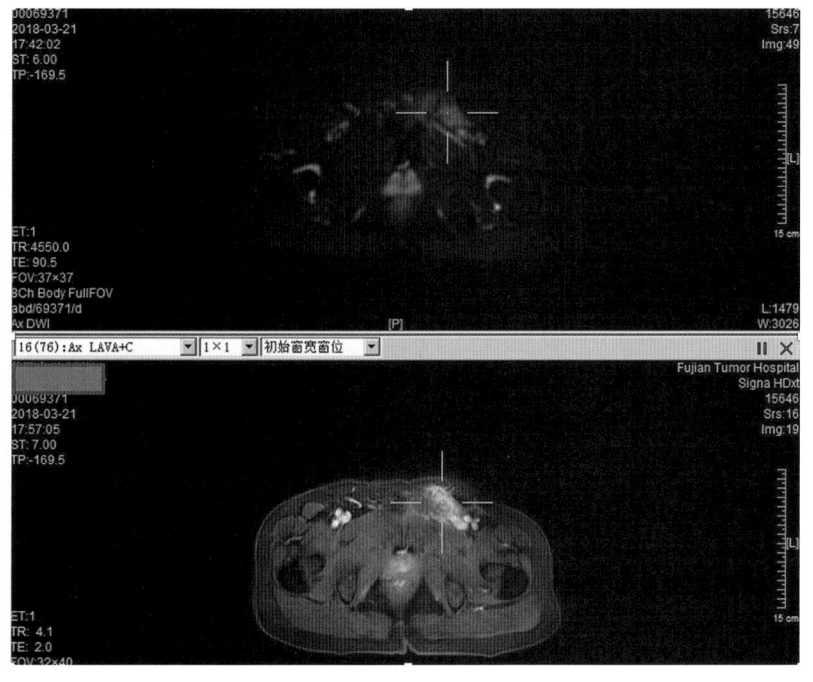

▲ 图 80-1 2018 年 3 月 21 日临床研究基线左腹股沟病灶

progressive disease, iUPD)。2018 年 11 月 8 日根据 IRECIST 标准评价已证实的疾病进展（immune confirmed progressive disease, iCPD），但患者左腹股沟疼痛改善，随访肿瘤标志物水平进行性减低，决定继续原方案治疗（图 80-2），2019 年 3 月 10 日根据 IRECIST 标准评价 iUPD（图 80-3），2019 年 4 月患者完成试验。

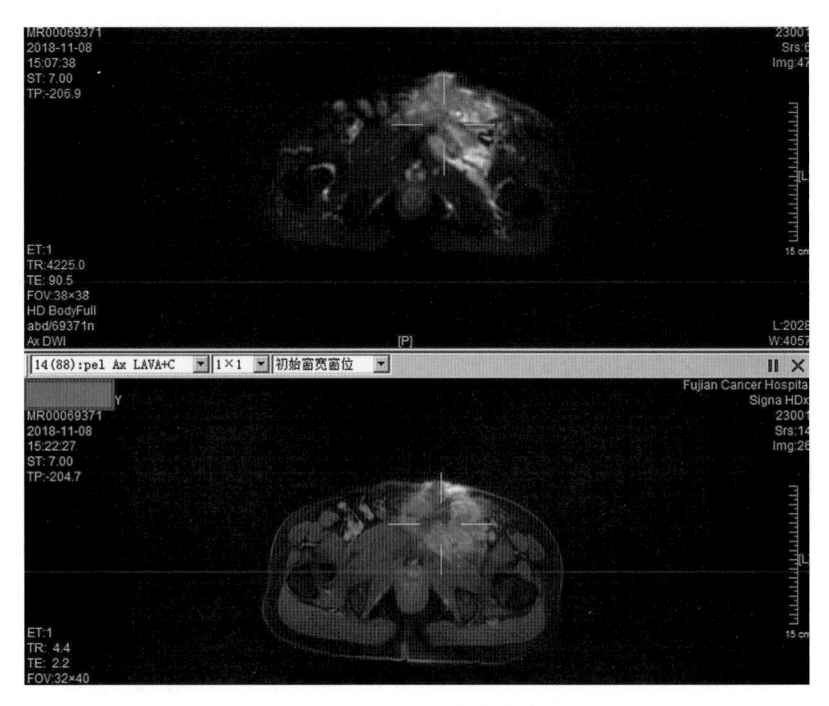

▲ 图 80-2　2018 年 11 月 8 日临床研究疗效评价 iCPD

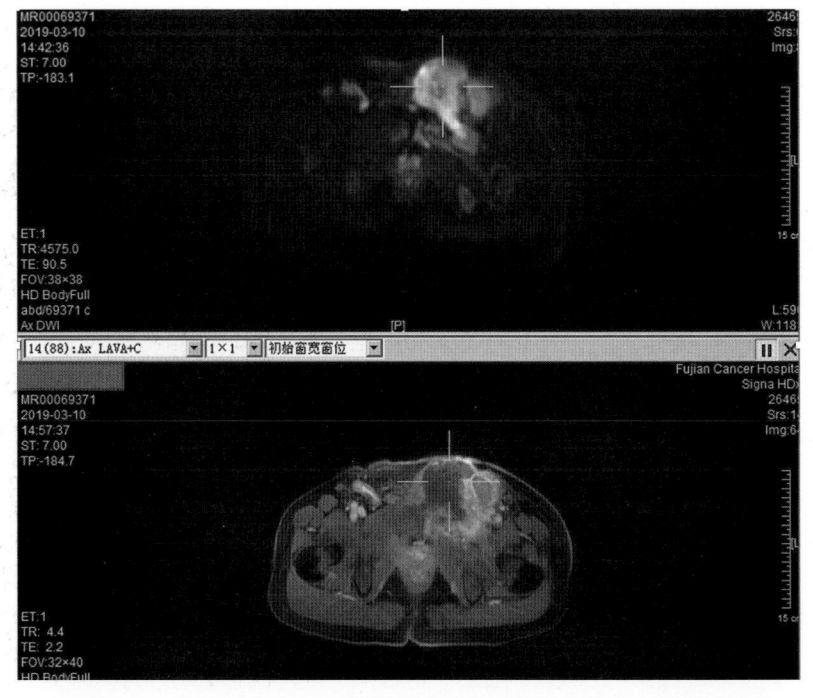

▲ 图 80-3　2019 年 3 月 10 日放疗联合免疫治疗前基线左腹股沟病灶

作为一位 MSI-H 的患者，PD-1 单抗显然对其疗效并未达到预期，此时如何改善 PD-1 单抗的疗效成为我们关注的焦点。Willemijn S. M. E. Theelen 等在 2018 年 ASCO 年会上公布了 PEMBRO-RT 的研究数据，该研究提示立体定向放疗（stereotactic body radiation therapy，SBRT）后使用帕博利珠单抗的客观缓解率（ORR）是单用帕博利珠单抗的 2 倍，并且没有增加不良事件发生率。该治疗策略是患者耐受良好、有前景、可以扩大免疫检查点抑制药抗肿瘤治疗疗效，然而此前 Keynote-001 研究也显示放疗能提高 PD-1 单抗的疗效。2012—2014 年，共 97 例进展期 NSCLC 患者入组该研究，接受放疗患者总生存时间的中位数更长（11.6 个月 vs. 5.3 个月）、6 个月时患者生存的比例更高（75% vs. 45%）。2018 年 2 月 13 日，*Journal of Clinical Oncology* 杂志上在线发表一项研究，介绍应用多点位 SBRT 与帕博利珠单抗联合治疗晚期转移性实体瘤的一项 1 期研究，评价其安全性和临床有效性。纳入分析的有 73 例晚期肿瘤患者，共 151 个病灶接受 SBRT。放疗结束 1 周内接受帕博利珠单抗治疗。结果显示 27% 的患者出现远隔部位反应（肿瘤缩小 30% 以上），总体疾病控制率达 44%。鉴于上述多项数据表明放疗与 PD-1 单抗可协同增效。故决定对该患者采用放疗联合免疫治疗的策略以提高 PD-1 单抗的疗效。

2019 年 5 月 9 日至 5 月 16 日行左侧腹股沟肿物放疗，予以 DT 3000cGy/6F 放疗，2019 年 5 月至 2020 年 6 月予以"特瑞普利单抗"治疗 10 次，过程均顺利。2019 年 8 月 5 日疗效评价 SD（图 80-4）。2019 年 12 月 30 日复查腹部盆腔 MRI 疗效评价部分缓解（PR）（图 80-5）。后定期复查，疗效评价 PR，最后一次复查时间为 2020 年 6 月 16 日，疗效评价 PR（图 80-6）。

2020 年 6 月至 2021 年 12 月患者转至广州某医院，予以贝伐珠单抗 + 信迪利单抗治疗 8 个疗程，末次复查时间为 2021 年 12 月，疗效评价 PR（肿瘤较 2019 年 4 月基线总体退缩 80%）。末次电话随访时间 2022 年 3 月，患者无特殊不适。

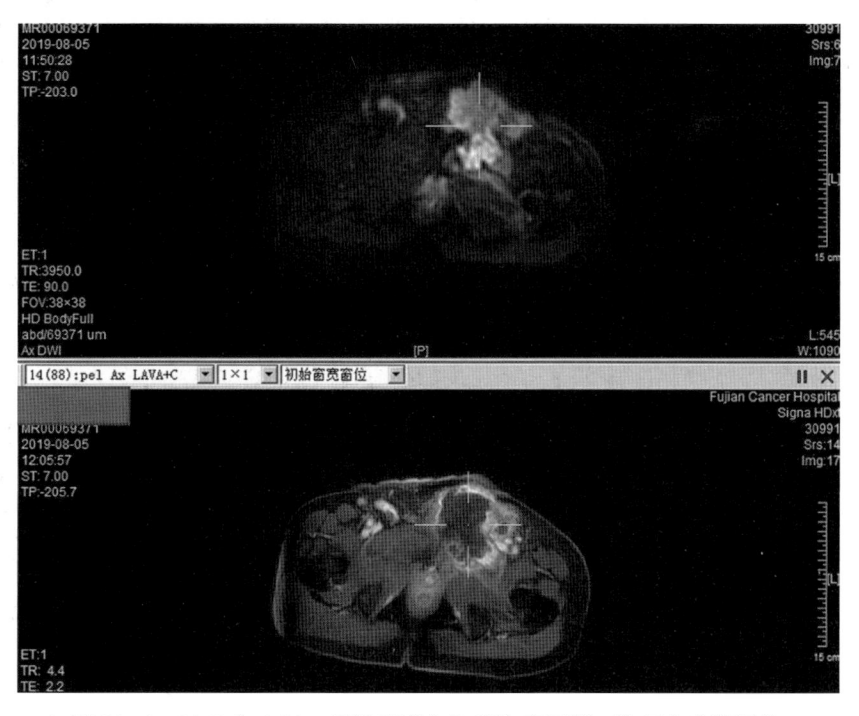

▲ 图 80-4　2019 年 8 月 5 日放疗联合免疫治疗后第一次复查疗效评价 SD

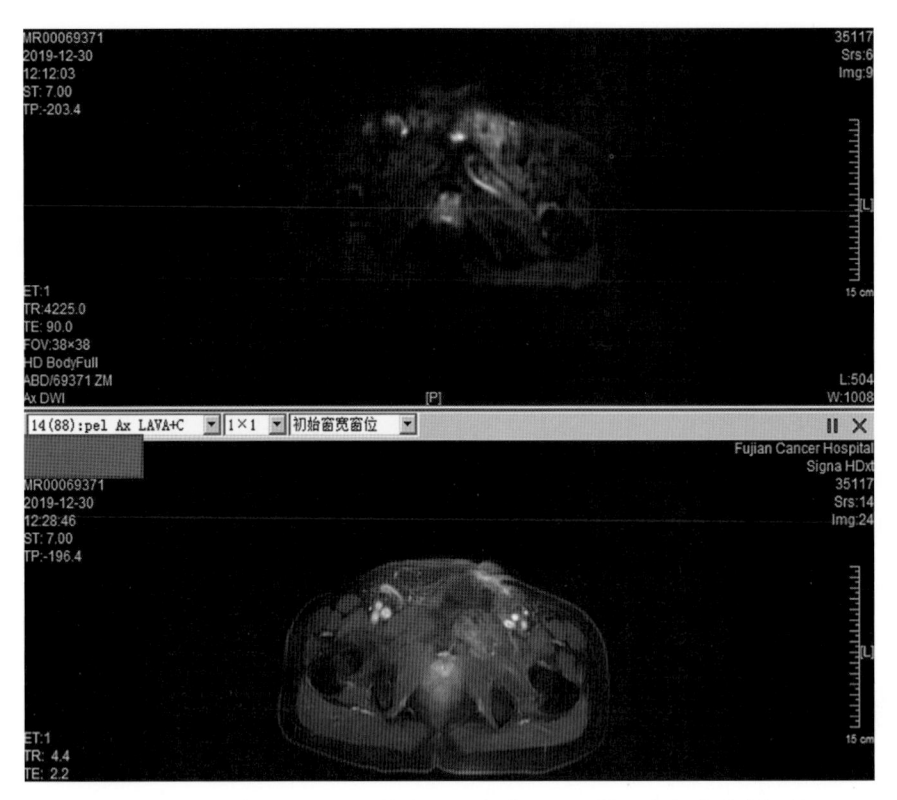

▲ 图 80-5　2019 年 12 月 30 日放疗联合免疫治疗后第二次复查疗效评价 PR

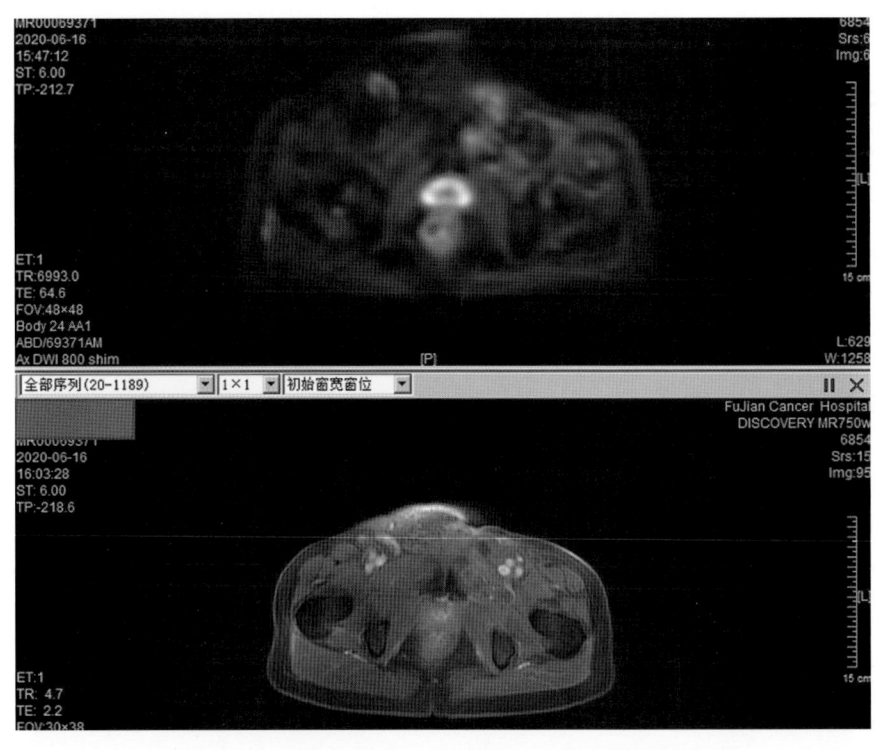

▲ 图 80-6　2020 年 6 月 16 日最后一次复查疗效评价 PR

【诊疗小结】

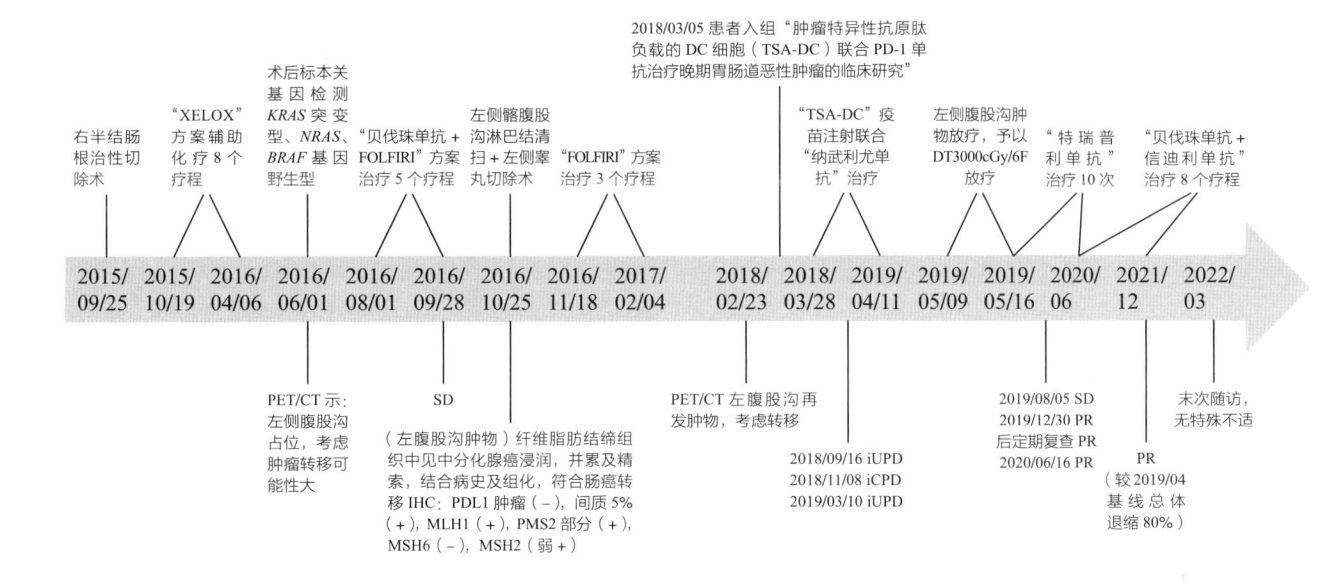

诊疗时间轴：
- 2015/09/25 右半结肠根治性切除术
- 2015/10/19 "XELOX"方案辅助化疗8个疗程
- 2016/04/06 术后标本关基因检测 KRAS 突变型、NRAS、BRAF 基因野生型
- 2016/06/01 "贝伐珠单抗+FOLFIRI"方案治疗5个疗程
  - PET/CT 示：左侧腹股沟占位，考虑肿瘤转移可能性大
- 2016/08/01
  - SD
- 2016/09/28 左侧髂腹股沟淋巴结清扫+左侧睾丸切除术
  - （左腹股沟肿物）纤维脂肪结缔组织中见中分化腺癌浸润，并累及精索，结合病史及组化，符合肠癌转移 IHC：PDL1 肿瘤（-），间质 5%（+），MLH1（+），PMS2 部分（+），MSH6（-），MSH2（弱+）
- 2016/10/25 "FOLFIRI"方案治疗3个疗程
- 2016/11/18
- 2017/02/04
- 2018/02/23 2018/03/05 患者入组"肿瘤特异性抗原肽负载的 DC 细胞（TSA-DC）联合 PD-1 单抗治疗晚期胃肠道恶性肿瘤的临床研究"
  - PET/CT 左腹股沟再发肿物，考虑转移
  - 2018/09/16 iUPD
  - 2018/11/08 iCPD
  - 2019/03/10 iUPD
- 2018/03/28 "TSA-DC"疫苗注射联合"纳武利尤单抗"治疗
- 2019/04/11
- 2019/05/09 左侧腹股沟肿物放疗，予以 DT3000cGy/6F 放疗
- 2019/05/16
  - 2019/08/05 SD
  - 2019/12/30 PR
  - 后定期复查 PR
  - 2020/06/16 PR
- 2020/06
- 2021/12 "特瑞普利单抗"治疗10次
  - PR（较2019/04基线缩总体退缩80%）
- 2022/03 "贝伐珠单抗+信迪利单抗"治疗8个疗程
  - 末次随访，无特殊不适

【诊疗心得】

MSI-H 结直肠癌患者目前是 PD-1 单抗的获益人群，该患者入组 TSA-DC 疫苗注射联合纳武利尤单抗组治疗，总体疗效并没有达到预期效果，研究停止后，通过局部放疗联合免疫治疗达到 PR，并且获得长时间缓解。PD-1 单抗免疫治疗面临的一个现实状况就是单药使用有效率低，联合治疗是提高其疗效的策略之一，如联合放射治疗，可提高疗效。放射治疗协同增强免疫治疗的机制包括增加肿瘤抗原的释放，激活固有免疫途径，增加 T 细胞浸润，增加抗原提呈，以及调节免疫抑制细胞。所以放疗与免疫治疗的联合是合理的。此患者是 MSI-H 人群，应属 PD-1 单抗治疗的有效人群，但从整个病史看来其前半段对于 PD-1 单抗疗效不理想，加用放疗后出现了 PR，此后在 PD-1 单抗维持治疗中也一直维持 PR 状态，从该患者身上得到的经验就是对于 MSI-H 的结直肠癌患者，即使其对 PD-1 单抗疗效欠佳，也可通过多种策略联合，提高疗效。

（陈 玲 林 晶 陈丽珠 陈 誉）

病例81 MSS 型晚期右半结肠癌新抗原疫苗免疫治疗新尝试

【病例汇报】

患者，女性，68 岁。2015 年 12 月因体检发现 CEA 升高至医院进行肠镜检查，检查结果示：横结肠肝曲见一不规则肿物占据肠腔全层，无法继续进境；表面组织呈结节样改变。病理：（肝曲）腺癌。患者至我院就诊，2015 年 12 月 28 日行横结肠癌根治术，术中触及横结肠近肝曲可及一肿块，术后病理：横结肠浸润性中分化腺癌，肿块大小为 3.2cm×2.5cm×1.5cm，癌组织穿透肠壁肌层达周围脂肪组织并累及脏腹膜。脉管（+），神经（+），肠周淋巴结 12 枚中有 3 枚见癌组织转移。术后肿瘤组织标本免疫组化示：MLH1（2+），PMS2（+），MSH2（3+），MSH6（3+）。术后基线评估提示肝左外叶结节影，

考虑转移。既往史：高血压病1级（中危）。家族史无特殊。

【初诊印象】

患者为老年女性，术后基线评估提示肝左外叶结节影，考虑转移。患者临床诊断为：横结肠浸润性中分化腺癌术后Ⅳ期（肝）。患者免疫组化结果提示其为pMMR型，基因检测：*KRAS* c.35G>A（p.G12D）突变、*NRAS* 野生型，*BRAF* 野生型，MSS型。

【治疗经过】

遵照指南推荐及临床抗肿瘤治疗经验，为患者制订了合适的个体化抗肿瘤治疗策略。

1. 一线治疗 结合患者基因检测结果选择贝伐珠单抗靶向联合XELOX化疗方案，配合伊立替康腹腔灌注化疗加强局部控制，期间疗效评价为PR，一线治疗后患者病情稳定进入维持治疗阶段，予以贝伐珠单抗+卡培他滨维持治疗，PFS达16个月；2017年5月复查提示肝结节较前增大，疗效评价PD（图81-1）。

2. 二线治疗 根据指南推荐，二线治疗换用FOLFIRI联合贝伐珠单抗靶向治疗，PFS达5个月，期间定期复查病情稳定（图81-2）；2017年11月14日复查提示肝病灶范围较前增大，疗效评价为PD（图81-3）。

3. 三线治疗 在一线、二线治疗进展后，根据指南推荐及临床抗肿瘤经验的综合考量，选择雷替曲塞作为三线化疗方案。

4. 再次手术及术后治疗 经多学科讨论后于2017年12月1日行肝S2、S8肿瘤切除，术后复查未

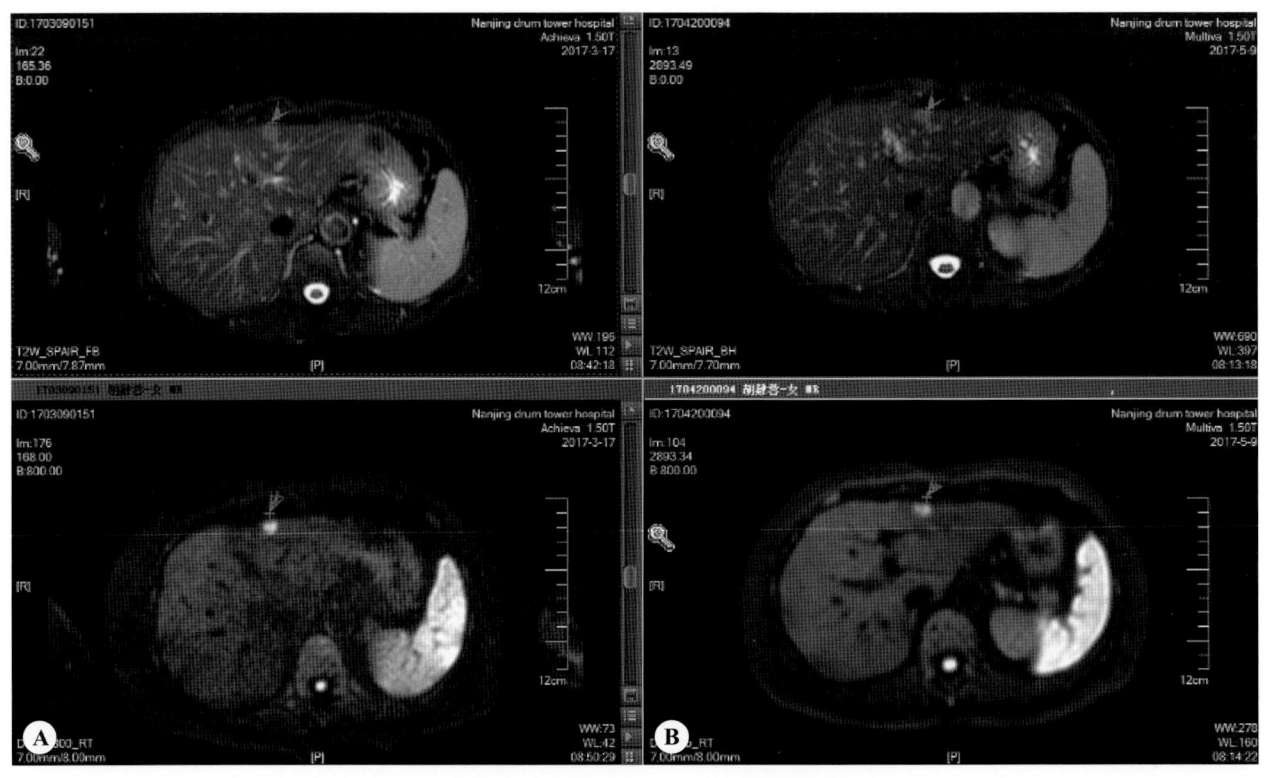

▲ 图81-1 一线治疗PFS达16个月后PD
A. 2017年3月17日影像学结果；B. 2017年5月9日影像学结果

下篇 实战病例

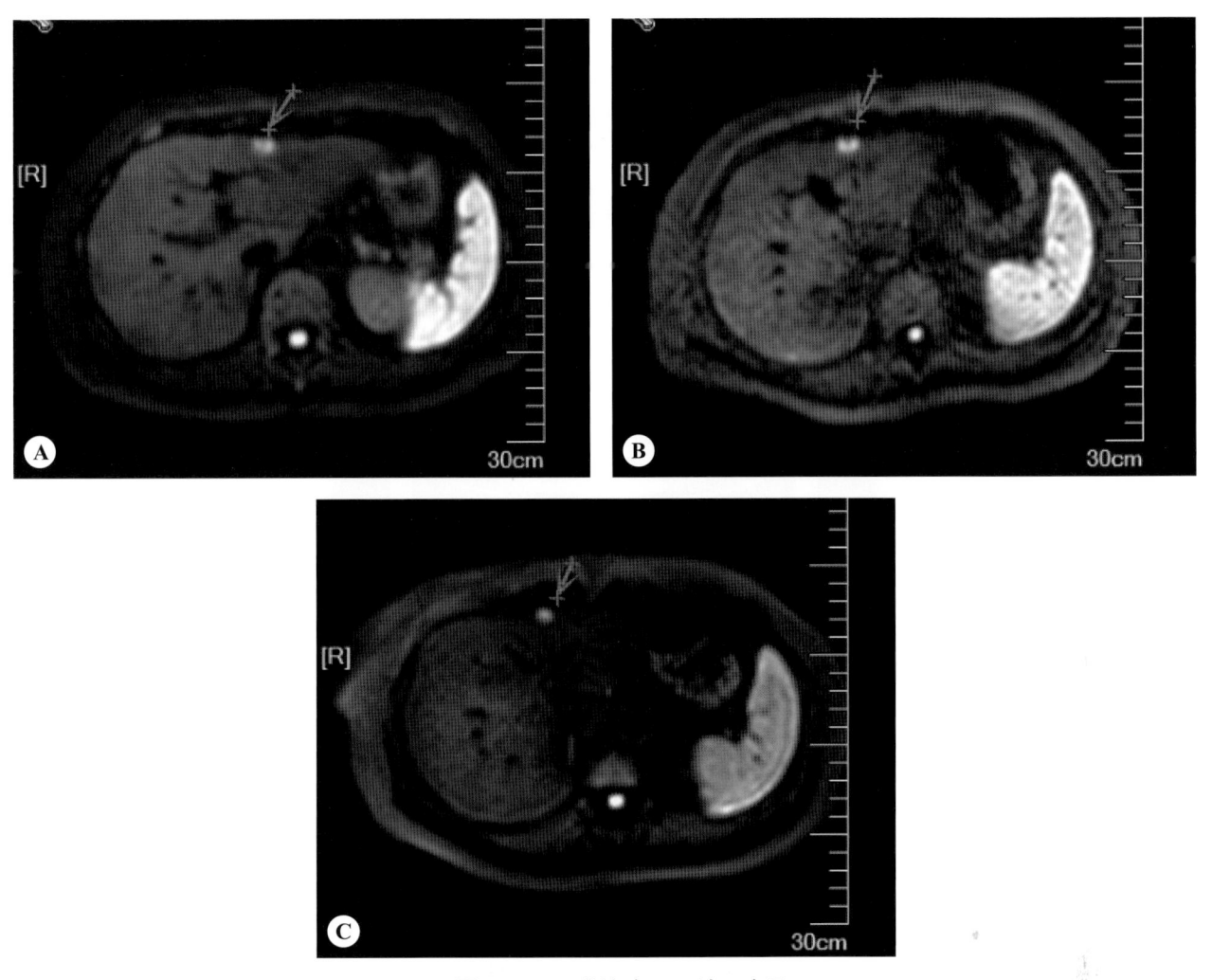

▲ 图 81-2 二线治疗 PFS 达 5 个月
A. 2017 年 5 月 9 日影像学结果；B. 2017 年 7 月 18 日影像学结果；C. 2017 年 9 月 17 日影像学结果

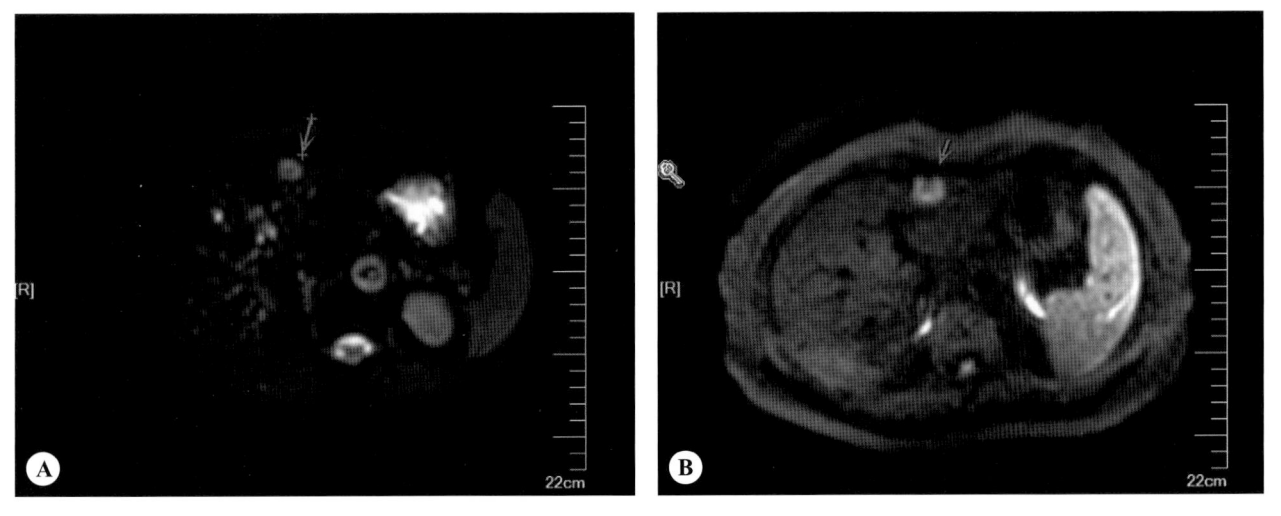

▲ 图 81-3 二线治疗后再次 PD
A. 2017 年 9 月 17 日影像学结果；B. 2017 年 11 月 14 日影像学结果

见可测量病灶,遂按辅助治疗方案行奥沙利铂+替吉奥方案化疗,PFS 达 6 个月;2018 年 8 月复查提示肺部结节增大,PD(图 81-4)。

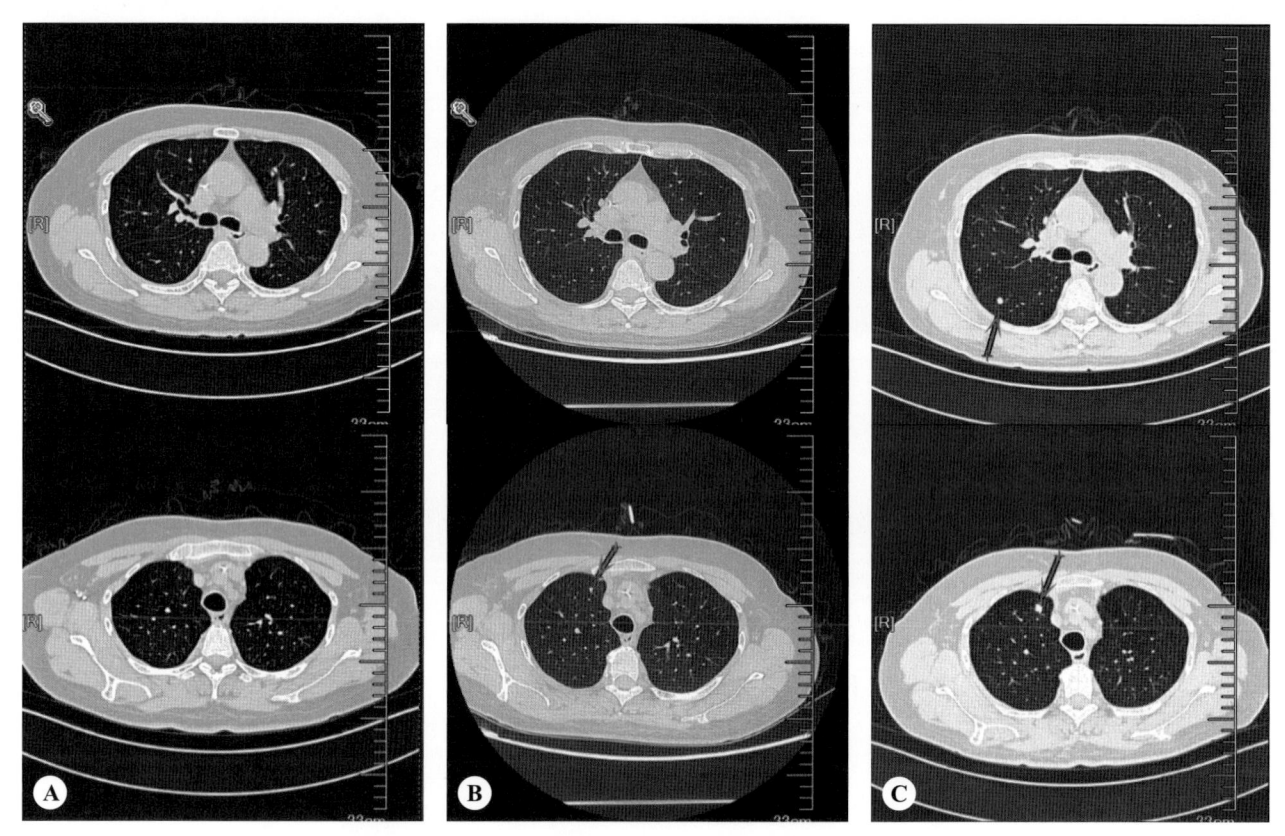

▲ 图 81-4　2018 年 8 月 15 日复查 CT 提示肺部结节较前增大、考虑转移,PD
A. 2017 年 12 月 20 日影像学结果;B. 2018 年 5 月 11 日影像学结果;C. 2018 年 9 月 15 日影像学结果

5. 三线后治疗　三线治疗后,我们采用多种治疗策略,使患者仍然获得 2 年的生存时间:①阿帕替尼;②雷替曲塞化疗;③呋喹替尼联合肝新发病灶放疗;④ PD-1 单抗联合新抗原纳米疫苗联合肝动脉灌注化疗;⑤ TAS-102。

在该患者的三线治疗后方案选择中,尽管其为 MSS 型,但依据南京鼓楼医院肿瘤中心在前期研究的成果,通过新抗原筛选在该病例中进行了新抗原纳米疫苗治疗联合 PD-1 单抗的尝试。近年来,随着基因组测序技术和生物信息学的发展,可以快速有效地对每位患者进行单独测序和新抗原筛选,由肿瘤特异性突变编码的新抗原成为高效 T 细胞免疫和抗肿瘤免疫的重要靶点。新抗原在正常组织中不表达,而仅在肿瘤组织表达的抗原,包括致瘤病毒整合进基因组产生的抗原和突变蛋白产生的抗原。它不仅具有高特异性,而且因其未经胸腺阴性筛选具有强免疫原性。由于病毒介导的肿瘤仅占所有瘤种的一小部分,所以突变来源的新抗原成为免疫治疗最理想的靶标,为新抗原疫苗临床应用奠定了基础。纳米粒子本身可模拟病原相关分子模式,能被天然免疫细胞表面的模式识别受体识别的危险信号分子,从而增加负载的疫苗被摄取提呈的概率。因此,纳米粒子容易集中于淋巴结、脾等淋巴器官中,另外可同时负载多种不同药物，在同一时空发挥作用，具有药物缓释、控释功能，避免抗原被降解，延长所负载抗原的半衰期。基于纳米技术的癌症疫苗有可能避免免疫调节剂递送至淋巴器官过程中的快速体内清除，并调节不具备细胞渗透性的化合物向免疫细胞的递送，从而提高APC的抗原摄取。南京鼓楼医院肿瘤中心在刘宝瑞教授的带领下，自主建立了高效靶向淋巴结的新抗原个体化纳米疫苗新技术，经过验证发现，与传统裸肽皮下免疫相比，将抗原肽与佐剂采用纳米粒子负载后再进行皮下接种，可提高抗原递呈细胞数量、激活特异性免疫细胞，有效抑制肿瘤生长。新抗原筛选技术的成熟开启了个体化疫苗的新时代。但疫苗治疗的发展不可避免地会遇到各种问题：新抗原负荷低、表位丢失、肿瘤免疫抑制微环境和难以诱导肿瘤特异性T细胞等。然而，肿瘤新抗原疫苗联合其他免疫治疗或传统疗法可有效规避单种疗法的缺陷，成为治疗实体瘤的有效方法。对于常规治疗方法失败的难治性实体瘤，我们将新抗原纳米疫苗与PD-1抗体和（或）抗血管生成药物科学组合，通过个性化的新抗原肿瘤疫苗刺激患者的免疫系统产生免疫反应，可增强免疫抗肿瘤作用。该患者后线治疗根据NGS基因测序筛选个体化新抗原负载纳米粒子制备疫苗后分次皮下注射并联合PD-1单抗治疗，持续时间长达1年，患者总体病灶在大致稳定的基础上缓慢进展，但给患者的总生存带来了明显获益，并且治疗期间无明显不良反应，生活质量良好。

【诊疗小结】

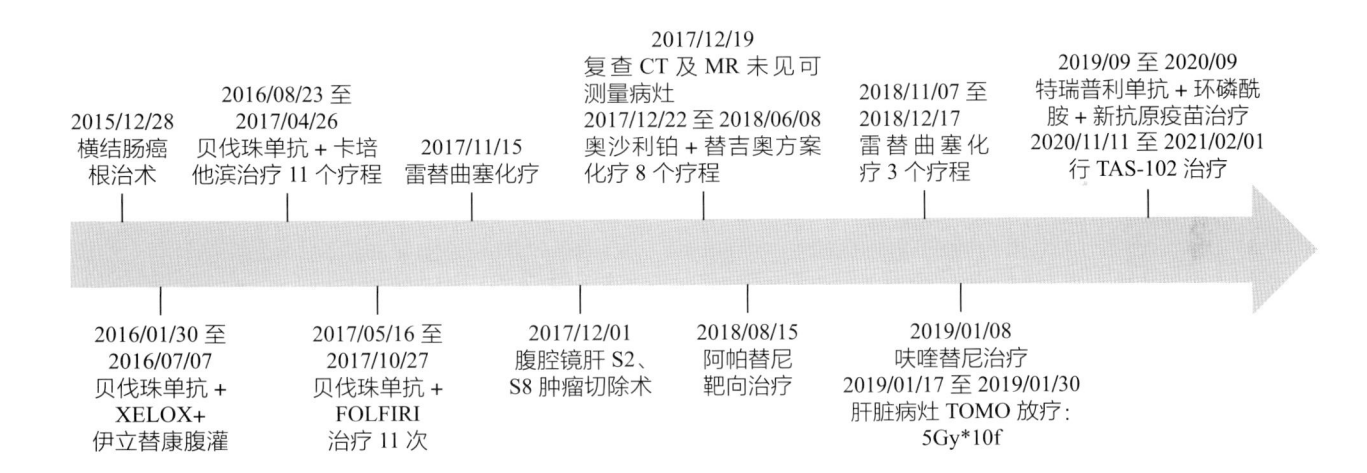

- 2015/12/28 横结肠癌根治术
- 2016/01/30至2016/07/07 贝伐珠单抗+XELOX+伊立替康腹灌
- 2016/08/23至2017/04/26 贝伐珠单抗+卡培他滨治疗11个疗程
- 2017/05/16至2017/10/27 贝伐珠单抗+FOLFIRI治疗11次
- 2017/11/15 雷替曲塞化疗
- 2017/12/01 腹腔镜肝S2、S8肿瘤切除术
- 2017/12/19 复查CT及MR未见可测量病灶
- 2017/12/22至2018/06/08 奥沙利铂+替吉奥方案化疗8个疗程
- 2018/08/15 阿帕替尼靶向治疗
- 2018/11/07至2018/12/17 雷替曲塞化疗3个疗程
- 2019/01/08 呋喹替尼治疗
- 2019/01/17至2019/01/30 肝脏病灶TOMO放疗：5Gy*10f
- 2019/09至2020/09 特瑞普利单抗+环磷酰胺+新抗原疫苗治疗
- 2020/11/11至2021/02/01 行TAS-102治疗

【诊疗心得】

经过多线多方案综合抗肿瘤治疗模式，我们使一个术后基线检查即为晚期的结肠癌患者OS长达64个月（2016年1月至2021年5月）。因此，个体化的综合抗肿瘤治疗策略对晚期结肠癌患者延长总生存期、提高疗效至关重要。目前，晚期结直肠癌的一线及二线治疗以靶向联合化疗为主导。该患者在一线治疗后PFS长达16个月，经历二线及三线治疗病情进展后，在选择三线后治疗方案中，我们依然积极为其寻找包括化疗、靶向、免疫、放疗等多种可行的治疗方案。免疫检查点抑制药治疗在MSI-H/dMMR型转移性结直肠癌中获批适应证，但MSS/pMMR型转移性结直肠癌却不能从单一的免疫检查点抑制药治疗中获益。在该患者的三线后方案选择中，尽管其为MSS型，但我们依据前期研究

的成果，通过新抗原筛选在该病例中进行了新抗原纳米疫苗治疗联合 PD-1 单抗的尝试，该方案持续时间长达 1 年，给患者的总生存带来了获益。结合 2022 年 ASCO-GI 的多项亮眼的临床研究结果，笔者相信在未来转移性结直肠癌中可以尝试更多的免疫联合策略，包括新抗原疫苗联合免疫检查点抑制药治疗、免疫检查点抑制药联合抗血管生成靶向药物治疗、不同免疫检查点抑制药的组合等。

（钱晓萍）

病例 82　HIV 阳性双原发肿瘤患者的免疫治疗

【病例汇报】

患者，男性，69 岁。2020 年 7 月因全程血尿伴血块到门诊就诊，无尿频、尿急、尿痛，无腹胀、腹痛、腹泻。PET/CT 示：膀胱左侧壁结节灶，糖代谢高，考虑膀胱癌；膀胱内血凝块；乙状结肠局部肠壁增厚，糖代谢高，考虑乙状结肠癌；肝内多发结节，糖代谢高，考虑转移；胃癌术后复查，吻合口未见明显强化灶及糖代谢增高灶。胸腹增强 CT 示：膀胱左前壁见一软组织肿块影突向腔内，大小为 30mm×30mm，宽基底与膀胱壁相连，增强扫描明显不均匀强化，相邻膀胱壁增厚、强化，考虑膀胱癌；乙状结肠中段局部肠壁增厚强化，最厚处约 13mm，周围系膜内未见明显肿大淋巴结影，考虑结肠癌可能性大；肝内多发大小不等的类圆形低密度影，边界清晰，最大者位于 S2，大小约 19mm×18mm，部分病灶内可见小片状坏死区，增强扫描呈环形强化，考虑转移。肠镜示：距肛门 30cm 乙状结肠处见一环周生长肿物致肠腔狭窄，镜端不能通过。活检病理：（乙状结肠）腺癌，中分化（图 82-1）。免疫组化：MLH1（+）、MSH2（+）、MSH6（+）、PMS2（+）；*RAS* 和 *BRAF* 基因野生型。2020 年 8 月 14 日外周血 ctDNA 检测：*PIK3CA* p.E545K 突变频率 1.07%；*APC* p.E1295* 突变频率 1.13%；*APC* p.G567Efs*3 突变频率 1.96%；*TP53* p.C124Lfs*25 突变频率 1.54%。第一次 MDT 讨论：建议原发灶外科切除。患者于 2020 年 9 月 9 日在外院行腹腔镜下膀胱部分切除术 + 乙状结肠部分切除术。术后病理示：（乙状结肠）中 - 低分化腺癌，膀胱尿路上皮癌。

既往史：高血压病史 30 余年，痛风病史 9 年，2001 年因胃癌行胃癌根治术，2015 年出现血小板

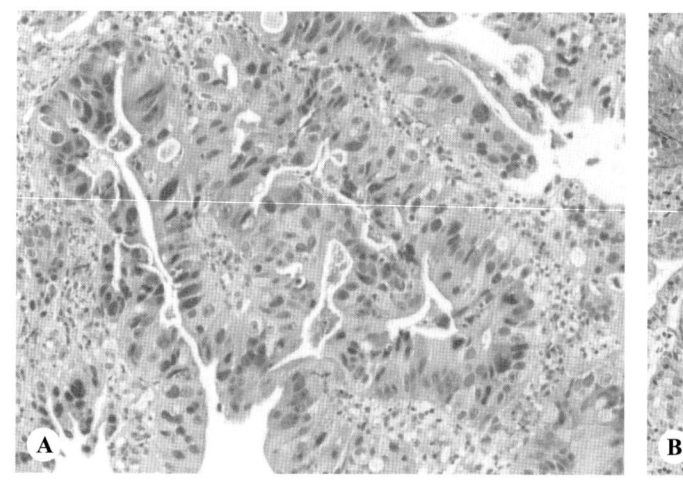

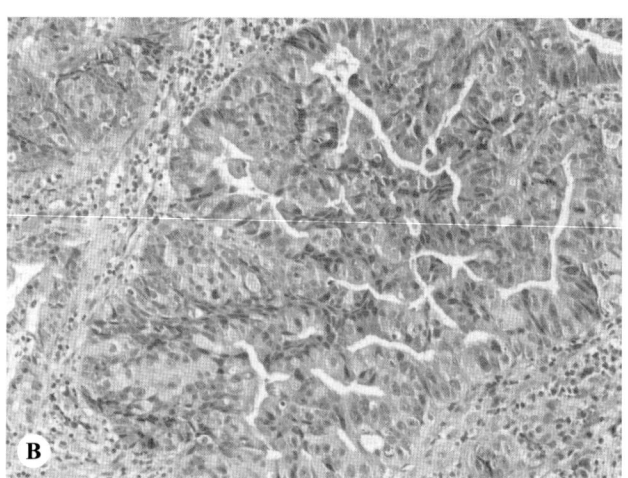

▲ 图 82-1　肠镜活检病理结果：乙状结肠中分化腺癌

减少症,服用醋酸泼尼松治疗,期间反复输注血小板血制品。2020年6月确诊艾滋病,外院予多替阿巴拉米片、艾考恩丙替片抗病毒治疗,病情稳定。

患者术后返回我院进行后续治疗,第二次MDT讨论:目前诊断乙状结肠及膀胱双原发肿瘤伴多发肝转移(原发部位不明),肿瘤情况复杂,同时合并HIV感染,血小板减少症,PS=2。不建议进一步行肝脏病灶穿刺活检明确原发部位,考虑患者不耐受化疗,治疗应选择耐受性好,低毒并且兼顾结肠癌及膀胱癌的方案。NCCN指南2019版对于HIV患者若可能有免疫治疗适应证,在使用小剂量免疫抑制药稳定控制疾病的情况下可考虑免疫治疗。呋喹替尼联合免疫检查点抑制药治疗晚期结MSS肠癌二期临床研究,全人群OS=11.8个月,PFS=6.9个月,ORR=27.3%,DCR=95.5%。2017年ASCO已报道Keynote-045的结果提示晚期膀胱癌从免疫治疗中获益,Keynote-052证实帕博利珠单抗一线治疗可提供具有临床意义和持久的抗肿瘤活性,总体患者的ORR为29%,各亚组患者均观察到了肿瘤缓解,临床获益率为47%。据此,讨论决定给予靶向药物呋喹替尼联合免疫检查点抑制药治疗,密切观察。

【免疫治疗及不良反应】

2020年11月3日至2021年3月2日患者于门诊接受呋喹替尼联合替雷利珠单抗200mg,每3周一次免疫治疗,7个疗程。5个疗程治疗后复查CT,2021年1月29日胸腹增强CT示:结肠癌术后,肝内多发转移,较前缩小(图82-3)。CEA、CA19-9等肿瘤指标降至正常范围,肿瘤评价PR(图82-2)。2021年1月30日外周血ctDNA检测阴性。

治疗期间患者出现免疫相关不良反应。使用呋喹替尼联合免疫治疗3个疗程后(2020年12月)患者主诉关节痛,主要为双肩、双肘、双侧近端之间关节受累,伴晨僵,持续时间<30min,伴双上臂酸痛乏力。患者逐渐无法执物,无法行走,需轮椅出行。2020年12月3日风湿免疫科就诊,查IgG为29.86g/L、RF为204.6U/ml、RA(-),ANA(-)。第三次MDT讨论,考虑为免疫检查点抑制药引起的类风湿关节炎,予以免疫抑制药非布司他、柳氮磺吡啶和羟氯喹及泼尼松激素治疗,期间维持呋喹替尼口服,暂停免疫检查点抑制药,关节症状逐渐好转。2021年5月关节症状完全缓解,内分泌指标均恢复正常,PS=0。遂逐步停用免疫抑制药,仅予泼尼松5mg每天两次维持治疗。2021年5月18日

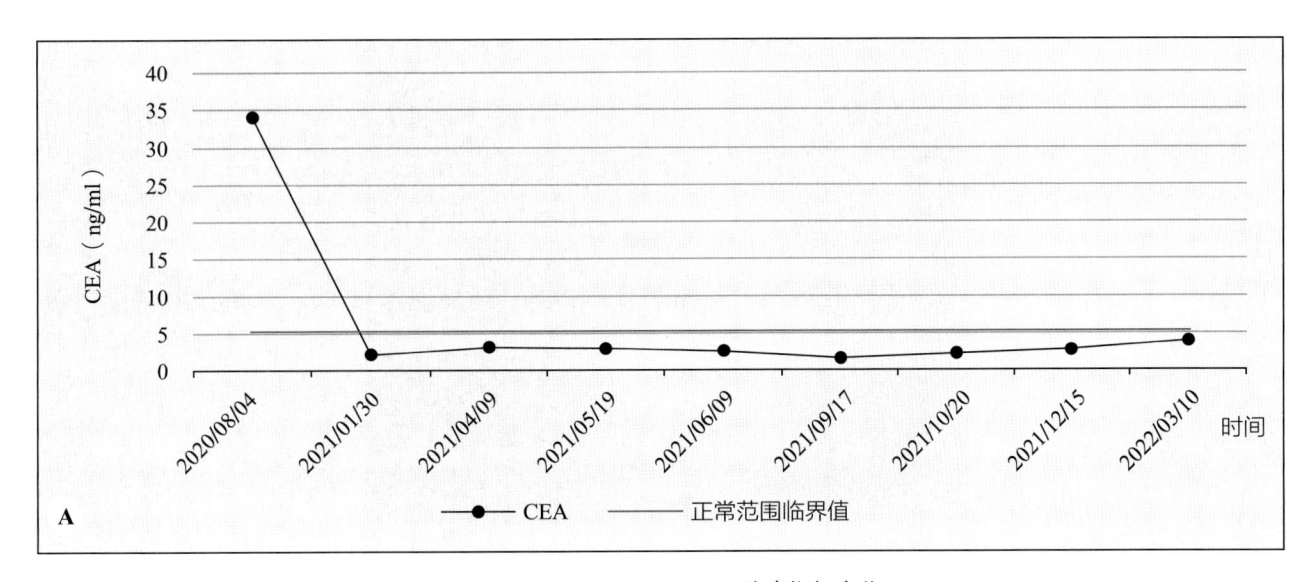

▲ 图82-2 CEA、CA19-9肿瘤指标变化

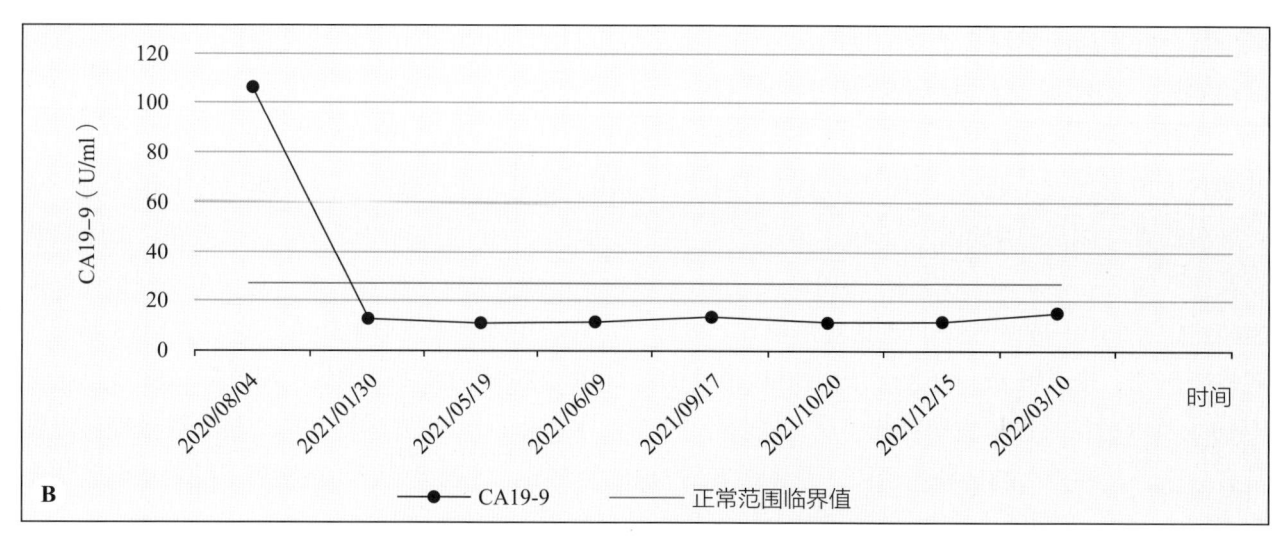

▲ 图 82-2（续） CEA、CA19-9 肿瘤指标变化

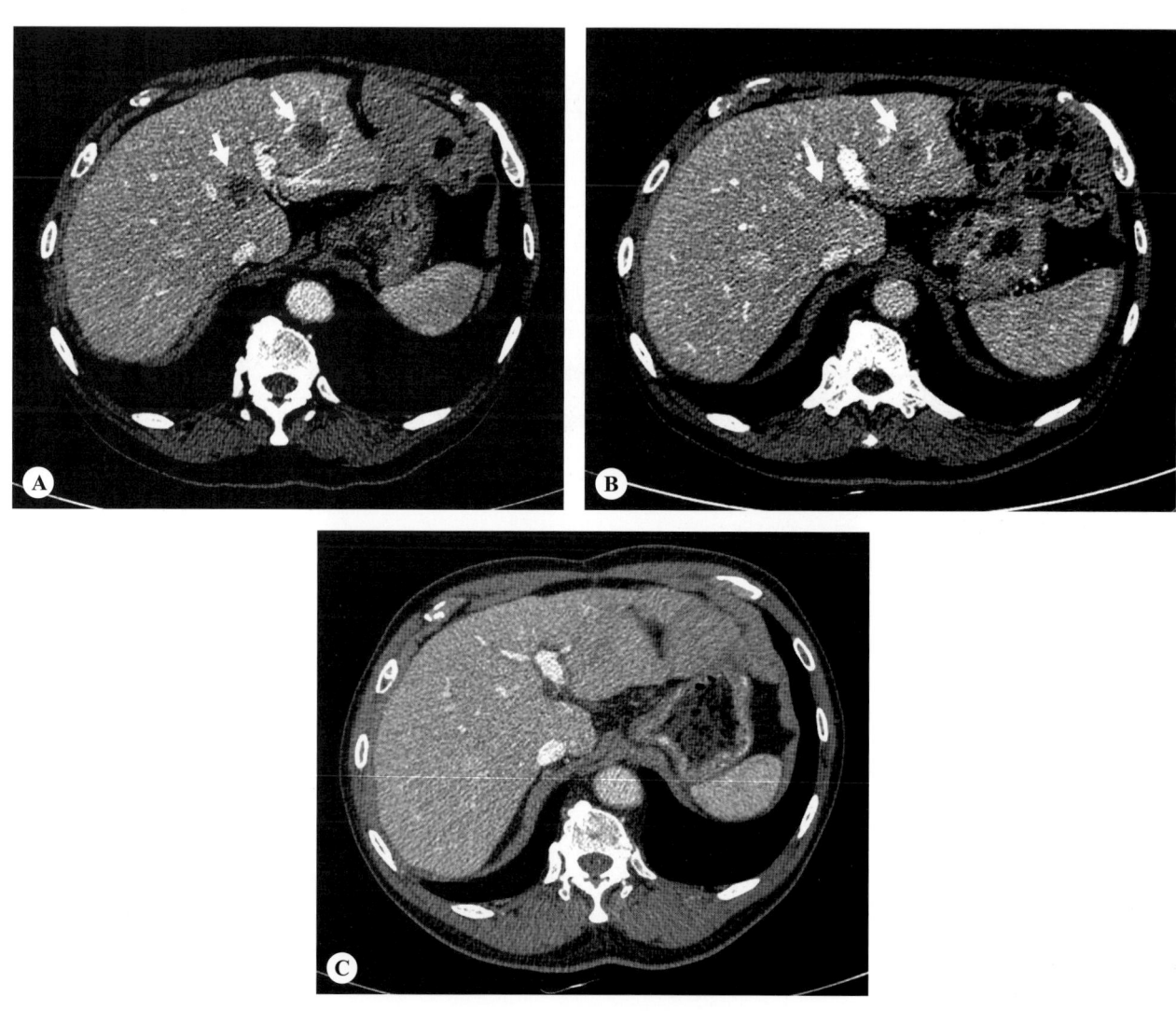

▲ 图 82-3 肝转移病灶治疗前后
A. 2020 年 8 月 6 日 CT（术前）；B. 2021 年 1 月 29 日 CT（术后）；C. 2022 年 3 月 13 日 CT（术后）

外周血 ctDNA 检测阴性（表 82-1）。

第四次 MDT 讨论，考虑患者对呋喹替尼联合免疫治疗效佳，于 2021 年 5 月 19 日恢复呋喹替尼联合帕博利珠单抗 200mg 免疫治疗。定期复查 CT，提示肝多发转移病灶较前继续缩小。肿瘤评价 PR。2022 年 3 月 13 日 CT 扫描提示：乙状结肠癌术后未见异常密度影；原肝内多发转移灶显示不清；其余同前（图 82-4 和图 82-5）。

表 82-1 治疗前后外周血 ctDNA 检测

	2020 年 8 月 14 日外周血 733 基因	2021 年 1 月 30 日外周血 61 基因	2021 年 5 月 18 日外周血 61 基因
PIK3CA p.E545K	1.07%	阴性	阴性
APC p.E1295*	1.13%	阴性	阴性
APC p.G567Efs*3	1.96%	阴性	阴性
TP53 p.C124Lfs*25	1.54%	阴性	阴性

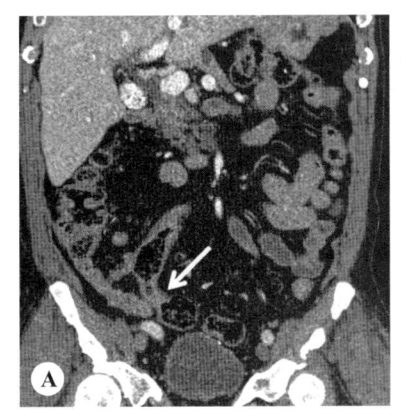

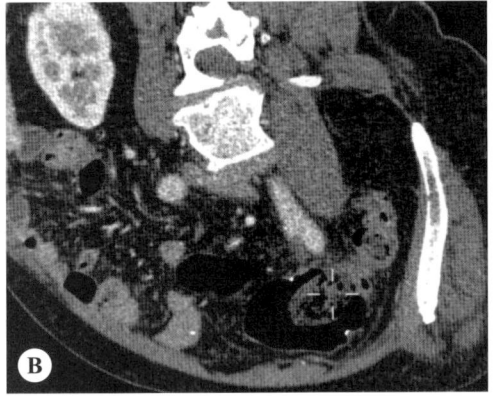

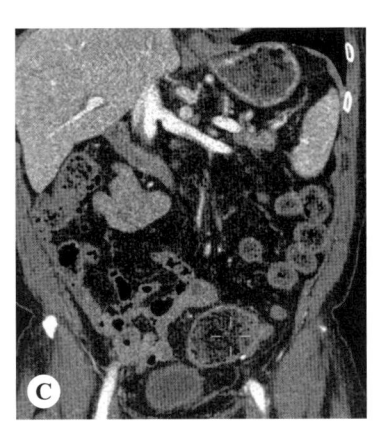

▲ 图 82-4 结肠病灶治疗前后变化
A. 2020 年 8 月 6 日 CT（术前）；B. 2021 年 1 月 29 日 CT（术后）；C. 2022 年 3 月 13 日 CT（术后）

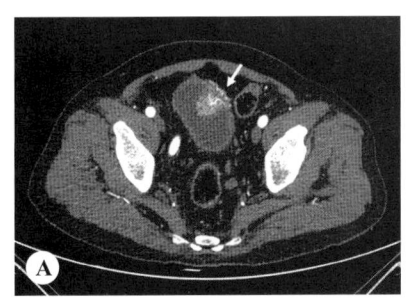

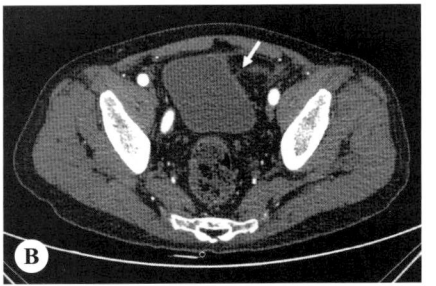

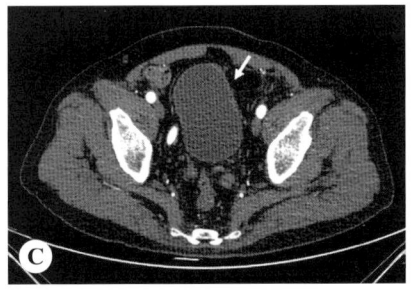

▲ 图 82-5 膀胱病灶治疗前后变化
A. 2020 年 8 月 6 日 CT（术前）；B. 2021 年 1 月 29 日 CT（术后）；C. 2022 年 3 月 13 日 CT（术后）

【诊疗小结】

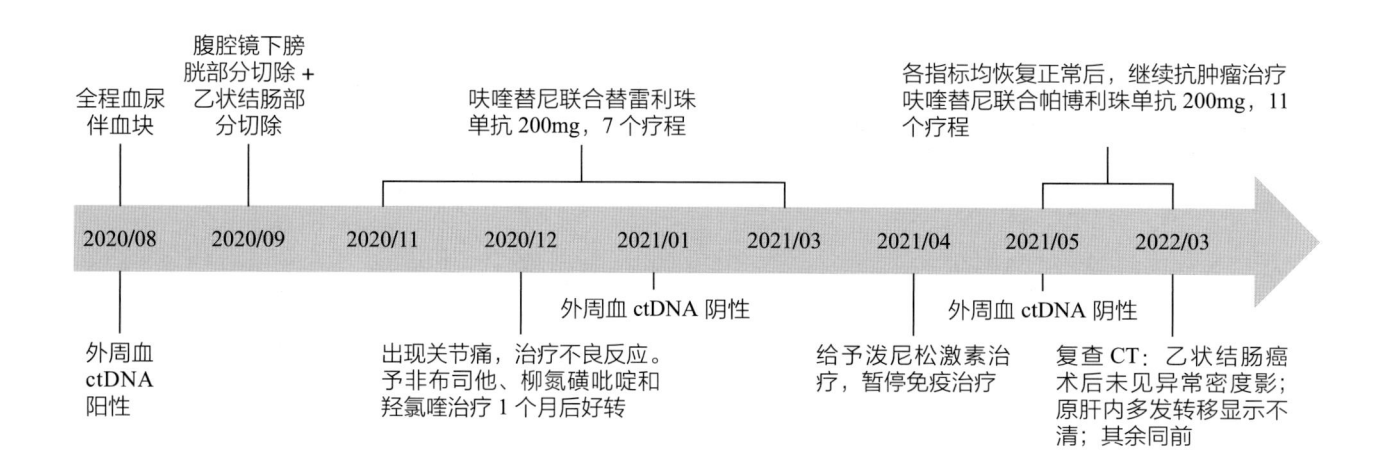

| 2020/08 | 2020/09 | 2020/11 | 2020/12 | 2021/01 | 2021/03 | 2021/04 | 2021/05 | 2022/03 |

上方标注：
- 2020/08：全程血尿伴血块
- 2020/09：腹腔镜下膀胱部分切除 + 乙状结肠部分切除
- 2020/11—2021/03：呋喹替尼联合替雷利珠单抗 200mg，7 个疗程
- 2021/05—2022/03：各指标均恢复正常后，继续抗肿瘤治疗 呋喹替尼联合帕博利珠单抗 200mg，11 个疗程

下方标注：
- 2020/08：外周血 ctDNA 阳性
- 2020/12：出现关节痛，治疗不良反应。予非布司他、柳氮磺吡啶和羟氯喹治疗 1 个月后好转
- 2021/01：外周血 ctDNA 阴性
- 2021/04：给予泼尼松激素治疗，暂停免疫治疗
- 2021/05：外周血 ctDNA 阴性
- 2022/03：复查 CT：乙状结肠癌术后未见异常密度影；原肝内多发转移显示不清；其余同前

【诊疗心得】

患者为 HIV 阳性患者，诊断为结肠、膀胱双原发恶性肿瘤伴多发肝转移。肿瘤情况复杂，且患者既往患血小板减少症，无法耐受化疗。根据各项临床研究结果，晚期结肠癌和膀胱尿路上皮癌都能从靶向免疫治疗和免疫治疗中获益。HIV 感染并非是肿瘤免疫治疗的绝对禁忌证，在 2021 年 GEM 指南中关于艾滋病患者的癌症免疫治疗管理策略中指出：对于 HIV-1 感染者罹患癌症，如果其肿瘤类型适合免疫治疗，应将其作为免疫治疗的候选者（证据级别Ⅲ，推荐级别 A）。在本病例中，从患者的影像学资料和肿瘤指标中可以发现，经过呋喹替尼联合免疫治疗，肝多发转移病灶逐步缩小，近期复查原肝内转移灶影像学消失，肿瘤指标下降至正常范围，检测治疗后 ctDNA 转阴，均证明疗效显著。另外，我们还应关注免疫治疗所带来的不良反应，以及在不良反应控制后，在小剂量应用激素维持治疗过程中，再次挑战免疫治疗，患者未出现新的不良反应和原有不良反应，患者从靶免治疗中持续获益。全程治疗中贯穿 MDT 多学科讨论，为患者带来最大可能获益。

（黄 凌）

病例 83 MSI-H 乙状结肠癌免疫治疗后 PET/CT 评估的解读

【病例汇报】

患者，女性，19 岁。2017 年 7 月因腹痛 3 个月行结肠镜检，见乙状结肠肿物。活检病理示：腺癌。PET/CT 示：乙状结肠肿物，系膜及腹膜后多发淋巴结肿大，考虑转移。家族史：无特殊。

2017 年 7 月至 9 月，患者于外院行 FOLFOX 方案化疗 6 个疗程，不良反应不明显，疗效评价 PR。2017 年 11 月行"乙状结肠癌根治术 + 腹膜后淋巴结清扫 + 左侧附件切除"，术后病理：肠壁全层见大量低分化腺癌浸润，脉管内见癌栓，神经束未见癌浸润，累及小肠和输卵管壁组织，卵巢及网膜组织未见癌，疗效评估为 3 级，淋巴结 35 枚中有 6 枚见转移；MLH1（+）、MSH2（−）、MSH6（−）、PMS2（+）；BAT25 位点（+）、BAT26 位点（+）、NR21 位点（+）、NR24 位点（+）、NR27 位点（+）、MONO27 位点（+），微卫星高度不稳定（MSI-H）；*KRAS* 基因第 2 号外显子突变型，*BRAF*、*NRAS*、

PIK3CA 基因均为野生型。2017 年 12 月至 2018 年 2 月接受 FOLFOX 方案术后辅助化疗 6 个疗程。2018 年 11 月 CT 示：腹膜多发种植转移，腹腔及腹膜后多发淋巴结转移（图 83-1）。

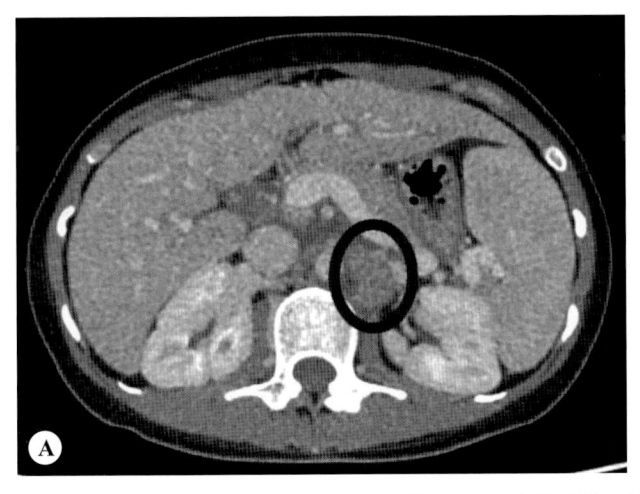

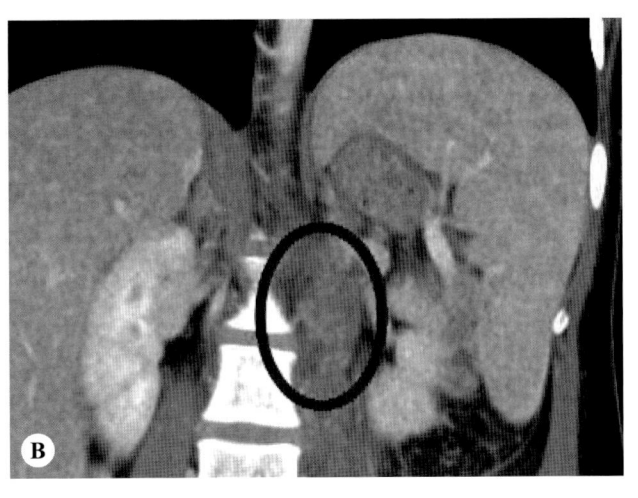

▲ 图 83-1　腹膜后淋巴结转移（2018 年 11 月 CT）

【初诊印象】

患者为年轻女性，乙状结肠腺癌 ypT$_4$N$_2$M$_1$，R0 切除后腹膜及腹膜后淋巴结转移，MSI-H，*KRAS* 突变。患者的肿瘤累及范围较大，难以再次 R0 切除，因此制订了以 PD-1 抗体免疫治疗为主的综合治疗策略。

2015 年 ASCO 首次报道了 MSI-H（d-MMR）的结直肠癌多线治疗失败后仍然可以从 PD-1 单抗治疗中获得 40% 的有效率，2017 年 NCCN 指南将免疫治疗作为 d-MMR 结直肠癌的一线治疗方案。2018 年 8 月，免疫治疗药物纳武利尤单抗在中国内地正式销售，患者选择了 PD-1 抗体的免疫治疗策略。

【免疫治疗】

2018 年 11 月至 2019 年 12 月，患者共接受纳武利尤单抗（3mg/kg）双周方案治疗 25 个疗程。患者自诉腹部症状逐渐减轻至消失。肿瘤相关标志物存在波动（图 83-2）。

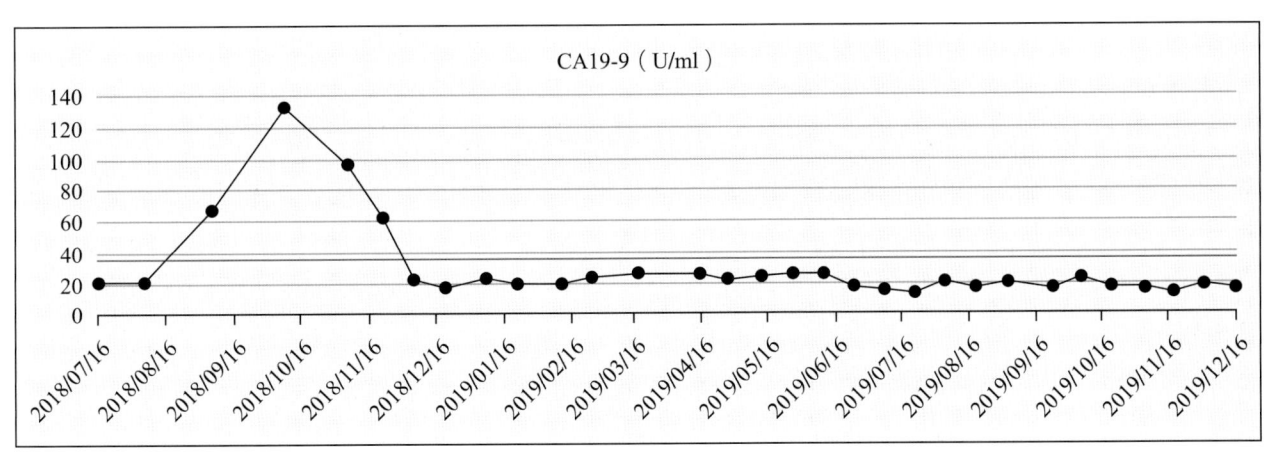

▲ 图 83-2　肿瘤相关标志物变化

2019年1月、2019年4月和2019年6月的胸腹盆增强CT提示腹膜种植转移及腹膜后淋巴结转移均较前逐渐局限（图83-3）。

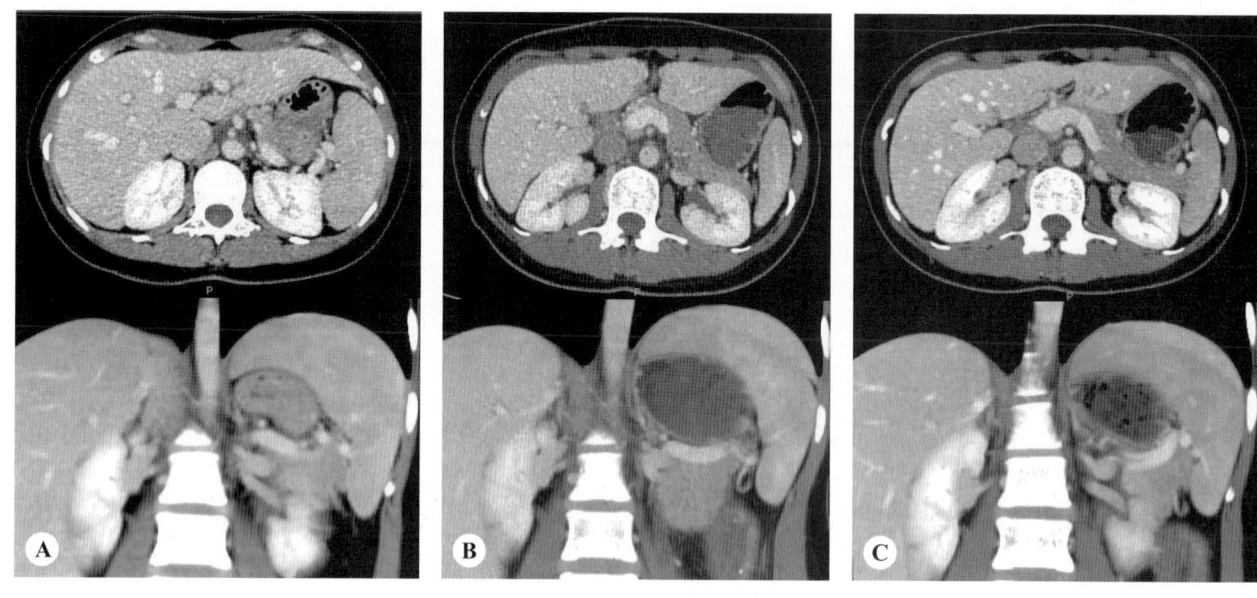

▲ 图 83-3　腹膜后淋巴结转移逐渐局限
A. 2019年1月10日CT；B. 2019年4月12日CT；C. 2019年6月21日CT

2019年9月PET/CT：降结肠后方软组织灶，代谢异常活跃，考虑转移与炎性病变鉴别。2020年1月复查PET/CT：脐水平降结肠走行区及邻近肠旁病灶较前增大，代谢较前增高，疑转移（图83-4）。

【手术探查】

2020年1月9日行"腹主动脉及双侧髂血管旁淋巴结清扫+左侧腹膜后肿物切除"。术后病理评估pCR：①（左侧髂血管旁淋巴结）纤维脂肪组织，未见癌。②（肠壁结节）肠壁组织，伴多核巨细胞反应，另见炎性肉芽组织。③（左结肠旁沟组织）纤维及横纹肌组织，未见癌。免疫组化：CK20（-）、CEA（-）、CDX2（-）。④（左结肠旁沟组织）纤维组织内见大量急、慢性炎症细胞浸润，伴多核巨细胞反应，未见癌。免疫组化：CK20（-）、CEA（-）、CDX2（-）。⑤（右侧髂血管旁淋巴结）纤维脂肪组织，未见癌。⑥（腹主动脉旁淋巴结）淋巴结2枚，均未见癌转移。⑦（网膜结节）纤维脂肪组织内见多核巨细胞聚集。⑧（横结肠造口）造瘘口处被覆鳞状上皮，上皮下见少许炎症细胞浸润，回肠黏膜下层血管扩张、充血，病变符合造瘘口改变。⑨（残余乙状结肠）镜下为炎性肉芽组织，未见肿瘤。

目前患者身体状态良好，疗效评估为cCR，已停止治疗，随访观察中，2022年5月末次随访无复发。

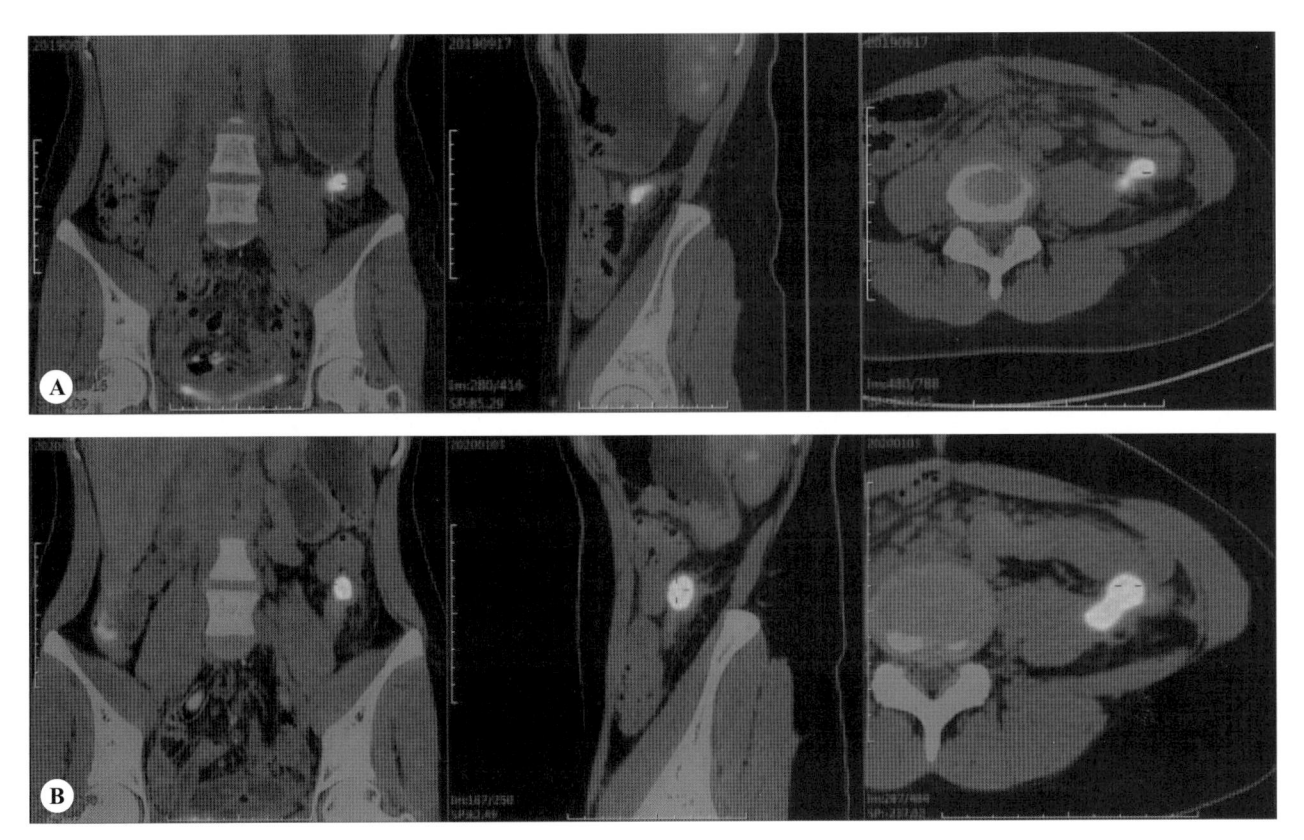

▲ 图 83-4　PET/CT 提示降结肠后方软组织灶，代谢异常活跃

【诊疗小结】

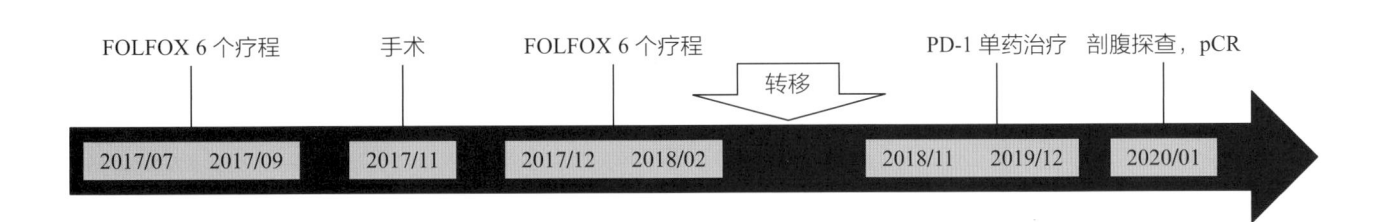

FOLFOX 6 个疗程　　手术　　FOLFOX 6 个疗程　　　　　　　PD-1 单药治疗　剖腹探查，pCR
　　　　　　　　　　　　　　　　　　　　　转移
2017/07　2017/09　　2017/11　　2017/12　2018/02　　　　2018/11　　2019/12　　2020/01

【诊疗心得】

MSI-H 结直肠癌与中高度恶性淋巴瘤（如弥漫大 B 细胞性淋巴瘤）都是可能通过药物治疗获得长期无进展生存甚至被治愈的疾病。淋巴瘤患者接受根治性治疗后，肿瘤细胞完全坏死，也会留下瘢痕；PD-1 抗体激活淋巴细胞浸润肿瘤后，即使将癌细胞全部杀死，肿瘤体积也可能会增大。如何评估抗肿瘤效果，如何预判 pCR，避免不必要的手术，都是临床上困扰医生的常见问题。PET/CT 在淋巴瘤的疗效判定中，有非常重要的意义。此案例提示我们传统的基于 FDG 的 PET/CT，对于 PD-1 免疫治疗的疗效判定，不够准确，值得进一步探索和改良。

（肖　健　曹泰源）

病例 84　替莫唑胺联合免疫检查点抑制药用于经治 pMMR、MGMT 沉默型转移性结直肠癌

【病例汇报】

患者，男性，65 岁。2022 年 3 月因直肠癌肝转移术后综合治疗 3 年余至我院就诊。2018 年 9 月 13 日患者因直肠癌伴肝转移在外院行直肠高位前切除术 + 肝 S8 段转移瘤切除术。术后病理：直肠中分化腺癌，浸润至浆膜下层，可见神经及脉管束侵犯，两端切缘阴性，淋巴结 15 枚中 11 枚见癌转移；pMMR，$pT_3N_{2b}M_1$。2018 年 10 月至 2019 年 9 月在外院行 FOLFOX 放化疗 11 个疗程。2020 年 4 月复查发现新发肝转移，外院行 FOLFIRI 姑息方案化疗 4 个疗程。2020 年 7 月至 11 月外院行瑞戈非尼治疗。2020 年 11 月至 2021 年 5 月外院行 FOLFIRI+ 贝伐珠单抗 12 个疗程。2021 年 12 月复查提示转移灶增大融合，第三方检测：*KRAS* 突变。2021 年 12 月 18 日至 2022 年 3 月 8 日外院行 FOLFIRI+ 贝伐珠单抗化疗 5 个疗程。2022 年 3 月 7 日外院复查：CEA 为 8.38ng/ml；CA19-9 为 59.18U/ml，提示病灶进展。肛查：入肛门 7cm 未及直肠肿物，指套无血染。否认肿瘤相关家族史。2022 年 3 月 18 日本院上腹部 MRI：直肠癌肝转移术后；肝右叶术后部分缺如，肝 S8 包膜下斑片长 T_1 长 T_2 信号影，考虑术后包裹性积液可能（图 84-1）。肝 S7/8、S5 肿块及结节，考虑转移瘤，大小分别约 88mm×64mm 和 21mm×18mm。

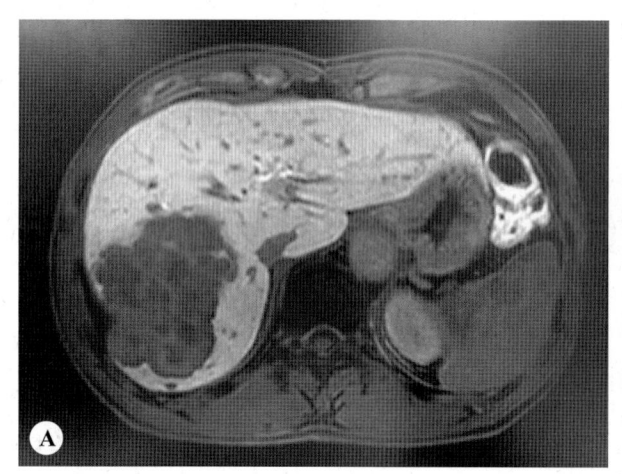

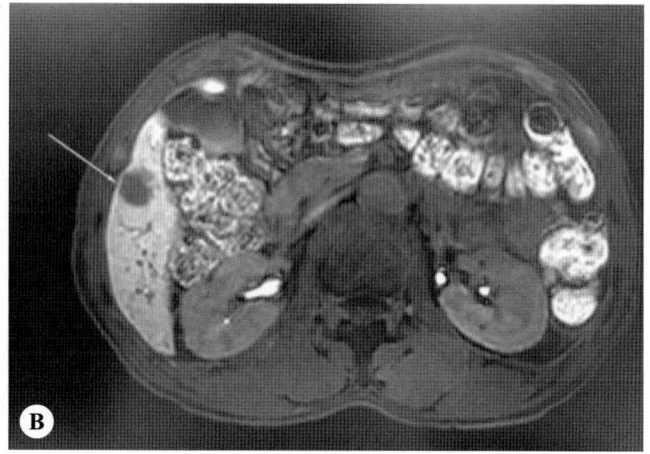

▲ 图 84-1　2022 年 3 月 MRI（治疗前）

【初诊印象】

患者为直肠癌肝转移术后综合治疗后复发肝转移，考虑肝内多发病灶，治疗中进展，不宜直接手术治疗。考虑到周围神经毒性，预计再引入 FOLFOX+ 贝伐珠单抗难耐受。行 MGMT 状态检测示：MGMT 甲基化（+）、MGMT IHC（-）。参考 MAYA 研究，可考虑替莫唑胺联合 PD-1 抗体和 CTLA-4 抗体治疗。同时可考虑对部分肝病灶行消融治疗，增加抗原释放。

结合上述结果，患者诊断为：直肠癌肝转移综合治疗后 $pT_3N_{2b}M_1$ 多线治疗后进展 pMMR *KRAS* 突变。

【初始治疗】

2022年4月2日于介入科行肝肿瘤微波消融术。

2022年4月22日行1个疗程替莫唑胺+替雷利珠单抗方案治疗，观察不良反应，如可耐受，则下一程起联合CTLA-4抗体治疗。

2022年5月7日复查MRI提示：直肠癌肝转移术后、介入治疗后复查，对比2022年3月17日MRI：肝右叶术后部分缺如，肝S7/8肿块，符合转移瘤介入治疗后改变，仍存肿瘤活性（图84-2）。肝S8近膈顶、S4-6结节，考虑转移瘤，较前增大。复查CEA为6.08ng/ml↑；CA19-9为62.2U/ml↑。

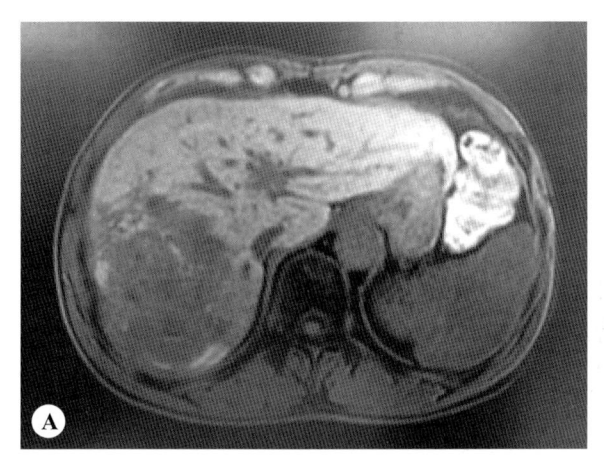

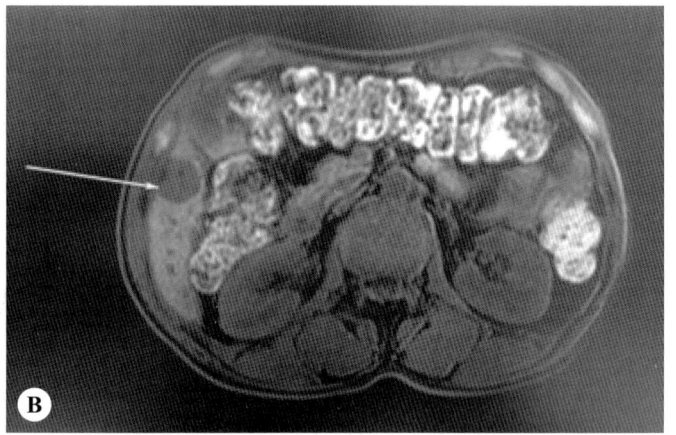

▲ 图84-2 2022年5月MRI（治疗后第一次复查）

患者已接受一次肝转移瘤消融及1个疗程替莫唑胺联合PD-1抗体治疗，S7/8大肿块符合介入术后改变，仍存肿瘤活性，考虑再次行消融治疗。余肝结节较前稍增大，但第1个疗程全身治疗未见明显不良反应，拟继续行替莫唑胺联合PD-1抗体和CTLA-4抗体治疗。遂于2022年5月16日行肝转移瘤微波消融术，过程顺利。于2022年5月25日接受"替莫唑胺+替雷利珠单抗+伊匹木单抗"治疗1个疗程，过程顺利。

2022年6月8日复查MRI提示：直肠癌肝转移术后、介入治疗后复查，对比2022年5月7日MRI：肝右叶术后部分缺如，肝S7/8肿块，符合转移瘤介入治疗后改变，未见明确肿瘤活性灶。肝S5、S4结节，考虑转移瘤，较前缩小、减少（图84-3）。复查CEA为4.29ng/ml；CA19-9为43.2U/ml↑。

肝病灶控制满意，建议继续当前全身治疗，观察后续变化。

遂于2022年6月22日、2022年7月13日、2022年8月5日、2022年8月30日接受"替莫唑胺+替雷利珠单抗+伊匹木单抗"治疗4个疗程。

2022年8月26日复查CT平扫+增强示：肝右叶术后部分缺如，肝S7/8肿块，符合转移瘤介入治疗后改变，未见明确肿瘤活性灶。肝S5、S4结节，范围较前缩小，肿瘤活性不明显（图84-4）。复查CEA为4.02ng/ml；CA19-9为38.3U/ml↑。

【后续治疗】

根据影像检查的结果，患者肝病灶控制满意，考虑停止使用替莫唑胺，继续进行免疫治疗，争取

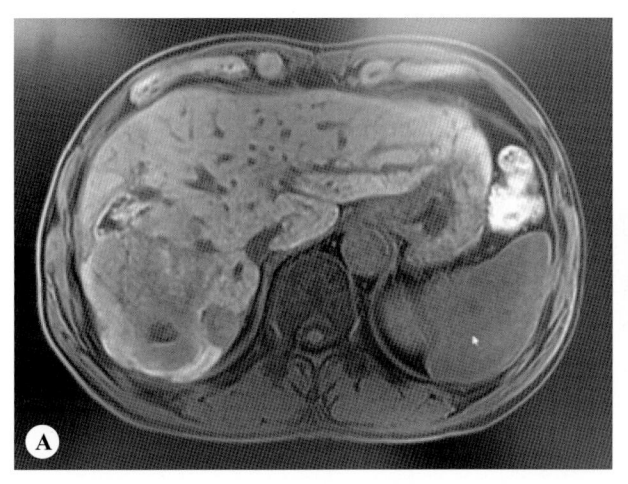

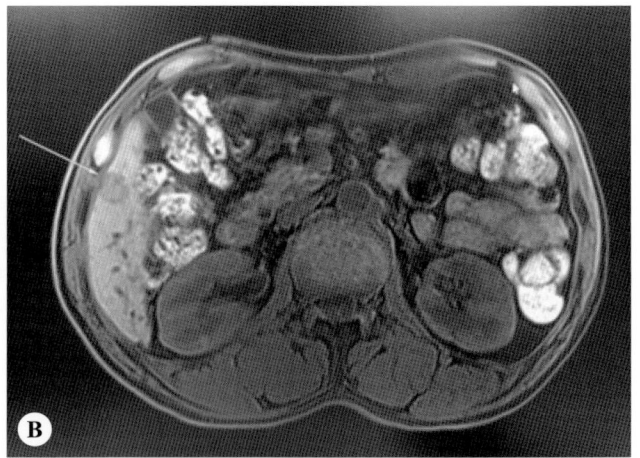

▲ 图 84-3　2022 年 6 月 MRI（治疗后第二次复查）

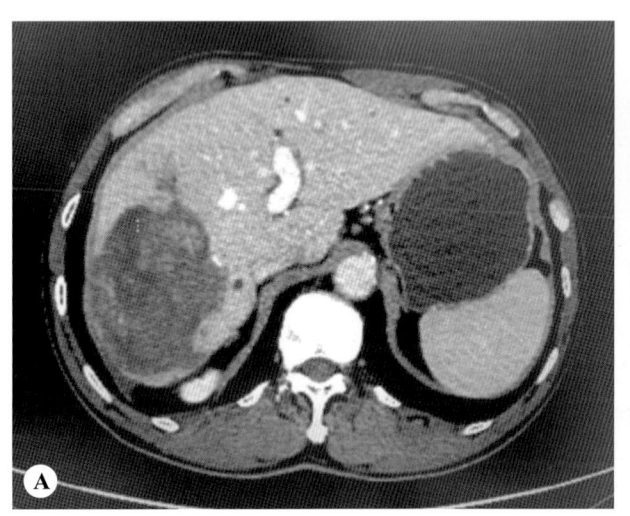

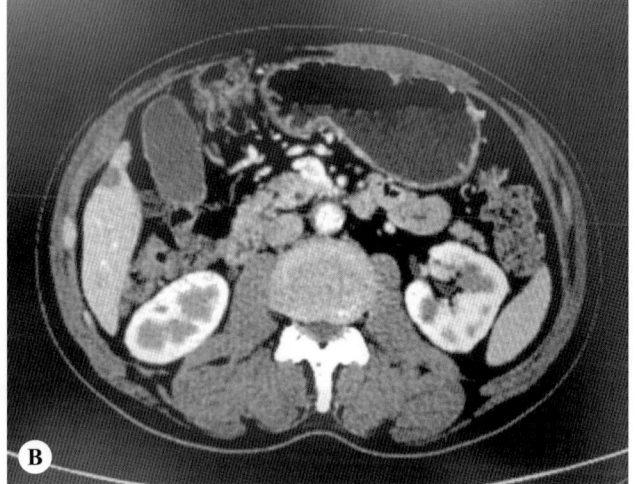

▲ 图 84-4　2022 年 8 月 CT（治疗后第三次复查）

肝局部治疗以达到 NED 状态。

【诊疗心得】

MGMT 全称为 O^6- 甲基鸟嘌呤 –DNA– 甲基转移酶，MGMT 能修复替莫唑胺所致 DNA 损伤，使替莫唑胺无效。如果 *MGMT* 基因启动子甲基化导致 MGMT 蛋白表达低下或缺失，替莫唑胺导致的 DNA 损伤在两方面发挥细胞效应。一方面，DNA 损伤诱导肿瘤细胞凋亡，表现为细胞毒性效应。另一方面，如果 DNA 损伤后未发生细胞死亡，部分存活的肿瘤细胞的突变负荷明显升高，从而触发免疫效应。据此原理设计的 MAYA 研究取得了初步成功。

患者为直肠癌肝转移综合治疗后进展的 pMMR 患者，因为存在 MGMT 沉默，参考 MAYA 研究，本例最终在替莫唑胺联合低剂量伊匹木单抗和纳武利尤单抗的全身治疗，以及对于大病灶的局部消融治疗下，取得了满意的治疗效果，为今后 MSS 直肠癌的治疗提供新的思路。需要注意的是，小样本临床研究显示替莫唑胺单药治疗晚期结肠癌有效率约为 20%，MAYA 研究入组替莫唑胺治疗后 DCR

患者，而本例患者直接替莫唑胺联合免疫检查点抑制药，需要进一步观察免疫检查点抑制药的实际价值。

（张晓实　丁培荣）

病例 85　MSI-H 晚期肠癌免疫治疗后实现无疾病状态，随访期间 CEA 升高

【病例汇报】

患者，男性，54 岁。2016 年 8 月无明显诱因发现右下腹肿物就诊于外院，CT 提示：升结肠及部分回肠末端肠壁增厚伴管腔狭窄，考虑肠癌可能，伴右结肠旁、腹膜后多发淋巴结转移。查体：右下腹可触及 2cm×2cm 肿物，质硬，活动度差，压之不痛。家族史：母亲患脑瘤，具体不详。

【初诊印象】

2016 年 9 月 18 日患者就诊我院，行肠镜示：盲肠肿物，内镜勉强通过。病理示：低分化腺癌。PET/CT 示：①回肠末端、盲肠及部分升结肠肠壁增厚代谢活跃，侵犯周围脂肪间隙，考虑肠癌可能性大，SUV 约 13.1；②腹腔及腹膜后多发淋巴结代谢活跃，考虑转移，SUV 约 12.6；③左上肺下舌段结节代谢活跃，考虑转移，SUV 约 5.9；右侧腹腔腹膜增厚代谢略活跃，不排除转移（图 85-1）。完善

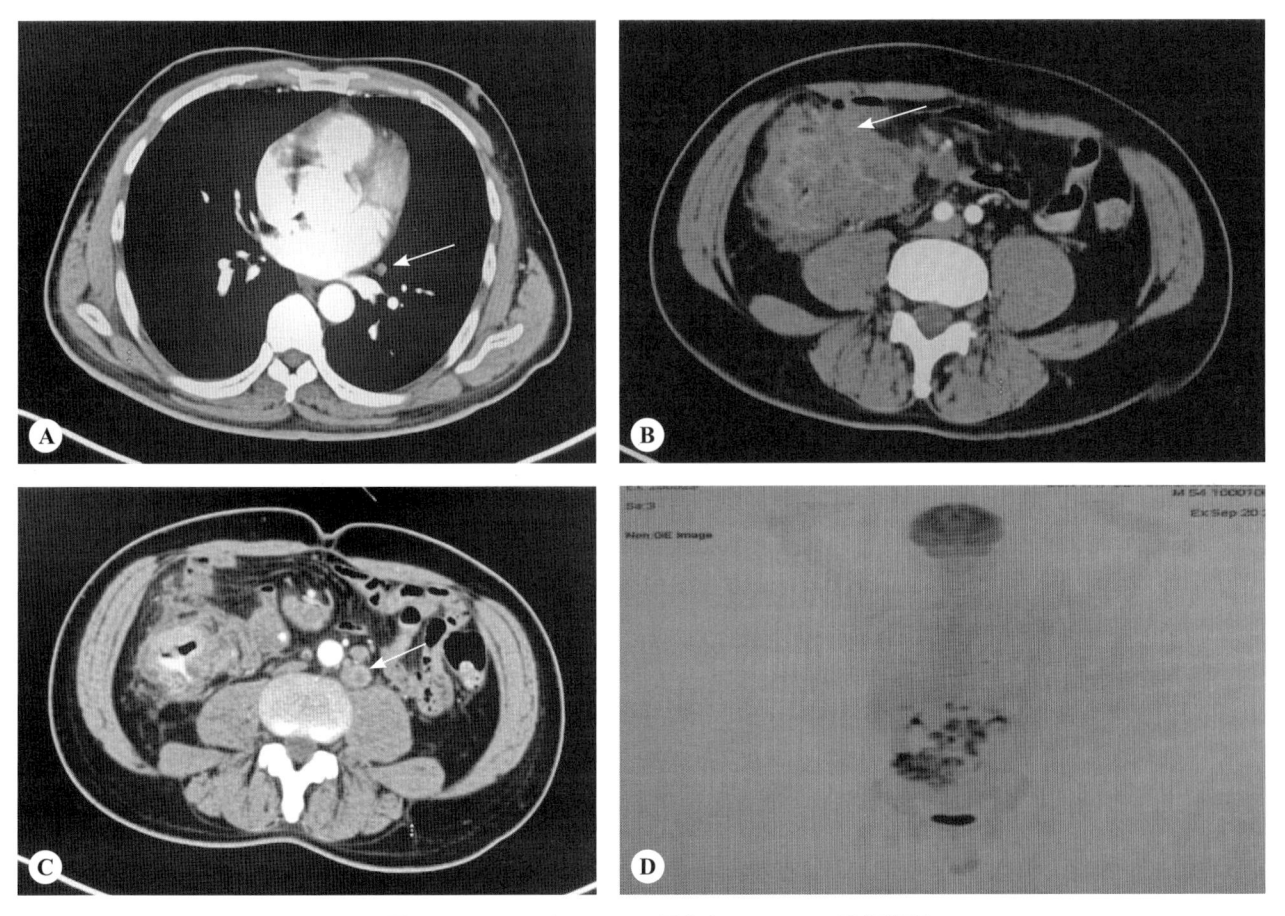

▲ 图 85-1　2016 年 9 月 18 日全身 PET/CT+ 局部增强

相关检查，目前诊断：盲肠低分化腺癌伴肺、腹腔及腹膜后等多发淋巴结转移 cT$_3$N+M$_{1b}$ IV期（*NRAS*、*KRAS* 野生型，MSI-H）。

【初次治疗】

经结直肠科会诊，考虑为晚期结肠癌，暂无明确手术指征，根据基因检测结果予以化疗±靶向治疗，再评估手术可能。

2016年9月23日至10月22日分别开始行FOLFOX化疗3个疗程，耐受可。3个疗程FOLFOX化疗后影像学评价为SD，遂加用西妥昔单抗治疗。再接受3个疗程FOLFOX+西妥昔单抗治疗，治疗后影像学评价为SD（图85-2）。

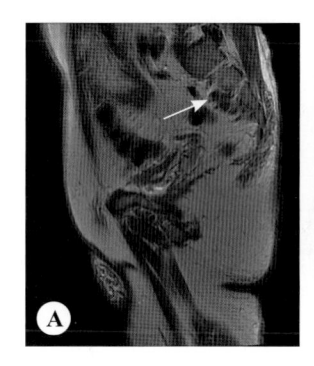

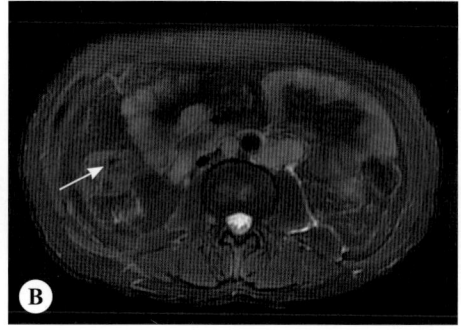

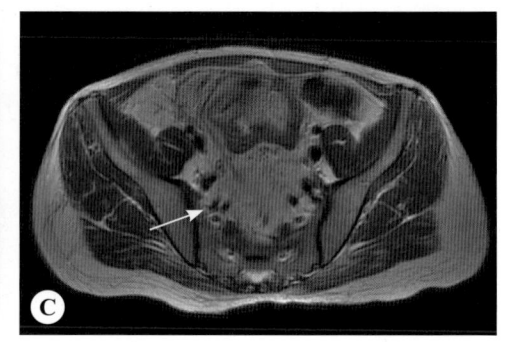

▲ 图85-2 2016年12月16日腹盆MRI平扫+增强

【进一步治疗】

MDT会诊：手术难度较大，并且患者既往化疗反应大，疗效欠佳，暂不行化疗，患者MSI-H，建议PD-1治疗。考虑肿瘤较大，有梗阻风险遂于2016年12月26日在全麻下行回肠-横结肠吻合术。

2017年1月12日至5月2日行帕博利珠单抗200mg，每3周一次治疗，6个疗程，并于2017年2月15日至5月13日开始行尼妥珠单抗400mg，每2周一次+伊立替康230mg，每2周一次化疗，7个疗程。期间因患者强烈要求于1月19日行放疗，在放疗科会诊后予以放疗1次（剂量180cGy/F）治疗后出现高热伴寒战，最高体温达40.2℃，白细胞明显升高，考虑院内获得性感染肺炎可能性大，予抗感染等对症处理后痊愈。

2017年4月28日PET/CT示：①回肠末端、盲肠及部分升结肠粘连局部代谢活跃，病灶周围腹膜稍增厚代谢略活跃，SUV约11.6；②腹腔及腹膜后多个肿大淋巴结代谢略活跃，SUV约2.0；③左上肺小结节代谢未见明显异常，考虑治疗后改变，病灶较前缩小，代谢降低（图85-3）。

【手术治疗】

患者2017年6月1日在外院全麻下行"双侧输尿管植入+回肠代右输尿管+右半结肠切除+肠系膜上动脉、腹腔干、下腔静脉、腹主动脉旁淋巴结清扫+胃造口+肠排列术"，术程顺利，术后恢复良好，术后病理：ypT$_0$N$_0$M$_0$，TRG（Mandard）0级，切缘未见癌。

【术后治疗】

2017年6月16日至9月1日继续予帕博利珠单抗200mg，每3周一次治疗，第7~9个疗程。同期，

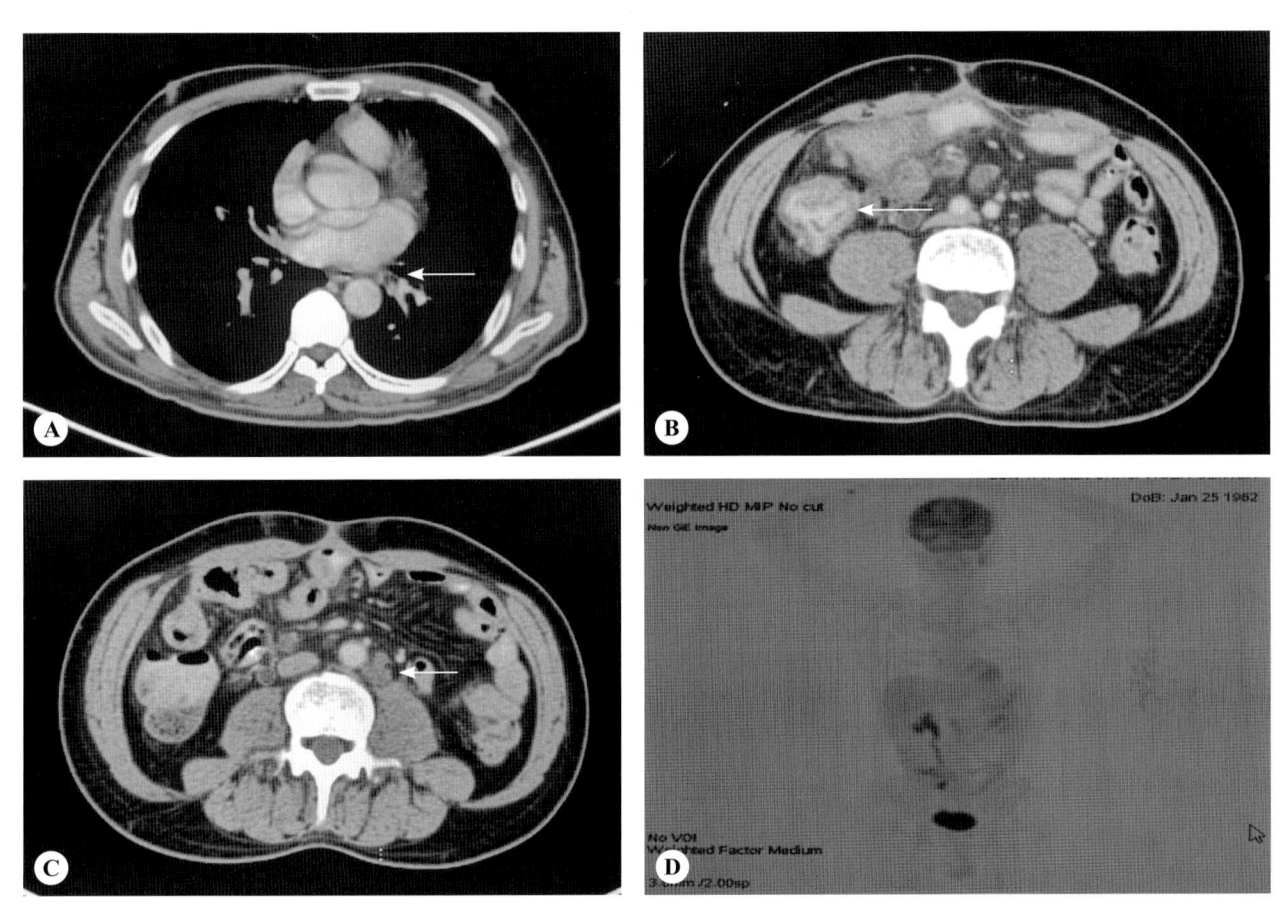

▲ 图 85-3　2017 年 4 月 28 日全身 PET/CT+ 局部增强

2017 年 7 月 11 日至 9 月 4 日予以尼妥珠单抗 400mg，每 2 周一次 + 伊立替康 230mg，每 2 周一次治疗，第 8～10 个疗程，耐受可。

2017 年 10 月外院复查 PET/CT 提示肠系膜区、右侧髂外血管旁、腹膜后多发淋巴结，代谢活跃，考虑转移。

2017 年 10 月 19 日行膀胱镜下输尿管支架取出术 + 肠排列管取出术。

2017 年 11 月 16 日经肿瘤内科会诊后建议予考虑伊立替康毒性较强，疾病 SD，遂于 2017 年 11 月 16 日至 2018 年 3 月 9 日予帕博利珠单抗 200mg，每 3 周一次 + 卡培他滨 1000mg，每天两次，每 3 周一次 + 胸腺法新 1.6mg，每周一次治疗，3 个疗程，耐受可。期间复查，疗效评价 SD（图 85-4）。

2018 年 3 月 12 日彩超示：前腹壁切口瘢痕下方偏左侧多发混合性病灶，考虑术后炎症改变与肿瘤种植转移鉴别。经内科和结直肠外科会诊建议：可行腹壁肿物手术切除，同时行腹腔探查术。

2018 年 3 月 29 日在全麻下行"右髂血管旁结节切除 + 右腹膜后肿物切除 + 肠粘连松解术 + 腹壁结节切除术 + 盆腔粘连松解术"，术程顺利，术后病理：未见癌。

【维持治疗】

MDT 会诊建议术后继续行帕博利珠单抗 200mg，每 3 周一次 + 卡培他滨 1000mg 每天两次，每 3 周一次，总共满 1 年。2018 年 4 月 12 日至 10 月 12 日予帕博利珠单抗 200mg，每 3 周一次 + 卡培他滨

1000mg 每天两次，每 3 周一次治疗，4 个疗程。

2019 年 1 月 9 日复查 PET/CT：①右侧腹腔肠系膜区、腹主动脉旁、下腔静脉旁及右髂血管旁数个淋巴结代谢较活跃，前腹壁切口小结节代谢较活跃，疑炎性病变，较前未见明显变化；②余未见明显复发转移。遂于 2019 年 1 月 9 日起暂停 PD-1 治疗，予以卡培他滨维持治疗。

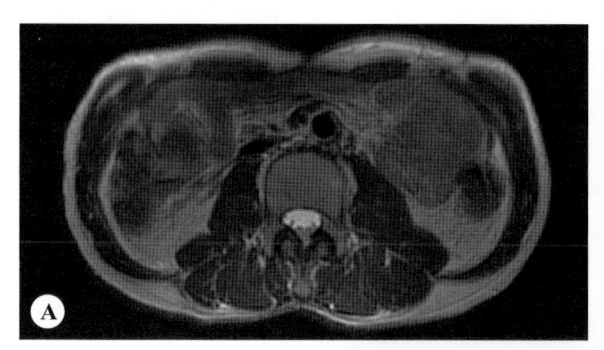

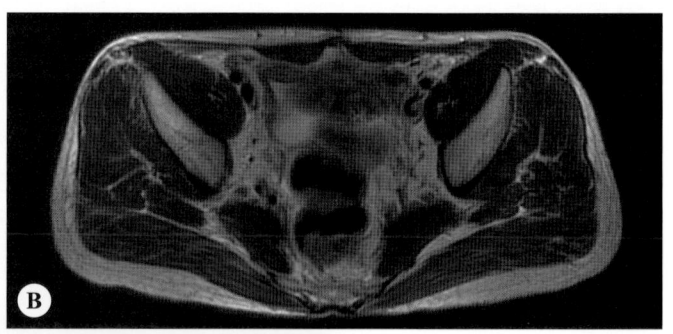

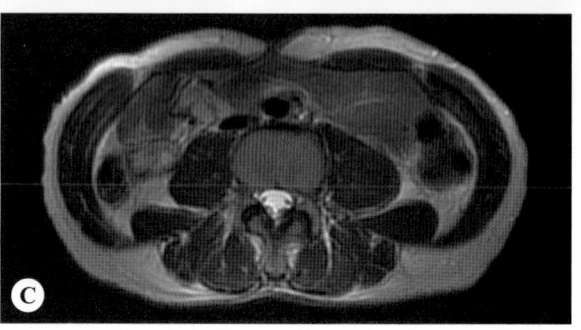

▲ 图 85-4　2018 年 1 月 18 日腹盆 MRI 平扫 + 增强

【诊疗小结】

自检右下腹一鸽子蛋大小肿物，外院 CT 提示：升结肠及部分回肠末端肠壁增厚，考虑肠癌可能
　　　　　　　2016/06

我院完善相关检查，考虑盲肠低分化腺癌伴肺、腹腔及腹膜后等多发淋巴结转移Ⅳ期（NRAS、KRAS 野生型，MSI-H）
　　　　　　　2016/08

接受 6 个疗程 FOLFOX（3 个疗程后加用西妥昔单抗），影像学评价 SD。
2016/12/26 行"回肠 - 横结肠吻合术"
　　　　　　　2016/12

2017/01/12 至 09/01
帕博利珠单抗 200mg，每 3 周一次，9 个疗程
2017/02/15 至 09/04
尼妥珠单抗 400mg，每 2 周一次 + 伊立替康 230mg，每 2 周一次，10 个疗程
2017/06/01 行"双侧输尿管植入 + 回肠代右输尿管 + 右半结肠切除 + 肠系膜上动脉、腹腔干、下腔静脉、腹主动脉旁淋巴结清扫 + 胃造口 + 肠排列术"
　　　　　　　2017/09

2017/10/19 行"膀胱镜下输尿管支架取出术 + 肠排列管取出术"
2017/11/16 至 2018/03/09
帕博利珠单抗 200mg，每 3 周一次 + 卡培他滨 1000mg，一天两次，每 3 周一次 + 胸腺法新 1.6mg，每周一次，3 个疗程
2018/03/29 行"右髂血管旁结节切除 + 右腹膜后肿物切除 + 肠粘连松解术 + 腹壁结节切除术 + 盆腔粘连松解术"
　　　　　　　2018/03

2018/04/12 至 10/12
帕博利珠单抗 200mg，每 3 周一次 + 卡培他滨 1000mg，一天两次，每 3 周重复治疗，4 个疗程
2019/01/09 卡培他滨维持治疗
　　　　　　　至今

【治疗心得】

本例患者为初诊晚期的 MSI-H 升结肠癌，肿瘤转移广泛，无手术指征，因此 MDT 建议先行化疗。但 FOLFOX 化疗 3 个疗程后肿瘤无明显退缩，联合西妥昔单抗化疗 3 个疗程后仍为 SD，提示肿瘤对传统化疗药物不敏感。明确分子分型为 MSI-H，建议尝试 PD-1 抗体治疗。当时免疫治疗用于结直肠癌治疗刚报道不久，可参考的数据十分有限，由于肿瘤负荷极大，为尽快实现肿瘤退缩，治疗方案还联合了伊立替康和尼妥珠单抗。该方案治疗 6 个月后肿瘤显著缩小，成功转化获得手术切除，病理提示肿瘤完全缓解。术后患者继续 PD-1 抗体治疗，期间发现 CEA 稍微升高、腹腔淋巴结、腹壁结节较前增大，可疑转移，但手术切除后病理未见癌。无瘤状态免疫治疗维持期间，我们也观察过部分患者 CEA 稍升高（图 85-5），少数还伴有腹腔淋巴结、纵隔淋巴结或锁上淋巴结肿大伴 PET/CT 显像呈高代谢特征，但手术切除后病理并未见癌组织，这种现象被称为免疫治疗后结节样肉芽肿反应，可发生于全身各脏器，容易被误判为进展。因此，免疫治疗期间出现的低水平 CEA 的波动或与总体疗效背离的局限性增大病灶并不一定是肿瘤复发征象，不要轻易改变治疗方案。动态随访或穿刺活检都是合理的治疗选择。维持治疗应持续多长时间仍无定论，本例患者在 2 年后停用 PD-1 抗体，至今已停药 3 年，仍处于无瘤状态。

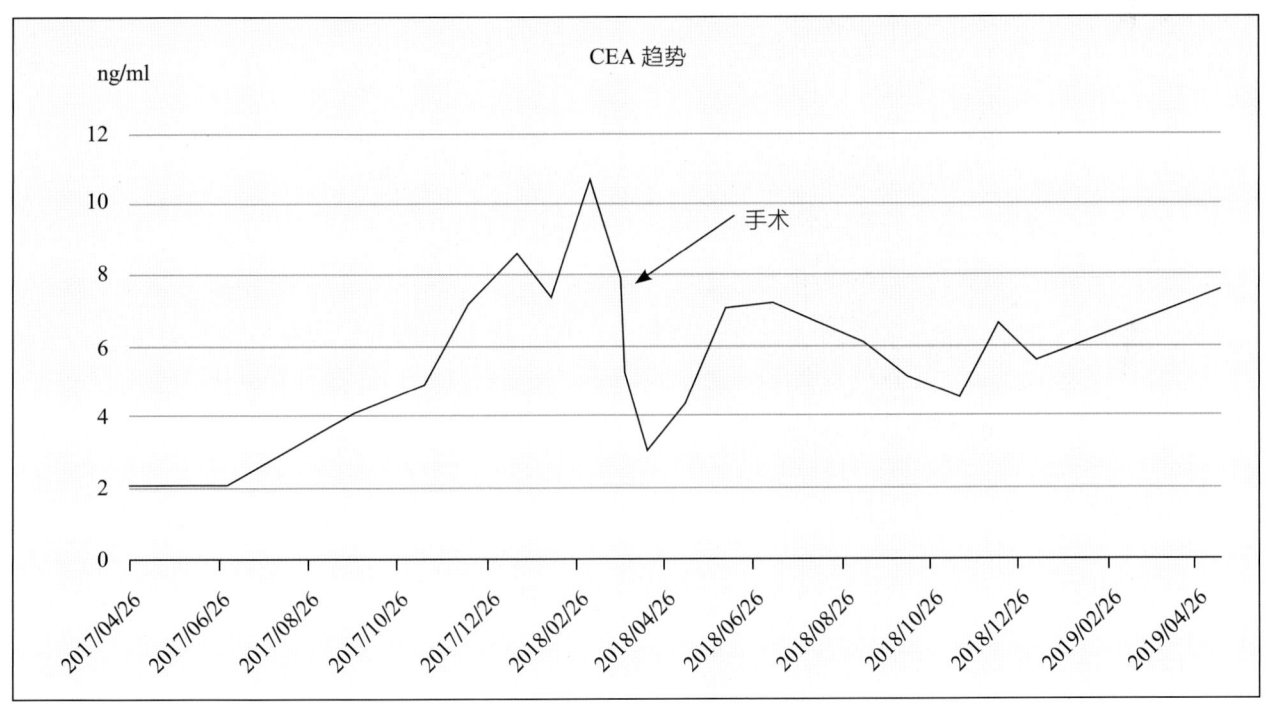

▲ 图 85-5 CEA 趋势

（廖乐恩　丁培荣）

病例 86　TMB-H MSS 型转移性结肠癌免疫治疗后完全缓解

【病例汇报】

患者，男性，62 岁。2018 年 10 月因大量便血致失血性休克在外院就诊。CT 提示：结肠癌伴腹腔转移（未获得外院影像资料），肠镜检查未见肿瘤。腹腔镜探查术中见右半结肠肿块伴周围粘连，手术风险较大，家属拒绝手术，未行组织活检。临床诊断：右半结肠癌伴腹腔转移，Ⅳ期。未明确病理。家族无相关疾病史。

2018年10月起，患者在外院行XELOX方案化疗6个疗程，一线治疗期间疗效评价为SD。2019年1月，患者出现"肠梗阻"，考虑疾病进展，于外院行姑息性改道手术。2019年2月起，在外院行FOLFIRI方案二线化疗10个疗程，疗效评估为SD，后予卡培他滨维持治疗。

2020年3月患者出现腹部疼痛不适，CT提示：右侧腹壁肿块。行超声引导下腹壁肿瘤穿刺活检术，术后病理未见肿瘤细胞。2020年3月起，患者于外院行三线伊立替康单药化疗8个疗程，期间评估为SD。

2020年7月初患者反复出现便血，至我院就诊。于介入科行经导管选择性动脉造影与栓塞术后，便血症状好转。2020年7月9日查CT提示：结肠肝曲肠壁黏膜增厚，周围多发小淋巴结（图86-1）。

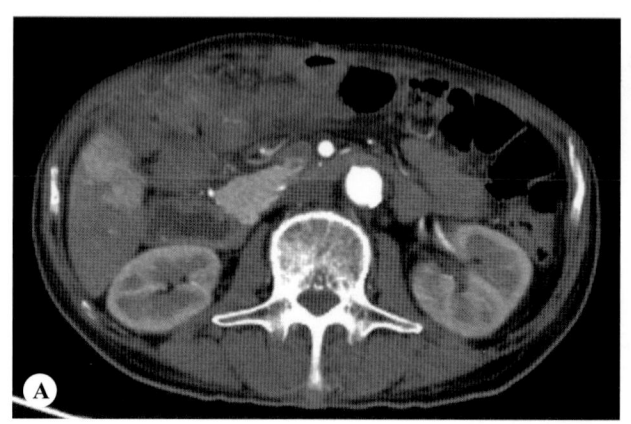

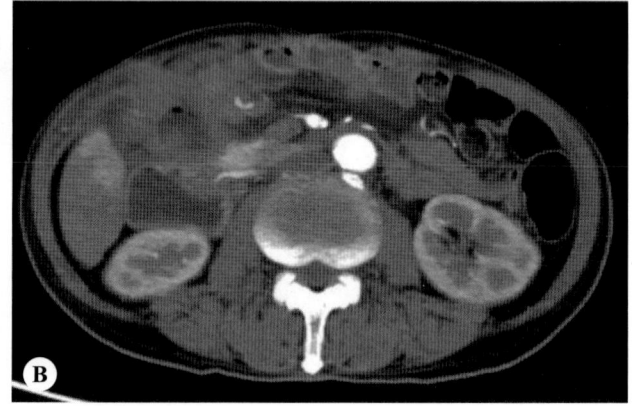

▲ 图86-1　2020年7月9日CT检查：结肠肝曲肠壁黏膜增厚，周围多发小淋巴结

【初诊印象】

患者为老年男性，临床诊断为结肠癌伴腹腔转移，原发灶位于右半结肠。既往于外院予一线XELOX方案化疗、二线FOLFIRI方案化疗、三线伊立替康单药化疗。

患者既往诊治过程中，还是存在一些遗憾的。首先，患者虽然历经腹腔探查术、消化道姑息性改道手术、腹壁转移灶穿刺活检术，但却始终未能明确病理诊断。同时，患者的肠镜检查未见肿瘤、肠癌化疗方案的疗效均不佳，不能排除其他肿瘤可能。其次，患者从一线至三线的治疗中，均未联合靶向药物。虽然患者*RAS*、*BRAF*基因状态不明，但晚期右半肠癌患者，无论*RAS*、*BRAF*突变型还是野生型，靶向药均可首选贝伐珠单抗。外院未联合贝伐珠单抗，可能是顾忌到患者既往出现过消化道出血。最后，患者三线治疗采用伊立替康单药，该方案并非指南中优先推荐的肠癌三线治疗方案。

综上，我们为患者制订了如下诊治方案：首先，考虑到穿刺活检取得的组织较少，建议患者行腹壁转移灶切除活检，从而明确病理诊断，并完善MLH1、MSH2、MSH6、PMS2、HER2等蛋白的免疫组化。其次，完善NGS检测，明确*RAS*、*BRAF*基因状态，以及*TMB*、*MSI*、*HER2*等基因状态。最后，患者尚未使用过的肠癌治疗药物和方案，包括雷替曲塞、瑞戈非尼、呋喹替尼、TAS-102±贝伐珠单抗等，考虑到患者存在消化道出血症状，暂不考虑雷替曲塞、瑞戈非尼、贝伐珠单抗等加重出血风险的药物，也暂不考虑TAS-102等口服化疗药物，拟明确病理诊断后，予雷替曲塞单药化疗。

【明确诊断】

2020年7月23日患者在局麻下行"腹壁肿瘤切除术"，标本进行病理检测及NGS检测。腹壁肿瘤术后病理：转移性腺癌，结合免疫组化考虑消化道来源。

2020年7月24日患者再次出现便血，并伴有呕血，出血症状较前加重。经内科治疗、介入治疗后，消化道出血症状无明显缓解。经MDT讨论，并与患者及家属充分沟通后，于2020年8月11日行"胰十二指肠切除术+右半结肠切除术+小肠部分切除术+腹腔粘连松解术"。术后病理提示：结肠中-低分化腺癌，侵及全层，局灶侵及周边横纹肌组织，小肠浆膜层至黏膜层见癌累及，各切端及阑尾未见癌累及，肠周12枚淋巴结均未见癌转移，胃周2枚淋巴结均未见癌转移，胰周2枚淋巴结均未见癌转移。免疫病理：癌细胞MLH1（+）、PMS2（+）、MSH6（+）、MSH2（弱+）、HER2（1+）、Ki-67（+，热点区60%）。

腹壁肿瘤的NGS检测及PD-L1检测（2020年8月24日）：肿瘤体细胞变异（651个基因的全部外显子，65个基因的部分内含子）：肿瘤相关基因变异9个（*KRAS* G12V、*AXIN2* E230*、*DNMT3B* D33A、*ITK* F4V、*MUC16* L2722H、*PIK3R1* L570_D578del、*POLE* R249Q、*SHOC2* E428A、*SMAD3* E228G），意义不明变异9个；胚系变异（63个基因的全部外显子）：可能的可遗传胚系致病变异1个（*SPINK1* c.194+2T＞C，剪接位点变化）；肿瘤突变负荷（TMB）：22.1mut/Mb（百分位：≥90%；TMB-H）；微卫星不稳定性（MSI）：微卫星稳定（MSS）；PD-L1（22C3）蛋白表达：CPS：阳性，5。

基于上述检测，诊断已明确。目前诊断为：右半结肠癌伴腹腔转移、腹壁转移，Ⅳ期，*KRAS*突变型（G12V），MSS型，TMB-H。

【进一步治疗】

2020年8月26日患者引流管口出现渗血，急查血常规：血红蛋白为88g/L；腹盆腔CT提示肝下缘异常密度影，考虑腹腔内出血的可能。复查血常规发现，血红蛋白及红细胞持续下降，血压降低、心率加快，考虑患者失血性休克可能，急诊行"剖腹探查术+止血术"，术中伤口难以缝合予纱条填塞，术后转入ICU进一步监护治疗。2020年8月28日患者出现寒战高热，血培养为革兰阳性菌，予万古霉素等抗感染治疗。2020年9月1日实验室检查提示，胆红素进行性升高，肝酶呈下降趋势，胆酶分离明显，急性肝功能衰竭诊断明确；凝血因子合成障碍，凝血功能紊乱。患者病情危重，与家属反复沟通后，2020年9月4日在全麻下行剖腹探查术，留置右腹腔双套管、T管、左肝下及左吻合口下引流管各一枚，术后转入ICU治疗。经积极抢救，患者生命体征逐渐平稳，2020年9月10日转入普通病房，继予对症及营养支持。因患者经历多次手术、失血性休克、急性肝功能衰竭等重大创伤，术后未进行抗肿瘤治疗，仅予最佳支持治疗。

2020年12月患者手术切口处可见新生物长出。2020年12月4日患者复查CT：腹壁见多发结节灶，考虑转移（图86-2A）。超声：腹壁脐右下腹直肌占位，考虑转移。此时，患者的一般情况及体能状态，较术后已有所恢复，无出血等并发症。复查血常规、生化，无明显化疗禁忌。ECOG评分3分。综合考虑患者既往治疗方案、体能状态、安全性、TMB-H的基因状态，并与患者及家属充分沟通后，2020

年 12 月 8 日起予 "低剂量单药化疗 + 抗血管 TKI+ 免疫检查点抑制药" 治疗模式的四线治疗，具体方案为："雷替曲塞 2mg，第 1 天，每 21 天一次 + 卡瑞利珠单抗 200mg，第 1 天，每 21 天一次 + 呋喹替尼 4mg，第 1~21 天，每 28 天一次" 方案。

2021 年 1 月患者一般情况及体能状态较前改善。2021 年 1 月 13 日患者复查 CT：腹壁多发结节灶较前明显缩小（图 86-2B）。ECOG 评分为 2 分。结合病情考虑 PR。因患者既往化疗疗效不佳，一线 XELOX 方案化疗、二线 FOLFIRI 方案化疗、三线伊立替康单药化疗的疗效评价均仅为 SD，而四线方案第一次疗效评价即达到 PR 的疗效，考虑治疗获益来自于低剂量雷替曲塞单药化疗的可能性较小，故 2021 年 2 月起予 "卡瑞利珠单抗 200mg，第 1 天，第 21 天一次 + 呋喹替尼 4mg，第 1~21 天，每 28 天一次" 的去化疗方案继续治疗。2021 年 3 月 17 日患者再次出现消化道出血，予对症处理后好转。考虑到出血风险，暂停呋喹替尼治疗。2021 年 4 月起，予 "卡瑞利珠单抗 200mg，第 1 天，第 21 天一次" 单药治疗，治疗期间患者出现反应性皮肤毛细血管增生症（RCCEP）。2021 年 4 月 15 日复查 CT，第二次疗效评估为 CR（图 86-2C）。ECOG 评分为 1 分。

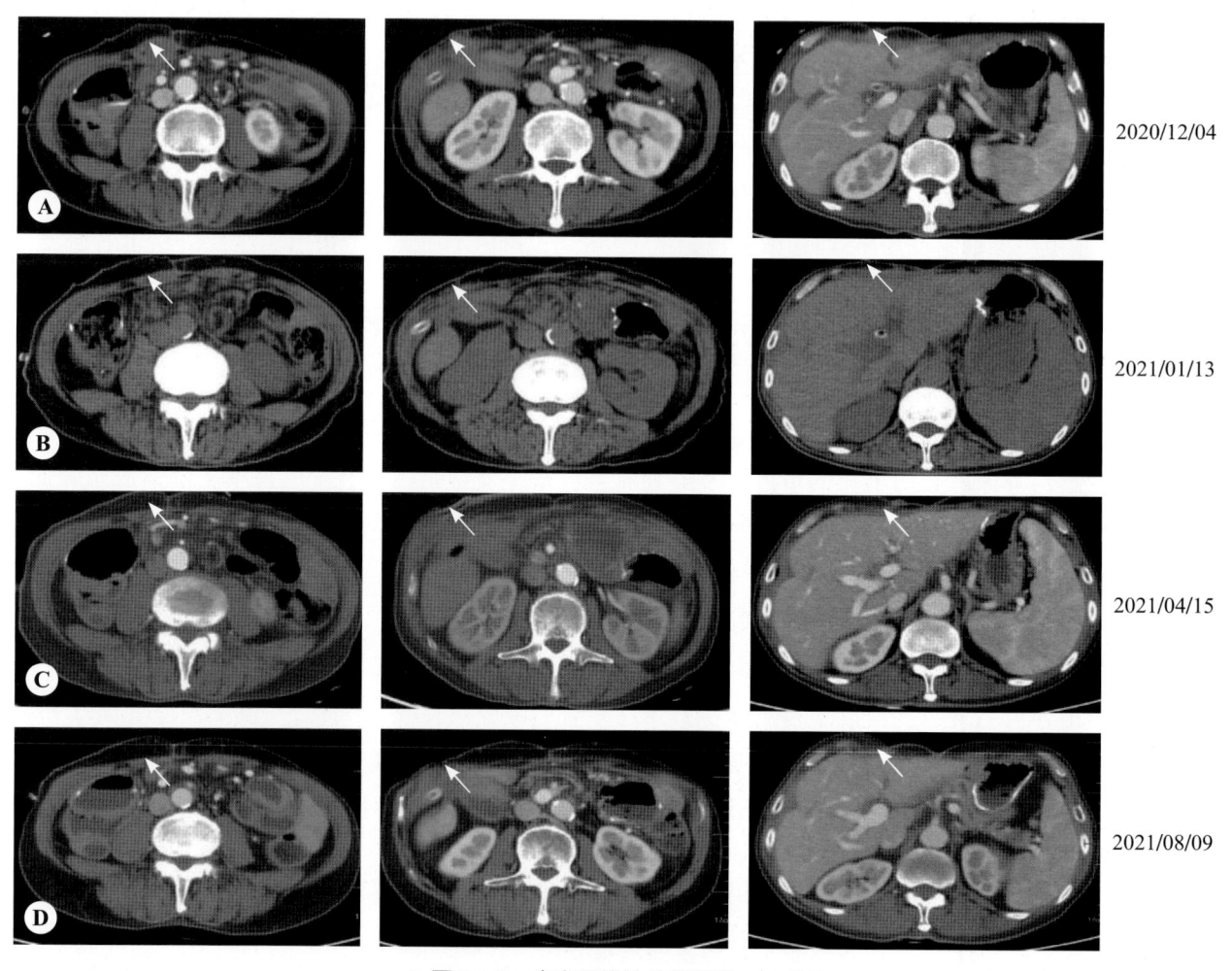

▲ 图 86-2 患者四线治疗期间的 CT 检查
A. 患者四线治疗开始前的基线 CT；B. 四线治疗第一次疗效评价；C. 四线治疗第二次疗效评价；D. 四线治疗期间最后一次疗效评价

因卡瑞利珠单抗 RCCEP 不良反应（图 86-3），患者拒绝继续使用卡瑞利珠单抗。2021 年 5 月起改予"信迪利单抗 200mg，第 1 天，每 21 天一次"单药治疗。末次治疗时间为 2021 年 9 月 17 日。此后，患者诉乏力症状明显，时有发热，停用信迪利单抗。免疫治疗共持续 10 个月。停药后定期复查 CT，均评估为 CR（图 86-4）。

【免疫治疗相关不良反应】

2022 年 3 月初，患者开始出现严重的乏力、食欲缺乏、畏寒等症状，ECOG 评分 3 分。2022 年 3 月 10 日复查 CT，疗效评估仍为 CR。2022 年 3 月 12 日查垂体全套提示：ACTH（促肾上腺皮质激素）为

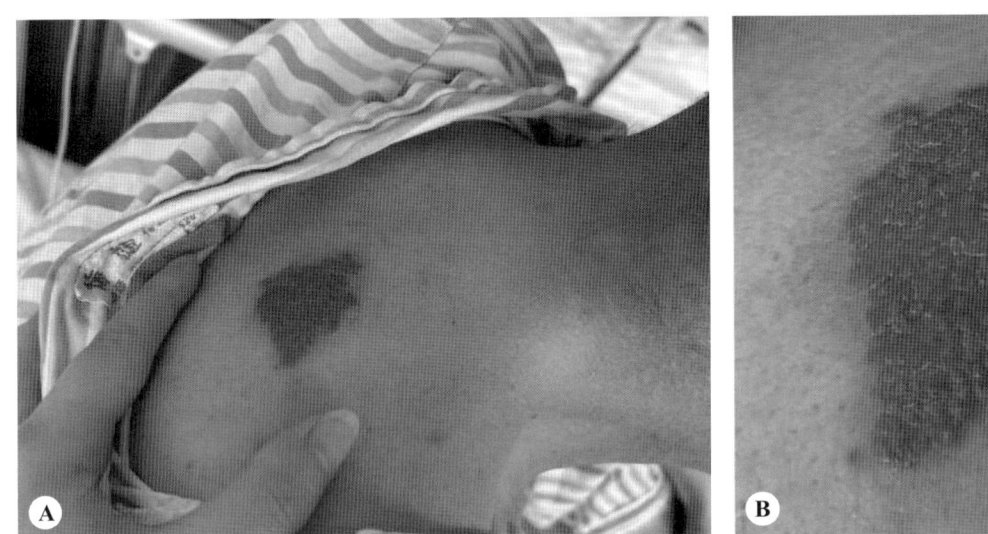

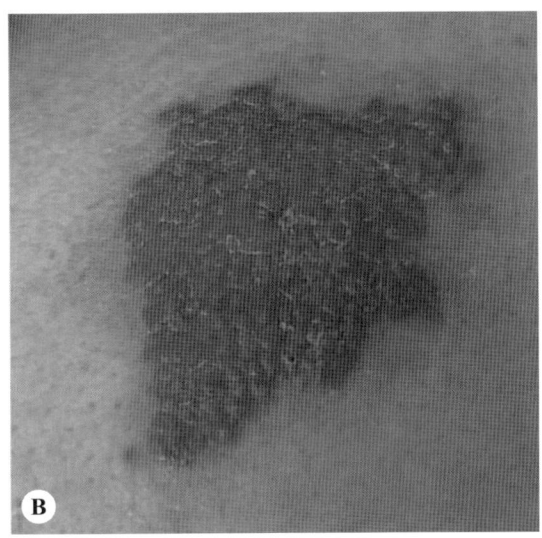

▲ 图 86-3 卡瑞利珠单抗单药治疗期间出现反应性皮肤毛细血管增生症

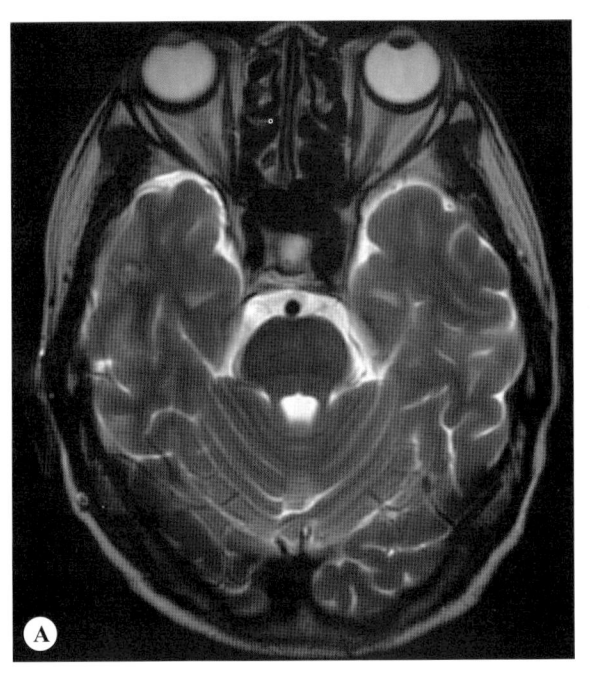

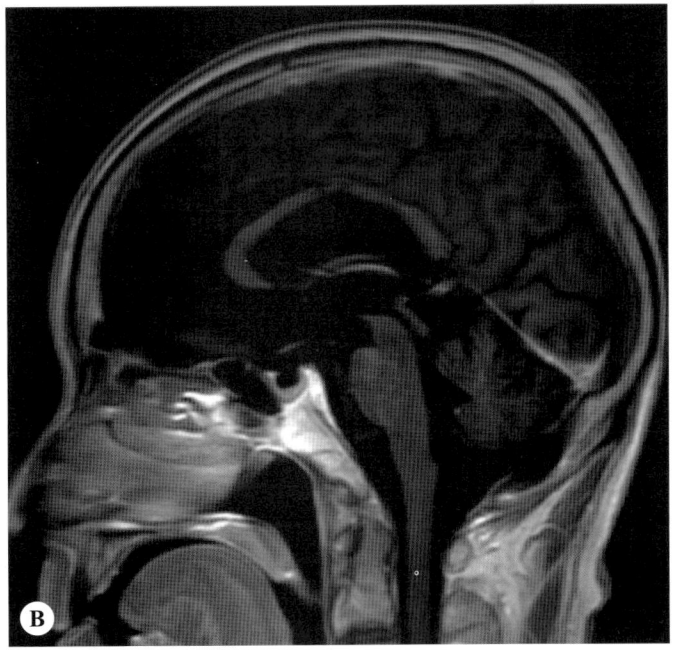

▲ 图 86-4 2022 年 3 月 14 日头颅 MRI：未见明显异常

2.63pg/ml（参考值：7～65pg/ml），Cor（皮质醇）为0.12μg/dl（参考值：6.02～18.4μg/dl），余均正常。头颅MRI未见明显异常。结合病情考虑免疫相关垂体炎（继发性肾上腺皮质功能减退症），3级免疫检查点抑制药治疗相关性垂体炎（immune-related hypophysitis，irH）。立即予氢化可的松40mg口服，每8小时一次治疗后，患者上述症状明显好转，再次恢复正常生活，后氢化可的松逐步减量至20mg口服，每天一次维持。

【诊疗心得】

患者为老年男性，结直肠癌合并腹腔转移，既往多次检查未获取肿瘤组织，在此基础上多线化疗并未取得良好疗效。在获取肿瘤组织完善病理诊断并进行NGS检测后，发现患者的基因类型为MSS、TMB-H型，为潜在的免疫治疗获益人群。及时调整治疗方案，改用PD-1单抗治疗后，疗效达到CR，足见精准诊断对于精准治疗的重要意义。

对于免疫治疗最优的持续时间，目前尚无定论，通常为2年或直至疾病进展或不耐受毒性。对于免疫治疗获益的患者，往往免疫检查点抑制药停药后仍可观察到持续缓解。当停药后出现疾病进展，患者是否能够从免疫治疗再挑战中获益，也尚有争议。既往研究提示，若因免疫不良反应导致停药，如果停药前疗效已达到PR/CR，疾病进展后进行免疫治疗再挑战，疗效有限；而停药前疗效未达到PR/CR，疾病进展后进行免疫治疗再挑战，仍有部分患者获益。但在黑色素瘤中，既往研究显示，使用免疫检查点抑制药再挑战的获益有限。2022年ASCO GI会议上报道了NIPICOL Ⅱ期临床研究的长期随访结果。该研究针对免疫优势的MSI-H/dMMR转移性结直肠癌，采用纳武利尤单抗联合伊匹木单抗联合治疗1年，而非普遍的2年。免疫治疗1年后，继续随访1年。在随访的1年中，仅9.5%（42例中有4例）的患者出现疾病进展。出现疾病进展的4例患者中，有1例患者由于免疫相关不良反应未进行免疫再挑战，其余3例患者，均再次接受了纳武利尤单抗治疗。这3例患者中，2例患者疗效达到PR，另1例患者疾病稳定（SD）。NIPICOL研究提示，对于免疫优势人群的晚期结直肠癌患者，1年的免疫治疗即可达到满意的临床获益，在停药后的1年当中，90%以上的患者不会出现疾病进展；即使出现疾病进展，免疫再挑战仍能够达到较好的疾病控制。因此，对于免疫优势人群来说，如果免疫治疗获益显著，及早停药或许是可行的方案。本患者在免疫治疗后第一次疗效评价达到PR，第二次疗效评价达到CR。免疫治疗共持续10个月左右。因乏力症状停药，停药后，仍保持CR状态，持久获益。

irH在使用CTLA-4抗体治疗的患者中相对多见，发生率为1.5%～17.0%，可能与CTLA-4的异位表达有关；而使用PD-1/PD-L1抑制药治疗患者中相对罕见（<1%）。免疫相关垂体炎可以引起全垂体功能减退或孤立垂体前叶激素缺乏，伴或不伴垂体增大。垂体炎可导致垂体功能减退，包括中枢性肾上腺皮质功能不全、中枢性甲状腺功能减退、中枢性性腺功能减退。中枢性肾上腺皮质功能不全被定义为低皮质醇（血清皮质醇<5μg/dl），低于正常及异常促肾上腺皮质激素（adrenocorticotropic hormone，ACTH），或在没有外源性糖皮质激素使用的情况下出现异常ACTH刺激试验（正常结果定义为在注射ACTH前或之后血清皮质醇≥18μg/dl）。irH的影像学改变表现为，MRI发现腺体高度与基线相比变化>2mm、鞍上隆起、柄增厚、异质性增强和鞍旁延伸，当出现至少两项时判定为irH阳性。但值得注意的是，影像学改变在CTLA-4抗体导致的irH中更为常见，而PD-1/PD-L1抑制药治疗导致的irH可以不表现为影像学改变。即便是CTLA-4抑制药诱发的垂体炎，也有约23%的患者MRI正常，因此不能因为影像学正常而排除 irH 的诊断。本例患者缺乏影像学改变，但实验室检查发现 ACTH（促肾上腺皮质激素）为 2.63pg/ml（参考值：7~65pg/ml），Cor（皮质醇）0.12μg/dl（参考值：6.02~18.4μg/dl），符合中枢性肾上腺皮质功能不全的诊断。免疫相关垂体炎的临床表现缺乏特异性，常有头痛、乏力、恶心、呕吐、心动过速等表现，临床上易被忽视。严重垂体炎可出现危及生命的肾上腺危象，典型临床表现有低血压或休克、发热、恶心、呕吐、意识障碍、电解质紊乱等。该患者 irH 表现为严重乏力，自理能力严重受损，诊断为 3 级 irAE，以氢化可的松治疗为主，经激素替代治疗后症状明显缓解。

（徐彩华 李 伟）

病例 87 晚期右半结肠癌后线免疫治疗

【病例汇报】

患者，男性，69 岁。2017 年 5 月因右侧腹部隐痛伴有大便不成形 1 月余就诊。

既往史：高血压病史约 10 年，每日硝苯地平控释片 30mg 控制血压，血压维持在 120/80mmHg，否认糖尿病、心脏病病史，否认肝炎、结核病病史，否认肿瘤家族史和肿瘤既往史。查体：ECOG 0 分，NRS 0 分，全腹软，未及包块。

2017 年 5 月电子肠镜示：右半结肠癌。病理结果示：中低分化腺癌。2017 年 5 月 12 日在全麻下行腹腔镜辅助下右半结肠根治术。术后病理：右半结肠溃疡型中－低分化腺癌，肿瘤大小约 5.0cm×4.0cm×1.0cm，侵及浆膜外脂肪组织，可见脉管癌栓，未见明确神经侵犯，两切缘未见癌累及。肠系膜见癌结节 1 枚，11 枚周围淋巴结中有 1 枚见癌转移。基因检测：*RAS*、*BRAF* 野生型，微卫星稳定型（MSS）。

【初诊印象】

术后诊断：右半结肠中－低分化腺癌术后（pT$_{4a}$N$_1$M$_0$，ⅢB 期，*RAS*、*BRAF* 野生型，MSS 型）。完善术后基线 CT 提示肺转移、腹腔转移和腹膜后淋巴结转移（图 87-1）。

【治疗经过】

1. 一线治疗 2017 年 6 月 13 日至 10 月 6 日行"贝伐珠单抗 400mg，第 1 天 + 奥沙利铂 200mg，第 1 天 + 卡培他滨 1.5g，每天两次，第 1~14 天"，6 个疗程，CT 评效为 PR，后进入维持治疗阶段。

2. 一线维持治疗 2017 年 10 月 30 日至 2018 年 1 月 14 日行"贝伐珠单抗 400mg+ 卡培他滨 1.5g，

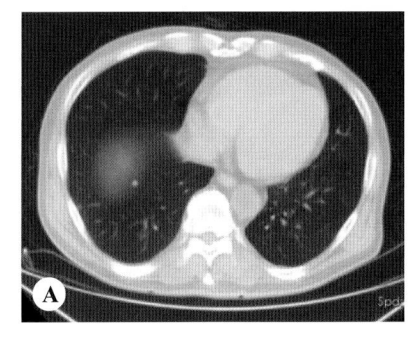

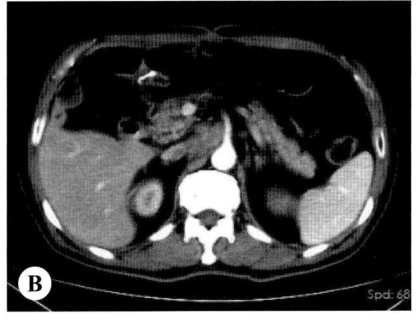

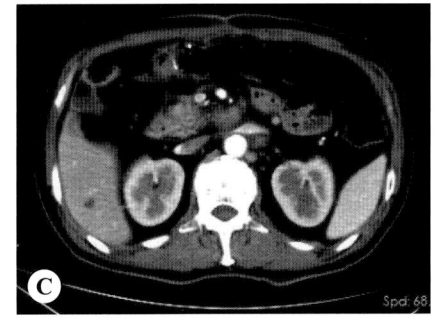

▲ 图 87-1 术后基线 CT 结果
A. 肺转移；B. 腹腔转移；C. 腹膜后淋巴转移

每天两次，第 1~14 天"，4 个疗程，直至 2018 年 1 月，CT 评效病情 PD。

3. 二线治疗　2018 年 1 月行"贝伐珠单抗 0.4g，第 1 天 +FOLFIRI（伊立替康 330mg，第 1 天 + 5-Fu 0.74g，静脉注射，第 1 天 +5-Fu 2.2g，持续输注 46h）1 个疗程。不良反应：患者出现Ⅳ度骨髓抑制，口腔黏膜溃烂，无法耐受，后对二线方案进行调整，2018 年 2 月 25 日至 5 月 21 日行"贝伐珠单抗 0.4g，第 1 天 + 伊立替康 330mg，第 1 天 + 雷替曲塞 4mg，第 1 天"，4 个疗程，CT 评效为 PR。

4. 二线维持治疗　2018 年 6 月 15 日 10 月 19 日行"贝伐珠单抗 0.4g，第 1 天 + 雷替曲塞 4mg，第 1 天"，6 个疗程，CT 评效为 PD。

5. 三线治疗　因患者基因检测结果为 *RAS*、*BRAF* 野生型和 MSS 型，既往抗 VEGF 方案治疗后进展，FIRE-3 等研究证明西妥昔单抗在右半结肠具有更好的 ORR/ETS/DPR，所以三线尝试抗 EGFR 治疗。2018 年 11 月 12 日至 2019 年 6 月 16 日行"西妥昔单抗 0.4g，第 1 天 +FOLFOX4"方案治疗，2019 年 7 月 CT 评效 PD。

6. 四线治疗　基于 REGONIVO 研究结果，患者无肝转移，属于潜在优势人群，尽管 REGONIVO 在三线治疗中的效果可见，但患者三线及三线前的方案未涉及免疫治疗和小分子靶向治疗，所以四线予以免疫治疗联合靶向治疗，于 2019 年 7 月 5 日至 11 月行"瑞戈非尼 80mg，每天一次 + 帕博利珠单抗 200mg"，5 个疗程。2019 年 8 月 16 日和 10 月 21 日 CT 评效 SD，但患者出现严重乏力，检查提示免疫相关性甲状腺功能减退，停药至 2019 年 12 月，患者口服左甲状腺素片后恢复（图 87-2）。

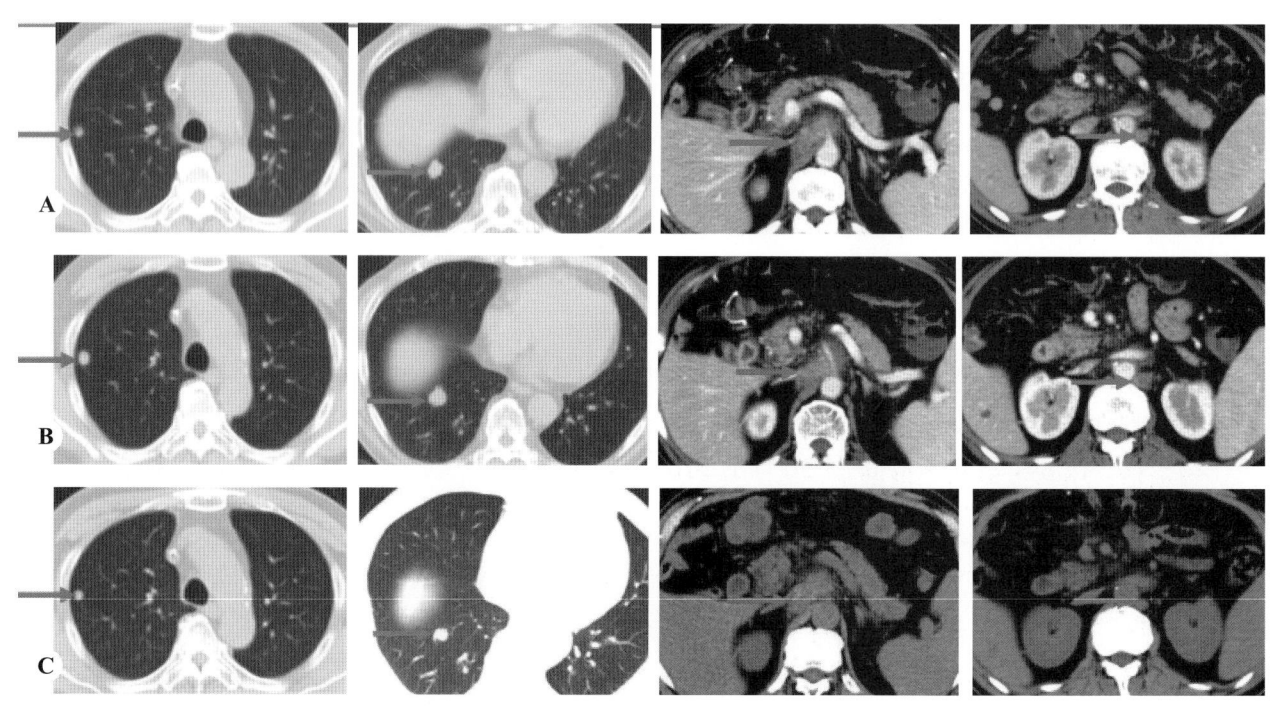

▲ 图 87-2　肺部病灶假性进展后缩小，腹腔淋巴结病灶缩小（SD）
A. 四线治疗前；B. 四线治疗 2 个疗程；C. 四线治疗 6 个疗程

7. 五线治疗　2019 年 12 月 CT 评效病灶增大，总体 SD，改用呋喹替尼治疗 6 个月。肺和腹腔病灶缩小（SD）。治疗约 16 个月，出现肝新发病灶，病情进展（图 87-3 和图 87-4）。

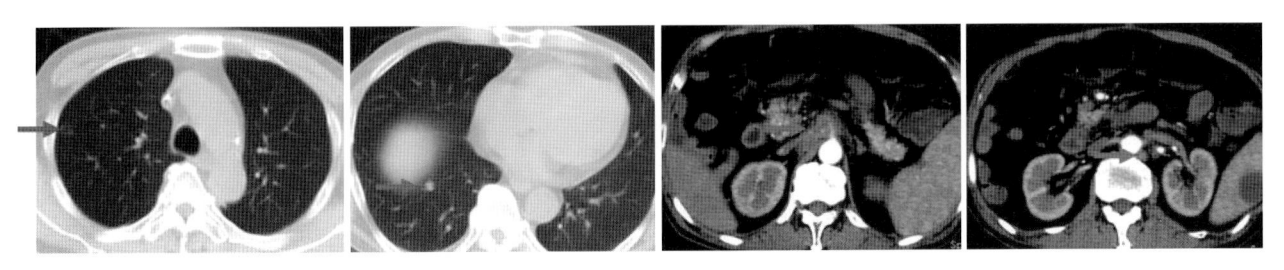

▲ 图 87-3 呋喹替尼治疗 6 个月，肺和腹腔病灶缩小，SD

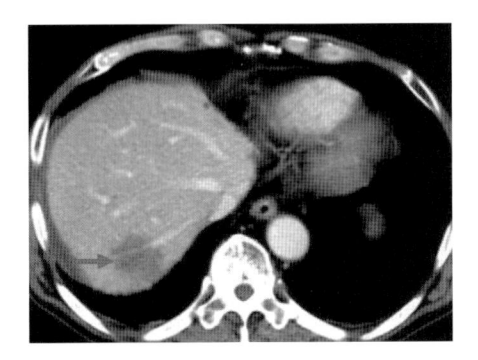

▲ 图 87-4 呋喹替尼治疗 16 个月，肝新发病灶，PD

8. 六至八线治疗　患者于上海接受 TCR-T 细胞治疗，于广州接受腹腔淋巴结局部放射治疗，此外还接受了 TAS-102 治疗。2021 年 11 月 27 日下午，患者因消化道大出血死亡，总生存期为 54 个月。

【诊疗心得】

结直肠癌抗血管生成治疗的选择多样，因此需要一个全程规划管理。晚期大肠癌三线及以上治疗，应尽量尝试多种靶向药物序贯疗法，同时尽早联合免疫治疗，使患者尽可能获益。呋喹替尼与贝伐珠单抗、瑞戈非尼不存在交叉耐药，对于难治性晚期结直肠癌，瑞戈非尼序贯呋喹替尼是一种很好的选择，临床研究显示其 OS 超过 28 个月，反向序贯延长近 10 个月。免疫治疗联合抗血管生成治疗，提高了 MSS 结直肠癌的应答率和生存期，免疫治疗可通过改善患者免疫系统，激活更强的抗肿瘤免疫反应，或者提高免疫系统对癌细胞的识别能力，从而达到良好治疗效果。通常免疫治疗起效时间较晚，即需较长时间方可奏效。假性进展即免疫治疗后会出现新发病灶或原病灶增大等症状，这是由于免疫治疗效应被激活，引起大量的免疫细胞进入，使得病灶体积增大。随着时间的推移，免疫细胞大量聚集，杀死局部肿瘤细胞后离开肿瘤灶，后期肿瘤逐渐缩小，而假性进展的发生与免疫治疗特有的延迟效应有关。免疫治疗与传统治疗最大的不同在于免疫治疗具有拖尾效应，免疫细胞在清除肿瘤细胞的同时，一部分免疫细胞会对肿瘤细胞产生记忆（记忆细胞），即获益的患者可以从免疫治疗中获取持续稳定的效果，对消灭残余肿瘤细胞，防止肿瘤复发和转移，实现长期生存至关重要。

（王　刚　王玲玉）

相关图书推荐

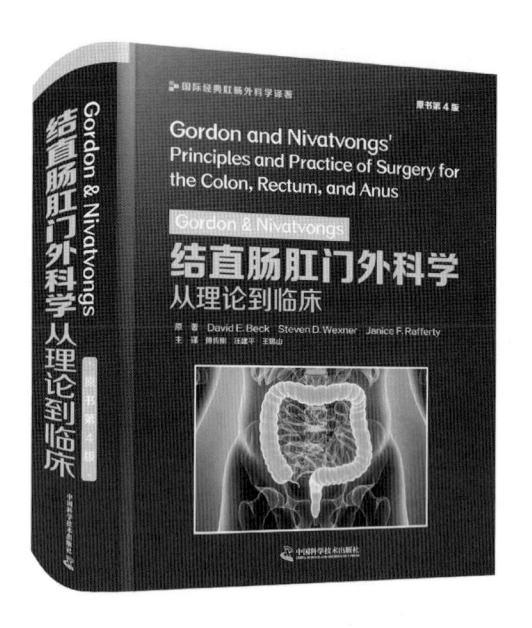

原著　David E. Beck 等
主译　傅传刚　汪建平　王锡山
定价　598.00 元

本书引进自世界知名的 Thieme 出版社，是一部新颖、独特、全面的结直肠肛门外科学经典教科书。本书为全新第 4 版，著者结合大量文献研究及个人临床经验，从最基础的结直肠肛门生理、外科解剖，到临床诊断、手术指征及手术方法等，对结直肠肛门各种临床常见和少见良性及恶性疾病进行了系统、详细的阐述。本书内容系统、图文并茂，对结直肠肛门外科有很强指导作用，适合广大结直肠肛门外科医生阅读参考。

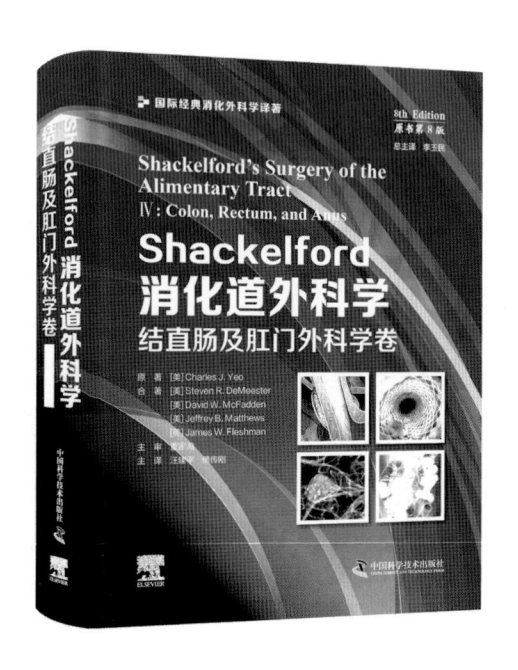

原著　[美] Charles J. Yeo 等
主译　汪建平　傅传刚
定价　398.00 元

本书引进自 Elsevier 出版社，是一部经典的消化道外科学著作，由国际知名教授 Charles J. Yeo 领衔主编，联合 Steven R. DeMeester、David W. McFadden、Jeffffrey B. Matthews、James W. Fleshman 等众多消化道外科领域的权威专家共同打造。
本分册为结直肠及肛门科学卷，由贝勒大学医学中心外科主任 James W. Fleshman 教授领衔设计和修订，分五篇 39 章，系统介绍了结直肠肛门疾病的解剖、生理与诊断，详细阐述了 13 种结直肠及肛门良性疾病、4 种炎症性疾病和 6 种肿瘤性疾病的现代创新诊疗技术，最后用近 8 万字的图表、文字，交流国际权威专家关于吻合口漏的预防、诊断、治疗，造口手术及患者个性化管理，降低择期、急诊手术患者感染风险策略，以及盆腔二次手术技巧等。